TRAITÉ PRATIQUE

D'ACCOUCHEMENTS

DU MÊME AUTEUR

DE LA PINCE A OS ET DU CRANIOCLASTE
(Thèse de doctorat, 1884.)

DE LA CONDUITE A TENIR DANS LE CAS DE PLACENTA PRÆVIA
(Thèse d'agrégation, 1886.)

DU TRAITEMENT DE L'ÉCLAMPSIE PUERPÉRALE
(Paris, 1888.)

TRAVAUX D'OBSTÉTRIQUE
(3 vol. in-8, avec 308 figures intercalées dans le texte et planches, 1889.)

TOME I

Grossesse gémellaire. — Couveuse. — Bassin ostéomalacique. — Pince à os, et cranioclaste. — Délivrance physiologique. — Adhérence partielle du placenta. — Placentas multiples. — Fibrome et accouchement. — Menstruation, ovulation, fécondation. — Version mixte. — Embryotomie. — Viburnum prunifolium. — Ophtalmie purulente. — Hypnotisme et suggestion. — Insertion vélamenteuse du cordon. — Avortement. — Tumeur placentaire. — Hernie ombilicale. — Pneumonie lobaire suppurée. — Tête fœtale et périnée. — Septicémie mammaire. — Utérus puerpéral. — Torticolis congénital. — Montée de lait et ablation du sein. — Durée héréditaire du travail. — Double poche des eaux et grossesse gémellaire. — Thrombus du col utérin. — Antisepsie. — Vessie puerpérale. — Mamelles surnuméraires. — Antipyrine en obstétrique. — Insertion vélamenteuse du cordon. — Rétrécissement des vaisseaux du cordon.

TOME II

Adipose et puerpéralité. — Mécanisme de la sortie des épaules (tête première). — Tamponnement intra-utérin. — Contribution à l'étude des annexes ovulaires et à celle de la délivrance, des déchirures vulvaires après l'accouchement, et de la hauteur de l'utérus pendant le postpartum.

TOME III

Extraction de la tête fœtale. — Des présentations en général et en particulier de celles du front et de l'abdomen. — Obliquité latérale de l'utérus gravide. — Mort subite puerpérale. — Du diagnostic de l'époque de l'accouchement.

ÉVREUX, IMPRIMERIE DE CHARLES HÉRISSEY

TRAITÉ PRATIQUE

D'ACCOUCHEMENTS

PAR

LE Dr A. AUVARD

ACCOUCHEUR DES HÔPITAUX DE PARIS

Avec 534 figures dans le texte.

PARIS
OCTAVE DOIN, ÉDITEUR
8, PLACE DE L'ODÉON, 8

1890

PLAN DE L'OUVRAGE

INTRODUCTION

MENSTRUATION ET FÉCONDATION

PREMIÈRE SECTION

GROSSESSE

DEUXIÈME SECTION

ACCOUCHEMENT

TROISIÈME SECTION

POSTPARTUM

QUATRIÈME SECTION

PATHOLOGIE PUERPÉRALE

(DYSTOCIE)

CINQUIÈME SECTION

THÉRAPEUTIQUE PUERPÉRALE

APPENDICE

TRAITÉ PRATIQUE

D'ACCOUCHEMENTS

INTRODUCTION

MENSTRUATION. — FÉCONDATION

SOMMAIRE

1° Trois périodes génitales de la femme. Les trois états de la période génitale. — Puerpéralité ou état puerpéral.

2° *Menstruation.*

a. De l'ovulation. — Description de l'ovaire. — Ovisac. — Ponte ovulaire. — Ovule. — Corps jaune;

b. Ecoulement sanguin. — Description. — Variations. — Origine. — Déviations;

c. Relations entre l'ovulation et l'écoulement sanguin périodique. — Diverses théories. — Conclusions.

3° *Fécondation*

a. Historique. — Trois périodes. — Etat actuel de la question.

b. Eléments mâle et femelle. — Description du spermatozoïde; sa physiologie.

c. Lieu de la rencontre des deux éléments. — Leur acheminement l'un vers l'autre. — Diverses théories invoquées pour l'expliquer.

d. Stérilité. — Fécondation artificielle. — Du moment le plus propice à la fécondation. — Procréation des sexes à volonté.

La vie de la femme se divise en trois grandes périodes :

L'une prægénitale;
L'autre génitale;
La troisième postgénitale.

La première s'étend de la naissance à l'instauration menstruelle. La seconde de l'instauration menstruelle à la ménopause. La dernière de la ménopause à la mort.

La période génitale intéresse à peu près seule l'accoucheur; car c'est elle qui est consacrée à la procréation. Grande et importante période, pendant laquelle la femme obéit à la loi naturelle, qui exige d'elle la perpétuation de race humaine.

En dévoluant ce rôle à la femme la nature a établi chez elle la prépondérance du système génital, idée que Michelet a si bien traduite en disant que « la femme est une matrice servie par des organes ».

Ce système génital, qui domine l'organisation féminine, impose trois états différents, qui se partagent successivement la période génitale.

Tantôt il y a repos, calme, sorte de trêve intermittente et régulière accordée à l'économie.

Tantôt préparation à la fécondation, période d'émission de l'ovule, c'est l'état menstruel.

Tantôt enfin après la rencontre et l'union des deux éléments mâle et femelle, un être se développe dans l'intérieur de l'utérus, et amène chez l'individu gestateur une série de modifications indispensables pour assurer cette nouvelle vie; cette époque d'enfantement est désignée sous le nom d'état puerpéral.

Ainsi :

Etat de repos,
Etat menstruel,
Etat puerpéral,

se partagent la vie génitale de la femme.

C'est l'état puerpéral qui intéresse spécialement l'accoucheur; l'*obstétrique*, n'est autre chose que l'étude de la *puerpéralité* ou *état puerpéral*, à la condition de désigner sous cette dénomination l'*époque qui s'étend de l'imprégnation jusqu'à la fin de l'allaitement ou jusqu'à trois mois après l'accouchement quand la mère ne nourrit pas* [1].

Avant d'arriver à l'étude de la grossesse, première étape de la puerpéralité, il est indispensable d'avoir quelques notions sur la *menstruation* et la *fécondation*, qui en sont les préliminaires.

On désigne sous le nom de *menstruation* un écoulement de sang, qui se fait périodiquement par les organes génitaux.

La menstruation, appelée vulgairement *règles* se compose de deux phénomènes essentiels :

L'ovulation;
L'écoulement sanguin.

Chacun d'eux demande une étude spéciale.

L'ovulation est la mise en liberté par l'*ovaire* d'une cellule, importante par son avenir, et à laquelle on donne le nom d'*ovule*.

Un mot sur l'ovaire et son contenu.

L'ovaire, situé dans l'aileron postérieur du ligament large, est une petite glande rappelant par sa forme celle d'une amande. Il mesure 4 centimètres de large, 2 de haut et 1 centimètre et demi dans le sens antéro-postérieur; son poids est de 8 grammes.

Ses deux faces et son bord supérieur sont libres et flottent dans la cavité péritonéale. Son bord inférieur est fixé à un ligament qui se rend de l'utérus

[1] Voir, pour la définition de l'état puerpéral, Auvard, *Travaux d'obstétrique*, 1889, t. II, p. 7.

au pavillon de la trompe, et sur lequel l'ovaire est fixé par son bord inférieur, comme une porte aux gonds, qui la retiennent au mur.

Je reviendrai plus loin sur cette disposition à propos de la fécondation.

Si par une section, on divise l'ovaire en deux, on le trouve composé par un noyau rougeâtre, inégal, rosé sur certains points, plus foncé en d'autres; c'est la *portion bulbeuse*, mélange de fibres musculaires lisses, de fibres conjonctives, d'artères, de veines, de lymphatiques et enfin de filets nerveux.

Cette portion bulbeuse forme la presque totalité de l'ovaire; elle est recouverte d'une mince enveloppe, qui ne mesure guère qu'un millimètre d'épaisseur.

La portion périphérique appelée tunique fibreuse par les anciens auteurs se distingue de la portion sous-jacente, à sa couleur pâle, à son apparente homogénéité, et à la fermeté de sa consistance.

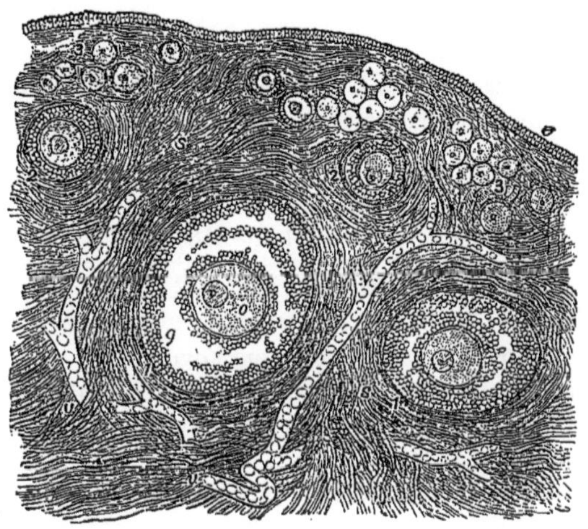

Fig. 1. — Coupe d'un fragment de l'ovaire.

S, S, stroma ovarien. — e, épithelium. — 1, 1, vésicules de DE GRAAF très développées. — 2, 2, vésicules non développées. — 3, vésicules très petites. — O, ovule dans la vésicule de DE GRAAF. — V, V, vaisseaux sanguins. — 9, cellules de la membrane granuleuse.

Cette enveloppe, qui vu sa faible épaisseur paraît négligeable, est au contraire la partie fondamentale de l'ovaire. Elle est formée par l'accumulation des ovisacs, encore appelés *vésicules ovariennes* ou *de* DE GRAAF (couche ovigène).

C'est dans l'intérieur de ces vésicules, que se trouve l'ovule.

Contrairement à ce qu'on observe pour toutes les glandes de l'économie, organes creux abritant dans leur intérieur l'épithélium actif, l'ovaire est plein ; sa cavité est à sa surface, et c'est à ce niveau que nous allons voir se produire le phénomène de l'ovulation.

Pour bien comprendre ce phénomène une description plus complète de l'ovisac et de son contenu est indispensable.

En 1672, DE GRAAF découvre la vésicule ovarienne, qui n'avait été que vaguement entrevue avant lui, et la décrit avec une netteté suffisante, pour que depuis et avec raison on la désigne sous son nom.

On pense être en présence de la cellule primitive, qui, par son développement ultérieur, donnera naissance à l'embryon.

Mais grâce aux progrès des instruments explorateurs, on découvre dans cette vésicule une accumulation d'autres cellules, et en 1827 DE BAER en décrit une parmi elles, reconnaissable à des caractères particuliers, c'est l'*ovule*.

L'ovule est l'élément primordial femelle, de même que le spermatozoïde l'élément primordial mâle.

Mais les découvertes ne s'arrêtent pas là.

En 1834, COSTE, étudiant la conformation de l'ovule, y découvre, à peu près en même temps que PURKINJE, un noyau auquel on donne le nom de vésicule germinative

Deux années plus tard, en 1836, WAGNER voit dans ce noyau une tache, c'est la tache germinative.

A partir de ce moment, la connaissance de l'ovule semble complète.

L'historique qui précède nous a montré les découvertes successives allant de l'ovisac à la tache germinative, si je résume en sens inverse, la structure de l'ovule et de la vésicule ovarienne, je trouve :

La tache germinative (Wagner, 1836);
Le vésicule germinative (Coste-Purkinje, 1834);
Le vitellus
La membrane vitelline } De Baer, 1827.

L'ensemble de ces quatre parties constitue l'ovule.

L'ovule est dans l'intérieur de la vésicule ovarienne, plongé dans un véritable banc de cellules, enveloppées dans une membrane commune; le tout forme l'ovisac (de Graaf, 1672).

La figure 2 résume schématiquement l'énoncé qui précède.

N'oublions pas les dates qui signalent chacune de ces importantes découvertes; elles nous aideront à retenir la structure de l'ovisac et de son contenu.

1672. De Graaf. — Ovisac.
1827. De Baër. — Ovule.
1834. Coste-Purkinje. — Vésicule germinative.
1836. Wagner. — Tache germinative.

L'ovule, qui par sa conformation ne diffère pas des cellules ordinaires, mesure comme diamètre de 10 à 20 μ[1]; l'ovisac de 30 à 40 μ.

Chaque ovisac renferme un ovule, et chaque ovaire est recouvert d'un certain nombre d'ovisacs, qu'on évaluait à la fin du XVIIe siècle à vingt environ, mais que M. SAPPEY a démontré être de 300,000 approximativement pour chaque glande.

Ainsi chaque femme possède environ 600,000 ovisacs, et par là même autant d'ovules.

[1] μ représente comme on sait un millième de millimètre.

Comme l'a fait remarquer M. Sappey, si tous ces ovules étaient fécondés, un seul ovaire pourrait peupler une ville comme Marseille (300,000 habitants) et trois femmes pourraient suffire à la population de Paris (1,800,000 habitants).

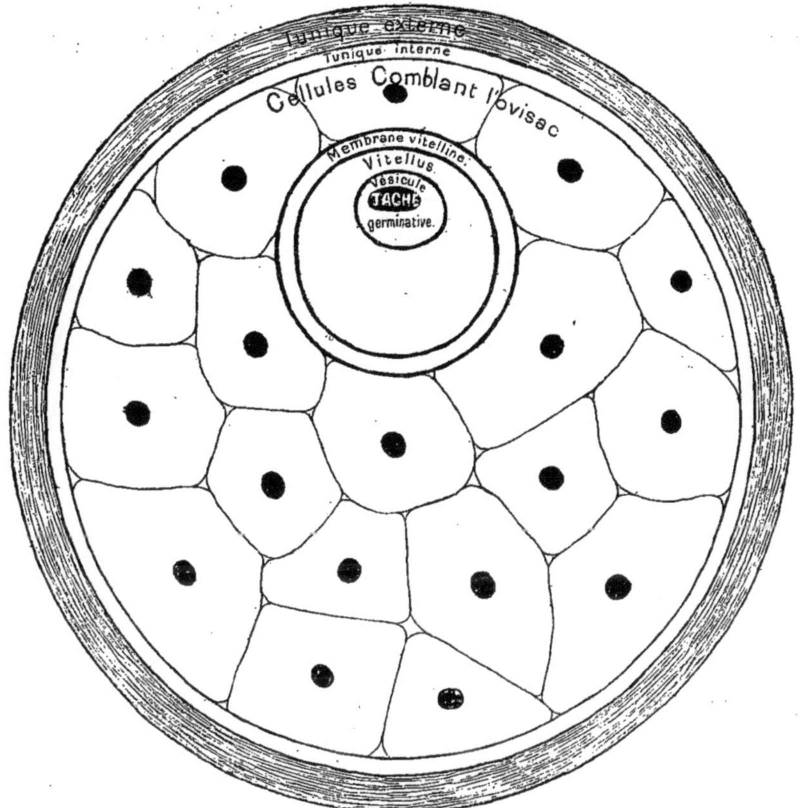

Fig. 2. — Représentation schématique de la vésicule de de Graaf ou ovisac et de son contenu l'ovule.

Nous connaissons l'ovisac et l'ovule, il s'agit de déterminer comment ce dernier va être mis en liberté ; cette séparation constituant le phénomène de l'ovulation ou de la *ponte ovulaire*.

Suivons un ovisac dans son évolution.

Dans son intérieur les cellules se mettent à proliférer et en un point se constitue une cavité qui est remplie de liquide, dont la source est peut être le résultat même de l'activité cellulaire.

La vésicule grossit notablement sous l'influence de la prolifération cellulaire et de l'accumulation de liquide ; elle prend des dimensions telles qu'elle devient facilement perceptible à l'œil nu sur l'ovaire. Son diamètre égale parfois un centimètre et même davantage.

Le gonflement continue, la vésicule, au lieu de rester sphérique, prend une forme ovalaire, dont la petite extrémité correspond à la surface libre de l'ovaire, un peu comme la bulle de savon qu'on gonfle en soufflant trop brusquement et qui s'allonge dans le diamètre répondant à l'axe du tuyau conducteur de l'air. De même que pour cette bulle, au moment où la distension devient trop considérable, la rupture se fait au point le plus saillant.

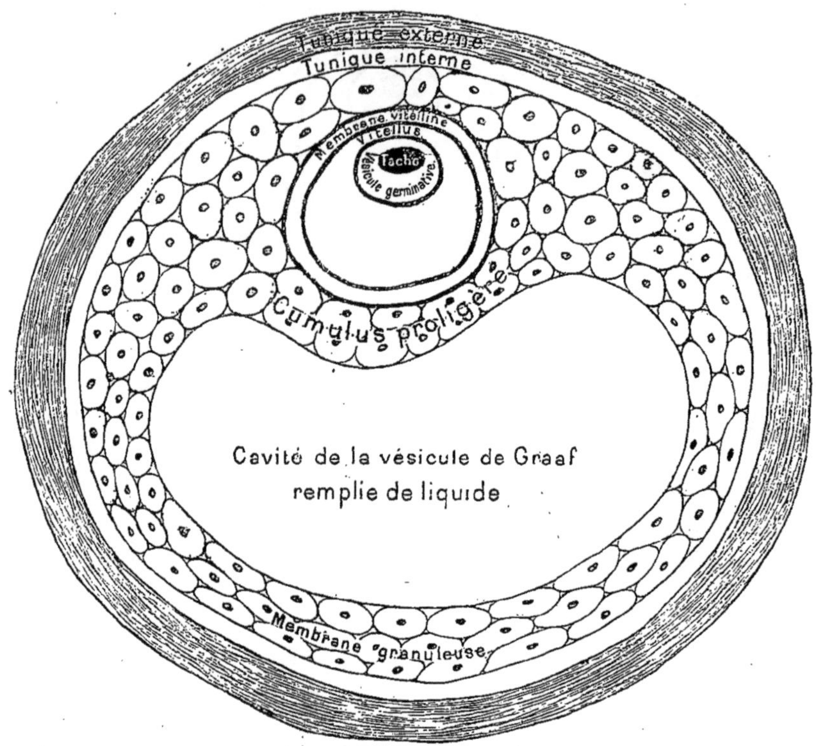

Fig. 3. — Ovisac se préparant à la rupture et à la mise en liberté de l'ovule.

Cette *rupture*, préparée par les modifications survenues dans l'ovisac, est provoquée par la congestion de la portion bulbeuse de l'ovaire, sorte de tissu érectile, qui sans en posséder la structure caractéristique s'en rapproche par sa physiologie. Cette congestion de l'ovaire se produit sous l'influence de la menstruation ou de toute excitation génitale, celle par exemple qui résulte du coït.

Au moment où la vésicule ovarienne éclate, l'ovule est projeté au dehors; nous verrons plus tard comment il gagne le pavillon de la trompe pour arriver à l'utérus.

L'ovisac abandonné par l'ovule devient désormais inutile; son rôle est terminé. Du sang et de la lymphe plastique s'épanchent dans son intérieur.

L'effraction, qui a donné passage à l'ovule, se cicatrise. Toute la vésicule se fane se plisse sur elle-même. Grâce aux transformations de son contenu, elle prend l'aspect d'un *corps jaune*, qui disparaît petit à petit pour se réduire à une simple cicatrice linéaire ou rayonnée plus ou moins déprimée.

Les corps jaunes de la menstruation diffèrent de ceux de la gestation en ce que ces derniers, sous l'influence de l'activité imprimée à toute la zone génitale par la fécondation, loin de diminuer grossissent pendant deux ou trois mois et ne subissent le processus régressif qu'à la suite de l'accouchement.

Un des phénomènes de la menstruation, l'*ovulation*, nous est maintenant connu; abordons ce qui a trait à l'*écoulement sanguin*.

L'*hémorrhagie périodique*, qui se reproduit assez régulièrement pendant toute la vie génitale de la femme, commence en général en France à quinze ans pour finir à quarante-cinq ans.

C'est dire que la vie génitale dure environ trente ans.

Mais on observe des variations fréquentes dans la période d'apparition et de cessation des règles, variations qui dépendent de la constitution, du tempérament, de la latitude géographique du pays habité, de l'éducation, du régime alimentaire, de la race et enfin de la condition sociale de la femme.

En dehors de ces influences diverses, il existe quelques exemples qui constituent de véritables monstruosités physiologiques, soit par une instauration menstruelle très précoce, soit par une ménopause excessivement tardive.

Comme fait de menstruation précoce, je citerai le cas de Carus concernant l'observation d'une femme qui, réglée à deux ans, devint grosse à huit; celui de D'Outrepont, qui observa une fille dont l'écoulement génital périodique commença à neuf mois; elle avait alors de longs cheveux et les seins très proéminents; et enfin celui de Comarmond : dès l'âge de trois mois, la mère vit les seins de son enfant se développer, les parties génitales et les aisselles se couvrir de poils, et vers sept mois la menstruation commença.

L'écoulement sanguin peut au contraire persister bien au delà de l'époque habituelle de la ménopause. Cornélie, mère des Gracques, fut réglée jusqu'à soixante-seize ans et accoucha à cet âge. Dupeyron a observé des règles jusqu'à quatre-vingt-dix-neuf ans. Mauriceau cite un cas de Schenkius où les règles auraient persisté jusqu'à l'âge de cent trois ans.

Entre ces chiffres extrêmes on peut noter tous les intermédiaires.

L'écoulement menstruel se reproduit en général tous les mois solaires (30 à 31 jours), quelquefois plus souvent tous les mois lunaires (28 jours), certaines femmes sont réglées toutes les trois semaines, d'autres seulement toutes les cinq semaines; enfin chez quelques-unes, l'apparition du sang est capricieuse et irrégulière.

La *durée* de l'écoulement est le plus communément de trois à six jours. Certaines femmes ne sont réglées chaque fois que quelques heures, d'autres jusqu'à dix et douze jours. Je ne donne toujours que les chiffres extrêmes, on en déduit facilement les intermédiaires [1].

[1] Consulter, pour la durée et la périodicité, mes *Travaux d'obstétrique*, t. III, p. 519.

Il est très difficile d'apprécier la *quantité* de sang perdu à chaque époque menstruelle, mais on peut considérer comme pathologique une quantité moindre que 50 grammes ou supérieure à 500 grammes.

Le sang qui s'écoule pendant les règles prend sa *source* au niveau des trompes et du corps de l'utérus, rarement d'une autre région des organes génitaux.

Exceptionnellement l'écoulement sanguin peut avoir une autre origine, tels les cas désignés sous le nom de *déviation des règles* où l'hémorrhagie périodique se fait jour par le poumon, l'intestin, le nez, la bouche, la surface d'une plaie, une tumeur érectile, le mamelon. Il semble que la femme soit créée avec un excédent de liquide sanguin. Cet excédent, qui fait défaut à l'état pathologique, est absorbé pendant la grossesse et l'allaitement par le nouvel être qui se développe dans l'utérus, mais en dehors il s'écoule par la menstruation, et quand l'écoulement menstruel ne peut se faire par ses voies habituelles, on observe la déviation dont il vient d'être question, sorte d'évacuation du trop-plein de la femme.

Je reviens à l'*utérus*.

A chaque menstruation la muqueuse utérine se *plisse* sur elle-même, de manière à rappeler un peu par son aspect celui des circonvolutions cérébrales.

Cette tuméfaction, suite de la congestion génitale, est propice à l'implantation de l'œuf fécondé, qui vient se greffer dans un des replis ainsi constitués. La muqueuse subit également d'autres modifications sur lesquelles l'accord n'est pas fait ; ainsi, tandis que JOHN WILLIAMS pense qu'à chaque période menstruelle il y a exfoliation complète, c'est-à-dire formation d'une véritable caduque, qui entraîne dans sa chute tous les éléments de la membrane de revêtement, LÉOPOLD au contraire soutient que l'épithélium seul est caduc, et de SINETY enfin que la muqueuse reste à peu près intacte, épithélium et chorion étant respectés.

Entre ces trois opinions admettant l'une la chute totale, l'autre l'intégrité, et l'intermédiaire une chute partielle, il est actuellement impossible de se prononcer d'une façon absolue, toutefois l'intégrité semble plus vraisemblable.

Suffisamment éclairés sur les deux phénomènes essentiels de la menstruation, *ovulation* et *écoulement sanguin*, il nous reste à étudier leurs *relations*.

L'écoulement sanguin dépend-il de l'ovulation ?

Ou au contraire, l'ovulation de l'écoulement sanguin ?

Ou, troisième hypothèse, y a-t-il indépendance entre ces deux phénomènes ?

Chacune de ces théories a trouvé des défenseurs.

1° L'ovulation domine l'écoulement sanguin.

NÉGRIER et GENDRIN, s'appuyant sur l'analogie des règles avec le rut chez les animaux, pensent que l'émission de l'ovule hors de la vésicule de de Graaf est la cause de l'écoulement sanguin, et qu'elle se produit ordinairement vers le milieu de l'époque menstruelle.

LOEWENHARDT est du même avis, avec cette différence toutefois qu'il admet la ponte au début des règles.

LOEWENTHAL reconnaît la même dépendance, tout en assignant une autre filiation aux phénomènes en question : l'écoulement menstruel vient de finir, la ponte a lieu, l'ovule va se fixer dans l'utérus; il y reste caché dans un repli de la muqueuse utérine, puis si la fécondation ne se fait pas, il est expulsé au bout de trois semaines environ par une sorte de petit avortement. Cet avortement périodique, caractérisé par une hémorrhagie modérée, ne serait autre que l'écoulement menstruel ordinaire.

2° L'écoulement sanguin domine l'ovulation.

AVELING pense que pendant la période intermenstruelle la muqueuse utérine se prépare à recevoir l'ovule, elle lui fait un véritable nid, d'où le nom de *théorie de la nidation*. Puis quand la place est prête, survient l'écoulement sanguin, qui provoque la ponte ovulaire. L'ovule, s'il est fécondé s'insinue dans le nid qui lui a été préparé, et s'y développe, sinon il est expulsé au dehors, et la même préparation recommence pour l'ovulation suivante. Dans cette théorie, c'est donc l'hémorrhagie, qui au moment voulu provoque la ponte ovulaire.

3° L'écoulement sanguin et l'ovulation sont indépendants.

BEIGEL soutient que les deux phénomènes ovulation et écoulement sanguin sont indépendants l'un de l'autre, et appuie son opinion sur deux catégories de faits : les uns montrant la possibilité de la conception au cours de l'aménorrhée, et prouvant l'existence de l'ovulation en dehors de l'écoulement sanguin : les autres établissant la réalité d'un écoulement sanguin périodique chez des femmes, dont les deux ovaires ont été enlevés, ou sont tellement modifiés et altérés que l'ovulation y est devenue impossible.

Sans vouloir aborder ici la discussion complète de cette difficile question [1], je dirai qu'avec BEIGEL, je crois à un certain degré d'indépendance entre l'ovulation et l'écoulement menstruel; les faits prouvent la dissociation possible de ces deux phénomènes; mais contre BEIGEL, et avec AVELING, NÉGRIER et GENDRIN, j'estime leur parenté étroite, de telle sorte que sans pouvoir les subordonner l'un à l'autre ils marchent le plus souvent de pair. Il en est de l'ovulation et de l'écoulement sanguin dont la réunion constitue la menstruation, comme du courant d'air et de la contraction des cordes vocales, dont l'ensemble forme la voix. Or il y a la même union et la même indépendance entre le courant d'air et la contraction des cordes vocales qu'entre l'écoulement sanguin et l'ovulation.

L'ovulation est le phénomène essentiel de la menstruation, et l'écoulement sanguin en est l'élément accessoire. L'un assure la fécondation, l'autre la prépare. Leur union place la femme dans les conditions les plus favorables à la conception.

Après cette étude de la menstruation j'aborde celle de la *fécondation* ou *conception*.

[1] Voir à cet égard mes *Travaux d'obstétrique*, t. I, p. 185.

La *fécondation* est l'union des éléments mâle et femelle, dans le but de procréer un nouvel être.

Conception est synonyme de fécondation, ou n'en diffère que par une simple nuance : fécondation indiquant plutôt l'union de deux éléments procréateurs, et conception s'appliquant plus volontiers à l'état de la femme qui vient d'être fécondée.

L'histoire de la fécondation se divise en trois périodes : 1° avec ARISTOTE et GALIEN, on croyait autrefois que l'homme et la femme fournissaient une sorte de substance plastique, qui n'était autre que le sperme pour le mâle, et dont l'union constituait l'embryon, un peu comme l'argile arrive sous la main du modeleur à former une statue.

2° Au XVIIe siècle, les notions sur ce point deviennent plus précises : HARVEY en 1650 ayant proclamé son immortel principe « *Omne vivum ex ovo* », de GRAAF en 1672, croit trouver cet œuf dans la vésicule qu'il découvre sur l'ovaire et qui porte son nom. La science considère alors l'ovisac comme l'élément principal de la fécondation; le rôle de l'élément mâle est laissé dans l'ombre. Mais quelques années plus tard en 1677, HAMM ayant découvert le spermatozoïde, les savants pensent y trouver l'image de l'homme en petit, l'*homoncule*. A partir de ce moment les embryogénites se divisent en deux camps, les *ovistes* qui avec de GRAAF voient dans l'ovisac la source principale du fœtus, les *spermistes* qui avec HAMM font dériver l'homme du spermatozoïde. Chacun soutient ainsi une cause distincte; l'un en faveur de l'élément femelle, l'autre de l'élément mâle.

3° La lutte dure un siècle et demi et ce n'est qu'en 1827 à la suite de la découverte de l'ovule par de BAER, et des phénomènes ultérieurs de la fécondation, qu'on attribue un rôle à peu près égal à l'élément mâle ou spermatozoïde, et à l'élément femelle ou ovule.

C'est en effet la rencontre, la fusion de ces deux éléments, de *ces deux cellules mâle et femelle*, qui est la source du nouvel être, véritable *mariage cellulaire* qui résulte de l'union de deux individus de sexe différent.

Nous avons précédemment étudié l'ovule (v. page 4) occupons-nous maintenant du spermatozoïde.

Le *spermatozoïde*, à tort appelé *spermatozoaire* alors qu'on le considérait comme un animalcule, se compose d'une tête de forme ovalaire mesurant 5 μ dans son grand axe, d'une petite tige cylindrique offrant à peu près la même longueur, et enfin d'une queue ondulante, qui va en s'amincissant et dont la longueur est de 45 μ.

D'après les études récentes sur le développement et la nature du spermatozoïde, il est actuellement prouvé que ce prétendu animalcule n'est autre chose qu'une cellule de forme un peu particulière, dont le noyau est représenté par la tête, le protoplasma par le segment intermédiaire; la queue est un simple cil vibratile, analogue à celui qu'on rencontre sur beaucoup d'autres cellules de l'économie.

Quand on porte sous l'objectif du microscope une goutte de sperme récemment éjaculé, on aperçoit les spermatozoïdes en grand nombre, circulant avec une vitesse assez grande; ces déplacements sont dus aux mouvements en tire-bouchon du cil vibratile, qui constitue la queue de l'élément anatomique.

En une seconde le spermatozoïde franchit sa longueur; il parcourt 2 à 3 millimètres par minute.

Ces mouvements cessent rapidement aussitôt que le spermatozoïde est placé dans un *milieu acide*, au lieu de l'alcalin où il se trouve à l'état normal. Le milieu utérin étant alcalin de même que celui de la trompe, le spermatozoïde y conserve ses mouvements pendant un certain temps, jusqu'à quinze jours d'après SCHRŒDER, peut-être même davantage. Mais s'il y a de l'*endométrite,* la sécrétion utérine devient acide et le spermatozoïde y meurt rapidement, ce qui nous explique la fâcheuse influence de l'inflammation endo-utérine sur la fécondation.

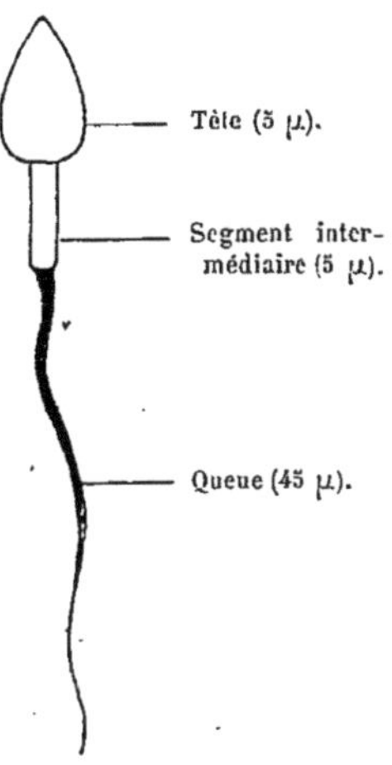

Fig. 4. — Spermatozoïde.

FUERBRINGER a démontré que ces mouvements du spermatozoïde n'existent pas dès la production de l'élément au niveau du testicule; ils ne se produisent qu'ultérieurement, de la façon suivante: le spermatozoïde sécrété par le testicule séjourne pendant un temps variable dans la vésicule séminale; à ce niveau il ne présente aucun mouvement. Quand il est éjaculé il est mélangé au liquide prostatique qui développe par son contact sa faculté motrice. De telle sorte que l'activité du spermatozoïde n'est mise en jeu qu'au moment même de l'éjaculation. Les mouvements ne se produisent qu'à l'instant où ils deviennent utiles et nécessaires, nous verrons un peu plus tard comment.

Les deux éléments *mâle et femelle* du *problème fécondation* nous étant connus, nous allons essayer de le résoudre et dans ce but nous envisagerons successivement :

Le lieu de rencontre de ces deux éléments;

L'acheminement des deux cellules l'une vers l'autre;

Les difficultés qu'elles peuvent trouver à se joindre.

Au moment de la ponte ovulaire, l'ovule est mis en liberté à la surface de l'ovaire, le spermatozoïde est d'autre part à la suite du coït déposé à l'orifice externe de l'utérus. Ovule et spermatozoïde pour se rencontrer doivent donc parcourir l'utérus et la trompe.

Mais nous ne pouvons bien comprendre l'acheminement de ces deux éléments l'un vers l'autre qu'après étude préalable du chemin qui les sépare. Parcourons donc les cavités de l'utérus et de la trompe.

La *cavité utérine* se subdivise en celle du *corps* et celle du *col;* l'une étant séparée de l'autre par un court canal de $0^m,005$, l'*isthme.*

Ces trois régions sont schématiquement représentées par la figure 5, où les dimensions sont inscrites en marge. Chacune des cavités du corps et du col mesure donc environ 2 1/2 centimètres verticalement, toutefois chez la nullipare la cavité du col l'emporte sur celle du corps, et au contraire chez la multipare celle du corps est relativement plus grande.

La cavité du corps est d'aspect triangulaire les deux angles supérieurs se continuent avec le canal des trompes, et l'inférieure avec l'isthme. Les faces sont planes et appliquées l'une contre l'autre, de telle sorte que l'espace est virtuel ou rempli à l'état normal par une faible quantité de mucus.

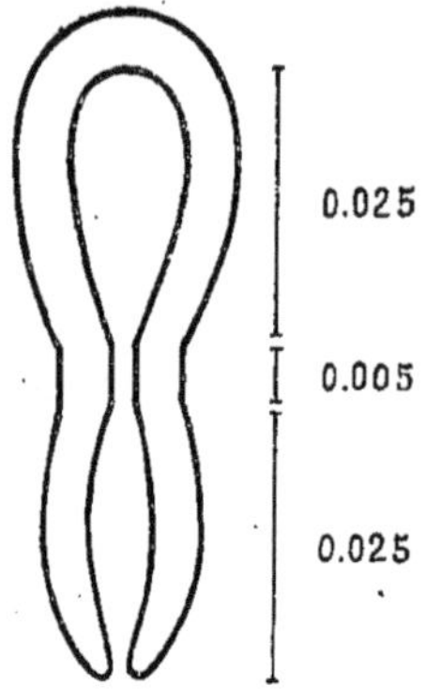

Fig. 5. — Utérus : corps; isthme; col.

La cavité du col est fusiforme, légèrement aplatie d'avant en arrière. La muqueuse qui tapisse ses parois est soulevée par les *arbres de vie* au nombre de deux. Chacun d'eux se compose d'un axe longitudinal, d'où partent des branches transversales et ascendantes. L'axe antérieur commence à l'orifice externe sur la ligne médiane et se dirige obliquement en haut et à droite; l'axe postérieur placé symétriquement à son point de départ suit également une direction oblique dans le sens analogue, c'est-à-dire à gauche en montant vers l'orifice interne. Les deux axes viennent se terminer insensiblement sur l'isthme; les branches n'existent plus à ce niveau. On ignore l'usage de ces arbres de vie, mais on les suppose favorables à la progression des spermatozoïdes, qui s'en serviraient comme d'autant de degrés pour monter jusqu'à la cavité du corps.

La cavité utérine est tapissée d'une *muqueuse* épaisse de 1 à 2 millimètres continue en haut avec celle de la trompe et en bas avec celle qui recouvre le museau de tanche ou orifice externe; les caractères diffèrent au niveau du corps et du col.

Dans la cavité cervicale l'épithélium est *caliciforme*, et se continue dans l'intérieur des *glandes en grappe* nombreuses dans cette région. Au sommet des saillies des arbres de vie l'épithélium devient cylindrique et se couvre de cils vibratiles.

Dans l'isthme et dans la cavité du corps on trouve un épithélium *cylindrique à cils vibratiles* qui se prolonge à l'exclusion des cils vibratiles dans l'intérieur des *glandes en tube*, seule variété rencontrée dans cette région.

La *trompe* ou *oviducte* est le conduit qui établit la communication entre la surface de l'ovaire et la cavité utérine.

Alors que la cavité abdominale ouverte, les intestins ont été enlevés, si l'œil plonge vers le petit bassin, il aperçoit de chaque côté de l'utérus deux replis transversaux, comme deux bras dont les extrémités vont saisir les parois pelviennes ; ce sont les *ligaments larges*, dont le bord supérieur ou libre se divise en *trois ailerons :*

L'*antérieur* qui contient le ligament rond, sorte de cordage musculo-fibreux tendu entre l'utérus et la région inguinale du pelvis.

Le *moyen* qui abrite la trompe.

Le *postérieur* enfin qui est réservé à l'ovaire et à ses ligaments au nombre de deux, l'un qui le rattache à l'utérus (ligament de l'ovaire), l'autre à la trompe (ligament de la trompe).

La *trompe*, dont le nom indique la forme, présente une longueur de 12 centimètres en moyenne. Partie de l'angle supéro-latéral de l'utérus, elle se dirige par un trajet légèrement tortueux vers la paroi latérale du bassin et vient à une faible distance de cette paroi s'épanouir en un *pavillon* frangé et mobile, plus ou moins voisin de la surface ovarienne, à laquelle il est uni par d'étroites lésions physiologiques.

Au voisinage de l'utérus le diamètre de la trompe est de 1 millimètre environ, et va en augmentant de plus en plus vers le pavillon.

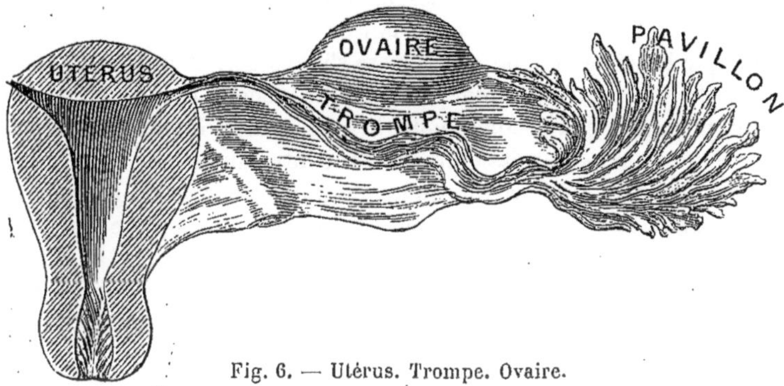

Fig. 6. — Utérus. Trompe. Ovaire.

La structure comprend une enveloppe *séreuse* superficielle, incomplète, une tunique *musculaire* lisse composée d'une couche longitudinale superficielle et circulaire profonde. Enfin la *muqueuse*, qui présente de nombreux et riches plis longitudinaux, ainsi que l'indique la figure 6. L'épithélium qui la tapisse est comme celui du corps de l'utérus cylindrique avec cils vibratiles; au bord libre de la trompe il se continue directement avec l'épithélium aplati du péritoine.

Cette description suffit à nous donner une idée succincte du canal, qui s'étend de l'ovaire à l'orifice externe de l'utérus, suivons maintenant les deux éléments mâle et femelle dans leur acheminement l'un vers l'autre.

Mais une question préalable se pose ici, celle de savoir où la *rencontre* du spermatozoïde et de l'ovule a communément lieu. S'il est possible de déterminer ce point, nous saurons d'avance le trajet que doit faire chacun des deux éléments.

Or il résulte des expériences de Bischoff et de Nuck sur la chienne, que la rencontre s'opère dans le tiers externe de la trompe. Coste admet qu'il en est de même chez la femme, il croit en outre que si la rencontre se fait plus près de l'utérus la fécondation n'est pas possible, car, en cheminant, l'ovule s'entoure d'une couche de plus en plus épaisse d'albumine, qui bientôt le rend imperméable.

Il semble donc vraisemblable, et on peut accepter que le plus souvent la rencontre a lieu dans le tiers externe de la trompe, parfois même tout au voisinage de l'ovaire. Première donnée qui nous indique que le spermatozoïde déposé à l'entrée de l'utérus a pour produire la fécondation un trajet bien plus long à faire que l'ovule. Loi générale de la reproduction, qui de l'individu complet jusqu'à la cellule, dévolut un rôle bien plus actif à l'élément mâle qu'à l'élément femelle.

Prenons l'ovule à la surface de l'ovaire et le spermatozoïde à l'entrée de l'utérus et suivons-les à l'endroit de leur rencontre dans le tiers externe de la trompe en étudiant leur mode de progression.

Commençons par le *spermatozoïde :*

1° Théorie de la capillarité. — Coste, Liégeois.

Le canal génital étant virtuel par le fait de l'accollement de ses parois, on comprend que la loi de la capillarité puisse s'y exercer, et amener l'ascension dans la cavité utérine d'un liquide quelconque déposé à son entrée. Cette même loi pourrait rendre compte de la pénétration du sperme déposé à l'orifice vulvo-vaginal à la suite d'un coït sans intromission du membre viril. On sait pertinemment aujourd'hui qu'un rapport sexuel aussi rudimentaire, respectant un hymen à orifice étroit, peut être suivi de conception. En d'autres termes du sperme déposé à l'entrée des organes génitaux, et à plus forte raison à celle de l'utérus peut, grâce à la capillarité, arriver jusque dans la trompe et jusque sur l'ovaire.

2° Théorie des cils vibratiles. — Müller.

L'anatomie nous a montré au sommet des arbres de vie, dans le corps de l'utérus et les trompes l'existence de cils vibratils qui par leurs mouvements sont susceptibles de favoriser le progression du sperme.

3° Théorie de l'aspiration. — Riolan, Morgagni.

A la fin du coït, il y aurait un mouvement d'aspiration exercé par l'utérus, qui agirait un peu comme la poire de caoutchouc dégonflée par pression et qui tend à prendre sa forme primitive. Cette aspiration se faisant sentir et sur la trompe et sur le vagin attirerait d'une part l'ovule, d'autre part le sperme, et les solliciterait au rendez-vous. Cette aspiration grâce à laquelle l'utérus avalerait en quelque sorte le sperme trouverait son analogie dans la physiologie animale, où les éleveurs savent reconnaître, pour la vache par exemple, si après le contact du mâle, elle est fécondée ou non, suivant qu'elle retient ou non la liqueur séminale; quand elle retient, c'est que le liquide a pénétré dans l'utérus. Mauriceau exprime une idée analogue dans cette phrase [1] où il parle des signes auquels la femme pourra supposer qu'elle a conçu : « Elle connaîtra avoir retenu les semences, si, après le coït, elle ne sent rien s'écouler de la matrice, laquelle se resserre aussitôt, et si la verge de l'homme, en est retirée moins baveuse, et plus sèche qu'à l'ordinaire. » J'apprécierai plus loin l'action de l'aspiration utérine, qui paraît exacte en partie.

[1] *Traité des maladies des femmes grosses*, 1721. t. I, p. 68.

4° **Théorie spermatique.** — Henle.

Nous avons étudié les mouvements des spermatozoïdes, susceptibles d'amener une progression assez rapide, et qui peuvent parfaitement suffire à expliquer la migration, jusqu'au pavillon de la trompe, d'un de ces éléments déposé dans le vagin.

Nous voici donc en présence de *quatre théories* rendant assez bien compte de l'ascension du sperme. On a objecté que les cils vibratiles n'existent pas dans toute l'étendue des organes génitaux, que l'aspiration ne peut s'exercer avec des utérus cancéreux qui néanmoins permettent la conception, que chez certains animaux, par exemple les mollusques céphalopodes, la fécondation est possible quoique les spermatozoïdes soient immobiles. Simples objections de détail qui nous démontrent que l'action d'une de ces causes peut s'affaiblir, peut même disparaître sans empêcher la fécondation, car les autres y suppléent, mais qui ne peuvent annihiler les théories auxquelles elles se rapportent.

Il me semble rationnel d'admettre que la capillarité, les cils vibratiles, l'aspiration utérine, les mouvements des spermatozoïdes aident conjointement l'ascension de l'élément mâle dans l'intérieur des organes génitaux femelles; toutes ces théories ont leur part de vérité, mais aucune d'elles ne doit être admise à l'exclusion des autres.

Nous allons voir qu'il n'en est pas de même quant à ce qui concerne l'élément femelle, l'ovule.

Le problème à résoudre est de savoir comment l'*ovule* se rend de la surface de l'ovaire dans le tiers externe de la trompe, où l'attend le spermatozoïde. La distance à franchir est courte, et cependant la difficulté est grande, car la route n'est pas continue. La surface de l'ovaire, de même que le pavillon de la trompe flottent dans la grande cavité péritonéale; l'ovule en se rendant de l'une à l'autre erre donc dans cette cavité, un peu comme le projectile lancé d'un point pour aboutir à une autre au milieu de l'atmosphère.

On a essayé d'expliquer cette migration de cinq façons différentes.

1° **Théorie de l'emboîtement.** — Haller-Rouget.

Au moment de la ponte ovulaire, c'est-à-dire le plus souvent pendant les règles, le pavillon de la trompe, libre à l'état habituel, viendrait s'appliquer sur l'ovaire et le coiffer exactement. L'ovule serait ainsi accaparé à sa sortie et cueilli par la trompe.

Mais il ne suffit pas d'admettre cet emboîtement, il faut expliquer le mécanisme par lequel il se fait.

Haller a pensé qu'il était dû uniquement à la congestion de la trompe, qui, amenant une véritable érection de ce tube, appliquerait le pavillon sur l'ovaire. Cette explication purement hypothétique, ne satisfait en aucune façon l'esprit, aussi Rouget a-t-il essayé de lui en substituer une autre. Cet auteur invoque l'action d'un ligament spécial, le *ligament rond postérieur* qu'il ne faut pas confondre avec l'*antérieur*, précédemment décrit à propos des ligaments larges dont il occupe l'aileron antérieur.

Ce ligament rond postérieur ou lombaire, se compose des fibres musculaires lisses, qui parties du fascia sous-péritonéal, au voisinage des vaisseaux ovariens avant leur pénétration dans les ligaments larges, s'accolent à leur entrée dans ces ligaments au feuillet postérieur, et se divisent bientôt en trois branches, l'une médiane se rendant à l'ovaire, l'autre externe au pavillon de la trompe, la troisième interne à la partie latéro-supérieure de l'utérus.

Cette disposition est schématiquement représentée par la figure 7 destinée à faciliter l'intelligence de l'action ligamenteuse.

Quand ce ligament ainsi disposé se contracte, le raccourcissement de ses fibres abaisse et entraîne dans une même direction convergente l'ovaire

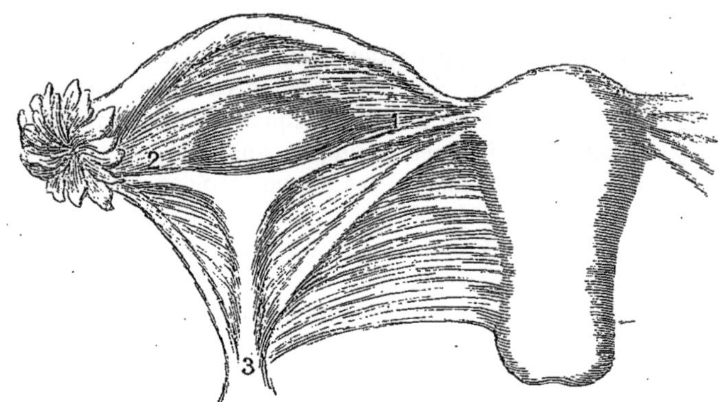

Fig. 7. — Ligament rond postérieur.

1, ligament de l'ovaire. — 2, ligament de la trompe. — 3, ligament rond postérieur, avec les trois branches externe, médiane, interne.

l'utérus et le pavillon de la trompe. Or l'ovaire et le pavillon de la trompe, entraînés l'un vers l'autre, entrent en contact intime. Cette convergence aboutit à l'emboîtement. Quand le ligament rond a terminé son rôle, que l'ovule a été lancé dans la trompe, ce véritable coït tubo-ovarien cesse par relâchement de ses fibres, la trompe reprend son attitude normale, et l'ovule saisi, emprisonné, continue son chemin vers l'utérus.

Cette explication de Rouget peut paraître séduisante au premier abord, mais il faudrait avant tout démontrer que la contraction du ligament rond amène bien l'emboîtement supposé. L'hypothèse est ingénieuse, mais de là à admettre sa réalité, il y a loin.

2° Théorie de la projection. — Kehrer.

Je comparais tout à l'heure l'ovule à un projectile, or Kehrer a admis que le passage de l'ovaire à la trompe se faisait par une véritable projection. L'éclatement de la vésicule de de Graaf serait le coup de feu, qui lancerait l'ovule dans le pavillon de la trompe. Je juge inutile de discuter cette théorie fantaisiste.

3° Théorie de la gouttière. — Henle.

Le ligament de la trompe, qui constitue un trait d'union entre le pavillon et l'ovaire, est légèrement creusé en gouttière sur sa face supérieure; Henle a interprété cette disposition anatomique, en émettant l'opinion que l'ovule suivait cette rigole pour aller de l'ovaire à la trompe.

Mais il faut primitivement que l'ovule se rende, du point de la surface ovarienne où il est mis en liberté, à la naissance de la gouttière, et HENLE ne nous explique pas cette migration indispensable pour la réalité de sa théorie.

4° Théorie de la migration accidentelle. — KIWISCH.

Peu satisfait des explications données, et découragé dans ses recherches vaines, KIWISCH a admis que la migration de l'ovule dans la trompe était accidentelle. L'ovule, mis en liberté à la surface de l'ovaire, erre un certain temps dans le voisinage; si le hasard le conduit vers le pavillon de la trompe, il y pénètre et alors la fécondation peut avoir lieu, sinon il reste perdu dans le péritoine où il est bientôt résorbé. Le péritoine deviendrait ainsi le tombeau des ovules inutiles!

5° Théorie du lac menstruel. — BECKER.

J'arrive à la théorie du lac menstruel, que j'ai conservée pour la fin, car elle me semble la plus apte à expliquer la migration de l'ovule.

D'après BECKER, au moment de la ponte ovulaire, il se fait tout autour de l'ovaire une accumulation de sérosité et de sang liquide, qui constitue un véritable lac. Quand l'ovule est chassé de l'ovisac, il flotte comme une épave au milieu de ce liquide, qui, se déversant par la trompe dans l'utérus, l'entraîne dans le canal génital.

Cette explication de BECKER a pour elle ce fait qu'au moment de la rupture de l'ovisac, une certaine quantité de sérosité et de sang s'échappe par l'ouverture. Il est d'autre part très possible que le pavillon de la trompe fortement congestionné par la menstruation donne lieu à une sécrétion séro-sanguinolente. Le lac en question se trouve ainsi constitué, et il suffit de quelques gouttes de liquide pour entraîner l'ovule. Pendant les règles il se fait un courant sanguin de la profondeur vers la superficie des organes génitaux, et ce courant général est éminemment propice à l'entraînement de l'ovule.

Mais une *objection* surgit de suite; si ce courant entraîne l'ovule de l'ovaire vers la vulve, comment le sperme placé sous la même influence pourra-t-il suivre la direction contraire? Je ferai remarquer que généralement le sperme est déposé dans les organes génitaux féminins avant ou après l'écoulement menstruel, et qu'il gagne le tiers externe de la trompe sans subir l'influence de ce courant. Je sais que certains coïts ne sont fécondants qu'à la condition d'être pratiqués pendant les règles, témoin CATHERINE DE MÉDICIS qu'HENRI II ne put rendre enceinte qu'à ce moment. Mais ce sont-là des exceptions explicables, ou en admettant que le sperme, par sa consistance spéciale et différente du sang, reste adhérent à la muqueuse utérine voire même vaginale sans être entraîné au dehors par l'écoulement sanguin, et qu'il peut après sa cessation accomplir l'œuvre fécondante, ou en supposant que, grâce aux cils vibratiles et au mouvement des spermatozoïdes, l'élément mâle est capable de remonter le courant séro-sanguin contraire pour arriver jusqu'à l'ovule.

Quoi qu'il en soit, la théorie du lac menstruel me paraît la plus satisfaisante pour expliquer la migration de l'ovule dans la trompe, et tandis que pour l'ascension du spermatozoïde nous avons trouvé la vérité en admettant un peu toutes les explications invoquées, il est vraisemblable que pour l'ovule la théorie de BECKER doit être exclusivement reconnue vraie.

L'ovule et le spermatozoïde se sont rencontrés dans le tiers externe de la trompe, la fécondation est faite, la femme a conçu, la grossesse commence; nous allons assister à toutes les transformations de cet ovule fécondé qui va devenir embryon puis fœtus, et à toutes les modifications que l'organisme maternel subira sous cette influence.

Mais avant d'aborder le chapitre de la grossesse, je ne puis quitter le sujet actuel sans effleurer quelques questions incidentes que le médecin ne doit pas ignorer; j'ai en vue : la *stérilité*, la *fécondation artificielle*, le *moment le plus propice à la fécondation*, et la *procréation des sexes à volonté*.

Par *stérilité*, on entend l'impossibilité temporaire ou définitive de fécondation, que la femme ou l'homme en soient la cause.

La fécondation exige pour se produire deux conditions :

1° L'intégrité de l'ovule et du spermatozoïde;

2° La possibilité de leur rencontre dans l'organisme féminin.

On en déduit facilement les causes de la stérilité, qui seront tantôt l'altération de l'ovule et du spermatozoïde par des maladies générales ou locales, tantôt l'obstacle à leur rencontre amené par un vice de conformation ou une maladie des organes génitaux mâles ou femelles.

Le traitement de la stérilité s'adressera aux causes diverses qui peuvent la produire et qu'on aura établies par un diagnostic préalable.

Quand la fécondation est rendue impossible par l'obstacle à la pénétration du sperme dans l'intérieur de l'utérus, on y remédie à l'aide d'une opération appelée *fécondation artificielle*, et qui réussira entre des mains expertes, alors qu'elle est pratiquée en connaissance de cause.

Elle consiste à prendre dans le vagin, à l'aide d'un petit instrument en forme de seringue à tube allongé, le sperme déposé au moment du coït, et à le porter jusque dans l'intérieur de la cavité du corps utérin. Les spermatozoïdes, ainsi lancés au delà de l'obstacle qui les empêchait de pénétrer, sont à même de gagner avec plus de facilité la trompe où ils trouveront l'ovule.

Cette opération doit être faite pendant les cinq jours consécutifs à la menstruation, dans le cas d'insuccès pendant les cinq jours qui précèdent. Ces cinq jours præ et post-menstruels, sont, en effet, ceux pendant lesquels la femme est le plus apte à la conception.

Presque toujours la fécondation a lieu pendant les premiers jours qui suivent la menstruation, beaucoup plus rarement pendant ceux qui la précèdent, et exceptionnellement pendant les quinze jours environ qui se trouvent au milieu de l'espace intermenstruel. Toutefois, contrairement à ce qu'on a cru, d'après la théorie de GENDRIN et de NÉGRIER (règles dépendant de l'ovulation), il n'y a pas pour la femme de *période agénésique;* la conception est possible à toute époque, mais avec des chances inégales de réussite, soit parce que l'ovulation se fait en dehors de l'écoulement des règles, soit parce que l'ovule est susceptible de séjourner assez longtemps dans la trompe, soit enfin parce que le sperme déposé dans les organes génitaux de la femme, y conserve le pouvoir fécondant un temps suffisant pour attendre la menstruation suivante.

Quant à la conception pendant les règles, elle est également possible ; j'ai précédemment cité l'exemple de Catherine de Médicis, il en existe plusieurs autres, mais, contrairement à ce que l'on observe chez les animaux où le rut est l'analogue des règles, l'espèce humaine ne choisit qu'exceptionnellement ce moment pour l'accouplement.

On a fait jouer à l'époque de la conception un rôle important dans la *formation du sexe;* Thury, pour les vaches, est arrivé à ce résultat que la fécondation au début du rut donne naissance à des femelles, et à la fin, au contraire, à des mâles. L'analogie permettait de supposer que chez la femme la conception avant les règles produirait des filles, et après, des garçons, mais aucun fait n'est venu vérifier cette hypothèse.

D'autres explications plus fantaisistes sont intervenues dans cette question, je me contente de les mentionner. Hippocrate croyait que le testicule droit fournissait les garçons et le gauche les filles; par analogie, Millot a admis que l'ovaire droit était la source des garçons, et le gauche des filles. Aristote, plus poète, a pensé que la direction du vent déterminait le sexe ; l'enfant conçu quand soufflait le vent du midi était une fille, et le vent du nord un garçon. La lune avait aussi un rôle important, dont elle a hérité auprès de certaines commères actuelles. Girou de Buzareingnes a conclu de ses observations que l'époux le plus vigoureux donnait le sexe, et au contraire Boudin attribue ce rôle à l'époux le plus vieux et le plus épuisé.

Notre ignorance sur ce sujet est complète et, comme le dit Mauriceau[1] « on ne peut avoir aucune connaissance certaine du sexe de l'enfant qui est dans le ventre de sa mère, ni savoir les véritables moyens d'engendrer plutôt un garçon qu'une fille ; Dieu ayant exprès caché cette préconnaissance à l'homme afin qu'il n'en abusât au préjudice de la propagation de l'espèce, parce que la plupart désirant des garçons, il arriverait qu'il y aurait manque de filles. » Certains mystères sont indispensables à la conservation de l'espèce humaine.

[1] *Traité des maladies des femmes grosses*, t. I, 1721, p. 101.

La femme est fécondée, la grossesse commence; nous allons successivement étudier les cinq sections suivantes :

Première section : GROSSESSE,
Deuxième section : ACCOUCHEMENT,
Troisième section : POSTPARTUM,
Quatrième section : PATHOLOGIE PUERPÉRALE,
Cinquième section : THÉRAPEUTIQUE PUERPÉRALE,

dont l'ensemble constitue l'*obstétrique*.

PREMIÈRE SECTION

GROSSESSE

SOMMAIRE

Nous avons vu comment l'ovule d'une part, le spermatozoïde de l'autre arrivent dans le tiers externe de la trompe. La rencontre a lieu dans cette région et la fécondation en résulte.

A partir de ce moment, l'ovule fécondé subit une série de transformations, qui vont aboutir à la création du fœtus; simultanément l'organisme maternel éprouve une série de modifications destinées à favoriser le développement de l'œuf.

L'ensemble de ces changements constitue la *grossesse*, qui s'étend, comme on le voit, de la conception à l'expulsion de l'œuf (avortement ou accouchement).

Nous allons commencer l'étude de la grossesse par celle de l'œuf humain, nous verrons ensuite les modifications de l'organisme maternel, pour arriver aux symptômes, diagnostic, pronostic, marche, durée, et hygiène de la gestation.

I

ŒUF HUMAIN

Développement et description.

SOMMAIRE

A. Premières transformations de l'œuf :
1° Formation du noyau mâle;
2° Fusion des deux noyaux;
3° Segmentation;
4° Formation des somatopleures et splanchnopleures.

B. *Division de l'œuf en trois parties :*
Enveloppes, cordon, fœtus.

C. *Développement et description de chacune de ces parties :*
I. *Enveloppes.* — Partie extra-embryonnaire de l'œuf.
1° Formation :
Premier chorion, membrane vitelline;
Deuxième chorion, somatopleure;
Troisième chorion, allantoïde.
2° Description :
1° Placenta;
2° Chorion;
3° Amnios;
4° Caduques;
5° Liquide amniotique.
II. *Cordon.* — Partie intermédiaire de l'œuf;
III. *Fœtus.* — Partie embryonnaire de l'œuf.
1° Fœtus à terme, poids et longueur;
2° Forme et topographie;
3° Diamètres;
4° Physiologie.

L'ovule fécondé dans le tiers externe de la trompe continue son chemin vers la cavité du corps de l'utérus, où il arrive vraisemblablement en quelques jours, et où il va se fixer et se développer durant les neuf mois que dure la grossesse.

Pendant ce trajet l'ovule commence à se transformer, et continue après son arrivée dans l'utérus. Les modifications, qui vont être exposées, débutent donc au niveau de la trompe pour s'achever après fixation dans la cavité utérine.

En étudiant la fécondation nous avons laissé l'ovule entouré de spermatozoïdes, nous allons reprendre la description à ce même point.

Les premières transformations auxquelles la fécondation donne lieu sont[1] :

1° La formation du noyau mâle;

2° La fusion des deux noyaux mâle et femelle;

3° La segmentation;

4° La formation des somatopleures et splanchnopleures.

[1] J'omets volontairement quelques modifications de l'ovule antérieures à la fécondation (formation de l'amphiaster, émission des globules polaires) dont l'importance est secondaire.

1° Formation du noyau mâle. — Les spermatozoïdes en nombre variable entourent l'ovule et essaient de franchir la membrane vitelline pour arriver

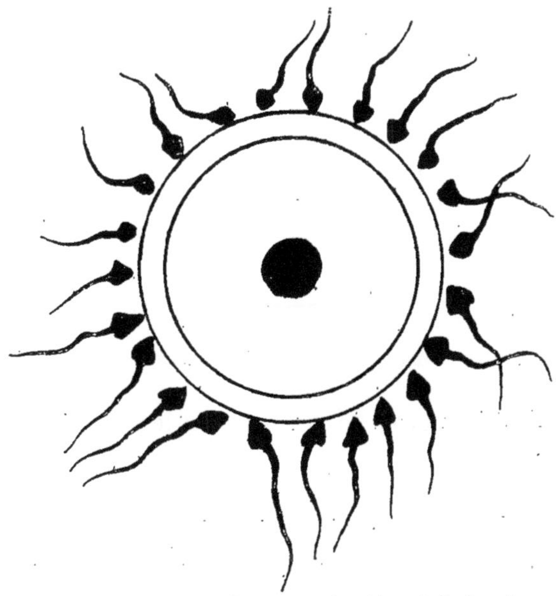

Fig. 8. — Rencontre des spermatozoïdes et de l'ovule.

ensuite à traverser le vitellus jusqu'à la vésicule germinative, qui n'est autre, comme on le sait, que le noyau de l'ovule, représenté dans la figure 8 par le point noir central.

Un de ces spermatozoïdes, ou par ce qu'il est doué d'une vigueur particulière, ou parce qu'il trouve une région amincie et relativement faible de l'enveloppe vitelline, s'enfonce à la surface de l'ovule. A son approche le vitellus forme une sorte de saillie qui va à sa rencontre, comme pour l'inviter à venir et l'attirer vers le centre. On a donné le nom de *cône d'attraction* à cette saillie momentanée du vitellus.

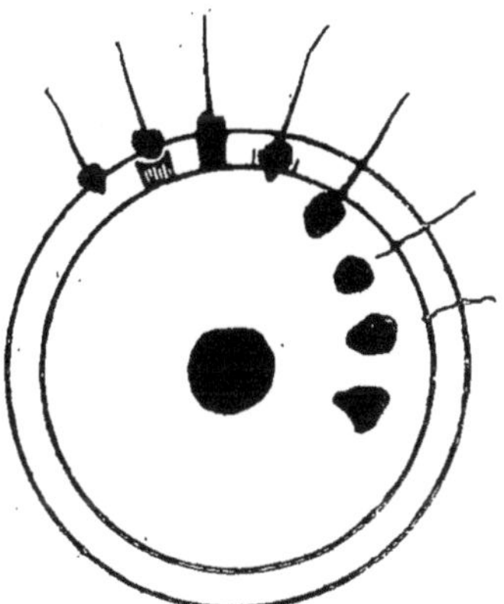

Fig. 9. — Pénétration du spermatozoïde.

Le spermatozoïde, comme l'indique la figure 9 qui représente les étapes successives de la pénétration, continue à se rapprocher du centre. Puis bientôt la tête se détache du segment intermédiaire et de la queue, dont le rôle est terminé, et qui ne tardent pas à disparaître.

Dans l'intérieur de l'ovule se trouvent alors en présence (fig. 9) deux noyaux, l'un, plus volumineux, c'est l'ancienne vésicule germinative, le noyau de l'ovule femelle, l'autre, placé entre le précédent et la membrane vitelline, qui n'est autre que le noyau de l'ovule mâle, l'ancienne tête du spermatozoïde, véri-

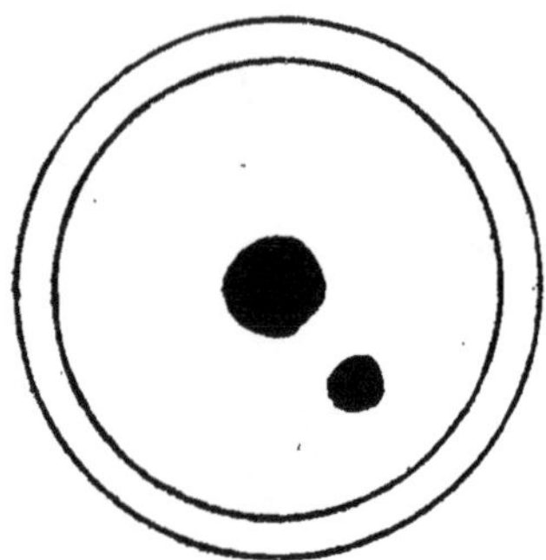

Fig. 10. — Ovule avec ses deux noyaux mâle et femelle.

table cellule, dont le segment intermédiaire est le protoplasma, et la queue le cil vibratile.

2° **Fusion des deux noyaux mâle et femelle.** — Le noyau mâle s'entoure d'une série de petits rayons qui hérissent toute sa surface (fig. 11).

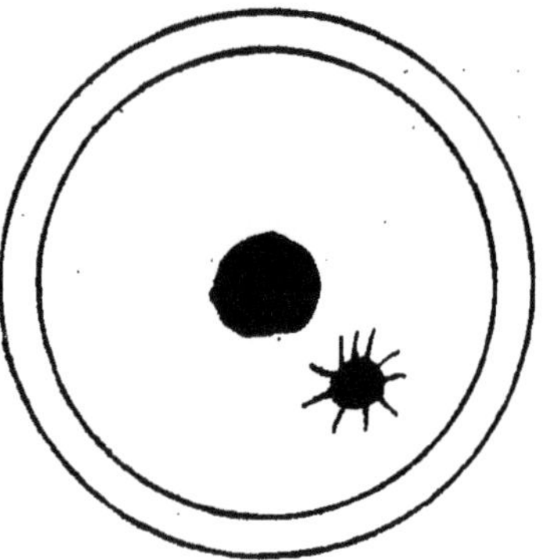

Fig. 11. — Rayonnement du noyau mâle.

Le noyau mâle, continuant sa marche concentrique, arrive au contact du noyau femelle (fig. 12), avec lequel il se confond petit à petit, fournissant une série d'aspects, qui rappellent en quelques sorte deux astres, dont le passage superposé produit une éclipse.

Figure 13, l'éclipse est totale, la fusion des deux noyaux complète. L'ovule présente les mêmes détails qu'avant la fécondation : membrane vitelline, vitellus, vésicule germinative ou noyau (dans laquelle existe la tache germinative ou nucléole).

Mais le noyau mâle, essentiellement actif, en venant se joindre au noyau femelle qui l'attend passivement, a imprimé à l'ovule, une nouvelle vitalité, dont les effets ne vont pas tarder à se faire sentir.

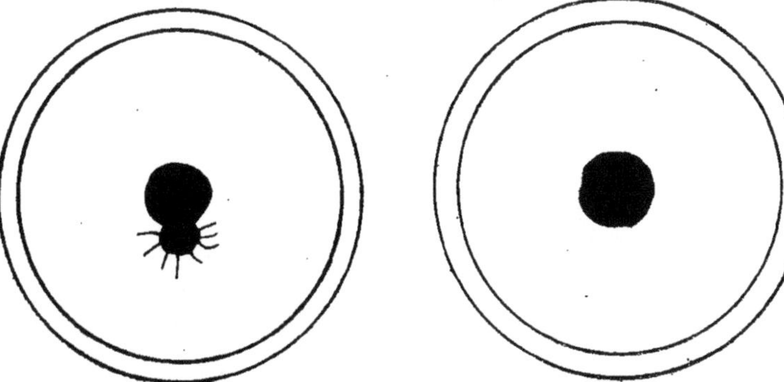

Fig. 12. — Rapprochement des deux noyaux. Fig. 13. — Fusion des deux noyaux.

3° Segmentation.

En effet on voit le noyau ovulaire se scinder en deux, et donner naissance sous l'enveloppe vitelline à deux cellules distinctes (fig. 14).

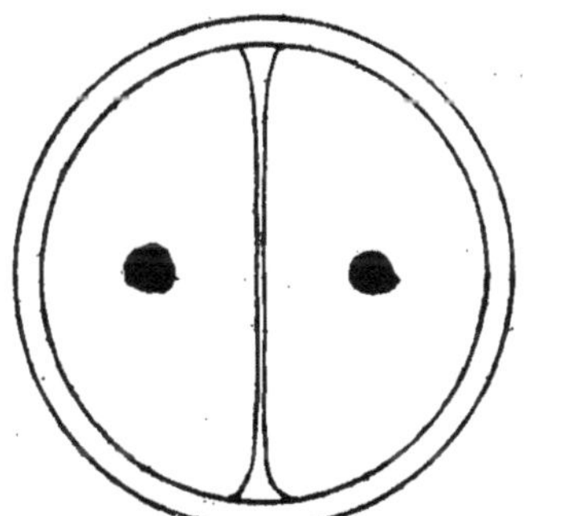

Fig. 14. — Segmentation.

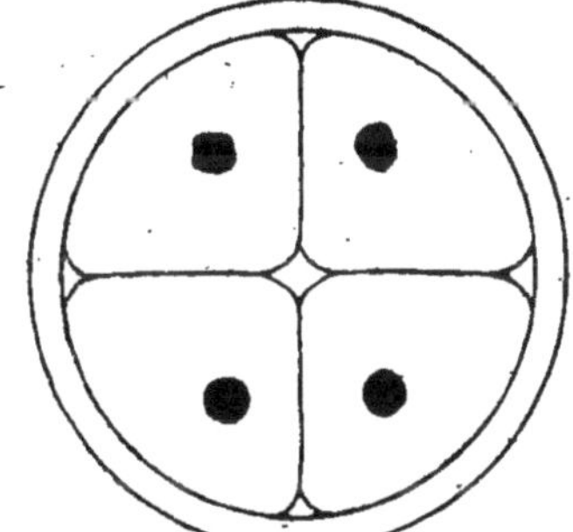

Fig. 15. — Segmentation

La segmentation continue ; au lieu de deux cellules il en existe quatre (fig. 15).

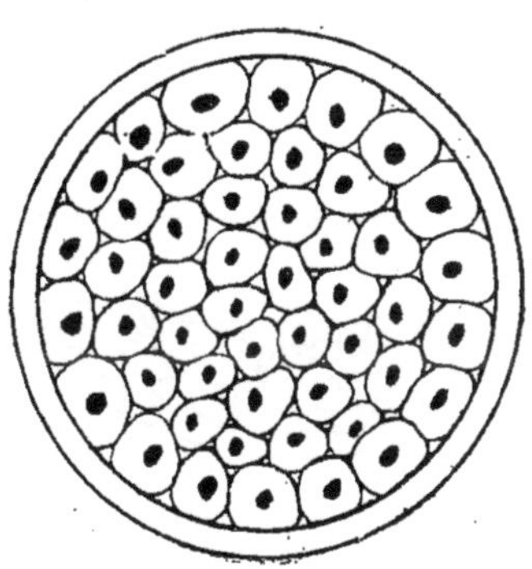

Fig. 16. — Segmentation.

Enfin, par une série de dédoublements analogues (fig. 16), un grand nombre de cellules s'accumule dans l'intérieur de l'ovule à l'abri de la membrane vitelline.

Nous sommes environ au huitième jour consécutif à la fécondation.

4° Formation des somatopleures et splanchnopleures.

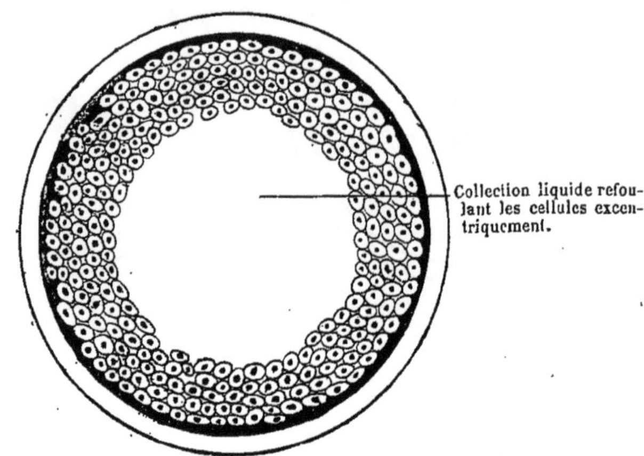

Fig. 17. — Refoulement périphérique des cellules.

Au centre de cette agglomération de cellules se forme une petite collection liquide, qui par son augmentation progressive repousse les cellules excentriquement, et les entasse au voisinage de la paroi vitelline (fig. 17).

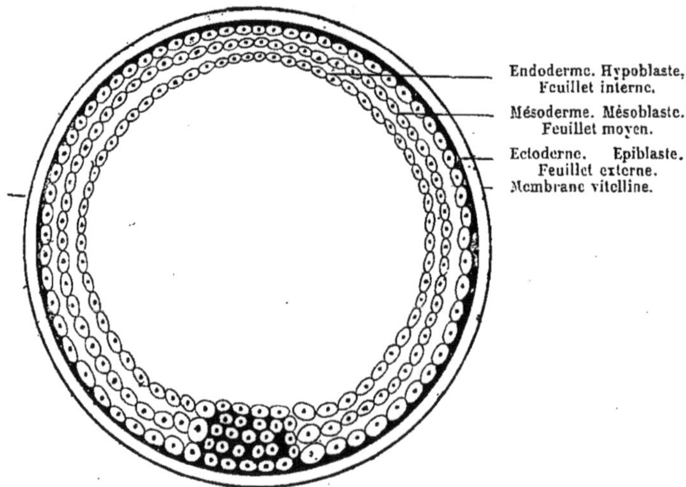

Fig. 18. — Formation des trois feuillets blastodermiques.

Toutes ces cellules, dont l'ensemble constitue le *blastoderme*, se divisent en trois couches distinctes (fig. 18).

L'externe ou *ectoderme;*
La moyenne ou *mésoderme;*
L'interne ou *endoderme.*

On dit encore *épiblaste, mésoblaste, hypoblaste,* désignant ainsi les *trois feuillets externe, moyen et interne* du blastoderme.

La division ne s'effectue pas en arrière, où les cellules restent entassées, et y sont bientôt séparées par un canal, qui deviendra le *canal médullaire,* et par un épaississement, circulaire à la coupe, appelé *corde dorsale* ou *notocorde,* qui formera le corps des vertèbres, c'est-à-dire la partie la plus résistante de la colonne vertébrale. On peut voir la coupe de cette corde dorsale et de ce canal médullaire sur la figure 19.

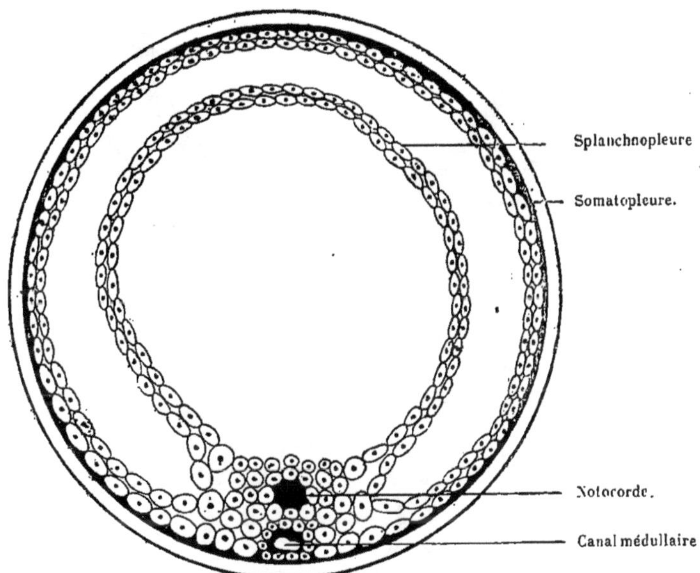

Fig. 19. — Formation des somatopleure et splanchnopleure.

Cette même figure indique une nouvelle transformation de l'ovule. Le mésoderme ou feuillet moyen du blastoderme s'est dédoublé en deux rangs de cellules, dont l'externe s'est accolé à l'ectoderme et l'interne à l'endoderme.

Grâce à ce dédoublement les trois feuillets n'en forment plus que deux :

Un *externe* appelé *somatopleure* (σωμα, corps; πλευρον, côté).
Un *interne*..... *splanchnopleure* (σπλαγχνον, viscère; πλευρον, côté) [1].

Pour faciliter l'intelligence des figures ultérieures, les deux couches, formées par les cellules composant la splanchnopleure et la somatopleure, seront représentées par un trait unique comme le montre la figure 20, identique d'ailleurs à la figure 19.

[1] La somatopleure forme l'enveloppe et la charpente du corps, la splanchnopleure les viscères.

Figure 20. A la périphérie la membrane vitelline recouverte de villosités.

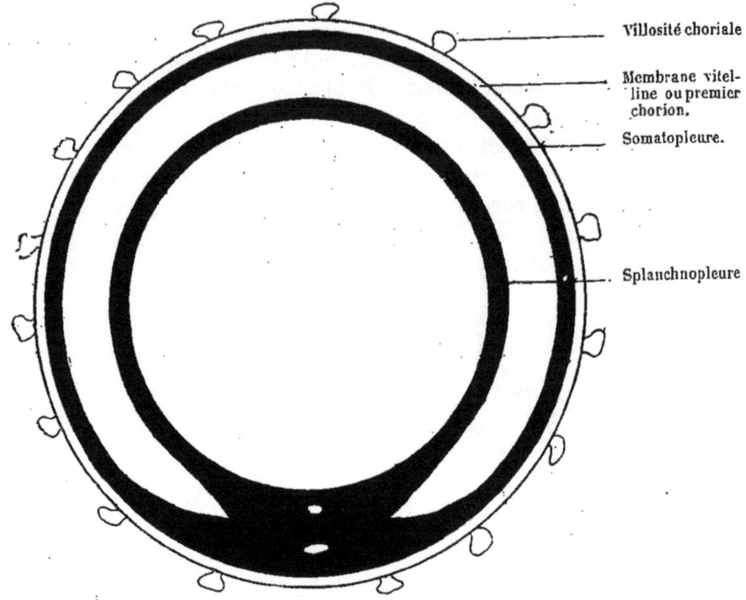

Fig. 20. — Simplification de la figure 19.

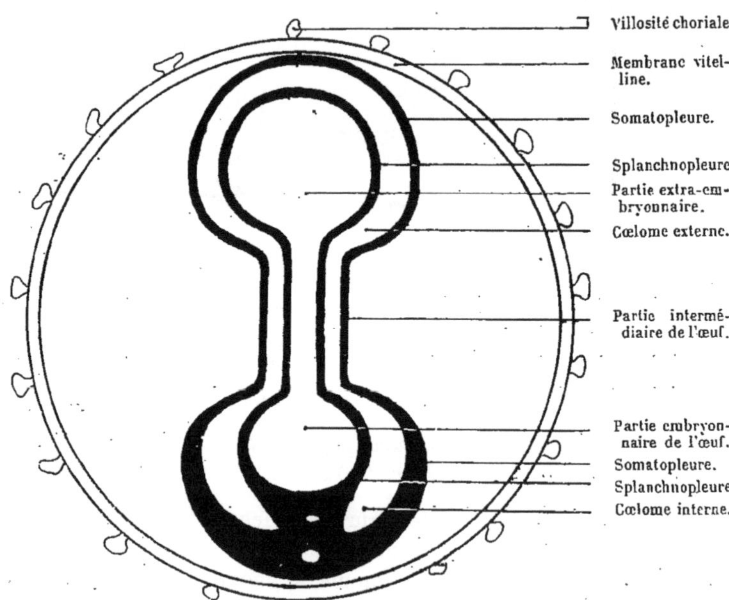

Fig. 21. — Étranglement de l'œuf.

Au-dessous la somatopleure enveloppant la splanchnopleure. Ces deux feuillets viennent en arrière se confondre avec une masse commune, où on aperçoit la corde dorsale et le canal médullaire, dont il a été précédemment question.

Les somatopleure et splanchnopleure, qui étaient circulairement disposées (je parle de la coupe, fig. 20), subissent un étranglement vers leur partie moyenne ainsi que l'indique la figure 21. Cet *étranglement* divise ces deux membranes en deux régions distinctes.

L'une *embryonnaire* (inférieure dans la figure 21).

L'autre *extra-embryonnaire* (supérieure).

La portion embryonnaire est réunie à l'extra-embryonnaire par la région étranglée ou *intermédiaire*, qui forme un trait d'union entre elles.

Or ces trois parties *embryonnaire*, *extra-embryonnaire* et *intermédiaire* vont avoir dans le développement ultérieur de l'œuf un sort différent.

La partie extra-embryonnaire formera les enveloppes de l'œuf et le placenta.

La partie intermédiaire, le cordon;

La partie embryonnaire, le fœtus.

Etudions successivement le développement de chacune de ces parties, et leur constitution après formation complète.

I. — PARTIE EXTRA-EMBRYONNAIRE DE L'ŒUF

Enveloppes. — Placenta. — Liquide amniotique.

La partie extra-embryonnaire de l'œuf est composée, comme nous l'avons vu à la figure 21, par les *somatopleure* et *splanchnopleure* extra-embryonnaires, séparées par un espace virtuel, auquel on donne le nom de *cœlome externe* (le cœlome interne est l'espace analogue, qui se trouve au niveau de la partie embryonnaire). La cavité réelle constituée par la splanchnopleure extra-embryonnaire s'appelle *vésicule ombilicale*, et contient les éléments de la nutrition de l'œuf jusqu'à la formation du placenta. Cette vésicule ombilicale correspond par son contenu au jaune de l'œuf des oiseaux.

Tandis que la paroi de la vésicule ombilicale, formée par la splanchnopleure, subit une atrophie et un retrait progressifs, le feuillet sus-jacent au contraire, qui n'est autre que la somatopleure extra-embryonnaire, prend un développement considérable et rapide pour constituer le *chorion secondaire* et *l'amnios*.

On voit en effet le feuillet de la somatopleure pousser une série de prolongements indiqués par les tracés successifs 1, 2, 3, 4 (fig. 22). Ces prolongements vont à la rencontre l'un de l'autre en contournant l'embryon; la réunion se fait bientôt au point opposé à celui du départ.

Quand la réunion est achevée, comme l'indique la figure 23, des deux feuillets créés par ce prolongement, l'un est directement appliqué à la face interne de la membrane vitelline dans toute son étendue, l'autre se continuant avec la somatopleure intermédiaire tapisse une partie de la face externe de la vésicule ombilicale, et de la face interne du feuillet précédemment étudié, entre lui et l'embryon, existe une cavité réelle dans laquelle se collecte le liquide amniotique.

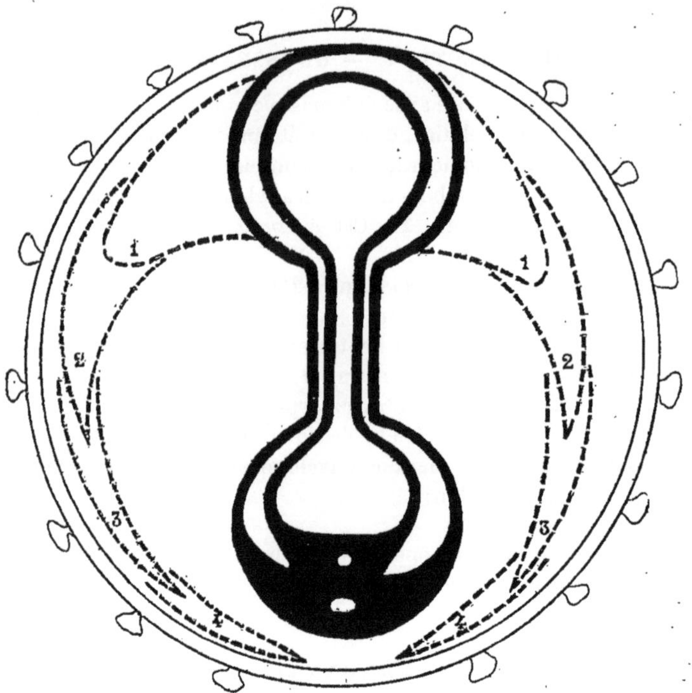

Fig. 22. — Prolongements de la somatopleure extra-embryonnaire.

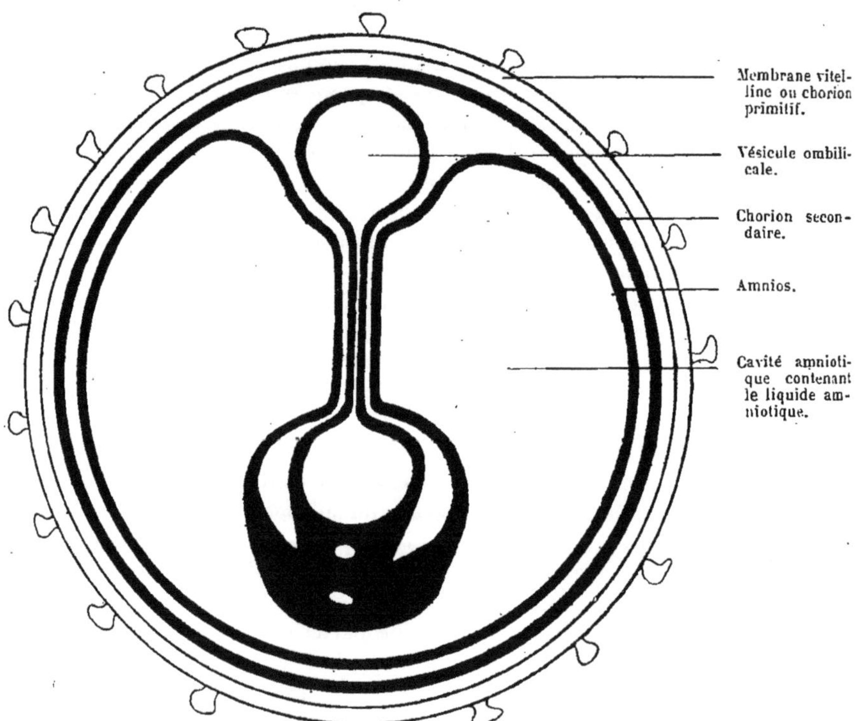

Fig. 23. — Formation de l'amnios et du chorion secondaire.

Le *chorion primitif* est formé par la membrane vitelline, recouverte à un moment donné de villosités à sa surface. Le *chorion secondaire* est créé par l'addition à la membrane vitelline du feuillet de la somatopleure extra-embryonnaire, qui vient d'être décrit à l'instant. Ces deux membranes, l'ancien et le nouveau chorion, subissent une véritable fusion pour donner le *chorion secondaire.*

La membrane, qui dans la figure 23 se trouve sous le chorion secondaire, est l'amnios; dans l'espace qui les sépare se développera comme nous allons le voir tout à l'heure le *chorion définitif.*

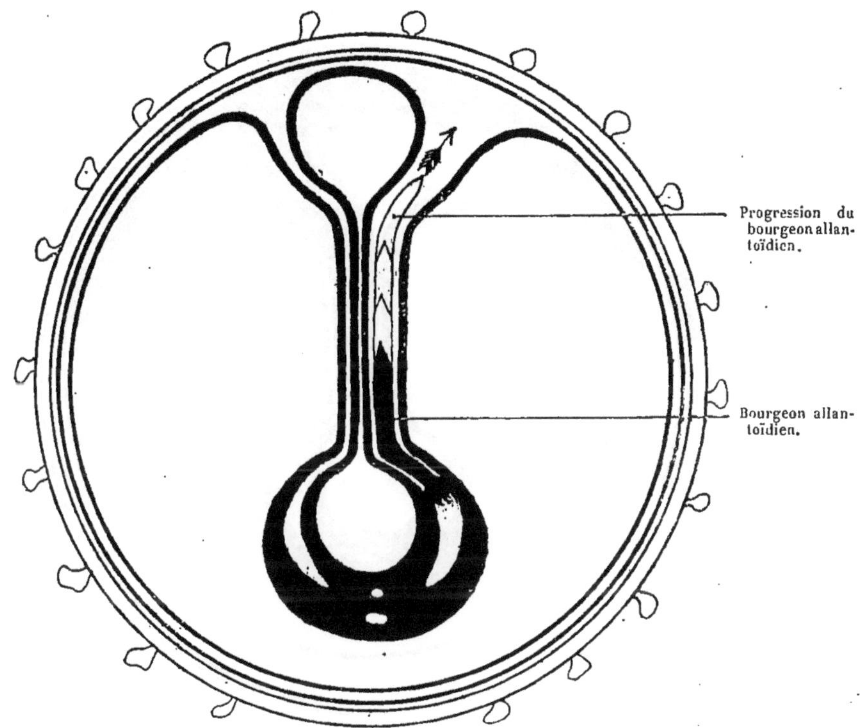

Fig. 24. — Formation du bourgeon allantoïdien.

De l'embryon, entre la somatopleure et la splanchnopleure, dans la région pelvienne, se développe un bourgeon creux, qui grandit progressivement en écartant l'une de l'autre les deux membranes limitantes, c'est l'*allantoïde*, dont la partie embryonnaire va former la vessie et l'ouraque et la partie extra-embryonnaire, le troisième chorion (ou définitif) et le placenta.

La figure 24 montre les premiers stades du développpement de l'allantoïde.

La figure 25 nous fait assister à un stade plus avancé. L'allantoïde envahit progressivement l'espace qui sépare le chorion secondaire de l'amnios, éloignant les deux membranes limitrophes, elle peut être comparée à un parapluie dont le manche serait dans le cordon, et dont l'étoffe tendue sur la monture s'étendrait de plus en plus de manière à envelopper l'individu qui le porte; 1, 2, 3, 4 (fig. 25) indiquent cet envahissement successif.

Nous sommes environ au *vingt-cinquième* jour consécutif à la fécondation.

A la fin du *premier mois* l'allantoïde est au summum de son développement, elle a porté avec elle sur toute la surface interne du chorion secondaire des ramifications vasculaires, qui vont se prolonger jusque dans les villosités et hérissent la surface de l'œuf. La vésicule ombilicale, dont le contenu est absorbé pour le développement de l'ovule, s'atrophie progressivement.

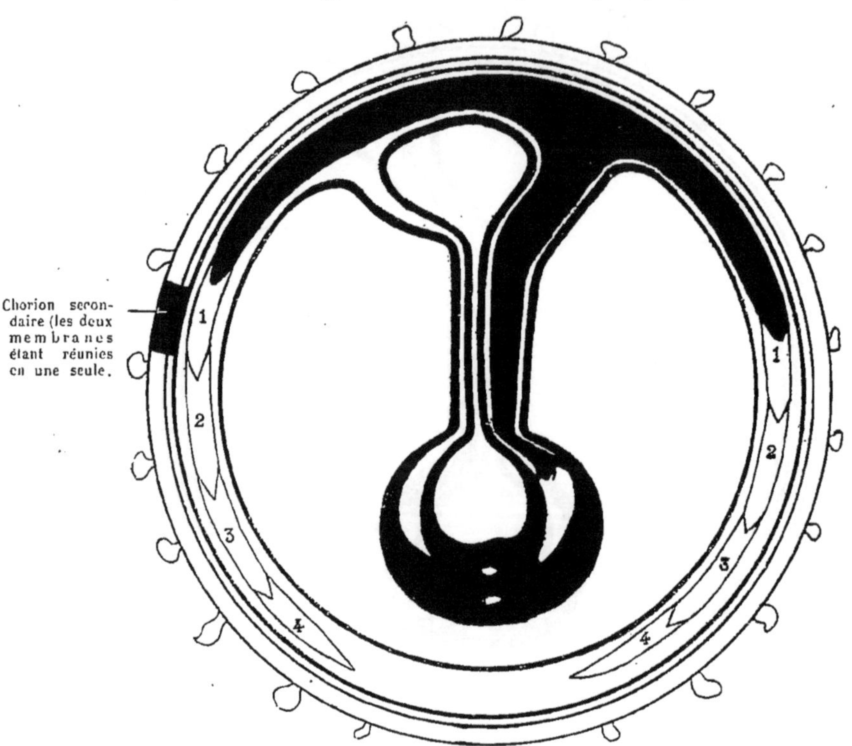

Fig. 25. — Développement de l'allantoïde.

Pendant tout le *second mois* l'aspect des membranes enveloppantes change peu, elles subissent un développement en masse, toute leur surface est recouverte de villosités vasculaires, dont on aperçoit aisément le fin chevelu, en faisant baigner dans le liquide un œuf, expulsé à cette époque par suite d'avortement.

Durant le *troisième mois* les villosités, qui recouvrent la surface ovulaire, s'atrophient sauf au point où l'œuf adhère à l'utérus et où elles prennent un développement remarquable. Cette région hypertrophiée, où semble se localiser toute la vie de l'allantoïde deviendra le *placenta;* dans tout le reste de l'étendue l'allantoïde s'atrophie ainsi que l'indique la figure 26.

L'allantoïde en dehors de la zone placentaire s'unit entièrement au chorion secondaire, comme cela est indiqué en une région limitée de la figure 26; le troisième chorion ou définitif est ainsi constitué.

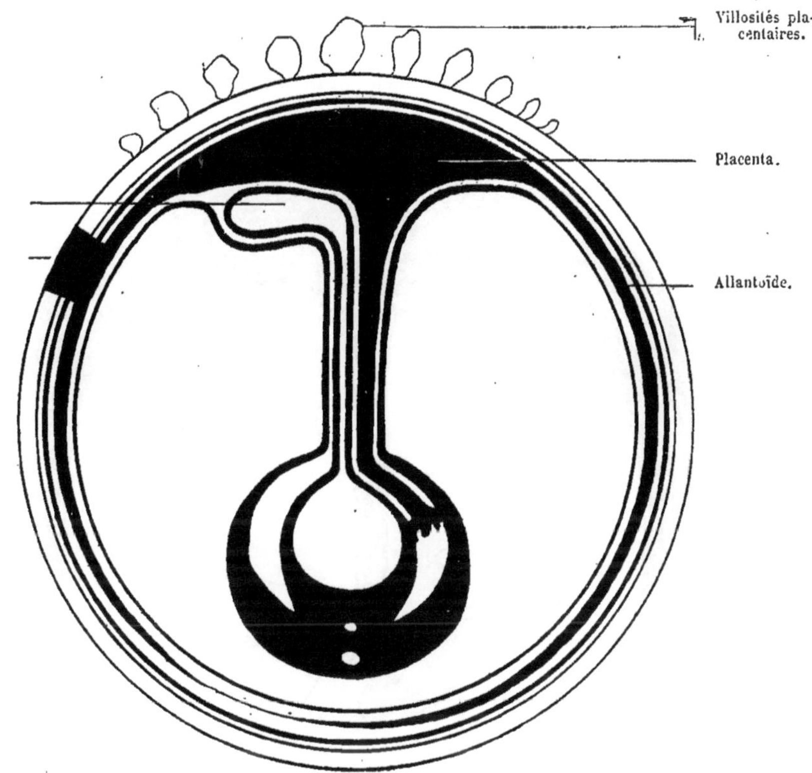

Fig. 26. — Formation du placenta et du chorion tertiaire ou définitif.

On voit donc que le premier chorion est formé par la *membrane vitelline*, le second par le *somatopleure extra-embryonnaire*, le troisième par l'*allantoïde*.

La vésicule ombilicale continue à s'atrophier. Cette atrophie est complète à la *fin du troisième mois*, et à ce moment la nutrition par le placenta se substitue définitivement à celle qui était jusque-là dévolue à la vésicule ombilicale et son contenu.

C'est par conséquent au moment où l'*embryon* devient *fœtus*, c'est-à-dire à la *fin du troisième mois* ou au *commencement du quatrième*, que le règne de l'allantoïde, c'est-à-dire du placenta, remplace celui de la vésicule ombilicale.

Cette vésicule atrophiée disparaît à peu près complètement, et il est difficile d'en trouver les vestiges sur un œuf à terme.

L'œuf, pendant l'évolution que nous venons de suivre, est enveloppé et protégé par la muqueuse utérine, qui subit une évolution spéciale la transformant en une nouvelle membrane désignée sous le nom de *caduque*, ainsi dénommée parce qu'elle est destinée à tomber en même temps que l'œuf.

La description précédente nous a donné une idée sommaire de la formation

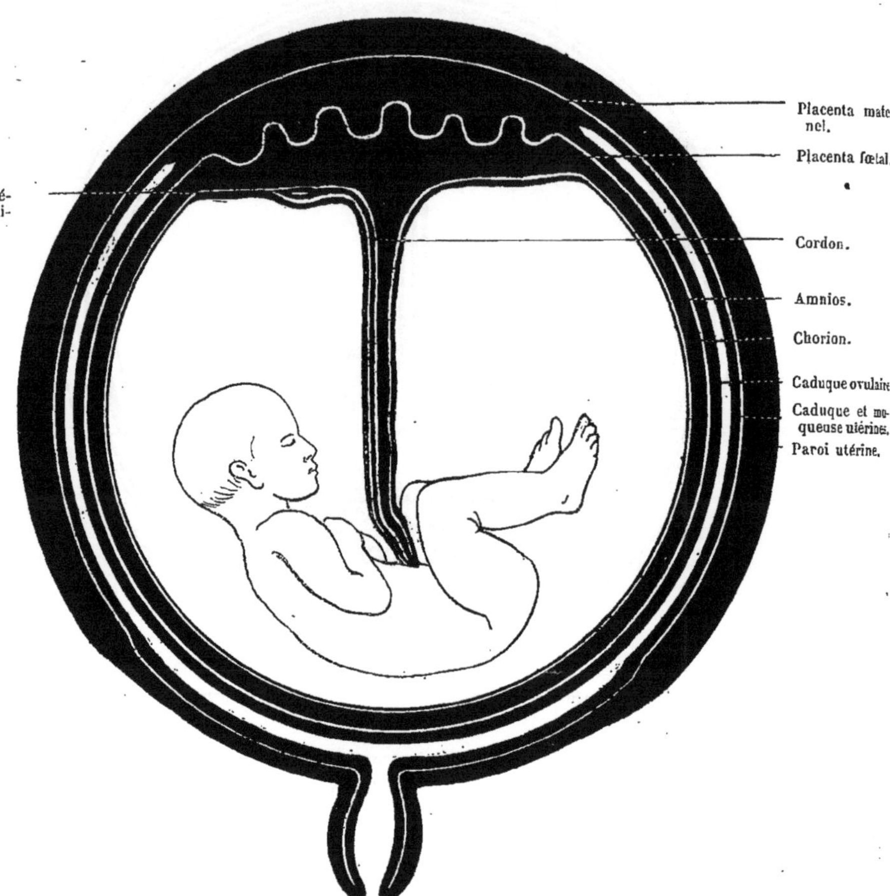

Fig. 27. — Œuf définitivement constitué.

du *placenta*, du *chorion*, de l'*amnios*, de la *caduque*, du *liquide amniotique*, nous allons maintenant aborder les détails qui vont nous initier plus intimement à la constitution de ces différentes parties, en prenant pour type l'œuf arrivé au voisinage du terme.

Mais avant d'aborder cette description détaillée, il est indispensable d'embrasser dans un même coup d'œil la configuration générale de l'œuf, enveloppé par l'utérus.

La coupe schématique représentée par la figure 27 permet de saisir plus facilement cet ensemble.

On y voit en allant de l'utérus vers le fœtus :

1° La *paroi utérine*, s'amincissant dans le segment inférieur et au niveau du col;

2° La *muqueuse utérine* (transformée partiellement en caduque) considérablement épaissie au niveau du placenta et divisée dans le reste de l'étendue en deux feuillets l'un appliqué directement sur l'œuf (caduque ovulaire), l'autre au contour de l'utérus (caduque utérine); elle se continue inférieurement avec la muqueuse du col. Nous étudierons plus tard le mécanisme de formation de ces caduques;

3° Le *chorion*, considérablement hypertrophié en une région pour constituer le placenta, et atrophié au contraire dans le reste de son étendue, où il est enfermé entre le caduque ovulaire d'une part et l'amnios de l'autre;

4° L'*amnios*, qui est la membrane la plus interne;

5° Le *liquide amniotique*, qui remplit toute la cavité de l'amnios, et dans lequel flotte le fœtus, relié au placenta par le cordon.

Abordons maintenant l'étude détaillée de ces différentes parties dans l'ordre suivant :

1° Placenta;
2° Chorion;
3° Amnios;
4° Caduques;
5° Liquide amniotique.

1° PLACENTA

Le placenta, trait d'union entre les circulations maternelle et fœtale, est une sorte de disque charnu et vasculaire, terminant par une de ses faces le cordon, et par l'autre s'accolant à la paroi interne de l'utérus.

Son poids est de 500 grammes environ, le même à peu près que celui du liquide amniotique, de telle sorte que l'ensemble des annexes représente approximativement un kilogramme.

Dimensions : 20 centimètres de diamètre ou un peu moins; 3 centimètres d'épaisseur vers le centre, amincissement progressif jusqu'au bord.

Pour connaître complètement cet organe, il faut successivement étudier : 1° sa face fœtale; 2° sa face utérine; 3° sa circonférence; 4° sa structure; 5° sa physiologie.

1° Face fœtale.

La face fœtale, en contact avec le liquide amniotique, est lisse dans toute son étendue, car elle est recouverte par l'amnios qu'on peut détacher facilement. Elle est sillonée par les vaisseaux qui forment l'épanouissement des artères et veines funiculaires.

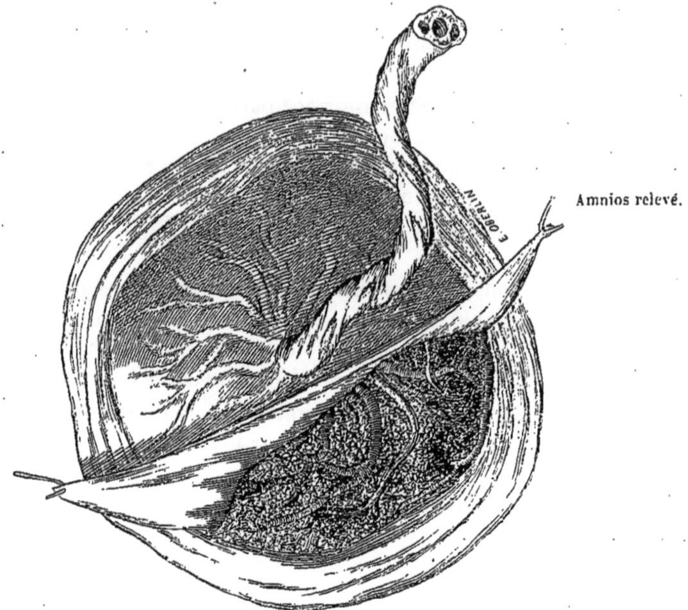

Fig. 28. — Face fœtale du placenta avec amnios relevé dans une partie de son étendue.

L'insertion du cordon peut se faire en quatre régions différentes :

1° Au centre du placenta. . . . . insertion centrale;
2° Entre le centre et la périphérie. . . . . . insertion latérale;
3° Au bord du placenta . . . . insertion marginale[1] ;
4° Sur les membranes . . . . insertion velamenteuse.

Ces quatre variétés d'insertion sont schématisées par la figure 29.

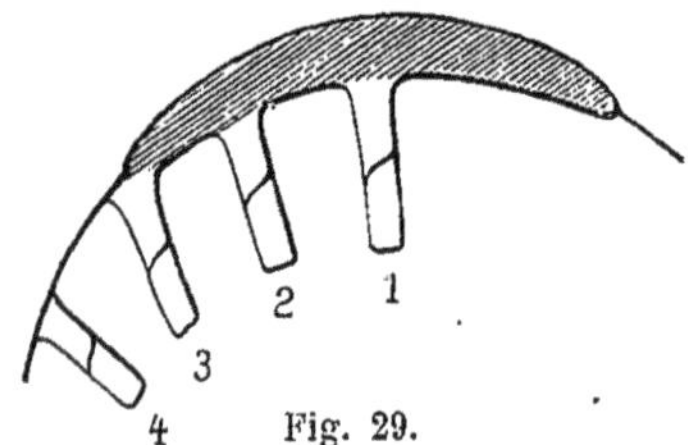

Fig. 29.

Leur fréquence relative peut être représentée par les chiffres suivants[2] :

Insertion centrale et latérale (même fréquence)			95 p. 100.
Insertion marginale	—	—	4 p. 100.
Insertion velamenteuse	—	—	1 p. 100.

[1] Placenta en raquette.

[2] Je déduis ces chiffres d'une statistique qu'on trouvera dans mes *Travaux d'obstétrique*, t. II, p. 475, en modifiant légèrement les résultats, afin d'en faciliter la mémoire.

Dans le cas d'insertion velamenteuse, qui peut se faire jusqu'à 20 centimètres du bord placentaire[1], tantôt (BENCKISER) les vaisseaux se ramifient en abordant les membranes — tantôt, au contraire, (LOBSTEIN) ils continuent à marcher isolément jusqu'au placenta et ne se divisent qu'après l'avoir rencontré.

2° Face utérine.

La face utérine est saillante tomenteuse inégale, divisée en lobes ou cotylédons par un certain nombre de sillons plus ou moins marqués. Ces lobes au

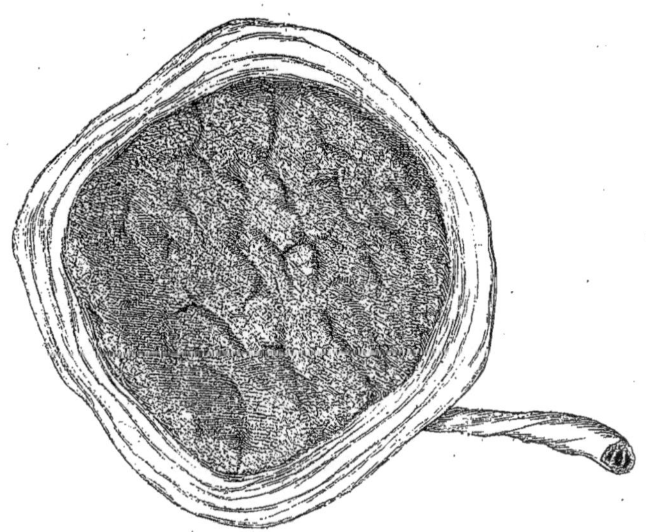

Fig. 30. — Face utérine du placenta.

nombre de 10, 14, ou davantage, se divisent en lobules, qui eux-mêmes sont composés par un groupement de villosités, dont il sera question à propos de la structure.

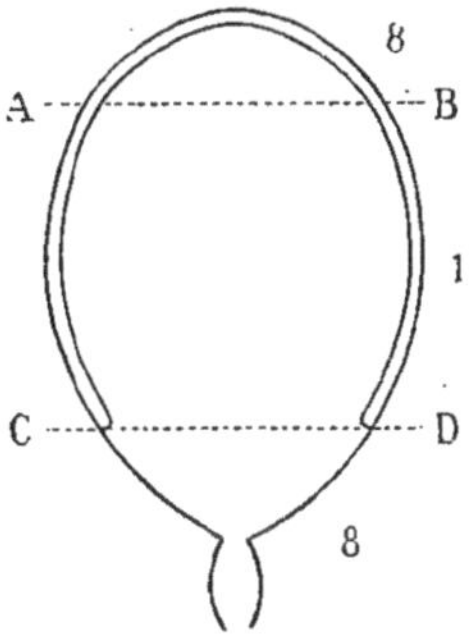

C'est par cette face que le placenta s'insère à l'utérus. Pour préciser cette insertion, il importe de diviser la face interne de l'organe gestateur par deux plans parallèles A B, C D (fig. 31) passant l'un à 8 centimètres du fond de l'utérus ou pôle supérieur, et l'autre à 8 centimètres de l'orifice interne ou pôle inférieur.

D'après une série de mensurations que j'ai pratiquées[2], il résulte que la distance qui sépare les deux plans A B, et C D en suivant la paroi utérine est de 16 centimètres environ.

A B C D 8 16 8

Fig. 31.

Tout placenta, qui par une partie quelconque de sa surface s'insère au-

[1] Voir Auvard. *Travaux d'obstétrique*, t. I, p. 319. — [2] *Id.*, t. II, p. 370.

dessous du plan C D, c'est-à-dire, qui empiète sur le *cercle utérin* confondu avec le plan C D, est un *placenta polaire inférieur ou prævia.*

De même tout placenta, qui par une partie quelconque de son étendue s'insère au-dessus du plan A B situé à 8 centimètres du pôle supérieur est un *placenta polaire supérieur.*

Tout placenta s'insérant entre ces deux plans, et n'empiétant pas sur eux, peut être dit *moyen* ou *équatorial*, car son centre coïncide avec l'équateur de l'utérus, mais cette variété est forcément rare, le diamètre du placenta étant d'habitude supérieur à 16 centim. (dimensions qui représente l'étendue de ce segment de l'utérus), et empiétant par là même sur l'un ou l'autre cercle polaire.

D'après une statistique de 48 cas [1], j'ai trouvé :

Placenta polaire inférieur ou prævia		1/3 des cas.
Placenta polaire supérieur	—	2/3 —
Placenta équatorial —	—	exception.

Le placenta polaire inférieur ou prævia donne lieu à une série d'accidents qui seront étudiés ultérieurement.

3° Circonférence.

La circonférence du placenta est à l'union des membranes avec cet organe. Ce bord placentaire, régulier dans le cas de placenta arrondi ou ovalaire, devient plus ou moins tourmenté, alors que la forme s'éloigne de ce type normal.

Ainsi conduit à dire quelques mots des différentes formes du placenta dans le cas de grossesse simple, je reproduis la classification que j'ai donnée dans mes travaux d'obstétrique [2] :

a. Tantôt le placenta est *unilobé*, forme de beaucoup la plus fréquente.

b. Tantôt il est *multilobé uni*, c'est-à-dire que les différents lobes ne sont pas séparés complètement les uns des autres.

c. Tantôt enfin il est *multilobé désuni;* les lobes sont distincts les uns des autres. Il semble y avoir plusieurs placentas.

Exemples de ces variétés :

A. **Placenta unilobé.**

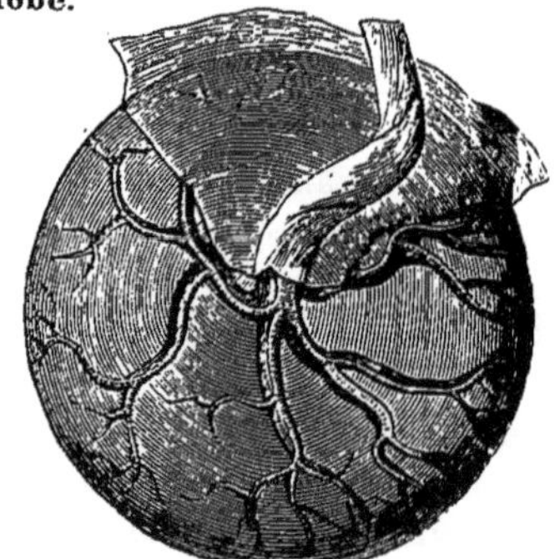

Fig. 32.

1° Circulaire (fig. 32).

[1] *Travaux d'obstétrique*, t. II, p. 375. — [2] Tome II, p. 428.

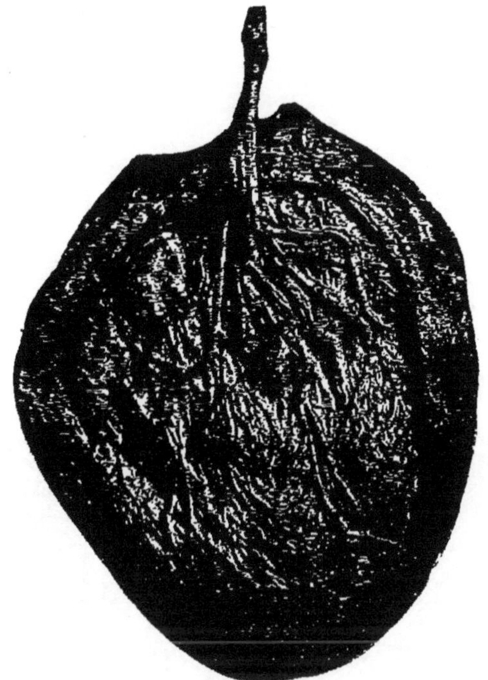

Fig. 33.

2° Ovalaire (fig. 33).

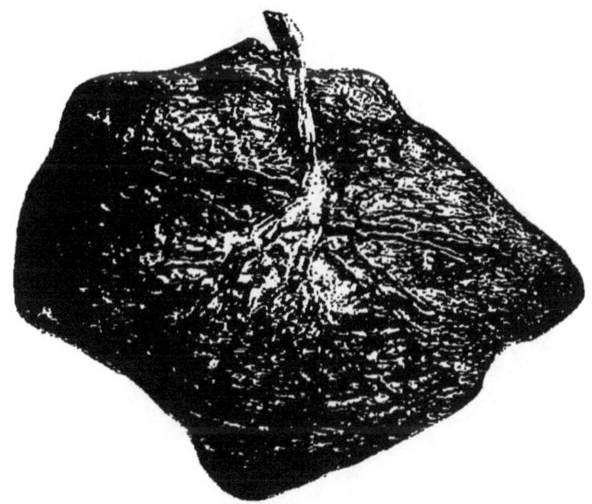

Fig. 34.

3° Irrégulier (fig. 34).

B. **Placenta multilobé uni.**

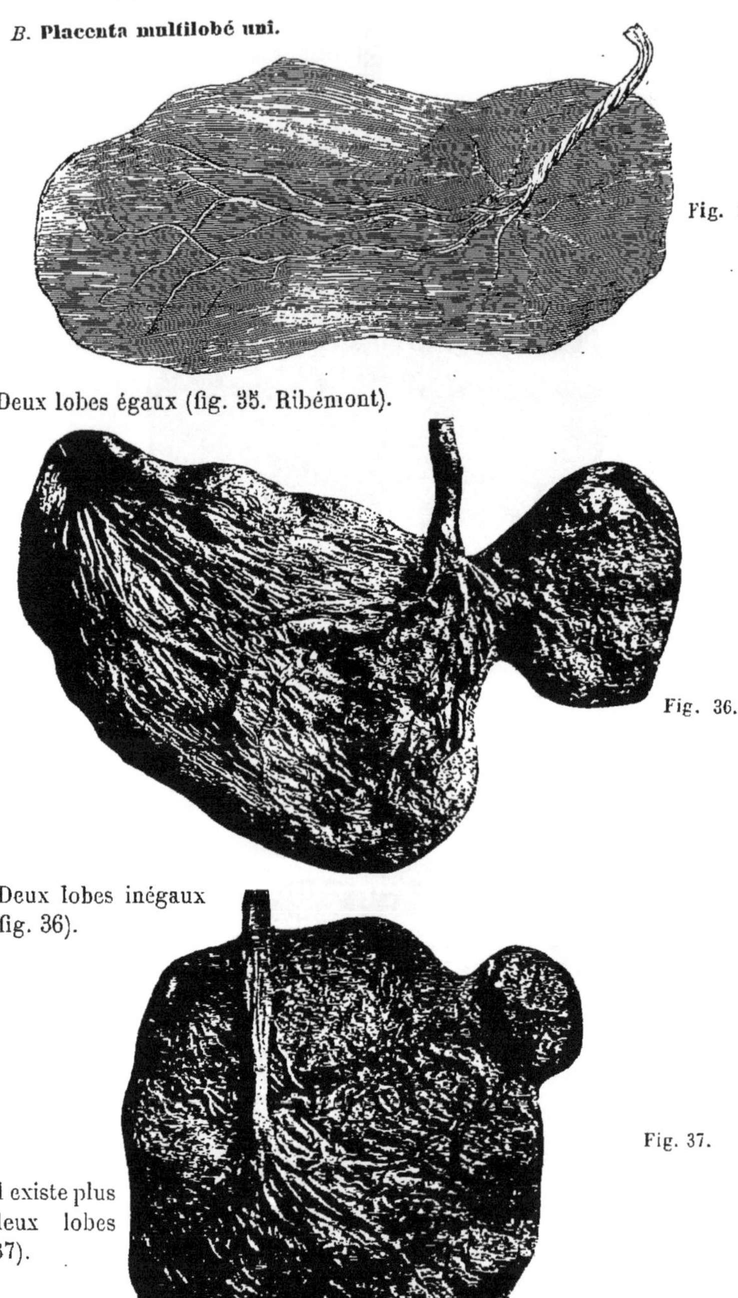

Fig. 35.

1° Deux lobes égaux (fig. 35. Ribémont).

Fig. 36.

2° Deux lobes inégaux (fig. 36).

Fig. 37.

3° Il existe plus de deux lobes (fig. 37).

C. **Placenta multilobé désuni.**

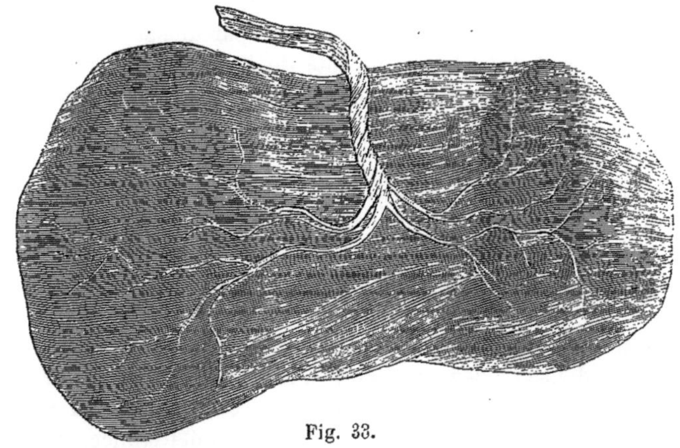

Fig. 38.

a. Deux lobes égaux (fig. 38. Ribémont).

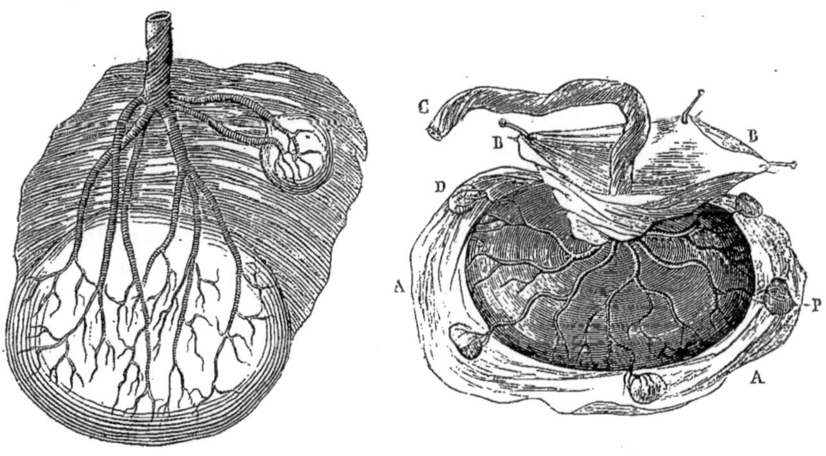

Fig. 39. Fig. 40.

b. Deux lobes inégaux (fig. 39).

c. Il existe plus de deux lobes (fig. 40. Blot).

4° Structure

Supposons une coupe perpendiculaire à la paroi utérine et intéressant à la fois l'utérus, le placenta et le cordon; la figure 41 en est la représention schématique.

Nous trouvons de la superficie vers le centre :

1° Au-dessous du péritoine qui n'est pas dessiné dans la figure 41, la paroi musculaire;

2° Au-dessous la muqueuse utérine, transformée en *placenta maternel*, contenant une série d'espaces lacunaires, restes des culs-de-sac glandulaires plus ou moins modifiés, et terminée à sa superficie par une série de villosités;

3° Le *placenta fœtal* hérissé du côté de l'utérus d'un riche chevelu de villosités, venant s'enlacer avec celles du placenta maternel, lisse au contraire du côté opposé où il est au contact de l'amnios;

4° Enfin le cordon ombilical.

Au milieu de tous ces tissus se trouve un réseau vasculaire sanguin dont j'aborderai les détails, après avoir fait plus ample connaissance avec ces différentes parties.

Je reviens sur la description des placentas maternel et fœtal.

a. **Placenta maternel.** — La muqueuse utérine, transformée dans la région placentaire, se divise en deux parties, séparées l'une de l'autre par la ligne plus ou moins régulière des lacunes glandulaires. C'est, en effet, au niveau de ces lacunes que se fait la séparation au moment de la délivrance, la partie excentrique restant adhérente à l'utérus pour constituer la nouvelle muqueuse, l'autre *caduque*, et suivant le placenta dans sa chute. Quand nous examinons la face utérine d'un placenta récemment expulsé, c'est donc la portion correspondant à cette série de lacunes que nous avons sous les yeux. La partie attenant au placenta fœtal, se termine par une série de villosités en général peu saillantes et peu ramifiées. — Au point de vue vasculaire, ces villosités sont de deux sortes, ainsi qu'on peut le voir sur le schéma 41. Dans les unes, l'artère se continue avec la veine après avoir constitué un chevelu vasculaire plus ou moins riche. Dans les autres, l'artère vient s'ouvrir directement par un ou deux orifices dans des espaces appelés *lacs sanguins*, dont il sera ultérieurement question. De ces mêmes villosités partent d'autres vaisseaux veineux (que dans la figure 41 on voit réprésentés sur une villosité voisine afin de rendre le schéma plus clair); le sang par cette voie revient dans le système veineux et va dans les sinus de l'utérus, soit directement, soit par l'intermédiaire du sinus circulaire, qui existe autour du placenta, pour gagner ensuite par une série de canaux, que je ne décrirai pas ici, le système cave inférieur. — Les artères dans le placenta maternel se terminent donc de deux façons, soit directement dans les veines par l'intermédiaire des capillaires (circulation fermée) soit indirectement en venant s'aboucher dans les lacs sanguins (circulation ouverte). Les veines ont par analogie une double origine, soit les capillaires, soit les lacs sanguins.

b. **Placenta fœtal.** — Le placenta fœtal dont la charpente est formée de même que pour le maternel du *tissu conjonctif muqueux* (cellules fusiformes et étoilées), adhérant par sa face fœtale au chorion dont il n'est que l'épanouissement, se prolonge jusqu'au placenta maternel et s'unit à lui par une série de villosités aussi riches et luxuriantes que les maternelles sont pauvres. Une des villosités dessinées au milieu de schéma 41 donne une idée de cette richesse; les autres sont représentées grossièrement pour simplifier la figure. Ces villosités se comportent de deux façons; les unes, absolument libres, flottent sans aucune

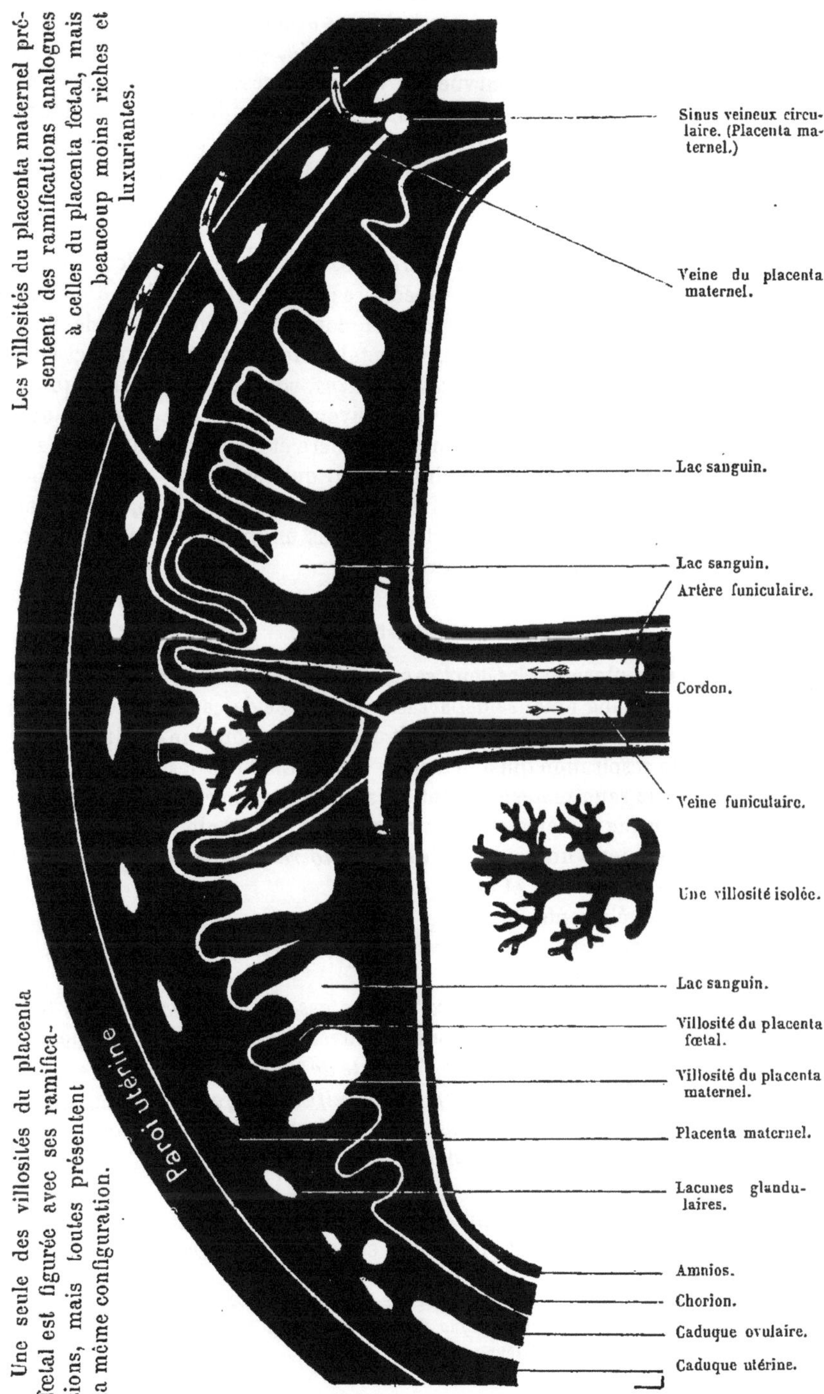

Fig. 41. — Schéma représentant la structure du placenta.

adhérence au milieu du lac sanguin, les autres par leur extrémité se terminent au niveau du placenta maternel, en s'accolant à lui, comme dans une serre le ferait un arbre dont la cime trop élevée, viendrait adhérer à la voûte vitrée. Ces villosités sont pourvues de vaisseaux, réseau capillaire avec artère afférente et veine efférente, dépendance, ainsi qu'on le voit sur la figure 41, des artères et veine funiculaires. Quelques rares villosités sont privées de vaisseaux et prennent le nom de *bourgeons épithéliaux* sortes de territoires stériles abandonnés par le sang.

On voit, par la description qui précède, que l'union des deux placentas maternel et fœtal se fait par l'intermédiaire des villosités fœtales, dont l'extrémité vient adhérer au placenta maternel, constituant ainsi une série de traits d'union. Les villosités maternelles et fœtales, tantôt sont au contact l'une de l'autre, tantôt séparées par des *lacs sanguins*, sorte d'atmosphère liquide qui les entoure. Le sang de ces lacs est exclusivement maternel. Il n'y a aucune communication directe entre le sang de la mère et celui du fœtus, mais simple contact médiat, à travers l'épithélium aplati, qui forme une couche continue à la surface des villosités, et à travers les parois vasculaires. Les échanges physiologiques que nous allons étudier dans un instant se font par l'intermédiaire de cette barrière cellulaire.

5° Physiologie.

Au niveau du placenta, les deux sangs maternel et fœtal se trouvant en contact médiat, le sang fœtal se débarrasse de son acide carbonique et absorbe l'oxygène, absolument comme il le fait dans le poumon d'un adulte; c'est donc une véritable respiration qui a lieu en ce point. En outre les aliments nutritifs absorbés par le sang maternel, sont accaparés et emportés par le sang fœtal; le sérum entraîne ces éléments, de même que le globule l'oxygène. On voit que le placenta joue un double rôle *respiratoire* et *nutritif*, qu'il tient lieu pour le fœtus de *poumon* et de *tube digestif*.

A côté de ces éléments *normaux* apportés par le sang maternel, il peut y en avoir d'*anormaux*, tels différents médicaments, divers microbes. Que va-t-il se passer à leur égard ?

L'*iodure de potassium*, le *chlorate de potasse* et l'*acide salycilique* ingérés par la mère pendant le travail, sont retrouvés après la naissance dans l'organisme fœtal. Il en est de même de l'*azotate de potasse*, du *prussiate jaune de potasse*, du *bromure de potassium* et du *sulfate de quinine*, mais leur passage est plus lent. Le *chloroforme* passe également de la mère au fœtus, fait intéressant à connaître au point de vue de l'anesthésie qui, d'ailleurs, est sans gravité pour l'enfant[1].

Les éléments solides peuvent également traverser le placenta. C'est ainsi qu'en 1835, FLOURENS[2] put, dans une série d'expériences sur les animaux,

[1] Voir pour le passage des médicaments : Porak. *De l'Absorption des médicaments par le placenta.* (*Journal de Thérapeutique de Gubler*, 1877, p. 688 et Masson, 1878.)

[2] Académie des sciences, 15 février 1836.

noter le passage du *vernis à l'essence*, coloré avec du minium ou avec de la céruse. La transmission des *microbes* a été récemment établie par des expériences incontestables, faites également sur les animaux avec les agents infectieux du choléra des poules[1] et du charbon[2]. Chez la femme, la transmission de la *variole* de la mère au fœtus, est nettement établie. Il en est de même pour d'autres maladies, dont la nature microbienne est plus que probable, telles la *rougeole*, la *scarlatine*, la *fièvre intermittente*, la *syphilis*. En somme, la plupart des microbes pathogènes traversent le placenta, peut-être, il est vrai, avec une facilité inégale.

On voit donc que le placenta livre passage de la mère au fœtus et aux *gaz* (oxygène, acide carbonique) et aux *liquides* (divers médicaments solubles) et aux *solides* (particules ténues, microbes).

Toutefois, le placenta n'est pas un simple filtre, il possède en outre, ainsi que l'a démontré Cl. Bernard, le pouvoir de faire du sucre, *fonction glycogénique* identique à celle dévolue au foie chez l'adulte. Le placenta ne tient pas seulement lieu pour le fœtus, de poumon et de tube digestif, mais aussi en partie de glande hépatique.

2° CHORION

Le chorion, et par cette simple dénomination on entend le chorion tertiaire ou définitif, fait suite directement au placenta, avec lequel il a une origine commune (voir page 33 les détails du développement).

Situé entre la *caduque* qui recouvre sa face externe, et l'*amnios* qui tapisse sa face interne, il est beaucoup plus adhérent à la première membrane qu'à la seconde.

L'adhérence avec la caduque est immédiate, médiate au contraire, celle qui a lieu avec l'amnios, et qui se fait par l'intermédiaire d'une substance glutineuse, le *magma réticulé*.

Cette disposition explique pourquoi pendant le travail, l'amnios se décolle facilement du chorion, tandis que ce même décollement s'observe rarement entre le chorion et la caduque, et pourquoi aussi le liquide amniotique, transsudant à travers l'amnios, s'accumule aisément entre cette membrane et le chorion; telle est l'origine des *poches amnios choriales*, sorte de diverticulum du grand lac amniotique.

Le chorion se compose d'un stroma de tissu conjonctif, tapissé à sa face externe par une couche de cellules pavimenteuses, par laquelle se fait le contact avec la caduque. Riche en vaisseaux au deuxième mois de la gestation, il en est complètement dépourvu à partir de la formation complète et définitive du placenta; cependant par exception, ces vaisseaux peuvent persister[3].

[1] Chambrelent. *Recherches sur le passage des éléments figurés à travers le placenta.* Paris, 1882.

[2] Straus. *Progrès médical*, 30 oct. 1886.

[3] Voir mes *Travaux d'obstétrique*, t. II, p. 343.

3° AMNIOS

L'amnios est la membrane la plus interne de l'œuf.

Après avoir recouvert toute la surface interne du chorion, il vient se continuer sur le placenta, puis sur le cordon qu'il entoure circulairement en forme de gaine, et se terminer à l'ombilic fœtal, cessant où commence le revêtement cutané de l'enfant.

L'amnios se compose de deux tuniques, l'une *externe conjonctive*, avec quelques fibres musculaires lisses, l'autre *interne épithéliale* directement en contact avec le liquide amniotique.

Les vaisseaux y font défaut, sauf au voisinage du placenta, où pendant les premiers temps de la grossesse on rencontre, d'après Jungbluth, des *vasa propria*, qui sécréteraient le liquide amniotique, et dont la persistance anormale jusqu'à terme serait une des sources de l'hydramnios.

4° CADUQUES

Les caduques se forment aux dépens de la muqueuse utérine, elles sont donc d'origine maternelle, je les décrirai cependant ici, parce que leur union avec l'œuf est intime et parce que, ainsi que l'indique leur nom, elles tombent avec lui.

Les caduques sont au nombre de trois :

Utéro-placentaire,

Utérine,

Ovulaire,

que l'étude des transformations de la muqueuse, à partir de l'arrivée de l'œuf dans l'utérus, va permettre de comprendre facilement.

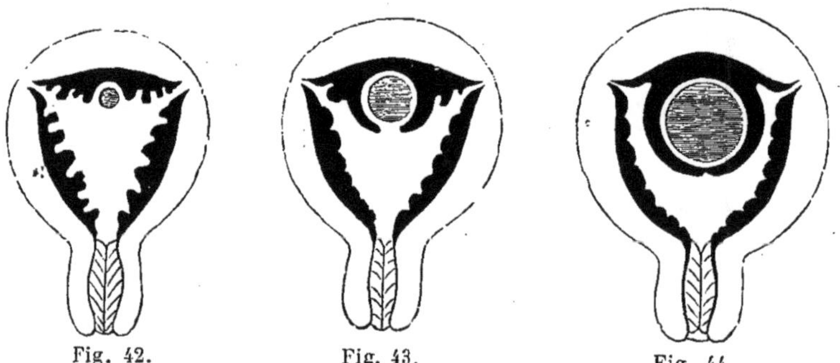

Fig. 42. Fig. 43. Fig. 44.

Emprisonnement de l'œuf par la muqueuse utérine.

Disons, pour ne plus y revenir, que la muqueuse de la cavité cervicale ne participe pas aux transformations de celle du corps ; elle ne tombe pas avec l'œuf ; ses modifications sont de faible importance.

Comment se forment ces caduques ?

Je laisserai de côté l'ancienne théorie de *Hunter*, pour ne parler que de celle de *Coste* (1842), la seule admise aujourd'hui sans contestations.

L'ovule arrive dans la cavité utérine, une huitaine de jours environ après avoir quitté l'ovaire, se loge dans un des replis de la muqueuse, ainsi que l'indique la figure 42.

Les deux monticules muqueux, qui bordent la vallée où repose l'ovule, prennent un développement rapide et entourent de plus en plus l'ovule (fig. 43) comme les bourgeons d'une surface à vif enveloppent le corps étranger laissé à son contact.

Bientôt, l'emprisonnement est complet, ainsi que l'indique la figure 44.

A ce moment, il existe, comme on le voit sur la figure 44, pour la muqueuse utérine, trois parties distinctes :

La première formant trait d'union entre l'œuf et la paroi utérine; c'est la *caduque utéro-placentaire*, autrefois appelée *sérotine*.

La seconde, tapissant la paroi utérine, et n'ayant subi jusqu'ici que de faibles modifications; c'est la *caduque utérine* ou *vraie*.

La troisième, recouvrant directement l'œuf, grâce à l'enveloppement précédemment décrit : c'est la *caduque ovulaire* ou *réfléchie*.

Les trois caduques étant connues, voyons leur évolution :

Pendant le *premier trimestre* de la grossesse, les deux caduques ovulaire et utérine sont séparées l'une de l'autre par un espace plus ou moins grand, qui peut permettre l'arrivée des spermatozoïdes jusqu'au niveau des trompes, et une seconde fécondation ultérieure à la première; ces faits seront étudiés plus tard sous le titre de superfécondation.

Avec le *second trimestre* les conditions changent, les deux caduques ovulaire et utérine entrent au contact l'une de l'autre et ne tardent pas à contracter une adhérence intime, de telle sorte que (fig. 45) de la paroi utérine

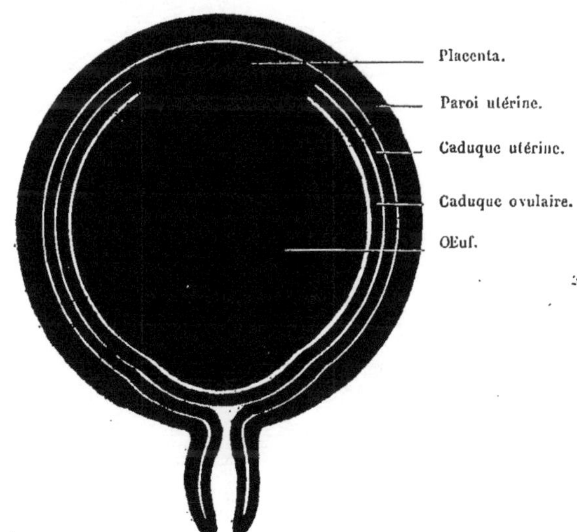

Fig. 45. — Disposition des caduques par rapport à l'œuf et à la paroi utérine.

à l'œuf, il y a fusion; l'œuf fait absolument corps avec l'utérus. Aussi à ce moment toute superfécondation est-elle impossible à moins d'utérus double, car toute communication entre les trompes et le vagin est interceptée. On comprend également pourquoi l'avortement, qui survient pendant le second trimestre s'accompagne si souvent de rétention des membranes et surtout de la caduque, l'adhérence à l'utérus étant très prononcée.

Pendant le *dernier trimestre* de la grossesse, la séparation de l'œuf et de la paroi utérine va s'opérer progressivement afin de faciliter l'accouchement.

Pour le placenta la désunion se fait au moment de la délivrance, au niveau des culs-de-sac glandulaires.

Les opinions diffèrent au sujet des membranes; on en compte trois principales.

Pour comprendre l'endroit où se fait la séparation, suivons, sur la figure 46 les différentes couches rencontrées en allant de l'utérus au liquide amniotique.

Au-dessous du péritoine non représenté dans la figure, se trouve le muscle

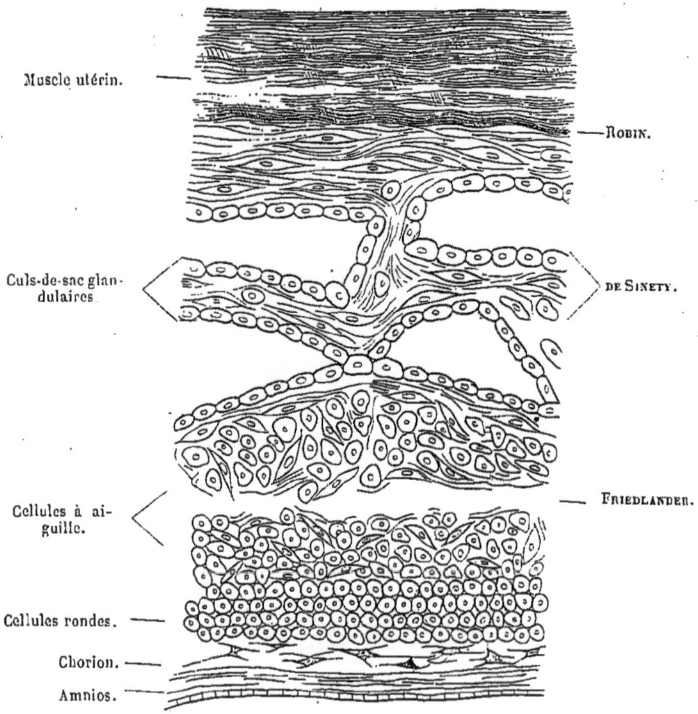

Fig. 46. — Coupe de la paroi interne et des membranes.

utérin, puis la muqueuse et les caduques réunies dont l'ensemble se subdivise en trois couches, la première lamineuse parsemée de culs-de-sac glandulaires, la seconde composée de cellules dites à aiguilles, c'est-à-dire prenant une forme allongée, et la troisième de cellules rondes; concentriquement le chorion et l'amnios.

Or la séparation se fait :

D'après Robin, à l'union du muscle et de la muqueuse, qui ainsi tomberait totalement, laissant à nu la paroi utérine.

D'après de Sinety, au niveau des culs-de-sac glandulaires de même que pour le placenta.

D'après Friedlander, au milieu de la couche des cellules dites à aiguilles.

Il n'est pas sans intérêt de rapprocher les trois opinions qui précèdent, de celles en nombre égal qui expliquent les modifications de la muqueuse utérine au moment de l'écoulement menstruel (v. page 8) :

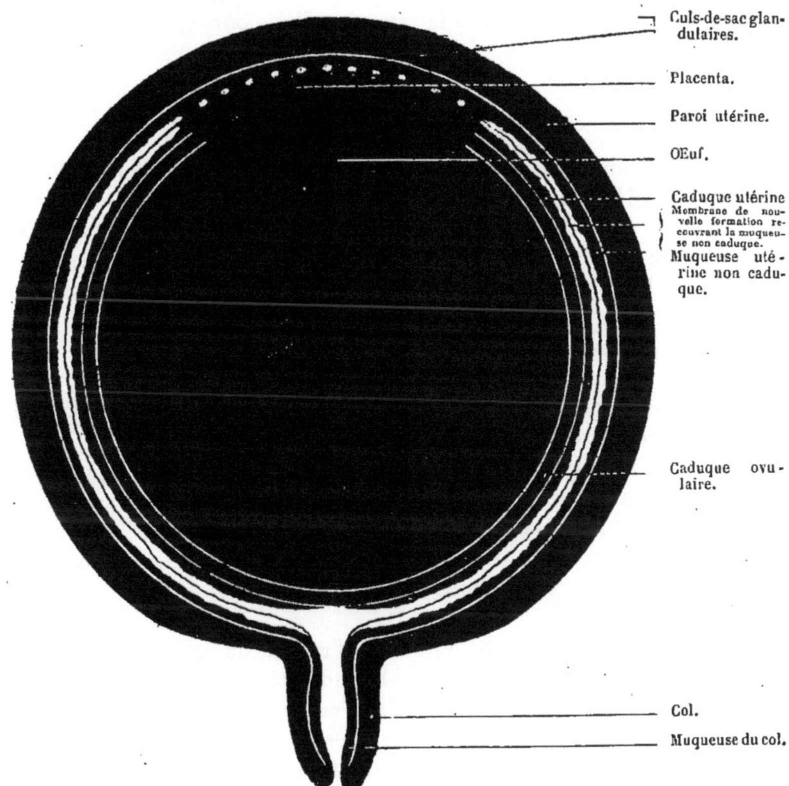

Fig. 47. — Evolution des caduques ovulaire et utérine.

John Williams admettant la chute complète de cette muqueuse.

Léopold la chute seulement de l'épithélium.

De Sinety, enfin, l'intégrité malgré l'écoulement du sang.

Robin, de Sinety, Friedlander, d'une part, John Williams, Léopold, de Sinety, d'autre part, représentent trois opinions différentes que le parallèle précédent aidera à retenir.

Quant à ce qui concerne la caduque, l'opinion de DE SINETY paraît la plus admissible. Pour les membranes comme pour le placenta la séparation se fait au niveau des culs-de-sac glandulaires, la partie superficielle de la caduque utérine reste adhérente à la caduque ovulaire ainsi que le montre la figure 47, et à la surface de cette muqueuse mise à vif dans toute son étendue se fait une prolifération, qui aboutit à la formation d'une nouvelle muqueuse, destinée à remplacer la partie qui est devenue caduque; car, ainsi qu'on vient de le voir, toute la muqueuse utérine ne tombe pas, mais seulement sa partie superficielle.

Au moment du terme, le décollement, qui commence au voisinage de l'orifice interne pour gagner petit à petit le fond de l'utérus, est habituellement complet ou du moins très étendu. Cependant les retards sont loin d'être rares, et expliquent la possibilité de la rétention d'une portion des membranes par suite d'adhérences.

5° LIQUIDE AMNIOTIQUE

Le liquide amniotique apparaît peu après la formation de l'amnios, c'est-à-dire vers le début de la grossesse.

A quatre mois et demi son poids équivaut à celui du fœtus : à terme son abondance est d'un *demi-litre* en moyenne. Toutefois il y a des variations assez étendues; mais quand la quantité dépasse un litre, il en résulte un état pathologique désigné sous le nom d'*hydramnios* (hydropisie de l'amnios), dont il sera question à la pathologie puerpérale.

Clair et transparent au début de la grossesse, légèrement jaunâtre à la fin ; à l'état pathologique il peut être verdâtre (présence de méconium), rougeâtre (sang provenant des phlyctènes de la macération).

Ce liquide, dans lequel nagent quelques éléments figurés, provenant de l'épiderme de l'enfant, de l'épithélium rénal et amniotique, contient principalement du chlorure de sodium, du lactate de soude et de l'albumine. Retenons surtout l'existence de ce dernier élément, qui a permis de croire aux propriétés nutritives du liquide en question.

L'accord n'est pas fait sur les sources d'origine du liquide amniotique, et jusqu'à nouvel ordre il semble préférable d'admettre sans exclusion les différentes opinions émises sur ce sujet, car elles n'ont entre elles rien de contradictoire. Les uns le font provenir de la *mère*, les autres de l'*œuf :*

La source maternelle serait au niveau de la paroi utérine ; le liquide filtrerait à travers les membranes jusque dans la cavité amniotique.

L'œuf peut fournir le liquide amniotique ou par l'intermédiaire des annexes (vasa propria de JUNGBLUTH dont il a été question à propos de l'amnios), de la surface du cordon, ou par celui du fœtus (PROCHOWNICK) qui déverserait dans l'amnios le produit de ses sécrétions cutanées et rénales; urine et sueur viendraient se mêler au liquide amniotique. L'origine rénale semble vérifiée par le fait de distension énorme de la vessie et même de sa rupture à la suite d'imperforation de l'urèthre (BILLARD).

Physiologie.

Les usages du liquide amniotique sont multiples. Par sa présence il crée au fœtus une véritable atmosphère liquide, où il peut remuer sans difficulté. Si la paroi utérine était appliquée sur l'enfant la circulation funiculaire deviendrait certainement impossible, tandis que dans les conditions normales elle s'effectue aisément. Pendant le travail le liquide amniotique, s'accumulant dans la poche des eaux, favorise l'ouverture du canal génital. Dans ces derniers temps AHLFELD a soutenu que le liquide amniotique jouait un rôle important dans la nutrition du fœtus grâce surtout à l'albumine qu'il contient; ce liquide serait avalé par le fœtus, digéré, puis expulsé par les reins et la peau. AHLFELD appuie son opinion sur l'examen du méconium, qui au microscope laisse voir de nombreux petits poils et cheveux, ne pouvant provenir que de la peau du fœtus; ce *lanugo* existe en grande quantité dans l'intestin. Pareille constatation semble en effet établir le passage du liquide amniotique dans l'intestin, mais de là à admettre que ce liquide joue un rôle important, peut-être même exclusif dans la nutrition fœtale, il y a loin; jusqu'à nouvel ordre, comme on le verra plus tard, ce rôle nutritif paraît être dévolu surtout au placenta.

II. — PARTIE INTERMÉDIAIRE DE L'ŒUF

Cordon.

Le cordon ombilical est la tige flexible qui joint le placenta au fœtus, et dont nous avons vu précédemment le mode de formation.

Conformation extérieure.

Lisse et blanchâtre à sa superficie, le cordon représente tantôt une tige régulière unie comme l'indique la figure 48, tantôt, au contraire, une tige tordue sur elle-même, et la torsion se dirige alors soit de droite à gauche (fig. 49), soit de gauche à droite.

Parfois sur un même cordon, on observe une torsion en sens inverse aux deux extrémités.

La fréquence relative des diverses variétés de torsion funiculaire (la spirale étant décrite en suivant le cordon de *bas en haut*) peut être indiquée par les chiffres suivants[1] :

Sinistrotorsion.	72 p. 100.
Dextrotorsion	25 —
Double torsion en sens inverse. . .	1 —
Torsion nulle	2 —

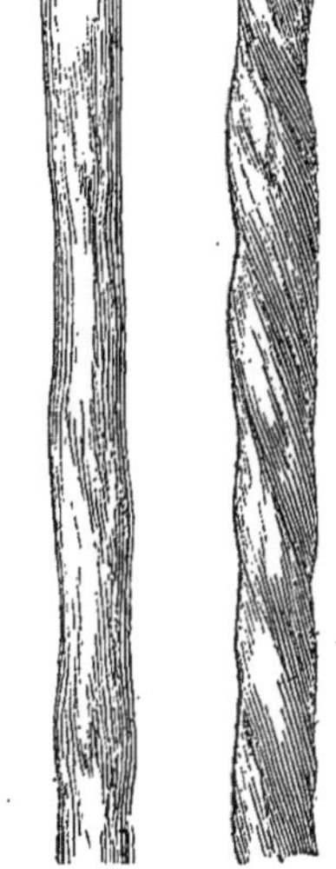

Fig. 48 et 49.
Cordons droit et tordu.

[1] Auvard. *Travaux d'obstétrique*, t. II, p. 488.

La torsion du cordon est due à la disposition des vaisseaux, qui sera étudiée plus loin.

La *longueur* habituelle est de 50 centimètres, un demi-mètre, comme le fœtus à terme. Variation : maximum 1^{m},78 (cas de Neugebauer). Minimum : absence totale de cordon, véritable vice de conformation où l'ombilic est adhérent au placenta.

Le *volume* est à peu près celui du petit doigt. Variations : maximum 7 centimètres et demi de circonférence (Bell). Minimum, grosseur de la tige d'une plume d'oie (Scanzoni). Il peut exister des rétrécissements beaucoup plus marqués et compromettant la circulation[1].

Sur le trajet du cordon se trouvent quelquefois des nodosités :

Tantôt circulaires (fig. 50) ;
Tantôt sessiles (fig. 51) ;
Tantôt pédiculées (fig. 51).

Le contenu de ces nodosités est :

Tantôt gélatineux (gélatine de Wharton) ;
Tantôt artériel (anse vasculaire) ;
Tantôt veineux (anse ou dilatation veineuse).

Il ne faut pas confondre avec ces nodosités, simples renflements de la tige

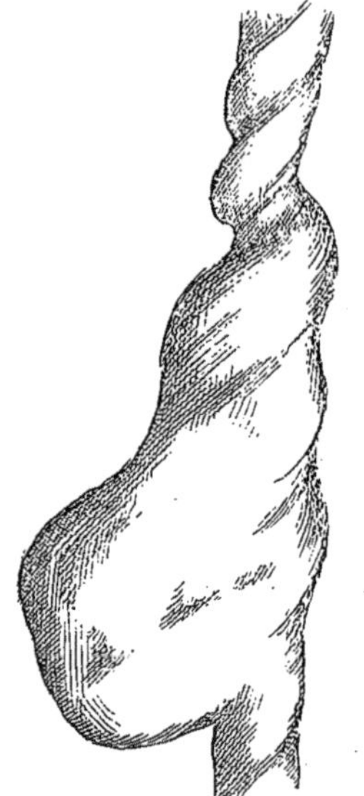

Fig. 50.
Nodosité circulaire.

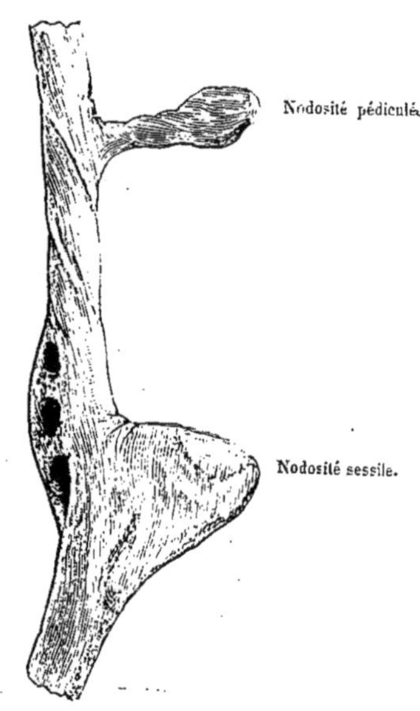

Fig. 51.
Nodosités sessile et pédiculée.

funiculaire, de véritables *nœuds*, analogues à ceux qu'on peut faire sur une corde, et qui seront étudiés à la pathologie.

[1] Voir mes *Travaux d'obstétrique*, t. I, p. 509.

L'*insertion* de cordon a lieu d'une part à l'ombilic du fœtus, d'autre part à la face interne du placenta ou des membranes.

Au niveau de l'insertion fœtale la peau de l'enfant forme une sorte de petit manchon de 1 centimètre de long.

L'insertion opposée se fait :

1° Tantôt au centre du placenta : *insertion centrale;*

2° Tantôt en un point intermédiaire entre le centre et la périphérie : *insertion latérale;*

3° Tantôt au bord même du placenta : *insertion marginale* (placenta en raquette);

4° Tantôt enfin sur les membranes à une distance variable du bord placentaire : *insertion velamenteuse.*

Ces quatre variétés sont schématisées par la figure 29 (voir page 36).

Dans le cas d'insertion velamenteuse qui peut se faire jusqu'à 20 centimètres du bord placentaire [1], tantôt les vaisseaux cheminent *sans se diviser* jusqu'au placenta (Lobstein), tantôt au contraire se *ramifient* dès leur arrivée aux membranes, et se rendent alors en grand nombre au bord placentaire (Benckiser).

La fréquence relative des quatre variétés d'insertion funiculaire a déjà été indiquée page 36.

Assez souvent à l'insertion du cordon sur le placenta, on trouve un repli triangulaire de l'amnios, que j'ai décrit sous le nom de *mésocordon* [2].

Conformation intérieure.

Quand on sectionne le cordon transversalement, on le trouve composé (fig. 52) d'une enveloppe amniotique continue, remplie et distendue à l'intérieur par de la *gélatine de Wharton.* Dans l'épaisseur de cette gélatine cheminent trois vaisseaux, une veine plus volumineuse, et deux artères.

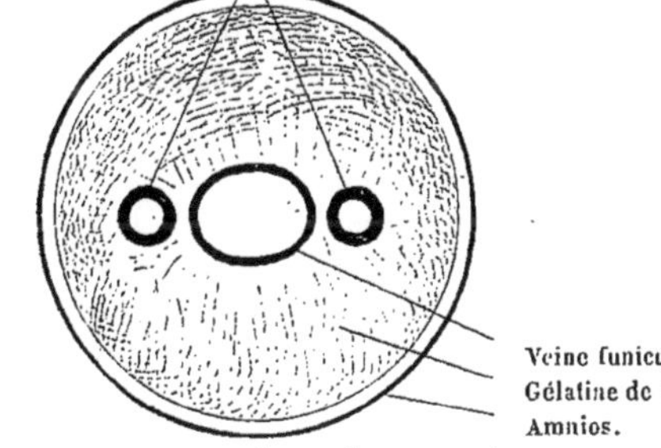

Fig. 52. — Coupe transversale du cordon.

La disposition relative de ces vaisseaux est variable :

Tantôt (fig. 53) artère et veine cheminent parallèlement sans présenter trace d'enroulement.

Tantôt (fig. 54) la veine est enroulée autour des artères en forme de spirale.

Tantôt (fig. 55) les deux artères sont enroulées autour de la veine.

Tantôt enfin (fig. 56) l'enroulement des trois vaisseaux est simultané et réciproque.

[1] Auvard. *Travaux d'obstétrique*, t. I, p. 505.

[2] *Ib.*, t. II, p. 482.

Cet enroulement de vaisseaux se traduit par les spirales qu'on voit à la surface du cordon, et dont les directions variables ont été précédemment men-

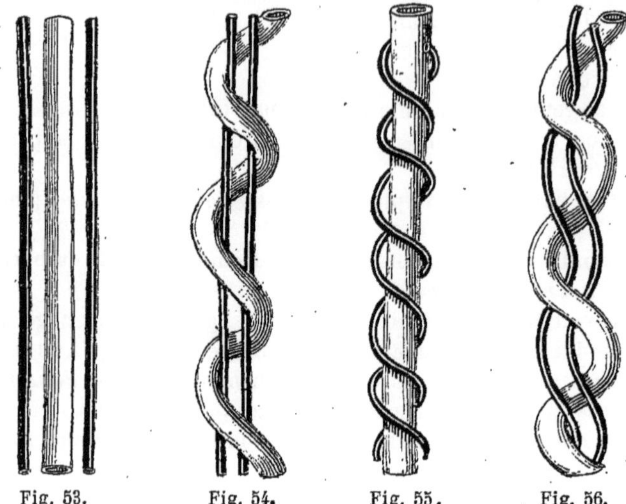

Fig. 53. Fig. 54. Fig. 55. Fig. 56.

tionnées. La cause doit en être recherchée dans les mouvements giratoires de l'embryon. Quant aux différentes variétés d'enroulement susmentionnées, elles sont dues aux variations dans la tension relative de la veine et des artères[1].

Comme *anomalies* je signalerai l'absence d'une des deux artères, ou la présence d'une troisième artère. Exceptionnellement, il peut y avoir deux et même trois veines.

Dans l'intérieur de ces vaisseaux se trouvent des valvules semi-lunaires et incomplètes, qui deviennent parfois circulaires et en forme de diaphragme dans les artères. Ces valvules dont le rôle physiologique est mal connu, et d'ailleurs de faible importance puisque l'obturation qu'elles procurent est incomplète, peuvent jouer un certain rôle dans la production du souffle funiculaire.

On a signalé dans le cordon l'existence de fins vaisseaux, *vasa propria* (Carl Ruge) émanant des vaisseaux ombilicaux. L'existence de lymphatiques et de nerfs n'y est pas prouvée.

Physiologie.

Le cordon sert de trait d'union entre la mère et le fœtus par l'intermédiaire du placenta.

Le sang apporté au placenta par les artères ombilicales, est remporté au fœtus par la veine ombilicale, après avoir subi les modifications respiratoires et nutritives au niveau du placenta. Contrairement à ce qu'on observe d'habitude, ce sont donc les artères qui charrient ici le sang noir, et la veine au contraire le sang rouge.

[1] Voir mes *Travaux d'obstétrique*, t. II, p. 490.

III. — PARTIE EMBRYONNAIRE DE L'ŒUF

Fœtus.

1° Fœtus à terme. Poids et longueur.

Aucun signe positif ne permet d'affirmer qu'un fœtus est à terme, aussi, est-on obligé, pour cette détermination, de se baser sur une série de points dont l'ensemble constitue une pseudo-certitude.

Ces points sont :

1° Les renseignements fournis par la mère, au sujet de l'âge présumable de la grossesse au moment de l'accouchement (dernières règles, coït unique cause de la grossesse, premiers mouvements du fœtus).

2° Le *poids* de l'enfant qui est en moyenne de 3 kilog. (six livres) atteignant assez souvent 3,500 grammes, mais les oscillations en plus ou en moins peuvent être assez considérables : maximum 9,000 grammes (RIEMBAULT [1]), minimum 1,300 grammes (BLOT [2]). On comprend d'ailleurs que cette limite inférieure soit un peu arbitraire, à moins de renseignements précis sur l'époque de la conception. Il faut se méfier des poids fantastiques, souvent attribués au nouveau-né (10, 12, 15 kilogr.) par des personnes ignorantes ou mal renseignées ; le fait et le chiffre de RIEMBAULT paraissent seuls authentiques comme maximum.

3° La *longueur* de l'enfant, mesurée de la tête aux pieds, est en général de 50 centimètres, un demi-mètre, c'est-à-dire égale à celle du cordon ombilical. Les oscillations de 5 centimètres en plus ou en moins ne sont pas rares.

4° Le *développement des ongles et des poils* est trop variable pour être pris en sérieuse considération. En général, chez le fœtus à terme les ongles dépassent l'extrémité des doigts et aux orteils effleurent le rebord cutané. Les cheveux présentent une longueur de 2 à 3 centimètres, quelquefois davantage, et le fin duvet qui recouvre toutes les régions pileuses du corps paraît plus développé avant terme qu'à terme.

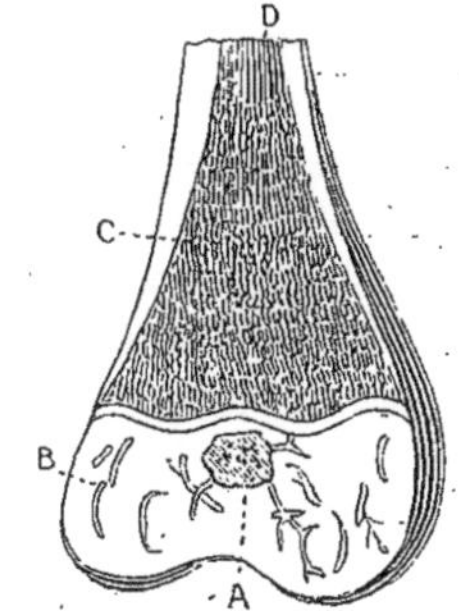

Fig. 57.
A, Point de BÉCLARD.

5° Chez le garçon, *les deux testicules* sont descendus dans les bourses ; mais cette descente est souvent notée avant terme, et parfois n'existe pas toujours à terme.

6° L'*ossification* de la tête, la seule qu'on puisse facilement explorer chez l'enfant vivant, est trop variable pour que son degré nous renseigne d'une façon nette ; souvent à terme, on trouve des pariétaux qui donnent encore la sensation parcheminée, alors qu'à sept mois ils sont en d'autres circons-

[1] Cazeaux. *Traité d'accouchements*, 1867, p. 193.
[2] *Archives de Tocologie*, 1885, p. 824.

tances très résistants; j'en dirai autant de la largeur des sutures et des fontanelles. Sur l'enfant mort en sectionnant la partie inférieure du fémur on rencontre un point d'ossification (fig. 57) que Béclard considérait comme le signe positif de la maturité du fœtus. Les recherches d'Hecker et d'Hartmann ont démontré qu'il existait parfois avant terme et qu'il pouvait manquer à terme.

Aucun de ces signes n'est donc positif, mais leur rencontre permettra une évaluation approximative et la plupart du temps suffisante du terme de l'enfant.

2° Forme et Topographie.

La forme générale du fœtus, *pelotonné* dans l'intérieur de la cavité utérine est celle d'un ovoïde (fig. 58), dont la grosse extrémité correspond au siège et la petite à la tête : *ovoïde somatique.*

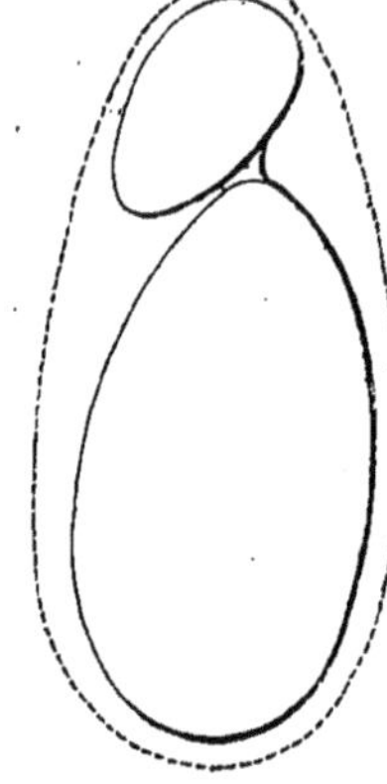

Fig. 58.
Ovoïde somatique.

Cet ovoïde somatique se décompose en deux secondaires :

L'un céphalique (tête),
L'autre cormique[1] (tronc),

réunis l'un à l'autre par un trait d'union le *cou.*

La topographie de l'*ovoïde cormique* ne prête à aucune considération spéciale; le tronc du fœtus est identique sous de plus petites dimensions à celui de l'adulte, c'est un adulte en miniature.

Il n'en est pas de même de l'*ovoïde céphalique;* quand, en effet, on explore avec le doigt la tête d'un nouveau-né, on trouve à l'union des os qui la composent, des solutions de continuité (*sutures* et *fontanelles*) dont l'importance est considérable en obstétrique, car leur connaissance permet pendant l'accouchement de diagnostisquer la situation et l'orientation de l'extrémité céphalique, qui se présente.

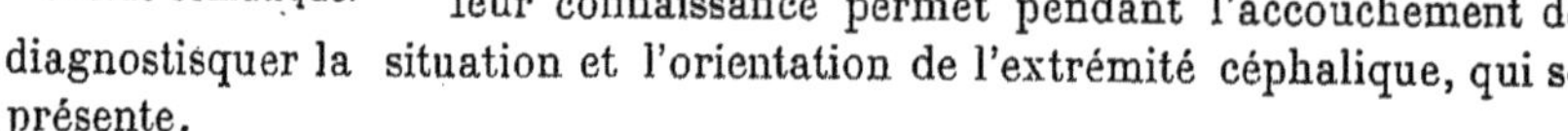

Les *sutures* sont la ligne de réunion de deux os voisins; et les *fontanelles* le confluent de deux ou plusieurs sutures.

Les deux figures suivantes, représentant l'une la tête vue d'en haut et l'autre de côté, expliqueront mieux que toute description, la disposition des sutures et fontanelles.

a. Les **fontanelles** sont au nombre de :

Deux principales ou *médianes :*

1° Le *lambda ou fontanelle postérieure* (petite fontanelle) à l'union de l'occiput et des deux pariétaux, fontanelle virtuelle, car les os ne laissent à ce niveau aucun espace fibreux libre ;

2° Le *bregma ou fontanelle antérieure* (grande fontanelle), à l'union des

[1] De κορμος, tronc. Voir mes *Travaux d'obstétrique*, t. III, p. 97.

pariétaux et des frontaux, fontanelle réelle, constituée par un large espace fibreux, ayant la forme d'un losange, les bords frontaux étant plus allongés que les pariétaux. Cette fontanelle n'est guère fermée que deux ou trois ans après la naissance.

Deux secondaires ou *latérales :*

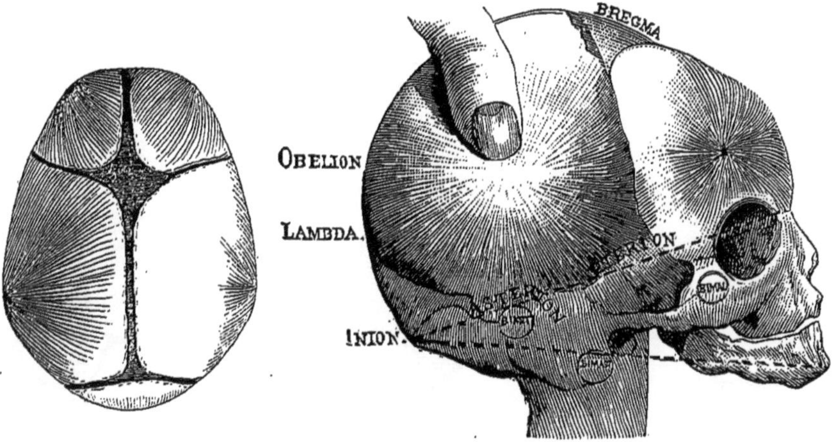

Fig. 59.
Tête vue par sa partie supérieure.

Fig. 60.
Tête vue latéralement.

1° L'*astérion* ou *fontanelle astérique* (fontanelle de GASSER) à la réunion de l'occiput, du pariétal et du temporal, fontanelle virtuelle, présentant une certaine analogie avec le lambda;

2° Le *ptérion* ou *fontanelle ptérique*, à l'union du frontal, du pariétal, du temporal et de la grande aile du sphénoïde, fontanelle également virtuelle et ne présentant qu'une très faible importance au point de vue du diagnostic, car elle ne peut être sentie avec le doigt.

Ces deux fontanelles, l'astérion et le ptérion n'offrent qu'un intérêt secondaire par rapport à celles qui ont été étudiées sur la ligne médiane, et dont on verra plus tard le rôle considérable pour le diagnostic de la position céphalique.

Enfin, il existe comme anomalies et par conséquent *accessoires*, deux autres *fontanelles médianes*.

1° L'*obélion* ou *fontanelle obélique* (fontanelle de GERDY), sorte de petit espace losangique, qu'on trouve quelquefois de 1 à 2 centimètres en avant du lambda sur la suture bipariétale;

2° La *glabelle* ou *fontanelle glabellaire* (fontanelle de MALGAIGNE), espace fibreux médian, de forme ovale, qui siège parfois sur la suture bifrontale à 2 centimètres environ de la racine du nez.

b. Les **sutures** sont dénommées d'après les os qui les bordent. C'est ainsi qu'on trouve :

1° La *suture bipariétale*, qui, partant de la pointe de l'occiput, vient se continuer après avoir traversé le bregma avec la *suture bifrontale*. On désigne assez communément l'ensemble de ces deux sutures sous le nom de *suture sagittale* (sagitta, trait), le lambda figurant la partie postérieure de la flèche et le bregma sa partie antérieure;

2° La *suture occipito-pariétale*, encore appelée *lambdoïde*, à cause de son analogie avec le Λ des Grecs;

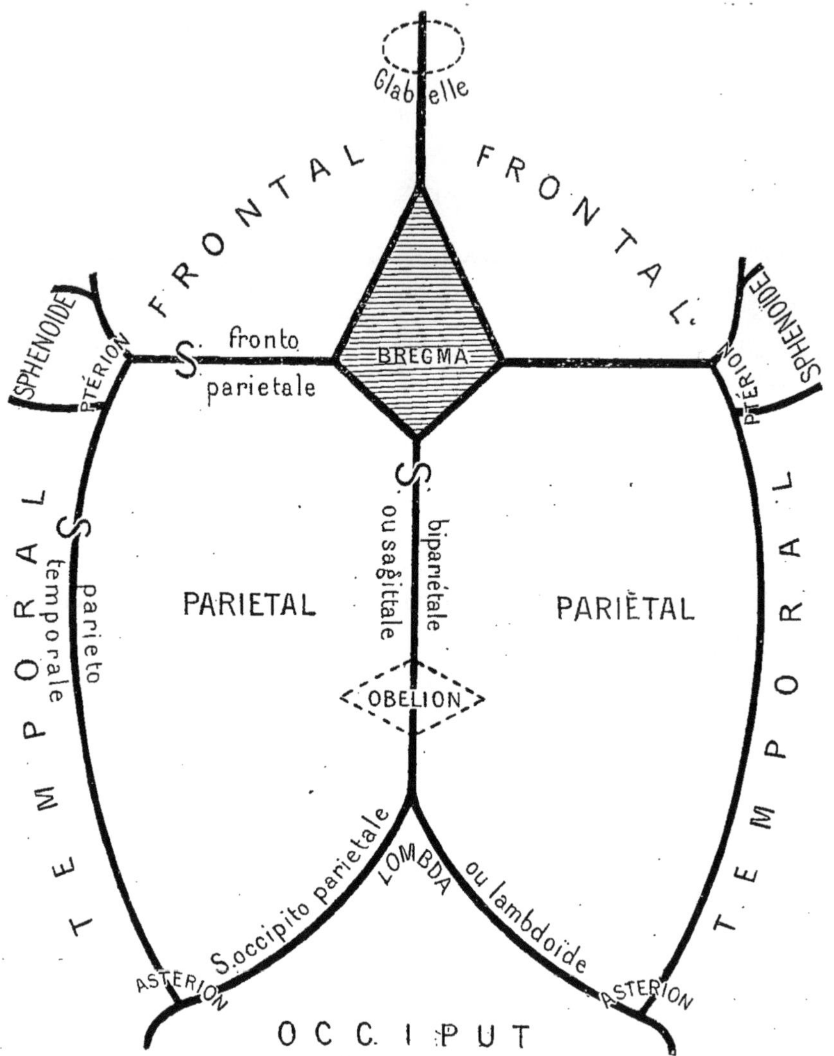

Fig. 61. — Planisphère céphalique [1].

3° La *suture fronto-pariétale*, qui coupe perpendiculairement la sagittale, et vient se terminer latéralement au ptérion;

[1] Errata : *lambda* au lieu de *lombda*.

4° La *suture temporo-pariétale* réunissant l'écaille du temporal au pariétal.

Les autres sutures ne présentent qu'une importance très secondaire, et ne méritent pas de mention spéciale.

Sur le trajet de ces sutures, et en particulier de la suture bipariétale, surtout vers sa partie postérieure, il existe parfois de petits os séparés (os wormiens), défigurant plus ou moins la topographie qui vient d'être tracée, et dont l'existence trouble le diagnostic.

3° DIAMÈTRES

Si les deux ovoïdes fœtaux étaient réguliers, il suffirait d'en prendre la longueur et la largeur pour en connaître les dimensions exactes, mais leurs irrégularités nécessitent la détermination d'un certain nombre de *diamètres*, avec lesquels tout médecin doit se familiariser, s'il veut comprendre le mécanisme et en certains cas les difficultés de l'accouchement.

Etudions-les successivement pour les deux ovoïdes céphalique et cormique.

1° OVOÏDE CÉPHALIQUE

La tête fœtale se compose de deux parties essentiellement différentes :

L'une formant un plan irrégulier, un massif osseux, solide, étendu de l'occiput à la face, c'est la *base du crâne*.

L'autre constituant une sorte de calotte coiffant le cerveau, et surmontant la base, avec laquelle elle se continue par sa périphérie, c'est la *voûte*.

La voûte a l'importance prédominante dans l'accouchement normal, et dans le dystocique quand la perforation et le broiement ne sont pas nécessaires, mais quand on a dû évacuer la substance cérébrale pour réduire la tête, la base au contraire oppose à elle seule l'obstacle à la sortie.

On entrevoit déjà le rôle différent de ces deux portions de la tête, et la nécessité de connaître la mesure de leurs principaux diamètres.

La *voûte du crâne*, c'est-à-dire la tête intacte, se résume en trois diamètres principaux :

1° *Le mento maximum*, qui s'étend de la pointe du menton au point le plus éloigné de la suture sagittale, à quelques millimètres en avant du lambda.

2° Le *bipariétal*, joignant transversalement les deux bosses pariétales.

3° Le *bitemporal*, étendu d'un ptérion à l'autre. Ce diamètre mesure à peu près l'écartement des bosses frontales, seulement on prend le ptérion comme point de repère, car sur les bosses frontales on ne peut trouver de point fixe et facilement déterminable pour former un diamètre constant.

La *base du crâne* est également représentée par trois diamètres principaux :

1° L'*inio-nasal*, qui s'étend de l'inion ou protubérance occipitale externe à la racine du nez.

2° Le *bimalaire*, réunissant les parties les plus éloignées des deux tubérosités malaires.

3° Le *biastérique*, tendu de l'astérion d'un côté à celui du côté opposé.

A côté de ces diamètres en quelque sorte *statiques*, il en est d'autres, dont on ne comprendra l'importance qu'après avoir étudié le mécanisme de l'accouchement, et qui peuvent être par opposition appelés *dynamiques*[1]. Je les mentionne simplement ici, j'y reviendrai à propos du mécanisme, ce sont:

1° Le *sous-occipito-bregmatique*, étendu de l'union de l'occiput et du cou, au centre du bregma;

2° Le *sous-occipito-maximum*, du même point postérieur à la partie la plus éloignée de la suture bifrontale, au niveau des bosses frontales;

3° Le *sous-mento-bregmatique*, de l'union du menton et du cou, au centre du bregma;

4° Le *sous-mento-maximum*, du même point antérieur à la partie la plus éloignée de la suture sagittale.

Les dimensions de ces différents diamètres sont les suivantes[2] :

Diamètres statiques :

Mento-maximum.	13 1/2
Inio-nasal.	11 1/2
Bipariétal.	9 1/2
Bitemporal	8 1/2
Biastérique	7 1/2
Bimalaire.	6 1/2

Diamètres dynamiques :

Sous-occipito-bregmatique	9 1/2
Sous-occipito-maximum	10 1/2
Sous-mento-bregmatique	9 1/2
Sous-mento-maximum	11

On pourrait admettre 10 1/2 pour ce dernier, s'il n'était important de retenir qu'il est plus grand que le sous-occipito-maximum, et on aurait alors une série de chiffres très facile à retenir : 6 1/2, 7 1/2, 8 1/2, 9 1/2, 10 1/2, 11 1/2, 13 1/2 — toutes les unités de 6 à 13, sauf 12 — en ajoutant à chacune un demi.

Les diamètres mento-maximum et inio-nasal, ainsi que tous les diamètres dynamiques sont *antéro-postérieurs*, les autres au contraire sont *transversaux*.

2° OVOÏDE CORMIQUE

Le tronc du fœtus, beaucoup plus irrégulier et aussi beaucoup plus réductible que la tête, présente également différents diamètres, mais qui à cause de cette malléabilité même n'offrent qu'une importance secondaire.

[1] Auvard. *Travaux d'obstétrique*, t. III, p. 11.

[2] *Id. Travaux d'obstétrique*, t. III, p. 14.

Je me contenterai de signaler :

1° Le *bitrochantérien*, réunissant les deux trochanters;

2° Le *pubio-sacré*, étendu de la partie supérieure de la crête sacrée, au milieu de la face antérieure du pubis;

3° Le *bisacromial*, de l'acromion d'un côté à celui du côté opposé;

4° Le *sterno-dorsal*, ligne horizontale allant du milieu du sternum, aux apophyses épineuses correspondantes.

Ces diamètres mesurent en moyenne :

Pubio-sacré.	6	cent.
Bitrochantérien	9	—
Stérno-dorsal.	9	—
Bisacromial.	12	—

6, 9, 12, chiffres faciles à retenir.

D'après ces dimensions on serait tenté de croire, que le thorax forme la grosse extrémité de l'ovoïde cormique et au contraire le siège la petite, mais je ferai remarquer que les deux diamètres du siège sont beaucoup moins réductibles que ceux du thorax, et que d'autre part l'addition au pelvis des membres inférieurs repliés sur eux-mêmes augmente considérablement le volume de cette partie fœtale, et la rend en réalité plus grosse que la thoracique.

4° PHYSIOLOGIE

A. *Circulation.* — B. *Respiration.* — C. *Nutrition.* — D. *Sécrétions.* — E. *Innervation et motilité.*

A. — Circulation.

L'enfant pendant son séjour dans la cavité utérine présente deux circulations distinctes :

La *première* (embryonnaire), dépendant de la vésicule ombilicale;

La *seconde* (fœtale), se développant avec la vésicule allantoïde et remplaçant la précédente, c'est la circulation placentaire.

Je ne m'occuperai ici que de cette dernière dont on pourra comprendre le mécanisme et les détails en approfondissant la figure schématique 62.

Le système artériel est représenté par des traits pleins, le veineux par des rayures parallèles.

La circulation fœtale diffère de la définitive par deux points essentiels :

1° Par l'existence du territoire funiculo-placentaire, qui vient mettre le sang de l'enfant au contact de celui de la mère;

2° Par la communication de la grande circulation ou aortique avec la petite ou pulmonaire grâce à une double voie : *a*, le trou de Botal (*B*, fig. 62) qui relie les deux oreillettes, *b*, le canal artériel (*A*, fig. 62), trait d'union entre l'artère pulmonaire et l'aorte. Le trou de Botal et le canal artériel, destinés à disparaitre à la naissance, permettent au sang de faire le tour

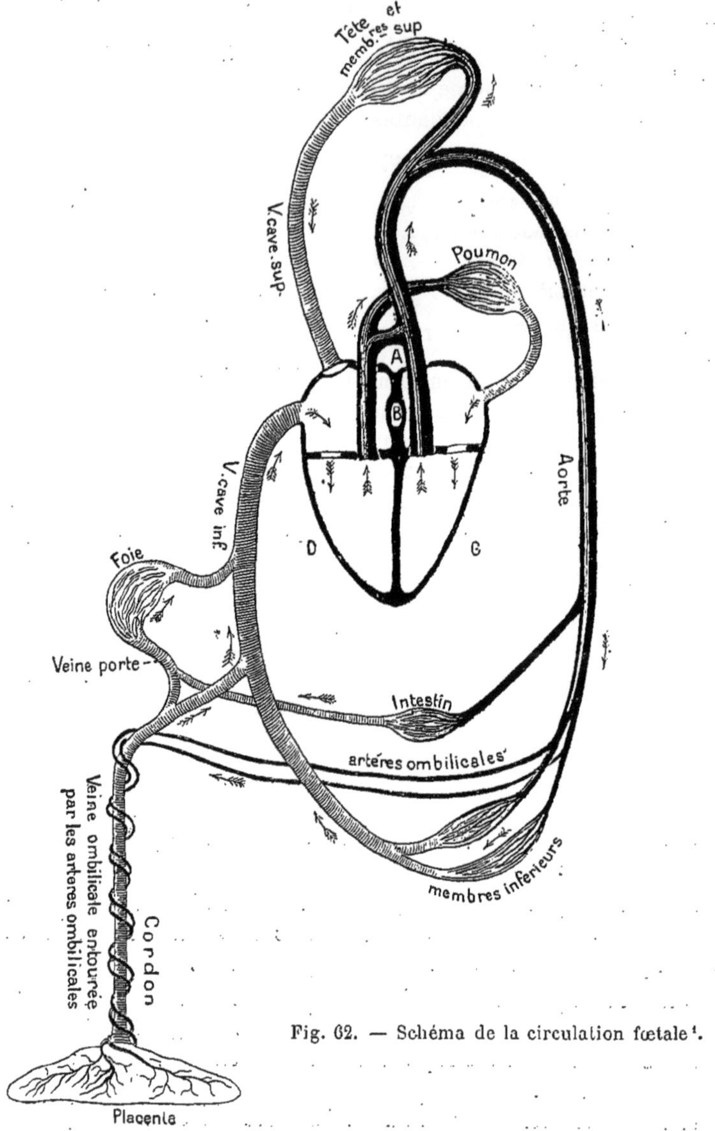

Fig. 62. — Schéma de la circulation fœtale[1].

complet de l'arbre circulatoire sans passer par le poumon, qui reste rudimentaire pendant la vie intra-utérine.

[1] Ce schéma m'a été inspiré par celui de Preyer. *Physiologie spéciale de l'embryon*, trad. Wiet, Paris, 1887, planche V.

B. — Respiration.

La fonction respiratoire comprend trois actes successifs :

1° L'oxygénation du sang, qui, chez les adultes, se fait au niveau du poumon, et s'accompagne de l'élimination de l'acide carbonique;

2° Le transport de l'oxygène dans les divers tissus de l'économie par l'intermédiaire de la circulation;

3° La désoxygénation du sang, dont le résultat est la combustion.

Ces deux derniers actes ne présentent chez le fœtus que de faibles particularités ; les combustions sont très lentes, ce qui explique la résistance prolongée à l'asphyxie ; la distinction des deux sangs artériels et veineux est moins tranchée que chez l'adulte, il suffit d'étudier le schéma 62 pour s'apercevoir des causes de leur mélange. Mais le premier acte, l'oxygénation du sang, est chez le fœtus essentiellement différent par l'endroit où il se fait, car l'air ne pouvant comme dans la vie extra-utérine arriver au poumon, c'est au niveau du placenta que s'opère cette modification.

Dans son parcours placentaire, le sang fœtal placé au contact du maternel, comme il l'est au contact de l'air dans la respiration pulmonaire de l'adulte, se décharge de son acide carbonique et fait provision d'oxygène.

La respiration fœtale est donc sanguo-sanguine, alors que celle de l'adulte est sanguo-aérienne.

Toute cause d'arrêt de la circulation placentaire, de suppression partielle ou totale dans le fonctionnement de cet organe conduira le fœtus à l'asphyxie.

Le placenta est donc pour le fœtus un véritable poumon.

C. — Nutrition.

La nutrition chez le fœtus se fait par l'intermédiaire du *sang* et du *liquide amniotique*.

Le *sang* se charge au niveau du placenta de tous les éléments nutritifs contenus dans le sang maternel ; ce qui est possible, car il a été vu précédemment que le placenta permet la filtration des éléments solides, liquides et gazeux.

Le rôle nutritif du *liquide amniotique* est beaucoup moins bien établi que celui du sang. Ce liquide possède, en effet, des qualités nutritives, car il renferme de l'albumine et des sels ; on a pu s'assurer qu'il est dégluti par le fœtus, car la congélation a démontré chez les animaux l'existence de glaçons partant du lac amniotique et arrivant par la bouche et l'œsophage jusqu'à l'estomac ; d'autre part, l'examen du méconium au microscope, laisse voir de nombreux petits poils et cheveux (Lanugo), qui proviennent de la peau et qui n'ont pu être entraînés que par le liquide amniotique. Mais on a objecté avec raison que chez les monstres acéphales, où il y a absence d'orifice buccal, la nutrition existe cependant, ce qui prouve qu'elle peut se faire sans ingestion du liquide amniotique ; d'autre part, les mouvements de déglutition sont impossibles dans les premiers temps de la vie intra-utérine, et ne commencent vraisemblablement qu'à une époque avancée de la grossesse, et cependant la nutrition s'accomplit également pendant toute la gestation, de telle sorte que si le liquide amniotique absorbé par le tube digestif et peut-être par la peau, joue un certain rôle dans la nutrition, il n'est que de faible importance, relativement à celui rempli par le sang.

D. — Sécrétions.

La peau fournit un *enduit sébacé*, parfois fort épais, qui au moment de la naissance recouvre le fœtus, comme une fausse membrane irrégulière.

L'intestin sécrète le *méconium* mélange de bile, de débris cellulaires et d'éléments divers apportés par le liquide amniotique. A moins de conditions spéciales au moment de l'accouchement, le méconium n'est expulsé par l'anus qu'après la naissance.

Les reins fonctionnent également pendant la grossesse ; l'*urine* s'accumule dans la vessie, puis est versée, sous l'influence de la miction, dans le liquide amniotique, qui, en même temps qu'il sert d'aliment, devient en partie liquide excrémentitiel. L'oblitération d'un des uretères produit l'hydronéphose, et celle de l'urèthre, la rétention d'urine avec distension de la vessie, preuve même de l'existence de la miction pendant la grossesse.

E. — Innervation et motilité.

La sensibilité et la motilité existent chez le fœtus, toute excitation se traduit chez lui par des mouvements. Il est également probable que pendant la vie intra-utérine, de même qu'après la naissance, il y a des alternatives de *veille* et de *sommeil*.

II

MODIFICATIONS DE L'ORGANISME MATERNEL

SOMMAIRE

Nous avons suivi l'œuf pendant son développement dans l'intérieur de l'utérus, il importe maintenant d'étudier en détail les modifications qui se font parallèlement dans l'organisme maternel.

Ces modifications ne sont pas localisées, ainsi qu'on pourrait le supposer, au système génital, mais atteignent toute l'économie; il nous faudra donc examiner successivement tous les systèmes; je commence par l'appareil génital le plus directement intérssеé.

I. — SYSTÈME GÉNITAL ET VOISINAGE

Je ferai, pour le système génital, précéder l'étude des modifications par quelques considérations anatomiques destinées à nous faire connaître l'état normal, sans avoir l'intention de traiter ce sujet à fond, et renvoyant à cet égard aux traités spéciaux.

1° Utérus.

L'utérus ou matrice est l'organe dans lequel l'œuf se développe pendant la grossesse normale.

Côtoyé dans le petit bassin par le rectum en arrière et la vessie en avant, il constitue le trait d'union entre les trompes d'un part et le vagin d'autre part.

CONFORMATION EXTÉRIEURE

La forme générale de l'utérus est celle d'une poire dont la grosse extrémité constitue le *corps*, la petite le *col*. Le corps et le col sont réunis par une partie amincie appelée *isthme*.

A l'état normal l'axe de l'utérus est droit, c'est-à-dire que corps et col ont le même direction. Cet axe utérin, se confond à peu près avec celui du détroit supérieur du bassin et se trouve perpendiculaire à celui du vagin.

Quand les deux axes du corps et du col s'infléchissent l'un sur l'autre, on dit qu'il y a *flexion*. Lorsque tout l'axe utérin bascule, s'éloignant de sa direction normale, on dit qu'il y a *version*.

Les versions se subdivisent :

Ante-, Latéro-, Rétro- } version.

Les flexions de même en :

Ante-, Latéro-, Rétro- } flexion.

Souvent la version et la flexion se combinent et peuvent être désignées sous le nom générique de déviation, il y aura donc également :

Ante-, Latéro-, Rétro- } déviation.

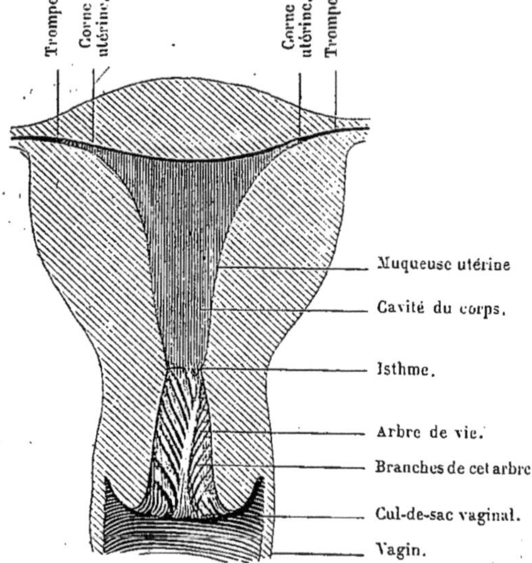

Fig. 63. — Coupe verticale et transversale de l'utérus.

La *déviation* indique le sens du déplacement du fond de l'utérus. La *version* signifie déplacement simultané du corps et du col, la *flexion* le déplacement exclusif du corps.

Ces termes étant définis, revenons à la situation normale de l'utérus. La direction de l'axe de l'utérus perpendiculaire à celui du vagin n'existe qu'avec un certain degré de réplétion vésicale. Mais, après l'évacuation de l'urine, on peut constater une notable antedéviation, composée de version et de flexion, c'est-à-dire que tout l'utérus bascule en avant, mais le corps plus que le col. La matrice est pour ainsi dire couchée sur ce coussin d'eau et en suit les variations. Tandis que la déviation antérieure de la matrice est le plus souvent normale, les latérales et postérieures sont au contraire pathologiques.

L'utérus, dont le col appuie médiatement sur le plancher périnéo-pelvien, est maintenu dans sa situation normale par des ligaments qui l'attachent à la paroi pelvienne, un peu comme les cordages fixent le mât à la coque du navire. Cette simple esquisse, qui sera ultérieurement complétée par une étude plus détaillée, laisse entrevoir que l'insuffisance du périnée ou des ligaments périphériques peut être la cause de déviations et de prolapsus.

La dimension longitudinale de l'utérus est de 6 centimètres et demi qui se repartissent ainsi :

Col.	0,025
Isthme	0,005
Corps, cavité . . .	0,025
Epaisseur de la paroi.	0,010
	0,065

Ces dimensions représentent des moyennes pouvant s'appliquer à tout utérus; il importe cependant de ne pas oublier que chez la nullipare, il y a

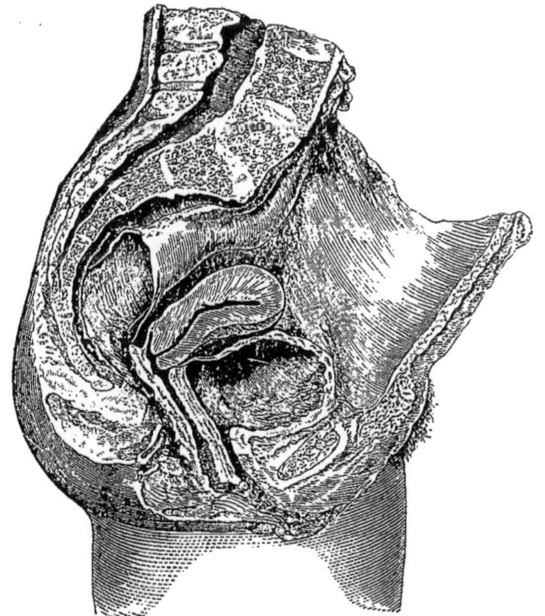

Fig. 64. — Coupe antéro-postérieure et médiane du bassin de la femme.

prédominance de la cavité du col, et au contraire chez la multipare de celle de corps.

Poids : 40 grammes.

L'utérus est, dans la plus grande partie de son étendue, recouvert par le péritoine, qui le sépare en avant de la vessie, en arrière du rectum et en haut des circonvolutions intestinales.

Trois régions sont seules dépourvues de revêtement péritonéal, c'est ainsi que le représente la figure 65 montrant l'utérus de profil; — en premier lieu une bande longitudinale, surface d'insertion du ligament large; — en second lieu une petite étendue de la partie antérieure et moyenne du col qui se trouve au contact de la vessie, et où peuvent se produire les fistules vésico-utérines — en troisième lieu la partie inférieure du col, qui plonge dans le vagin au-dessous de son insertion.

Schrœder, par deux plans, divise le col en trois régions égales comme l'indique la figure 66. Chacun de ces plans est à peu près distant de 1 centimètre du voisin (un peu moins : 0,95). Or *en avant* le centimètre supérieur est au contact du péritoine qui vient former en ce point son cul-de-sac utéro-vésical, le centimètre moyen est réuni à la vessie, et l'inférieur au vagin. — *En arrière* les deux centimètres inférieurs sont dans le vagin et le supérieur au contact du péritoine. Le vagin s'insère postérieurement à l'union du centimètre moyen et du supérieur, latéralement dans une région intermédiaire, sur le territoire du centimètre moyen comme l'indique la fig. 65.

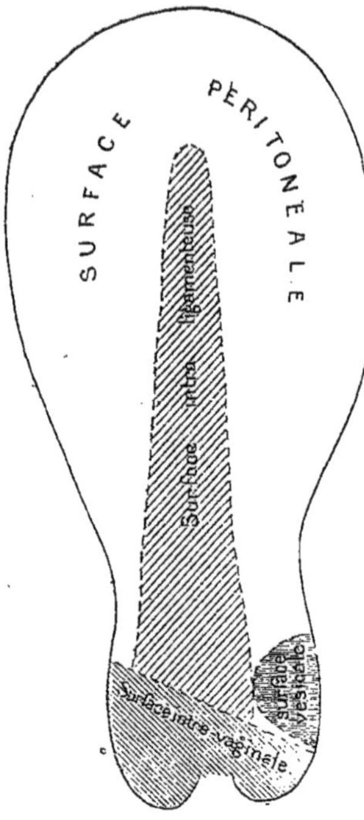

Fig. 65.
Utérus vu de profil.

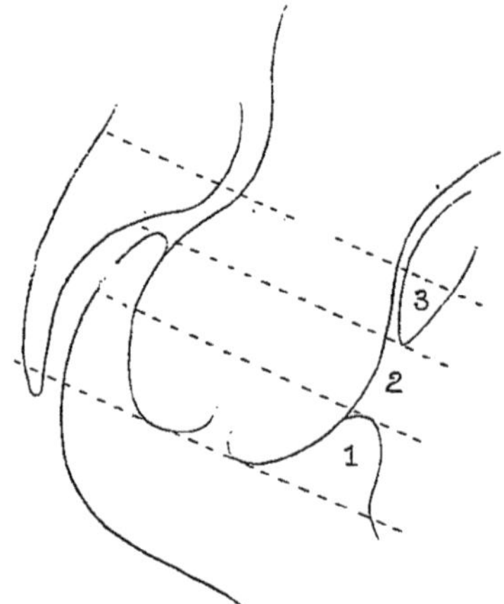

Fig. 66.
Rapports du col utérin (d'après Schrœder).

Tandis qu'en avant les culs-de-sacs vaginal et péritonéal restent séparés par une certaine distance (le centimètre vésical), en arrière au contraire, ils empiètent l'un sur l'autre et se superposent dans l'étendue de 15 millimètres environ. Aussi y a-t-il lieu de redouter bien plus les blessures du cul-de-sac vaginal postérieur que de l'antérieur, à cause de la présence du péritoine en arrière.

Le fond de l'utérus chez la femme vierge, de même que chez la multipare, déborde normalement le plan horizontal[1] passant par la partie supérieure de la symphyse pubienne. Ce plan correspond à peu près à l'isthme; le fond de l'utérus est donc situé environ à 3 centimètres au-dessus. Grâce à cette disposition le corps de l'utérus est facilement explorable à l'aide de la palpation, il peut être également suivi dans son retrait pendant les suites de couches.

CONFORMATION INTÉRIEURE

J'ai précédemment, à propos de la menstruation (page 11), décrit l'intérieur de l'utérus, je n'y reviens pas ici; qu'il me suffise de dire que l'orifice externe de l'utérus est arrondi et quelquefois ponctiforme chez la nullipare, qu'il s'allonge transversalement après un premier accouchement, et qu'à la suite de déchirures multiples, chez les grandes multipares par exemple, il prend un aspect étoilé, irrégulier. La saillie formée par le col dans le vagin est d'habitude, et en dehors de tout état pathologique, d'autant moins considérable que la femme a eu plus d'enfants; le col semble s'user à chaque nouvel enfantement.

STRUCTURE[2]

L'utérus se compose d'une importante tunique musculaire, incomplètement recouverte par le péritoine, et doublée intérieurement par une muqueuse, dont les caractères ont été précédemment étudiés (voir page 12).

Le péritoine est solidement adhérent sur toute la ligne médiane, et à partir de cette région jusqu'au niveau des ligaments larges l'union, devient de plus en plus lâche, de telle sorte que l'expansion latérale de l'utérus se fait avec facilité.

La tunique musculaire exclusivement composée de *fibres lisses* est différente au niveau du corps, de l'isthme et du col.

Corps. — La figure 67 représente schématiquement cette structure et en aide la mémoire. Au centre, formant pour ainsi dire la charpente de tout cet édifice, une *couche plexiforme*, constituée par des faisceaux musculaires entre-croisés, dont les mailles sont occupées par les artères et les veines qui, pendant la grossesse, se dilatent jusqu'à former de véritables sinus. Au-dessus de cette couche plexiforme, la couche musculaire superficielle comprenant une anse antéro-postérieure, qui, commençant à l'isthme en avant, parcourt la ligne médiane de l'utérus pour aboutir au point correspondant en arrière, puis une série de fibres tranversales, qui se prolongent en partie dans les ligaments larges.

Au-dessous la couche musculaire profonde, également composée de deux ordres de fibres; les unes transversales, qui forment une série d'anneaux irréguliers; les autres coudées en forme de Z, c'est-à-dire inclinées à leur point de départ, se redressant verticalement pour monter vers le fond de l'utérus, puis s'inclinant de nouveau dans le même sens, et passant par conséquent du côté opposé, pour venir se terminer dans l'une des cornes utérines. Ces faisceaux en Z sont directement au contact de la muqueuse.

[1] Femme étant debout.

[2] Voir pour plus de détails mes *Travaux d'obstétrique*, t. I, p. 357.

La structure du corps se compose donc d'une couche musculaire centrale plexiforme, très puissante, c'est la couche musculaire maîtresse. Elle est tapissée a ses faces externe et interne de fibres transversales. Plus en dehors, vers le péritoine, on trouve des fibres longitudinales en forme d'anse, et plus en dedans, vers la muqueuse, des fibres également longitudinales en Z.

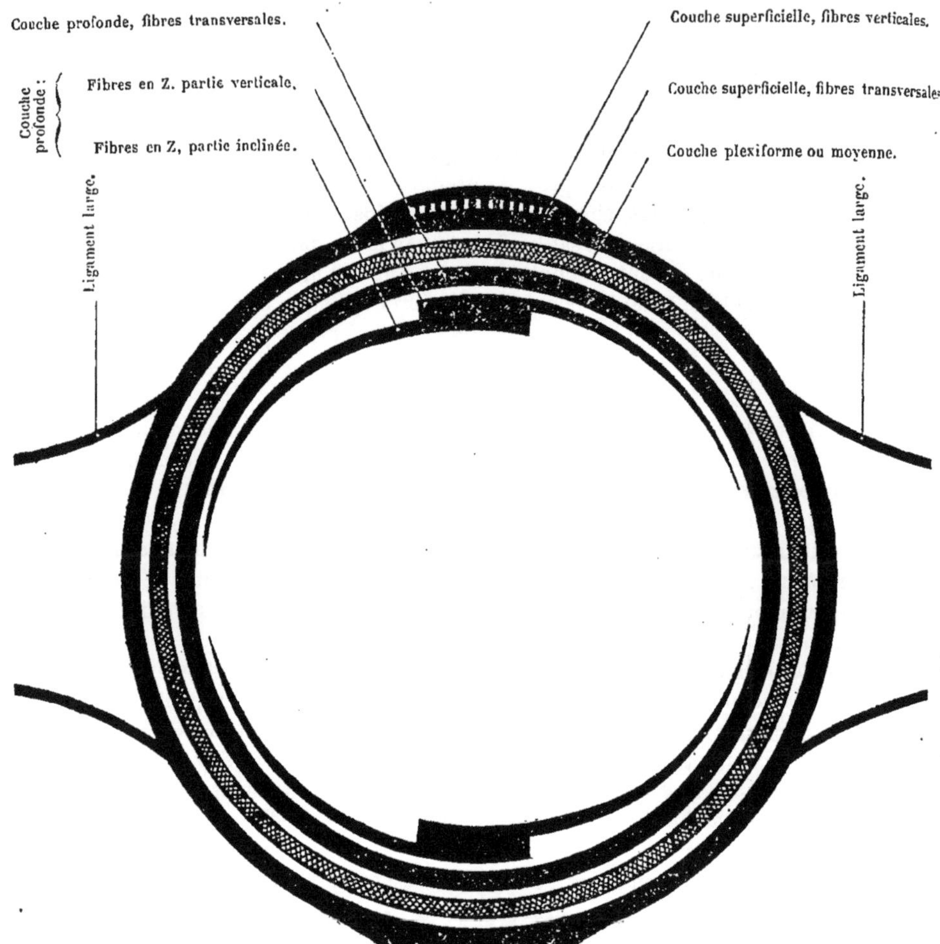

Fig. 67. — Coupe transversale de l'utérus, au niveau du corps. (Schéma.)

On voit donc la merveilleuse disposition de ce tissage utérin composé de fibres obliques, transversales, verticales. La solidité du corps de l'utérus ne pouvait être mieux assurée.

Isthme. — Dans l'isthme comme au niveau du col, nous ne trouvons que des fibres transversales ou légèrement obliques, c'est dire que la couche plexiforme n'y pénètre point, pas plus que les fibres verticales en anse (superficielles) et en Z (profondes). Seules les deux couches transversales (superficielle et profonde) se continuent dans son intérieur, formant une sorte de sphincter allongé.

Col. — Il en est de même au niveau du col, également composé de fibres musculaires transversales. Il y a toutefois une différence entre l'isthme et le col, c'est que dans ce dernier l'élément conjonctif domine, alors que le musculaire est plus abondant dans l'isthme.

Ces quelques *considérations anatomiques* vont nous permettre d'aborder avec fruit l'étude des *modifications de l'utérus sous l'influence de la grossesse*, modifications qui sont de trois sortes :

a. macroscopiques ;
b. microscopiques ;
c. physiologiques.

A. — MODIFICATIONS MACROSCOPIQUES[1]

Le corps contenant l'œuf et le col s'opposant à sa sortie, jouent dans la grossesse un rôle physiologique essentiellement différent; les modifications de ces deux parties de l'utérus sont complètement dissemblables, d'où la nécessité de les étudier séparément.

1° MODIFICATIONS DU CORPS

Volume.

Je ne parlerai que du diamètre vertical, qui mesure environ 14 centimètres au troisième mois (non compris le col), 21, au sixième mois et 35 au neuvième mois [2].

Capacité.

La capacité de 2 à 3 centimètres cubes à l'état de vacuité est portée à 4 ou 5 litres.

Forme.

L'utérus, dont le corps rappelle la forme d'un ovoïde à petite extrémité se continuant avec le col, s'arrondit pendant les trois premiers mois de la grossesse tout en augmentant de volume.

Pendant le trimestre suivant c'est-à-dire le second, la matrice s'accroît surtout par sa partie postéro-supérieure, dans la région indiquée sur la figure 70 par une série de petites saillies; de telle sorte que l'ouverture des trompes est reportée en bas et un peu en avant. Si on compare cet utérus ainsi vu de profil au corps d'un individu privé de tête et de membres inférieurs, et dont les bras seraient les trompes, on peut dire que l'utérus devient bossu (dans une région qui correspondrait à la partie supérieure du dos).

Durant les trois derniers mois c'est surtout la partie inféro-antérieure qui

[1] L'isthme est compris avec le corps.

[2] Les chiffres 14, 21, 35, sont faciles à retenir, si on remarque que ce sont des multiples de 7. 7 multiplié par 2, 3, 5.

s'accroît, de telle façon que le col de l'utérus se trouve rejeté en arrière. En reprenant ma précédente comparaison je dirai que l'utérus devient ventru.

Ces modifications successives de l'utérus sont représentées par les schémas suivants :

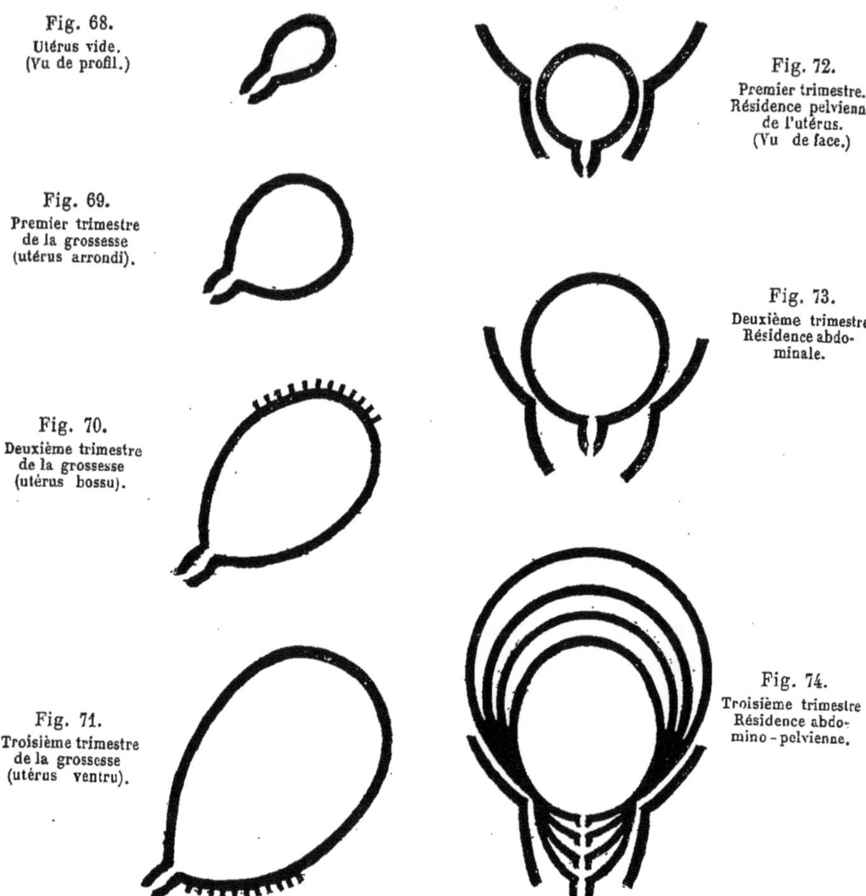

Fig. 68. Utérus vide. (Vu de profil.)

Fig. 69. Premier trimestre de la grossesse (utérus arrondi).

Fig. 70. Deuxième trimestre de la grossesse (utérus bossu).

Fig. 71. Troisième trimestre de la grossesse (utérus ventru).

Fig. 72. Premier trimestre. Résidence pelvienne de l'utérus. (Vu de face.)

Fig. 73. Deuxième trimestre Résidence abdominale.

Fig. 74. Troisième trimestre Résidence abdomino-pelvienne.

On peut les résumer d'un façon commode à la mnémotechnie en disant que :

Pendant le premier trimestre l'utérus s'arrondit.
— second — l'utérus devient bossu.
— troisième — l'utérus — ventru.

La forme générale de l'utérus à terme est, comme avant la grossesse, celle d'un ovoïde à petite extrémité tournée en bas, ce qui nous explique, pourquoi d'après les lois d'accommodation, le fœtus pelotonné (dont la forme générale est également celle d'un ovoïde à petit bout correspondant à la tête), se place dans l'utérus l'extrémité céphalique en rapport avec le segment inférieur. Nous entrevoyons déjà la raison pour laquelle dans l'accouchement la tête est la partie, qui se présente le plus souvent la première.

Situation.

Pendant les trois premiers mois de la gestation l'utérus se développe dans l'intérieur de l'excavation pelvienne dont les diamètres suffisent à son expansion transversale. Le fond de l'utérus dépasse le détroit supérieur et empiète plus ou moins sur la grande cavité abdominale (fig. 72).

Au trimestre suivant, l'utérus, devenu trop volumineux pour le petit bassin,

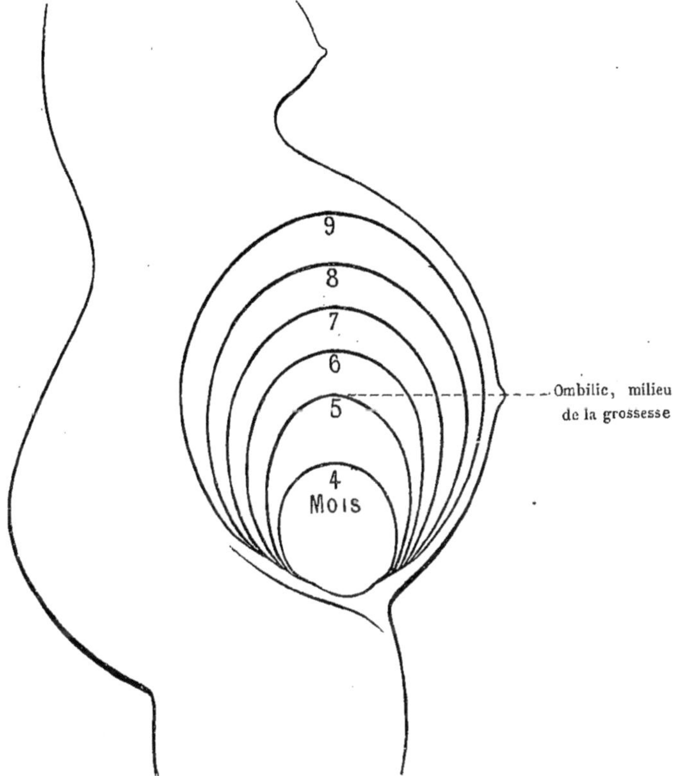

Fig. 75. — Elévation graduelle de l'utérus dans la cavité abdominale.

monte en bloc dans la grande cavité abdominale au-dessus du détroit supérieur, sur le bord duquel il s'appuie (fig. 73). Aussi pendant ce second trimestre l'utérus, qui précédemment était facilement accessible au toucher, est-il éloigné du doigt explorateur. Il faut aller chercher le col très haut, au voisinage du détroit supérieur pour le rencontrer.

Pendant le dernier trimestre la situation utérine varie chez les primigestes et les multigestes :

Chez les *primigestes*, l'utérus commençant à se trouver à l'étroit dans la grande cavité abdominale dont la paroi est rigide, se développe et dans cette grande cavité et vers l'excavation. La matrice cherche de la place partout où elle peut en trouver. Cette descente de l'utérus dans l'excavation, entraînant naturellement avec elle l'œuf et la partie fœtale constitue l'engagement, qui chez les primigestes se fait pendant les trois derniers mois de la grossesse, surtout net et facilement appréciable durant les deux derniers (fig. 74).

Chez les *multigestes*, ou la paroi abdominale distendue par les grossesses antérieures présente une grande laxité, l'utérus trouve une place suffisante dans la grande cavité abdominale, aussi l'engagement ne se fait-il que dans les quinze derniers jours de la grossesse, quelquefois même plus tard au début ou à une période avancée du travail.

On voit donc, à ne considérer que les primigestes, que la résidence de l'utérus est pelvienne pendant le premier trimestre,
— abdominale pendant le second,
— pelvi-abdominale pendant le troisième.

Le rapport du fond de l'utérus avec la paroi abdominale est intéressant à déterminer, car il sert de point de repère pour l'évaluation approximative de l'époque de la grossesse.

Malheureusement il existe des grandes variations dans la situation du fond de l'utérus, et ce point de repère devient ainsi très trompeur; cependant d'une façon générale on peut dire que :

Dans le courant du 4e mois l'utérus est un peu au-dessous de l'ombilic.
— 5e — — niveau —
— 6e — — au-dessus —
— 7e — à trois travers de doigt au-dessus de l'ombilic.
— 8e — à six — — —
— 9e — à neuf — — —

Le fond de l'utérus atteint donc l'ombilic au milieu de la grossesse.

Le schéma 75 représente ce développement progressif.

Orientation.

L'utérus présente trois axes principaux :

Un antéro-postérieur; — un vertical; — un transversal.

Or durant la grossesse il peut subir des déviations variées, se faisant autour de ces axes.

1° Axe antéro-postérieur. — *Inclinaison latérale.*

Je suppose cet axe passant au voisinage du col de l'utérus. Les mouvements de l'utérus autour de cette ligne fictive inclinent le fond de l'organe gestateur tantôt à droite, tantôt à gauche.

L'inclinaison gauche est de l'avis unanime la plus rare, mais les auteurs ne sont pas d'accord sur la fréquence de l'inclinaison à droite et de l'absence d'inclinaison. Car, tandis que Dubois et Pajot admettent la plus grande fréquence de l'inclinaison droite, au contraire Bœrner et H. Croom regardent la direction médiane de l'utérus comme la règle.

D'une statistique de cent cas [1] j'ai conclu aux moyennes suivantes :

Inclinaison droite. . . . . . . 55 p. 100.
— gauche . . . . 5 —
— nulle . . . . 40 —

[1] Voir mes *Travaux d'obstétrique*, t. III, p. 289.

On a invoqué diverses *causes* pour expliquer cette inclinaison latérale de l'utérus.

1° *Le décubitus.* L'utérus s'inclinerait à droite chez les femmes qui se couchent à droite; à gauche chez celles qui se couchent à gauche; il resterait médian quand le décubitus est dorsal. Mes statistiques et celles de CAZEAUX démontrent que sauf quelques cas exceptionnels l'influence du décubitus est nulle.

2° *L'usage prépondérant du bras droit ou gauche* n'a pareillement aucune influence sur la direction de l'utérus.

3° Le siège de l'*insertion du placenta* (LEVRET) est également sans importance dans le cas actuel.

4° La *longueur relative des ligaments ronds* (DELEURYE), suceptible d'entraîner l'utérus dans un sens et dans l'autre, est une pure hypothèse infirmée par les recherches de PAJOT et RAIMBAUD.

5° La déviation imprimée à l'utérus par la *disposition anatomique du mésentère* (DÉSORMEAUX) n'est guère compréhensible et ne satisfait pas davantage l'esprit.

6° L'influence que la *réplétion vésicale ou rectale* peut exercer sur l'utérus gravide est faible et en tout cas elle ne serait que passagère.

7° Il m'a semblé que le mode de développement de l'utérus, *tantôt symétrique, tantôt asymétrique*, pouvait rendre compte de ces déviations latérales. Dans le mémoire que j'ai consacré à l'étude de cette question[1], j'ai montré en suivant le développement gravidique des utérus doubles, bilobés, aplatis, et enfin arrondis ou normaux, que le développement *symétrique* des deux moitiés de l'organe donnait un utérus qui

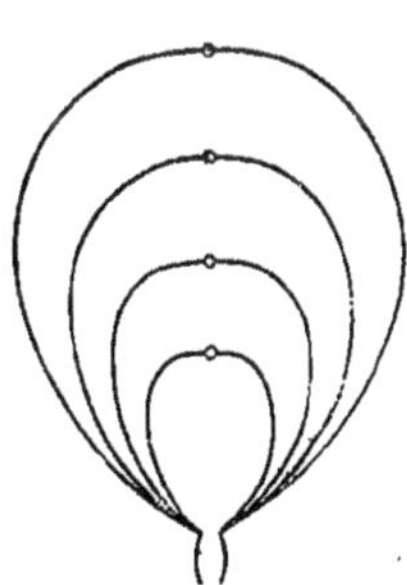

Fig. 76. — Utérus médian, développement symétrique des deux moitiés de l'organe[2].

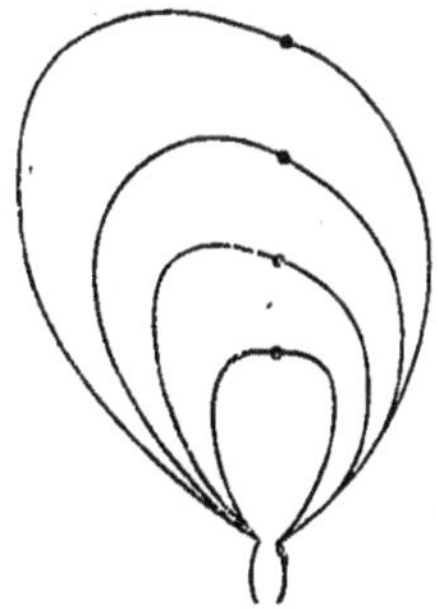

Fig. 77. — Inclinaison apparente de l'utérus, dévelopement asymétrique des deux moitiés de l'organe.

paraissait médian (fig. 76) alors que le développement *asymétrique* en impo-

[1] Voir mes *Travaux d'obstétrique*, t. III, p. 223.

[2] Les points noirs, qu'on aperçoit dans les figures 76 et 77, indiquant le milieu réel du fond de l'utérus.

sait pour une inclinaison droite, comme dans la figure 77 ou gauche dans le cas contraire.

En somme, l'inclinaison de l'utérus gravide est *apparente* et non *réelle.*

Par *inclinaison apparente* on doit entendre celle où l'axe réel de l'utérus, qui s'étend du milieu primitif du fond de l'organe au col, est vertical, alors cependant que le fond de l'utérus *semble* incliné de l'un ou de l'autre côté de l'abdomen.

L'*inclinaison réelle* est au contraire celle où l'axe utérin abandonne le plan vertical antéro-postérieur, pour se diriger par son extrémité supérieure vers l'un ou l'autre côté; l'extrémité inférieure subissant parfois un mouvement en sens contraire.

Or, l'inclinaison apparente de l'utérus est la règle, et dans le cas où il existe une inclinaison réelle, elle doit être consécutive à la précédente.

2° Axe vertical. — *Rotation.*

La rotation est ici le mouvement qui se produit suivant l'axe vertical, dont les deux aboutissants sont le milieu du fond de l'utérus et l'orifice cervical.

La face antérieure de l'utérus est généralement inclinée vers le côté où l'organe est le plus développé. De telle sorte que la corne la plus volumineuse semble entraîner le côté correspondant de l'organe gestateur en arrière vers la colonne vertébrale, éloignant le ligament large du même côté de la paroi abdominale antérieure, tandis que l'action est contraire sur le ligament large opposé.

Cette rotation est importante à connaître pour pratiquer l'opération césarienne, afin de corriger cette fâcheuse direction, sans quoi l'incision pourrait être faite au voisinage du ligament large et blesser des vaisseaux importants.

Chez certains animaux, la vache, par exemple, cette rotation est parfois suffisante pour tordre secondairement le vagin sur lui-même et créer une source sérieuse de dystocie.

3° Axe transversal. — *Inclinaison antéro-postérieure.*

Je suppose cet axe passant à l'union du corps et du col.

Pendant les trois premiers mois de la grossesse, rarement après, le corps de l'utérus peut basculer en arrière; la *rétroversion* de l'utérus gravide, que nous étudierons ultérieurement, est ainsi constituée.

Durant les derniers temps de la grossesse, vu le volume de l'utérus, ce basculement postérieur est impossible, la colonne vertébrale s'y oppose, mais l'organe gestateur n'étant soutenu en avant que par la paroi abdominale, celle-ci affaiblie, relâchée par des grossesses antérieures, ne prête qu'un appui insuffisant, on voit alors une anteversion plus ou moins accentuée se constituer, parfois à un point tel, que la paroi abdominale arrive au contact des cuisses (ventre en besace, abdomen pendulum). La figure 79 représente un degré moyen de cet état pathologique; la figure 78 montrant l'état normal.

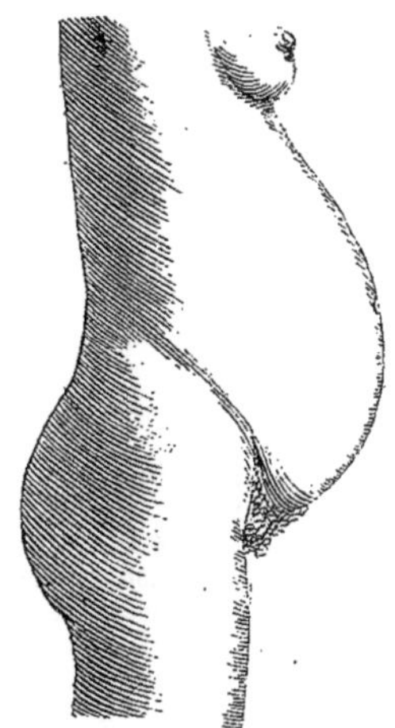

Fig. 78. — Abdomen gravide normal[1].

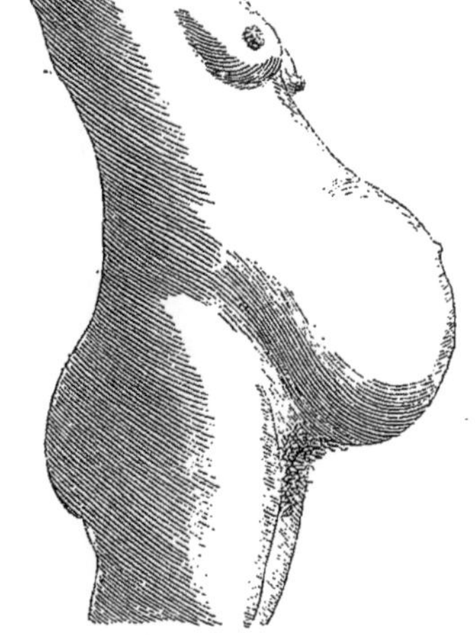

Fig. 79. — Abdomen gravide pendulum.

Poids, épaisseur.

Le poids de l'utérus, qui est de 50 grammes à l'état de vacuité, atteint un kilogramme environ au terme de la grossesse, non compris le poids de l'œuf qu'il enveloppe et qui est de 4 à 5 kilogrammes.

L'épaisseur de l'utérus est normalement de 5 millimètres. Sous l'influence de la grossesse, d'après Mauriceau, il y aurait amincissement, d'après Deventer, épaississement, enfin, d'après Velpeau, état stationnaire. Fait singulier : les autopsies semblent justifier ces opinions contradictoires, car si Tarnier a trouvé l'épaisseur de 2 à 5 millimètres, Ripault l'a rencontrée de 5 millimètres, et Saviard de 9 millimètres au niveau du placenta et de 2 millimètres en dehors. Les différentes observations qu'on a pu faire à cet égard, démontrent l'inconstance de l'épaisseur de l'utérus, tantôt plus épais qu'à l'état normal, tantôt plus mince, tantôt enfin épais à une région et mince dans l'autre. Il existe en général une différence notable entre le segment supérieur et l'inférieur, ce dernier étant relativement très aminci. Les points de l'utérus qui ont supporté une compression prolongée, celle par exemple d'une partie fœtale, sont diminués d'épaisseur. La surface d'insertion placentaire est au contraire hypertrophiée.

[1] Les figures 78 et 79 sont dessinées d'après des photographies, prises sur des femmes arrivées au terme de leur grossesse.

2° MODIFICATIONS DU COL

Le col est modifié dans sa *forme*, dans sa *situation*, dans son *volume*, dans sa *consistance*.

L'effacement, c'est-à-dire la disparition du col qui précède l'ouverture de l'orifice externe, quoique se faisant quelquefois pendant la grossesse, sera étudié avec l'accouchement.

Forme.

En dehors des modifications de forme amenées par l'effacement, on peut, à

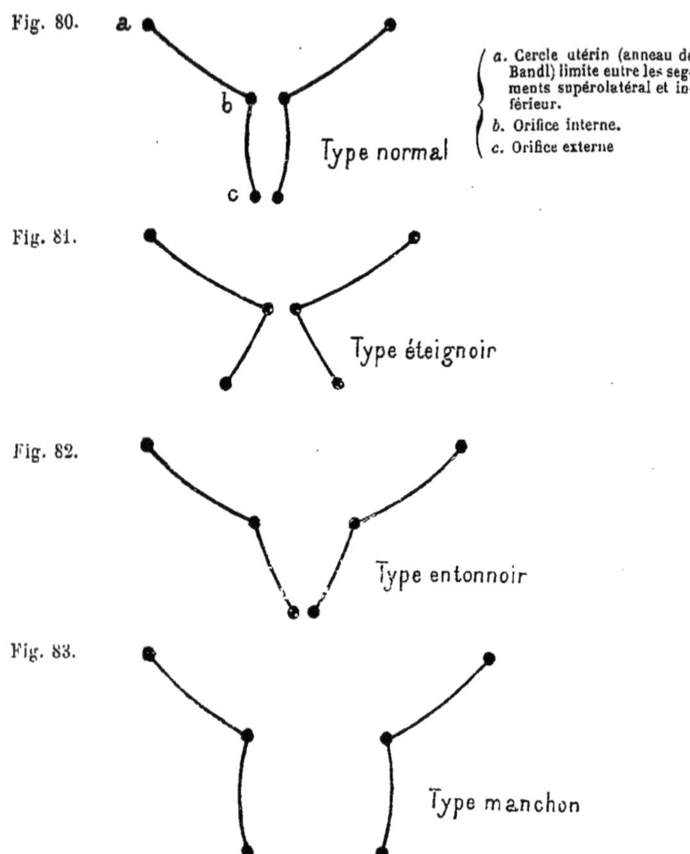

Fig. 80. — *a*. Cercle utérin (anneau de Bandl) limite entre les segments supérolatéral et inférieur. *b*. Orifice interne. *c*. Orifice externe

Fig. 81.

Fig. 82.

Fig. 83.

côté de la configuration normale qui persiste assez souvent chez les primigestes, décrire trois formes principales représentées par le schéma ci-joint.

Les points supérieurs indiquent le cercle utérin, qui sera étudié tout à l'heure ; le point moyen, l'orifice interne, le point inférieur, l'orifice externe.

Ces modifications de forme sont dues, comme on le voit au degré de dilatation relatif des deux orifices de l'utérus.

Le type normal est le plus souvent observé chez la primigeste, où l'orifice externe, à moins de traumatismes répétés (touchers, rapports sexuels fréquents), reste fermé. Chez la multigeste, au contraire, les types éteignoir et manchon sont habituels, mais les types entonnoir et normal forment l'exception. On voit donc que d'une façon générale la forme en entonnoir est très rarement observée.

Situation.

Le col suit naturellement le corps dans ses évolutions.

Pendant le premier trimestre de la grossesse, l'utérus conservant sa situation normale ou ne s'abaissant que légèrement, le doigt, en pratiquant le toucher, trouvera le col dans sa position habituelle, souvent un peu rapproché du périnée.

Le second trimestre survient et l'utérus s'élève en bloc dans la cavité abdominale, désertant plus ou moins complètement l'excavation pelvienne. Le col accomplit une ascension parallèle, le vagin se tend, l'exploration cervicale devient plus difficile.

Le dernier trimestre influe différemment sur la primigeste et la multigeste :

Chez la *primigeste*, l'engagement se fait progressivement pendant les trois derniers mois de la grossesse, par suite du développement abdominal et pelvien de l'utérus. La conséquence en est l'abaissement simultané du col, qui se rapproche de plus en plus du périnée. Outre l'abaissement, le col se dévie d'habitude à gauche et un peu en arrière, ce qui n'est pas dû, comme on le croit généralement, à l'inclinaison de l'utérus à droite, car cette inclinaison n'est en général qu'apparente, mais bien à ce que, la partie droite du segment inférieur de l'utérus se développe plus que la gauche. C'est en somme la même cause en bas et en haut de l'utérus, c'est-à-dire l'excès relatif du développement, qui amène supérieurement l'inclinaison apparente, et inférieurement la déviation du col. Rarement le col est médian ou dévié à droite.

Chez la *multigeste*, la paroi abdominale assouplie et relâchée par les grossesses antérieures, permet l'ampliation facile de l'utérus dans l'abdomen, aussi l'engagement est-il beaucoup plus tardif et ne se fait guère que dans les quinze derniers jours, voire même pendant le travail, et dans certains cas exceptionnels, quelques instants avant l'expulsion. La situation du col variera avec l'époque et le degré d'engagement. Quant aux déviations cervicales elles sont les mêmes que chez la primigeste.

Volume.

On est en général d'accord pour admettre l'hypertrophie du col utérin sous l'influence de la grossesse, de telle sorte que sa longueur pourrait être double, c'est-à-dire de 25 millimètres portée à 5 centimètres. Malheureusement, dans les mensurations qui ont été faites, on n'a pas tenu compte de l'isthme, de telle sorte qu'on ne sait exactement la part qui revient dans cette hypertrophie à l'isthme et au col. Admettons néanmoins cette hypertrophie sur laquelle nous reviendrons à propos de l'effacement.

Consistance.

Le col utérin diminue progressivement de consistance pendant la grossesse.

Ce ramollissement ne se fait pas en bloc, mais de l'orifice externe vers l'interne, suivant une marche envahissante qui présente une certaine analogie avec celle de l'épithélioma.

La rapidité de ce ramollissement est très variable chez la multigeste. — Chez la primigeste, il existe une plus grande régularité; à la fin du huitième mois, on note le ramollissement de toute la portion intra-vaginale du col, pendant le neuvième mois, la portion sus-vaginale se ramollit à son tour. — A terme, que la femme en soit ou non à sa première grossesse, le ramollissement est complet.

Le ramollissement du col utérin est parfois tel, qu'un doigt peu exercé au toucher, reconnaît avec difficulté cette partie de l'utérus au milieu de la mollesse vaginale.

On avait autrefois essayé de diagnostiquer l'époque de la grossesse par l'étendue du ramollissement, mais même à une première grossesse, les variations sont trop grandes, et l'appréciation trop difficile, pour qu'on accorde à ce signe un tel degré de précision.

Cette modification dont la cause anatomo-physiologique est encore mal connue, est due vraisemblablement à l'infiltration séreuse, et aux changements microscopiques subis par le col. Je ferai d'ailleurs remarquer que tous les tissus de la zone génitale, et en particulier celui de la vulve, subissent sous l'influence de la grossesse un ramollissement analogue, quoique bien moindre, et également accompagné d'hypertrophie.

B. — MODIFICATIONS MICROSCOPIQUES

En étudiant la constitution de l'œuf, nous avons vu les modifications de la muqueuse utérine qui constitue les caduques. Le revêtement du corps et de l'isthme subit seul cette transformation; au niveau du col, la muqueuse, en dehors de la suractivité fonctionnelle et de la prolifération épithéliale, ne présente aucun changement important. Les glandes cervicales secrètent un liquide visqueux, dont la consistance est telle qu'il forme un véritable obturateur, c'est le *bouchon gélatineux*, qui tombe au début du travail.

Les fibres musculaires de l'utérus, qui appartiennent comme on le sait à la classe des fibres lisses, subissent deux modifications importantes : la première consiste *en un accroissement et une hypertrophie de chacun de ces éléments*, la seconde en *une multiplication de ces mêmes éléments*. Donc augmentation de volume et de nombre. Corps et col sont atteints, mais le corps beaucoup plus que le col.

La péritoine s'hypertrophie et s'agrandit pour suffire à l'ampliation de la surface utérine. Grâce à la mobilité dont elle jouit sur l'utérus et les ligaments larges, sauf au niveau de la ligne médiane, la séreuse peut glisser, et des ligaments larges se porter en partie sur l'utérus.

Les *artères* afférentes de l'utérus subissent une développement considérable, suffisant pour assurer une complète irrigation de l'organe gestateur. Il existe du côté des *veines* un développement parallèle, elles arrivent à former dans le muscle utérin de véritables golfes auxquels on donne le nom de sinus. Augmentation analogue des *lymphatiques*. Les *nerfs* semblent également hypertrophiés.

C. — MODIFICATIONS PHYSIOLOGIQUES

L'utérus est un organe essentiellement musculaire, et, comme tous les autres viscères, relié au système nerveux central par des nerfs centrifuges et centripètes.

La présence des nerfs crée en lui deux propriétés : la *sensibilité* et l'*irritabilité*.

Comme organe musculaire l'utérus possède l'*extensibilité*, la *retractilité* et la *contractilité*.

En tout cinq propriétés physiologiques, que la puerpéralité va plus ou moins modifier.

1° La *sensibilité* de l'utérus, corps et col, est obscure, ou plutôt spéciale. On peut en effet, à l'*état normal* agir sur la surface utérine sans provoquer de vives douleurs ; à l'état pathologique au contraire cette sensibilité est susceptible de se montrer très vive. Sous l'influence de la contraction utérine pendant le travail, la douleur devient, on le sait, excessivement forte, aussi bien au niveau du col que du corps. Cette différence entre les résultats produits par le contact et la contraction justifie la nature spéciale attribuée à la sensibilité utérine.

2° L'utérus est *irritable*, c'est-à-dire que l'excitation, partie d'une zone sensible quelconque, se transmet à la matrice par voie réflexe et se traduit par une contraction. Cette contraction de l'utérus est une sorte de réponse aux provocations directes ou indirectes dirigées contre lui. La plupart des moyens employés pour provoquer l'avortement agissent en mettant en jeu cette propriété de l'utérus.

3° L'*extensibilité* permet à l'utérus de se laisser progressivement distendre par le produit de la conception. Sans elle toute grossesse serait impossible. Pendant la gestation, c'est le corps de l'utérus qui subit le phénomène de l'extension ; au moment du travail, le col et le segment inférieur s'étendent à leur tour, et s'ouvrent pour livrer passage à l'œuf.

4° La *rétractilité* est la propriété opposée à l'extensibilité. Grâce à elle l'utérus a une tendance continuelle à diminuer de volume comme un ballon de caoutchouc, qui, après avoir été gonflé, revient à sa première dimension, alors qu'il est abandonné à lui-même. La rétractilité n'est autre que l'effet de la tonicité, qui existe pour l'utérus comme pour tous les muscles de l'économie. L'exagération pathologique de la rétractilité produit le tétanisme utérin, de même que son absence crée l'inertie, complication si sérieuse et si grave de la délivrance par les hémorrhagies dont elle est la cause.

5° La contraction est le resserrement momentané de tout l'utérus ; elle a comme résultat de diminuer la capacité de l'organe ou de tendre à cette diminution. Cette propriété qu'a l'utérus de se resserrer ainsi momentanément est désignée sous le nom de *contractilité*. A l'état de vacuité les contractions sont indolores et non senties par la femme à moins d'états pathologiques tels que la dysménorrhée pseudo-membraneuse. Pendant la grossesse elles sont également indolores, et si la femme les perçoit c'est uniquement grâce au durcissement passager du ventre. Les contractions deviennent au contraire douloureuses pendant le travail, et aussi, quoique à un bien moindre degré pendant la délivrance; assez souvent douloureuses au début des suites de couches, elles constituent le phénomène bien connu sous le nom de tranchées utérines. La contraction utérine, aussitôt qu'elle devient douloureuse, constitue une véritable colique, analogue aux coliques vésicale, intestinale, hépatique, néphrétique.

2° Vagin. — Vulve. — Périnée.

Le vagin, la vulve et le périnée, dont l'anatomie sera exposée ultérieurement à propos de la filière génitale, subissent deux modifications principales :

Hypertrophie;

Ramollissement.

Nous avons vu qu'il en était de même pour l'utérus, de telle sorte que tous les organes génitaux, depuis le fond de l'utérus jusqu'à la vulve, s'hypertrophient et se ramollissent sous l'influence de la grossesse.

Cette augmentation progressive de volume et de mollesse favorise, du côté du corps, le développement de l'œuf, tandis que du côté du col du vagin du périnée et de la vulve, elle lui prépare une sortie facile.

A. — **Vagin.**

Le vagin, en s'hypertrophiant augmente dans toutes ses dimensions. Son

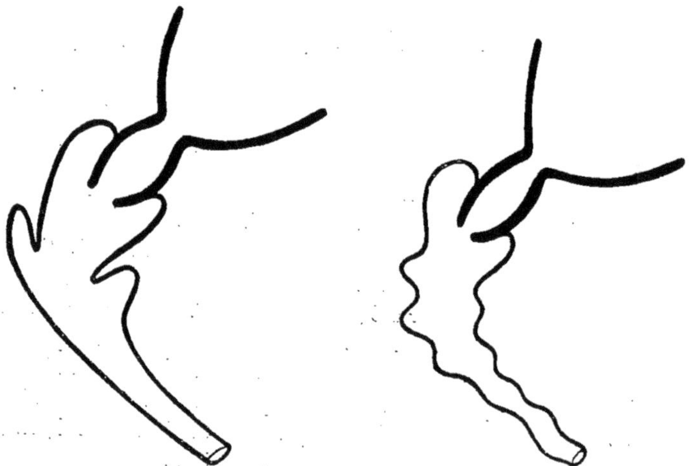

Fig. 84. — Vagin replié en diaphragme. Fig. 85. — Vagin replié en accordéon.

allongement permet, au second trimestre de la grossesse, la facile ascension de l'utérus au-dessus ou au niveau du détroit supérieur. Quand pendant le dernier trimestre chez la primigeste, ou plus tard chez la multigeste, l'utérus redescend, le vagin se replie sur lui-même en accordéon, ainsi que l'indique la figure 85; dans d'autres cas les plis se confondent et se réunissent en un seul, tantôt circulaire, tantôt incomplet en forme de croissant, repli que le doigt rencontre assez souvent pendant la grossesse (fig. 84) et que certains médecins inexpérimentés ou inattentionnés prennent parfois pour l'orifice externe de l'utérus dilaté sous l'influence du travail.

Le système vasculaire subit également un notable développement, ayant pour double effet, de modifier la coloration du vagin qui de rosé devient violet, et de rendre en quelques cas sensible au doigt les pulsations des plus gros rameaux artériels du vagin (*pouls vaginal d'Osiander*). Ce pouls est le plus facilement senti, quand on place le doigt dans le cul-de-sac antérieur, la pulpe dirigée en haut de manière à pincer la paroi vaginale entre l'extrémité digitale et la partie fœtale engagée.

B. — **Vulve.**

Outre l'hypertrophie et un certain degré de ramollissement, la vulve subit deux autres modifications importantes : en premier lieu une pigmentation, analogue à celle de l'aréole du sein ou de la face (masque de grossesse); en second lieu une coloration violacée, d'autant plus accentuée qu'on se rapproche davantage de l'orifice vaginal. Cette coloration qu'on rencontre également, quoique à un moindre degré, pendant la menstruation ou à son voisinage, de même que dans les cas de tumeurs de la zone utérine gênant la circulation de retour, pourra quelquefois faciliter le diagnostic d'une grossesse au début.

C. — **Périnée.**

Le périnée, participant au ramollissement et à l'hypertrophie des tissus de la zone génitale, acquiert, sous l'influence de la grossesse une grande souplesse, qui permettra son ampliation facile au moment de l'accouchement. Comme la vulve, il devient souvent, surtout chez les brunes, le siège de dépôts pigmentaires.

3° Annexes de l'utérus.

Après avoir largement ouvert l'abdomen et enlevé l'intestin grêle, si l'œil plonge dans le petit bassin, il aperçoit l'utérus, bordé en avant par la vessie, en arrière par le rectum, et se prolongeant jusqu'à la paroi pelvienne par une série de ligaments, qui sont comme autant de cordages destinés à le fixer et à le maintenir dans sa situation normale.

C'est par l'intermédiaire de ces ligaments, et sous leur abri, que les vaisseaux et nerfs arrivent jusqu'à l'utérus.

J'étudierai donc simultanément *les ligaments de l'utérus*, qui constituent les *annexes*, les *vaisseaux* et *nerfs* qui y aboutissent, tout en exposant les modifications que leur imprime la grossesse.

A. — **Ligaments.**

Tous les ligaments, qui partent de l'utérus, ont une structure identique; ils sont formés par des fibres musculaires lisses, se continuant directement avec celles de l'utérus, et recouvertes par le péritoine; ils ne sont donc pas fibreux mais bien musculo-séreux. Cette structure a une grande importance physiologique.

Le schéma 86 représente ces différents ligaments; il me suffira de les décrire brièvement.

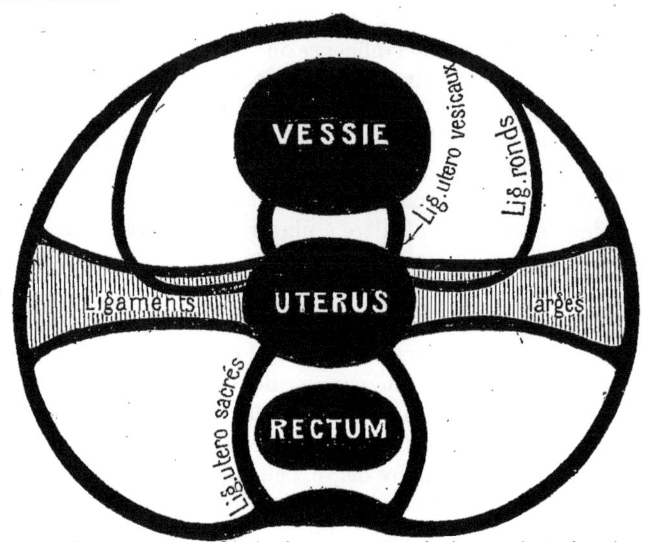

Fig. 86. — Ligaments de l'utérus vus supérieurement.

On aperçoit placés, l'un devant l'autre, le rectum, l'utérus, la vessie. La ceinture périphérique indique le contour osseux du bassin.

En arrière les deux ligaments utéro-sacrés, formant une véritable loge au rectum, et étendus de la partie supérieure du col utérin aux troisième et quatrième pièces sacrées.

Latéralement les ligaments larges, bandes tendues transversalement de l'utérus au bassin, et se divisant supérieurement en trois ailerons, dont l'antérieur contient le ligament rond, le moyen les trompes, et le postérieur l'ovaire. — Le ligament rond est donc une simple dépendance du ligament large, il s'insère périphériquement à l'épine du pubis et vient se terminer dans les grandes lèvres.

En avant les ligaments utéro-vésicaux, pendants des utéro-sacrés en arrière et formant trait d'union entre la partie supérieure du col utérin et la vessie.

Au point de vue de sa statique l'utérus peut être comparé à un balancier, maintenu en position fixe par deux ordres de ligaments les uns *transversaux*, les autres *antéro-postérieurs*.

Les transversaux sont les ligaments larges (y compris le ligament rond). Maintenant l'utérus par ses parties latérales et surtout supérieures, ils constituent le pivot du balancier, c'est-à-dire qu'ils permettent seulement des mouvements antéro-postérieurs.

Les antéro-postérieurs sont :

En premier lieu les *ligaments utéro-vésicaux*, dont le rôle est secondaire, et qui empêchent simplement le recul du col vers le sacrum.

En second lieu les *ligaments utéro-sacrés*, importantes et solides bandelettes, attirant le col en arrière, et empêchant qu'il ne tombe en avant dans la direction du vagin.

L'intelligence de ce qui vient d'être dit sera facilitée par le schéma 87.

Si les ligaments larges se relâchent, le corps de l'utérus, n'étant plus maintenu pourra basculer en arrière en avant ou latéralement, d'où la possibilité de déviations diverses.

Le relâchement des ligaments utéro-vésicaux n'a qu'une faible importance; il n'en est pas de même de celui des utéro-sacrés, qui permet la rétroversion de l'utérus.

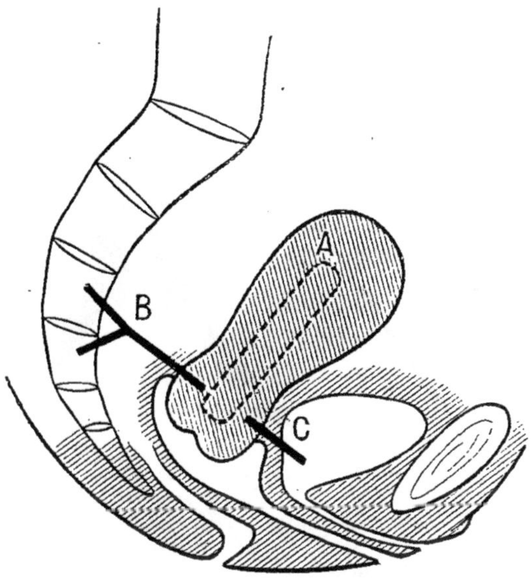

Fig. 87. — Ligaments de l'utérus vus de profil. A, insertion des ligaments larges. — B, ligament utéro-sacré. — C, ligament utéro-vésical.

Le relâchement simultané de ces divers ligaments au lieu d'une simple déviation a pour conséquence l'abaissement total de l'organe, c'est-à-dire le prolapsus avec ses degrés divers.

Pendant la grossesse tous ces liens subissent une hypertrophie notable avec un certain degré de ramollissement comme tous les organes de la zone génitale.

La souplesse acquise par les ligaments utéro-sacrés permet l'ascension du col pendant le second trimestre de la grossesse. Quant aux ligaments larges la contraction de leurs fibres musculaires joue, ainsi que l'ont démontré MM. Thévenot et Budin [1], un rôle important dans l'engagement de l'utérus et de la partie fœtale. Leur action, en effet, est comparable, vu la direction que leur imprime l'ascension de l'utérus, à celle du filet qui entoure un ballon, et sur lequel on tire pour empêcher l'ascension de l'aérostat. Leur contraction, synergique de la pression exercée par la paroi abdominale, fait descendre le fœtus dans l'excavation; leur relâchement permet au contraire l'ascension de l'utérus et de son contenu.

La trompe et l'ovaire, habitants du ligament large, participent à l'hypertrophie générale du système génital. L'ovaire en particulier, qui a fourni l'ovule fécondé, et dont la vésicule est transformée en corps jaune, acquiert parfois le volume d'une petite mandarine et devient facilement percep-

[1] Budin. *Obstétrique et gynécologie*, 1886, p. 389.

tible par le palper. M. Budin[1] a avec raison insisté sur la douleur, que provoque souvent la palpation des ovaires pendant la gestation.

B. — **Vaisseaux sanguins.**

Le schéma ci-joint (88) dont le côté droit représente les artères, et le côté

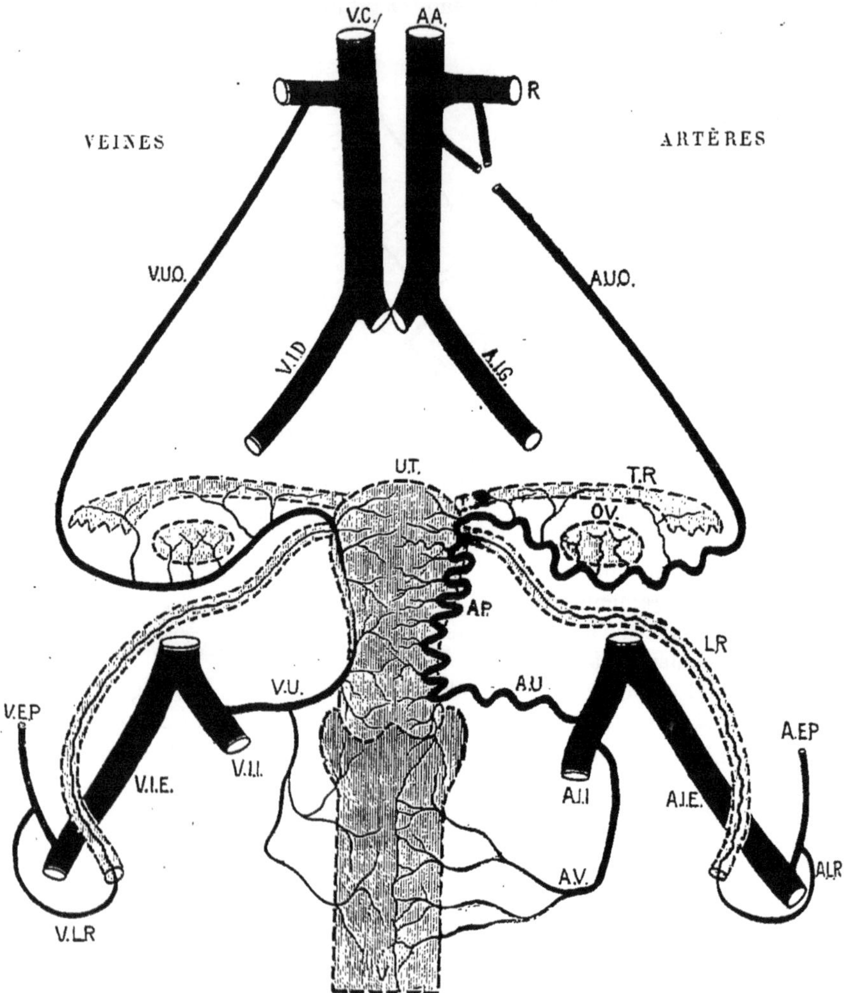

Fig. 88. — Vaisseaux sanguins du système génital.

AA, artère aorte. — R, artère rénale. — AUO, artère utéro-ovarienne. — AIG, artère iliaque primitive gauche. — AP, artère puerpérale. — AU, artère utérine. — AII, artère iliaque interne. — AIE, artère iliaque externe. — AEP, artères épigastriques. — ALR, artère ligament rond. — AV, artère vaginale. — OV, ovaire. — TR, trompe. — V, vagin. — UT, utérus. — Veines : dénominations correspondantes.

gauche les veines, remettra en mémoire la vascularisation génitale, dont je ne puis ici aborder les détails.

[1] *Obstétrique et gynécologie*, 1886, p. 383.

On y voit que l'utérus reçoit trois artères, l'utéro-ovarienne, l'utérine, et l'artère du ligament rond. L'artère utérine et l'utéro-ovarienne sont reliées vers les parties latérales de l'utérus par un vaisseau très contourné sur lui-même, auquel M. Glenard a donné le nom d'*artère puerpérale*, et où il place l'origine du bruit de souffle gravidique maternel, dont je reparlerai à propos de l'auscultation.

Tous ces canaux sanguins et surtout les veines prennent pendant la grossesse un développement considérable.

C. — **Vaisseaux lymphatiques.**

Le rôle des vaisseaux lymphatiques est faible à l'état physiologique, mais des plus importants dans les cas de septicémie puerpérale, car ils servent le plus souvent de voie de pénétration à l'agent infectieux.

Les lymphatiques de l'utérus se rendent à une série de ganglions groupés dans le bassin comme l'indique le schéma 89.

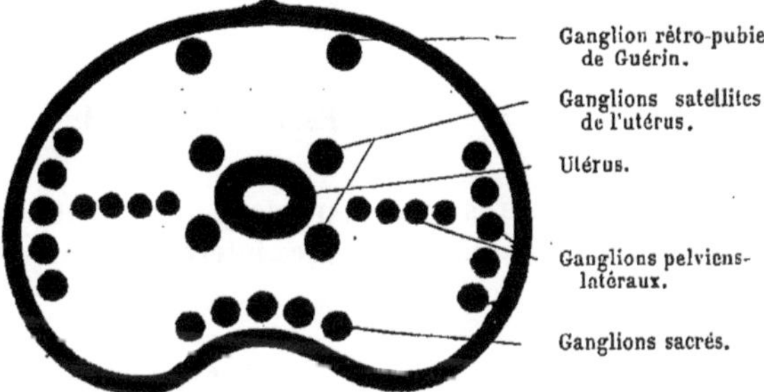

Fig. 89. — Ganglions lymphatiques du petit bassin.

L'utérus est au centre, en avant de chaque côté du pubis au voisinage du trou obsturateur *un ganglion* (Guérin) au pourtour du col utérin *quatre ganglions satellites* (Mayor, Lucas-Championnière), en arrière le groupe des *ganglions sacrés*, de chaque côté *les ganglions pelviens latéraux* dont l'ensemble est disposé en forme de T, la branche verticale du T occupant la base du ligament large, et l'horizontale étant accolée à la paroi pelvienne.

4° Articulations du bassin.

Je ne m'occuperai pas ici des *articulations sacro-vertébrales et coxo-fémorales*, qui à l'état physiologique ne présentent qu'un intérêt secondaire au point de vue obstétrical.

L'*articulation sacro-coccygienne* ne mérite mention, que par égard aux mouvements du coccyx, dont le libre fonctionnement facilite la sortie du fœtus.

Mais les trois articulations qui doivent surtout fixer notre attention, sont les deux symphyses sacro-iliaques et la symphyse pubienne.

Réunies dans une vue d'ensemble, elles peuvent être considérées comme *trois brisures* faites sur la ceinture pelvienne pour lui donner une plus grande souplesse. Il semble que ce soit bien là leur but spécial, car si à la périphérie les os sont maintenus au contact par des ligament puissants, au niveau des surfaces osseuses, un fibro-cartilage, un véritable coussin est interposé, analogue à celui qui existe entre les corps vertébraux. Ouvrons même la symphyse pubienne et nous verrons que ce ligament intra-articulaire est creusé d'une cavité remplie de sérosité, qui en fait une sorte de petit matelas liquide destiné à amortir les chocs.

Sous l'influence de la grossesse, les ligaments périphériques se relâchent, et les ligaments intra-articulaires s'hypertrophient tout en subissant un certain degré de ramollissement; toujours l'hypertrophie et le ramollissement que nous avons rencontrés jusqu'ici dans la zone génitale.

Ces modifications amènent un léger écartement des surfaces articulaires, qui d'après Jacquemier, peut aller jusqu'à 1 cent. et demi. Toutefois, l'effet principal n'est vraisemblablement pas l'agrandissement du bassin, mais plutôt comme je le disais en commençant, l'assouplissement de la ceinture osseuse pelvienne, condition favorable à l'accouchement.

5° Paroi abdominale.

L'*ombilic* semble se creuser pendant le premier trimestre de la grossesse, comme si l'ouraque inséré à sa face interne exerçait une traction à son niveau.

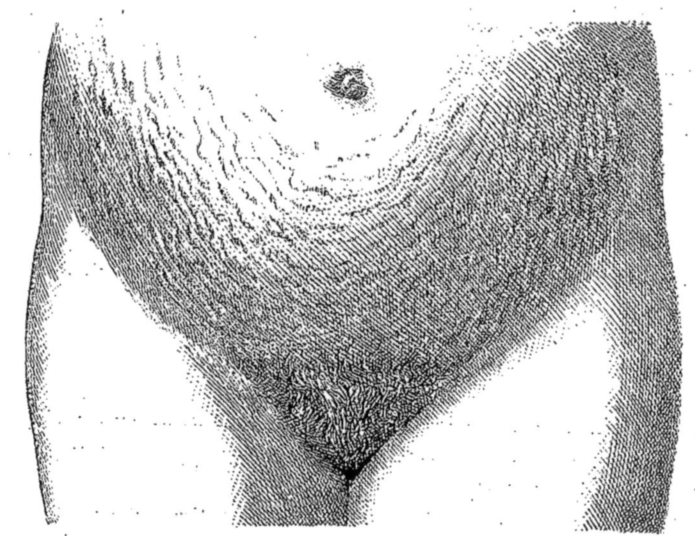

Fig. 90. — Vergetures de la grossesse.

A partir du second trimestre, l'ombilic s'aplatit progressivement, et devient souvent saillant dans les trois derniers mois de la grossesse. Ces trois périodes d'*enfoncement*, d'*aplatissement* et de *saillie* n'ont d'ailleurs qu'un intérêt théorique.

La *peau de l'abdomen*, distendue par l'utérus grandissant, présente une série d'éraillures sous-épidermiques, qui forment autant de petites plaques gaufrées, d'apparence cicatricielle. Ce sont les *vergetures de la grossesse*. Ces vergetures sont placées de préférence dans la région sous-ombilicale et parallèlement au pli de l'aine, elles peuvent d'ailleurs envahir toute l'étendue de l'abdomen, parfois même les fesses et la partie supérieure des cuisses; par anomalie, elles siègent exclusivement en l'une de ces deux dernières régions. Les vergetures récentes sont roses ou bleuâtres; chez les multipares, celles qui datent d'une grossesse antérieure prennent des reflets nacrés. Elles diminuent d'étendue après l'accouchement, mais ne disparaissent jamais complètement. Elles manquent dans 5 cas sur 100 environ, leur absence indique des tissus forts et résistants et un périnée peu susceptible de se déchirer. Les vergetures ne s'observent pas exclusivement sous l'influence de la grossesse, toute distension abdominale (tumeur, ascite, etc.) est susceptible de les produire.

Sur la ligne médiane de l'abdomen, au niveau où les feuillets aponévrotiques se croisent pour former la *ligne blanche*, la peau se pigmente longitudinalement, on observe à ce niveau une véritable *ligne brune*, qui surtout marquée dans la région sous-ombilicale, contourne l'ombilic tantôt à gauche, tantôt et plus souvent à droite, pour se prolonger parfois jusqu'au niveau de l'épigastre. Les anciens accoucheurs, qui accordaient volontiers de l'importance à des détails insignifiants, croyaient à un rapport entre le sexe de l'enfant et le passage de la ligne brune à droite de l'ombilic (garçons) ou à gauche (filles). On s'explique difficilement cette pigmentation le long d'une ligne aussi régulière, il semble que la circulation moins active sur la partie médiane de l'abdomen y permette ce dépôt plus aisément, de même que pour un fleuve rapide on voit les épaves venir s'accumuler sur les bords où le courant est plus faible.

L'influence de la distension abdominale ne se fait pas seulement sentir sur la peau, mais aussi sur les aponévroses; il y a un écartement marqué au niveau de la ligne blanche, de telle sorte que les deux muscles droits, verticalement tendus de l'épigastre à l'hypogastre s'écartent en boutonnière au voisinage de l'ombilic. Cet écartement est désigné sous le nom d'*éventration*, et se rencontre fréquemment à la suite d'une première grossesse. L'éventration se diagnostique facilement, lorsque la femme étant couchée, on lui demande de faire l'effort nécessaire pour s'asseoir; les deux muscles droits se tendent, se dessinent sous la peau, et dans leur intervalle, on voit le paquet intestinal venir faire une véritable hernie. Cette éventration existe à des degrés très divers, mais il est rare qu'à la suite d'une grossesse normale, les muscles droits restent aussi rapprochés qu'ils l'étaient auparavant.

6° Seins.

L'anatomie et la physiologie de la glande mammaire, de même que les modifications intimes de la glande sous l'influence de la puerpéralité, seront étudiées avec l'allaitement. Il ne sera ici question que des changements superficiels, qui se font au niveau du mamelon de l'aréole et de la peau avoisinante.

Le *mamelon* augmenté de volume, érectile et sensible, devient parfois hypéresthésique et douloureux.

Autour du mamelon, on aperçoit *deux zones* de coloration inégale, la plus excentrique étant la moins foncée :

L'*une*, voisine du mamelon, est l'aréole *vraie*, antérieure à la grossesse et se pigmentant davantage sous son influence. Elle est parsemée de tubercules, sortes de mamelons en miniature et bien décrits par MONTGOMERY. L'hypertrophie de ces tubercules et la pigmentation sont les deux caractères principaux de l'aréole vraie pendant la gestation. Ces deux modifications sont parfois assez nettes pour permettre à un œil exercé le diagnostic de la grossesse!

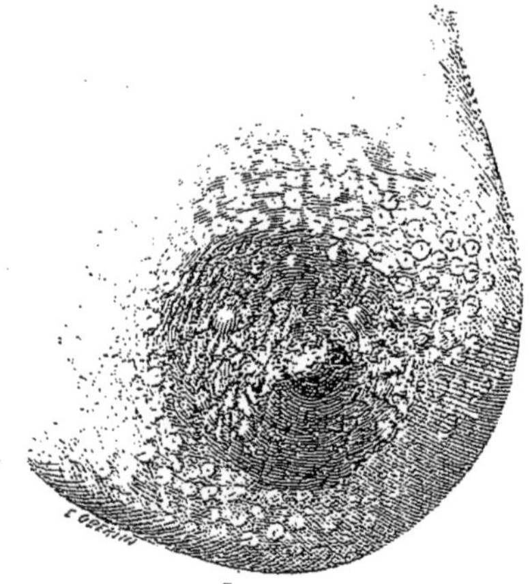

Fig. 91. — Mamelon. — Aréoles vraie et secondaire. — Tubercules de Montgomery.

HUNTER en présence d'un cadavre, au seul examen des seins, diagnostiqua la présence d'un produit de conception ; pendant l'examen ultérieur, on s'aperçut que l'hymen était intact, HUNTER persista dans son dire, et l'ouverture du ventre lui donna raison.

L'*autre*, aréole *secondaire*, *tachetée*, *mouchetée*, est une pigmentation d'origine gravidique, sorte de cercle atténué entourant le précédent. Le pigment se dépose dans la couche profonde de l'épiderme, respectant le pourtour des poils et des orifices sébacés, d'où l'aspect pommelé de cette surface.

La peau, sous l'influence de l'augmentation du volume glandulaire, se tend, parfois à un point tel, que des vergetures analogues à celles de l'abdomen mais moins grandes, se produisent à son niveau. Le *réseau veineux*, souscutané, dilaté par la suractivité circulatoire, devient très apparent, signe de bon augure au point de vue de l'abondance de la sécrétion lactée.

En comprimant le mamelon surtout vers la fin de la grossesse, on fait souvent poindre quelques gouttes de *colostrum* [1], parfois même ce colostrum s'écoule spontanément.

[1] Le colostrum n'est autre chose que le lait de la grossesse, liquide séreux, parcouru de stries jaune blanchâtre.

II

SYSTÈME NERVEUX

A. — Central.

La *sensibilité* de la femme est d'habitude exagérée, d'où impressionnabilité plus grande.

L'*intelligence* subit également le contre-coup de la grossesse, et telle femme éveillée, spirituelle, vive à l'état normal, devient lourde, somnolente, alors qu'elle est enceinte. Exceptionnellement on a noté la modification contraire, la gestation jouant le rôle d'un excitant cérébral.

Les altérations de la *volonté* ne sont pas les moindres, elles sont généralement englobées sous le nom bien connu d'*envies*. Quelques exemples seront ici plus clairs que toute description :

Le Dr HAMBERGER, cité par SUE, rapporte le fait d'une femme enceinte, qui ayant acheté un plein panier d'œufs au marché, vint trouver son mari et lui exposa qu'elle était prise du désir irrésistible de lui casser ces œufs sur la figure, s'il refusait, sa santé pourrait être gravement compromise. Le mari mit une serviette devant sa figure et se laissa faire.

Les rois eux-mêmes savaient respecter les envies puerpérales, car d'après le même auteur PHILIPPE II accorda la grâce, à un criminel condamné à la peine capitale, sur la demande de sa malheureuse femme enceinte.

CAPURON cite le cas d'une gestante, qui voulait absolument manger l'épaule d'un boulanger, qu'elle avait vu en passant, et celui d'une autre femme dans la même situation qui ne trouvait pas de plus grand plaisir que d'introduire le canon d'un soufflet dans sa bouche et d'avaler à longs traits le vent qui en sortait.

Les envies en d'autres cas peuvent être des perversions du goût. Telle la cliente de M. CHARPENTIER, dont la passion consistait à dévorer des bouts de bougie, ou encore le plaisir de cette autre femme à lécher les murs humides et couverts de salpêtre.

Ces aberrations diverses sont dues à un vice de fonctionnement cérébral, produit par la grossesse et présentant une certaine analogie avec d'autres troubles viscéraux, tels par exemple que ceux observés au niveau des reins, dont la manifestation principale est l'albuminurie.

Il est bon de contrarier le moins possible ces envies puerpérales; le cerveau féminin pendant la gestation doit être ménagé comme un organe malade; c'est dire qu'il faudra accéder aux désirs des gestantes dans les limites du possible.

On a prétendu que ces envies, de même que les frayeurs ou vives émotions éprouvées par la femme pendant le développement du fœtus, pouvaient être la cause de malformations; c'est là une simple hypothèse qu'aucun fait positif n'est venu confirmer, et à laquelle la science ne croit plus.

B. — **Périphérique.**

La grossesse prédispose à des *névralgies* diverses et en particulier aux *odontalgies*, surtout chez les femmes dont le système dentaire présente une infériorité physiologique antérieure, d'autant plus que la grossesse, par l'inflammation gingivale qu'elle provoque souvent, amène des accidents locaux variés. A cet égard le dicton populaire « *chaque enfant coûte une dent à sa mère* », ne manque pas d'une certaine justesse.

III

SYSTÈME RESPIRATOIRE

Le développement de l'utérus amène ainsi que l'ont prouvé les recherches de DOHRN [1] une augmentation du diamètre transversal du thorax, et au contraire une diminution des diamètres antéro-postérieur et vertical. Ce résultat est juste l'opposé de celui observé au niveau de l'utérus sous l'influence de la contraction, cette dernière en effet pendant toute sa durée diminue le diamètre transversal et augmente les diamètres antéro-postérieur et vertical; cette comparaison n'a d'ailleurs qu'un intérêt mnémotechnique par l'opposition de ces deux résultats contraires.

La capacité générale du thorax est diminuée, d'où une certaine gêne respiratoire accrue par la pauvreté globulaire du sang, autre effet de la grossesse dont il sera question dans un instant. Cette double cause expose les gestantes à l'essoufflement.

L'élimination pulmonaire est également modifiée, mais tandis qu'ANDRAL et GAVARRET ont admis une exagération dans l'exhalation d'acide carbonique, M. REGNARD, à l'opinion duquel je souscrirais plus volontiers, a trouvé juste l'inverse.

IV

SYSTÈME CIRCULATOIRE

Sang. — Cœur. — Vaisseaux.

Sang. — Les modifications du sang sont au nombre de trois principales :

Pléthore séreuse;

Anémie globulaire (sauf pour les leucocytes);

Diminution des principes solides (sauf la fibrine).

Pléthore séreuse. — La quantité d'eau composant le sang est notablement augmentée, de telle sorte que la masse totale du liquide sanguin est plus grande pendant la grossesse qu'à l'état de vacuité. Il y a donc pléthore, mais *pléthore séreuse* ou *hydrémie*. D'où exagération de la tension vasculaire,

[1] *Monatsch, f. geb*, Bd. XXIV, p. 414.

filtration au niveau des capillaires d'une certaine quantité de sérosité qui amène un gonflement généralisé des tissus, sorte d'œdème gravidique surtout manifeste à la face qui est bouffie, et aux doigts où les bagues deviennent trop petites et produisent un véritable étranglement. Ce gonflement ne doit pas être confondu avec un certain degré d'adipose, qui est, ainsi que nous le verrons plus tard, un résultat fréquent de la puerpéralité.

Outre l'infiltration générale des tissus l'augmentation de la masse totale du sang a deux autres effets : 1° prédisposer aux hémorrhagies : épistaxis, hémoptysies, etc.; 2° gêner le fonctionnement de certains organes, en particulier du cœur (hypertrophie, dilatation) et du rein (congestion, néphrite, albuminurie).

Cœur. — Sous l'influence de l'excès de travail qui lui est imposé (augmentation de la masse totale du sang, développement du territoire sanguin de l'utérus), et peut-être aussi par action réflexe comme dans les maladies du foie et de l'estomac, le cœur subit pendant la grossesse des modifications importantes. La première mention en a été faite en 1826 par Larcher dans un mémoire présenté à l'académie, qui ne fut publié qu'en 1857. Cet auteur signalait l'hypertrophie cardiaque généralement admise depuis, quand elle fut niée en 1879 par M. Letulle, qui avait constaté la dilatation du cœur et en particulier du cœur droit et non son hypertrophie. A trois autopsies publiées en 1888 dans les archives générales de médecine, M. Ducastel a trouvé deux fois l'hypertrophie et une fois la dilatation. Ces différents résultats prouvent que l'hypertrophie cardiaque (cœur gauche) existe mais qu'elle n'est pas constante; quand elle manque on note la dilatation, surtout marquée au niveau du cœur droit. L'hypertrophie et la dilatation peuvent également coïncider.

La pathogénie de ces modifications se comprend ainsi : gêne du fonctionnement cardiaque; si le cœur réagit peu il se laisse dilater, si au contraire il lutte contre l'obstacle, il y a hypertrophie. L'hypertrophie et la dilatation sont donc le résultat du mode de réaction cardiaque.

L'hypertrophie du cœur gauche produit quelquefois un bruit de galop analogue à celui qu'on rencontre dans le cas de néphrite interstitielle, et dont la cause est due à un état analogue du cœur.

Vaisseaux. — La plus grande tension vasculaire a comme résultat au niveau des artères des pulsations plus énergiques, plus résistantes (pouls dur) et au niveau des veines une tendance à la dilatation dont l'aboutissant fréquent est la production de varices.

V

SYSTÈME URINAIRE

Reins. — Congestion et gêne circulatoire, dues aux modifications générales de la circulation et à la compression exercée par l'utérus devenu volumineux;

d'où troubles sécrétoires qui seront étudiés à propos de l'urine, et prédisposition à la néphrite.

Uretères. — Compression possible dans leur trajet terminal, alors surtout que l'engagement est profond, conséquence : l'arrêt de l'urine et peut-être la production de l'éclampsie.

Vessie[1]. — L'utérus par son développement gêne plus ou moins la vessie dans son expansion et amène des changements dans la forme et la situation du réservoir urinaire.

Pendant le premier trimestre de la grossesse les conditions ne sont pas notablement changées, car la vessie trouve encore la place pour se développer dans l'excavation pelvienne.

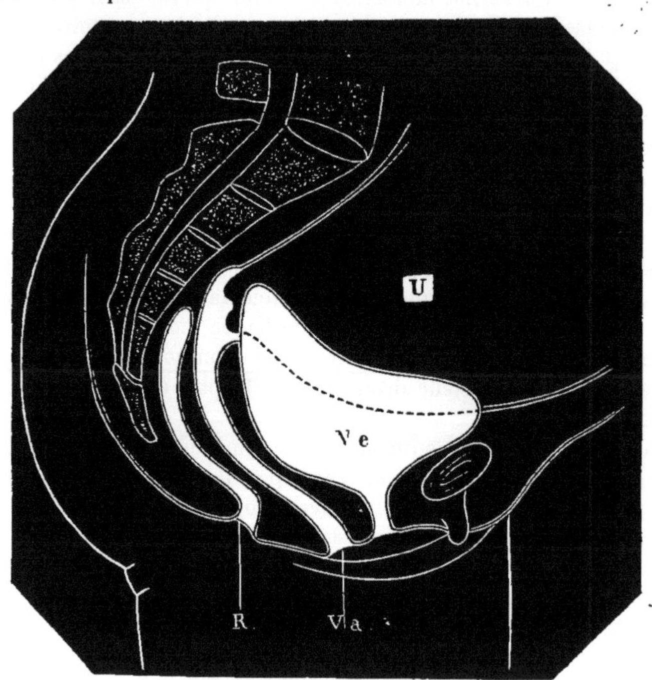

Fig. 92. — Vessie en forme de croissant.

Ve, vessie. — U, utérus. — R, rectum. — Va. vagin.

Grande aisance pour la vessie pendant le second trimestre, l'utérus abandonnant en grande partie l'excavation postérieure pour gagner la cavité abdominale.

Durant le dernier trimestre, et aussi pendant le travail suivant le degré de l'engagement fœto-utérin, la vessie peut prendre différentes formes, dont les figures ci-contre (92, 93, 94) représentent les trois types principaux.

[1] Voir Auvard. *Travaux d'obstétrique*, 1889, t. I, p. 469.

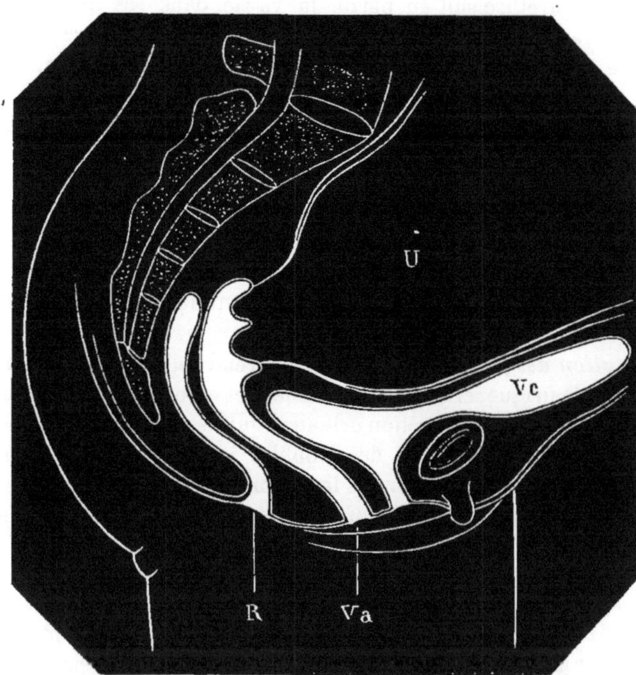

Fig. 93. — Vessie en forme de sablier.

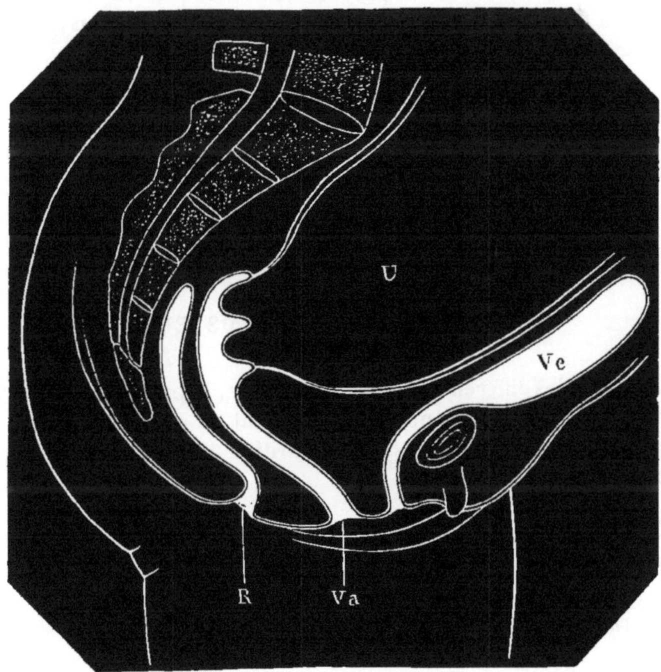

Fig. 94. — Vessie en forme de cornue.

Urèthre. — L'urèthre suit en partie la vessie dans ses développements; quand il est tiraillé comme dans le cas représenté par la figure 94, le méat s'enfonce, se cache sous le pubis, rendant difficile le cathétérisme.

Urine. — Les modifications de l'urine, comme celles du sang, sont au nombre de trois principales :

Augmentation de la quantité d'eau ;

Diminution des principes solides (sauf les chlorures) ;

Apparition de principes nouveaux (kyestéine, albumine, glycose).

L'*augmentation de la quantité d'eau* n'est que relative car la quantité totale d'urine est à peu près la même pendant la grossesse et en dehors d'elle.

La *diminution des principes solides* comprend celle des phosphates, sulfates, urée, acide urique, créatine, créatinine ; les chlorures seuls augmentent. Ce ralentissement dans la sécrétion urinaire, qui est une des caractéristiques de la gestation, peut conduire à des troubles importants de l'organisme, à l'éclampsie par exemple comme nous le verrons à propos de cette maladie.

Parmi les *principes nouveaux qui apparaissent dans l'urine*, j'ai mentionné la kyestéine, l'albumine et la glycose.

Sous le nom de *kyestéine*, Nauche avait désigné une substance spéciale, qu'on voit apparaître à la surface de l'urine des gestantes sous forme de pellicule irisée. Mais ainsi que cela a été prouvé depuis, ce dépôt n'est pas particulier aux femmes enceintes, et il n'est pas constitué par un principe spécial mais par des cristaux de phosphate ammoniaco-magnésien, par des vibrions et des monades. Oublions donc ce produit autour duquel on a fait beaucoup de bruit il y a quelques années, le considérant à tort comme un signe certain de grossesse.

La présence de l'*albumine* est relativement assez rare ; j'y reviendrai à propos de l'*albuminurie*.

On n'est pas d'accord à propos de la *glycosurie*, fréquente pour les uns, exceptionnelle pour les autres ; je réserve cette question pour le chapitre *diabète*.

VI

SYSTÈMES CUTANÉ ET OSSEUX

Peau. — Outre les différents sièges déjà signalés, la pigmentation gravidique peut se faire en divers autres points, notamment au niveau de la face où elle constitue le *masque de la grossesse*. Le nutrition des ongles serait troublée ; ils diminueraient d'épaisseur[1].

Squelette. — Le squelette éprouve des modifications dans son attitude générale et dans sa nutrition.

[1] Esbach. Thèse Paris, 1876.

Attitude. — Par suite du développement du ventre, la femme pour maintenir son équilibre est obligée de renverser la partie supérieure du corps en arrière, d'où lordose de la colonne vertébrale. Cette lordose, donnant une attitude et une démarche spéciales à la femme, permet souvent à un œil exercé de reconnaître l'existence de la grossesse (ou d'une tumeur abdominale), en observant la démarche vue de dos. Autre conséquence, le poids du corps s'appuie bien plus sur les talons qu'à l'état de vacuité, de telle sorte que si on prenait l'empreinte avant et pendant la grossesse, on verrait la marque des talons bien plus accentuée dans ce second cas.

Nutrition : Chez les femmes, dont la grossesse survient de 18 à 22 ans, on voit quelquefois, soit avant l'accouchement soit de préférence après, une augmentation notable de la taille. La puerpéralité semble momentanément exciter le développement osseux.

Outre cette influence générale on a noté [1] à la surface interne du crâne (dans le tiers ou la moitié des cas) beaucoup plus rarement à la face interne du bassin [2] la production d'*ostéophytes*, sous forme de plaques, qui, nées avec la grossesse, disparaissent avec elles. Il en existe trois variétés :

1° Des *petites plaques* de 1 centimètre de diamètre respectant les intersections osseuses ;

2° Des *plaques* de 2 à 3 centimètres de diamètre, souvent jetées comme un pont sur les sutures ;

3° Une *véritable calotte* osseuse doublant la boîte cranienne.

C'est en somme le même processus à des degrés divers. La présence de ces ostéophytes ne provoque aucun trouble cérébral.

VII

SYSTÈME DIGESTIF ET ANNEXES

Pour éliminer de suite ce qui a trait aux annexes, je dirai que le *foie* [3] subit une augmentation de volume et une dégénérescence graisseuse surtout marquée au centre du lobule hépatique, alors que dans la dégénérescence graisseuse d'origine non puerpérale, la graisse est au contraire accumulée vers la périphérie du lobule.

Quant au *système digestif* il éprouve dans son fonctionnement des modifications très importantes, qui retentissent d'une façon marquée sur la *nutrition* Afin d'être plus facilement compris j'étends les limites de ce chapitre pour y traiter ou plutôt y esquisser *tous les troubles de la nutrition* et y comprendre non seulement ceux qui ont trait au système digestif mais aussi à d'autres systèmes [4].

La nutrition se compose de quatre actes successifs : *absorption*, *assimilation* *désassimilation*, *élimination*.

[1] Rokitansky, 1838. — Ducrest, thèse 1844. — Moreau, thèse 1844.

[2] Follin et Cl. Bernard. *Soc. de Biologie*, janvier 1849.

[3] Tarnier. Thèse Paris, 1857. — De Sinety. Acad. des Sciences, 23 déc. 1872.

[4] Auvard. *Travaux d'obstétrique*, 1889, t. II, p. 7.

L'*absorption* est la pénétration des aliments, plus ou moins modifiés par la digestion, dans l'intérieur de l'économie à travers la voie sanguine et lymphatique. L'*assimilation* est la fusion de ces nouveaux éléments avec les différents tissus du corps humain. La *désassimilation* n'est autre chose que la combustion de ces mêmes éléments, sous l'influence du jeu physiologique de l'organe où ils étaient accumulés. Les déchets sont versés dans le torrent circulatoire. Le sang ainsi encombré vient s'épurer en passant dans des organes spéciaux ou éliminateurs, c'est le quatrième temps de la nutrition ou l'*élimination*. Or, la gestation est susceptible de jeter un trouble plus ou moins profond dans chacun des quatre actes de la nutrition.

1° *Absorption*. — Parfois l'appétit sous l'influence de la grossesse est excité, la digestion plus facile, l'absorption semble ainsi favorisée. Mais l'habitude est d'observer la modification contraire, aussi peut-on considérer le ralentissement de l'absorption comme la règle pendant la gestation. Je ne fais que rappeler ici les perversions de l'appétit, désignées sous le nom d'envies et dont il a déjà été question.

D'autres causes viennent contribuer au ralentissement de l'absorption, telle que les *vomissements*, la *diarrhée*.

Les *vomissements* ou les *nausées* qui en représentent l'ébauche, sont un accident banal de la grossesse, survenant tantôt le matin à jeun au moment du réveil aux premiers mouvements, tantôt au milieu des repas ou après eux. Généralement bien supportés ils causent dans d'autres cas un affaiblissement notable, et peuvent aboutir à un état grave que nous étudierons plus loin sous le nom de *vomissements incoercibles*. Les vomissements s'observent à toutes les périodes de la grossesse, mais de préférence pendant les trois premiers mois.

La *diarrhée* est par contre un accident rare de la grossesse. La constipation est l'état ordinaire, due soit à la compression exercée par l'utérus sur le rectum, soit plutôt à une parésie réflexe de l'intestin, l'utérus absorbant et accaparant la vitalité des organes abdominaux.

2° *Assimilation*. — L'assimilation est en général ralentie sous l'influence dela grossesse, et ce ralentissement exerce une action des plus défavorables sur la *scrofule* et l'*anémie*.

La *scrofule*, dont le *lymphatisme* est l'ébauche, l'un étant une simple prédisposition morbide, et l'autre une maladie confirmée, représente un état pathologique dû à une nutrition vicieuse incomplète, une dystrophie nutritive. La scrofule, appauvrissement de l'organisme par manque d'assimilation, prédispose à l'action d'agents divers et entre autres au développement du bacille tuberculeux. Or, c'est en exagérant le trouble nutritif de la scrofule que la grossesse tantôt facilite l'éclosion de la *tuberculose*, tantôt hâte son évolution.

A côté de la scrofule, j'ai mentionné l'*anémie* ou appauvrissement globulaire. Nous avons déjà vu cette modification en étudiant le sang. L'anémie est parfois tellement accentuée, qu'elle constitue une maladie grave, parfois mortelle, à savoir l'*anémie pernicieuse*, qui est à l'anémie vulgaire, ce que les vomissements incoercibles sont aux vomissements simples.

3° *Désassimilation* — Une partie des aliments transformés par la digestion se fusionne avec les éléments du corps, tandis que l'autre continue à circuler dans le sang. Il existe donc à ce stade de la nutrition, deux variétés d'éléments : l'*intégrant* et le *circulant* (Bouchard).

La combustion s'empare de l'un et de l'autre pour les détruire. Si cette combustion est complète, les trois seuls déchets qui en résultent, sont l'*urée*, l'*acide carbonique* et l'*eau*. Mais si la combustion est incomplète, différents produits prennent naissance parmi lesquels je noterai l'*acide urique*, l'*acide lactique*, le *sucre* et la *graisse*.

L'excès de ces produits dans le sang, ou au niveau des organes éliminateurs (voies urinaires ou biliaires), produit différentes maladies indiquées par le tableau suivant[1] :

Acide lactique dont l'excès cause			Rhumatisme. Ostéomalacie.
Acide urique	—	—	Goutte. Gravelle urinaire.
Graisse	—	—	Obésité. Lithiase biliaire.
Sucre	—	—	Glycémie. Glycosurie. Diabète.

Or, la grossesse prédispose à l'éclosion de ces diverses maladies (généralement englobées sous la dénomination d'*arthritiques*) c'est dire que la *grossesse entrave les combustions*, ou en d'autres termes que le *stade désassimilateur de la nutrition est ralenti par elle.*

4° *Elimination.* — L'élimination se fait par la peau, l'intestin (y compris les glandes qui l'entourent et en particulier le foie), le poumon et les reins.

Si nous ignorons les modifications des sécrétions cutanées et intestinales, et les changements de l'élimination pulmonaire, nous avons vu que pour les reins, l'analyse de l'urine gravidique nous avait montré une diminution des éléments solides (sauf les chlorures). L'*élimination rénale est donc ralentie*, et il est probable qu'il en est de même pour les éliminations pulmonaires, cutanées et intestinales.

Quand ce ralentissement est trop accentué, il aboutit à un état pathologique, l'*éclampsie*, maladie des plus graves de la puerpéralité.

En récapitulant ce qui vient d'être dit au sujet de la nutrition, on voit donc que la grossesse amène dans ses différents stades un ralentissement, dont les conséquences principales sont :

1° Pour l'absorption.

a. Vomissements simples et incoercibles.

[1] *Travaux d'obstétrique*, t. II, p. 31.

2° Pour l'assimilation.

a. **Lymphatisme, scrofule.**
b. **Anémie simple et pernicieuse.**

3° Pour la désassimilation.

a. **Rhumatisme.**
b. **Ostéomalacie.**
c. **Goutte.**
d. **Gravelle urinaire.**
e. **Obésité.**
f. **Lithiase biliaire.**
g. **Diabète.**

4° Pour l'élimination.

a. **Eclampsie.**

Les gestantes sont donc des ralenties au point de vue de la nutrition.

RÉSUMÉ

Si nous comparons les diverses modifications imprimées à l'organisme par la grossesse, nous voyons que, pour la plupart des systèmes, elles se résument en une *gêne fonctionnelle* plus ou moins prononcée (gênes de la respiration, de la circulation, de la sécrétion urinaire, de la nutrition)[1]. Au milieu de cette souffrance générale de l'organisme, le *système génital* est seul *florissant* et accapare tous les éléments de la vie féminine. Pendant la grossesse, l'organisme de la femme est, jusqu'à un certain point, comparable à un gouvernement où l'attention serait exclusivement portée vers un ministère, au détriment des autres. Chez la gestante, toute la vie semble se concentrer dans le système génital pour le développement du nouvel être et pour la parturition. L'accouchement terminé, l'organisme va reprendre son équilibre normal, à moins que l'allaitement ne prolonge encore pendant quelques mois la puerpéralité.

Nous arrivons à l'étude des symptômes de la grossesse, mais il faut préalablement décrire la *filière génitale*, ainsi que les *présentations et positions* fœtales, sans quoi, nous nous heurterions constamment à des inconnues.

Je commence par la *filière génitale*.

[1] Le système osseux semble seul, en dehors du système génital, subir sous l'influence de la grossesse, une certaine suractivité fonctionnelle. Je ferai cependant remarquer que la croissance qui survient à la suite d'une première grossesse, accompagne le plus souvent le postpartum et non la grossesse, or à cette époque, la suractivité fonctionnelle est la règle; quant aux ostéophytes, leur pathogénie est encore mal connue, il est donc impossible de se livrer à aucune interprétation à leur égard.

III

FILIÈRE GÉNITALE

SOMMAIRE

1° *Bassin osseux. Pelvis.*
  Conformation extérieure.
  Conformation intérieure.
2° *Bassin mou. Périnée.*
  Périnée.
  Vagin.
  Vulve.
3° *Résumé de la filière génitale.*
  Plans. Axes.
  Courbe générale de la filière génitale.

La filière génitale est le canal rétréci et irrégulier, que doit parcourir le fœtus au moment de l'accouchement pour arriver au dehors.

Ce canal est constitué par une région osseuse, qui en forme la charpente, c'est le *bassin osseux* ou *pelvis*, et complété par des parties molles, dont l'ensemble peut être désigné sous le nom de *bassin mou* ou *périnée*.

Nous allons successivement étudier :

Le bassin osseux ou *pelvis*.
Le bassin mou ou *périnée*.

1° BASSIN OSSEUX. PELVIS

Le pelvis est formé par les *deux os iliaques*, accolés en avant au niveau de la symphyse pubienne, et réunis en arrière par l'intermédiaire du sacrum, dont le coccyx n'est qu'un simple appendice inférieur et terminal.

Cette esquisse nous laisse deviner quatre articulations : la symphyse pubienne en avant, les deux symphyses sacro-iliaques de chaque côté du sacrum, et enfin une articulation sacro-coccygienne.

La ceinture pelvienne, interposée comme un ressort vivant entre la colonne vertébrale et les membres inférieurs joue un rôle physiologique important dans la statique humaine.

Sans m'arrêter aux descriptions anatomique (os et articulations) et physiologique, pour lesquelles je renvoie aux traités classiques, je me bornerai au côté exclusivement obstétrical de la question.

Conformation extérieure.

L'extérieur du bassin intéresse fort peu l'accoucheur, cependant comme dans certains vices de conformation la mensuration de quelques diamètres extérieurs (*pelvimétrie externe*) peut fournir d'utiles renseignements, j'indiquerai les quatre diamètres externes dont la connaissance est indispensable. Ce sont :

1° Le *diamètre de Baudelocque* ou *sacro-pubien* (de l'apophyse épineuse de la première vertèbre sacrée à la partie antérieure et médiane de la symphyse pubienne) 20 centimètres ;

2° Le *diamètre bisépineux* (qui sépare les deux épines iliaques antérieures et supérieures), 24 centimètres ;

3° *Le diamètre bisiliaque* (qui réunit les deux points les plus éloignés des crêtes iliaques), 28 centimètres ;

4° *Le diamètre bitrochantérien* (du grand trochanter d'un côté à celui du côté opposé), 32 centimètres.

Donc 20, 24, 28, 32 centimètres (4 centimètres entre chacun de ces diamètres).

Conformation intérieure.

A l'intérieur, le bassin présente deux régions absolument distinctes,

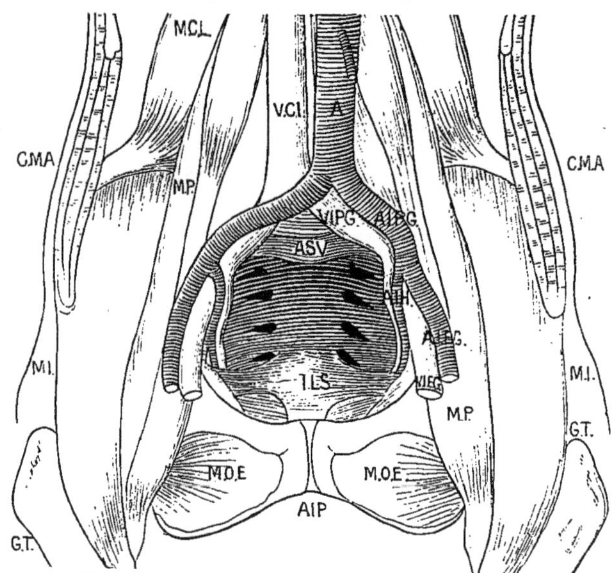

Fig. 95. — Grand bassin revêtu de parties molles.

A, aorte. — AIPG, artère iliaque primitive gauche. — AIEG, artère iliaque externe gauche. — MP, muscle psoas. — CMA, coupe muscles de la paroi abdominale. — GT, grand trochanter. — MI, muscle iliaque. — MCL, muscle carré lombaire. — VCI, veine cave inférieure. — VIPG, veine iliaque primitive gauche. — ASV, angle sacro-vertébral. — ILS, insertion ligaments sacro-sciatiques. — MOE, muscle obturateur externe. — AIP, arc inférieur du pubis.

séparées l'une de l'autre par le rétrécissement, que constitue la ligne innominée complétée en arrière par le promontoire, et auquel on donne le nom de *détroit supérieur*.

Au-dessus se trouve le *grand*, et au-dessous le *petit bassin.*

Le *grand bassin* forme une sorte d'entonnoir incomplet, constitué par les ailes iliaques latéralement et le rachis en arrière. Les muscles psoas iliaques, en comblant les fosses iliaques, offrent un point appui à l'utérus gravide, alors qu'il s'incline de l'un ou de l'autre côté.

Mais c'est le *petit bassin*, qui est la partie essentiellement obstétricale du pelvis; il est limité en haut par le *détroit supérieur* déjà défini, et en bas par le *détroit inférieur* (pointe du coccyx, partie inférieure des ligaments sacro-sciatiques, ischions, branches ischio-pubiennes, partie inférieure de la symphyse pubienne).

Entre ces deux détroits se trouve l'*excavation pelvienne.* A la partie inférieure de l'excavation, un rétrécissement (Beckenenge des Allemands), le *détroit moyen*, qui la divise en deux parties inégales, l'une *supérieure*, ou *grande excavation*, l'autre *inférieure* ou *petite excavation.*

Le *détroit moyen* est constitué, en allant d'arrière en avant, par la partie inférieure du sacrum, les petits ligaments sacro-sciatiques (bord inférieur), les épines sciatiques, la ligne osseuse et musculo-aponévrotique (trou obturateur), qui se rend de cette épine à la partie inférieure de la symphyse pubienne, et enfin par cette même partie de la symphyse pubienne.

Ce détroit moyen n'est autre que la ligne d'insertion du *releveur coccy-périnéal* (nom sous lequel M. Farabeuf réunit le releveur anal et l'ischio-coccygien), quoique ce muscle ne s'insère pas à toute l'étendue de cette ligne.

Ce détroit moyen a une importance considérable en obstétrique; c'est lui, en effet, qui constitue la limite entre le bassin osseux et le bassin musculaire, au-dessus de lui, le fœtus franchit un canal osseux, au-dessous, un canal musculaire. Au-dessus, toute la dystocie pelvienne; au-dessous (sauf les quelques obstacles apportés par les ischions et le coccyx, voisins gênants), toute la dystocie périnéo-vulvaire

Pour connaître complètement le petit bassin, il me faut décrire successivement :

a. Le détroit supérieur;
b. La grande excavation;
c. Le détroit moyen;
d. La petite excavation;
e. Le détroit inférieur.

a. *Détroit supérieur.* — Formé par : promontoire, partie saillante des ailes du sacrum, ligne innominée des os iliaques, éminence ilio-pectinée, surface pectinéale, épine pubienne, partie supérieure du pubis et de la symphyse pubienne.

Diamètres :

1° *Antéro-postérieur ou promonto-pubien :* de la partie la plus saillante du promontoire à la partie supérieure de la symphyse pubienne. 11 centimètres.

2° *Deux obliques :* l'un *gauche* de la symphyse sacro-iliaque droite à l'éminence ilio-pectinée gauche; l'autre *droit* de la symphyse sacro-iliaque gauche à l'éminence ilio-pectinée droite[1]; ces deux diamètres sont égaux et mesurent 12 centimètres.

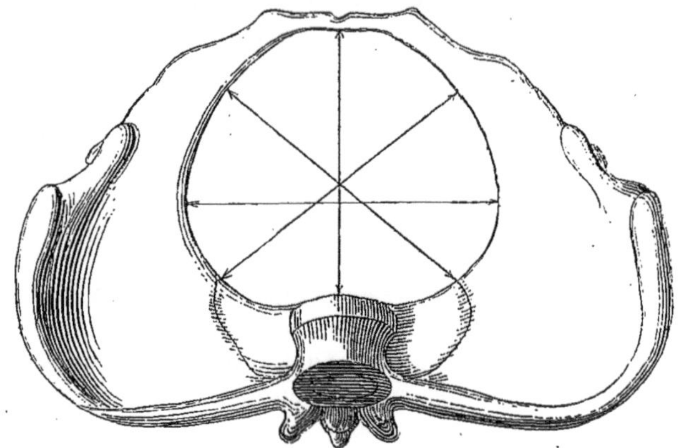

Fig. 96. — Bassin : Diamètres du détroit supérieur.

3° *Un transverse*, réunissant transversalement les deux points les plus éloignés de la ligne innominée, 14 centimètres.

Donc : 11, 12, 13 centimètres.

b. *Grande excavation* ou excavation proprement dite, formée par : la concavité sacrée, la grande échancrure sciatique, la face interne du contrefort osseux qui s'étend de l'ischion à l'aile iliaque (et dans lequel est creusé à la face externe la cavité cotyloïde), le trou obturateur, la face postérieure du pubis et de la symphyse pubienne.

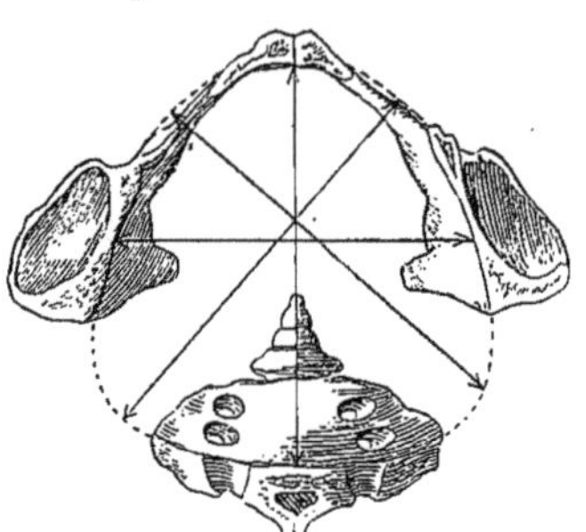

Fig. 97.—Bassin : Diamètres de l'excavation.

Diamètres :

1° *Un antéro-postérieur :* de la partie médiane de la troisième pièce sacrée, au milieu de l'interligne postérieur de la symphyse pubienne, 12 centimètres;

2° *Deux obliques :* l'un gauche, *mieux cœcal* se rendant de la partie moyenne de l'échancrure sciatique droite au milieu du trou obturateur gauche; l'autre droit, *mieux rectal*, suivant la direction opposée, 12 centimètres l'un et l'autre. Toute-

[1] Comme on le voit, par ce qui vient d'être dit, nous dénommons en France les diamètres obliques par le côté de leur extrémité antérieure, le diamètre oblique gauche est celui qui aboutit à l'éminence ilio-pectinée gauche. Dans d'autres pays au contraire, en Allemagne, en Angleterre par exemple, ces diamètres sont dénommés par le côté de leur extrémité postérieure, le diamètre oblique gauche est par conséquent celui qui aboutit à la symphyse sacro-iliaque gauche. Le diamètre oblique droit en France est donc le gauche en Allemagne et en Angleterre; il y a là une source de confusion très fâcheuse, qui peut être évitée en choisissant un point de repère anatomique.

Le diamètre oblique qui aboutit en arrière à la symphyse sacro-iliaque droite marchant dans la direction du cœcum serait bien appelé *diamètre oblique cœcal*, et celui du côté

fois les deux extrémités de ces diamètres, correspondant à des parties molles, les rendent facilement extensibles jusqu'à 13 centimètres et même davantage.

3° *Un transverse*, du point correspondant au fond de la cavité cotyloïde d'un côté, à celui de l'autre côté, 12 centimètres.

Donc 12 partout, avec des diamètres obliques extensibles jusqu'à 13 centimètres.

c. *Détroit moyen* formé par : la partie inférieure du sacrum, le bord inférieur du petit ligament sacro-sciatique, l'épine sciatique, une ligne se rendant

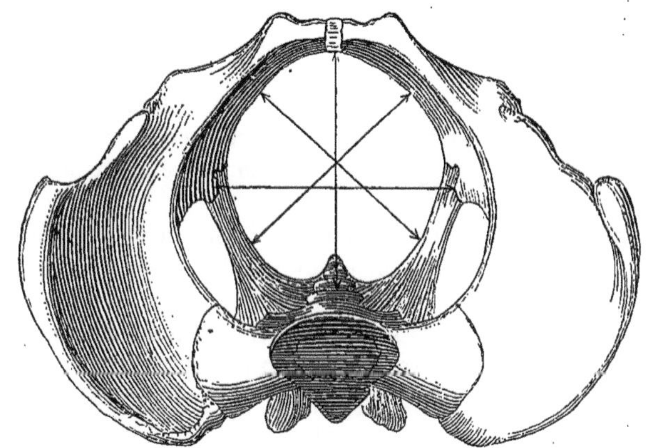

Fig. 98. — Bassin : Diamètres du détroit moyen.

de cette épine à la partie inférieure de la symphyse pubienne et passant par la partie inférieure du trou obturateur en côtoyant la branche ischio-pubienne, la partie inférieure de la symphyse pubienne.

Diamètres :

1° *Un antéro-postérieur :* de la partie inférieure et médiane du sacrum, à la partie inférieure de la symphyse pubienne, 12 centimètres.

2° *Deux obliques :* un *cœcal*, du milieu du petit ligament sacro-sciatique droit au milieu du bord ischio-pubien du trou obturateur gauche ; un *rectal* identique du côté opposé, 11 centimètres l'un et l'autre.

3° *Un transverse :* s'étendant de l'épine sciatique d'un côté à celle du côté opposé, 10 centimètres.

Donc : 12, 11, 10 centimètres.

opposé *diamètre oblique rectal*, le rectum étant à son point de départ au voisinage de la symphyse sacro-iliaque gauche.

Synonymie :

Diamètre oblique cœcal, diamètre oblique gauche des Français, et droit des Allemands et Anglais.

Diamètre oblique rectal, diamètre oblique droit des Français, et gauche des Allemands et Anglais.

Je me servirai dorénavant de ces désignations anatomiques.

d. e. *Petite excavation et détroit inférieur.* — Je réunis ces deux régions dont l'importance n'est que secondaire par rapport aux précédentes.

Le détroit inférieur est d'après les idées classiques constitué par la pointe du coccyx, le bord inférieur du grand ligament sacro-sciatique, l'ischion, la branche ischio-pubienne, la partie inférieure de la symphyse pubienne.

Or je ferai remarquer :

1° Que le grand ligament sacro-sciatique ne s'étend pas de la pointe du coccyx mais bien de la base de cet os à l'ischion, de telle sorte que le détroit inférieur se trouve sans limites dans cette région;

2° Que le coccyx, vu sa mobilité, joue plutôt le rôle de partie molle, sa pointe ne peut par conséquent pas servir à délimiter un détroit osseux fixe; la chose ne serait possible qu'avec l'ankylose de cet os sur le sacrum, ce qui est une condition pathologique et relativement rare;

3° Que la ligne réunissant les ischions se trouve bien au-dessous de celle allant de la pointe du coccyx à la partie inférieure et la symphyse pubienne, et que ces différents points ne peuvent par cela même contribuer à former un seul et même plan;

4° Que le muscle coccy-périnéal par son insertion à la ligne du détroit moyen surmonte le détroit inférieur et lui enlève presque toute son importance au point de vue obstétrical.

Ces différentes raisons doivent faire accepter le *détroit moyen* comme limite réelle de l'excavation inférieurement. Il est bien plus conforme à la réalité de considérer le détroit inférieur non comme un véritable détroit, mais comme un simple trépied osseux, formé par les deux ischions et le coccyx, ces trois saillies étant séparées par trois échancrures profondes, la pubienne en avant, et les sacro-sciatiques latéralement.

Ces saillies étant ainsi envisagées, on comprend qu'un déplacement (pour les ischions) et une fixation (pour le coccyx) puissent devenir une cause d'accouchement difficile; aussi est-il bon de savoir qu'à l'état normal la distance qui sépare les deux ischions est de 11 centimètres, et celle qui s'étend le plus habituellement de la pointe du coccyx à la partie inférieure de la symphyse pubienne de neuf centimètres, mais très extensible.

Je résume dans une vue d'ensemble les dimensions qui précèdent, et dont la connaissance exacte est indispensable aux médecins.

Diamètres extérieurs :

Diamètre de Baudelocque	. . . .	20 cent.
—	bisépineux	24 —
—	bisiliaque	28 —
—	bitrochantérien.	32 —

Diamètres intérieurs :

Détroit supérieur :

—	antéro-postérieur (promonto-pubien).	11 cent.
—	obliques.	12 —
—	transverse	13 —

Excavation :

—	antéro-postérieur	12 cent.
—	obliques.	12 (13).
—	transverse	12 cent.

Détroit moyen :

—	antéro-postérieur.	12 cent.
—	obliques.	11 —
—	transverse (bisciatique)	10 —

Pseudo-détroit inférieur :

—	biischiatique.	11 cent.
—	coccypubien	9 —

Je place en regard les dimensions des diamètres correspondants :

Diamètres	Transverses	Obliques	Antéro-post.
Détroit supérieur. . . .	13	12	11
Excavation.	12	12	12
Détroit moyen.	10	11	12

On voit donc, en se rappelant que pour l'excavation les diamètres obliques présentent une extensibilité notable, que les *grandes dimensions* du bassin sont :

Transverses au détroit supérieur ;
Obliques dans l'excavation ;
Antéro-postérieures au détroit moyen.

Nous pouvons dès maintenant, d'après ces données, prévoir la situation de la tête fœtale dans sa descente à travers la filière osseuse. La tête placera ses grandes dimensions, c'est-à-dire son diamètre occipito-mentonnier :

Transversalement au détroit supérieur ;
Obliquement dans l'excavation ;
Antéro-postérieurement au détroit moyen.

Autrement dit, la position de la tête sera :

Transverse au détroit supérieur ;
Oblique dans l'excavation ;
Directe au détroit moyen.

2° BASSIN MOU. — PÉRINÉE

Le squelette pelvien constitue un centre musculaire des plus importants. De ces *muscles :*

Les *uns* descendant du thorax et de l'abdomen viennent s'insérer sur son bord supérieur (grand et petit oblique, transverse, grand droit, grand dorsal carré lombaire) ;

Les *autres*, sur sa face externe (les trois fessiers, obturateur externe, carré crural, adducteurs de la cuisse, droit interne, etc.) ;

Les *derniers* enfin, qui nous intéressent plus spécialement, se fixent à la face interne du bassin, tapissant ses parois et obturant son ouverture inférieure.

Suivons ces derniers muscles de la partie supérieure vers la partie inférieure du bassin :

Au-dessus du détroit supérieur, remplissant les fosses iliaques, s'étalent les *muscles psoas iliaques*, dont il a déjà été question.

Au-dessous du détroit supérieur, après avoir enlevé l'aponévrose pelvienne, qui forme une véritable calotte fibreuse obturant solidement le bassin en bas, on trouve un plan musculaire des plus importants, qui tapisse le bassin et le ferme inférieurement.

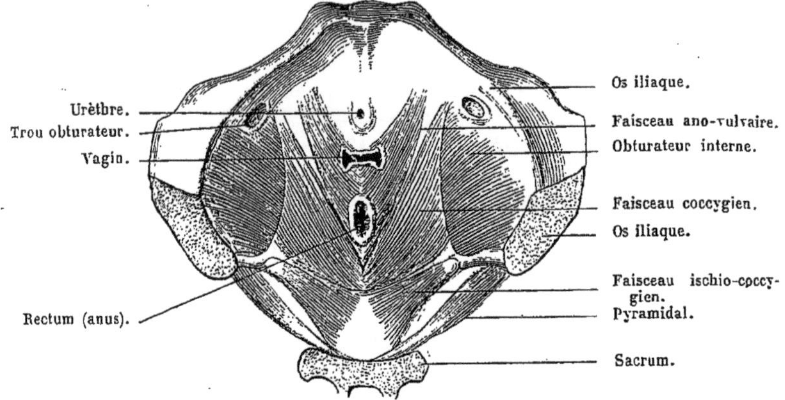

Fig. 99.— Diaphragme pelvien.
Obturateurs internes. — Pyramidaux. — Releveur coccy-périnéal.

Les muscles ainsi découverts par l'ablation de l'aponévrose pelvienne sont en arrière, les *pyramidaux*, latéralement et en avant les *obturateurs internes*, et enfin, au centre de ce large espace dépourvu de squelette, se trouve le *releveur coccy-périnéal*, qu'il serait plus simple de dénommer *releveur périnéal*.

La situation relative de ces différents muscles est représentée par la figure 99.

L'*obturateur interne* inséré au pourtour du trou obturateur passe entre l'épine sciatique et l'ischion pour aller au dehors du bassin se fixer au grand trochanter.

Le *pyramidal* inséré sur les faces antérieure et latérale du sacrum sort du bassin par la grande échancrure sacro-sciatique et va également s'insérer au grand trochanter.

Le *releveur coccy-périnéal*[1] ou simplement *périnéal*, forme une sorte de gouttière, de hamac tendu transversalement dans le bassin, s'attachant latéralement à l'épine sciatique, au pubis, et à une intersection fibreuse qui réunit ces deux points. Il y a un cran d'arrêt au coccyx, par l'intermédiaire duquel le muscle est fixé en arrière à la partie inférieure du sacrum, tandis qu'il est libre en avant et bute contre la paroi vaginale postérieure. C'est sur ce hamac, que reposent les organes du petit bassin et que vient s'appuyer la tête

[1] Voir Auvard. *Travaux d'obstétrique*, t. III, p. 21.

fœtale, obligée de le déprimer et de l'ouvrir pour se faire jour à travers l'orifice vulvaire.

Ce releveur possède divers faisceaux, dont la réunion constitue un seul et même muscle.

Premier faisceau ischio-coccygien, qui s'étend de l'épine sciatique aux parties latérales du coccyx, bandelette tendue entre les deux épines sciatiques, au centre de laquelle se trouve, au lieu d'intersection fibreuse, une sorte d'os sésamoïde, le coccyx.

Deuxième faisceau coccygien, qui part de l'intersection fibreuse jetée entre l'épine sciatique et le pubis, et dont les fibres convergent vers la pointe du coccyx.

Troisième faisceau ano-vulvaire, particulièrement résistant, qui s'insère en avant à la partie inférieure et postérieure du pubis, et qui vient en éventail se croiser, avec les fibres du côté opposé, entre le coccyx et l'anus d'une part, le rectum [1] et le vagin d'autre part; quelques fibres se terminent sur les parties latérales du vagin et du rectum.

Examinées dans leur ensemble, les fibres du releveur peuvent être de chaque côté divisées en trois éventails, disposés en sens contraire :

Premier éventail, dont la pointe correspond à l'épine sciatique et la base au bord latéral du coccyx : *éventail sciatique.*

Second éventail, dont la pointe est à l'extrémité du coccyx et la base à l'intersection fibreuse qui joint l'épine sciatique au pubis : *éventail coccygien.*

Troisième éventail, dont la pointe est au pubis et la base sur la ligne médiane coccy-vulvaire : *éventail pubien.*

Le *coccyx* compris, pour ainsi dire, dans l'épaisseur du muscle en forme une dépendance. Cet os, étant mobile au niveau de son articulation avec le sacrum, suit les fibres dans leurs différents mouvements; aussi, quand la partie fœtale vient se coiffer de cette calotte musculaire, qu'elle distend jusqu'à ce qu'elle trouve la place suffisante pour passer, le coccyx recule avec les fibres musculaires. *Cet os, partie dure à l'état statique, doit être considéré comme partie molle à l'état dynamique.*

La mobilité de la pédale coccygienne explique la faible importance, au point de vue dystocique, du diamètre coccy-pubien; ce diamètre est essentiellement variable, il mesure 9 1/2 [2] ou 9 cent. à l'état normal, mais peut facilement s'étendre à 11 centimètres et même davantage.

Ce recul du coccyx fait partie de l'ampliation du périnée, il marque le début de la période d'expulsion. C'est le premier obstacle à franchir, que rencontre la partie fœtale au début de cette période. Mais cet obstacle sera d'habitude surmonté avec facilité à moins qu'il n'y ait ankylose de l'articulation sacro-coccygienne, comme on le voit chez quelques parturientes âgées; il existe alors une véritable cause de dystocie.

De même que le releveur périnéal entrave parfois l'accouchement par sa partie postérieure ou coccygienne, il peut aussi le retarder ou le rendre diffi-

[1] Rectum ou anus, les fibres de ce muscle correspondant au point où le rectum va se continuer avec l'anus.

[2] Spiegelberg. *Traité d'accouchements*, p. 12.

cile par sa partie antérieure, celle qui est au contact de la paroi postérieure du vagin. M. Budin[1], qui a tout particulièrement étudié cette cause de dys-

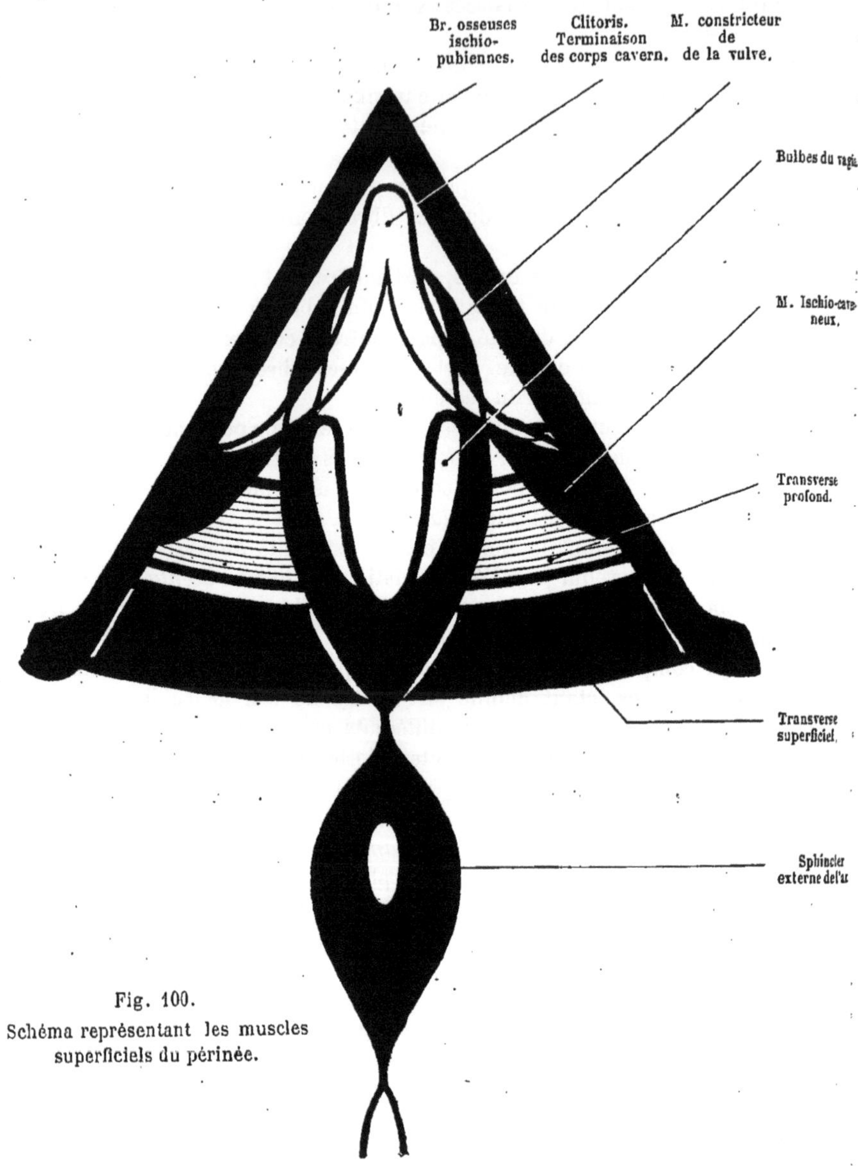

Fig. 100.
Schéma représentant les muscles superficiels du périnée.

tocie, a nettement établi que cette partie antérieure du releveur pouvait être un obstacle au toucher, au coït, à l'accouchement, et insisté sur les bienfaits de la chloroformation en pareil cas, quant à ce qui concerne l'accouchement.

[1] *Obstétrique et gynécologie*, 1886, p. 364.

Ainsi compris, le releveur périnéal est à la cavité abdominale (au niveau du vide inférieur pelvien), ce qu'est le diaphragme à l'ouverture thoracique inférieure. Le nom de *diaphragme pelvien* lui conviendrait parfaitement. L'obturateur interne et le pyramidal le complètent circulairement.

Le releveur périnéal doublé sur sa face profonde ou interne par une aponévrose, est recouvert et complété superficiellement par une série des muscles, dont il est indispensable de donner une description au moins sommaire.

De ces muscles :

L'un contourne la terminaison de l'intestin, c'est le *sphincter externe de l'anus;*

Les autres sont disposés au pourtour de la vulve, à savoir :

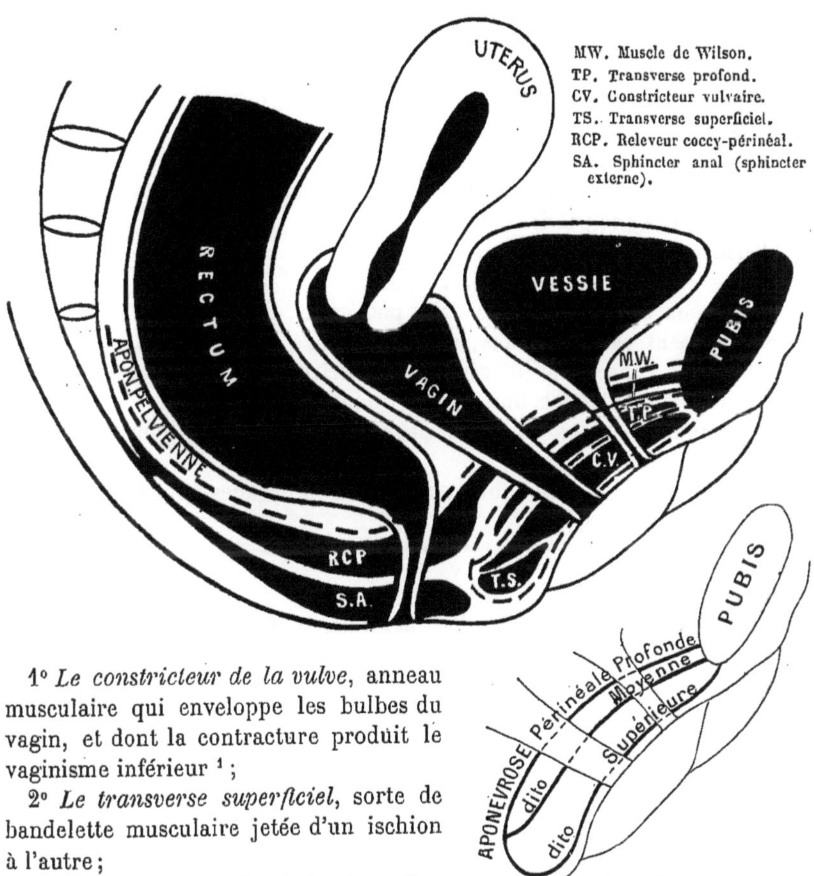

Fig. 101.

Coupe antéro-postérieure des muscles et des aponévroses du périnée (Schéma).

1° *Le constricteur de la vulve*, anneau musculaire qui enveloppe les bulbes du vagin, et dont la contracture produit le vaginisme inférieur [1] ;

2° *Le transverse superficiel*, sorte de bandelette musculaire jetée d'un ischion à l'autre ;

3° *Le transverse profond*, simple vestige musculaire allant de la branche ischio-pubienne au bulbe du vagin correspondant.

[1] Le vaginisme supérieur est causé par la contracture du releveur coccy-périnéal.

4° *L'ischio-caverneux* enveloppant, le long des branches ischio-pelviennes, la racine des corps caverneux;

5° Enfin le *muscle de Wilson* se composant de quelques fibres musculaires qui vont de la face interne du pubis à l'urèthre.

Ces muscles superficiels, enveloppés d'aponévroses bien moins importantes que chez l'homme, sont représentés par une ligne pointillée sur le schéma 101 qui donne une vue d'ensemble de la région désignée sous le nom de *périnée.*

Par *périnée*, on doit entendre tout le plan musculaire qui ferme le bassin inférieurement; c'est dire, d'après la description qui précède, qu'il existe deux périnées.

L'un *profond*, constitué par le releveur coccy-périnéal, et qui n'est autre, par conséquent, que le diaphragme pelvien.

L'autre *superficiel*, représenté par les muscles sous-jacents à la peau, qu'on peut diviser en deux parties par une ligne joignant les deux ischions qui délimite ainsi deux périnées superficiels, l'un postérieur ou anal, l'autre antérieur ou vulvaire.

En résumé :

1° Périnée profond ou pelvien (calotte musculaire s'insérant au détroit moyen), diaphragme pelvien ;

2° Périnée superficiel. *a*. anal.
— *b*. vulvaire.

De ces deux périnées superficiels le postérieur, limité latéralement par le grand ligament sacro-sciatique, s'étend jusqu'à la pointe du sacrum et comprend par conséquent le coccyx, l'antérieur, bordé latéralement par la branche ischio-pubienne, finit à la partie inférieure du pubis.

Au milieu de ces tissus cheminent des vaisseaux et nerfs, dont les principaux sont les honteux internes.

Le *périnée* ainsi compris, donne passage à trois organes importants :

Le rectum en arrière;
L'urèthre en avant;
Le vagin au milieu.

Pour terminer l'étude de la filière génitale, il nous reste à connaître le *vagin*, ainsi que la *vulve* qui en constitue une dépendance.

Vagin.

Le vagin est un canal de forme cylindrique, qui par son extrémité supérieure ou profonde s'insère au col de l'utérus, formant à ce niveau les *culs-de-sacs* (un antérieur, deux latéraux et un postérieur), et qui, par son extrémité inférieure ou superficielle, vient se continuer avec la vulve au niveau de la membrane *hymen.*

Sa longueur est de 10 centimètres, mesurée jusqu'au cul-de-sac postérieur.

La *face externe* présente supérieurement des rapports viscéraux, en arrière avec le rectum, en avant avec la vessie, inférieurement des rapports musculaires au niveau du diaphragme pelvien, ce sont d'abord le releveur coccy-périnéal, et à l'orifice vulvaire le constricteur, qui l'entourent plus ou moins circulairement (voir le schéma 101).

Ces rapports de la face externe nous expliquent pourquoi le vagin forme une cavité large et spacieuse au voisinage de l'utérus, rétrécie au contraire en arrivant à la vulve ; profondément en effet les viscères permettent l'ampliation facile de ce canal, tandis que superficiellement les muscles s'opposent par leur tonicité à cet élargissement, de telle sorte que le vagin cylindrique en réalité est, grâce à son entourage, conique, la petite extrémité du cône correspondant à la vulve.

Le vagin présente à cet égard une conformation analogue à celle du rectum qui, rétréci au niveau de l'anus, s'élargit considérablement au-dessus de manière à former une véritable ampoule.

Les deux muscles sphincters du vagin (releveur coccy-périnéal et constricteur de la vulve) peuvent à l'état physiologique ou pathologique opposer obstacle au toucher, au coït et à l'accouchement :

Toucher. — A l'état normal, après la défloration le doigt pénètre sans difficulté jusqu'au col utérin. Pendant le toucher, le doigt éprouve parfois au voisinage de la vulve la sensation d'une constriction qui l'applique et le fixe sous la symphyse pubienne, sensation due à la contraction du releveur coccy-périnéal, muscle volontaire. Ce même muscle peut être à l'état pathologique contracturé, donnant ainsi naissance à un vaginisme supérieur qu'il ne faut pas confondre avec l'inférieur dû à la contracture du constricteur vulvaire. Ces deux variétés de vaginisme sont susceptibles d'opposer un obstacle sérieux, parfois insurmontable au toucher.

Coït. — La contracture du releveur coccy-périnéal peut ne se montrer que pendant l'union sexuelle, donnant lieu au phénomène du *pénis captivus*[1].

Accouchement. — Quand la partie fœtale, supposons la tête, après avoir franchi la partie supérieure du vagin arrive au niveau des sphincters, une dilatation, ou ampliation de ces muscles est nécessaire pour lui livrer passage, or le releveur de l'anus, ainsi que l'a démontré M. Budin[2] peut parfois opposer une gêne sérieuse à cette expulsion et nécessiter l'intervention de l'accoucheur.

Quand on explore la *face interne* du vagin, en écartant les deux parois accolées l'une à l'autre d'avant en arrière, on la trouve rosée à l'état normal, violacée pendant la grossesse, rouge vif en cas d'inflammation, de blennorrhagie par exemple. Sur la face antérieure et la postérieure existe longitudinalement une saillie à laquelle on a donné le nom de colonne du vagin (colonnes antérieure et postérieure). De ces deux saillies antéro-postérieures partent des replis transversaux. Ces replis ne s'effacent pas pendant l'accouchement, ils ne semblent donc pas destinés à l'ampliation du vagin, mais plutôt à l'union sexuelle en favorisant et multipliant les frottements.

Le vagin se compose de *trois tuniques* superposées.

Une *externe* composée de fibres conjonctives et élastiques ;

[1] Budin. *Obstétrique et Gynécologie*, 1886, p. 350.

[2] *Obstétrique et gynécologie*, 1886, p. 347.

Une *moyenne*, musculaire lisse, dont les fibres excentriques sont longitudinales, et les concentriques circulaires; la présence de ces fibres nous explique la contraction possible du vagin, pendant la délivrance par exemple;

Une *interne*, la muqueuse, totalement dépourvue de glandes, mais riche en papilles, enfouies sous un épais revêtement d'épithélium pavimenteux stratifié.

Vulve.

La *vulve*, sorte d'épanouissement des organes génitaux à l'extérieur, se compose de trois plans successifs et concentriques :

La figure 102 facilitera l'intelligence de la description :

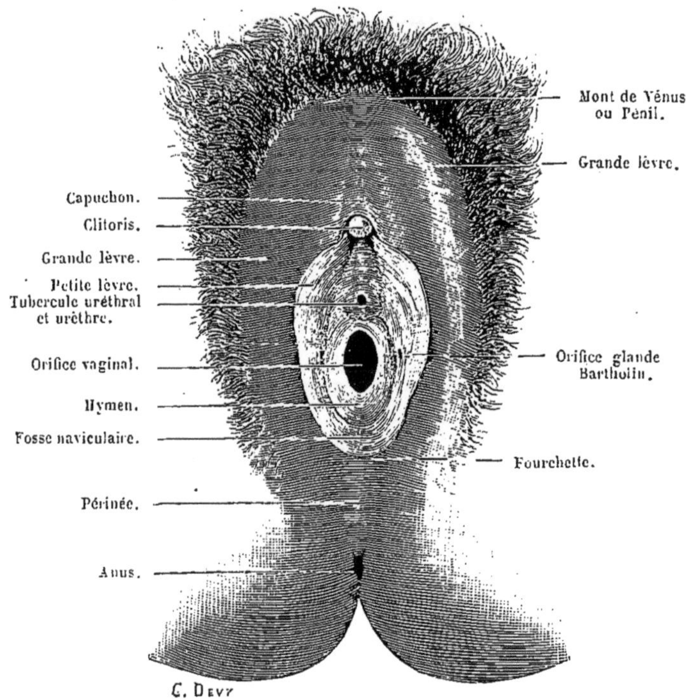

Fig. 102. — Vulve vierge.

Premier plan : *Mont de Vénus. Grandes lèvres. Périnée.* — Les grandes lèvres forment deux replis verticaux, qui se recourbent supérieurement pour se confondre avec le pénil ou mont de Vénus, et viennent en bas par une courbe analogue expirer sur le périnée. C'est pour ainsi dire le même repli cutané, qui dessine un ovale dont la grosse extrémité est le pénil, la petite le périnée et les côtés les grandes lèvres. Au centre de cet ovale se trouvent les autres organes vulvaires, dont il va être ultérieurement question. Ce repli cutané présente deux versants : l'un excentrique, qui latéralement regarde les cuisses, en haut l'abdomen, c'est le versant fémoro-abdominal; l'autre concentrique vaginal. Je ne parle pas du périnée où le collier cutané s'aplatit et semble disparaître. Le versant fémoro-abdominal est couvert de poils; le versant vaginal au contraire est glabre, lisse, normalement humide, souvent en contact avec celui du côté opposé, de telle sorte que les deux grandes lèvres, par leur accolement, cachent à la vue les autres organes vulvaires, comme deux rideaux amenés au contact l'un de l'autre. Ce contact, qui n'est pas constant, est détruit par l'écartement des cuisses, les grandes lèvres s'entr'ouvrent alors, et laissent apercevoir le second plan, dont voici le détail :

Second plan : *Capuchon et clitoris. Petites lèvres. Fourchette.* — Les deux petites lèvres ou nymphes sont deux replis cutanés analogues et parallèles aux grandes lèvres, mais beaucoup plus minces qu'elles. Verticalement placées le long de l'orifice vaginal, dont elles sont comme les satellites, elles se divisent supérieurement pour enfermer dans leur dédoublement le clitoris. Des deux replis que forme ce dédoublement, l'un est large et abrite le clitoris, c'est le *capuchon*, l'autre est mince, effilé, vient se perdre à la partie inférieure de cet organe érectile pour constituer le *frein* du clitoris. Inférieurement les petites lèvres s'amincissent, diminuent d'ampleur et se réunissent au niveau d'un petit repli transversal appelé *fourchette* ou commissure antérieure du périnée. La fourchette n'est donc autre chose que le trait d'union inférieur des petites lèvres, de même que le périnée était dans cette région celui des grandes lèvres. Ainsi considéré, le second plan vulvaire, comme le premier, forme un cercle continu, constitué par le capuchon et clitoris en haut, les petites lèvres latéralement, la fourchette en bas. Les petites lèvres avec leurs réunions supérieure et inférieure, figurent de même que les grandes une sorte d'ovale, de collier, concentrique par rapport au précédent, et par conséquent plus petit que lui.

Les petites lèvres sont séparées des grandes par un sillon assez profond, qui vient supérieurement contourner le capuchon et qui inférieurement disparaît au voisinage de la fourchette. A la face interne des petites lèvres on voit un sillon semblable, qui, parti du frein clitoridien, suit la base des nymphes, et les sépare inféro-latéralement de l'entrée du vagin ou de l'hymen quand il existe. Excentriquement par rapport à ce sillon se trouve le second plan vulvaire que nous venons de passer en revue et concentriquement le troisième plan dont il va être question.

Troisième plan : *Vestibule, Méat urinaire et son tubercule. Vagin et hymen.* — Dans l'espace circonscrit par le sillon précédemment décrit, à la base du versant interne des petites lèvres, on trouve une surface elliptique qu'on peut diviser en deux parties approximativement égales, par une ligne transversale. La surface placée au-dessus de cette ligne est occupée par le *vestibule*, et celle qui est située au-dessous, par l'*orifice vaginal*. L'étage supérieur ou vestibulaire présente une saillie ou tubercule uréthral avec le méat urinaire, terminaison de l'urèthre. L'étage inférieur ou vaginal est occupé par l'orifice vaginal, qui vient, en ce point, s'ouvrir au dehors, plus ou moins protégé et recouvert par l'hymen ou les caroncules qui en représentent les débris.

En décrivant la fourchette périnéale, j'ai volontairement omis de parler de la *fosse naviculaire.* On appelle ainsi une petite dépression située entre la fourchette et l'hymen ou ses débris. L'importance de cette petite région vient de la fréquence des déchirures qu'on y observe à la suite de l'accouchement. La solution de continuité commence, en général, au niveau de l'orifice vaginal ou de l'hymen, à la commissure qui existe en ce point et qu'on pourrait dénommer *commissure naviculaire postérieure;* de là, elle chemine d'arrière en avant, laboure la fosse naviculaire pour aboutir à la fourchette, ou commissure antérieure du périnée, qui serait également bien désignée sous le nom de *commissure naviculaire antérieure.*

La fosse naviculaire, qui latéralement se perd sur les côtés de la vulve, est, en arrière et en avant, limitée par les deux commissures naviculaires antérieure et postérieure.

Cette disposition de la fosse naviculaire est schématiquement représentée par la figure 103.

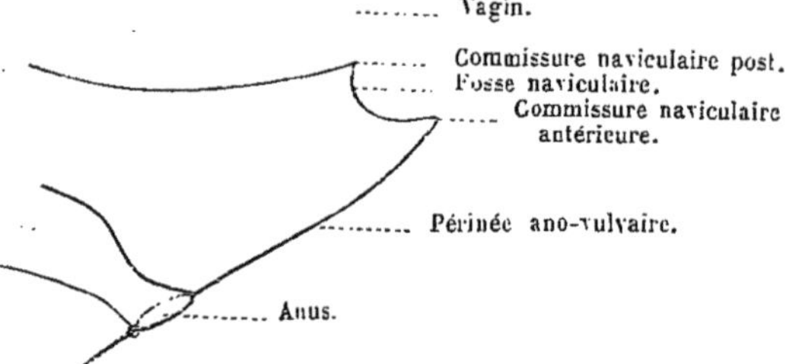

Fig. 103. — Profil périnéo-vulvaire.

La vulve est séparée du vagin par l'*hymen*, constitué ainsi que l'a démontré M. Budin [1], par la partie inférieure du vagin.

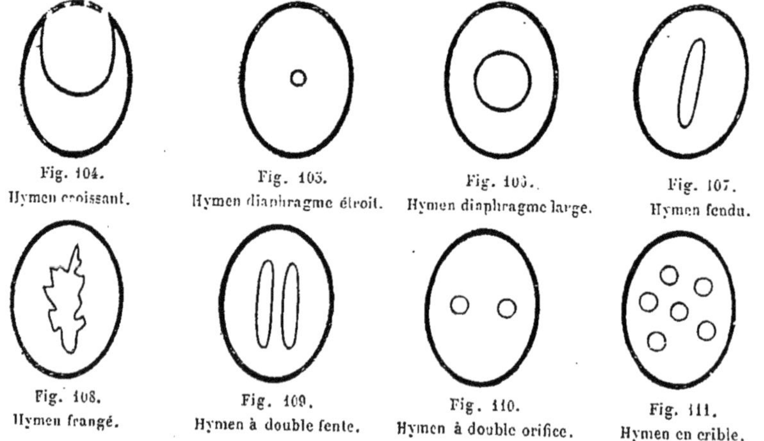

Fig. 104. Hymen croissant. Fig. 105. Hymen diaphragme étroit. Fig. 106. Hymen diaphragme large. Fig. 107. Hymen fendu.

Fig. 108. Hymen frangé. Fig. 109. Hymen à double fente. Fig. 110. Hymen à double orifice. Fig. 111. Hymen en crible.

L'hymen intact peut présenter des conformations variables dont les figures ci-dessus rappellent les principaux types.

[1] *Obstétrique et gynécologie*, 1886, p. 267.

Après les premiers rapports sexuels l'hymen est ordinairement déchiré, et il existe alors des *caroncules hyménéales* (fig. 112).

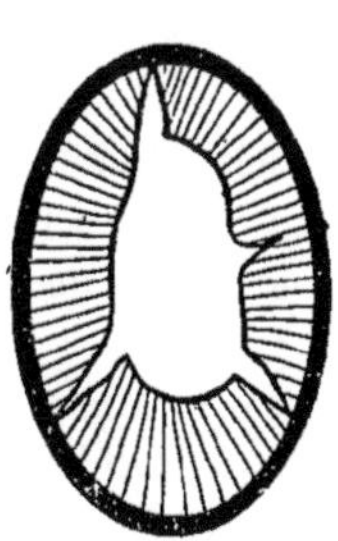

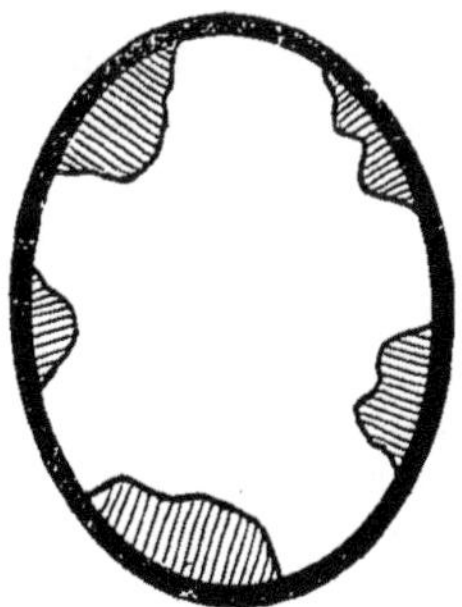

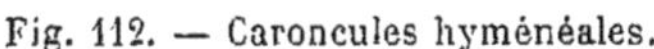

Fig. 112. — Caroncules hyménéales.

Fig. 113. — Caroncules myrtiformes.

Après l'accouchement les déchirures sont beaucoup plus profondes, les lambeaux de l'hymen se cicatrisent isolément et amènent la formation des *caroncules myrtiformes* (fig. 113).

Avec les caroncules hyménéales, on peut reconstituer l'hymen par rapprochement des lambeaux ce qui est impossible avec les caroncules myrtiformes.

Ces différences permettent à un œil exercé de reconnaître dans la majorité des cas, la vulve d'une nullipare et d'une femme qui a déjà eu un ou plusieurs enfants.

Toutefois, il faut savoir que dans quelques circonstances rares, l'hymen peut rester intact après les rapports sexuels et même après un accouchement avant terme, alors que le fœtus est normalement sorti par l'orifice vulvaire[1].

Enfin, dans quelques cas, l'hymen est imperforé, malformation, qui nécessite au moment de la puberté, l'intervention du chirurgien, pour créer une voie de sortie à l'écoulement menstruel. Dans quelques cas exceptionnels on a noté l'existence d'une grossesse avec un hymen imperforé, ce qui ne peut s'expliquer que par l'obturation, après la conception, d'un pertuis qui existait au niveau de cette membrane, et qui avait été suffisant pour permettre la pénétration du sperme[2].

C. — RÉSUMÉ DE LA FILIÈRE GÉNITALE

Plans et axes de la filière génitale.

La *filière génitale*, se composant, ainsi qu'il vient d'être vu d'un canal osseux puis mou, est légèrement modifiée dans sa portion osseuse par la présence de parties molles, qui rétrécissent plus ou moins les différents diamètres du bassin, mais qui, néanmoins, n'altèrent pas la forme générale de

[1] Budin. *Obstétrique et gynécologie*. — Accouchement de sept mois, enfant mort et macéré de 680 grammes, 1886, p. 321.

[2] Zinsstag. *Cent. f. gynaek*, 1888, p. 219.

la traversée pelvienne. L'accoucheur n'a d'ailleurs qu'un faible compte à tenir de ces tissus mous, car ils se laissent déprimer pendant l'accouchement, l'os seul, à moins d'états pathologiques, constitue au niveau du pelvis, un obstacle sérieux à la progression fœtale.

Le *plan* du détroit supérieur (voir figure 114) sur une femme examinée debout, fait avec l'horizontale, un angle de 60° (regardant la concavité sacrée), le plan du détroit moyen se rapproche davantage de l'horizontale sans cependant se confondre avec elle. Cette différence d'inclinaison est due à la hauteur inégale des parois pelviennes qui, en avant (pubis), mesure en ligne droite, 5 centimètres, et en arrière (sacrum) 10 centimètres.

L'*axe* du détroit supérieur, c'est-à-dire la perpendiculaire, abaissée sur le milieu de son plan, va de l'ombilic vers le milieu du coccyx, celui du détroit moyen s'étend d'un point situé un peu en avant du promontoire vers l'anus.

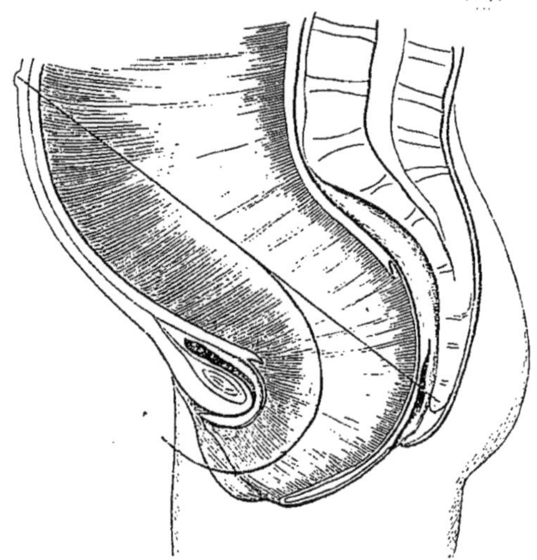

Fig. 114. — Courbe en hameçon de la filière génitale.

La direction de l'axe du pseudo-détroit inférieur est très variable à cause de la mobilité du coccyx.

La direction de ces axes, est en pratique, très importante à connaître, car elle indique à l'accoucheur le sens dans lequel les tractions sur le fœtus doivent être faites.

L'*axe général de la filière génitale*, mené depuis le détroit supérieur jusqu'à la vulve, ne donne pas un arc de cercle comme le voulait Carus, ni un angle comme l'a soutenu Fabbri, mais rappelle plutôt, comme l'a indiqué M. Tarnier la forme d'un hameçon, c'est-à-dire que rectiligne dans la portion osseuse, il se recourbe en arc de cercle au niveau des parties molles.

La figure 114 rend compte de cette direction.

Cette *courbe du trajet génital*, est du plus haut intérêt pour l'accoucheur ; on en comprendra plus tard toute l'importance.

IV

PRÉSENTATIONS ET POSITIONS

SOMMAIRE

A. — Présentations.

Attitude générale du fœtus.
Division du fœtus en deux ovoïdes.
Présentations de l'ovoïde céphalique.
Présentations de l'ovoïde cormique.
Résumé et schéma des zones présentables.
Fréquence et variétés de diverses présentations.
Causes.
Particularités.

B. — Positions.

Rose des positions.
Positions du sommet.
— de la face.
— du front.
— du siège.
— du thorax.
— de l'abdomen.
Etiologie.

A. Présentations.

Le fœtus enfermé dans la cavité utérine est séparé du dehors par la *filière génitale* qu'il doit traverser au moment de l'accouchement.

Pour cette sortie, il peut se placer de différentes façons, *présentant* à l'ouverture génitale telle ou telle région du corps. Les symptômes fournis par l'exploration fœtale, et le mécanisme de l'accouchement variera nécessairement suivant ces différents cas. La nécessité d'une classification des *présentations* fœtales s'est ainsi imposée aux accoucheurs.

Pelotonné dans l'intérieur de la cavité utérine, l'enfant est généralement fléchi. Cette flexion générale se traduit par une série de flexions partielles. C'est ainsi que la tête est fléchie sur le tronc, les avant-bras sur les bras, les mains sur les avant-bras, les cuisses sur le tronc, les jambes sur les cuisses, les pieds sur les jambes.

Flexion partout.

Dans cette attitude singulièrement favorable à la réduction de la masse fœtale, l'enfant offre la forme d'un ovoïde dont la grosse extrémité correspond au siège et la petite à la tête.

C'est l'*ovoïde somatique*.

De telle sorte que chez les vivipares comme chez les ovipares, séparés les uns des autres dans l'échelle animale par des différences si importantes, la ponte ou l'accouchement consiste dans l'expulsion d'un corps de forme analogue, c'est-à-dire ovoïde. Mais empressons-nous de dire, et ici surgit une distinction de grande importance, que l'ovoïde des vivipares se subdivise, contrairement à celui des ovipares, en deux ovoïdes plus petits, qui pendant l'expulsion jouent un rôle essentiellement distinct. Ces deux ovoïdes sont représentés l'un par la tête, l'autre par le tronc, auquel sont joints comme annexes les membres supérieurs et inférieurs.

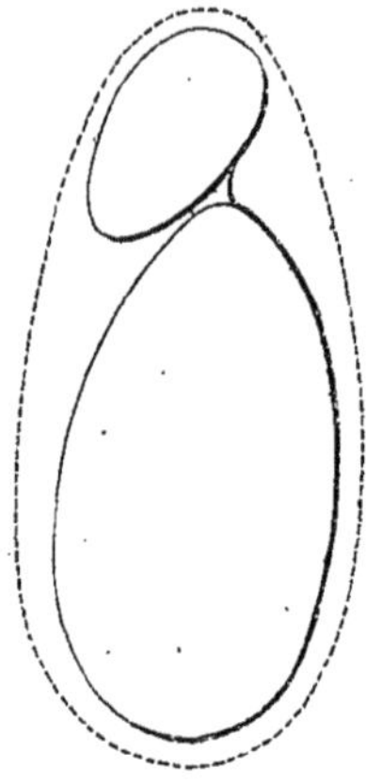

Fig. 115.

Ovoïde somatique formé par la réunion des deux ovoïdes céphalique et cormique.

L'ovoïde somatique se dédouble donc en :

Ovoïde céphalique ;
Ovoïde cormique[1].

L'*ovoïde céphalique*, plus petit que le cormique, est en revanche beaucoup moins réductible que lui. Son grand axe s'étend du menton à la suture sagittale, un peu en avant de la pointe du lambda. Considéré dans ses dimensions transversales, il présente une série de renflements, qui ont servi à établir les points de repère d'autant de diamètres; tels sont les diamètre bipariétal, bifrontal, bimalaire, biastérique.

L'*ovoïde cormique*, plus ou moins déformé par l'addition des membres supérieurs et inférieurs, présente son grand diamètre du siège au sommet du thorax. Il offre également des diamètres transversaux, importants à déterminer, tels le bisacromial qui réunit les deux acromions, et le bitrochantérien, jeté entre les deux saillies trochantériennes.

Ces deux ovoïdes sont réunis l'un à l'autre par le cou, qui constitue entre eux une sorte de trait d'union.

Les deux ovoïdes cormique et céphalique constituent par leur réunion, un seul ovoïde, le somatique, représenté par la figure 115. Or, le fœtus se présente à la filière génitale tantôt et habituellement par l'ovoïde céphalique, tantôt par l'ovoïde cormique.

Mais tout œuf, qu'on essaie de faire passer à travers un canal, peut le franchir, soit par sa grosse, soit par sa petite extrémité, soit encore de travers. Théoriquement il y a donc pour tout ovoïde trois présentations : gros bout, petit bout, de travers. — Il en est de même pour chacun des ovoïdes fœtaux.

L'ovoïde céphalique peut, en effet, se présenter :

1° Tantôt par sa grosse extrémité (sommet) (fig. 116);
2° Tantôt par sa petite extrémité (face) (fig. 117);
3° Tantôt de travers (Front) (fig. 118).

[1] De κορμος, tronc.

Il en est de même pour l'ovoïde cormique qui se présente :

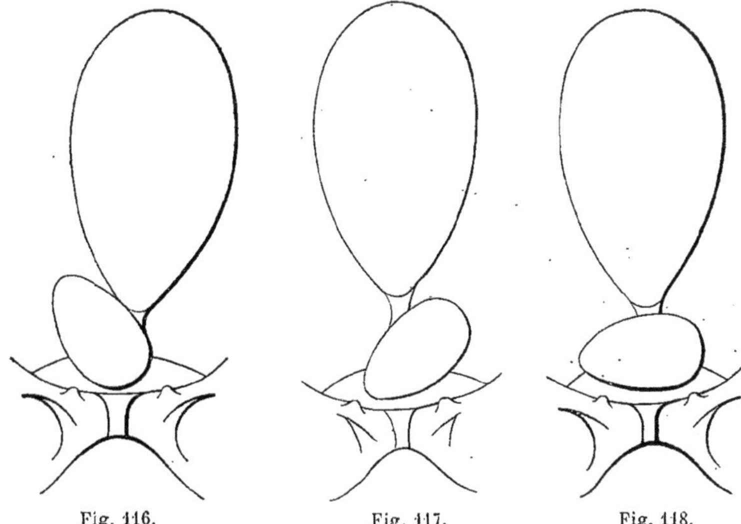

Fig. 116. Présentation du sommet.

Fig. 117. Présentation de la face.

Fig. 118. Présentation du front.

1° Tantôt par sa grosse extrémité (siège) (fig. 119) ;
2° Tantôt par sa petite extrémité (thorax ou épaule) (fig. 120);
3° Tantôt de travers (lombes et abdomen) (fig. 121).

Nous voici donc connaissant six présentations ;

a). — *Ovoïde céphalique :*
1° Sommet ;
2° Face ;
3° Front ;

b). — *Ovoïde cormique :*
1° Siège ;
2° Thorax (épaule) ;
3° Abdomen (lombes).

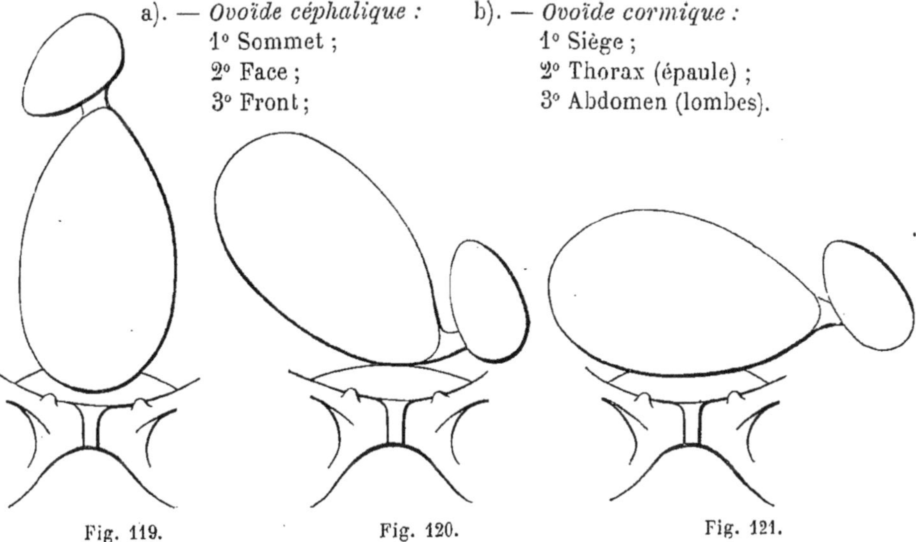

Fig. 119. Présentation du siège.

Fig. 120. Présentation du thorax.

Fig. 121. Présentation de l'abdomen (lombes).

Le sommet et le siège sont identiques, ils représentent la grosse extrémité, l'un de l'ovoïde céphalique, l'autre de l'ovoïde cormique.

La face et le thorax sont également analogues; ils figurent les deux petites extrémités des deux ovoïdes céphalique et cormique.

Même analogie pour le front et la région lombo-abdominale; les ovoïdes sont placés en travers.

Les *six* présentations qui viennent d'être indiquées, comprennent chacune une des zones des deux ovoïdes fœtaux limitées par les plans suivants :

Pour l'*ovoïde céphalique*, deux plans perpendiculaires au grand axe de la tête, et passant, l'un par la racine du nez, l'autre par l'angle postérieur du bregma ;

Pour l'*ovoïde cormique*, deux plans également perpendiculaires au grand axe de cet ovoïde, et passant, l'un par le sommet des crêtes iliaques, l'autre par la pointe de l'appendice xyphoïde.

La figure 122 indique sur le fœtus ces différents plans et résume les *zones présentables*.

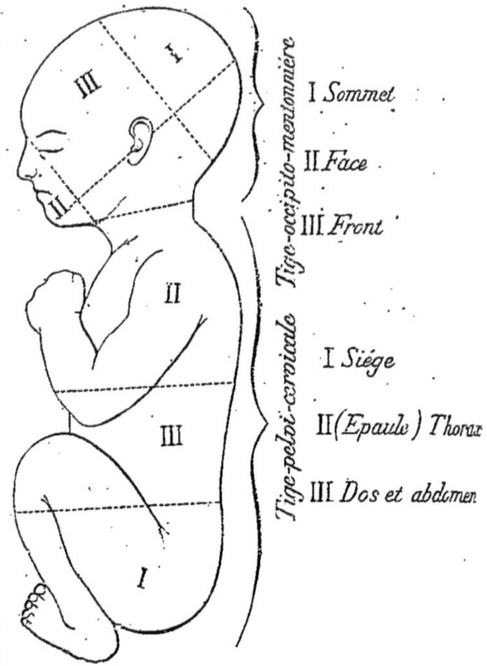

Fig. 122. — Schéma des zones présentables.

Fréquence relative de ces diverses présentations :

Sommet. . . .	19	sur 20	accouchements.
Face	1	250	—
Front.	1	300	—
Siège	1	30	—
Thorax	1	125	—
Abdomen . . .	1	1000	— (chiffre relativ. trop fort).

On peut encore adopter les proportions suivantes qui en diffèrent peu. Sur 1,000 accouchements il existe :

Sommet.	956	accouchements.
Face	4	—
Front.	3	—
Siège	30	—
Thorax	6	—
Abdomen	1	—

(Je rappelle de nouveau que le chiffre 1/1,000 donné pour l'abdomen est relativement trop élevé, mais cette réserve faite, je l'admets pour établir des moyennes faciles à retenir.)

Chacune de ces six présentations présente *quatre variétés*.

Ces variétés sont d'importance secondaire pour l'*ovoïde céphalique*, et n'indiquent qu'une simple inclinaison de la partie fœtale qui se présente. Il me suffira d'un simple énoncé pour être compris.

I. **Sommet.** — Variété.	**occipitale** (flexion exagérée). **frontale** (flexion peu marquée). **pariétale droite** (pariétal droit très accessible). **pariétale gauche** (pariétal gauche très accessible).
II. **Face.** — Variété. . .	**mentale** (déflexion exagérée). **frontale** (déflexion peu marquée). **malaire droite** (os malaire droit très accessible). **malaire gauche** (os malaire gauche très access.).
III. **Front.** — Variété. .	**pariétale** (tendance à flexion). **faciale** (tendance à déflexion). **temporale droite** (os temporal droit très access.). **temporale gauche** (os temporal gauche très access.).

Le nom de la variété indique la région de la zone présentée, qui a subi un abaissement relatif plus marqué.

Pour l'*ovoïde cormique*, au contraire, ces variétés sont importantes, car elles conduisent à des conséquences pratiques, étudiées ultérieurement.

I. — **Siège.**

1° Variété complète. — C'est-à-dire les membres inférieurs fléchis et accolés au pelvis; c'est la présentation type du siège (fig. 123.)

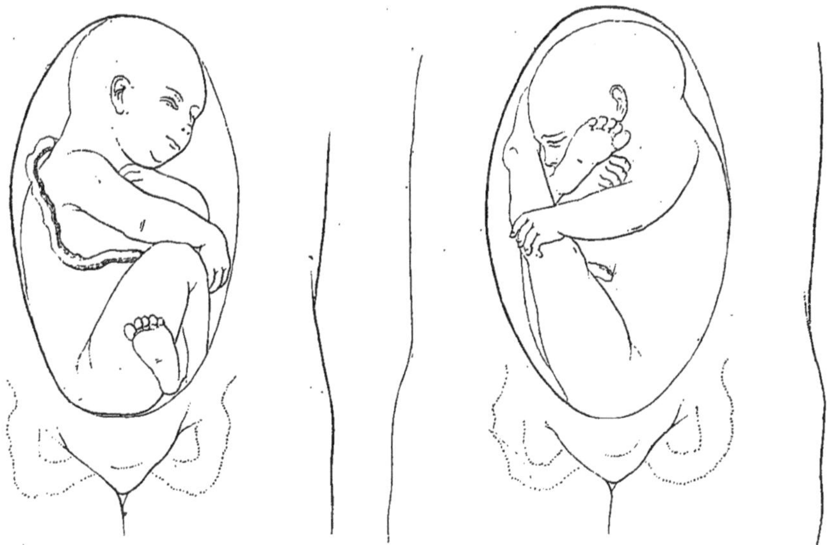

Fig. 123. — Siège complet.

Fig. 124. — Siège décomplété, mode des fesses.

2° Variété décomplétée mode des fesses. — Les membres pelviens sont relevés le long du plan antérieur du fœtus (fig. 124).

3° Variété DÉCOMPLÉTÉE, MODE DES GENOUX. — Les cuisses sont étendues, mais les jambes fléchies sur les cuisses, de telle sorte que les genoux constituent la partie fœtale la plus abaissée (fig. 125).

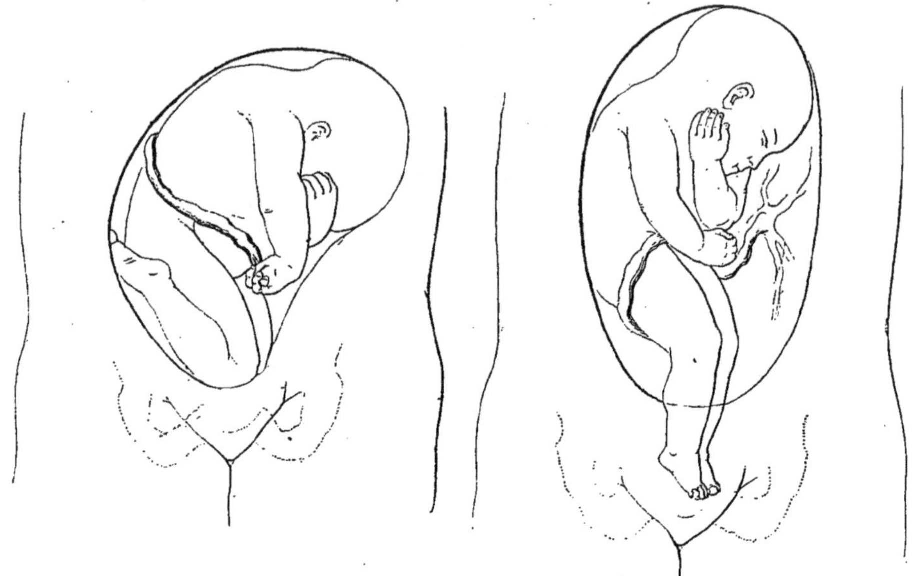

Fig. 125. — Siège décomplété, mode des genoux.

Fig. 126. — Siège décomplété, mode des pieds.

4° Variété DÉCOMPLÉTÉE, MODE DES PIEDS. — Les membres inférieurs sont étendus, et les pieds descendent les premiers (fig. 126).

II. — **Thorax.**

1° Variété de l'ÉPAULE DROITE. — C'est-à-dire que la région de l'épaule droite est celle qui se présente.

2° Variété de l'ÉPAULE GAUCHE.

3° Variété du DOS (portion thoracique).

4° Variété du STERNUM.

En somme dans ces quatre variétés c'est une des quatre faces du thorax, (antérieure, postérieure, latérale droite ou gauche) qui se présente.

III. — **Abdomen.**

1° Variété du FLANC DROIT.

2° — FLANC GAUCHE.

3° — des LOMBES.

4° — de l'OMBILIC.

De même que pour le thorax la variété est ici constituée par la région de l'abdomen (antérieure, postérieure, latérale droite ou gauche) qui se présente.

Je résume dans un tableau ces différentes variétés en plaçant en regard les chiffres indiquant les fréquences de chaque présentation et de leurs variétés.

I. **Sommet.** 956 pour 1000.

Variété	**occipitale**	(?)
	frontale	(?)
	pariétale droite	(?)
	pariétale gauche	(?)

II. **Face.** 4 pour 1000.

Variété	**mentale**	(?)
	frontale	(?)
	malaire droite	(?)
	malaire gauche	(?)

III. **Front.** 3 pour 1000.

Variété	**pariétale**	(?)
	faciale	(?)
	temporale droite	(?)
	temporale gauche	(?)

IV. **Siège.** 30 pour 1000.

Variété	**complète**	450 p. 1000
	décomplétée mode des fesses	300 —
	— **mode des genoux**	5 —
	— **mode des pieds**	245 —

V. **Thorax.** 6 pour 1000.

Variété	**épaule droite**	500 p. 1000
	épaule gauche	445 —
	dos	3 —
	sternum	2 —

VI. **Abdomen.** 1 pour 1000.

Variété	**flanc droit**	(?)
	— **gauche**	(?)
	lombes	(?)
	ombilic	(?)

Causes des présentations.

C'est l'*acommodation* [1], ou l'adaptation du **contenu** FŒTUS, au **contenant** UTÉRUS, qui régit la situation de l'enfant pendant la grossesse.

[1] On a invoqué avant l'accommodation divers autres causes susceptibles d'expliquer la présentation du sommet, mais qui sont toutes abandonnées aujourd'hui, à savoir :

1° CARUS comparait le fœtus à une plante, dont le placenta serait la racine, et le placenta étant placé au fond de l'utérus (?) il était naturel que la tête fut placée à l'extrémité opposée!!

2° COHNSTEIN : le fœtus avec une singulière intelligence, se placerait la tête en bas dans les derniers temps de la grossesse pour faciliter sa circulation céphalique!

3° HIPPOCRATE. *Théorie de la culbute.* Le fœtus ferait la culbute au 7e mois et se présenterait alors par le sommet. Cette théorie expose un fait vrai dans beaucoup de cas, car les mutations sont fréquentes vers cette époque de la grossesse, mais n'en donne pas la cause.

4° ARISTOTE attribuait à la pesanteur relative de la tête sa situation déclive vers la fin de la grossesse. Objections : *a*, dans les avortements (grossesse avant terme) la pesanteur de la tête est relativement la même et cependant les présentations du siège sont beaucoup plus fréquentes; *b*, dans le cas d'hydrocéphalie où le poids de la tête est exagéré, on observe plus souvent la présentation du siège qu'avec une tête normale; *c*, DUBOIS en plaçant un cadavre fœtal dans une baignoire profonde et remplie d'eau, a vu que la tête n'arrivait pas au fond plus tôt que le siège; *d*, quand la femme reste couchée pendant toute sa grossesse et que la pesanteur s'exerce par conséquent en dehors des règles habituelles, le fœtus ne s'en présente pas moins par le sommet.

Les lois de l'accommodation sont au nombre de *deux* et peuvent être formulées ainsi :

Première loi (loi utérine). — Tout contenant contractile adapte à ses propres formes et dimensions celles d'un contenu même inerte, pourvu qu'il soit suffisamment résistant (c'est dire que l'accommodation peut se faire avec un fœtus récemment mort).

Deuxième loi (loi fœtale). — Tout contenu vivant et doué de mouvements actifs adapte ses formes et dimensions à celles d'un contenant même inerte, pourvu qu'il soit suffisamment résistant (l'accommodation serait donc possible avec un utérus dépourvu de contractions mais simplement doué de tonicité, fait d'ailleurs inobservé et impossible).

Or les deux conditions essentielles de l'accommodation seront réunies :

Avec un utérus ferme et contractile ;

Avec un fœtus vigoureux et remuant.

La forme générale du fœtus est, ainsi que nous l'avons vu (page 56), celle d'un ovoïde à grosse extrémité correspondant au siège, la petite extrémité à la tête ; la forme générale de l'utérus est également celle d'un ovoïde dont la grosse extrémité occupe le fond, et la petite le segment inférieur. *L'accommodation veut donc que le siège du fœtus soit au fond de l'utérus et la tête dans le segment inférieur.*

Nous savons pourquoi le fœtus se présente normalement par le sommet, voyons maintenant les différentes causes qui vont modifier cet état physiologique, et amener les autres présentations. Nous aurons à examiner successivement le bassin, l'utérus, le fœtus, les annexes ovulaires et enfin les causes accidentelles comme les traumatismes.

1° Bassin.

A l'état normal, avec une présentation du sommet, la tête pendant les derniers temps de la grossesse s'engage dans l'excavation pelvienne. Cet engagement, fixant la partie fœtale, assure le maintien de la présentation. Mais quand une cause (rétrécissement du bassin, tumeur pelvienne) rend difficile ou impossible le passage du détroit supérieur, la tête reste mobile et le fœtus non fixé est exposé aux mutations de présentation ; d'où la fréquence relative des présentations vicieuses, en pareil cas.

Siège, *thorax*, *abdomen* pourront alors être observés, ou la tête se défléchissant avant de s'engager, on verra une présentation du *front* ou de la *face*.

Les rétrécissements du détroit supérieur, variété la plus habituelle, constituent la cause la plus importante des présentations vicieuses.

2° Utérus.

L'accommodation normale en présentation du sommet suppose un utérus *suffisamment résistant et dont la forme est celle d'un ovoïde à petite extrémité inférieure.*

Or toute *souplesse exagérée* de l'utérus, ou toute *altération de sa forme normale* va être une cause de présentation vicieuse.

Par ce mécanisme agissent :

La *multiparité* excessive, en amenant le relâchement de la paroi utérine et de la paroi abdominale qui la double et la soutient. Le fœtus reste mobile jusqu'au moment de l'accouchement, et dans une de ses évolutions peut être fixé en présentation vicieuse.

Les *inclinaisons latérale et antérieure* de l'utérus; ces inclinaisons qu'elles soient apparentes ou réelles [1] entraînent le fœtus dans leur déviation, de telle sorte que son axe ne correspond plus à celui du bassin, et que l'engagement ne peut plus se faire ou seulement avec difficulté. Le résultat en est la mobilité du fœtus comme dans le cas de rétrécissement du bassin, d'où pathogénie semblable des présentations vicieuses. De plus l'inclinaison fœtale modifie la direction de la pression exercée par le rachis sur la tête et produit

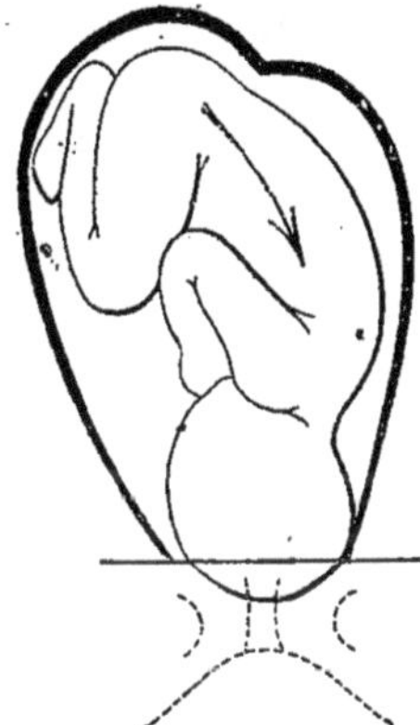

Fig. 127. — Genèse de la présentation du sommet. — Fœtus en OIGT. Siège fixé dans la corne droite. Pression de la colonne vertébrale transmise vers l'occiput.

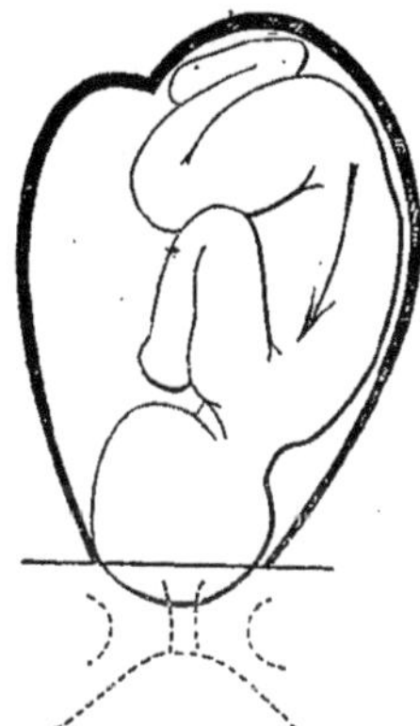

Fig. 128. — Genèse de la présentation de la face. Fœtus en OIGT. Siège fixé dans la corne gauche. Pression de la colonne vertébrale transmise vers le menton.

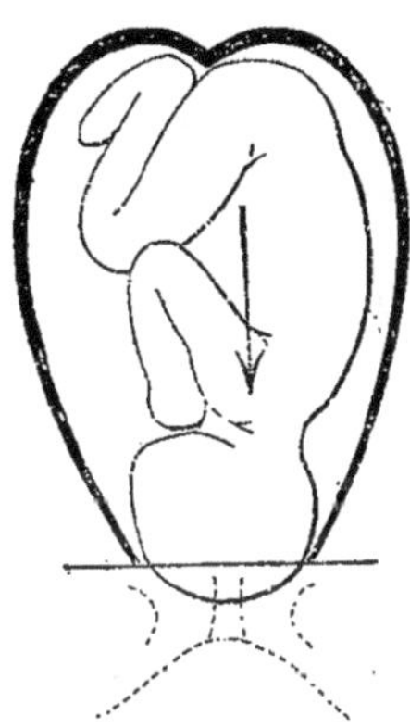

Fig. 129. — Genèse de la présentation du front. Fœtus en OIGT. Siège fixé sur la ligne médiane de l'abdomen. Pression de la colonne vertébrale transmise vers le front.

comme nous allons le voir dans la bifidité utérine, tantôt la présentation du front tantôt celle de la face.

La *bifidité du fond de l'utérus*, vestige de l'utérus double, amène quand elle est très accentuée, la présentation du thorax ou de l'abdomen, parce qu'en pareil cas, l'utérus présente un élargissement notable dans lequel le fœtus s'accommode en se couchant transversalement. Moins prononcée la bifidité produit soit une présentation du siège; le fond de l'utérus est divisé en deux loges, dont une seule est utilisée par le fœtus, or cette loge supérieure étant moins grande que le segment inférieur l'accommodation se fait en sens inverse de l'état normal, — soit une des trois présentations de l'ovoïde céphalique, à cause même de la direction dans laquelle s'exerce la pression de la colonne vertébrale. Je m'explique : La tête étant articulée sur

[1] Voir page 74, et *Travaux d'obstétrique*, III, p. 225.

la colonne vertébrale de telle sorte que la pointe de l'occiput et du menton sont à égale distance du trou vertébral, quand la pression transmise par la colonne vertébrale à la tête se fait dans la direction de l'occiput, l'extrémité céphalique se fléchit (présentation du sommet); elle se défléchit au contraire, quand cette pression est dirigée vers le menton (présentation de la face), et enfin elle restera intermédiaire entre la flexion et la déflexion, si la pression se transmet vers un point intermédiaire c'est-à-dire le front (présentation du front).

Or la bifidité de l'utérus en fixant le siège fœtal tantôt du côté oppposé à celui de l'occiput, tantôt du même côté, tantôt sur la ligne médiane devient ainsi la cause, d'une des trois présentations en question[1].

Les trois figures 127-128-129 expliquent cette pathogénie.

Le *développement renversé* de l'utérus c'est-à-dire l'ampliation plus considérable du segment inférieur que du fond, donnant la forme d'un ovoïde à grosse extrémité inférieure, amènera par les lois mêmes de l'accommodation une présentation du siège.

Enfin les *tumeurs de l'utérus* (fibromes) *ou de son voisinage*, altérant la forme normale de l'organe gestateur, peuvent être la source de présentations vicieuses, en rapport avec la déformation produite par la tumeur même.

3° Fœtus.

Toute cause altérant la forme générale du fœtus, ou diminuant soit son volume, soit sa résistance, est susceptible de produire une présentation vicieuse.

Nous trouvons dans cette catégorie de causes:

La *mort* du fœtus quand elle date d'un certain temps, et qu'il y a eu macération; nous savons qu'en pareil cas, l'accommodation perd ses droits.

La *petitesse* du fœtus agit de même en rendant l'accommodation inutile.

L'*hydrocéphalie*, augmentant le volume de la tête relativement à celui du siège, est une cause de présentation du siège. Car en pareil cas, la forme générale du fœtus pelotonné est celle d'un ovoïde, dont la grosse extrémité correspond à la tête.

La *dolicocéphalie*, c'est-à-dire l'exagération des diamètres antéro-postérieurs par rapport aux transversaux, a été regardée par Hecker comme une cause de présentation de la face, la tête, à cause de sa forme spéciale, ayant de la peine à s'engager par le sommet dans l'excavation. Mais il est démontré aujourd'hui que cette dolicocéphalie, qui a en effet été constatée après l'accouchement par la face, est, sauf quelques exceptions, secondaire et non primitive, car au bout de trois à quatre jours, la tête a repris sa configuration normale et n'est plus de forme pathologique, ce qui arriverait si la dolicocéphalie était primitive, c'est-à-dire antérieure à l'accouchement.

Le *volume exagéré de la tête* du fœtus serait, d'après Spiegelberg, une cause de présentation de la face, et on peut dire aussi du front. Cette explication est parfaitement admissible, car elle agit de même qu'un rétrécissement

[1] Voir pour plus de détails, mon mémoire sur les présentations du front. *Trav. d'obst.*, t. III, p. 174.

du bassin ; ce sont en effet les dimensions relatives de la partie fœtale et du bassin qui amènent la dystocie.

Certaines tumeurs du fœtus, tumeurs du cou ou de l'occiput, amenant la déflexion de la tête et gênant la partie fœtale dans sa descente, peuvent également causer une présentation du front ou de la face.

Je citerai parmi les causes très exceptionnelles de présentation vicieuse, les *rétractions musculaires* (présentation du front résultant d'un torticolis congénital[1]).

Une simple mention pour les *grossesses multiples* et les *monstruosités*, dont on devine facilement la fâcheuse influence sur l'accommodation.

4° Annexes ovulaires.

Trois causes du côté des annexes ovulaires peuvent produire des présentations vicieuses :

Le *placenta prævia*, en empêchant l'engagement du sommet, et favorisant ainsi la production d'une présentation du siège ou du thorax.

L'*hydramnios* qui, distendant outre mesure l'utérus, rend l'accommodation inutile, de même que précédemment la petitesse du fœtus ; on voit fréquemment en pareil cas, les présentations du siège et du thorax.

Enfin, les *circulaires du cordon* autour du cou fœtal, qui peuvent retenir la tête de l'enfant vers le fond de l'utérus. Le fœtus est pour ainsi dire pendu, et obligé à se présenter par le siège.

5° Traumatismes.

On a admis qu'un traumatisme portant sur l'hypogastre, pouvait déplacer la tête du fœtus et être la source d'une présentation vicieuse ; thorax ou siège. C'est là une cause admissible, mais tout à fait exceptionnelle.

Particularités de chaque présentation.

Les présentations sont *définitives* ou *temporaires*, suivant que la partie fœtale est fixée ou momentanément arrêtée sur le trajet de la filière génitale.

En général, les présentations *définitives* sont celles où l'engagement a lieu pendant la grossesse, et les *temporaires*, celles au contraire où la partie fœtale reste mobile au détroit supérieur. Nous verrons cependant qu'il y a des exceptions.

Sommet. — En l'absence de condition anormale, quand il y a présentation du sommet, l'engagement se fait pendant les trois derniers mois chez les primigestes, et pendant les quinze derniers jours chez les multigestes. Avec l'engagement, la présentation devient définitive.

[1] Auvard. *Travaux d'obstétrique*, t. I, p. 421.

Face. — Les présentations de la face sont exceptionnelles pendant la grossesse, cependant, quelques cas bien observés ne permettent pas de les nier. Ordinairement, elles se constituent au moment du travail ; sous l'influence d'une des causes précédemment étudiées la tête se défléchit, et on voit se produire successivement une présentation du front, puis de la face.

On appelle *primitives*, les présentations de la face existant pendant la grossesse, et *secondaires* celles qui se forment pendant le travail. Les secondaires sont donc la règle.

Ces présentations ne deviennent définitives que lorsque l'engagement se fait, c'est-à-dire à une période avancée du travail, car jamais l'engagement n'a lieu pendant la grossesse ni au début de l'accouchement.

Front. — Tout ce qui vient d'être dit sur les présentations de la face, s'applique exactement à celles du front.

Siège. — La présentation du siège, de même que celle du sommet, peut exister longtemps avant l'accouchement.

Pendant la grossesse, on observera, soit le siège complet, soit décomplété, mode des fesses, les deux autres variétés (genoux, pieds) ne se montrant qu'au moment du travail.

Quand le siège est décomplété, mode des fesses, il s'engage souvent dans les derniers temps de la grossesse, et grâce à cet engagement, la présentation devient définitive (LEFOUR).

Mais lorsque le siège est complet, son volume empêche l'engagement, et néanmoins la présentation peut être et est souvent, sans engagement, définitive, car la cause qui amène cette présentation vicieuse, notamment la forme de l'utérus chez les primigestes, empêche le fœtus de changer de situation. Dans ce cas on éprouve parfois, de même que dans le précédent avec engagement du siège, de sérieuses difficulté à faire la version par manœuvres externes.

Thorax. — Les présentations du thorax existent pendant la grossesse comme au moment de l'accouchement, mais elles sont rarement définitives pendant la gestation, à moins qu'une forme spéciale de l'utérus ne fixe le fœtus dans cette situation vicieuse.

L'engagement de l'épaule (variété de beaucoup la plus fréquente des présentations du thorax) ne se fait jamais pendant la grossesse, et n'a lieu qu'à une période avancée du travail ; c'est à ce moment, ou lorsque après l'écoulement du liquide amniotique, l'utérus s'est rétracté, que la présentation devient définitive, et d'autant plus difficile à corriger, qu'on attend plus longtemps.

Abdomen. — Mêmes considérations que pour les présentations du thorax.

B. Positions.

Quand nous voulons examiner complètement et détailler une statue placée sur un piédestal mobile, nous la faisons tourner, de manière à la voir successivement de face, de trois quarts (antérieurs), de profil, de trois quarts (postérieurs), de dos, puis en continuant le mouvement de rotation, de trois quarts (postérieurs), de profil, de trois quarts (antérieurs), et enfin de face ; la statue est ramenée à la position de départ.

Or le fœtus, quelle que soit sa présentation, peut exécuter dans l'intérieur de la cavité utérine une évolution analogue, évolution pendant laquelle, sans changer de présentation, il offrira une série de situations nouvelles.

C'est à ces situations diverses qu'on a donné le nom de *positions*.

On voit donc qu'il importe de nettement distinguer les *présentations* des *positions*.

La *présentation* est constituée par la région fœtale, qui descend la première dans la filière génitale.

La *position* est l'orientation du fœtus ou mieux de la région fœtale qui se présente.

Nous connaissons les présentations, abordons l'étude des positions.

Afin de dénommer les diverses positions, on a choisi pour chaque présentation un point de repère fœtal, qui, par ses rapports avec d'autres points pris sur la filière génitale, a permis de déterminer la situation exacte de l'enfant. — Je m'explique par un exemple. — Un fœtus se présente par le sommet (je prends l'occiput comme point de repère), l'occiput peut, suivant la situation de l'enfant, être en rapport avec le pubis, avec le sacrum, ou différentes autres régions de la ceinture pelvienne, on aura ainsi une position *occipito-pubienne* (contact de l'occiput fœtal et du pubis maternel), une position *occipito-sacrée* (contact de l'occiput fœtal avec le sacrum maternel), etc.

Or, voyons les points de repère fœtaux et maternels qui ont été choisis :

1° Points de repère fœtaux[1].

I.	Sommet	Occiput.	O.
II.	Face.	Menton.	M.
III.	Front	Menton.	M (id. que pour face).
IV.	Siège	Sacrum.	S.
V.	Thorax.	Acromion.	A.
VI.	Abdomen. . . .	Acromion.	A (id. que pour thorax).

2° Points de repère maternels.

On a pris sur le pourtour de la ceinture pelvienne les points d'aboutissement des différents diamètres. Ces points sont les suivants :

[1] Voir pour la discussion sur le choix de ces points de repère mes *Travaux d'obstétrique*, t. III, p. 95.

Point. —	Pubien.	P.
	Iliaque droit antérieur. .	I D A.
	Iliaque droit transverse .	I D T.
	Iliaque droit postérieur. .	I D P.
	Sacré.	S.
	Iliaque gauche postérieur.	I G P.
	Iliaque gauche transverse	I G T.
	Iliaque gauche antérieur .	I G A.

L'ensemble de ces points, par comparaison avec la rose des vents, pourrait être appelé la *rose des positions*.

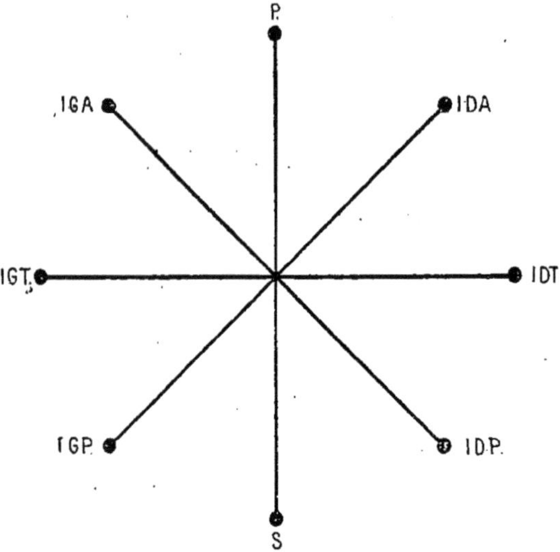

Fig. 130. — Rose des positions.

Or, pour chaque présentation, mettons en rapport le point de repère fœtal avec les différents points de repère maternels et nous aurons les séries de positions, qui suivent :

I. Sommet (Occiput). — **O.**

Position —	Occipito-pubienne	O P.
	Occipito-iliaque droite antérieure . .	O I D A 3[1].
	— — — transverse .	O I D T.
	— — — postérieure . .	OIDP 2.
	Occipito-sacrée.	O S.
	Occipito-iliaque gauche postérieure. .	O I G P 4.
	— — — transverse . .	O I G T.
	— — — antérieure . .	O I G A 1.

[1] Le chiffre placé à la suite des *positions* obliques indique leur fréquence relative; le chiffre 1 représentant la plus fréquente, ce qu'on appelait la première du sommet, les autres étant dénommées 2e, 3e, 4e du sommet. Cette fréquence n'est bien établie que pour es positions obliques, les seules pour lesquelles je l'indique.

II. Face (Menton). — M.

Position. — Mento-pubienne . . . . MP.
Mento-iliaque droite antérieure. . . MIDA 4.
— — — transverse . . MIDT.
— — — postérieure. . MIDP 1.
Mento-sacrée . . . . MS.
Mento-iliaque gauche postérieure . . MIGP 3.
— — — transverse . . MIGT.
— — — antérieure . . MIGA 2.

III. Front (Menton). — M.

Id. que pour la face.

IV. Siège (Sacrum). — S.

Position. — Sacro-pubienne. . . . . SP.
Sacro-iliaque droite antérieure . . . SIDA 3.
— — transverse . . . SIDT.
— — postérieure . . . SIDP 2.
Sacro-sacrée. . . . . SS.
Sacro-iliaque gauche postérieure . . SIGP 4.
— — transverse . . SIGT.
— — antérieure. . . SIGA 1.

V. Thorax (Acromion). — A.

Position. — Acromio-pubienne. . . . . AP[1].
Acromio-iliaque droite antérieure . . AIDA.
— — — transverse. . AIDT.
— — — postérieure. . AIDP.
Acromio-sacrée . . . . AS.
Acromio-iliaque gauche postérieure . AIGP.
— — — transverse. . AIGT.
— — — antérieure. . AIGA.

VI. Abdomen (acromion). — A.

Id. que pour le thorax.

Pour compléter et rendre intelligible cet énoncé des positions dans les différentes présentations, je le fais suivre d'une série de figures montrant la situation du fœtus dans ces divers cas :

[1] Pour la fréquence des positions du thorax, il suffit de savoir que les dorso-antérieures sont plus fréquentes que les dorso-postérieures.

I. — Sommet.

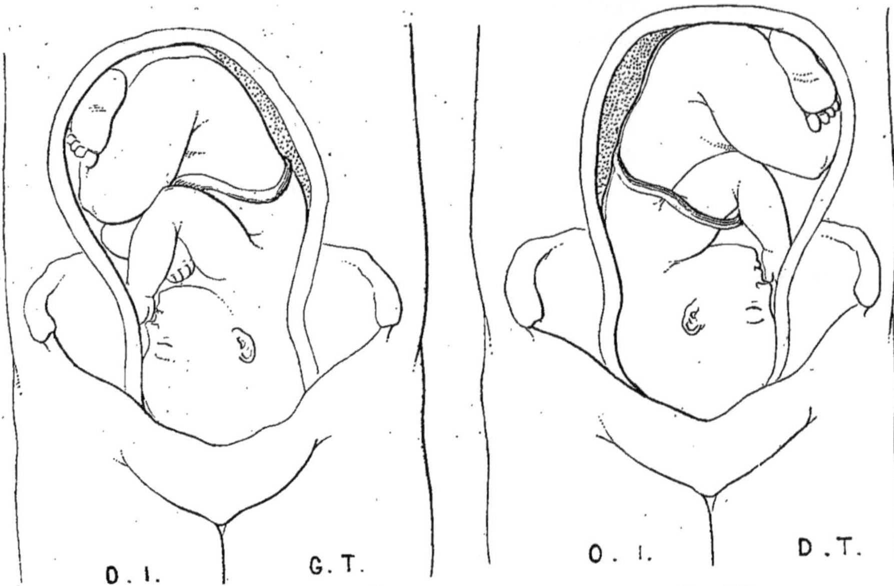

Fig. 131.

Fig. 132.

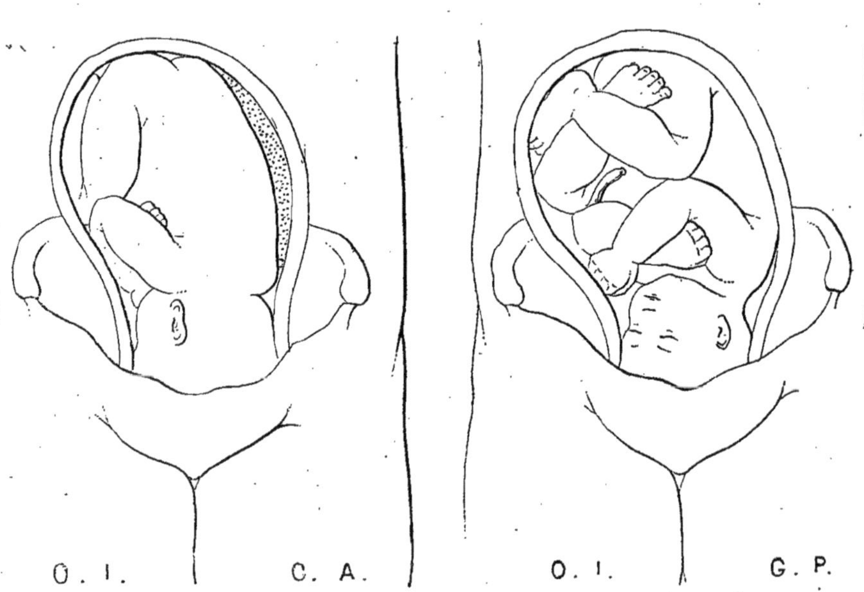

Fig. 133.

Fig. 134.

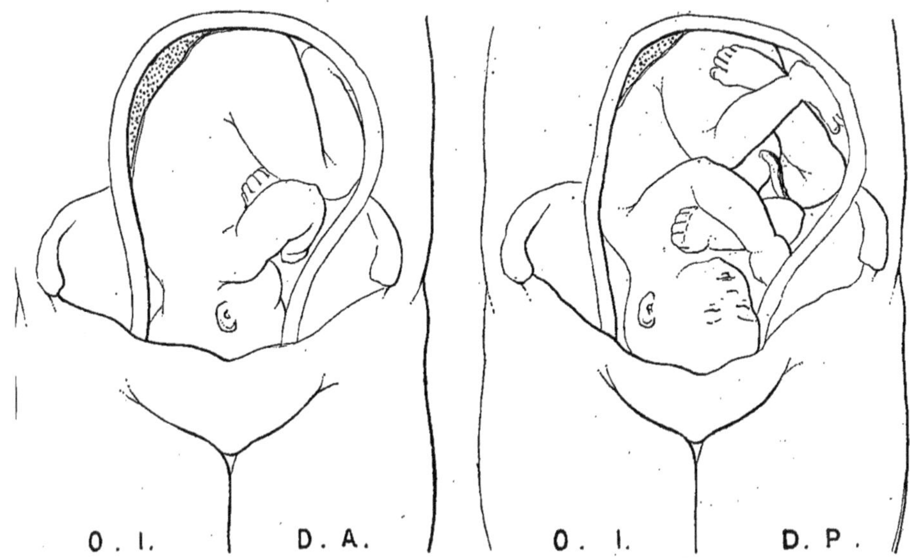

Fig. 135. Fig. 136.

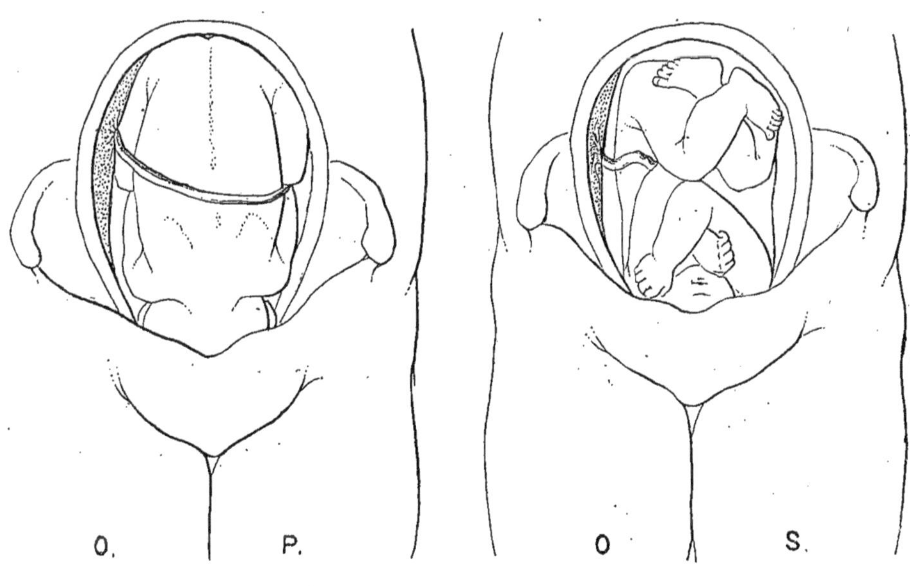

Fig. 137. Fig. 138.

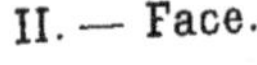

II. — Face.

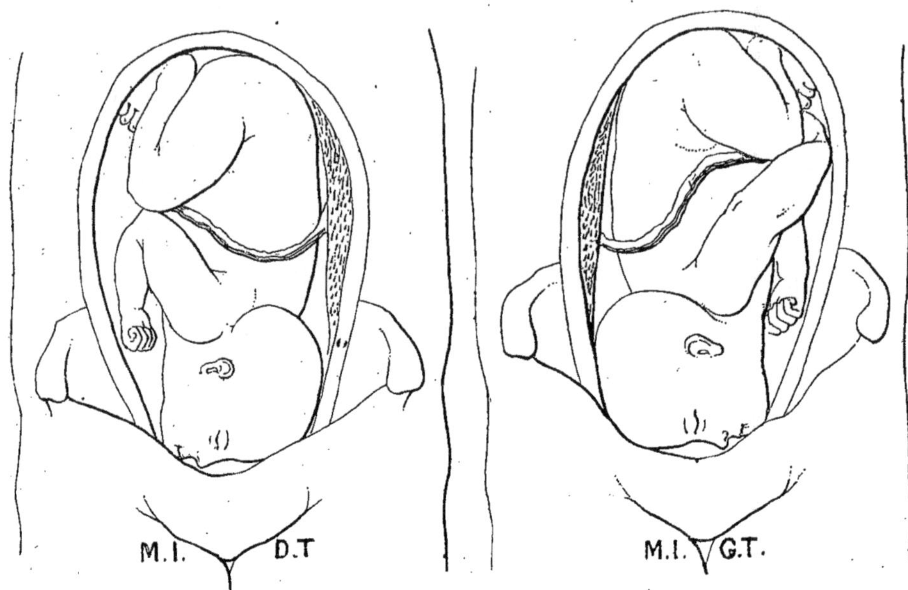

Fig. 139.

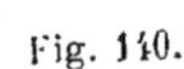

Fig. 140.

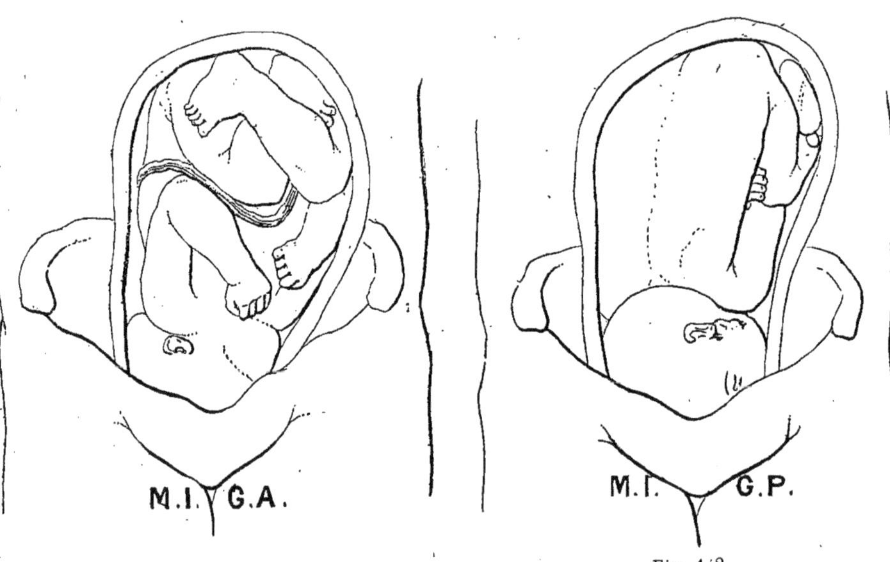

Fig. 141.

Fig. 142.

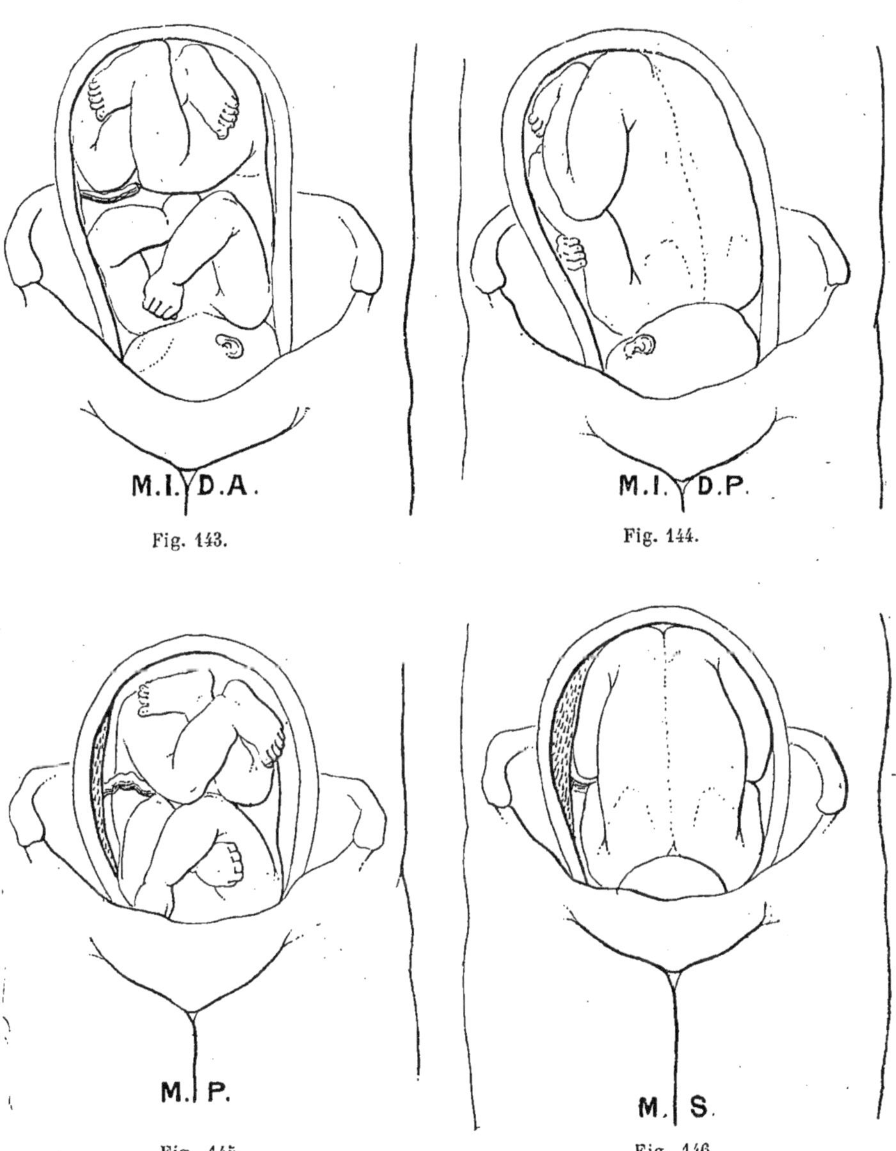

Fig. 143.

Fig. 144.

Fig. 145.

Fig. 146

III. — **Front.**

Même situation que pour la face, en fléchissant légèrement la tête, et en la mettant dans une position intermédiaire entre la présentation du sommet et celle de la face.

IV. — Siège.

(Le siège complet est pris comme type.)

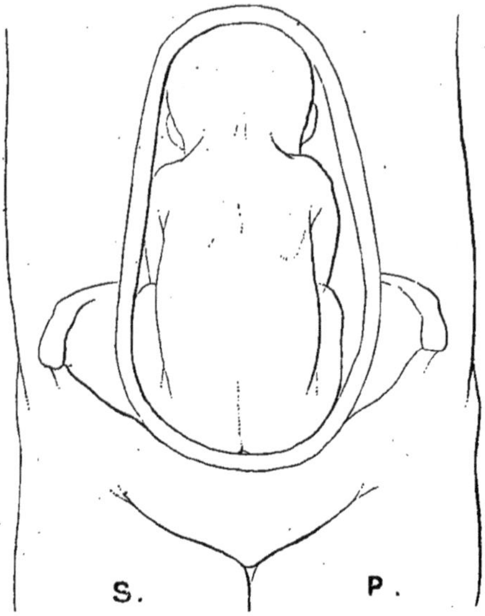

S. P.

Fig. 147.

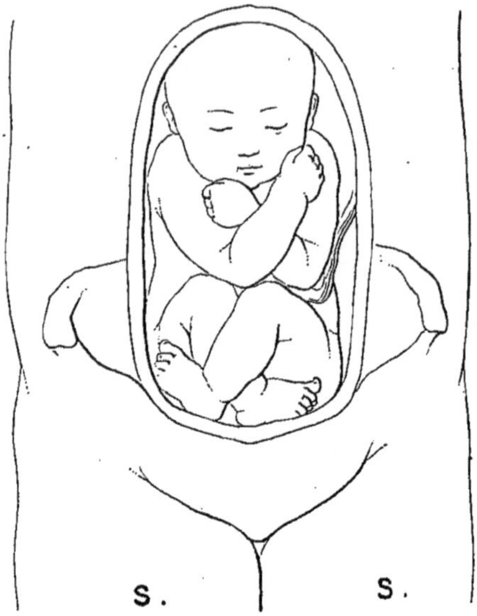

S. S.

Fig. 148.

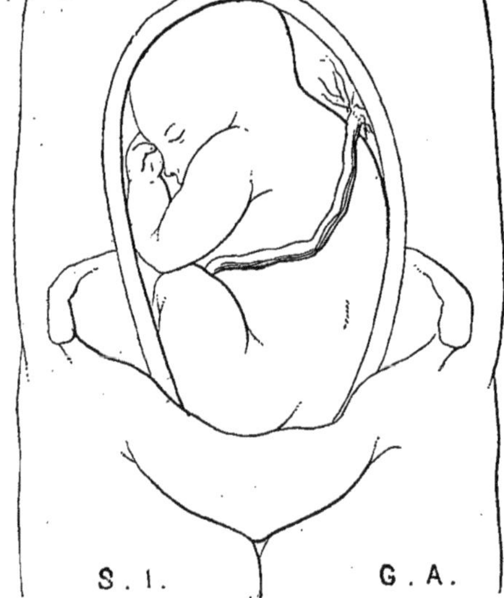

Fig. 149.

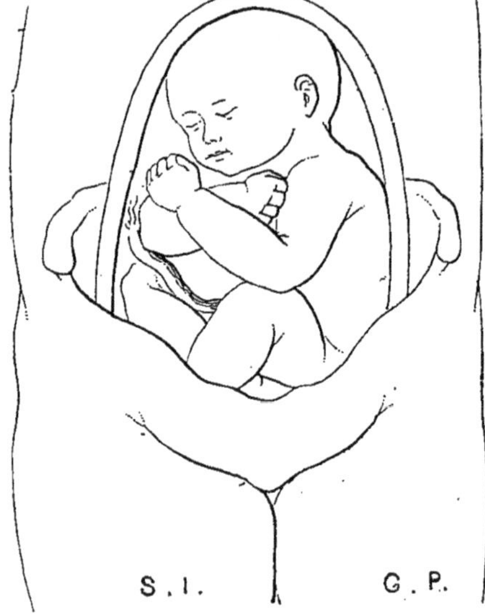

Fig. 150

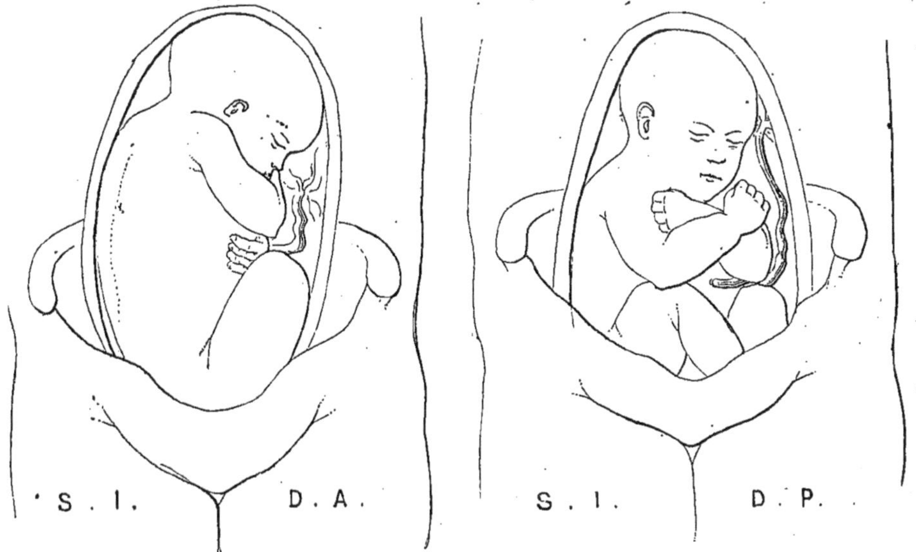

Fig. 151.

Fig. 152.

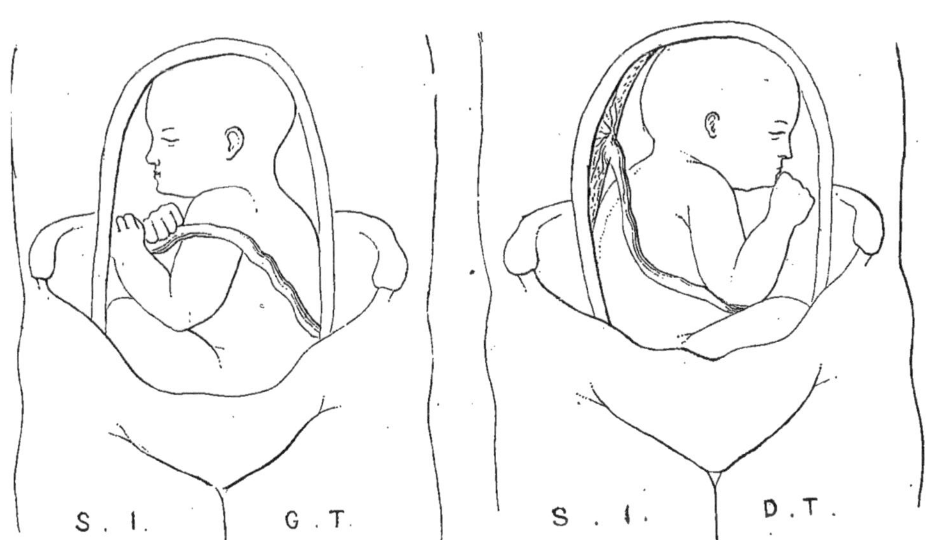

Fig. 153.

Fig. 154.

V. — Thorax. (Variété. Epaule droite.)

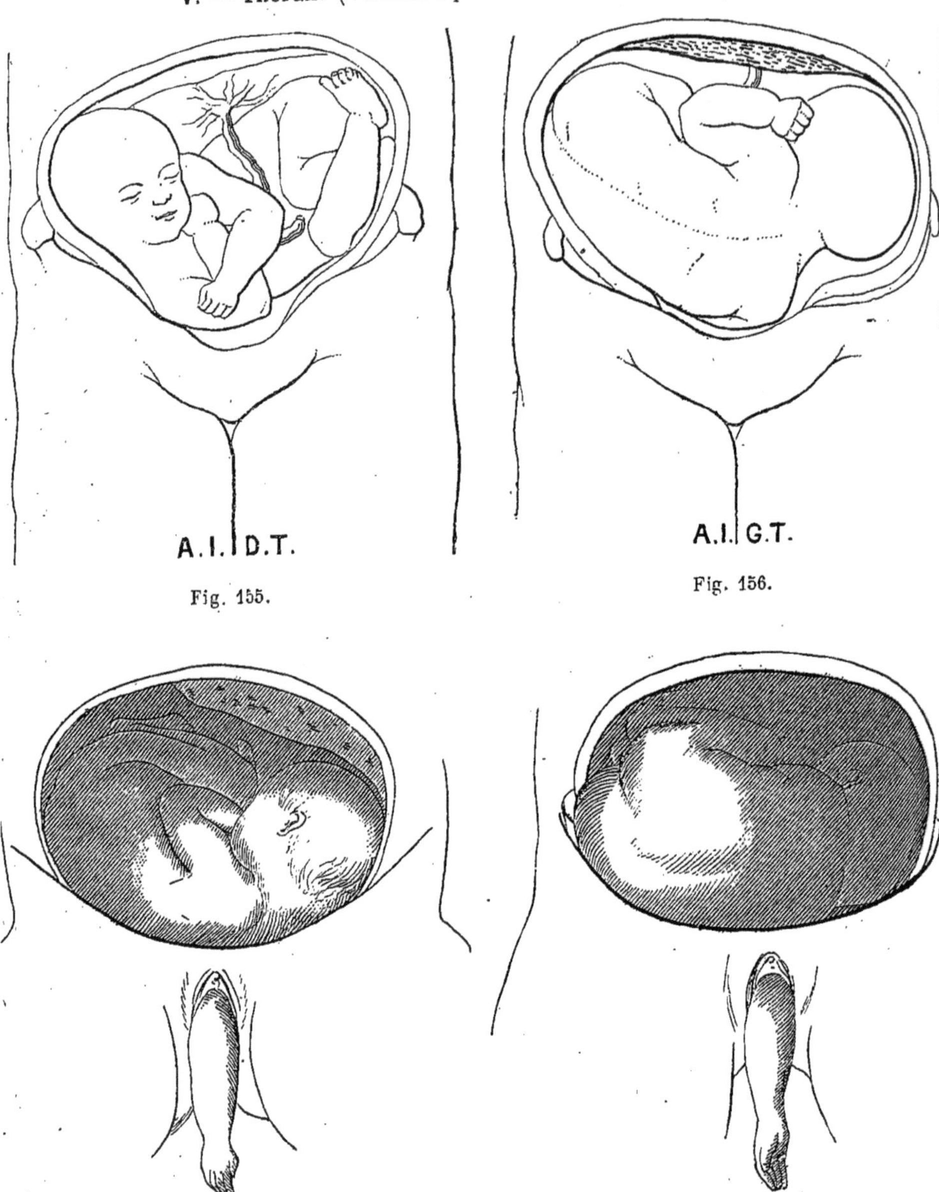

Fig. 155.

Fig. 156.

Fig. 157.

Fig. 158.

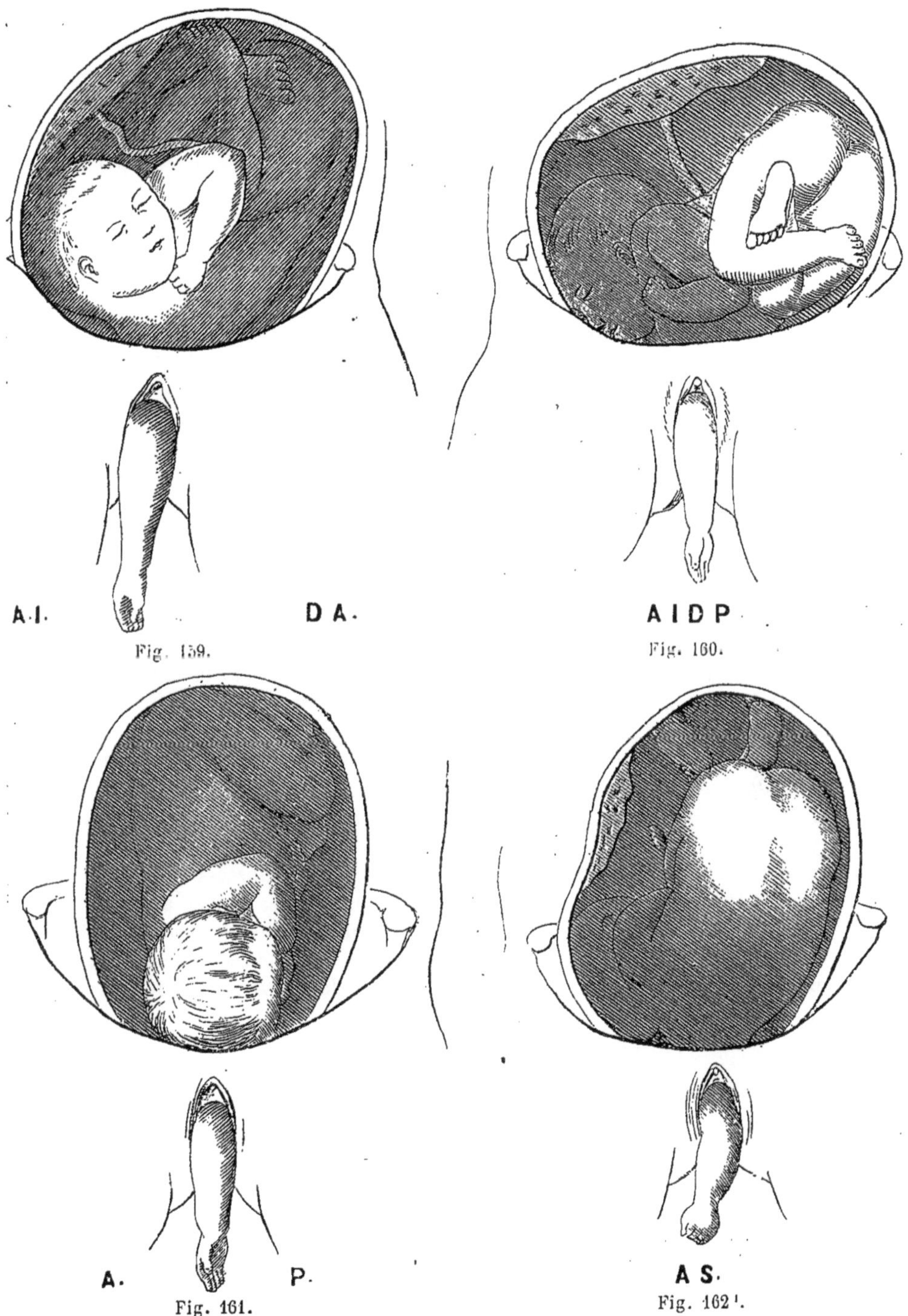

Fig. 159.

Fig. 160.

Fig. 161.

Fig. 162[1].

erreur une présentation de l'épaule gauche a été figurée au lieu de l'épaule droite.

VI. — Abdomen.

Même situation que pour le thorax, en éloignant légèrement le thorax du centre de la filière génitale, de manière à le remplacer à ce niveau par l'abdomen.

Etiologie des positions.

Sommet. — Les deux positions les plus fréquentes sont d'abord l'O I G A puis l'O I D P. — On s'est demandé pourquoi le grand diamètre de la tête occupait plus volontiers le diamètre oblique cœcal, et on a dit que ce diamètre était plus grand que le rectal, ou que la présence du rectum diminuait l'étendue de ce dernier. Mais cette explication, qui n'est d'ailleurs qu'une hypothèse, ne saurait satisfaire, car dans la présentation du siège [1], c'est également la S I G A qui est la plus fréquente, et après l'engagement le plus grand diamètre du pelvis fœtal le bitrochantérien, occupe le diamètre oblique rectal réputé à tort le plus petit.

Il est probable que la tête se trouve plus fréquemment occuper le diamètre oblique cœcal, à cause du développement plus marqué de la corne droite de l'utérus (inclinaison apparente à droite); le siège se plaçant dans cette région spacieuse, la tête est chassée du diamètre oblique rectal par la saillie du promontoire et vient naturellement occuper le diamètre oblique cœcal.

Quant à la plus grande fréquence de l'O I G A par rapport à l'O I D P, elle répond à une loi, qui régit les positions de toutes les présentations, à savoir que :

Le dos du fœtus, à cause de la saillie de la colonne vertébrale en arrière, s'accommode bien mieux à la partie antérieure de l'utérus qu'à sa partie postérieure.

Aussi verrons-nous dans toutes les présentations les dorso-antérieures (dos en avant) être plus fréquentes que les dorso-postérieures (dos en arrière).

Je n'ai parlé ici que de l'étiologie des positions obliques, les seules dont les auteurs s'occupent en général. Les transverses et les directes sont régies de même d'ailleurs que les obliques par la forme du bassin; on sait, en effet, que la tête est :

Transverse, au détroit supérieur;
Oblique, dans l'excavation;
Directe, au détroit moyen.

Donc, à côté de l'*influence utérine*, dont il a été d'abord question et qui nous a expliqué la fréquence relative des positions obliques, il y a *l'influence pelvienne*, qui oriente la tête dans la direction transverse oblique ou directe.

[1] Le pelvis, il est vrai, n'est pas la cause principale de la fréquence relative des positions du siège, mais bien la forme de l'utérus, néanmoins l'argument ici invoqué a sa valeur, car si le diamètre oblique cœcal était plus grand que le rectal, il est probable que l'engagement du siège aurait lieu plus souvent en S I G P qu'en S I G A.

Face, front. — Les présentations de la face n'étant que des transformations de celles du sommet, les mêmes considérations étiologiques s'appliquent à leurs positions.

Siège. — Le siège ne s'engageant que rarement pendant la grossesse, la question de l'étendue des diamètres pelviens est secondaire. Ce qui fait ici la plus grande fréquence de la SIGA et SIDP, c'est de même que pour le sommet la forme de l'utérus. La tête se logeant dans la corne droite, le dos se placera soit à gauche et en avant, soit à droite et en arrière, car, s'il se mettait en SIGP, le dos viendrait heurter le promontoire ou plutôt la colonne lombaire, et en SIDA, les petits membres seraient également gênés par cette même saillie de l'angle vertébral.

Thorax, abdomen. — Pendant la grossesse, on ne constate guère que les positions transverses; suivant la règle générale, le dos se trouve d'habitude en avant, de telle sorte que pour l'épaule gauche, présentation la plus fréquente, c'est l'AIDT qu'on observe le plus souvent, et l'AIGT pour l'épaule droite. L'accommodation du dos en est le raison.

SYMPTOMATOLOGIE DE LA GROSSESSE

SOMMAIRE

Les symptômes et signes[1] de la grossesse peuvent se diviser en deux grandes classes : ceux qui dépendent du système génital, et ceux au contraire qui en sont indépendants ; il y a donc :

1° **Les symptômes extra-génitaux ;**

2° **Les symptômes génitaux.**

I. — SYMPTOMES EXTRA-GÉNITAUX

Les modifications des différents systèmes (nerveux, respiratoire, circulatoire, digestif, etc.), qui ont été précédemment étudiées, se manifestent par une série de symptômes, dont il a déjà été question (voir page 91), et sur lesquelles je ne reviendrai pas ici pour ne pas m'exposer à des redites inutiles.

II. — SYMPTOMES GÉNITAUX

Quand on examine une femme enceinte, on procède successivement :

1° **A l'interrogatoire ;**

2° **A l'inspection ;**

3° **Au palper** (*et à la percussion*) ;

4° **A l'auscultation ;**

5° **Au toucher.**

Je me conformerai à ce même ordre pour l'étude des symptômes de la grossesse, les signes fournis par l'interrogatoire répondant à peu près à ceux qu'on désignait autrefois sous le nom de *rationnels*, et ceux des quatre autres catégories aux signes *physiques* ou *sensibles*.

[1] Le signe est une conclusion que l'esprit tire d'un symptôme observé, en vue d'établir le diagnostic.

V

INTERROGATOIRE

SOMMAIRE

Coït fécondant. — Menstruation. — Développement du ventre. — Mouvements fœtaux. — Abaissement de l'utérus.

Les renseignements que la femme pourra fournir sur les *rapports sexuels*, origine de la grossesse actuelle, seront rarement de quelque utilité. Leur *absence* en cas de diagnostic douteux, ou leur *existence isolée* à une date fixe, quand il s'agit de préciser l'époque de la grossesse seront les seuls points à rechercher, et l'expérience a appris combien en pareille matière la confiance en la véracité féminine devait être bornée.

De la menstruation au contraire découlent des signes de grande valeur.

Tout arrêt de la menstruation, chez une femme BIEN PORTANTE ET NORMALEMENT RÉGLÉE, *doit faire penser à l'existence d'une grossesse.*

La conception peut avoir lieu à une période quelconque de l'intervalle intermenstruel [1] ou pendant l'écoulement sanguin des règles, mais la plupart du temps, elle se produit durant les dix jours qui suivent la fin de la menstruation. A partir de ce moment l'écoulement menstruel ne se montre plus. Il est cependant des exceptions et quelques femmes continuent à être réglées pendant leur grossesse. On cite même des faits de femmes mal ou non réglées, qui gravides avaient une menstruation régulière [2]. On a objecté que ces règles de la grossesse étaient modifiées en *durée*, *quantité* ou *qualité*, et qu'elles différaient par conséquent de la menstruation habituelle. L'objection est inexacte; un esprit prévenu pourra par un interrogatoire habile, faire avouer aux femmes des nuances difficiles à nettement préciser, mais la vérité est que chez certaines gestantes les règles persistent avec leur durée, quantité et qualité habituelles, quelque rares que soient ces faits. On a encore objecté que cet écoulement périodique de la grossesse ne représentait pas de véritables règles, mais de simples hémorrhagies se reproduisant à des intervalles réguliers pendant un certain temps. La question pour être résolue doit être envisagée au double point de vue *théorique* et *pratique*.

Théoriquement, on entend par menstruation la réunion *probable* des deux phénomènes : Ponte ovulaire. — Ecoulement sanguin, prenant sa source

[1] L'existence d'une période agénésique pour la femme, c'est-à-dire d'une période pendant laquelle la conception ne peut avoir lieu (milieu de la période intermenstruelle) est aujourd'hui démontrée inexacte.

[2] Voir Cazeaux. *Traité d'accouchement*, 1867, p. 217.

surtout à la face interne des trompes et du corps de l'utérus. — Or, si la ponte ovulaire existe très probablement pendant la grossesse, ou du moins durant les premiers mois [1], l'écoulement sanguin qui se fait pendant la gestation ne saurait provenir de la trompe et du corps de l'utérus à partir du quatrième mois, puisque à ce moment l'œuf occupe la cavité du corps de l'utérus, et intercepte le chemin des trompes. La menstruation, ainsi définie, ne peut donc se produire pendant la grossesse, ou du moins à partir du quatrième mois. Les adversaires de la menstruation puerpérale semblent, par conséquent, triompher au point de vue théorique; mais abordons la *pratique :* une femme éprouve différents symptômes, qui lui font craindre ou espérer le début d'une grossesse, elle affirme nettement que, pendant les derniers mois comme auparavant, il s'est produit un écoulement sanguin périodique, de mêmes abondance et durée qu'auparavant; rien ne permet d'affirmer que cet écoulement diffère de la menstruation normale; il est juste de conclure que cette femme est réglée, mais il n'en faut pas déduire que l'utérus est à l'état de vacuité.

Pratiquement, on ne peut donc nier l'existence des règles pendant la grossesse. Croire qu'une femme enceinte n'est jamais réglée, c'est s'exposer à de fréquentes méprises, analogues à celle qui survint en 1666, rapportée d'après Devaux [2], prévôt de la compagnie des maîtres chirurgiens : Une femme avait été condamnée à mort pour vol; elle se prétendait enceinte, condition suffisante pour faire retarder son exécution. Les médecins chargés de pratiquer l'examen n'hésitèrent pas à déclarer qu'il n'y avait pas de grossesse, *en se fondant principalement sur le fait de la persistance des règles*. La victime fut livrée au bourreau, et, en procédant à la dissection de son cadavre, on fut étrangement et péniblement étonné de trouver un produit de conception d'environ quatre mois.

Conclusion : *Si la cessation des règles est un des meilleurs signes du début de la grossesse, évitons de nous baser exclusivement sur leur persistance, pour affirmer la vacuité de l'utérus.*

Les femmes ne commencent à s'apercevoir du *développement du ventre* qu'au bout d'un certain temps de grossesse (deux mois et même parfois davantage). Peu après la conception, certaines gestantes disent éprouver un certain retrait de l'abdomen, d'où le dicton : « *En ventre plat, enfant il y a* [3]. » Le développement du ventre très nettement perçu, surtout à partir du quatrième mois, progresse rarement avec régularité, ce qui est dû aux variations du contenu intestinal et de l'engagement utérin, car l'augmentation de l'œuf lui-même se fait au contraire d'une manière uniforme. Toutes choses égales d'ailleurs, le développement du ventre est d'autant plus considérable que le nombre des grossesses est plus grand, ce qui s'explique par la laxité croissante des parois abdominales.

[1] Auvard. *Travaux d'obstétrique*, t. III, p. 472.
[2] Thèse Ganahl, 1867, p. 17.
[3] Mauriceau. *Traité d'accouchement*, t. I, p. 69

Nous ignorons l'époque exacte à laquelle se produisent les *premiers mouvements* de l'enfant dans l'intérieur de l'œuf, mais nous savons que la femme peut commencer à les sentir au début du quatrième mois, c'est-à-dire à partir du deuxième trimestre de la gestation. C'est en général au milieu de la grossesse *à quatre mois et demi* que ces mouvements sont perçus, quelquefois plus tard. Quelques gestantes ne les sentent jamais. Les femmes les comparent au début, au frôlement que produirait une araignée volumineuse se promenant sur la face interne de l'abdomen ; plus tard, aux sauts d'une grenouille enfermée dans la matrice. Souvent les gestantes expriment leur sensation en disant que l'*enfant se met en boule*, cette sensation mal interprétée est due, non aux mouvements du fœtus, mais à la contraction de l'utérus.

L'*abaissement de l'utérus*, résultat de l'engagement qui chez la primigeste se fait pendant les trois derniers mois de la grossesse, et chez la multigeste seulement pendant les quinze derniers jours, quelquefois même au moment du travail, se traduit par de la gêne pelvienne (besoins fréquents d'uriner, exagération de la constipation) et un soulagement thoracique (respiration plus facile). Le ventre semble en même temps diminuer de volume. Les femmes peuvent habituellement donner des renseignements assez précis sur ces différents symptômes.

VI

INSPECTION

SOMMAIRE

ABDOMEN : Distension. Vergetures. Pigmentation.
ORGANES GÉNITAUX EXTERNES : Hypertrophie. Coloration violacée. Pigmentation.

L'*inspection* de l'abdomen et des organes génitaux externes permettra de constater une série de modifications, dont il a déjà été question et que je rappelle ici.

Du côté de la paroi abdominale, outre la *distension* produite par l'augmentation du volume de l'utérus, on note les *vergetures* surtout nombreuses dans la région sous-ombilicale, et la pigmentation se dessinant sous forme d'une *ligne brune*, qui suit à peu près le trajet de la ligne blanche.

Les organes génitaux externes, en dehors de l'œdème et des varices, dont ils sont souvent le siège, subissent une véritable *hypertrophie* qui leur donne un aspect boursoufflé. Le vestibule et l'orifice vulvo-vaginal, prennent une *coloration violacée*, qu'on retrouve également sur le vagin et le col de l'utérus à l'examen au spéculum. Cette coloration, indice d'un trouble circulatoire, aide parfois au diagnostic d'une grossesse douteuse, mais elle n'est pas pathognomique, car on peut la trouver avec d'autres tumeurs utérines ou pelviennes. Outre cette coloration violette, on constate parfois chez les femmes brunes une sorte de *pigmentation* diffuse de la vulve, surtout marquée au niveau des grandes lèvres.

VII

PALPER

SOMMAIRE

- 1° *Percussion.*
- 2° *Palper.*
  - Généralités.
  - Préliminaires.
  - Exécution du palper.
    - 1° Etape præutérine.
    - 2° Etape utérine.
    - 3° Etape intra-utérine.
      - *a.* Annexes.
      - *b.* Fœtus.
        - 1° Deux signes de certitude :
          - Mouvements passifs. (Sommet.)
          - Mouvements actifs. (Siège.)
        - 2° Caractères de chaque partie fœtale.
        - 3° Diagnostic de la situation du fœtus in-utéro.
          - *Tête.*
            - Hypogastre.
              - Mobile (présentation temporaire).
              - Fixée (présentation définitive).
            - Fosse iliaque.
            - Flanc.
            - Hypocondre.
            - Epigastre.
  - Difficultés du palper.

L'œil, nous ayant fourni les divers renseignements dont il vient d'être question, nous allons avoir recours à un nouveau mode d'exploration, au palper.

La *percussion* est une variété de palper, mais tandis qu'elle occupe une place si considérable en médecine et en chirurgie, son rôle est très effacé en obstétrique. La percussion en effet, servira seulement à renseigner sur la hauteur de l'utérus et sur le contenu d'organes normaux ou pathologiques situés autour ou en avant de l'utérus. Je n'insiste pas davantage sur ces notions secondaires et j'arrive au palper proprement dit.

Le *palper* indiqué pour la première fois par Mercurius Scipio, en 1601, n'a été bien mis en lumière que dans le siècle actuel par Wigand (1812), Hubert (1843), et surtout par Mattei (1855), puis complété dans ces derniers temps par Budin[1], Pinard[2], Rivière[3].

La femme, pour être palpée, doit être déshabillée et ne conserver aucun vêtement pouvant gêner l'exploration abdominale. Sauf rares exceptions, le

[1] *Progrès médical*, 1881, et *Obstétrique et Gynécologie*, 1886, p. 429.

[2] *Traité du palper abdominal*, Paris 1878 et 1889.

[3] *Annales de gynécologie*, 1886.

décubitus horizontal est indispensable, la tête peu élevée, les jambes étendues, et légèrement écartées l'une de l'autre, les bras pendant le long du corps, autant que possible tous les muscles doivent être en résolution. Ce dernier point est souvent très difficile à obtenir, on y arrivera moins aisément par des exhortations directes, qu'en distrayant l'esprit de la femme par un entretien absolument étranger à l'exploration qu'on pratique.

L'accoucheur aura les mains chaudes, car un contact froid impressionne désagréablement la femme, et ne la prédispose pas au laisser-aller musculaire. Il devra se placer à droite de la patiente et procéder avec la plus extrême lenteur. Jamais le proverbe italien : « *Chi va piano... va lontano* » n'a été mieux approprié.

Le palper se compose de trois étapes :

Une première dans laquelle on explore la paroi abdominale, et les organes situés autour de l'utérus : *étape præutérine.*

Une seconde où on examine la paroi de l'utérus : *étape utérine.*

Une troisième enfin où on interroge le contenu même de l'utérus, c'est-à-dire l'œuf en cas de grossesse : *étape intra-utérine.*

Détaillons chacune de ces étapes :

I. — ÉTAPE PRÆUTÉRINE.

L'épaisseur de la paroi abdominale sera appréciée en la pinçant et en la soulevant légèrement en avant de l'utérus.

La palpation pourra renseigner sur la présence d'anses intestinales en avant de l'utérus, sur le degré de distension de la vessie, quand ce réservoir dépasse supérieurement la symphyse pubienne.

Dans cette exploration præutérine, les doigts sentiront souvent des ligaments ronds formant un cordon assez nettement perceptible pendant la grossesse, surtout quand il est le siège de varices, ainsi qu'un des ovaires (normal ou augmenté de volume), dont la pression réveillera chez la femme une douleur spéciale et particulièrement pénible [1].

Dans cette première étape du palper, on pourra enfin rencontrer toutes les tumeurs susceptibles de se développer aux dépens des organes abdominaux, et qu'il me suffit d'indiquer ici d'une façon générale.

II. — ÉTAPE UTÉRINE.

En suivant le contour de l'utérus on déterminera sa hauteur au-dessus de la symphyse pubienne ou de l'ombilic, constatation importante pour préciser l'époque approximative de la grossesse, et on reconnaîtra également son inclinaison vers l'un ou l'autre côté de l'abdomen.

Souple à l'état normal la paroi utérine devient résistante pendant la contraction. Dans certains cas de mollesse exagérée de l'utérus, cette contraction est nécessaire pour rendre nettement perceptible les contours de l'organe gestateur, ainsi que les particularités de sa conformation.

[1] *Douleur ovarique*. Budin. *Obstétrique et Gynécologie*, 1886, p. 383.

Par la palpation on pourrra aussi déterminer l'épaisseur approximative de l'utérus, surtout appréciable par le degré d'éloignement de la partie fœtale. Certaines parois utérines semblent tellement minces par la superficialité du fœtus, qu'on a l'impression d'une grossesse extra-utérine.

L'exploration utérine renseignera enfin sur l'existence de malformations (bifidité plus ou moins marquée du fond de l'utérus) et sur la présence de fibromes qu'on pourrait lorsqu'ils sont de faible volume, prendre pour des petites extrémités fœtales, mais leur immobilité, leur perception en général possible pendant la contraction éviteront l'erreur de diagnostic.

III. — ÉTAPE INTRA-UTÉRINE.

Nous arrivons à l'exploration du contenu utérin, qui constitue la troisième et plus importante étape du palper.

Dans la palpation de l'œuf, autant les sensations fournies par le fœtus sont d'habitude précises, autant celles données par les annexes (placenta, cordon, liquide amniotique) sont vagues.

Il est possible en effet que dans quelques cas exceptionnels un empâtement spécial séparant les doigts du plan fœtal, ait fait supposer l'existence du placenta en ce point ; je n'ai pour ma part jamais éprouvé de sensation analogue.

Quand la paroi abdominale est particulièrement mince, les doigts peuvent rencontrer contournant le tronc fœtal un cordon, qu'on a avec vraisemblance pris pour la tige funiculaire.

Le liquide amniotique en quantité normale donne une fluctuation en masse analogue à celle qu'on obtient à la surface d'un volumineux abcès ; avec l'hydramnios (plus d'un litre de liquide), il existe une sensation de *flot* analogue à celle qu'on trouve dans l'ascite, alors qu'en frappant un point de l'abdomen occupé par le liquide, on place l'autre main du côté opposé où le choc sera transmis. La faible abondance de liquide dans le premier cas permet au fœtus de jouer le rôle d'écran et d'empêcher la transmission du choc liquide, ce qui ne peut exister dans le second.

J'arrive au fœtus, but principal de notre exploration, et avec lequel les mains, séparées par la paroi utéro-abdominale, doivent se familiariser.

Avant d'aller plus loin dans cette étude, il importe de mettre en relief deux signes importants, qu'on considère avec raison comme deux *signes de certitude* de la grossesse. Je veux parler des mouvements passifs et des mouvements actifs du fœtus.

Les premiers attestent la présence d'un enfant, et les seconds indiquent que cet enfant est vivant. Les uns sont fournis de préférence par la tête fœtale, les autres par les petits membres thoraciques et surtout pelviens.

1° MOUVEMENTS PASSIFS

Désignés usuellement sous le nom de *ballottement*, ces mouvements se produisent dans les conditions suivantes (je suppose la tête fœtale au fond de l'utérus ; deux ou trois doigts d'une main sont appliqués médiatement à son contact) :

a. On imprime une petite secousse brusque à la tête en déprimant la paroi abdominale; les doigts ont la notion d'un corps fuyant et s'éloignant. *Sensation unique* (de départ).

b. Souvent la main étant laissée en place, au bout de quelques instants la tête revient dans sa position première, et dans ce retour imprime un choc aux doigts, comme un morceau de glace qu'on a enfoncé dans un verre, remonte bientôt et vient heurter le doigt, cause de sa chute. — *Sensation double* (de départ et de retour).

c. Si les deux mains sont appliquées aux extrémités latérales de la tête; la partie fœtale chassée par une main s'éloigne, première sensation de départ, vient heurter la main du côté opposé, seconde sensation de choc, puis revient à sa position première, troisième sensation du choc en retour. Donc *sensation triple* (de départ, de choc, et de retour).

Telles sont les différentes variétés du *ballottement*, j'ajoute *abdominal*, car nous verrons plus tard qu'il en existe aussi un *vaginal.*

La tête est la partie fœtale qui fournit par excellence le ballottement, de telle sorte que la constatation de ce signe permet à la fois d'affirmer la grossesse et de préciser la position de l'extrémité céphalique. Toutefois il faut savoir qu'exceptionnellement, le siège, dans les cas d'hydramnios par exemple, peut ballotter, de même aussi les petites extrémités fœtales. La possibilité de ces causes d'erreurs nécessite un complément d'examen, qui sera indiqué ultérieurement.

La tête fœtale ballotte à partir du quatrième mois de la grossesse, jusqu'à la fin, mais surtout du cinquième au septième mois à cause de la plus grande mobilité dont le fœtus jouit à cette époque dans la cavité utérine.

Les conditions qui font de la tête la partie fœtale la plus apte au ballottement, sont sa forme ronde, sa dureté et enfin la mobilité de ses attaches au tronc par l'intermédiaire du cou.

Si le ballottement n'est pas un signe affirmant la présence de la tête au point exploré, il constitue néanmoins un signe de certitude de la grossesse, à une condition, *c'est que la tumeur qui ballotte soit intra-utérine;* la constatation est facile à faire en attendant une contraction de l'organe gestateur. Cette condition est en effet indispensable, car il arrive assez souvent de trouver des tumeurs abdominales diverses [1] (kyste de l'ovaire, fibrome pédiculé) qui, nageant dans du liquide ascitique, peuvent donner la sensation de ballottement, j'en ai moi-même rencontré deux cas très nets, mais ces tumeurs ne sont jamais intra-utérines. *Toute tumeur intra-utérine, qui ballotte, indique donc avec certitude la présence d'un fœtus.*

2° MOUVEMENTS ACTIFS

En appliquant les mains pendant un certain temps sur la paroi abdominale on sent des petits chocs, produits par les pieds du fœtus soulevant la paroi

[1] Nous verrons les autres causes d'erreur à propos du ballottement vaginal.

utéro-abdominale, plus rarement par d'autres parties fœtales. Ces mouvements sont souvent perceptibles à la vue; outre ces petits chocs la main a parfois la sensation d'un mouvement plus étendu, causé par le déplacement du fœtus en totalité.

Ces mouvements des petits membres, facilement perceptibles par la femme, sont souvent pour elle une cause d'erreur, à cause de leur confusion possible avec d'autres sensations analogues, mais il n'en est pas de même quand ils sont perçus par le médecin.

Tout choc nettement perçu par l'accoucheur, à la surface d'une tumeur de l'abdomen, sans interposition d'intestin entre cette tumeur et la paroi abdominale, indique la présence certaine d'un fœtus vivant.

Les mouvements actifs, perçus par l'accoucheur, sont donc un signe de certitude, mais à la condition qu'il n'y ait pas d'interposition d'intestin, car les contractions de cet organe peuvent parfois simuler des chocs fœtaux (Tarnier). — Or la percussion permettra facilement de s'assurer de l'absence d'intestin, la sonorité trahissant sa présence. — D'autre part les contractions musculaires de la paroi abdominale ne pourront simuler les mouvements fœtaux, car leur surface de production est beaucoup plus large.

J'ajoute en terminant que ces mouvements actifs, pour être un signe de certitude doivent être *nettement* perçus; cette netteté de perception est d'ailleurs indispensable à tout signe de certitude, même le moins discuté, le bruit du cœur fœtal : quand ce bruit est vague, comme il arrive souvent à une période peu avancée de la grossesse, il ne permet pas plus que les autres signes d'affirmer la gestation.

Edifiés sur les mouvements actifs et passifs du fœtus, abordons en détail les *particularités du palper fœtal.*

La *tête* se distingue par sa *dureté*, sa *forme arrondie*, et sa *mobilité* en l'absence d'engagement dans le bassin. De cette mobilité résulte le ballottement. Ce dernier caractère fait défaut quand la tête est fixée par la ceinture osséuse du pelvis, mais les autres caractères suffisent alors à la faire reconnaître. En cas de doute, et quand exceptionnellement le siège fournit la sensation de ballottement, le sillon constitué par le cou sera une signe précieux pour distinguer la tête du siège, pour lequel il n'existe aucune dépression semblable.

Le *siège* constitue une partie fœtale, *régulière* d'un côté (fesses), *irrégulière* de l'autre (membres pelviens). Il paraît plus gros que la tête quand il est complet (membres pelviens fléchis et accolés aux fesses), moins gros au contraire quand il est décomplété (membres pelviens relevés ou abaissés). Il est très exceptionnel qu'il fournisse la sensation de ballottement à moins d'hydramnios.

Le *thorax* et l'*abdomen* du fœtus ne sont le plus souvent accessibles qu'au niveau du dos et se révèlent simplement par une certaine résistance à la main exploratrice; parfois on sentira la crête des apophyses épineuses.

L'épaule pourra être reconnue à la saillie qu'elle forme au voisinage de l'extrémité céphalique.

Quant aux *petits membres* pelviens ou thoraciques, en dehors des mouvements actifs qui décèlent si fréquemment leur présence, ils se révéleront sous forme d'une petite tumeur, tantôt cylindrique, tantôt arrondie, nageant dans le liquide amniotique et facilement déplaçable.

Connaissant le *signalement* de chaque partie fœtale, nous allons pouvoir aborder avec fruit l'étude du diagnostic des présentations et positions à l'aide du palper.

La première partie fœtale à rechercher, à cause de la netteté des sensations qu'elle fournit, est la tête.

Quand la situation de la tête est nettement précisée, la palpation fœtale est aux trois quarts faite.

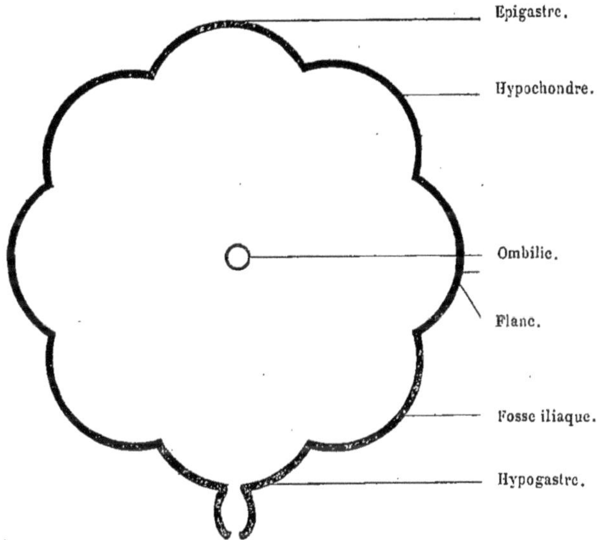

Fig. 163. — Division schématique de l'utérus en diverses régions.

Mettons-nous donc à la recherche de l'ovoïde céphalique, La figure 163 schématise les différentes régions de l'utérus, chacune d'elles correspondant à la région analogue de l'abdomen. En dehors de l'ombilic qui constitue la région centrale et médiane, la tête peut occuper :

1° L'hypogastre ;
2° La fosse iliaque (droite ou gauche) ;
3° Le flanc (droit ou gauche) ;
4° L'hypocondre (droit ou gauche);
5° L'épigastre.

1° **La tête est à l'hypogastre.** (Mobile ou engagée.)

Cette situation est de beaucoup la plus fréquente, car l'hypogastre est le chemin de la filière génitale, et on sait que la présentation du sommet constitue la règle.

La tête, située au niveau de l'hypogastre peut s'y trouver dans deux conditions très différentes :

Ou mobile au-dessus du détroit supérieur ;

Ou au contraire amorcée et fixée dans la filière pelvi-génitale.

Lorsque la tête est mobile au niveau du détroit supérieur, plus ou moins rapprochée de ce détroit, la présentation existe, car la partie fœtale est à l'entrée de la filière génitale, mais elle est facilement modifiable, spontanément ou artificiellement. Quand au contraire la tête a pénétré dans le bassin la présentation sans être absolument définitive prend un caractère de fixité beaucoup plus marqué.

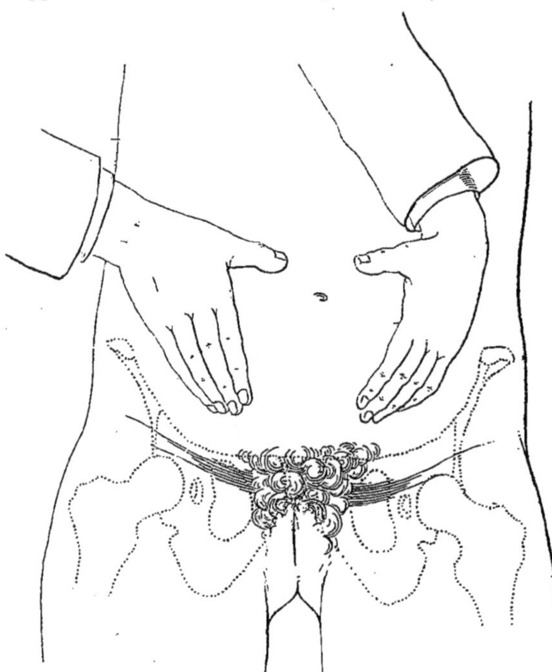

Fig. 164. — Recherche de la tête à l'hypogastre.

Mobile au détroit supérieur, la tête peut s'engager en *sommet*, *face* ou *front*, d'où l'impossibilité de préciser d'avance celle de ces présentations qui deviendra définitive au moment de l'engagement. L'accoucheur doit donc se contenter de dire en pareil cas: *présentation de l'ovoïde céphalique*. Mais quand la tête a pénétré dans l'excavation, les mutations de présentation sont rares, de telle sorte qu'à ce moment, sauf quelques restrictions, un diagnostic précis devient possible.

Examinons ces différents cas en clinique :

Pour rechercher la tête à l'hypogastre, on applique les mains comme l'indique la figure 164.

A cinq centimètres environ au-dessus du détroit supérieur, on cherche, en rapprochant l'extrémité des doigts des deux mains, à saisir le corps qui peut être interposé entre elles. Si la tête se trouve à ce niveau on ne tarde pas à la trouver avec ses caractères propres et plus ou moins mobile.

N'a-t-on pas à cette première exploration rencontré la tête, on abaisse un peu l'extrémité des doigts; on interroge alors le détroit supérieur et au besoin même, l'excavation, si la tête est à ce niveau on la trouve :

Soit en présentation du sommet;

Soit en présentation du front;

Soit en présentation de la face.

(Ces deux dernières existant surtout au moment du travail.)

A. — Présentation du sommet.

D'un côté la main rencontre difficilement le plan résistant fourni par la tête, de l'autre au contraire elle est arrêtée rapidement par une tumeur saillante, nettement appréciable. La fig. 165 fait comprendre le résultat différent obtenu par chacune des mains.

La partie de la tête difficile à rencontrer est l'occiput, l'autre saillante, facilement explorable, est le front; suivant que la saillie sera plus ou moins marquée, une main exercée pourra savoir si le front est tourné en arrière, transversalement ou en avant.

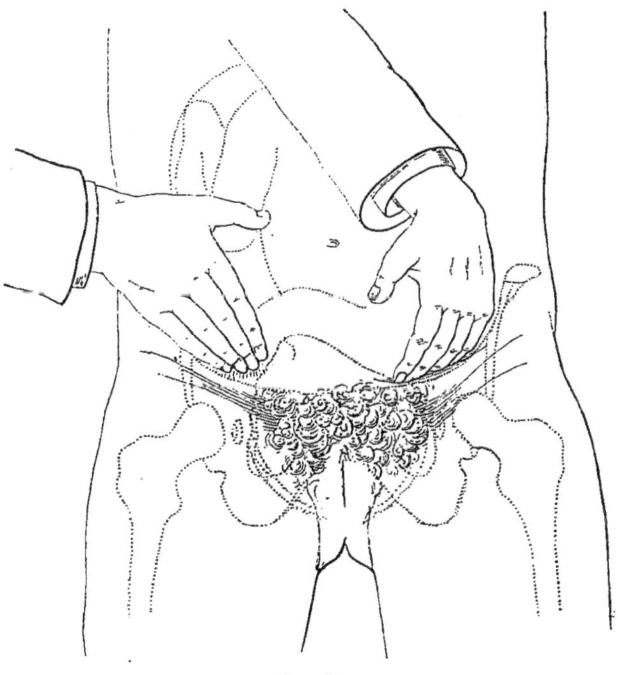

Fig. 165.
Recherche de la tête engagée en présentation du sommet. (Pinard.)

Cette simple exploration, faite avec précision, permet donc de connaître la situation de la tête et de plus son orientation; elle renseigne donc à la fois sur la présentation et la position.

L'exploration du tronc, dont il sera question dans un instant, complétera d'ailleurs ce diagnostic.

B. — Présentation du front.

D'un côté une tumeur volumineuse, plus saillante que le front en cas de sommet, et constituée ici par la région occipitale comme le montre la figure 166. *De l'autre côté*, une tumeur inégale donnant des sensations d'une netteté incomplète, c'est la partie inférieure de la face et du cou.

C. — Présentation de la face.

D'un côté une saillie, relativement énorme, semblant à elle seule constituer toute la tète fœtale, c'est la saillie occipito-pariétale, la même que nous avons trouvée dans la présentation du front, mais exagérée par la déflexion de la tête. Cette saillie est séparée du tronc par une dépression très nette en forme

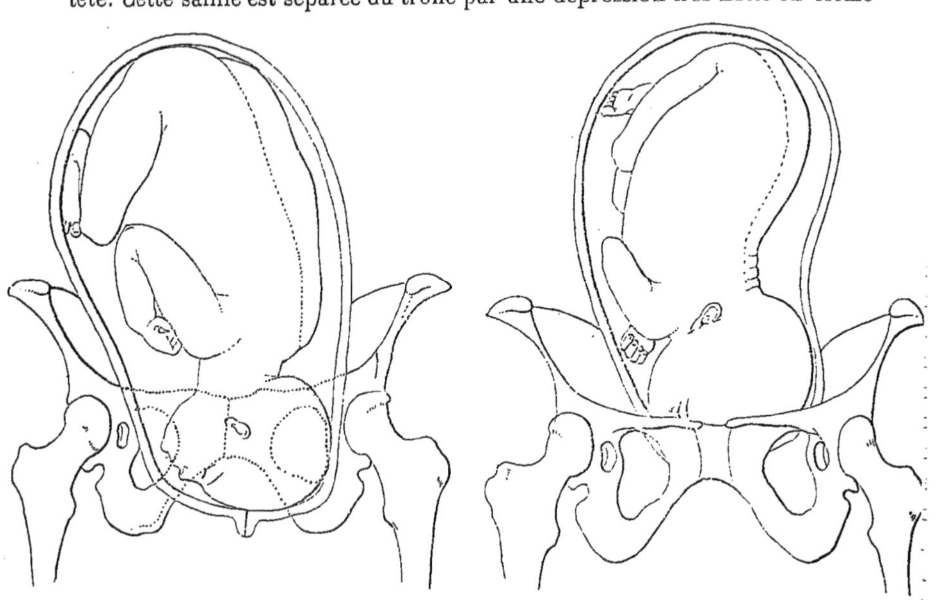

Fig. 166. — Présentation du front avec tête engagée.

Fig. 167. — Présentation de la face avec tête légèrement engagée.

de *coup de hache*. *Du côté opposé* on arrive difficilement sur la face, cependant dans les cas de mento-antérieure on peut sentir le maxillaire inférieur constituant à ce niveau une sorte de *fer à cheval*.

Si nous comparons les trois présentations de l'ovoïde céphalique, nous voyons que la palpation de la tête donne une saillie beaucoup plus marquée d'un côté que de l'autre.

Côté saillant de la tête.

Sommet. — Région frontale. — Saillie notable.
Front. — Région occipitale. — Saillie plus marquée.
Face. — Région occipito-pariétale. — Saillie très volumineuse.

Côté fuyant de la tête.

Sommet. — Région occipitale unie.
Front. — Cou et face. — Inégalités.
Face. — Contour du maxillaire inférieur. — Inégalités.

A mesure que la tête descend dans la filière génitale, l'exploration devient plus difficile ; enfin à un moment donné pendant le travail, la tête n'est plus accessible par le palper, et le toucher seul permet de l'atteindre.

Après avoir reconnu et déterminé la situation de la tête, pour compléter le palper il faut explorer le siège et le dos.

Le *siège* se trouve dans l'un ou l'autre hypocondre, en général dans celui qui correspond au côté du front (avec une présentation de sommet), rarement sur la ligne médiane au niveau de l'épigastre.

Le *dos*, suivant qu'on a affaire à un sommet, à un front ou à une face, sera plus ou moins rapproché de la paroi utérine. La tête en se défléchissant éloigne le dos de l'utérus, il suffit pour s'en rendre compte de consulter les figures 166, 167, représentant la situation du fœtus dans ces diverses présentations.

La palpation de l'épaule pourra dans certain cas, aider à compléter un diagnostic douteux et difficile.

2° **La tête est dans la fosse iliaque** (droite ou gauche). (Fig. 168.)

La tête se reconnaîtra à ses caractères habituels. Le siège est généralement situé dans le flanc ou dans l'hypocondre du côté opposé Suivant l'orientation du dos, c'est-à-dire de la colonne vertébrale, regardant — tantôt et le plus souvent en avant ou en arrière (présentation du thorax, variété de l'épaule droite ou gauche)— tantôt en bas ou en haut (présentation du thorax, variété sternale ou dorsale).

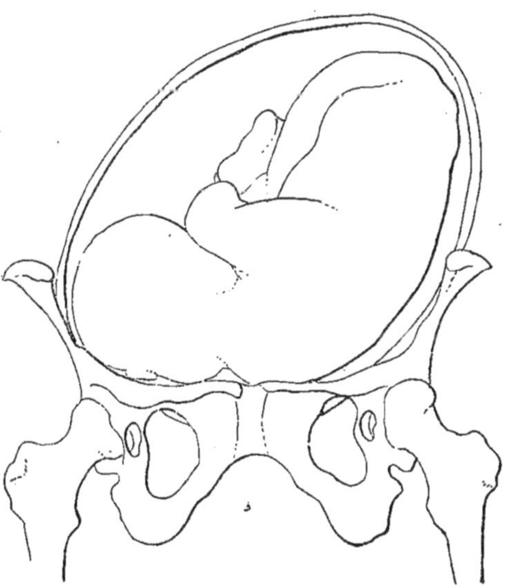

Fig. 168. — Présentation du thorax; variété : épaule gauche.

Le thorax par sa partie supérieure est en rapport avec le détroit supérieur, il y a donc présentation du thorax, variété de l'épaule droite ou gauche, du sternum ou du dos suivant les cas.

Le diagnostic de la présentation et de la variété sera en général possible par le palper, grâce à la détermination exacte de la situation de la tête et de celle du dos.—Dos en avant : plan uni.—Dos en arrière : petites parties fœtales. Quand ce dernier point est difficile à élucider d'une façon complète, on arrivera par le palper à préciser la présentation sans pouvoir affirmer la variété.

3° **La tête est dans le flanc** (droit ou gauche). (Fig. 169, 170.)

Quand la tête est dans l'un des flancs, on peut la reconnaître par le palper à ses caractères habituels; le siège se trouve dans le flanc opposé, ou dans la fosse iliaque voisine.

Dans le *premier cas* il n'y a pas de présentation, car ainsi que l'indique la figure 169, le tronc est éloigné de l'ouverture de la filière pelvienne. Pour qu'une présentation se constituât, il faudrait une inflexion très marquée du fœtus, telle que l'enfant serait couché dans le segment inférieur de l'utérus comme dans un hamac ; alors on aurait vraisemblablement une présentation de l'abdomen.

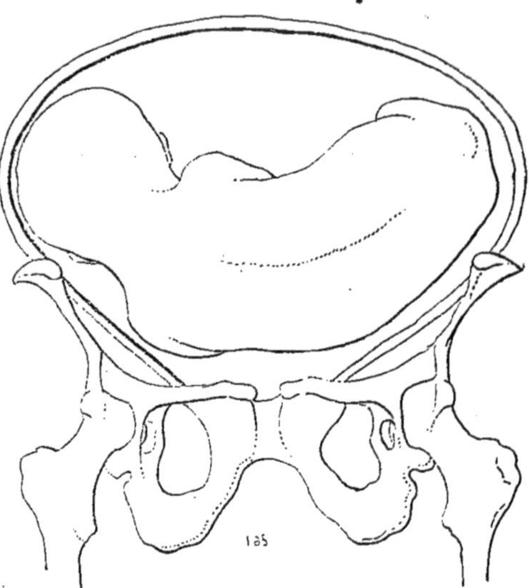

Fig. 169. — Présentation nulle.
(Siège et tête au niveau des flancs.)

Dans le *second cas* (fig. 170), le siège étant dans la fosse iliaque, si la position du siège se maintenait au moment du travail on aurait également et plus franchement que tout à l'heure une présentation de l'abdomen ; mais à ce moment le siège descend en général au détroit supérieur, puis dans l'excavation, et la présentation du siège se trouve ainsi constituée au lieu de celle de l'abdomen.

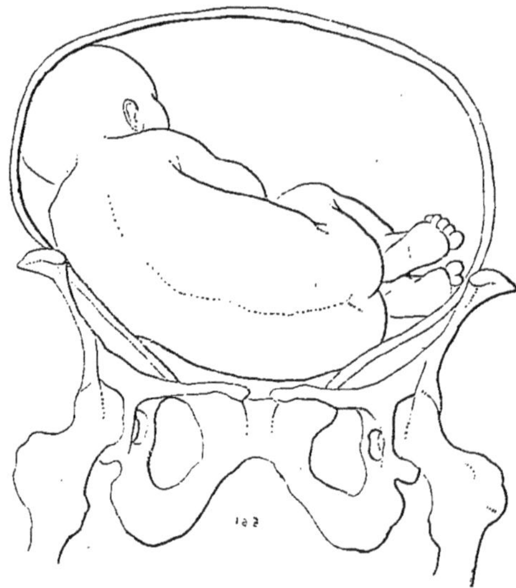

Fig. 170. — Présentation de l'abdomen.
(Siège dans la fosse iliaque et tête dans le flanc.)

4° **La tête est dans l'hypocondre** (droit ou gauche) **ou dans l'épigastre.** (Fig. 171.)

Quand la tête est au fond de l'utérus, soit à l'épigastre, soit dans l'un ou l'autre hypocondre, le siège se trouve à l'entrée de la filière génitale, c'est-à-dire qu'il existe une présentation de siège.

La tête occupe le plus souvent l'hypocondre vers lequel est tourné le plan antérieur ou sternal du fœtus, de même que le siège dans les présentations du sommet.

Le siège *complet* ne s'engage pas dans l'excavation pendant la grossesse; il n'en est pas de même du siège *décomplété mode des fesses*, qu'on trouvera parfois dans le courant du neuvième mois au-dessous du détroit supérieur, et qu'à un examen rapide on pourrait prendre pour le sommet. (Lefour.)

La palpation de la tête dans le fond de l'utérus, du siège au niveau de l'hypogastre ou engagé dans l'excavation, et enfin du dos situé tantôt à droite, tantôt à gauche, permet, de même que pour la présentation du sommet, de préciser la situation fœtale, et de déterminer exactement la présentation ainsi que la position.

Par le palper on pourra également reconnaître si le siège est complet ou décomplété, mode des fesses ; le volume de la partie fœtale étant plus considérable dans le premier cas, et les pieds étant parfois perceptibles au voisinage de la tête dans le second.

Le palper fournira aussi des renseignements précis sur le diagnostic des grossesses gémellaires, de la mort du fœtus, et de divers états pathologiques dont il sera ultérieurement question.

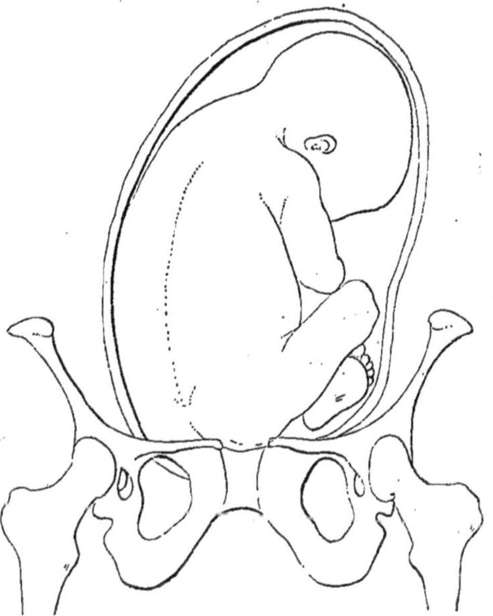

Fig. 171. — Présentation du siège complet S I D A.

Résumant ce qui vient d'être dit, nous voyons que :

1° La tête a l'hypogastre (ou dans le petit bassin) indique :
Si *mobile*, une présentation de l'ovoïde céphalique.
Si *fixe* une présentation : soit du sommet. soit de la face. soit du front.

2° La tête dans la fosse iliaque :
Une présentation du thorax.

3° La tête dans le flanc :
Tantôt présentation nulle.
Tantôt présentation de l'abdomen.

4° La tête dans l'hypocondre ou l'épigastre :
Une présentation du siège.

Quant à la variété de présentation et à la position elle sera révélée, soit par la saillie du front ou de l'occiput dans le cas d'engagement céphalique, soit par la situation du dos indiquant l'orientation fœtale.

Quelques mots sur les difficultés du palper et nous en aurons fini avec ce procédé d'exploration; ces difficultés peuvent se rencontrer à chacune des trois étapes que nous avons parcourues :

1° *Étape præutérine.* — L'infiltration graisseuse de la paroi abdominale, rend chez les femmes obèses les sensations obscures. — Une sensibilité exagérée de la paroi abdominale, qu'elle se traduise par une véritable douleur ou un simple chatouillement, gêne également l'accoucheur, à tel point que dans quelques cas exceptionnels où la précision du diagnostic est indispensable, il faut avoir recours à l'anesthésie chloroformique. L'antéversion utérine, le ventre en besace rend le palper fœtal très difficile; on remédiera à cette déviation en repoussant le fond de l'utérus aussi en arrière que possible.

2° *Etape utérine.* — Les tumeurs de la paroi utérine (fibromes multiples), la rigidité de cette paroi chez la primigeste, ou dans les cas d'hydramnios, de gémellité, gênent la main dans l'exploration du fœtus, de même que les contractions trop fréquentes de l'utérus pendant la grossesse et surtout pendant le travail.

3° *Étape intra-utérine.* — L'excès du liquide amniotique (hydramnios), la multiplicité des fœtus (grossesse gemellaire), la mort du produit de la conception sont autant de causes de difficultés que l'habitude permettra seule de surmonter.

VIII

AUSCULTATION

SOMMAIRE

1817. — Mayor (de Genève) entend les bruits du cœur fœtal, mais sa découverte passe inaperçue.

1819. — Laennec publie son immortel « *Traité d'auscultation médiate* » qui révolutionne toute l'étude de la séméiologie thoracique.

1821. — Descendant du thorax à l'abdomen gravide, Lejumeau de Kergaradec, sans connaître l'observation de Mayor, s'aperçoit que l'oreille appliquée au voisinage de l'utérus fait entendre un bruit de souffle (maternel) et des battements doubles rapides (pulsations du cœur fœtal).

1847. — Depaul publie son « *traité théorique et pratique d'auscultation obstétricale* » complété depuis par une série de travaux intéressants parmi lesquels je citerai surtout ceux de Kiwisch, 1851; Verardini, 1873; Glenard, 1876; Kehrer, 1877; Ribemont, 1878; Cantacuzène, 1884; Trachet, 1888.

De ces différents travaux, il résulte que lorsqu'on applique l'oreille sur la paroi abdominale d'une femme arrivée vers le terme de la grossesse, on peut entendre quatre espèces de bruits, à savoir :

1° Un souffle maternel	Mère.
2° Un double battement fœtal	Œuf.
3° Des souffles fœto-funiculaires	
4° Des bruits de mouvements fœtaux . .	

Avant d'aborder l'étude de chacun de ces bruits, quelques mots préliminaires sur la manière de pratiquer l'auscultation obstétricale ne seront pas inutiles.

PRÉLIMINAIRES

La femme doit être placée dans la même position que pour le palper, ou plutôt *laissée* dans cette position, puisque dans l'exploration, l'auscultation fait généralement suite au palper.

L'accoucheur reste également du côté droit de la femme, mais peut changer de côté pour compléter au besoin son examen.

L'auscultation est tantôt immédiate, tantôt médiate : — *Immédiate*, quand l'oreille est directement (ou plutôt avec intermédiaire d'un linge, de la chemise(appliquée sur l'abdomen. — *Médiate*, quand un *stéthoscope* est interposé entre la paroi abdominale et l'oreille. — Cette dernière méthode est en général préférée, comme ménageant mieux la pudeur de la femme et fournissant des résultats plus nets et précis.

Le choix du *stéthoscope* n'est pas indifférent; ceux qu'on emploie pour le thorax sont peu propices à l'auscultation obstétricale. La condition essentielle d'un bon stéthoscope obstétrical est d'avoir *un pavillon très large*, tel par exemple que celui représenté par la figure 172.

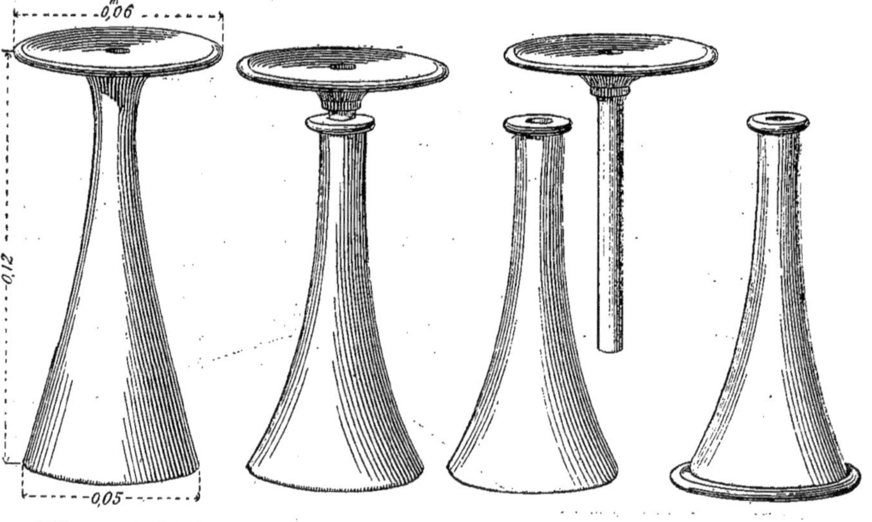

Stéthoscope obstétrical (en bois, non démontant.)
Fig. 172.

Stéthoscope démontant. (Le pavillon est en bois, et la partie auriculaire en métal.)
Fig. 173. Fig. 174. Fig. 175.

Comme stéthoscope de poche, il est bon d'avoir un instrument démontant (fig. 173, 174, 175).

Ces préliminaires connus nous pouvons aborder l'étude des différents bruits puerpéraux [1].

[1] J'ai volontairement omis de parler de l'idée de *Maygrier* d'ausculter l'utérus par le vagin, car malgré le *métroscope* (sorte de stéthoscope) inventé par Nauche, cette variété d'exploration n'a conduit à aucun résultat pratique.

1° SOUFFLE MATERNEL

Le souffle maternel présente plusieurs caractères importants :

Il est *intermittent* et synchrone au pouls de la femme. Si on ausculte l'utérus en même temps que le doigt explore la radiale, au moment de la pulsation perçue au poignet, l'oreille entend un souffle, qui occupe comme durée le quart, le tiers ou la moitié de la révolution cardiaque.

Son *timbre* est variable, tantôt aigu, tantôt grave, parfois musical.

Il peut *siéger* en un point quelconque de la surface utérine, mais on l'entend le plus souvent sur les côtés, au niveau de l'insertion des ligaments larges.

Son foyer est tantôt unique, tantôt double, parfois multiple.

Quand survient la contracture utérine, il subit au début une augmentation d'intensité, puis s'affaiblit au-dessous de la normale, pour reprendre son

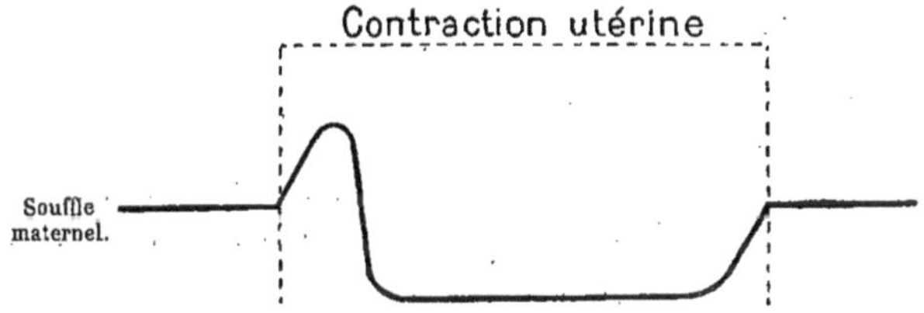

Fig. 176. — Évolution du souffle maternel pendant la contraction utérine.

intensité première, quand la contraction est finie. Ces variations sont schématisées par la figure 176.

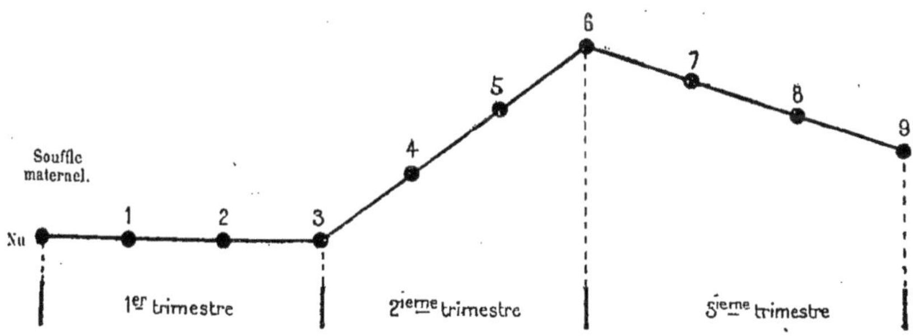

Fig. 177. — Évolution du souffle maternel aux différents mois de la grossesse
1 premier mois; 2 deuxième mois, etc.

Ce souffle apparaît en général au début du deuxième trimestre de la grossesse, augmente jusqu'au commencement du troisième trimestre où il atteint son apogée, et décroît à partir de ce moment (fig. 177).

Différentes THÉORIES ont été invoquées pour expliquer la production de ce souffle ; le schéma 178 en rappelant le lieu d'origine du bruit en question en facilitera la mémoire.

1° Théorie aorto-iliaque. — Hans, Bouillaud. — Le souffle se produirait dans l'aorte et les artères iliaques comprimées par l'utérus. — S'il en était ainsi il serait impossible de rencontrer le souffle en un point quelconque de la surface utérine, notamment au-dessus du pubis ainsi que cela arrive souvent.

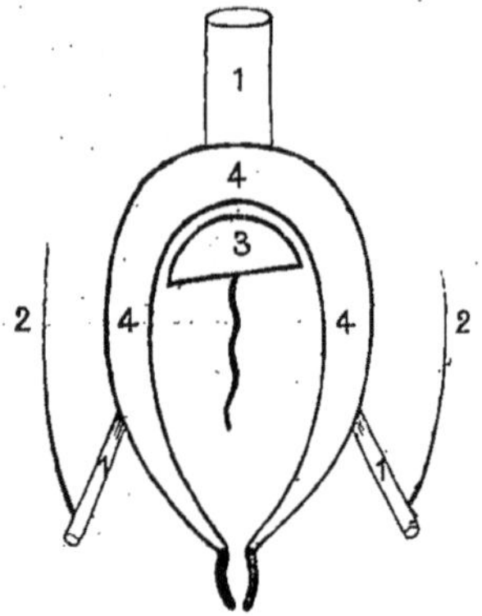

Fig. 178. — Schéma des diverses théories du souffle maternel.

1, aorte et ses branches. — 2, artères épigastriques. — 3, placenta. — 4, paroi utérine.

2° Théorie épigastrique. — Kiwisch, Glénard. — Ces deux auteurs ont localisé le souffle maternel dans les artères épigastriques. — L'objection faite à la théorie précédente s'applique également à celle-ci et en démontre l'invraisemblance. Glénard a d'ailleurs abandonné sa théorie, plaçant dans l'artère puerpérale (voy. p. 87) ce qu'il avait attribué autrefois à l'épigastrique ; l'artère puerpérale étant une dépendance de l'utérus, cet auteur s'est donc rangé à la théorie utérine, que nous allons aborder dans un instant.

3° Théorie placentaire. — Laennec, Monod. — Le placenta serait la source du bruit que nous étudions. — La possibilité d'entendre deux ou trois foyers nettement distincts avec un placenta unique, et la persistance du souffle dans quelques cas après la délivrance infirme cette explication pathogénique.

4° Théorie utérine. — P. Dubois. — Nous arrivons à la théorie généralement admise, théorie qui localise dans les vaisseaux de l'utérus l'origine du souffle maternel, souvent appelé à cause de cela *souffle utérin*.

Mais d'accord sur le principe les auteurs diffèrent sur la variété de vaisseaux

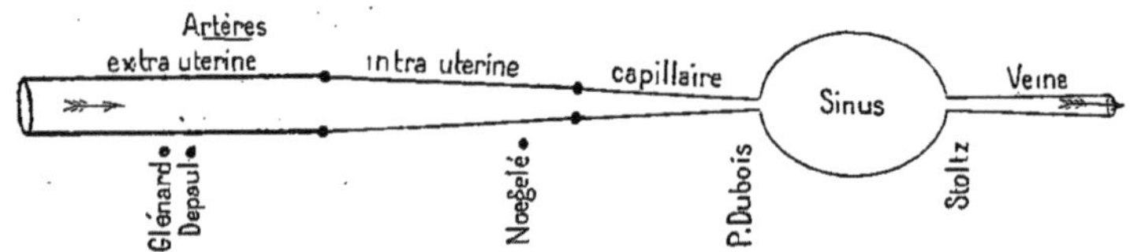

Fig. 179. — Schéma d'un vaisseau sanguin de l'utérus : artère, capillaire, sinus, veine.

qu'il faut incriminer. Le schéma 179 représentant la succession d'un vaisseau utérin montre la partie de ce trajet, où les auteurs cités ont placé la source du souffle maternel.

Une loi physique prouve qu'une veine sonore se produit toutes les fois qu'un fluide circulant dans un tube passe d'une région étroite dans une région large. Cette loi nous démontre que P. Dubois est dans la vérité en supposant que le souffle naît au moment où le sang s'écoule du capillaire dans le sinus. D'autre part il n'est pas impossible que les autres vaisseaux utérins, comprimés accidentellement par le stéthoscope, par une tumeur, par une partie fœtale ou par toute autre cause analogue, puissent également être la source de souffle maternel.

Le souffle maternel peut donc prendre naissance en un point quelconque des vaisseaux sanguins de l'utérus, mais de préférence à l'union des capillaires et des sinus.

2° DOUBLE BATTEMENT FŒTAL

Quand on pratique l'auscultation du cœur fœtal, dont les battements ont été comparés au tic tac lointain d'une montre, on entend (fig. 180) :

1° Un premier bruit assez fort ;
2° Un petit silence ;
3° Un second bruit plus sourd ;
4° Un grand silence.

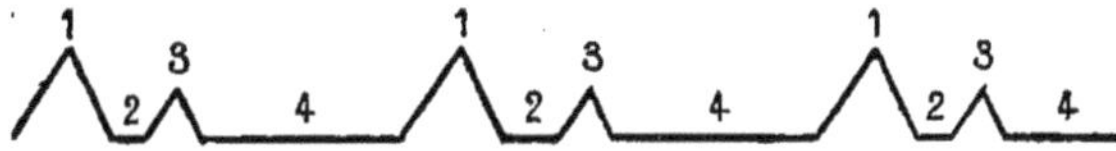

Fig. 180. — Double battement fœtal.

Le cœur fœtal bat en moyenne **140 fois** à la minute, on entendra donc 140 fois à la minute le *double battement* en question. Le nombre des pulsations étant de 70 environ chez l'adulte, on voit qu'il est double chez le fœtus[1].

Le nombre des pulsations fœtales peut présenter des variations assez étendues :

Limites physiologiques......	Maximum, 160. Minimum, 120.
Limites pathologiques.......	Diminution progressive, 100, 90, 60, etc., jusqu'à la mort du fœtus. Augmentation jusqu'à 190, 200, en cas de fièvre intense de la mère.

Pendant la contraction utérine, la fréquence s'exagère momentanément au début, puis diminue parfois à un degré suffisant pour que durant quelques instants l'oreille ne perçoive plus aucun bruit. L'accoucheur ne doit pas oublier cette particularité, qui pourrait faire croire à une situation grave du fœtus, alors qu'il s'agit d'une modification passagère. La figure 181, en schématisant les variations du double battement fœtal pendant la contraction utérine, nous montre l'analogie avec ce qui se passe pour le souffle maternel (fig. 176).

[1] Le nombre des battements cardiaques diminue progressivement depuis la vie intra-utérine jusqu'à la mort; la vie, n'est ainsi qu'une sorte de syncope progressive, que la mort rend définitive.

Pendant le premier trimestre de la grossesse, il n'a jamais été possible d'entendre les battements cardiaques du fœtus. Exceptionnellement, on peut les percevoir pendant le cours du quatrième mois, plus souvent durant la première moitié du cinquième mois, mais c'est, en général, à partir de *quatre*

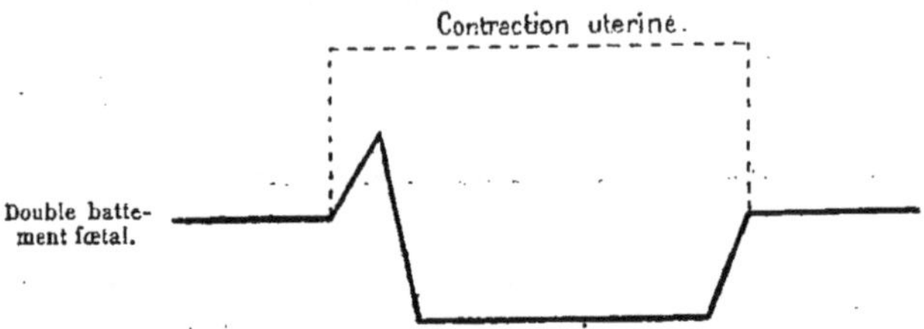

Fig. 181. — Évolution du double battement fœtal pendant la contraction utérine.

mois et demi, c'est-à-dire du milieu de la grossesse, qu'ils deviennent franchement perceptibles ; leur netteté progresse jusqu'au terme de la gestation ainsi que l'indique le schéma 182 résumant ce qui vient d'être dit :

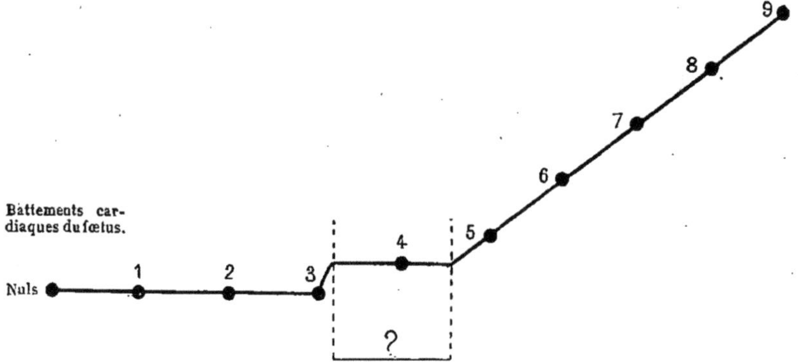

Fig. 182. — Evolution des battements cardiaques du fœtus pendant la grossesse 1, 2, 3, etc., indiquent les différents mois de la gestation.

La perception du double battement fœtal permet d'affirmer l'*existence de la grossesse*, et de plus la *vie de l'enfant*.

Toutefois, ce signe de certitude prête, comme tous les autres quoique à un moindre degré, à des causes d'erreur : c'est ainsi que les pulsations cardiaques de la mère, se transmettant à l'abdomen, peuvent en imposer pour celles du fœtus. Afin d'éviter cette confusion il suffira d'interroger le pouls pendant qu'on pratique l'auscultation abdominale ; le synchronisme indique l'origine maternelle des bruits entendus ; d'où le précepte très important et utile de ne *jamais ausculter le fœtus sans prendre en même temps le pouls maternel.*

Dans les cas difficiles l'accoucheur, qui craindrait une confusion avec les battements de ses propres artères (artères de la tête, en particulier les temporales) fera bien, pour éviter toute erreur de tâter simultanément son propre pouls.

Ces causes d'erreur sont, on le voit, faciles à éviter, d'où l'excellence des battements fœtaux comme signe de certitude de la grossesse.

La perception des battements permet, en outre, la surveillance de la vie fœtale, et pendant le travail fournit à l'accoucheur de précieux renseignements sur la nécessité d'une prompte intervention, quand il y a lieu de sauver une vie en péril.

On a prétendu qu'on pouvait aussi à l'aide de l'auscultation reconnaître pendant la grossesse le *sexe* du fœtus.

En 1859, Frankenhæuser avait posé la relation suivante :

Plus de 144 pulsations à la minute. Fille.
Moins — — Garçon.

Reprenant la question de 1879, Dauzats a légèrement modifié la conclusion qui précède :

Plus de 144 pulsations à la minute. Fille.
Moins de 135 — — Garçon.

Dauzats créait ainsi entre 144 et 135 pulsations une zone neutre où le diagnostic était impossible.

Des recherches de Budin et Chaignot faites la même année, il résulte que ces données ne peuvent être d'aucune utilité en pratique, et qu'il faut renoncer pendant la grossesse à diagnostiquer le sexe de l'enfant par l'auscultation, aussi bien que par les autres moyens, qui ont été proposés dans le même but.

L'auscultation fœtale permet enfin de vérifier le *diagnostic de présentation et position* fait par le palper, et c'est par cette étude que je vais terminer ce qui a trait au double battement de l'enfant.

Les bruits du cœur fœtal s'entendent sur une zone plus ou moins étendue de la paroi abdominale, zone qui représente une circonférence de 10 à 15 centimètres de diamètre. A mesure que l'oreille ou le stéthoscope se rapproche du centre de cette circonférence, les bruits deviennent plus précis et forts. Cette région, où les bruits du cœur sont particulièrement nets, s'appelle le *foyer d'auscultation*.

Ce foyer est, en général, unique, cependant, ainsi qu'on le verra ultérieurement, avec une grossesse simple, il peut être double comme dans le cas de gémellité.

Les foyers d'auscultation varieront avec la situation du cœur fœtal, c'est-à-dire que chaque présentation et position doit avoir son foyer spécial.

Etudions ces différents foyers en commençant par la présentation de l'ovoïde céphalique.

I. — Sommet.

Je suppose le sommet engagé dans l'excavation (nous verrons plus tard que la hauteur du foyer d'auscultation varie avec le degré d'engagement).

Je mène comme repère une série de lignes partant de l'ombilic et se rendant en *éventail* aux différents points du bassin que voici (*id.* des deux côtés) :

Epine iliaque antéro-supérieure. LIGNE ILIO-OMBILICALE SUPÉRIEURE.
Epine iliaque antéro-inférieure. LIGNE ILIO-OMBILICALE INFÉRIEURE.
Eminence ilio-pectinée. LIGNE OMBILICO-PECTINÉE.
Epine pubienne. LIGNE OMBILICO-PUBIENNE.
Total : huit lignes.

C'est sur le trajet de ces huit lignes, que vont se trouver les foyers d'auscultation des huit positions du sommet.

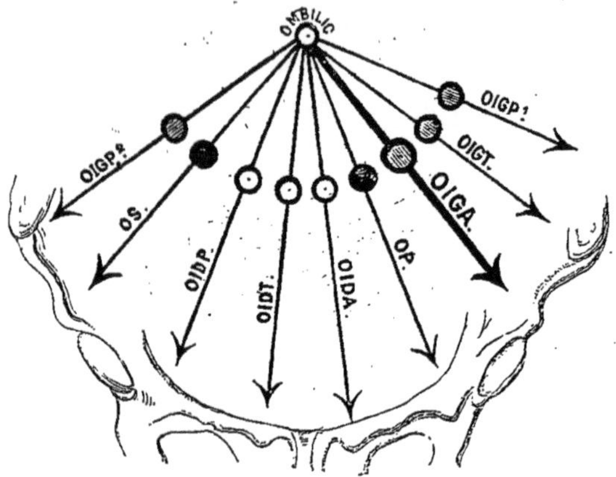

Fig. 183. — Sommet. — Foyers d'auscultation. — Éventail stéthoscopique[1].

Le schéma 183 représente le siège des différents foyers d'auscultation, au niveau du point qui interrompt chaque ligne ; le nom de la position est inscrit à côté.

On remarquera que pour l'O I G P, il existe deux foyers. C'est la seule position du sommet où cette particularité existe [2]. La ligne sur laquelle siège le foyer de gauche se trouve au-dessus de l'ilio-ombilicale supérieure gauche. (Ligne de supplément.) A mesure que le dos du fœtus tourne en arrière le foyer de droite devient de plus en plus net, et, au contraire, c'est celui de gauche qui devient plus précis, quand le dos se dirige en avant se rapprochant de l'O I G T.

*Pour reconstituer ce schéma par la mémoire il suffit de se rappeler que le foyer de l'*O I G A (dont la ligne est exprès accentuée) *se trouve sur la ligne ilio-ombilicale inférieure gauche.*

Ce qui vient d'être dit s'applique aux cas où le sommet est engagé dans l'excavation, mais quel est le siège de ces différents foyers, quand l'engagement n'a pas eu lieu ou que la tête est au contraire arrivée à la vulve ?

[1] Les points noirs indiquent les foyers dans les positions directes, — les blancs, dans les positions droites, — les rayés, dans les positions gauches. — Il en est de même dans les figures suivantes sauf la figure 185 où cette distinction n'est pas établie.

[2] Cantacuzène. *Des foyers d'auscultation en obstétrique.* Thèse 1884, p. 26.

La figure 184 répond à cette question; elle est destinée à montrer la hauteur relative des foyers d'auscultation, suivant le degré d'engagement de la partie fœtale.

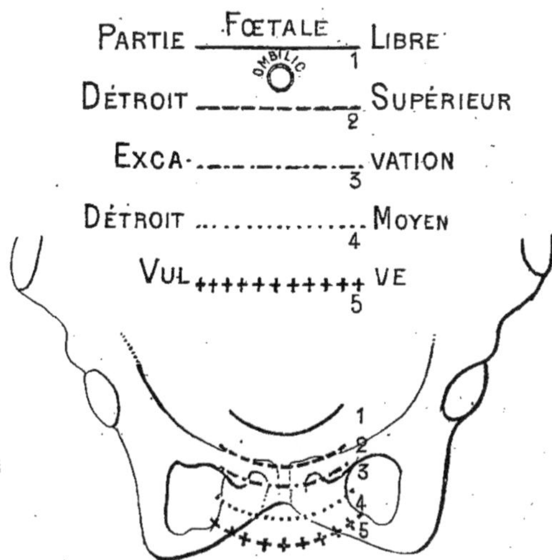

Fig. 184. — Hauteur du foyer d'auscultation variant avec le degré d'engagement de la partie fœtale.

(Les lignes inférieures indiquent la hauteur de la partie fœtale qui se présente, et les supérieures analogues, la hauteur du foyer d'auscultation qui leur correspond.)

Ces différentes hauteurs étant connues, il suffit de nous reporter à la figure 183, et de transporter *parallèlement à lui-même* chacun des foyers, soit vers le

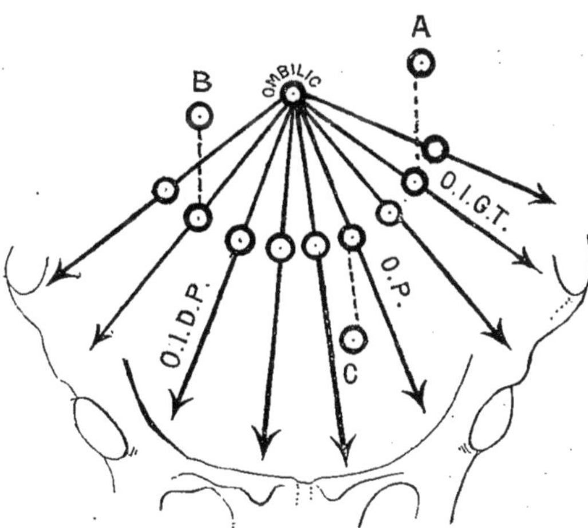

Fig. 185. — Sommet. Variations de la hauteur du foyer d'auscultation suivant le degré d'engagement de la partie fœtale.

haut, soit vers le bas, suivant le degré d'engagement, on aura ainsi les diverses positions occupées par le foyer pendant la descente successive de la tête.

Exemples :
Soit une OIGT, tête mobile au-dessus du détroit supérieur, le foyer sera en A;
Soit une O S, tête fixée au détroit supérieur, le foyer sera en B;
Soit une O P, tête à la vulve, le foyer sera en C.

II. — **Face.**

Je procède de même pour la détermination des foyers dans les positions de la présentation de la face, en supposant comme cela existe à une période assez avancée du travail que la partie fœtale est dans l'excavation.

Voici l'éventail stéthoscopique des différentes positions.

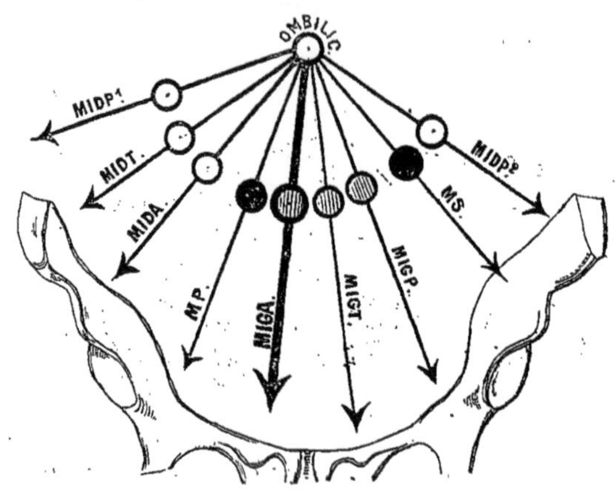

Fig. 186. — Face. Foyers d'auscultation. Eventail stéthoscopique.

Le point de repère mnémotechnique est ici la M I G A, de même que c'était l' O I G A pour le sommet.

La M I D P est ici l'analogue de l' O I G P, pour le double foyer, car la région cardiaque du fœtus est également éloignée à droite et à gauche de la paroi abdominale. Quoique ce double foyer n'ait pas été encore décrit, il est bien probable qu'il existe, et pour ma part j'ai pu le rencontrer assez nettement, dans un cas semblable.

Quant à la hauteur de ces différents foyers, suivant le degré d'engagement, je renvoie à ce qui a été dit pour le sommet. La figure 184 s'applique aussi bien aux présentations de la face qu'à celles du sommet.

III. — **Front.**

Les différents foyers d'auscultation dans la présentation du front ne sont pas suffisamment connus pour que je puisse aborder ici leur description, qui demande de nouvelles études [1].

[1] Voir Trachet. *Archives de Tocologie*, 1888, p. 479.

Chaque présentation du front étant intermédiaire entre une présentation du sommet et de la face (par exemple le front en M I D P, étant intermédiaire entre sommet O I G A, et face M I D P — on prendra un point situé sur le milieu de la ligne, qui réunit les deux foyers de ces présentations correspondantes, et on aura approximativement le siège de celui qu'on recherche.

J'arrive aux présentations de l'ovoïde cormique.

IV. — **Siège.**

Je suppose le siège engagé dans l'excavation, les foyers sont disposés suivant un éventail stéthoscopique (fig. 187) analogue à celui de la face et du sommet.

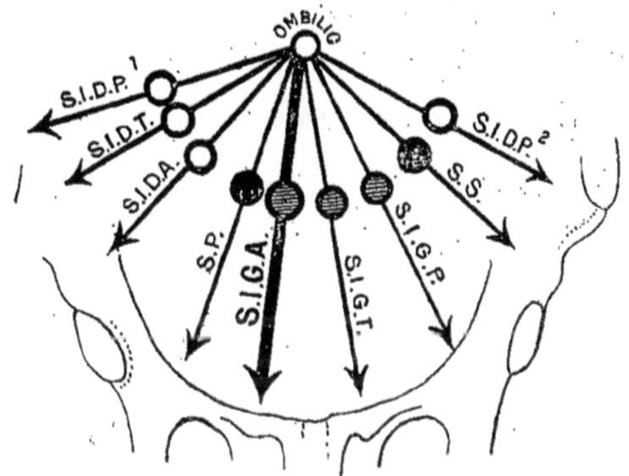

Fig. 187. — Siège. Foyers d'auscultation. Eventail stéthoscopique.

Pour la S I D P j'ai marqué deux foyers d'auscultation qui existent probablement comme dans l'O I G P ou la M I D P, mais dont la constatation est encore à faire.

La ligne S I G A constitue le point de repère pour reconstituer de mémoire cet éventail.

Quant à la hauteur du foyer, je répéterai ce qui a été dit pour le sommet et la face, car depuis les recherches de M. Ribemont, il est démontré que sur un fœtus pelotonné comme il l'est dans la cavité utérine, le cœur est également éloigné du sommet et du siège ; la hauteur du foyer d'auscultation sera donc la même pour le sommet et pour le siège *à engagement égal*. La présentation du siège étant très rarement accompagnée d'engagement pendant la grossesse, on comprend que les foyers d'auscultation se trouveront en pareille circonstance au-dessus de l'ombilic.

V. — **Thorax.**

Les présentations de l'épaule, autres que les variétés de l'épaule droite ou gauche étant très rare, on n'a jusqu'à présent déterminé le siège des foyers que pour ces deux variétés, et dans leurs deux positions les plus habituelles, c'est-à-dire A I D T et A I G T.

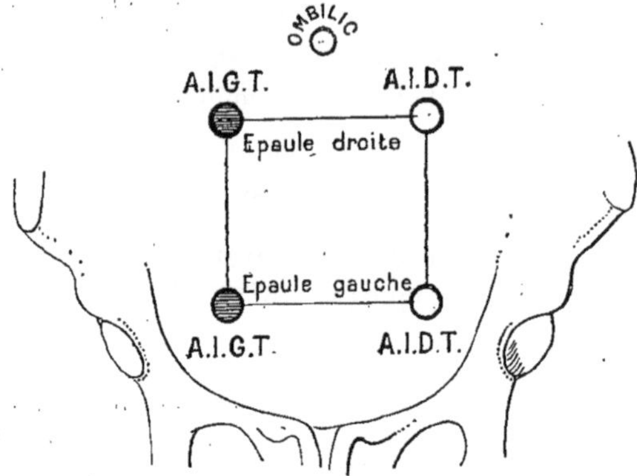

Fig. 188. — Thorax. (Variété : épaules.) Foyers d'auscultation. Carré stéthoscopique.

La figure 188 représente les foyers d'auscultation dans ces différents cas. Au lieu d'un *éventail* nous avons ici un *carré stéthoscopique.*

VI. — Abdomen.

La grande rareté de ses présentations n'a pas encore permis de déterminer les foyers d'auscultation.

Tels sont les différents sièges des foyers d'auscultation qu'on peut pour les *sommet*, *face*, *siège*, *thorax*, résumer ainsi :

1° **Sommet.** **Eventail stéthoscopique.** — Point de repère O I G A sur la ligne ilio-ombilicale inférieure gauche.

2° **Face.** **Eventail stéthoscopique.** — Point de repère M I G A sur la ligne ombilico-pubienne droite.

3° **Siège.** **Eventail stéthoscopique.** — Point de repère S I G A sur la ligne ombilico-pubienne droite.

4° **Thorax.** (Deux épaules.) **Carré stéthoscopique.** Epaule gauche (côté du cœur) ayant des foyers bas, et l'épaule droite au contraire élevés.

Outre l'engagement de la partie fœtale, il est d'autres causes, qui peuvent faire varier la situation des foyers d'auscultation, telles l'*inclinaison latérale* de l'utérus, ou encore l'*inclinaison antérieure* qui par exemple abaisse notablement le foyer dans l' O I D T, alors qu'elle est prononcée. Toutes ces variations sont compliquées, le clinicien ne devra cependant pas oublier leur possibilité, afin de se rendre compte de certaines anomalies apparentes, dont le détail nous entraînerait ici beaucoup trop loin.

La connaissance des différents foyers précédemment décrits ne suffira pas pour connaître la présentation et la position, mais elle permettra, le diagnostic étant fait par le palper, d'obtenir la vérification à l'aide de l'oreille et de s'assurer si le foyer se trouve bien au siège indiqué pour la présentation et position qu'on suppose. Un foyer placé dans une autre région mettrait sur la voie de l'erreur commise, et conduirait à la rectification nécessaire.

3° SOUFFLES FŒTO-FUNICULAIRES

En même temps que le double battement du cœur fœtal, on entend parfois un bruit de souffle d'habitude *simple*, exceptionnellement *double*.

Ce souffle diffère essentiellement de celui qui a été précédemment étudié (souffle maternel), et il s'en distingue facilement, car le premier est synchrone aux pulsations de la mère, le dernier aux pulsations fœtales.

Le souffle fœto-funiculaire reconnaît ainsi que l'indique son nom une double origine :

Tantôt le fœtus (cœur). . . . Souffle cardiaque ;
Tantôt le cordon (vaisseaux). Souffle funiculaire.

Le *souffle cardiaque* du fœtus est dû :

Soit à une lésion des orifices valvulaires, comme on en observe chez l'adulte ;

Soit à une perméabilité insuffisante du trou de Botal ;

Soit, enfin avec un cœur normal, aux modifications du liquide sanguin, produisant des souffles analogues à ceux qu'on désigne sous le nom d'*anémiques* chez l'adulte, et dont la pathogénie est encore incomplètement connue.

Le *souffle funiculaire*, exceptionnellement causé par les replis semi-lunaires qui existent sur le trajet des vaisseaux ombilicaux, est généralement dû à la compression du cordon, soit entre le dos de l'enfant et la paroi utérine, soit au niveau de circulaires serrés. Charrier, en faisant de ce souffle, dont le diagnostic différentiel n'est pas toujours facile, un signe certain de circulaire du cordon, a été beaucoup trop positif, et mal inspiré en proposant en pareil cas l'accouchement prématuré artificiel pour sauver la vie de l'enfant mise en danger !

On ne possède pas de signes précis et suffisants, pour reconnaître les différentes variétés de souffles cardiaques du fœtus, aussi toute l'ambition de l'accoucheur devra-t-elle se borner à distinguer un souffle fœtal d'un souffle funiculaire, et encore ce diagnostic n'est-il pas toujours possible.

Les souffles cardiaques ont leur maximum d'intensité au foyer d'auscultation fœtal, et au contraire, pour les souffles funiculaires, le maximum est situé en un point différent, dans la région même où se trouve le cordon. Ce signe est celui qui permettra le mieux la différenciation, ceux qui sont basés sur l'intensité ou la variabilité du souffle ne pouvant fournir qu'une sécurité incomplète.

Le souffle fœto-funiculaire a, au point de vue de l'existence de la grossesse, la même valeur séméiologique que le double battement fœtal, il indique la présence d'un fœtus vivant, mais son importance est très diminuée par l'existence des battements fœtaux toujours plus nets et faciles à trouver.

4° BRUITS DES MOUVEMENTS FŒTAUX

En pratiquant l'auscultation abdominale pendant un certain temps, on perçoit :

Tantôt un *frôlement*, analogue à celui produit par les deux mains appliquées sur l'oreille, alors qu'on imprime un léger mouvement à la plus superficielle.

Tantôt un *choc*, brusque et sourd, semblable à celui qu'on obtient en frappant avec un doigt sur la main recouvrant comme tout à l'heure, le pavillon de l'oreille.

Parfois, ces chocs prennent une régularité bizarre, comme si le fœtus battait lentement la mesure dans l'intérieur de la cavité ovulaire. (*Mouvements rythmés, mouvements cadencés du fœtus.*)

Les frôlements sont dus à des déplacements du fœtus en totalité; les chocs, aux mouvements de petites parties fœtales qui viennent heurter la paroi utérine; on ignore la cause des mouvements rythmiques, qui n'ont d'ailleurs aucune valeur séméiologique spéciale.

Les bruits des mouvements fœtaux commencent avec ces mouvements mêmes, c'est-à-dire au début du second trimestre de la grossesse, mais ils ne sont nettement perceptibles que vers quatre mois et demi.

Comme les battements du cœur, ils constituent un signe de certitude de *l'existence et de la vie du fœtus*. Toutefois, il importe de ne pas les confondre avec les bruits intestinaux, ni avec les chocs que le déplacement ou les contractions musculaires abdominales peuvent imprimer au stéthoscope.

Ces causes d'erreur ne pourront être évitées que dans la deuxième moitié de la grossesse, alors que la perception du choc fœtal est devenue précise et nette; mais, à ce moment, ce signe, qui serait important s'il était unique, perd en général de ses avantages par l'apparition d'autres signes de certitude plus faciles à apprécier.

IX

TOUCHER

SOMMAIRE

Définition.
Variétés :
- I. *Toucher vésical.*
- II. *Toucher rectal.*
- III. *Toucher vaginal.*
  - 1° *Préliminaires* { a. femme. / b. accoucheur.
  - 2° *Du toucher avant la conception.*
    - 1° Etape vulvaire.
    - 2° — vaginale.
    - 3° — utérine.
    - 4° — périutérine.
    - 5° — pelvienne.
    - — Résumé.
  - 3° *Du toucher après la conception.*
    - 1° modifications dans l'étape vulvaire.
    - 2° — vaginale.
    - 3° — utérine.
    - 4° — périutérine.
    - 5° — pelvienne.

L'utérus est accessible directement par le vagin, indirectement par le rectum et la vessie, de telle sorte que le doigt pénétrant dans ses diverses cavités peut fournir des renseignements précieux sur l'organe gestateur et son contenu. Cette exploration n'est autre que le *toucher*.

Le *toucher* n'est donc qu'une variété de *palper*. L'un est interne, l'autre externe. Dans le toucher les doigts sont au contact de muqueuses, dans le palper au contact de la peau.

Le toucher peut se faire ainsi qu'il vient d'être dit :

1° Par l'urèthre et la vessie . . . . **Toucher vésical.**
2° Par l'anus et le rectum. . . . . **Toucher rectal.**
3° Par la vulve et le vagin. . . . . **Toucher vaginal.**

Je serai bref sur les deux premiers et m'appesantirai au contraire sur le dernier.

1° TOUCHER VÉSICAL

Le *toucher vésical* exige la dilatation préalable de l'urèthre, véritable opération, qui éloigne l'accoucheur de semblable exploration. Cette variété de toucher n'est guère usitée que dans les affections vésicales.

2° TOUCHER RECTAL

Le *toucher rectal*, pratiqué après évacuation préalable des matières fécales, pourra renseigner sur le volume de l'utérus, sur le siège exact de tumeurs, qui seraient placées en arrière de lui, et sur quelques autres points d'importance secondaire.

On y aura surtout recours, quand l'exploration vaginale est rendue difficile ou impossible par un obstacle quelconque : vaginisme, rétrécissement ou oblitération cicatricielle du vagin, hymen intact et trop étroit.

Mais ces conditions sont exceptionnelles, et dans la grande majorité des cas on pratiquera le toucher vaginal, dont je vais aborder l'étude détaillée.

3° TOUCHER VAGINAL

Le *toucher vaginal* peut être fait, la femme étant debout ou couchée.

La position debout permet un examen rapide et sommaire, mais très incomplet.

La position horizontale est la seule qui rende possible une exploration consciencieuse et suffisante, et sauf rares exceptions c'est toujours à elle qu'il faudra recourir.

La femme sera placée dans la même position que pour le palper, ou plutôt laissée dans cette position, puisqu'on pratique généralement le toucher après le palper et l'auscultation ; on exigera simplement un écarte-

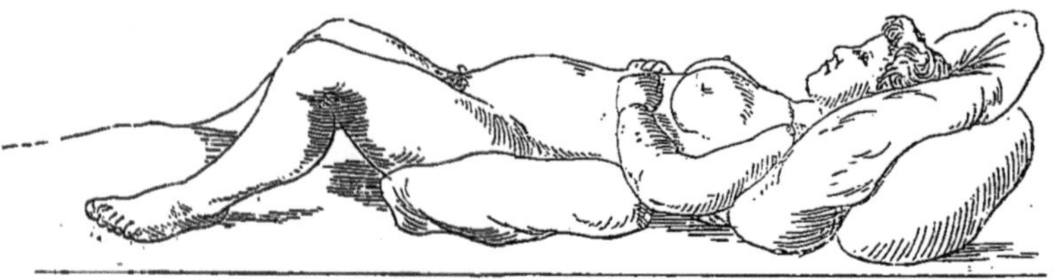

Fig. 189. — Position dorsale.

ment un peu plus marqué des cuisses (avec légère flexion) et une élévation du siège à l'aide d'un coussin, ou plutôt des mains (de la patiente ou d'un aide) glissées sous les fesses. (*Position dorsale*, fig. 189.)

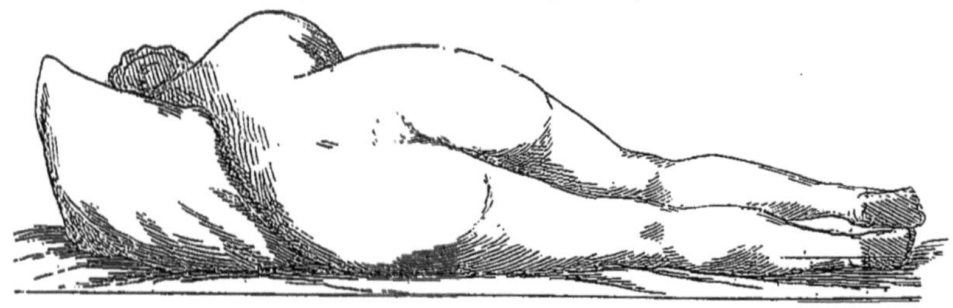

Fig. 190. — Position latérale.

Telle est la position française. En Angleterre la femme est couchée sur le côté gauche, les cuisses fléchies à angle droit sur le tronc, la supérieure un peu plus que l'inférieure. (*Position latérale ou anglaise*, fig. 190.)

Exceptionnellement, et pour certains cas pathologiques dont il sera ultérieurement question, la femme peut être placée sur les genoux et les coudes, ainsi que l'indique la figure 191. (*Position genupectorale*, fig. 191.)

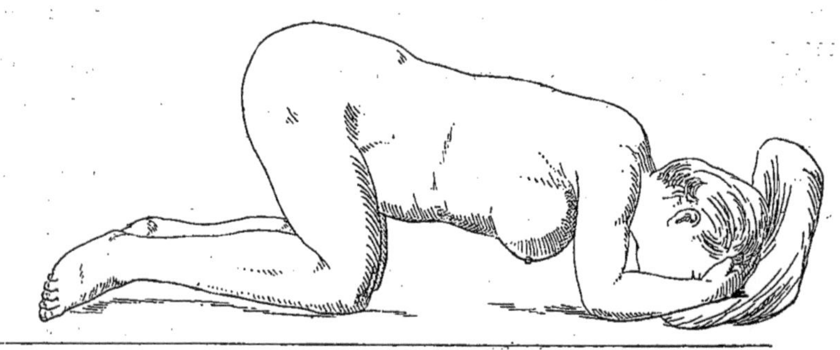

Fig. 191.
Position genupectorale.

N'oublions pas ces trois positions horizontales usitées pour l'examen de la femme :

Position dorsale (fig. 189),
Position latérale (fig. 190),
Position génupectorale (fig. 191),

car souvent il en sera question dans le cours de ce traité.

Je suppose la femme dans la *position dorsale*, la plus usitée en France pour l'examen des organes génitaux, procédons au toucher.

L'exploration est faite avec l'une ou l'autre main, de préférence avec la droite, qui est plus habile ; l'accoucheur doit en pareil cas se mettre à droite de la femme. Il est important à cet égard de placer la patiente dans son lit de telle sorte que son côté droit soit facilement accessible.

Le toucher peut être :

Unidigital : pratiqué avec l'index, les autres doigts étant fléchis, et repliés dans le creux de la main (fig. 192).

Bidigital : index et médius, comme l'indique la figure 193. L'introduction des deux doigts vu la longueur plus considérable du médius permet de pénétrer plus profondément, et on pourra sans inconvénient y avoir recours chez les multigestes. Chez les primigestes cette introduction simultanée est souvent douloureuse et doit être évitée.

Manuel. — On fait pénétrer toute la main dans les organes génitaux, le plus souvent pour aller explorer le contenu de l'utérus dans le cas de présentation vicieuse par exemple. La main, disposée comme l'indique la figure 194, ne peut guère être introduite sans usage de chloroforme.

Pendant qu'une main pratique le toucher vaginal, l'autre doit toujours être placée sur l'abdomen, combinant et complétant l'exploration ; oublier de se servir de la main abdominale, c'est rendre le toucher bien moins précis et fructueux.

Le ou les doigts qu'on va introduire dans les organes génitaux doivent être aseptiques et recouverts d'un corps gras, permettant un glissement facile (*vaseline*, huile, coldcream, cerat, etc.).

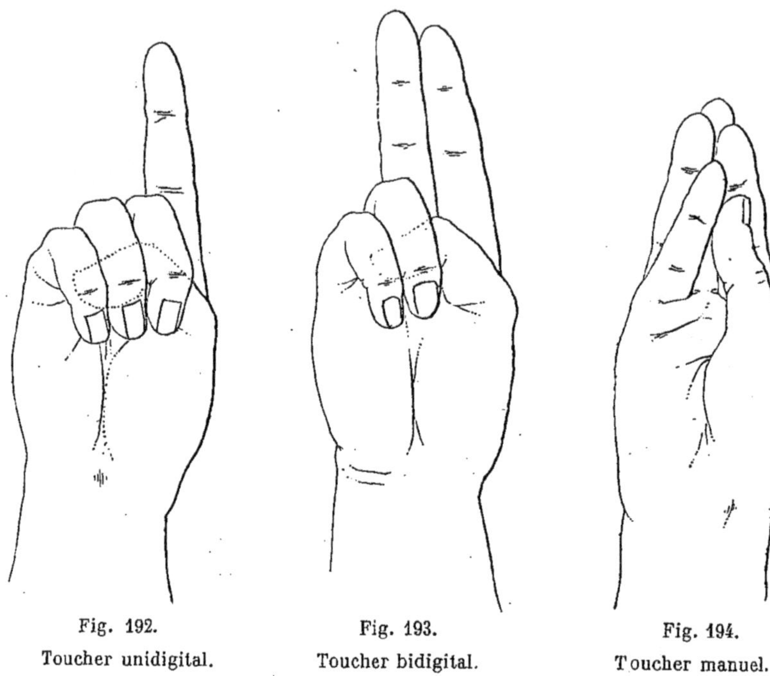

Fig. 192. Toucher unidigital.

Fig. 193. Toucher bidigital.

Fig. 194. Toucher manuel.

Le toucher vaginal s'exécute, de même que le palper, par une série d'étapes.

1. — Etape vulvaire.
2. — Etape vaginale.
3. — Etape utérine.
4. — Etape periutérine.
5. — Etape pelvienne.

(L'étape pelvienne n'est qu'une variété de la périutérine, mais je la sépare pour la clarté de la description.)

Nous allons d'abord étudier le toucher en dehors de la grossesse, sur une femme à l'état de vacuité, pour voir ensuite les changements amenés progressivement par le développement de l'œuf.

A. — Toucher vaginal en dehors de la grossesse.

1° ÉTAPE VULVAIRE

La vulve étant facilement accessible à la vue, l'accoucheur explorera avec plus de fruit cette région par l'œil que par le doigt[1].

Dans cette première étape vulvaire, il est deux orifices qu'il faut s'habituer à reconnaître facilement, l'*uréthral* pour pratiquer le cathétérisme quand la femme ne veut pas être découverte ou que l'œdème vulvaire gêne l'accès du vestibule, le *vaginal* qui doit conduire le doigt vers le col utérin.

On commencera par la *recherche de l'orifice vaginal* : pour ce faire, l'index tenu verticalement sera, en cheminant le long de la face interne des cuisses, amené au contact de la région vulvo-périnéale, arrêté en ce point le long de son bord radial, il sera promené transversalement à la surface des organes génitaux jusqu'à ce qu'il rencontre la fente vulvaire ; à ce moment l'extrémité du doigt se trouve, en général, au contact du périnée, et en la remontant légèrement elle arrive au niveau de l'orifice vaginal, dans lequel elle pénètre sans difficulté.

Pour déterminer la *situation de l'orifice uréthral*, l'index après avoir trouvé l'orifice vaginal, explore de bas en haut le vestibule, et rencontre un petit pertuis, du diamètre d'une lentille environ, qu'il sait, avec un peu d'exercice, reconnaître assez aisément. Une fois cet orifice trouvé, il est facile de porter jusqu'à lui le cathéter, qu'on veut faire pénétrer dans la vessie.

2° ÉTAPE VAGINALE

Le doigt en parcourant le vagin de la superficie vers la profondeur franchit successivement l'orifice vulvo-vaginal, où il peut être arrêté par le constricteur de la vulve (vaginisme inférieur). Un peu plus loin un nouvel anneau musculaire constitué par le releveur coccy-périnéal, et qui peut également se contracter ou se contracturer (vaginisme supérieur).

Continuant son chemin, le doigt suivant tantôt la paroi antérieure, tantôt la postérieure, tantôt la latérale droite ou gauche, arrive dans les culs-de-sac correspondants, qui entourent en couronne le col de l'utérus.

Je signale en passant l'importance de rechercher attentivement les vagins doubles, qui passent souvent inaperçus[2].

[1] Quelques femmes refusent par pudeur l'inspection des organes génitaux et permettent le toucher, c'est une pudeur bien mal comprise, car le toucher vulvaire, s'adressant à des organes d'une sensibilité spéciale très accentuée, est loin d'offrir la décence et la réserve de l'examen oculaire.

[2] A l'hôpital de Lourcine pendant mon internat, j'ai soigné et examiné au spéculum une jeune femme atteinte de vaginite, et ne me suis aperçu de la duplicité du vagin qu'au bout de quelques examens. D'autres personnes avaient également laissé passer la malformation. Une année aupararant cette même femme était restée pendant deux mois dans

3° ÉTAPE UTÉRINE

Pour atteindre le col utérin dans les cas difficiles il faut, le siège de la femme étant élevé :

1° Abaisser le coude jusque sur le plan du lit, on place ainsi le doigt dans la bonne direction pour arriver au but ;

2° Ecarter successivement les grandes et petites lèvres de chaque côté, de manière à insinuer la main entre elles ; grâce à cette petite manœuvre, on pénètre aisément un travers de doigt plus loin.

Quand le col utérin est examiné, on peut en déprimant successivement chaque cul-de-sac, pendant que la main abdominale appuie de haut en bas dans la direction ombilico-coccygienne, explorer les faces antérieure, latérales et postérieure de l'utérus.

4° ÉTAPE PÉRI-UTÉRINE

En déprimant la paroi vaginale, circulairement du cul-de-sac postérieur à l'antérieur, le doigt rencontre :

Le rectum ;
L'ovaire }
Les trompes } ligaments larges.
Le ligament rond }
Les vessie, uretères, urèthre.

L'exploration de l'ovaire, des trompes et surtout du ligament rond et des uretères demande une grande habitude de toucher, et parfois le doigt le plus exercé ne peut toujours les sentir.

La direction dans laquelle, le doigt quittant l'utérus rencontrera ces différents organes, est représentée par les flèches de la figure 195.

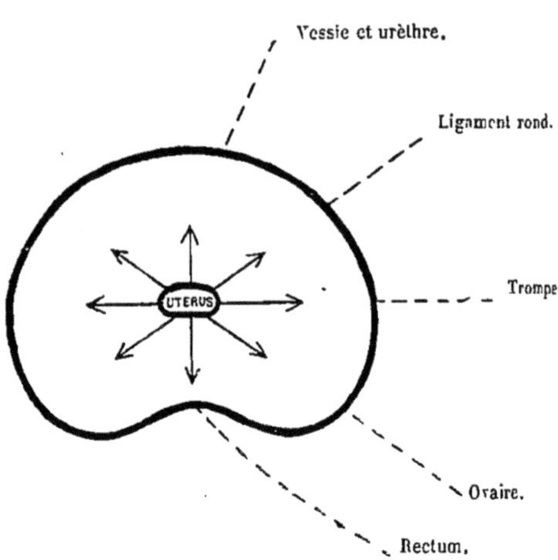

Fig. 195. — Toucher péri-utérin.

Ces différents organes sont plus faciles à trouver quand ils deviennent le

une autre salle du même hôpital, soignée pour une maladie génitale, et sur son observation le vagin double n'était pas mentionné. La cloison arrivait à un centimètre de l'orifice vaginal.

Dans un autre cas, examinant une femme en travail, avec un collègue, l'ayant touchée l'un et l'autre d'une main différente nous arrivions sur un col dont les modifications n'étaient pas les mêmes. Aucun de nous n'avait remarqué la duplicité du vagin qui s'étendait jusqu'à l'orifice vulvo-vaginal (on pouvait voir la cloison en écartant les grandes et les petites lèvres). Nous retouchâmes une seconde fois la femme sans nous apercevoir de la malformation génitale, et à un troisième examen seulement, le doigt ayant accidentellement rencontré la cloison, notre désaccord s'expliqua ; chacun de nous placé d'un côté différent de la femme pénétrait en pratiquant le toucher, dans un vagin différent.

siège d'une affection pathologique quelconque, et c'est, d'ailleurs, en pareille circonstance que leur exploration devient utile.

5° ÉTAPE PELVIENNE

En déprimant fortement le vagin et les tissus mous avoisinant, on peut, sans douleur réelle pour la femme, explorer la paroi pelvienne, et même arriver jusqu'au détroit supérieur et à l'angle sacro-vertébral. On comprendra la haute importance de cet examen, après l'étude des bassins viciés.

Résumant ce qui vient d'être dit au sujet de l'exploration péri-utérine et le complétant par les détails de l'exploration pelvienne, nous aurons successivement en partant des divers culs-de-sac et en suivant la direction des flèches du schéma 195 :

1° *Cul-de-sac postérieur :*
- *a.* Rectum.
- *b.* Coccyx, sacrum, promontoire.

2° *Cul-de-sac anterieur :*
- *a.* Vessie, uretères, urèthre.
- *b.* Pubis. Points supérieur et inférieur de la symphyse.

3° et 4° *Culs-de-sac latéraux :*
- 1° Direction du ligament rond.
  - *a.* Ligament rond.
  - *b.* Branche ischio-pubienne. Trou obturateur. Branche ilio-pectinée.
- 2° Direction de la trompe :
  - *a.* Trompe.
  - *b.* Ischion et épine sciatique, quadrilatère-cotyloïdien. Détroit supérieur correspondant.
- 3° Direction de l'ovaire :
  - *a.* Ovaire.
  - *b.* Grand et petit ligaments sacro-sciatiques. Grande échancrure sciatique. Détroit supérieur correspondant.

B. — Toucher vaginal pendant la grossesse [1].

Nous allons suivre les différentes étapes indiquées tout à l'heure, afin de voir les modifications apportées par la conception dans chacune d'elles.

1° ÉTAPE VULVAIRE

Aucun changement important en dehors de l'hypertrophie de tous les éléments de la vulve.

2° ÉTAPE VAGINALE

Je rappelle simplement ici le repli circulaire qui se constitue parfois à une

[1] Consulter Budin, *Leçons de clinique obstétricale*, Paris 1889, p. 149.

période avancée de la grossesse (voir p. 82). Le doigt en progressant rencontrera souvent de petites inégalités, un peu plus grosses que des têtes d'épingles, et constellant la paroi vaginale. On est en présence d'une vaginite granuleuse, affection fréquente de la grossesse, se manifestant comme la vaginite blennorhagique par un écoulement jaunâtre, mais absolument distincte quant à sa nature, qui n'est nullement vénérienne, quoique vraisemblablement microbienne[1].

3° ÉTAPE UTÉRINE

A une période avancée de la grossesse, alors que le col est complètement ramolli, et que sa consistance est identique à celle de la paroi vaginale, un doigt même exercé peut rencontrer de réelles difficultés dans l'exploration cervicale[2].

Pour trouver le col dans les cas difficiles il faut sillonner le fond du vagin dans tous les sens, en suivant la direction des divers diamètres pelviens; dans cette série de courses successives le doigt finira par rencontrer l'organe cherché et par tomber dans l'orifice qui le surmonte.

Nous connaissons les modifications du col et du corps de l'utérus sous l'influence de la grossesse (hypertrophie et ramollissement), le doigt permettra de les vérifier. Le ramollissement du col utérin et l'augmentation de volume du corps sont au début de la grossesse, en l'absence des signes de certitude, qui n'existent pas à cette époque, de précieux indices pour le diagnostic.

Vers le milieu de la grossesse apparaît le *ballottement* dit *vaginal*, pour l'opposer à l'*abdominal*, dont il a été question à propos du palper.

Quand le doigt placé sur le col, ou dans un des culs-de-sac (de préférence dans le cul-de-sac antérieur), imprime une petite secousse de bas en haut, il a la sensation d'un corps dur qui fuit, et qui au bout de quelques instants vient frapper le doigt qui l'a chassé, en reprenant sa place première. Cette sensation de fuite et de retour déjà comparée à celle que donne un glaçon libre dans l'eau n'est autre que le ballottement; elle est en général produite par la tête du fœtus, exceptionnellement par le siège, quelquefois par une autre partie fœtale.

Le ballottement peut très exceptionnellement être perçu au début du deuxième trimestre de la grossesse, en général on ne le sent bien qu'à partir de quatre mois et demi, et il devient surtout net dans le courant du septième mois; durant le neuvième mois on ne le rencontre plus à moins d'hydramnios, car le fœtus trop pesant et trop à l'étroit ne fuit plus sous la pression du doigt.

[1] Le principal inconvénient de cette vaginite est d'exposer l'enfant à l'ophtalmie purulente après la naissance, à cause du contact du pus pendant l'accouchement. Aussi est-il bon de prescrire à la femme, au moins pendant le dernier mois de la grossesse, des injections quotidiennes, soit avec la solution de bichlorure de mercure à $^1/_{3000}$, soit une solution phéniquée à $^1/_{200}$, et au moment de la naissance de l'enfant appliquer le traitement préventif de l'ophtalmie purulente : deux à trois gouttes de solution de nitrate d'argent à $\frac{1}{100}$ dans chaque œil.

[2] J'ai connu un étudiant qui pendant quatre jours examina une série de femmes enceintes à terme sans pouvoir rencontrer le col, au cinquième ses sensations devinrent plus nettes, et à partir du sixième il sut pratiquer l'exploration dans laquelle il se perfectionna progressivement.

Le schéma 196 indique cette évolution du ballottement vaginal à travers la rossesse.

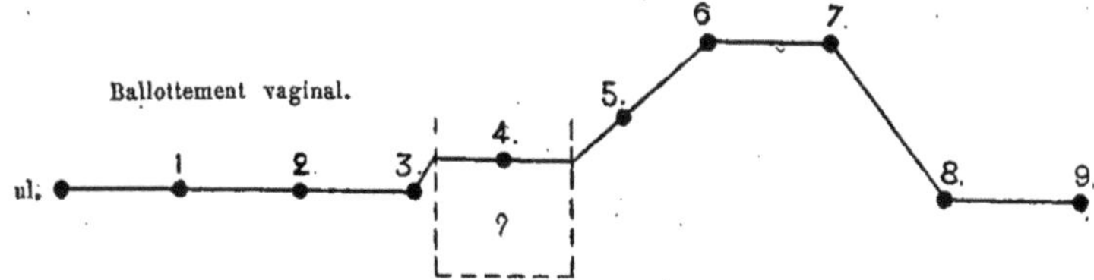

Fig. 196. — Ballottement vaginal.

Le ballottement vaginal est-il un signe de certitude de la grossesse?

Un ballottement analogue peut être produit par un gros calcul enfermé dans la vessie et nageant dans l'urine, ou par le corps de l'utérus en antéflexion et très mobile sur le col, ou encore par certaines tumeurs périutérines.

Comme tous les autres signes de certitude, le ballottement vaginal a donc ses causes d'erreur, mais on saura les éviter si, comme pour l'abdominal, on *élimine tout ballottement non produit par une tumeur intra-utérine.*

Tout ballottement vaginal, produit par un corps intra-utérin, est donc un signe de certitude de grossesse.

Grâce à cette restriction on évite les causes d'erreur sus-mentionnées, appartenant toutes à des tumeurs *péri-utérines* ou *utérines* comme dans le cas d'anteversion, car aucune d'elles n'était *intra-utérine.*

Mais, dira-t-on, comment s'assurer que la tumeur ballottante est *intra-utérine?* par l'exploration attentive du segment inférieur de l'utérus et, dans les cas douteux, en attendant une contraction, grâce à laquelle on s'assure que la tumeur explorée est bien contenue dans l'utérus. Il se peut qu'il y ait des cas douteux où l'accoucheur soit incapable de se prononcer, mais ce n'est pas une raison pour éliminer le ballottement vaginal des signes de certitude, car avec cette manière de procéder il ne resterait plus aucun de ces signes, pas même les battements du cœur fœtal, qui parfois sont trop vagues pour être affirmés, et fournissent également des causes d'erreur par manque de netteté.

Le toucher permettra en outre, à une époque assez avancée de la grossesse de reconnaître les caractères de la partie fœtale qui se présente :

Tumeur lisse, égale, dure, ordinairement engagée dans l'excavation (pendant le dernier trimestre chez les primigestes, pendant les quinze derniers jours chez les multigestes) quand il s'agit du *sommet.*

Tumeur également lisse, mais non engagée, quand c'est une présentation du *front.*

Tumeur un peu inégale constituée par la face, avec le front lisse et régulier à côté, s'il s'agit d'une présentation de la *face.* Pas d'engagement. (Cas très exceptionnel pendant la grossesse.)

On reconnaît le *siège* à ce qu'il forme une tumeur moins dure, que la tête moins égale, accompagnée de petites parties fœtales et non engagée quand le siège est complet, souvent engagée au contraire, quand on a affaire à une variété décomplétée mode des fesses ; c'est en pareil cas que les confusions avec le sommet sont fréquentes et qu'une grande attention est nécessaire pour éviter une méprise.

Avec une présentation du *thorax* ou de l'*abdomen*, la partie fœtale est d'habitude inaccessible pendant la grossesse.

Dans plusieurs de ces examens, on peut à travers le segment utérin sentir les détails de la présentation fœtale, sur lesquels je reviendrai à propos du toucher pendant le travail, quand le col est ouvert.

Dans certains cas de grande perméabilité du col, le doigt explorateur arrive sur une partie fœtale simplement recouverte par les enveloppes ovulaires, et reconnaît nettement la présence d'un enfant, en sentant par exemple une main, un pied, une suture osseuse, une fontanelle, un globe oculaire.

La *sensation nette* d'une partie fœtale par le toucher vaginal est un signe de certitude de la grossesse. Puisqu'on sent le fœtus, il existe naturellement mort ou vivant. Ce signe de certitude ne servira que dans des cas relativement rares, mais le négliger ou le nier serait commettre une véritable méprise obstétricale.

4, 5. ÉTAPES PERIUTÉRINE ET PELVIENNE

La vessie et l'utérus peuvent encore être explorés par le toucher pendant la grossesse, cependant la vessie remonte souvent au-dessus du pubis. Quant aux ligaments larges et aux organes qu'ils contiennent, leur ascension avec l'utérus les rend inaccessibles au toucher vaginal.

Je ne fais que mentionner l'examen du bassin, auquel la grossesse n'amène à l'état normal aucune modification perceptible au toucher. (Les modifications pathologiques, comme le relâchement des symphyses, seront étudiées à la pathologie puerpérale.)

X

DIAGNOSTIC DE LA GROSSESSE

SOMMAIRE

1° Résumé de la valeur séméiologique des différents signes de la grossesse.
- *a.* Signes de probabilité ou maternels ;
- *b.* Signes de certitude ou fœtaux.

2° Diagnostic de la grossesse.
- *a.* Normale.
  - — Premier trimestre.
  - — Deuxième trimestre.
  - — Troisième trimestre.
- *b.* Pathologique.

3° Diagnostic des questions attenantes à la grossesse.
- *a.* Age de la grossesse.
- *b.* Volume du fœtus.
- *c.* Situation du fœtus.
- *d.* Sexe du fœtus.

Les différents signes de la grossesse, qui viennent d'être étudiés en détails, se divisent en deux catégories :

1° Les uns, *dépendant de la mère*, sont appelés *signes de probabilité*, ou encore de *présomption* [1], car s'ils mettent sur la piste de la grossesse, et la rendent vraisemblable, ils n'autorisent pas à l'affirmer.

2° Les autres, *dépendant du fœtus*, sont dénommés *signes de certitude*, car leur constatation place la grossesse hors de doute.

Je me contente de rappeler ces différents signes, avec lesquels nous sommes maintenant familiarisés, et dont nous avons, chemin faisant, discuté la valeur.

A. — SIGNES DE PROBABILITÉ OU MATERNELS

1° Système génital et voisinage.

Utérus. Suppression des règles.
Augmentation progressive de volume.
Mollesse spéciale du corps et du col.
Contractions intermittentes.
Existence du souffle maternel.

[1] C'est à tort qu'on a voulu distinguer les signes de présomption des signes de probabilité, car entre ces deux variétés, il n'y a qu'une simple nuance, et non des limites tranchées.

Vagin. — Pouls vaginal.
Coloration violacée.

Vulve. — Hypertrophie.
Coloration violacée.

Paroi abdominale. — Augmentation de volume du ventre.
Vergetures.
Ligne brune.
Ombilic : Dépression, puis aplatissement, parfois saillie.

Seins. — Augmentation de volume.
Saillie et sensibilité exagérée des mamelons.
Écoulement du colostrum.
Hypertrophie des tubercules de Montgomery.
Pigmentation de l'aréole, et formation de l'aréole secondaire.
Vergetures.

2. Système nerveux.

Modifications de la sensibilité, de l'intelligence et de la volonté (envies).

3. Système respiratoire.

Dyspnée.
Modification de la quantité d'acide carbonique exhalée.

4. Système circulatoire.

Anémie globulaire et pléthore séreuse.
Hypertrophie cardiaque.
Dilatation veineuse périphérique (varices).

5. Système urinaire.

Diminution des principes solides de l'urine.
Fréquence de l'albuminurie et de la glycosurie.
Fréquence des troubles de la miction.

6. Système cutané.

Dépots pigmentaires. — Masque de la grossesse.

7. Système digestif.

Modifications de l'appétit.
Vomissements.
Ralentissement des différents processus nutritifs : absorption, assimilation, désassimilation, élimination ; d'où résultent diverses maladies.

B. — SIGNES DE CERTITUDE OU FŒTAUX — SIX

Deux s'obtiennent par le palper.

1° Mouvements passifs ou ballottement abdominal.
2° Mouvements actifs.

Deux par l'auscultation.

3° Battements fœtaux (ou souffle fœto-funiculaire).
4° Mouvements fœtaux.

Deux par le toucher.

5° Mouvements passifs ou ballottement vaginal.
6° Sensation d'une partie fœtale.

Je rappelle que ces *signes de certitude* doivent, pour être considérés réellement comme tels, réunir diverses conditions indispensables, qui sont :

1° *La netteté.* — Quand en effet nos sensations ne sont pas suffisamment précises, toute conclusion doit être suspendue.

2° Certaines particularités.

a. Pour le ballottement abdominal. — La tumeur qui ballotte doit être *intra-utérine.*

b. Pour les mouvements actifs perçus par le palper. — Il faut qu'il n'y ait pas d'interposition d'intestin entre l'utérus et la paroi abdominale.

c. Pour les battements fœtaux. — Il importe qu'ils ne soient pas synchrones avec les battements maternels.

d. Pour l'audition des mouvements fœtaux. — La femme absolument calme ne doit contracter aucun muscle de sa paroi abdominale.

e. Pour le ballottement vaginal. — La tumeur qui ballotte est intra-utérine.

f. Pour la sensation d'une partie fœtale. — La partie fœtale explorée doit rappeler exactement une région de l'enfant facilement appréciable.

Armés de ces signes, examinons comment il est possible de diagnostiquer la grossesse aux différentes époques de son développement.

J'aurai surtout en vue la grossesse normale, *physiologique*, et terminerai par quelques considérations sur les difficultés que les états *pathologiques* divers peuvent accumuler autour de ce diagnostic.

A. — GROSSESSE NORMALE

La grossesse dure neuf mois, c'est-à-dire trois trimestres; or le diagnostic diffère suivant qu'on considère le premier, le second ou le troisième trimestre.

PREMIER TRIMESTRE

Durant le premier trimestre aucun signe de certitude n'apparaît, force est donc de s'en tenir aux signes de probabilité.

Parmi ces derniers, il en est surtout trois qui doivent, à cause de leur importance relative, fixer l'attention de l'accoucheur, et qui sont comme le *trépied* du diagnostic à cette époque, les autres signes ne constituant que de simples adjuvants.

Ce sont :

1° Les modifications des seins. — (Développement de la glande, des tubercules de Montgomery, pigmentation de l'aréole, présence de colostrum.)

2° La cessation des règles.

3° L'augmentation de volume et le ramollissement de l'utérus.

Sommes-nous consultés par une femme : 1° qui, s'observant bien peut nous fournir des renseignements précis sur les modifications des seins; 2° dont la menstruation, d'habitude régulière, a été brusquement suspendue sans cause pathologique appréciable; 3° chez qui enfin, la palpation, facile, permet de nettement constater l'augmentation du volume et le ramollissement de l'utérus, — nous pouvons être à peu près sûrs de l'existence de la grossesse [1].

L'association de ces trois signes de probabilité équivaut *presque* à un signe de certitude, je dis *presque*, car ***il ne faut jamais affirmer l'existence d'une grossesse avant la constatation d'un ou plusieurs signes de certitude.***

Les autres signes de probabilité viendront se grouper autour des trois précédents, et, par leur nombre et leur netteté, diminuer les chances d'erreur.

Mais il est fréquent de voir un des trois signes de probabilité, ou mieux deux d'entre eux faire plus ou moins complètement défaut; le diagnostic s'obscurcit parallèlement.

D'autre part chacun de ces trois signes peut être la conséquence d'états pathologiques nettement distincts de la grossesse, ce qu'on doit toujours avoir présents à l'esprit en pareille circonstance. Je ne ferai que mentionner ces différentes causes d'erreur, ne pouvant ici aborder un diagnostic complet, dont les détails m'entraîneraient beaucoup trop loin.

1° Modifications des seins.

Les quatre principales modifications des seins sont, d'une part, *l'augmentation de volume*, d'autre part la *présence du colostrum*, et enfin au niveau de l'auréole la *pigmentation* et le *développement des tubercules de Montgomery*.

Or, ces deux derniers signes sont d'une appréciation très difficile; il faudrait avoir connu l'auréole, et en conserver la mémoire exacte pour apprécier les changements survenus; la simple observation extemporanée de la femme ne pourra, sauf exception, être suffisante.

L'augmentation de volume se produit aussi sous l'influence de l'adipose, cas où le développement simultané de l'abdomen fait quelquefois supposer à tort l'existence d'une grossesse ; on comprend également combien cette augmentation est d'habitude difficile à apprécier.

Quant à la *présence du colostrum*, elle n'a d'importance réelle que chez les primigestes, car chez les femmes qui ont eu déjà des enfants et surtout chez celles qui ont allaité, on peut longtemps après le sevrage, en particulier au voisinage de l'époque menstruelle, faire soudre quelques gouttes de colostrum au niveau du mamelon. Chez la primigeste ce signe devra influer davantage sur le diagnostic de la grossesse possible ; mais il faut se garder d'en faire un signe de certitude, car le colostrum se rencontre parfois à la suite d'exci-

[1] Il ne faudra jamais omettre dans ce diagnostic de s'informer au sujet des rapports sexuels, ayant été l'origine de la grossesse en question. Cette réflexion, malgré sa naïveté apparente, est loin d'être inutile.

tations génitales prolongées, ou de certaines affections utérines chez des nullipares à l'état de vacuité, et même chez des femmes vierges.

2° Cessation des règles.

Les différentes et nombreuses causes de l'*aménorrhée* peuvent être rangées ainsi qu'il suit en y comprenant la puerpéralité.

1° Causes extra génitales.

1° MALADIES GÉNÉRALES.

a. — *Aiguës.* — Fièvre typhoïde, etc., amènent une simple aménorrhée passagère.

b. — *Chroniques.* — Chlorose. — Phthisie. — Intoxications. — Anémie causée par misère, ou habitation malsaine, etc. — En somme toute cause débilitante peut produire l'aménorrhée.

2° MALADIES LOCALISÉES.

a. — *Aiguës.* — Toute maladie aiguë est susceptible d'amener une aménorrhée momentanée. — Une impression vive, une émotion, l'action du froid, une indigestion, l'usage de boissons excitantes, certains médicaments (opium), la saignée agissent de même.

b. — *Chroniques.* — Suppuration prolongée, etc. Toute cause de débilitation peut être également une cause d'aménorrhée ; de même les vers intestinaux, par action réflexe.

2° Causes génitales.

1° MALADIES GÉNITALES.

Toutes les maladies de l'utérus et des organes avoisinants sont susceptibles à des degrés divers de produire une aménorrhée plus ou moins prolongée ; excès de coït ou premiers coïts agissent de même.

2° CAUSES PHYSIOLOGIQUES.

Grossesse, lactation, ménopause.

3° MALFORMATIONS GÉNITALES.

Absence ou atrophie des ovaires ou de l'utérus.

4° MUTILATIONS GÉNITALES.

Ablation des ovaires ou de l'utérus.
Occlusion cicatricielle du canal génital.

3° Augmentation de volume de l'utérus.

Les différentes causes susceptibles de produire l'augmentation du volume de l'utérus, sont, en y comprenant la grossesse :

1° PRINCIPALES CAUSES POUVANT SIMULER L'AUGMENTATION DU VOLUME DE L'UTÉRUS ET CAPABLES D'INDUIRE EN ERREUR :

a. — Ovaires : kystes, cancer.
b. — Ligaments larges : kystes, phlegmons, salpingites.
c. — Rectum : cancer.
d. — Vessie : rétention d'urine, cancer.
e. — Péritoine : pelvi-péritonite, grossesse extra utérine, hematocèle.
f. — Bassin : ostéosarcomes.
g. — Tympanite, adipose (grossesse nerveuse), ascite, et enfin toutes tumeurs abdominales amenant une augmentation de volume du ventre.

2° CAUSES DE L'AUGMENTATION DU VOLUME DE L'UTÉRUS :

a. — Congestion menstruelle.
b. — Métrites.
c. — Hypertrophie simple.
d. — Hématomètre, physomètre.
e. — Polypes muqueux, fibrineux, papillaires.
f. — Kystes hydatiques ou dermoïdes.
g. — Fibromes (très fréquents).
h. — Sarcomes (très rares)
i. — Cancer.
j. — Grossesse normale ou pathologique.

Toutes les fois que le médecin aura, pour établir le diagnostic de la grossesse, à apprécier la valeur des trois principaux signes de probabilité susmentionnés, il ne devra jamais oublier les différentes causes d'erreur, qui viennent d'être exposées, et dont la discussion conduira à la vérité.

DEUXIÈME TRIMESTRE

Le premier trimestre de la grossesse est caractérisé par l'absence des *signes de certitude*, et le troisième, au contraire, par leur présence.

Dans le second trimestre, intermédiaire entre les deux précédents, on assiste à l'apparition de ces signes :

Tantôt et rarement au début (4e mois) ;

Tantôt et généralement au milieu (5e mois) ;

Tantôt seulement vers sa terminaison (6e mois).

Or, avant l'apparition des signes de certitude, le diagnostic se présente sous le même aspect que dans le premier trimestre, et on n'a qu'à se rapporter à ce qui a été expliqué précédemment ; après leur apparition, le diagnostic très simplifié sera établi comme dans le troisième trimestre, ainsi qu'il va être dit tout à l'heure.

TROISIÈME TRIMESTRE

L'existence des signes de certitude rend le diagnostic généralement facile pendant les trois derniers mois de la grossesse. Ces *signes* sont, comme on le sait :

Palper. 1. Ballottement abdominal.
2. Mouvements actifs du fœtus.

Auscultation. 3. Battements fœtaux.
4. Mouvements actifs du fœtus.

Toucher. 5. Ballottement vaginal.
6. Sensation d'une partie fœtale.

On remarquera que parmi ces signes, il en est trois qui indiquent simplement la présence du fœtus, et trois qui permettent en outre de dire qu'il est vivant.

Ce sont :

a. — Signes de présence certaine du fœtus.

1. Ballottement abdominal.
2. Ballottement vaginal.
3. Sensation d'une partie fœtale par le toucher.

b. — Signes de vie certaine du fœtus.

1. Palpation des mouvements actifs.
2. Audition des battements fœtaux.
3. Audition des mouvements actifs.

Je ne reviens pas sur l'étude de ces différents signes déjà faite en détail.

B. — GROSSESSE PATHOLOGIQUE

De nombreux états pathologiques peuvent venir compliquer la grossesse et obscurcir son diagnostic. Ils seront étudiés dans la partie de ce traité réservé à la pathologie puerpérale (quatrième section). Je vais simplement énumérer les principaux, afin de laisser entrevoir de suite les difficultés qui surgiront parfois dans cette question de diagnostic.

Ces différentes complications sont, en allant de la périphérie de l'utérus vers le fœtus.

1° *Les diverses tumeurs abdominales :* kystes de l'ovaire, hydronéphose, ascite, parmi lesquelles je rangerai la grossesse extra utérine ;

2° *Les malformations de l'utérus :* utérus double, utérus bifide ;

3° *Les maladies des annexes ovulaires :* môle hydatiforme, hydramnios ;

4° *La mort du fœtus, la grossesse multiple* (2 à 5 fœtus), *les monstruosités ;*

5° Enfin, et pour terminer, *la persistance des règles pendant la grossesse.*

Pour compléter ce chapitre, il me reste à parler du diagnostic de l'*âge* de la grossesse, c'est-à-dire de l'époque probable de l'accouchement (voir à cet égard un peu plus loin ce qui a trait à la *durée de la grossesse*), du *volume* du fœtus, de sa *situation* dans l'utérus, et enfin de celui relatif au *sexe* de l'enfant si souvent demandé à l'accoucheur.

AHLFELD a essayé par des mensurations de déterminer les *dimensions du fœtus* enfermé dans l'œuf; mais les résultats auxquels il est arrivé sont d'une faible utilité pratique. Pour apprécier le volume de l'enfant l'accoucheur en sera réduit à une évaluation approximative puisée dans les renseignements fournis par le palper.

Nous avons vu comment, par le palper, l'auscultation et le toucher, on peut, durant la grossesse, reconnaître la *situation du fœtus*, et diagnostiquer la présentation et la position; inutile d'y revenir ici.

Quant au *diagnostic du sexe* de l'enfant pendant la grossesse, question qui se rattache de près à celle de la *procréation des sexes à volonté*, nous n'en sommes pas plus avancés qu'au temps de MAURICEAU, qui s'exprime ainsi sur ce sujet [1] : « ... On ne peut avoir aucune connaissance certaine du sexe de l'enfant, qui est dans le ventre de sa mère, ni savoir le vrai moyen d'engendrer un garçon plutôt qu'une fille : Dieu ayant exprès caché cette préconnaissance à l'homme pour éviter qu'il n'en abusât, au préjudice de la propagation de l'espèce, parce que la plupart désireraient des garçons, et il arriverait qu'il y aurait manque de filles. »

Toutes les circonstances en effet qu'on a invoquées pour arriver à ce diagnostic : état de faiblesse de l'un ou l'autre générateur à l'instant de la conception, moment de la conception par rapport à l'époque des règles, influence de la lune, siège de la ligne brune à gauche ou à droite de l'ombilic, absence ou maladie de l'un ou l'autre testicule ou ovaire, volume de l'enfant, le retard de l'accouchement, voire même le nombre de battements cardiaques dont il a été précédemment question, ont toutes à peu près la même valeur négative, et le meilleur moyen de diagnostic est encore celui donné par MAURICEAU [1]. « Pour moi je voudrais... reconnaître avant d'en rien dire l'inclinaison des personnes, et donner toujours en une chose si douteuse, mon avis contraire au souhait qu'on fait; car s'il arrive que par cette voie la sage-femme rencontre bien (quoique ce soit par hasard) on dira que c'est une habile femme, et qu'elle l'avait bien dit; et s'il vient d'autre façon (ce qui de deux fois arrive une), la femme et son mari ayant ce qu'ils ont souhaité, n'y prendront pas de si près garde, d'autant qu'on reçoit toujours de bon cœur le bien qui arrive, quoiqu'on ne l'ait pas espéré. »

[1] *Traité des maladies des femmes grosses*, 1721, p. 101.
[2] *Loco citao*, p. 102.

XI

MARCHE ET DURÉE DE LA GROSSESSE

SOMMAIRE

a. *Marche de la grossesse.*
Division en trois trimestres.
b. *Durée de la grossesse.*
Détermination de la durée de la grossesse.
Des grossesses prolongées et des naissances légitimes.
Diagnostic de l'époque vraisemblable de l'accouchement.

A. — MARCHE DE LA GROSSESSE

Note dominante de chaque trimestre de la grossesse

Premier trimestre. — Pendant les trois premiers mois de la grossesse, l'utérus, quoique peu développé, est, pour la gestante, la source de troubles pénibles, et dont l'*action réflexe* explique le mode de production; tels sont surtout les vomissements si fréquents dans ce premier trimestre, et aussi les syncopes.

Deuxième trimestre. — Le plus souvent, les troubles des trois premiers mois s'arrêtent ou disparaissent, de telle sorte que la femme éprouve un bien-être relatif; c'est pendant cet armistice, et alors que la femme s'inquiète quelquefois sur l'existence réelle d'une grossesse espérée, que surgissent les signes de certitude, venant joindre la tranquillité morale au calme physique.

Troisième trimestre. — L'utérus devient volumineux; il atteint d'une part les sommets de la cavité abdominale, où il entrave le fonctionnement de l'estomac et surtout du diaphragme; d'autre part, envahissant lentement l'excavation pelvienne, il amène le trouble dans la physiologie rectale et vésicale. Enfin le volume de l'utérus s'oppose à la libre circulation des organes abdominaux (surtout du rein), et des membres inférieurs; de telle sorte que la plupart des viscères de l'abdomen sont mécaniquement gênés par la présence de leur volumineux voisin.

La note dominante des troubles survenant dans chacun de ces trimestres, peut donc se résumer ainsi :

Premier trimestre. — Règne des troubles réflexes.
Deuxième trimestre. — Interrègne. — Période de calme relatif.
Troisième trimestre. — Régne des troubles mécaniques.

B. — DURÉE DE LA GROSSESSE

Pour pouvoir apprécier la durée moyenne de la grossesse, il faudrait connaître exactement le moment de la conception, c'est-à-dire de la rencontre entre les deux éléments mâle et femelle, spermatozoïde et ovule.

Malheureusement, notre ignorance sur ce point est complète. Dans les cas les plus favorables, ceux où il n'y a eu qu'un seul rapport sexuel, circonstance qui nous permet par conséquent de connaître l'instant précis où le sperme a été versé dans les organes génitaux féminins, nous ne sommes pas renseignés sur l'époque de la conception; car le sperme peut, d'après SCHRŒDER, conserver ses propriétés fécondantes pendant quinze jours (peut-être davantage) avant de rencontrer l'ovule. Ces quinze jours d'alea rendent vain tout calcul exact.

Ce vague qui enveloppe le moment de la conception rejaillit naturellement sur la fixation de la durée de la grossesse. Comment dire la durée d'un état dont on ignore le commencement? Discuter la longueur de la grossesse, et essayer de l'établir à un ou deux jours près, est donc se donner une peine parfaitement inutile. — Cette recherche ne deviendra fructueuse que le jour où de nouveaux moyens d'investigation nous fixeront sur le moment de la rencontre des deux éléments mâle et femelle, c'est-à-dire de la conception. Jusqu'à cette époque, qui ne paraît pas devoir être prochaine, suspendons toute conclusion.

Toutefois il semble qu'on puisse admettre comme chiffre approximatif et provisoire 9 mois solaires ou 275 jours [1].

En laissant 10 jours d'alea, cinq avant et cinq après, on a la durée probable de la grossesse oscillant entre 270 et 280 jours, 9 mois moins cinq ou plus cinq jours.

En résumé :

Durée de la grossesse normale 9 *mois solaires ou* 275 *jours; moyenne de* 270 *à* 280 *jours*, 9 *mois moins cinq jours ou* 9 *mois plus cinq jours.*

Ces chiffres, je le répète, n'indiquent que des probabilités, puisque étant donné l'incertitude qui plane sur l'époque de la conception, la connaissance de la durée vraie de la grossesse ne nous est pas accessible. Aussi, en présence de cette inconnue, peut-on à juste titre s'étonner de voir les auteurs s'étendre longuement sur l'étude des *grossesses prolongées*.

Cette idée de la *grossesse prolongée* a pris sa source dans diverses catégories d'observations :

La *première*, comprenant les cas où la durée entre la dernière menstruation et l'accouchement a été supérieure au temps habituel. J'ai cité un fait [2] où cette durée avait été de 11 mois et 1 jour ou 335 jours, et les exemples du même genre sont loin d'être rares. Mais en pareille circonstance, on suppose

[1] Neuf mois solaires ne font pas toujours exactement 275 jours, mais j'adopte ce chiffre comme une moyenne.

[2] *Travaux d'obstétrique*, 1889, t. III, p. 360.

à tort la conception voisine de la fin de la dernière menstruation, alors que cela n'est pas prouvé, de telle sorte que la négative peut être soutenue aussi bien que l'affirmative.

Il en est de même de la *seconde* catégorie de faits, où la grossesse a été la conséquence d'un coït unique ou de rapports sexuels ayant eu lieu dans un court intervalle de temps. Si dans ce cas, la conception, c'est-à-dire l'union des deux éléments mâle et femelle coïncidait exactement avec le coït fécondant, on serait en possession d'un point de repère certain, pour apprécier la durée de la grossesse et pour savoir si elle est prolongée. Malheureusement pour la science, il n'en est rien. SCHRŒDER, comme il vient d'être dit, a soutenu que les spermatozoïdes pouvaient vivre quinze jours dans les organes génitaux femelles, sans perdre leur pouvoir fécondant. Rien ne prouve que cet espace de temps ne puisse être plus considérable ; puisque les spermatozoïdes vivent plusieurs mois dans les vésicules séminales, pourquoi ne conserveraient-ils pas dans l'utérus et les trompes qui leur offrent un milieu très hospitalier, leur état physiologique et leur pouvoir fécondant pendant une durée supérieure à quinze jours? Or avec la possibilité de cet aléa, toute observation de prétendue grossesse prolongée sera contestable, même quand l'espace entre l'accouchement et le coït fécondant sera plus grand que 300 jours.

Une *troisième* catégorie de cas comprend ceux, où le volume de l'enfant est supérieur à la moyenne, et correspond à une durée prolongée entre la dernière menstruation ou un coït unique et l'accouchement. Ce développement exagéré de l'enfant autorise avec vraisemblance à croire que la durée de la vie intra-utérine a été supérieure au temps habituel. Mais comme on voit des femmes accoucher au terme vraisemblable de leur grossesse de fœtus très volumineux (4.000 et davantage), on peut supposer dès lors que dans l'un et l'autre cas la durée de la gestation a été normale.

Enfin dans une *quatrième* catégorie de faits nous rangerons ceux fournis par l'obstétrique vétérinaire, et sur lesquels SAINT-CYR émet l'appréciation suivante[1] : « Nous savons... que le produit de la conception peut sans danger pour lui continuer à séjourner dans le sein de sa mère même *plusieurs semaines*, au delà du temps fixé par la nature pour son expulsion ; et non seulement il continue à vivre, mais à croître et à se développer. Nos recueils périodiques contiennent en effet, un certain nombre de faits qui en témoignent, et qui prouvent, en même temps, que dans ces cas, le part a été plus ou moins laborieux. »

Mais dans toutes ces observations, à quelque catégorie qu'elles appartiennent, la prolongation de la grossesse reste douteuse, à cause de l'impossibilité où l'on est de déterminer l'époque exacte de la conception.

Donc rien ne permet d'affirmer l'existence des grossesses prolongées, mais je m'empresse d'ajouter qu'aucune preuve ne nous oblige à nier leur possibilité. La balance est à peu près égale entre les partisans et les adversaires. Quant à moi j'admettrai volontiers et provisoirement que la prolongation de

[1] *Traité d'obstétrique vétérinaire*, 1875, p. 394.

la grossesse dans une certaine mesure (un mois par exemple) est possible, qu'on ne doit pas tenir pour absurde une gestation de 10 mois ou de 300 jours à partir de la conception, et que l'excès de volume du fœtus peut en être la conséquence.

On a, à tort, mêlé et confondu cette question insoluble des *grossesses prolongées*, avec celle des *naissances légitimes*, qui joue un rôle très important en médecine légale.

Sans s'occuper de la durée réelle de la gestation, le législateur a demandé à la médecine, combien de temps après le coït, une femme pouvait accoucher d'un enfant viable et vivant. Des réponses, qui lui ont été faites, il a conclu aux deux chiffres minimum 180 jours et maximum 300 jours. La légitimité de tout enfant viable, né en dehors de ces limites, pourra être contestée.

Je ne considère ici que de la limite maximum, la seule qui m'intéresse, et sur laquelle l'article 315 du Code civil se prononce ainsi : « La légitimité de l'enfant, né 300 jours après la dissolution du mariage, *pourra* être contestée. » Traduisons *dissolution de mariage*, par *cessation des rapports sexuels ;* et nous voyons, que la loi n'admet pas qu'il puisse y avoir en général, dans le cas de grossesse physiologique, plus de 300 jours, entre le dernier rapport sexuel et le moment de l'accouchement. Hâtons-nous d'ajouter, que l'article 315 du Code civil ne doit s'appliquer qu'aux grossesses normales, car avec des grossesses pathologiques, ce terme de 300 jours est dépassé avec une fréquence relative, notamment dans les trois circonstances qui suivent :

1° Dans le cas de grossesse extra-utérine. L'enfant, mort et momifié, peut être retenu plusieurs années dans la cavité abdominale (Kuchenmeister 57 ans);

2° Quand un obstacle siège au col utérin ou sur la voie que doit parcourir le fœtus, empêchant sa sortie. Ce n'est plus alors, il est vrai, une grossesse mais un travail prolongé ; toutefois le résultat, est le même (cas de Cohnstein, cancer du col, accouchement à 10 1/2 mois, d'un enfant vivant);

3° Lorsque le fœtus est mort et macéré dans l'intérieur de l'utérus. Ce retard de l'accouchement constitue ici le *missed labour* des Anglais. Toutefois Muller[1] qui a fait une critique soignée de tous les faits publiés n'admet pas qu'en pareil cas l'expulsion puisse être retardée au delà de dix mois.

Les observations relativement nombreuses qui indiquent l'intervalle possible entre le coït fécondant et l'accouchement, démontrent en effet que le terme de 300 jours n'est généralement pas dépassé.

Cependant Tourdes[2] rapporte deux faits : l'un, paru dans le journal de Hencke, où la naissance eut lieu 306 jours après le viol, l'autre de Schumacher, où ce même intervalle fut de 317 jours. J'ai observé un cas où la durée entre

[1] De la grossesse utérine prolongée indéfiniment. Thèse Nancy 1878. *Müller* pense que les cas de rétention du fœtus pendant plusieurs années dans la cavité utérine, doivent être rangés dans la catégorie des grossesses extra-utérines, Le cas de *Mülhbeck* (rétention pendant 15 ans), que j'ai mentionné dans mes travaux d'obstétrique, doit d'après lui être interprété de la sorte. Je crois qu'il serait encore prématuré d'admettre sur ce point des conclusions définitives.

[2] *Dict. enc. des sciences médicales*, art. *Grossesse*, p. 286.

le coït fécondant et l'accouchement a été 305 jours, et ROSSIÉ mentionne un fait analogue à celui de SCHUMACKER où cet espace a été de 317 jours[1].

Ces diverses observations méritent sérieuse attention. Elles ne tendent pas à infirmer l'article 315 du Code civil. « La légitimité de l'enfant né 300 jours après la dissolution du mariage *pourra* être contestée. » Mais elles montrent que si cette légitimité *peut être contestée, elle peut également être admise* en certains cas exceptionnels.

La loi a d'ailleurs été interprétée de la sorte en 1808 dans l'affaire de CATHERINE BÉRARD, où un tribunal a reconnu la légitimité de l'enfant né 318 jours après la mort du père. L'arrêt fut annulé par la Cour d'appel de Grenoble, mais à la majorité d'une seule voix[2].

En résumé, la grossesse *utérine*, dont le terme habituel est de 9 mois, peut durer jusqu'à 10 mois *après le coït fécondant*, très exceptionnellement elle est susceptible de se prolonger pendant le 11e mois, mais jamais jusqu'au 12e mois, même quand il existe un obstacle à l'expulsion du fœtus (cancer, fibrome) ainsi que nous le verrons en étudiant ces affections.

Il ne suffit pas de connaître la durée approximative de la grossesse, il faut également savoir diagnostiquer l'*époque présumable de l'accouchement*. On se basera pour cette détermination sur les différents signes qui suivent :

1° *Signes fournis par l'interrogatoire :*

a) *Signes du début :*

1° Dernière menstruation ;
2° Coït unique ;
3° Apparition des phénomènes sympathiques.

b). *Signes du milieu :*

4° Premiers mouvements du fœtus.

c). *Signes de la fin :*

5° Phénomènes d'abaissement.

2° *Signes fournis par l'examen direct :*

6° Volume de l'utérus et du fœtus ;
7° Engagement de la partie fœtale ;
8° Modifications du col.

Or, le résumé des différentes statistiques établies par les auteurs sur ce sujet conduit aux résultats suivants, sur lesquels nous nous guiderons[3].

[1] Auvard. *Travaux d'obstétrique*, t. III, p. 362.
[2] Orfila. *Leç. de méd. légale*, t. I, p. 258.
[3] Voir mes *Travaux d'obstétrique*, t. III, p. 357.

1° Dernière menstruation.

L'espace qui sépare le plus souvent la fin des dernières règles de l'accouchement est de 275 à 282 jours, avec :

Ecart minimum de 246 jours ;
Ecart maximum de 328 jours.

Pour calculer l'*époque probable de l'accouchement* en se basant sur la menstruation : *prendre le jour terminal des dernières règles, compter neuf mois à partir de ce moment et ajouter 10 jours*, tout en prévoyant un retard ou une avance possible de 5, 10, 15 jours et même davantage, jusqu'à 1 mois et demi environ (retard possible de 43 jours).

La durée de la grossesse, calculée à partir de la dernière époque menstruelle, ne présente aucune différence chez les primigestes et les multigestes.

2° Coït unique.

L'accouchement, en général, a lieu 275 jours, c'est-à-dire 9 mois après le coït fécondant, avec écart possible de 242 à 317 jours.

Toutefois ce point de repère ne pourra être d'utilité réelle que dans les cas de rapport sexuel unique, ou de rapports multiples répétés pendant un court intervalle, car les sensations spéciales que quelques femmes disent éprouver sous l'influence du coït fécondant ne doivent qu'exceptionnellement être prises en considération par l'accoucheur.

3° Apparition des phénomènes sympathiques.

Il est rare que ces phénomènes (vomissements, syncopes, développement de varices, etc.) indiquent le début exact de la grossesse, car la plupart du temps ils ne se montrent qu'un certain temps après la conception.

Toutefois certaines femmes renseignées par leurs grossesses antérieures, savent parfois reconnaître le début de la gestation avec un certain degré de précision, dont l'accoucheur pourra tenir compte.

4° Premiers mouvements fœtaux.

Les premiers mouvements fœtaux sont le plus souvent perçus dans le cours du cinquième mois, soit au début, soit au milieu, soit à la fin.

Rarement ils se produisent avant ; cependant on peut les observer dans tout le cours du quatrième mois.

Il est également assez rare qu'ils se montrent pour la première fois pendant les quatre derniers mois de la grossesse.

Exceptionnellement les femmes ne sentent aucun mouvement fœtal pendant toute la durée de la gestation, quoique l'enfant soit bien portant.

Peu de femmes savent préciser la date exacte des premiers mouvements fœtaux. Quand ce moment est connu, on sera en droit de supposer que l'accouchement se fera environ quatre mois et demi après ; mais ce point de repère est très variable, car il y a possibilité d'écarts d'un mois et même davantage.

5° Phénomènes d'abaissement.

Dans plus de la moitié des cas, l'abaissement de l'utérus semble nul, ou ne saurait être déterminé d'après les renseignements fournis par la femme.

Les phénomènes d'abaissement, accusés par la multigeste, peuvent, quand ils existent, faire supposer que la grossesse est arrivée à la dernière quinzaine de son cours ; mais ce n'est là qu'une simple probabilité. Chez la primigeste leur importance est à peu près nulle.

6° Volume de l'utérus et du fœtus.

Le volume du fœtus est pendant la grossesse trop difficile à apprécier exactement, de telle sorte que sa connaissance ne peut guère renseigner sur l'époque vraisemblable de la grossesse, il n'en est pas de même de la hauteur de l'utérus par rapport à la paroi abdominale, qui, malgré les causes d'erreur auxquelles elle expose, fournira des indices précieux.

Je rappelle à cet égard ce que j'ai dit précédemment (page 74).

Deuxième trimestre de la grossesse :

1er mois (4e). Fond de l'utérus un peu au-dessous de l'ombilic.
2e — (5e). Au niveau de l'ombilic. — L'arrivée de l'utérus à l'ombilic indique donc le milieu de la grossesse.
3e — (6e). Fond de l'utérus, un peu au-dessus de l'ombilic.

Troisième trimestre :

1er mois (7e). 3 travers de doigt au-dessus de l'ombilic.
2e — (8e). 6 travers de doigt au-dessus de l'ombilic.
3e — (9e). 9 travers de doigt au-dessus de l'ombilic.

7° Engagement de la partie fœtale.

Lorsque le fœtus se présente par le sommet et qu'il n'existe aucune cause de dystocie, l'engagement se fait : chez la *primigeste*, pendant les trois derniers mois de la grossesse et durant les trente derniers jours environ la tête est à la partie inférieure de l'excavation au voisinage du détroit moyen. — Chez la *multigeste*, l'engagement est très irrégulier, mais se passe le plus souvent pendant les quinze derniers jours de la gestation, parfois seulement au moment du travail, voire même à la fin de l'accouchement.

Les renseignements fournis par l'engagement du fœtus pour le diagnostic de l'époque de la grossesse sont donc assez vagues, on a cependant le droit de supposer que : chez la *primigeste*, avec un engagement profond l'accouchement ne se fera pas attendre plus d'un mois. — Chez la *multigeste*, avec un engagement profond, l'accouchement ne tardera pas plus de quinze jours.

Mais ces données ne sont qu'approximatives.

8° Modifications du col.

Quand on supposait que le col s'effaçait pendant les derniers temps de la grossesse, on était en droit de chercher à diagnostiquer l'époque de la grossesse d'après la longueur de la partie cervicale de l'utérus.

Mais comme, sauf exception, il est reconnu aujourd'hui que l'effacement se fait le plus souvent pendant le travail, pareil point de repère ne peut être admis.

Quant au ramollissement du col, il est trop variable dans sa marche surtout chez les multigestes, d'autre part trop difficile à nettement évaluer, pour constituer dans le cas actuel un élément sérieux de diagnostic.

XII

PRONOSTIC

« On peut dire sans exagération, » écrit SACOMBE[1], « d'après l'expérience et l'observation, que la grossesse loin d'être une maladie est, si j'ose m'exprimer ainsi, un certificat de vie pour neuf mois que la nature donne à la femme enceinte. » Nous sommes actuellement loin de cette opinion optimiste qui régnait au début du siècle, et nous croyons, au contraire, que le pronostic de la plupart des maladies est aggravé par l'existence de la grossesse.

Nous verrons ultérieurement à la pathologie puerpérale l'influence des divers états pathologiques sur la grossesse.

Quant au pronostic de la gestation elle-même et surtout de l'accouchement qui en est la terminaison, il dépend de circonstances diverses, parmi lesquelles il convient surtout de citer :

1° La conformation du bassin ;

2° La situation du fœtus (présentation et position) ;

3° La composition de l'urine (albuminurie) [1].

D'où l'extrême importance de s'enquérir exactement de ces trois points pendant le cours de la grossesse.

[1] *Eléments de la science des accouchements*, 1801, p. 93.

XIII

HYGIÈNE DE LA GROSSESSE

SOMMAIRE

1° Système nerveux; —2° Système digestif; — 3° Seins; — 4° Rapports sexuels; — 5° Médicaments et opérations; — 6° Professions; — 7° Vêtements; — 8° Exercice et voyages; — 9° Toilettes.

1. SYSTÈME NERVEUX

Je laisse sur ce point la parole à Mauriceau qui, après avoir parlé de l'hygiène alimentaire, s'exprime ainsi [1] :

« Si la femme se doit bien conduire dans l'observation des choses que nous avons dites ci-dessus, elle ne doit pas moins prendre garde à bien dompter et modérer ses passions, comme à ne pas se laisser aller à la colère par excès, ni séduire par la jalousie, ainsi que plusieurs ont coutume de faire, et on doit éviter surtout de faire peur à la femme grosse, comme aussi de lui dire subitement quelques nouvelles qui la puissent attrister; car ces passions quand elles sont violentes sont capables de mettre la confusion et le désordre dans la génération, et même de faire accoucher la femme sur l'heure, à quelque terme qu'elle puisse être, ainsi qu'il arriva à la mère de mon cousin M. Dionis Marchand, le père duquel ayant été tué subitement par un de ses domestiques d'un coup d'épée qu'il lui donna en trahison au travers du corps, le rencontrant par la ville, pour le dépit et la rage qu'il avait que son maître quelques jours avant l'avait chassé de son logis; et la mauvaise nouvelle ayant été aussitôt annoncée à cette femme, qui était pour lors grosse de huit mois, à laquelle on apporta incontinent après son mari mort, elle fut d'abord surprise d'un si grand tremblement pour ce subit effroi qu'elle en accoucha tout sur l'heure du même Dionis. »

« C'est pourquoi si on a des nouvelles à dire à la femme grosse, que ce soit plutôt de celles qui lui peuvent donner une joie modérée ; car l'excessive peut aussi bien porter préjudice en cet état; et si c'était nécessité absolue qu'elle soit quelque mauvaise, pour lors on doit chercher des moyens les plus sûrs pour la lui faire connaître peu à peu, non pas tout d'un coup. »

Les conseils de Mauriceau sont forts sages et on fera bien de les suivre.

Souvent le médecin est interrogé au sujet des envies que la femme présente pendant sa grossesse; voici l'opinion de Smellie [2] à cet égard :

[1] *Des maladies des femmes grosses*, t. I, 1721, p. 124.

[2] Smellie. *Traité de la théorie et de la pratique des accouchements*, t. I, 1771, p. 178.

« L'avortement peut pareillement être occasionné par quelque appétit désordonné, pour des choses qu'une femme ne peut obtenir aisément, ou assez tôt, ou qu'elle a honte de demander, particulièrement lorsqu'elle est grosse de son premier enfant, surtout pour différentes sortes de choses propres à manger ou à boire. Si l'on ne satisfait pas à ces sortes d'appétit il en peut quelquefois résulter une fausse couche, ou du moins l'enfant en est tellement affecté, qu'il porte sur son corps des marques, qui par leur figure ou par leur couleur, ressemblent à ce dont la mère avait envie. Il est donc à propos de satisfaire ces sortes d'envies, quelque déraisonnables et ridicules qu'elles puissent paraître. La mère de son côté, doit éviter tout ce qui peut faire quelque impression désagréable sur ses sens, parce que l'avortement peut encore survenir, en conséquence, de quelque surprise, ou pour avoir vu quelque chose d'étrange et d'horrible. »

Sans croire aux influences fâcheuses que Smellie attribue aux envies non satisfaites, je ne puis qu'approuver la conduite qu'il trace.

2. SYSTÈME DIGESTIF

A moins de troubles digestifs sérieux, l'alimentation ne sera pas modifiée pendant la grossesse ; nous verrons à propos des vomissements incoercibles quelle doit être la diététique en pareil cas.

Les femmes, volontiers constipées, le sont davantage pendant la grossesse, d'où la nécessité de donner des laxatifs buccaux ou rectaux, de manière à éviter l'encombrement intestinal et les efforts violents de défécation.

Laxatifs buccaux. — Rhubarbe, magnésie, cascara sagrada, eaux de Rubinat, Villacabras, Hunyadi Janos, Montmirail.

Laxatifs rectaux. — Lavements avec huile, glycérine ou miel.

Les purgatifs légers n'ont aucun inconvénient pendant la grossesse, les drastiques au contraire doivent être évités avec soin, car ils peuvent provoquer des contractions utérines et devenir une cause d'avortement.

S'il survient de la *diarrhée*, elle doit être combattue par les moyens habituels. Le laudanum et le sous-nitrate de bismuth sont très bien supportés par la gestante.

3. SEINS

Les vêtements ne doivent pas comprimer la glande mammaire, de manière à permettre son développement physiologique. Nous verrons, à propos de l'allaitement, les précautions à prendre pendant les derniers temps de la grossesse au sujet du mamelon, qui demande une préparation, une véritable éducation, en vue de cette fonction physiologique.

4. RAPPORTS SEXUELS

Le médecin est souvent consulté pour savoir si les rapports sexuels peuvent être continués sans inconvénients pendant la grossesse.

Ecoutons les conseils de SACOMBE [1] :

Epouses, je vous dois un conseil salutaire
Quand vous aurez conçu n'allez point à Cythère.
La nacelle à Vénus, sur les flots amoureux
Peut souvent rencontrer des écueils dangereux.
D'ailleurs, l'île ou les Ris, les jeux dansent sans cesse,
Est un séjour funeste à l'état de grossesse.
Des folâtres amours l'aveugle emportement
Dans le cours des neuf mois produit l'avortement.

ARISTOTE plus tolérant, croyait au contraire que le coït, préparant la voie que doit suivre l'enfant, devait être conseillé surtout à la fin de la grossesse.

Les Turcs, polygames, s'abstiennent de toute relation conjugale avec celles de leurs femmes dont la grossesse est avérée. Mais chez les peuples monogames le médecin ne peut user de pareille sévérité, et à moins d'accidents de la grossesse (hémorrhagies génitales, contractions utérines douloureuses, menace d'avortement), il laissera libre cours à la vie sexuelle des époux, tout en donnant quelques conseils de modération.

Dans les cas d'utérus irritable et chez la femme prédisposée à l'avortement toute relation sexuelle devra être interdite pendant la grossesse, surtout au moment correspondant à la menstruation. Il sera même sage d'exiger deux lits séparés pour le mari et la femme, le voisinage de l'époux entraînant souvent une excitation génésique, peu favorable au calme que réclame l'utérus pour son développement normal.

5. MÉDICAMENTS ET OPÉRATIONS

Tout médicament donné à dose toxique est susceptible de produire l'avortement. Quelle que soit la médication employée pendant la grossesse, il importera donc, pour les agents toxiques, de se borner à des doses relativement légères.

Il y a cependant quelques exceptions, par exemple pour le sulfate de quinine dans la malaria, le mercure dans la syphilis, ou une action énergique est nécessaire pour atteindre le but désiré. J'y reviendrai à propos de la pathologie.

Il importe en particulier d'éviter l'emploi de vomitifs ; — de purgatifs énergiques ou drastiques ; — des médicaments dits emménagogues ou abortifs : rue, sabine, if, seigle ergoté, pilocarpine, camomille, absinthe, armoise, salicylate de soude et acide salycilique.

Une gestante peut-elle subir sans inconvénient une opération chirurgicale ?

[1] *La Luciniade*, 1815, p. 128.

Cette question doit être envisagée à un double point de vue :

1° *La grossesse nuit-elle aux suites de l'opération?* La réponse est négative pour la majorité des cas. La gestation ne semble pas entraver la cicatrisation, ni prédisposer aux complications.

2° *L'opération peut-elle interrompre le cours de la grossesse?* Toute opération expose à l'avortement, et cela d'autant plus qu'elle est faite plus près de la zone génitale ; mais bien souvent des interventions sur l'utérus lui-même (amputation du col, ablation de fibromes développés dans la paroi utérine) n'ont été suivies d'aucun résultat fâcheux. D'autre part, le danger d'avortement n'est nullement en rapport avec la gravité de l'opération, ainsi telle femme continue sa grossesse malgré une ovariotomie, qui avortera à la suite de l'avulsion d'une dent.

En présence de cette variabilité dans les résultats, il sera prudent de ne faire pendant la grossesse que les *opérations d'urgence*, et de différer après l'accouchement toutes celles qu'on peut remettre sans inconvénient réel.

6. PROFESSIONS

Certaines professions sont défavorables à l'évolution normale de la grossesse :

Les unes en exposant à l'intoxication : ouvrières qui travaillent dans le plomb, le caoutchouc (sulfure de carbone), aux manufactures de tabac.

Les autres en imposant des fatigues excessives : blanchisseuses et employées de magasin, obligées de rester debout toute la journée; femmes ayant à faire marcher pendant longtemps une machine à coudre, etc.

Ces professions devront être évitées pendant la grossesse dans la mesure du possible, ou leurs inconvénients atténués.

7. VÊTEMENTS

Tout vêtement serré doit être proscrit.

Le corset, base du costume féminin, sera porté aussi lâche que possible, et on conseillera l'usage de *corsets de grossesse*, qui, assouplis par des liens élastiques, n'exercent aucune compression fâcheuse sur l'utérus ou sur les seins.

Chez les femmes prédisposées aux varices ou à l'œdème des membres inférieurs, il sera bon de remplacer les jarretières par des jarretelles, liens fixant les bas au corset.

Eviter soigneusement l'usage des chaussures incommodes.

Chez les multigestes, dont la paroi abdominale a été relâchée par des grossesses antérieures, une ceinture hypogastrique sera d'un heureux secours, à la condition d'être large et d'embrasser les deux tiers inférieurs du ventre.

8. EXERCICE ET VOYAGES

Certaines citadines, paresseuses de leur naturel, profitent de leur grossesse, pour se confiner dans un repos exagéré, et pour passer la plus grande partie de leur temps dans leur lit ou sur une chaise longue. A moins d'indication spéciale cette pratique est déplorable, elle affaiblit la gestante et la prépare mal à l'accouchement et à l'allaitement. Des sorties quotidiennes sont nécessaires, et on peut exiger une à deux heures de marche, réparties en plusieurs fois.

A l'opposé nous trouvons les imprudentes, qui, malgré leur grossesse, continuent toute l'agitation de leur vie antérieure, vont au bal, au théâtre, montent à cheval, voyagent en mer, en chemin de fer, etc.

Les promenades en voiture sont en général favorables, en évitant toutefois les secousses qu'un véhicule mal suspendu, et une mauvaise route peuvent produire.

L'équitation est à déconseiller. Cependant il faut reconnaître que certaines femmes très habituées à ce genre d'exercice n'en éprouvent le plus souvent aucun inconvénient pendant leur grossesse.

La danse est déplorable pour la femme enceinte ; car à la fatigue physique, elle joint une excitation génitale, contraire au calme que demande l'utérus.

D'après Irwin les traversées sur mer prédisposent aux ménorrhagies et à l'avortement, tandis que pour Kugelmann les voyages en chemin de fer produisent plutôt le retard des règles. Il y aurait là une différence intéressante, si elle était nettement établie. Quoi qu'il en soit, la plupart du temps les grossesses *normales* ne sont pas entravées par ces déplacements même prolongés. Toutefois chez les primigestes dont on ignore la tolérance utérine, et chez toute femme dont l'évolution de la grossesse présentera quelque irrégularité, il sera prudent d'empêcher les longs trajets ; d'une façon générale les grands voyages devront être déconseillés pendant la grossesse à moins d'absolue nécessité.

Toutes choses égales d'ailleurs, la femme étant plus exposée à l'avortement pendant l'époque correspondant à la menstruation, les conseils de prudence devront surtout s'adresser à cette période.

9. TOILETTES

Les femmes s'enquièrent souvent, si elles peuvent continuer sans inconvénient pendant leur grossesse, l'usage de l'eau froide pour la toilette de la figure et des extrémités, de même que les ablutions sur tout le corps et sur les parties génitales. — A cet égard l'état de gravidité ne nécessite aucun changement dans les habitudes.

Les *bains de pieds* chauds, capables d'amener un flux rapide de sang vers les extrémités inférieures devront être évités.

L'*hydrothérapie* (douches en pluie et en jet sur la colonne vertébrale) pourra être continuée sans danger pendant la grossesse, si la femme a été soumise à ce traitement depuis un certain temps, il est même favorable à beaucoup de gestantes; mais il faut éviter de commencer cette médication après la conception.

Les *bains froids* de rivière et de mer seront sans inconvénients si la grossesse est normale et la femme bien portante, mais il faut éviter la fatigue qui peut en résulter.

Les *bains chauds* sont favorables aux gestantes à la condition d'être courts (un quart d'heure au maximum), d'être pris à la température de 30 à 35° et d'être répétés tous les quinze jours seulement, et toutes les semaines dans le dernier mois de la grossesse.

Les *toilettes vulvaires* sont hygiéniques; mais, les *injections vaginales* doivent être proscrites avant les quinze derniers jours de la grossesse à cause des traumatismes que peut exercer sur le col la mauvaise direction de la canule, ou le jet trop violent du liquide. Ces injections toutefois seront nécessaires dans certains cas que saura apprécier l'accoucheur, quand il existe par exemple de la vaginite; il faudra alors les prescrire pendant le dernier ou les deux derniers mois de la gestation. — Pendant les quinze derniers jours de la grossesse, il est bon au point de vue antiseptique de faire prendre à la gestante une injection quotidienne, avec une solution de bichlorure de mercure au $\frac{1}{4000}$; il sera de plus salutaire de pratiquer soi-même pendant ce laps de temps un ou deux lavages du vagin et du col avec le doigtier irrigateur qui sera décrit plus loin, ou en complétant le lavage ordinaire par des frictions exercées avec 1 et 2 doigts. Cette toilette sera précédée par un savonnage vulvaire.

DEUXIÈME SECTION

ACCOUCHEMENT

L'accouchement est l'expulsion de l'œuf hors de l'organisme maternel, que cet œuf soit dans l'utérus, ainsi que cela existe à l'état normal, ou en dehors de lui, comme dans les cas de grossesse extra-utérine.

Suivant l'époque de la grossesse à laquelle il a lieu, l'accouchement reçoit des dénominations diverses :

1° Pendant les six premiers mois. . AVORTEMENT OU FAUSSE COUCHE.
2° Pendant les trois derniers mois.. ACCOUCHEMENT PRÉMATURÉ.
3° Au terme normal. . . . . ACCOUCHEMENT A TERME.
4° Après le terme normal. . . . . ACCOUCHEMENT RETARDÉ.

L'accouchement se fait généralement en deux temps :

PREMIER TEMPS, EXPULSION DU FŒTUS.
DEUXIÈME TEMPS, EXPULSION DES ANNEXES.

Il y a donc deux accouchements successifs :

1° Accouchement fœtal ou ACCOUCHEMENT PROPREMENT DIT.
2° Accouchement annexiel ou DÉLIVRANCE.

Ces deux accouchements vont faire l'objet de l'étude suivante, dont je donne ci-dessous les principales divisions :

SOMMAIRE

I. ACCOUCHEMENT FŒTAL OU ACCOUCHEMENT PROPREMENT DIT.
- a. *Phénomènes* [1]
  - 1° *Maternels* (phénomènes physiologiques).
    - 1° Contraction utérine, abdominale et vaginale.
    - 2° Ouverture du col, du vagin et de la vulve.

[1] Les classiques divisent les phénomènes de l'accouchement, en *physiologiques* (5) : 1° contraction utéro-abdominale ; — 2° ouverture du col ; — 3° poche des eaux ; — 4° glaires ; — 5° ampliation, vagin, vulve et périnée) ;— *mécaniques*, correspondant aux phénomènes fœtaux, — et enfin *plastiques* (déformations du fœtus après l'accouchement). —La division en phénomènes physiologiques et mécaniques est essentiellement défectueuse, car les phénomènes mécaniques sont physiologiques, et dans les phénomènes physiologiques, plusieurs sont mécaniques. La routine seule a fait prévaloir cette division que je m'empresse d'abandonner.

2° *Annexiels* (phénomènes physiologiques).
1° Poche des eaux — formation et rupture.
2° Glaires.
3° *Fœtaux* (phénomènes mécaniques).
1° Présentation : — sommet — face — front.
2° Présentation : — siège — thorax — abdomen.

b. *Influence sur :*
1° Mère.
2° Enfant (phénomènes plastiques).

c. *Causes.*
d. *Diagnostic.*
e. *Pronostic et durée.*
f. *Conduite à tenir.*

II. Accouchement annexiel. — délivrance.

Préliminaires. — Section et ligature du cordon.
a. Phénomènes ou mécanisme.
b. Symptômes et diagnostic.
c. Conduite à tenir.

I

ACCOUCHEMENT FŒTAL OU ACCOUCHEMENT PROPREMENT DIT

Le mot *accouchement* employé seul, s'applique exclusivement à l'expulsion fœtale ; il est opposé à délivrance, qu'on réserve pour désigner la sortie des annexes.

Travail est à peu près synonyme d'accouchement, cependant, ce mot vise plus particulièrement les modifications des organes génitaux, qui préparent la sortie fœtale (contraction utérine douloureuse, ouverture du canal génital, etc.).

Considéré suivant ses difficultés, l'accouchement est dit :

1° *Normal, physiologique, eutocique*, quand le fœtus se présente par le sommet, et qu'il ne suscite aucune difficulté.
2° *Anormal, pathologique, dystocique*, dans les conditions contraires.

Ou encore :

1° *Spontané*, quand il est abandonné aux seules forces de la nature.
2° *Artificiel*, si une intervention devient nécessaire. Toutefois, une intervention légère, celle par exemple qui consiste à aider le mouvement de rotation de la tête avec le doigt, n'est pas considérée comme constituant un accouchement artificiel; ces limites d'ailleurs sont arbitraires.

1° PHÉNOMÈNES MATERNELS

SOMMAIRE

La contraction de l'utérus, et accessoirement celle de la paroi abdominale, amènent l'ouverture successive du col du vagin et de la vulve. La contraction est donc cause et l'ouverture effet. Nous allons étudier ces deux phénomènes, l'un étiologique et l'autre résultat.

1° Contractions utérines, abdominales et vaginales.

A. — CONTRACTIONS UTÉRINES

La contraction utérine présente trois caractères essentiels : elle est *douloureuse*, *intermittente*, *involontaire*.

Douloureuse.

La douleur est le caractère dominant de la contraction utérine à tel point que, dans le langage ordinaire, ces deux mots sont pris (à tort d'ailleurs) comme synonymes. Elle établit la différence entre les contractions utérines de la grossesse et celles du travail. La femme ne souffre qu'au moment où commence l'accouchement.

Son *intensité* est très variable. J'ai soigné une secondipare qui, à son réveil, ayant entamé la lecture d'un roman très attachant, commença à souffrir à 10 heures du matin, elle interrompait simplement sa lecture pendant le malaise causé par la contraction, et ne la cessa qu'un quart d'heure avant la fin de son accouchement, qui eut lieu spontanément à midi, sans cris, simplement après quelques efforts énergiques. Certaines femmes accouchent sans trace de douleurs; il en est pour lesquelles la défécation est plus pénible que la parturition.—A côté de ces privilégiées, nous voyons de véritables martyres qui, pendant plusieurs heures, parfois même plusieurs jours, souffrent à tel point, qu'elles réclament la mort comme ultime soulagement, et parfois même la recherchent. A la Maternité de Paris, il y a quelques années, une patiente s'est suicidée en se jetant par la fenêtre, pour se soustraire aux douleurs de l'accouchement.

Le *caractère* des douleurs varie suivant l'époque du travail.

a. *Période d'ouverture du col.*

1° *Douleurs initiales.* — Comparées par les femmes à des mouches, qui enfonceraient douloureusement leurs pattes à l'hypogastre, dans les flancs et surtout au niveau de la région lombaire (douleurs de reins).

2° *Douleurs préparantes.* — Plus vives que les précédentes, occupant le même siège et parfois s'irradiant le long des cuisses, sur le trajet du nerf crural.

b. *Période d'expulsion.*

1° *Douleurs expultrices.* — La douleur prend un nouveau caractère, par ce fait que la femme à chaque contraction utérine éprouve le besoin de pousser. Chaque *douleur* s'accompagne donc d'un effort plus ou moins énergique. Les irradiations, le long des membres inférieurs, sont encore fréquentes, mais occupent de préférence le trajet du sciatique.

2° *Douleurs conquassantes.* — Ce sont les douleurs expultrices terminales, dont l'intensité est accrue par la distension excessive de la vulve au moment du passage de la tête fœtale.

On a longuement discuté sur la *cause* de la douleur pendant la contraction utérine. Mais, ne sait-on pas que la contraction pathologique ou énergique de tout organe pourvu de fibres musculaires lisses, produit une douleur désignée sous le nom de *colique*. Colique intestinale, pour l'intestin, hépatique pour les canaux biliaires, néphrétique pour l'uretère, vésicale pour la vessie ; or, les douleurs de l'accouchement ne sont autre chose que des *coliques utérines*.

La douleur occupe tout l'utérus, mais remontant le long des nerfs qui se répandent dans cet organe, elle arrive, par l'intermédiaire des plexus hypogastrique, lombo-aortique et solaire, jusqu'à la colonne vertébrale, et de là par la moelle ou les anastomoses nerveuses, elle peut se répandre :

Soit dans les nerfs costaux inférieurs,

Soit dans le nerf crural ou les nerfs lombo-abdominaux,

Soit dans le nerf sciatique,

d'où les différentes irradiations douloureuses le long de ces nerfs.

La douleur, observée le long du sciatique, a également été attribuée à la compression de ses branches d'origine, par la partie fœtale, au sortir des trous sacrés.

Tout l'utérus est douloureux pendant la contraction utérine, aussi, à ce moment, la compression de l'abdomen et la palpation sont pénibles à la femme ; également pénible le toucher, quand le doigt vient heurter ou tirailler l'orifice externe de l'utérus.

La douleur disparaît en général, dans l'intervalle des contractions ; cependant, quand ces contractions sont très répétées ou très énergiques, comme cela arrive à la fin du travail, il n'est pas rare de la voir presque continue, avec exacerbation au moment de l'activité musculaire.

Le *cri* est le compagnon habituel des douleurs du travail.

Au début, pendant les contractions initiales, la femme qui souvent va et vient à ce moment, s'arrête, s'appuie sur un meuble et s'incline en avant; elle devient tout à coup silencieuse, le visage se contracte, quelques oscillations trahissent la souffrance muette, puis le calme revient, et la patiente est rendue momentanément à la liberté et à la gaîté.

Ultérieurement, la douleur devenant plus intense arrache des cris, plaintes bruyantes, entremêlées de paroles de désespoir. Ces cris s'accentuent de plus en plus, à mesure que la dilatation avance.

Pendant l'expulsion, l'effort compliquant la situation, modifie la nature des cris, et permet à une oreille exercée, de facilement reconnaître cette dernière période de l'accouchement[1]. Tantôt, pendant l'effort, la glotte, à peu près complètement fermée, ne laisse échapper qu'une sorte de soupir étouffé, analogue à celui que pousse l'ouvrier pétrissant le pain (cri du gindre); tantôt moins fermée, elle livre passage à des cris excessivement aigus, parfois tels, qu'ils amènent ultérieurement un enrouement ou une extinction de voix passagers (cris de détresse).

Intermittente.

Douleurs initiales, répétition toutes les 20 minutes. Durée 30 secondes[2].
— préparantes, — 10 — — 60
— expultrices, — 5 — — 90
— conquassantes, à peu près continues.

Ces douleurs conquassantes ne durent, en effet, que quelques instants, pendant lesquels la tête franchit la vulve distendue au maximum.

L'intermittence des contractions permet le repos de l'utérus, et le rétablissement de la circulation fœtale plus ou moins troublée pendant la systole utérine. Une contraction prolongée, c'est-à-dire le tétanisme utérin, amène la mort du fœtus par arrêt de sa circulation.

Involontaire.

Comme pour tous les muscles lisses, les contractions de l'utérus sont indépendantes de la volonté. Sage précaution de la nature, car beaucoup de femmes n'accoucheraient jamais, si les contractions étaient soumises à la volonté.

Toutefois, certaines conditions sont susceptibles, par action réflexe, de modifier l'intensité ou la fréquence des contractions. C'est ainsi que l'on peut voir la fréquence diminuer momentanément sous l'influence d'une émotion, ou grâce à la présence d'une personne gênante ou désagréable[3].

A l'opposé des contractions de l'utérus, celles de la paroi abdominale sont

[1] « Feu M. Delacuisse », dit Mauriceau, I. p. 240, « qui dormait souvent auprès des femmes en travail, était, de son temps si stylé à cela, qu'il ne s'éveillait ordinairement, que quand l'enfant était au passage; auquel temps les femmes convertissent leurs plaintes en grands cris, qu'elles redoublent fortement, à cause des douleurs, beaucoup plus grandes et plus fréquentes qu'elles ressentent. »

[2] Les chiffres ne représentent que des moyennes sujettes à de grandes variations.

[3] La vessie à cet égard se comporte un peu comme l'utérus. Il est, en effet, impossible à certaines malades d'uriner en présence d'une personne surtout du sexe masculin.

essentiellement volontaires, et certaines femmes savent retarder ou avancer le moment de leur délivrance en réglant l'intensité de ces dernières.

Quelques mots sur les *résultats* de la contraction utérine.

L'utérus en se contractant diminue dans son diamètre transversal, et augmente dans ses deux diamètres vertical et antéro-postérieur (déformation analogue à celle que produirait une compression transversale au niveau des ligaments larges).

Nous avons vu l'influence de la contraction sur la circulation fœtale (voy. page 166). Le nombre des pulsations maternelles est, au contraire, augmenté pendant toute sa durée. Le schéma 197 résume cette double influence.

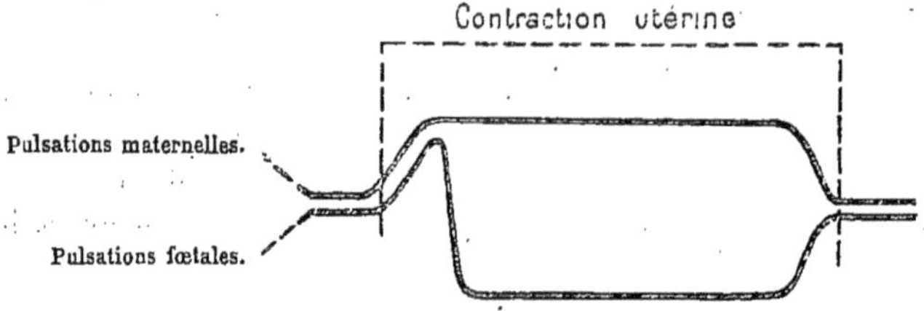

Fig. 197. — Influence de la contraction utérine sur les pulsations fœtales et maternelles.

Quand la poche des eaux est rompue on voit un léger écoulement de liquide amniotique se faire au début et à la fin de la contraction.

La force déployée par la contraction utérine a été étudiée indirectement par Poppel, Duncan, Ribemont, en évaluant la résistance de membranes ovulaires, et directement par Schatz et Poullet par l'emploi d'instruments spéciaux (tocodynamomètres ou tocographes)[1]. Cette force varie de 1 à 20 kilogrammes, et peut être fixée en moyenne à 10 kilogrammes.

Avec l'aide de la contraction abdominale cette force est susceptible d'être triplée et même quadruplée (30 à 40 kilos).

B. — CONTRACTIONS ABDOMINALES

La contraction des muscles abdominaux, c'est-à-dire l'*effort expulsif*, survient à une période avancée du travail, alors d'habitude que la dilatation de l'orifice utérin est complète, et que la partie fœtale appuie sur le périnée.

Elle commence un peu après le début de la contraction utérine, pour cesser un peu avant sa terminaison.

L'effort expulsif n'est pas unique pendant toute une contraction utérine, mais on en observe d'habitude trois, quatre ou cinq.

La contraction abdominale dépend de la volonté, cependant le besoin de pousser est parfois tellement impérieux pour la femme, qu'elle ne peut s'y soustraire.

[1] Vessie de caoutchouc introduite dans l'utérus et correspondant avec un manomètre extérieur.

L'effort expulsif peut exister sans contraction utérine, et a lieu quelquefois sur les instances de l'accoucheur pour terminer une expulsion très avancée.

C. — CONTRACTIONS VAGINALES

Le vagin, doué d'une enveloppe musculaire lisse, est contractile ; mais les contractions de ce canal sont tellement faibles que leur rôle semble à peu près nul dans l'accouchement, et très rudimentaire dans la délivrance elle-même.

2° Ouverture du col du vagin et de la vulve.

Les deux canaux, que doit successivement ouvrir et traverser le fœtus pour arriver au dehors, sont :

Le col utérin, auquel il faut joindre le segment inférieur de l'utérus.

Le vagin terminé par la vulve et soutenu par le périnée; qui en forme la doublure inférieure.

Etudions ces deux ouvertures successives ;

A. — OUVERTURE DU COL

Au terme de la grossesse l'utérus est constitué, ainsi que l'indique la figure 198, par trois parties :

Une partie supérieure épaisse, appelée le *segment supérieur* de l'utérus, ou divisée par quelques auteurs en segments moyen et supérieur.

Une partie intermédiaire amincie, séparée de la précédente par le cercle utérin (ou anneau de Bandl). C'est le *segment inférieur* de l'utérus.

Une partie inférieure comprise entre les orifices externe et interne, et qui n'est autre que le *col*.

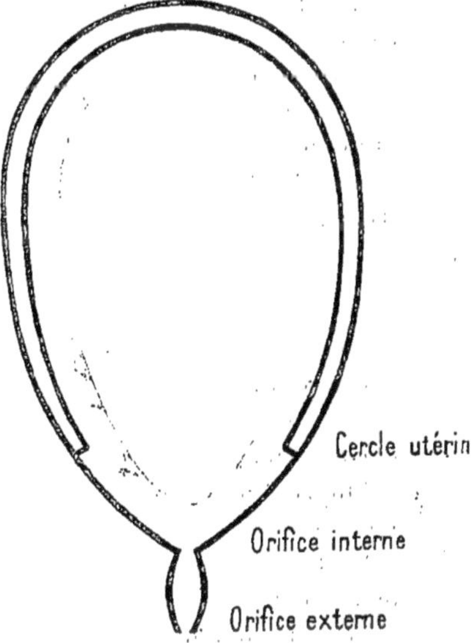

Fig. 198. — Utérus au début de l'accouchement.

Le *segment supérieur* est formé par le corps de l'utérus; le *col* reste ce qu'il était avant la grossesse; mais on a longuement discuté pour savoir la provenance du *segment inférieur*, et on a invoqué trois théories pour expliquer sa formation.

La première, de BANDL et de BRAUNE, veut qu'il soit exclusivement constitué par le col. Le cercle utérin ne serait autre que l'ancien orifice interne; le col, en s'effaçant, constituerait toute cette paroi du segment inférieur dont l'origine serait donc exclusivement cervicale.

La seconde est encore de Bandl qui, modifiant sa première manière de voir, admet que le segment inférieur est formé en partie, comme il l'avait d'abord dit, par la paroi du col de l'utérus, mais en partie aussi par la paroi du corps.

Enfin, Waldeyer et Hofmeier ont soutenu une troisième théorie d'après laquelle le segment inférieur serait exclusivement formé par le corps de l'utérus.

Donc, trois théories pour la formation du segment inférieur : l'une, le faisant exclusivement provenir du col; l'autre, du corps et du col; la troisième, exclusivement du corps.

Je crois avoir démontré[1] qu'aucune de ces explications n'est satisfaisante, et qu'il faut concevoir autrement la formation du segment inférieur, tel qu'il est à la fin de la grossesse.

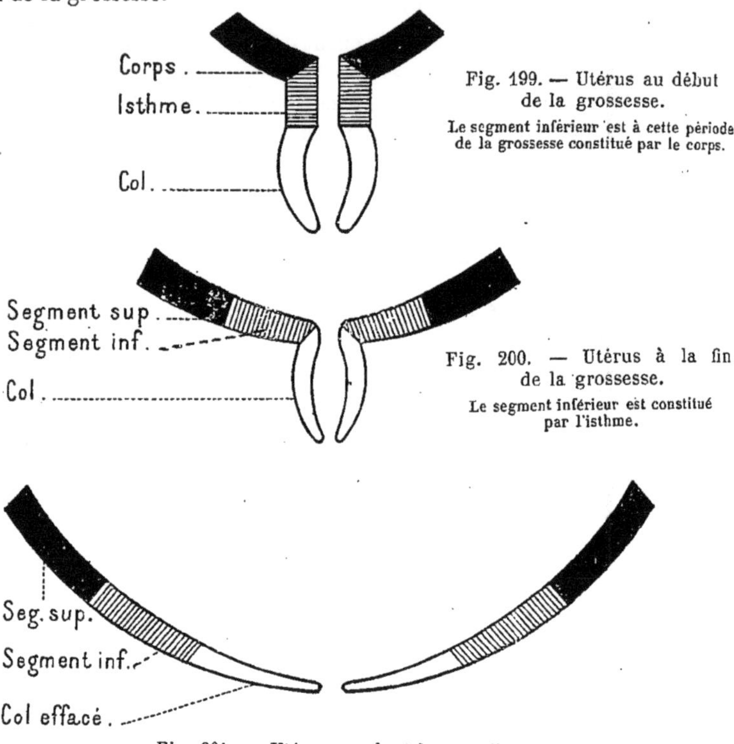

Fig. 199. — Utérus au début de la grossesse.
Le segment inférieur est à cette période de la grossesse constitué par le corps.

Fig. 200. — Utérus à la fin de la grossesse.
Le segment inférieur est constitué par l'isthme.

Fig. 201. — Utérus pendant le travail.
Le segment inférieur est à ce moment (travail) constitué par l'isthme et le col[2].

L'utérus à l'état normal et avant la conception se compose, en effet, de trois parties :

Le corps; — l'isthme; — le col.

Or, *à la fin de la grossesse*, le corps constitue le segment supérieur de l'utérus. — L'isthme le segment inférieur. — Le col enfin reste intact.

[1] *Travaux d'obstétrique*, t. I, p. 390.

[2] Le segment inférieur est au début de la grossesse formé par le corps de l'utérus, à la fin de la grossesse par l'isthme, et pendant le travail après l'effacement par l'isthme et le col.

Les schémas 199, 200, 201, résument ma pensée : La partie colorée en noir est le corps de l'utérus et deviendra, à la fin de la grossesse, le segment supérieur. La partie figurée par des lignes parallèles et qui est primitivement l'isthme sera le segment inférieur. Le col est simplement représenté dans ses contours, la figure 201 indique son effacement.

A l'union des parties noire et rayée, se trouve l'orifice supérieur de l'isthme, qui sera le cercle utérin ; à la jonction des parties rayée et blanche, l'orifice inférieur de l'isthme, qui devient l'orifice interne de l'utérus gravide.

Connaissant le segment inférieur et le col de l'utérus, nous allons voir comment *sous l'influence des contractions utérines,* il s'ouvre pour livrer passage au fœtus.

Je suppose une coupe de la partie inférieure de l'utérus gravide et du col.

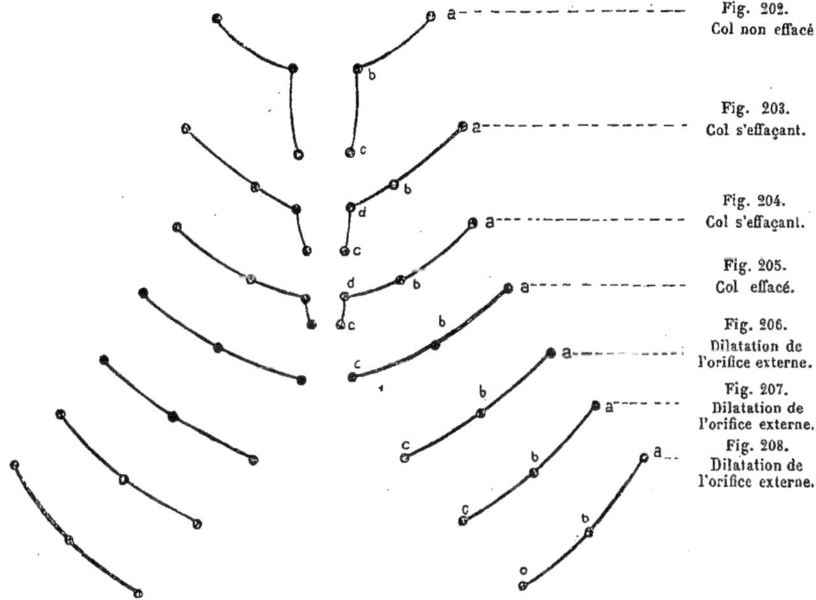

Fig. 202 à 208. — Effacement du col et dilatation de l'orifice externe.

Le point *a* est la coupe du cercle utérin ;

Le point *b* la coupe de l'orifice interne ;

Le point *c* la coupe de l'orifice externe ;

La ligne *ab* représente la paroi du segment inférieur ;

La ligne *bc* la paroi du col utérin ;

Le point *d* figure la coupe d'un orifice de nouvelle formation, qui se constitue à mesure que l'orifice interne s'éloigne, *pseudo-orifice interne* (orifice de Müller).

Or, l'ouverture telle qu'elle s'opère, de la figure 202 à 205 s'appelle *effacement.*

Tandis que celle qui se fait de la figure 205 à 208 se nomme *dilatation* (de l'orifice externe).

La figure 205 établit la limite entre ces deux termes.

L'*effacement* est donc la disparition du col, sa fusion avec le corps de l'utérus, ou mieux la fusion des deux cavités du corps et du col.

La *dilatation* (de l'orifice externe) est l'ouverture du simple diaphragme qui, après l'effacement, sépare la cavité utérine de la cavité vaginale.

L'effacement se fait en hauteur et la dilatation en largeur.

Nous voici donc connaissant dans l'accouchement deux périodes successives :

Période d'effacement;

Période de dilatation (de l'orifice externe).

Je dis simplement avec les classiques période de dilatation, en sous-entendant de l'*orifice externe*, le seul qui ait de l'importance à ce moment, les autres ayant disparu.

Après cette étude sommaire abordons les *détails*.

a. EFFACEMENT

Reportons-nous à la figure 202. Le col commence à s'effacer. L'ancien orifice interne *b* fait partie de la grande cavité utérine. La portion *db* du col constitue l'évasement de l'entonnoir et fait également partie de la cavité utérine. La partie *dc* est restée intacte. Il existe en *d* un nouvel orifice auquel on a donné le nom d'orifice de Muller, ou mieux *pseudo-orifice interne*. L'orifice externe *c* n'a pas varié.

Figures 203 et 204. L'effacement a progressé. La partie évasée de l'entonnoir a grandi. Le col a diminué de longueur.

Figure 205. L'effacement est terminé. Le col a disparu. En *a*, on voit le cercle utérin considérablement agrandi. En *b*, l'ancien orifice interne. En *c*, l'orifice externe, seul vestige de l'ancien col. L'entonnoir a fait place à un cône très ouvert, dont la base est en *b* et le sommet perforé en *c*.

A la figure 202, l'effacement n'est pas commencé. A la figure 205, il est terminé.

Dans les figures 203 et 204 l'effacement est en voie d'accomplissement. La partie *d b*, c'est-à-dire la portion effacée du canal cervical, a reçu le nom de *canal de* Braune ; la partie *dc* ou non effacée, celui de *canal de* Muller.

Ces dénominations me semblent compliquer inutilement la description, et de même qu'il vaut mieux désigner l'orifice *d* sous le nom de pseudo-orifice interne (orifice de Muller), il me semble préférable de dire :

Pour le canal de Braune *d b*, *partie effacée du col.*

Pour le canal de Muller *d c*, *partie non effacée du col.*

L'effacement comme on le voit se fait de haut en bas. Le col, d'abord complet (fig. 202), s'évase par sa partie supérieure (fig. 203). L'ancienne cavité cervicale se subdivise en trois régions : 1° une partie effacée ; 2° une partie non effacée ; 3° un anneau intermédiaire entre les deux régions précédentes ou pseudo-orifice interne. — L'effacement est complet (fig. 205), le pseudo-orifice interne a disparu, ou se confond avec l'orifice externe, l'ancienne cavité cervicale n'est plus qu'une annexe de la cavité utérine et en forme la calotte inférieure.

Il semble au premier abord qu'il n'y ait pas de question plus facile à résoudre que celle de l'*époque de la puerpéralité* (grossesse ou accouchement) *où se fait l'effacement* du col, il n'en est cependant pas qui ait été plus débattue et discutée.

Mauriceau, interprétant, en 1668, les sensations que lui ont fourni des touchers multiples et répétés, dit que le col s'efface à partir du sixième mois; c'est le clinicien qui parle. — Quelques années plus tard, en 1693, l'illustre anatomiste Verheyen, se basant sur ce qu'il a vu sur la table d'autopsie, nie l'effacement pendant la grossesse.

Au siècle suivant, le conflit se prolonge entre les anatomistes et les cliniciens. Weitbrecht est le continuateur de Verheyen. — Levret et Rœderer, ceux de Mauriceau.

Le XIXe siècle paraît d'abord vouloir résoudre la question par l'intermédiaire de Stolz. En 1826, l'éminent accoucheur de Strasbourg, prenant un terme moyen entre les cliniciens, qui prétendent que l'effacement se fait dans les trois ou quatre derniers mois de la grossesse, et les anatomistes qui le nient pendant la gestation, proclame que l'effacement a lieu durant les quinze jours qui précèdent l'accouchement.

L'accord semble fait pendant quelques années; la plupart des accoucheurs se rangent à l'avis de Stolz. Mais bientôt la division recommence. C'est, d'une part Taylor en Amérique (1862); Muller en Allemagne (1868), qui reprennent la théorie du non-effacement; et enfin Bandl (1875) qui revient aux idées de Mauriceau en admettant que l'effacement se fait pendant les deux ou trois derniers mois de la grossesse.

De telle sorte que, si on consulte les accoucheurs modernes, on les trouvera divisés en trois camps.

Les uns avec Mauriceau, Levret et Bandl, admettent que l'effacement a lieu pendant les quatre, trois ou deux derniers mois de la grossesse.

Les autres avec Verheyen, Weitbrecht, Taylor, Muller, que l'effacement n'existe pas pendant la grossesse.

D'autres enfin, continuateurs de l'opinion mixte, estiment, avec Stolz, que l'effacement est un phénomène des quinze derniers jours de la gestation.

On s'explique l'opinion des cliniciens, qui ont considéré l'effacement du col comme la règle dans les derniers temps de la grossesse, par le ramollissement parfois extrême que subit cet organe. Mais on s'aperçoit, en parcourant la cavité cervicale de l'orifice interne vers l'externe, que l'effacement auquel on avait d'abord cru n'existe pas, et que la distance entre les deux orifices est de 3 à 5 centimètres environ.

Les autopsies[1], qui ont pu être pratiquées au terme de la grossesse ou à son voisinage, ont d'ailleurs montré que cet effacement n'existait pas et que le col mesurait de 3 à 5 cent. et demi.

[1] 52 autopsies. Varnier. *Annales de gynécologie*, t. XXVIII, p. 40.

Donc, tout en admettant que l'effacement peut avoir lieu exceptionnellement pendant les derniers temps de la grossesse, le non-effacement doit être considéré comme la règle[1].

L'EFFACEMENT EST UN PHÉNOMÈNE DU TRAVAIL

Pour apprécier le degré d'effacement, on évaluera en centimètres la distance qui sépare l'orifice externe, de l'interne ou du pseudo-orifice interne.

b. DILATATION

On entend par effacement la disparition du col; et par dilatation l'ouverture de l'orifice utérin. Je dis l'orifice et non les orifices utérins, car, dans le langage obstétrical actuel, on ne donne le nom de dilatation à l'ouverture de l'orifice utérin que lorsque l'effacement est complet, lorsque, en un mot, il n'y a plus que l'orifice externe.

Toutes les fois que l'effacement n'est pas achevé, quelle que soit l'ouverture du col utérin, on n'a pas le droit d'employer le mot de dilatation.

Or il n'y a aucun avantage à limiter ainsi le sens de ce mot, et il vaut mieux l'appliquer aussi bien à l'ouverture de l'orifice interne, de la cavité cervicale qu'à celle de l'orifice externe[2].

Il peut donc y avoir :

Dilatation de l'orifice interne ;
Dilatation de la cavité cervicale;
Dilatation de l'orifice externe.

La dilatation de l'orifice externe n'indiquera nettement l'existence du travail que lorsque l'effacement sera complet ou en train de s'effectuer.

Le mot de dilatation ne devra jamais être employé sans indication simultanée de l'effacement, qu'il soit nul, incomplet ou complet.

En généralisant ainsi le sens du mot dilatation, l'accoucheur ne pourra être embarrassé pour décrire avec précision les caractères du col utérin.

Quand on a indiqué la longueur du col (c'est-à-dire le degré d'effacement), le degré de dilatation de l'orifice externe, de la cavité cervicale (s'il y a lieu) et de l'orifice interne (s'il existe encore), on s'est nettement expliqué et tout auditeur est apte à vous comprendre.

Pendant qu'il s'ouvre progressivement, sous l'influence de la contraction interne, l'orifice externe est :

Tantôt circulaire,
Tantôt ovalaire,
Tantôt irrégulier (cicatrices — cancer).

[1] L'effacement pendant la grossesse est au contraire la règle lorsqu'il y a surdistension de l'utérus (grossesse gémellaire, gros fœtus, hydramnios). — Toutes les fois qu'au terme de la grossesse on trouve le col effacé, il faudra donc penser à l'existence possible d'une de ces causes.

[2] Voyez mes *Travaux d'obstétrique*, t. I, p. 370.

L'*épaisseur* du col est variable suivant la parité :

Chez la *primipare* il y a un amincissement très marqué; le bord de l'orifice donne une sensation analogue à celle qu'on éprouve en touchant le frein de la langue

Chez la *multipare* au contraire, le pourtour du col est épais, uni : analogue aux lèvres légèrement tendues sur les dents par la contraction de leurs muscles intrinsèques.

La rapidité de la dilatation de l'orifice externe varie avec la parité (10 heures environ chez les primipares, 5 heures chez les multipares), avec la vigueur de la contraction utérine, avec l'état de ramollissement du col, avec la présentation, avec l'état du bassin, etc.

Elle marche d'autant plus rapidement qu'elle est plus avancée.

Sa *progression* est en général régulière ; cependant il n'est pas rare d'observer un arrêt pendant une demi-heure, une heure et même davantage ; arrêt qui peut se renouveler à plusieurs reprises.

Parfois même l'orifice externe après s'être dilaté jusqu'à présenter un diamètre de 2 ou 3 travers de doigts, revient sur lui-même, *le col se reforme*. La grossesse reprend son cours normal jusqu'à réapparition du travail après un temps variable. C'est ce que l'on désigne sous le nom de *rétrocession du travail*. Cette rétrocession pour être complète nécessite l'intégrité de la poche des eaux, sinon elle sera incomplète, et la dilatation momentanément arrêtée ou diminuée ne tardera pas dans ce dernier cas à reprendre sa marche régulière.

Pendant la dilatation de l'orifice externe diverses *complications* peuvent surgir, parmi lesquelles je mentionnerai l'*œdème* et les *déchirures*.

Œdème.

Tantôt *généralisé* à tout le pourtour du col, comme on l'observe dans certains cas de travail prolongé.

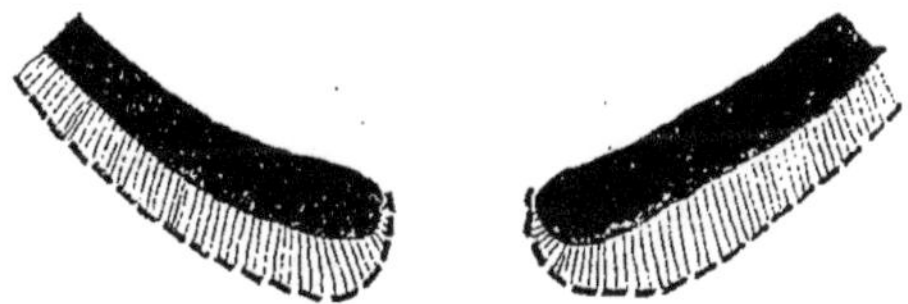

Fig. 209. — Œdème du col chez la multipare.
(La partie rayée indique le gonflement.)

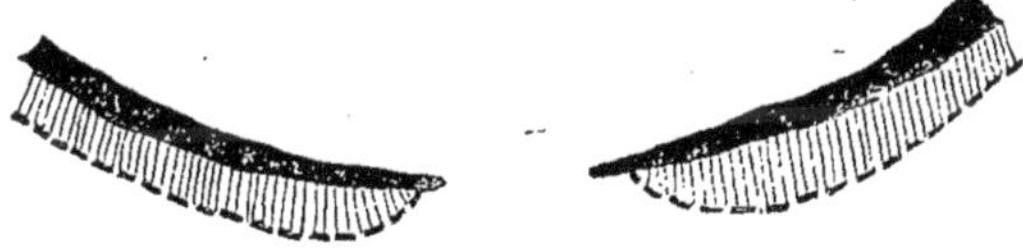

Fig. 210. — Œdème du col chez la primipare.

Chez la multipare envahissant et épaississant le bord libre de l'orifice (fig. 209).

Chez la primipare, respectant le bord libre, qui conserve sa minceur caractéristique (fig. 210).

Tantôt *localisé* à une portion du col, presque toujours à la lèvre antérieure, ainsi qu'on l'observe de préférence dans les occipito-postérieures, à cause de la compression exercée par le front derrière le pubis. Le col se trouve ainsi pincé entre deux surfaces osseuses : la gêne circulatoire et le gonflement en résultent.

Déchirures.

La partie fœtale poussée trop violemment par la contraction utéro-abdominale, produit parfois de véritables effractions qui se traduisent :

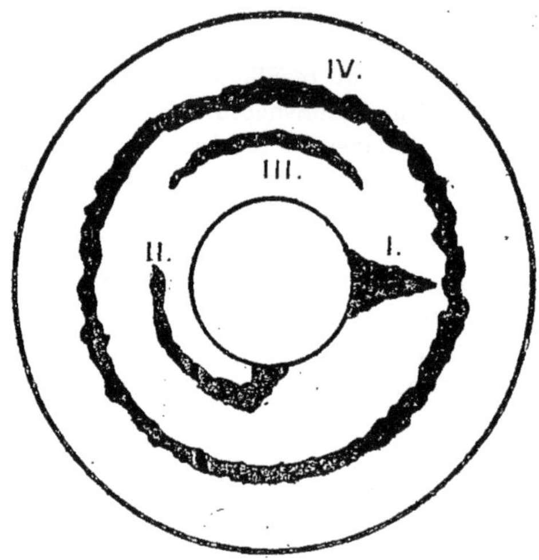

Fig. 211. — Déchirures du col.

I. — Tantôt par une simple *fente*, qui s'observe plus volontiers à gauche, à cause du siège plus fréquent de l'occiput de ce côté que de l'autre.

II. — Tantôt par une *lanière;* le trait de la déchirure parti de l'orifice, se recourbe bientôt, pour marcher parallèlement à la circonférence cervicale.

III. — Tantôt par une *boutonnière*, sorte d'éclatement produit dans le tissu du col, sans que l'orifice extérieur soit intéressé.

IV. — Tantôt par une *rondelle*, boutonnière circulaire, qui détache toute la partie inférieure du col, la séparant comme une rondelle ou une bobèche.

Le *degré de dilatation de l'orifice externe* s'évalue à l'aide du toucher ; pour le traduire on se sert de diverses comparaisons.

Les vieux auteurs comparaient volontiers avec des pièces de monnaie.

Dilatation comme une pièce de 0 fr. 50
— — 1 fr.
— — 2 fr.
— — 5 fr.

puis les pièces faisant défaut : dilatation comme le paume de la main et enfin complète.

Quelques auteurs modernes et en particulier BUDIN ont proposé l'évaluation du diamètre de l'orifice externe en centimètres. Dilatation de 1, 2, 3 centimètres, etc.

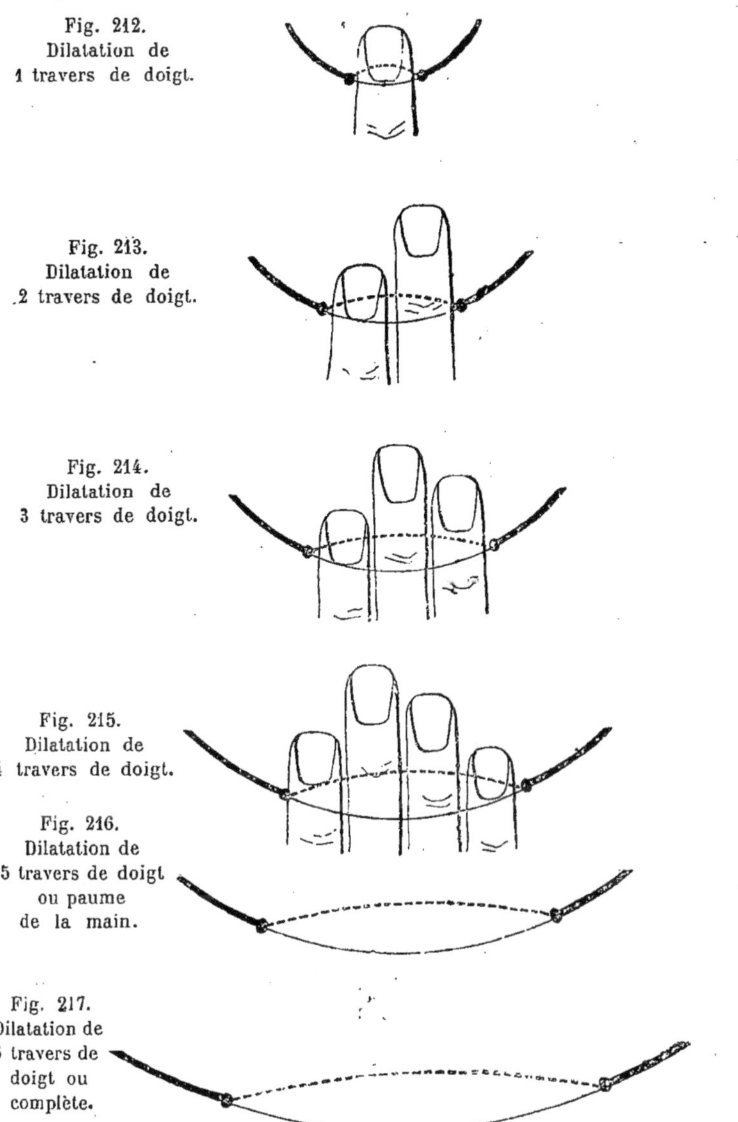

Fig. 212. Dilatation de 1 travers de doigt.

Fig. 213. Dilatation de 2 travers de doigt.

Fig. 214. Dilatation de 3 travers de doigt.

Fig. 215. Dilatation de 4 travers de doigt.

Fig. 216. Dilatation de 5 travers de doigt ou paume de la main.

Fig. 217. Dilatation de 6 travers de doigt ou complète.

Les pièces de monnaie varient avec les pays et avec les époques. Les mesures décimales ne sont pas adoptées par tous les peuples (Angleterre, Etats-Unis), aussi est-il préférable d'évaluer la dilatation en *travers de doigts* (fig. 212-217).

La dilatation est dite *complète*, lorsque le pourtour de l'orifice externe arrive au contact de la ceinture pelvienne. — Elle est dite *suffisante*, lorsqu'elle permet le passage du fœtus; cette dernière condition est relative au volume de l'enfant.

Dans le diagnostic du degré de dilatation, il faut avoir présentes à l'esprit certaines *causes d'erreur*, afin de les éviter :

Pli circulaire vaginal, déjà mentionné (page 82).

Plis du cuir chevelu, qu'on peut à tort prendre à un examen rapide pour le bord de l'orifice utérin.

Poche des eaux volumineuse, emplissant le vagin et derrière laquelle la dilatation n'est parfois que de deux ou trois travers de doigt.

Amincissement du segment cervico-utérin, tel qu'on se figure arriver directement sur la partie fœtale, et qu'on diagnostique une dilatation complète alors qu'elle peut être nulle.

Déviation de l'orifice utérin (surtout en arrière) faisant croire à une oblitération, ou empêchant de constater le degré de dilatation, l'orifice étant inaccessible.

Il suffit de comprendre ces causes d'erreur pour savoir les éviter.

B. — OUVERTURE DU VAGIN ET DE LA VULVE

Le vagin, dont la vulve peut être considérée comme l'orifice extérieur, n'oppose par lui-même qu'une faible résistance à la progression de la partie fœtale; l'hymen seul chez quelques primipares est susceptible de causer un obstacle de quelque importance [1]. Mais le vagin est couché sur le périnée, qui surtout chez les primipares oppose une résistance sérieuse à la sortie du fœtus; d'où la nécessité pour le vagin comme pour le col d'un véritable travail, afin de permettre l'accouchement.

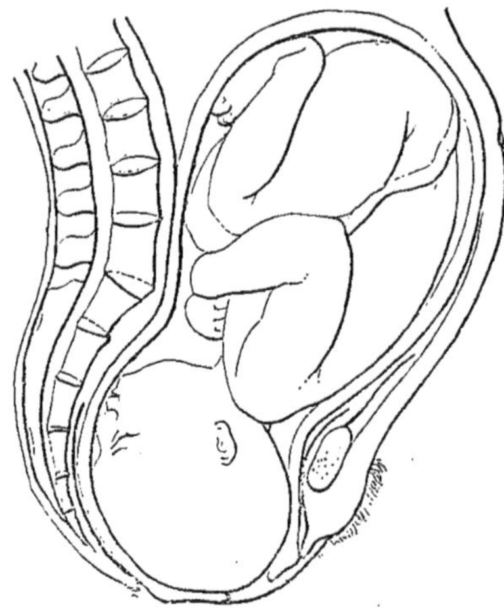

Fig. 218. — Ampliation périnéale pendant l'accouchement.

On voit d'après ce qui précède la différence qui existe ici entre l'ouverture du col et celle du vagin. Le col oppose une résistance *intrinsèque* à l'accouchement, il lutte par lui-même; le vagin au contraire n'offre qu'une résistance *extrinsèque*, due aux muscles et aponévroses qui l'avoisinent et le soutiennent.

Pour la description de l'ouverture vagino-vulvaire, je suppose une présentation du sommet, la plus commune. L'utérus se contracte, et aidé par l'effort, il pousse l'extrémité céphalique

[1] Budin. *Obstétrique et gynécologie*. 1886, p. 281.

dans le canal vaginal, dont la direction est perpendiculaire à celle de l'axe utérin. De telle sorte que la tête fœtale chassée parallèlement à l'axe utérin, tend, ainsi que l'indique la figure 218, à creuser, à défoncer le périnée.

Le périnée, essentiellement rétractile et contractile réagit contre cette poussée venue de l'utérus, et l'effet de ces deux forces combinées est de diriger la partie fœtale vers l'orifice vulvaire.

De même que pendant la période d'ouverture du col utérin ou de dilatation, il y avait lutte entre les fibres du corps et celles du col y compris le segment inférieur (duel des fibres lisses), de même pendant la période d'ouverture du vagin, ou d'expulsion, il y a lutte entre les parois abdominales auxquelles l'utérus vient porter aide, et le périnée (duel des fibres striées).

Le périnée constitue une sorte de porte à un seul battant, *flexible*, dont la charnière est représentée par l'articulation sacro-coccygienne, et le côté libre par la partie inférieure de l'orifice vulvaire. Cette porte, flexible comme il vient d'être dit, s'ouvre sous la pression fœtale d'abord dans sa partie postérieure ou *coccy-anale*, puis dans sa partie antérieure ou *ano-vulvaire*.

1° *Ampliation coccy-anale.*— La tête à la manière du pied qui appuie sur une pédale presse d'abord sur le coccyx, qu'elle chasse et éloigne ; mais le coccyx, solidement maintenu de chaque côté par les fibres du releveur périnéal (éventail sciatique) oppose un obstacle sérieux au passage de la tête.

Quand à ce moment, on pratique le toucher vaginal, ou rectal, et qu'on insinue le doigt entre le coccyx et la partie fœtale, on le sent violemment comprimé à chaque contraction.

Toutefois à moins d'ankylose sacro-coccygienne, l'ouverture se fait petit à petit, la tête progresse d'arrière en avant; quand, le siège de la parturiente bien soulevé, on examine la région périnéale, on la voit bomber dans sa portion postérieure et l'anus commencer à s'entr'ouvrir.

2° *Ampliation ano-vulvaire.* — La progression continue. L'anus s'entr'ouvre de plus en plus, il mesure 2, 3 jusqu'à 4 centimètres de diamètre (figure 219), et laisse voir la muqueuse rectale. La tête à ce moment apparaît à la vulve, puis rentre dans l'intervalle des contractions. A chaque nouvel effort, provoqué par l'action utérine, la tête avance un peu plus, et dilate l'orifice vulvo-vaginal, puis vulvaire.

Bientôt enfin, par un mouvement de bascule, que nous étudierons plus loin avec le mécanisme de l'accouchement, la tête sort distendant le périnée au maximum et l'entraînant en avant.

Aussitôt que les bosses frontales, c'est-à-dire la partie la plus volumineuse de la région fœtale, ont passé, le périnée qui a été entraîné, revient en arrière découvrant la partie fœtale, de même que la vague sur le rivage se retire en laissant à nu le sable sur lequel elle a été lancée.

La première partie de l'accouchement est terminée, l'un des ovoïdes est sorti, et l'autre va s'échapper par un mécanisme analogue. La porte périnéale a été ouverte de force par le premier ovoïde, de telle sorte que le passage du second se fera avec une facilité relative.

Le périnée pendant cette ampliation subit une énorme distension tranversale, et surtout antéro-postérieure, à tel point que la distance qui s'étend de l'extrémité inférieure du sacrum à la fourchette arrive à être approximativement de 20 centimètres environ, 4 pour l'anus et 8 environ pour chacune des parties rétro (y compris le coccyx) et anté-anales. Cette distance peut même être supérieure.

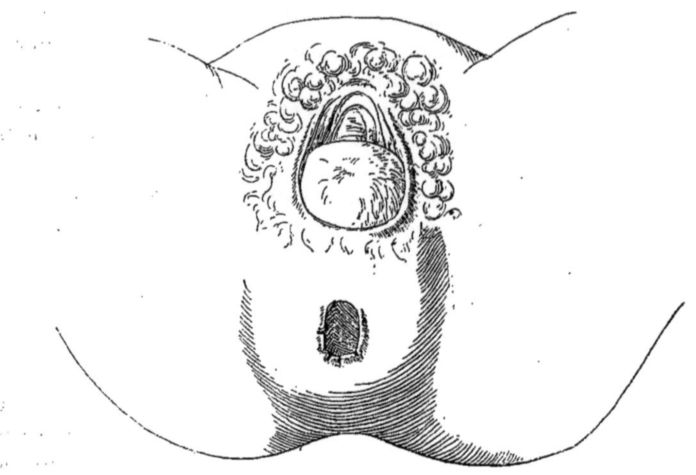

Fig. 219. — Ampliation perinéo-vulvaire. Ouverture de l'anus.

Une des *complications* les plus fréquentes de l'accouchement est constituée par les *plaies* de la vulve et du périnée, qui sont pour ainsi dire la règle, car sur 100 cas[1], je n'ai trouvé la vulve intacte que 5 fois — 5 p. 100.

Quand la tête fœtale, — je suppose un accouchement en présentation du sommet, — est arrivée au niveau de l'orifice hyménéal ou vulvo-vaginal, et qu'elle a ouvert cet orifice par distension et par effraction, elle rencontre, avant de s'échapper au dehors, un nouveau canal constitué en haut par le capuchon, latéralement par les petites lèvres, en bas par la fosse naviculaire se terminant à la fourchette, c'est le *canal vulvaire*, qui fait suite au *canal vaginal*, dont il est séparé par l'orifice hyménéal ou vulvo-vaginal.

Ce canal vulvaire, court, mince, cutané, s'étend donc de l'orifice vulvo-vaginal, au bord libre du capuchon, et des petites lèvres, se joignant en bas au niveau de la fourchette.

La tête, en avançant, poussée par la contraction utéro-abdominale, va se coiffer de cet anneau vulvaire. Elle distend ce canal et l'aplatit, latéralement contre les grandes lèvres ; en haut contre le pénil. Les petites lèvres se trouvent ainsi soutenues et doublées par les grandes, de même que le capuchon par le mont de Vénus.

Malgré ce soutien, qui est d'ailleurs insuffisant, les petites lèvres, le capu-

[1] *Travaux d'obstétrique*, t. II, p. 546.

chon et la paroi de la fosse naviculaire, distendues outre mesure par la tête fœtale, sont exposées aux déchirures.

De même que pour un vêtement trop étroit, qu'on veut néanmoins endosser, on voit tantôt le drap (face externe), tantôt la doublure (face interne), tantôt les deux à la fois se déchirer, on observe sur l'anneau vulvaire, tantôt des déchirures de la face interne, tantôt de la face externe, tantôt de véritables boutonnières (perforation des petites lèvres, déchirure centrale du périnée). Il peut, enfin, y avoir des ruptures qui, partant du bord libre, se dirigent plus ou moins loin dans l'épaisseur des tissus.

En laissant de côté les *ecchymoses* qui composent le premier degré des traumatismes vulvaires, on peut diviser les plaies de cette région en trois catégories :

1° Celles qui intéressent la partie inférieure ou postérieure de la vulve ;

2° Celles qui occupent ses régions latéro-postérieures ;

3° Enfin les plaies complexes, mélange des deux précédentes.

1° Plaies inférieures et postérieures

Les plaies de la partie inférieure ou postérieure de la vulve, ne sont autres que celles désignées habituellement sous le nom de déchirures du périnée.

Elles sont tantôt *marginales*, c'est-à-dire partant du bord vulvaire pour s'enfoncer plus ou moins loin dans l'épaisseur du périnée — tantôt *centrales*, la circonférence vulvaire reste intacte, mais un véritable boutonnière est créée en plein périnée, boutonnière primitivement indépendante de l'anus et de la vulve.

a. — *Déchirures marginales.*

La déchirure, qui survient au moment de l'accouchement, se produit d'habitude de la façon suivante : la région fœtale, arrivant au niveau de l'orifice vaginal, entame la partie postérieure de cet orifice ; de là, s'étendant de proche en proche, la déchirure envahit successivement la fosse naviculaire, la fourchette, le périnée de haut en bas, l'anus, et enfin, dans les cas exceptionnellement graves, la cloison recto-vaginale.

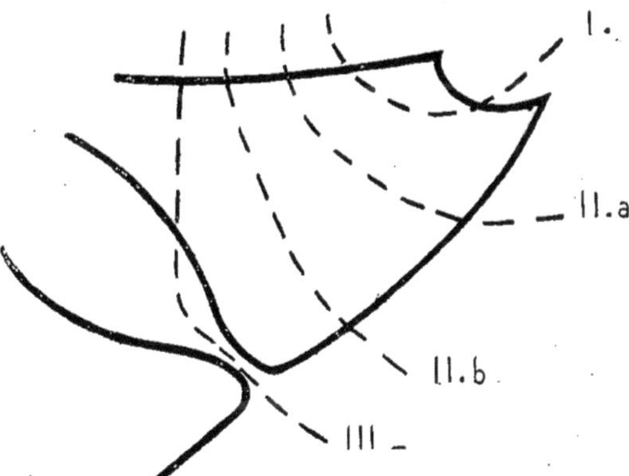

Fig. 220. — Profil périnéal. Déchirures périnéales. Différents degrés.

Suivant la déchirure dans la traînée qu'elle fait ainsi, on peut lui décrire trois degrés :

I. *Premier degré.* — La commissure naviculaire postérieure (voir p. 116) est seule atteinte; l'antérieure respectée. La fosse naviculaire est plus ou

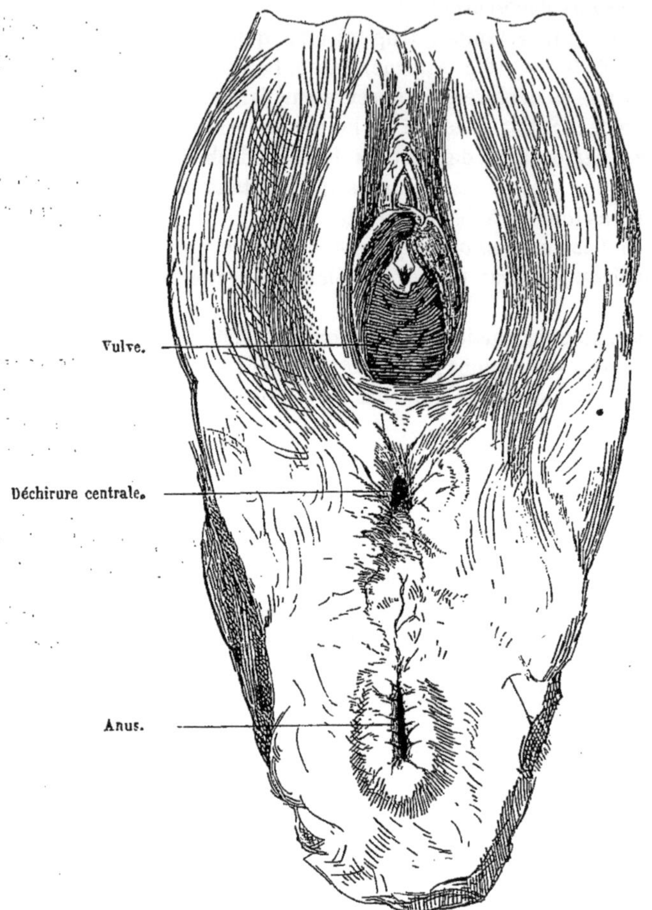

Fig. 221. — Déchirure centrale du périnée (J.-Y. Simpson).

moins entamée. Cette plaie est pour ainsi dire constante chez les primipares, à tel point que quelques auteurs la considérant comme normales, l'éliminent à tort des déchirures du périnée.

II. *Second degré.* — La fourchette est entamée, la plaie s'étend plus ou moins loin dans la direction de l'anus sans en atteindre le sphincter; *a*), la déchirure est légère, quand elle reste cantonnée au voisinage de la fourchette; *b*), grave au contraire, quand elle atteint la moitié postérieure de l'espace vulvo-anal.

III. *Troisième degré.* — (Déchirure *complète*, ou mieux *compliquée.*) L'anus et parfois même le rectum sont ouverts et communiquent directement avec le vagin. Il existe à travers le périnée une large brèche vagino-rectale.

b. — *Déchirures centrales.*

Avant d'arriver à l'orifice vulvaire, le fœtus se fait une véritable calotte du périnée qu'il distend outre mesure; cette calotte à bout d'élasticité se déchire à son centre, et un orifice en boutonnière est ainsi créé entre la vulve et l'anus, orifice par lequel passe le fœtus en produisant des désordres plus ou moins considérables (fig. 221).

On peut ranger ici les éraillures isolées solitaires et lointaines, qu'on trouve quelquefois sur la surface périnéale, et qui sont comme une ébauche de rupture centrale.

2° Plaies latéro-supérieures

Comme pour les plaies postérieures, il faut établir ici la distinction entre les déchirures marginales et centrales. Les marginales partent de l'orifice vulvo-vaginal ou de son voisinage, en se dirigeant vers le bord libre des petites lèvres qu'elles peuvent atteindre. Les centrales produisent une véritable perforation des petites lèvres, analogue à la déchirure centrale du périnée.

a. — *Déchirures marginales.*

I. *Premier degré.* — Simple éraillure ou déchirure qui n'intéresse pas le bord libre des petites lèvres et qui siège d'habitude sur la face interne des nymphes. Exemples (fig. 222, 223):

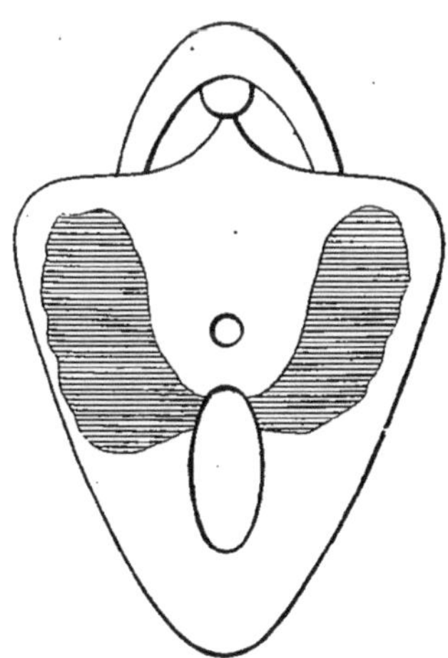

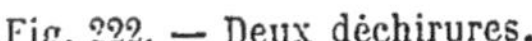

Fig. 222. — Deux déchirures.

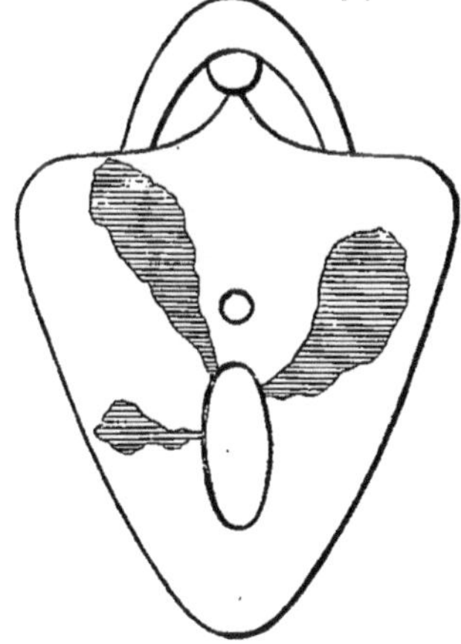

Fig. 223. — Trois déchirures.

II. *Deuxième degré.* — Le bord libre de l'anneau vulvaire ou orifice vulvaire externe (bord libre des petites lèvres et du capuchon) est intéressé. Il y a solution de continuité à ce niveau. Exemples (fig. 224, 225) ·

III. *Troisième degré* (déchirure compliquée). — Cette variété ne peut

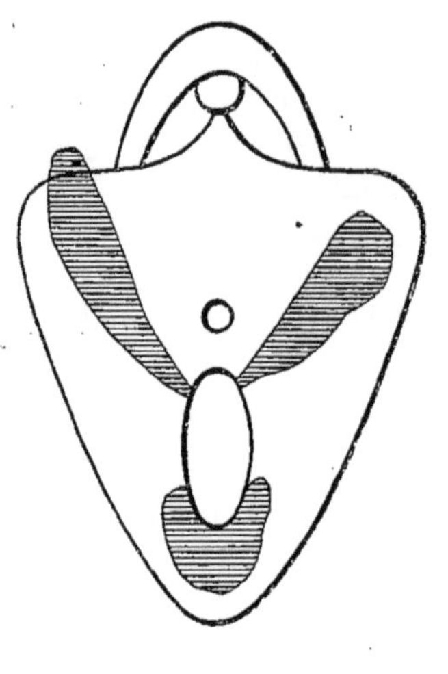

Fig. 224. — Trois déchirures, dont une intéresse le bord libre de la petite lèvre droite.

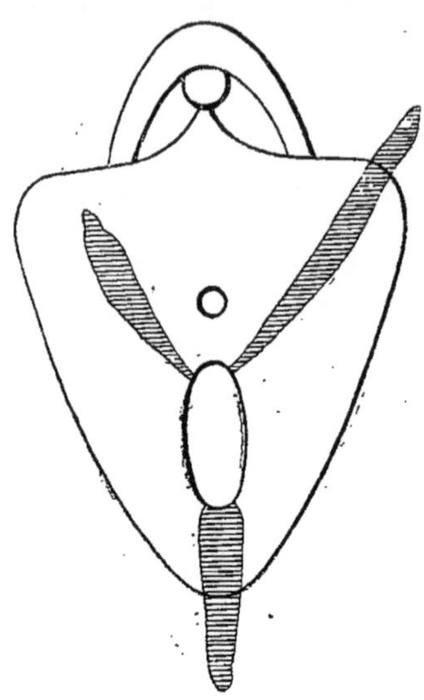

Fig. 225. — Trois déchirures, dont une intéresse le bord libre de la petite lèvre gauche et l'autre la fourchette.

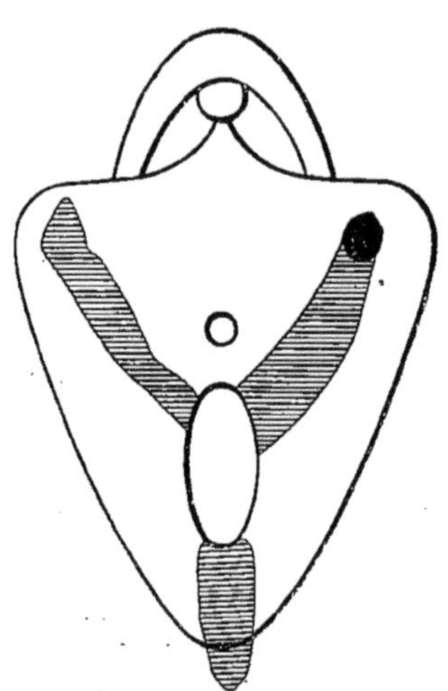

Fig. 226. — Perforation de la petite lèvre gauche. (Point noir.)

exister que lorsque le canal uréthral est atteint, car tube digestif d'un côté, tube uréthral de l'autre sont les seuls conduits viscéraux, capables d'être endommagés au voisinage de la vulve [1]. Le clitoris sera également exposé à être intéressé dans cette région.

b. — *Déchirures centrales.*

Ce sont les perforations des petites lèvres correspondant comme analogie aux ruptures centrales du périnée. Ces perforations, indiquées par Tarnier [2], ont été bien étudiées par Secheyron [3], puis par Budin [4], qui en ont rapporté cinq exemples. Un autre cas, dont voici la figure [5] (fig. 226), m'est personnel.

[1] Cette déchirure compliquée est très rare, je n'ai pu en réunir que trois cas. Voir mes *Travaux d'obstétrique*, t. II, p. 550.

[2] *Traité de l'art des accouchements*, t. I, p. 748.

[3] *Annales de gynécologie*, avril 1887, p. 261.

[4] *Progrès médical*, 1887, t. VI, p. 331.

[5] *Travaux d'obstétrique*, t. II, p. 321.

La pathogénie de ces perforations est analogue à celle des déchirures centrales du périnée. Le vagin et la vulve forment en effet un canal continu, qui peut se rompre, tantôt dans sa continuité (déchirures centrales du périnée, perforations des petites lèvres), tantôt à son bord libre ou terminal (déchirures marginales du périnée et des petites lèvres).

3° Plaies complexes

Les plaies complexes sont constituées par l'association des deux variétés précédentes. Je ne reviendrai pas sur leur description.

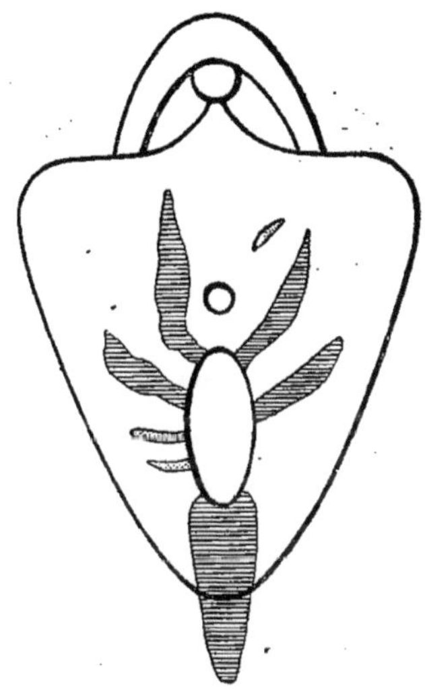

Fig. 227. — Plaies complexes de la vulve (8).

Le nombre des plaies qui peuvent atteindre la vulve est variable ; on en compte jusqu'à huit ainsi que le représente la figure 227.

Fréquence des plaies vulvaires [1].

Vulve intacte	5 p. 100
Déchirures inférieures isolées	15 p. 100
Déchirures latéro-supérieures isolées	30 p. 100
Déchirures de tout le pourtour vulvaire	50 p. 100
Cas où la fourchette est entamée (déchirures postérieures du 2e ou 3e degré)	25 p. 100

Toutefois cette proportion obtenue d'après mes recherches faites à la Charité, où les accouchements étaient surveillés par des débutants, est peut-être trop

[1] Conclusions empruntées à mes *Travaux d'obstétrique*, t. II, p. 555.

élevée ; en tenant compte des chiffres généralement admis [1], on peut reconnaître comme fréquence moyenne des déchirures du périnée (avec fourchette entamée, les autres où la fourchette est intacte étant laissées de côté, vu leur faible importance).

Primipares . . . . 30 p. 100
Multipares . . . . 10 p. 100

Quant aux déchirures centrales du périnée et aux perforations des petites lèvres, ce sont des raretés pathologiques.

Pronostic.

Les déchirures vulvaires exposent à deux accidents importants : d'une part l'*hémorrhagie* au moment de l'accouchement, surtout quand une artériole, une veine dilatée (varices) ou un organe vasculaire comme le clitoris ont été atteints ; d'autre part pendant le postpartum à la *septicémie.*

Ces plaies bien soignées se réunissent au périnée le plus souvent par première intention, à la partie latéro-supérieure de la vulve, tantôt par première, tantôt et plus volontiers par seconde intention.

Traitement.

Le traitement des déchirures vulvaires est préventif et curatif :

a. Préventif.
- 1° Dilatation périnéo-vulvaire;
- 2° Soutien périnéo-vulvaire ;
- 3° Episiotomie (incisions) ;

b. Curatif.
- 1° Accolement fémoral;
- 2° Serre-fines;
- 3° Périnéorrhaphie (sutures).

a. — *Traitement préventif.*

1° *Dilatation perinéo-vulvaire.* Autrefois, sous le nom de *petit travail,* on pratiquait d'abord sur le col, puis sur la vulve, une série de manœuvres qui avaient pour but de hâter l'ouverture de ces parties. Ces pratiques ont été avec raison abandonnées, car leur influence est plutôt défavorable que salutaire.

Mais il coûte beaucoup à l'accoucheur de se contraindre pendant le travail à une simple expectation, aussi voit-on de temps à autre préconiser de nouveaux moyens, qui ne sont en somme que des variantes du petit travail.

C'est ainsi que Byford, dans les cas où l'intégrité de la poche des eaux n'a pu être obtenue jusqu'au bout de l'accouchement, place dans le vagin une ampoule dilatable destinée à la remplacer ; ou encore deux doigts qui, attirant le périnée en arrière, ouvrent la porte au fœtus.

Dans le même ordre d'idées M. L. Dumas a proposé la *dilatation præfœtale,*

[1] Voir Schrenk. *Dissert, inaugurale.* Dorpat, 1880.

qui consiste à placer en avant du fœtus les trois premiers doigts de la main droite (trépied digital) ; ces trois doigts forment une espèce de cône præfœtal, qui dilate les parties molles avant l'arrivée du fœtus et lui prépare heureusement la voie.

Ces derniers moyens sont actuellement peu employés. Peut-être mériteraient-ils plus sérieuse attention ?

2° *Soutien périnéo-vulvaire.*

La partie fœtale, poussée à travers la vulve par un violent effort, peut dans sa sortie précipitée amener des déchirures étendues, aussi est-il important de modérer la rapidité de cette sortie, et de soutenir le périnée (ou plutôt la partie fœtale) pendant le dégagement de l'enfant.

Le double but, que doit se proposer l'accoucheur, est non seulement de modérer la rapidité de la sortie fœtale, de manière à la proportionner à la souplesse des tissus maternels, mais aussi d'imprimer au fœtus la direction qui exige la moindre distension des parties maternelles (direction, dont les détails seront exposés à propos du mécanisme de chaque présentation).

Il y parviendra à l'aide des mains, placées différemment suivant la position donnée à la femme pendant l'accouchement.

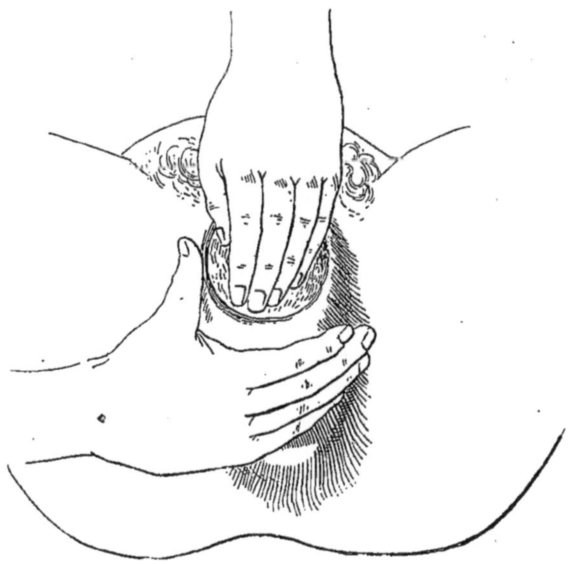

Fig. 228. — Position dorsale ou française.

Position dorsale. — Le siège est soulevé à l'aide d'un coussin, de manière à permettre la surveillance facile des organes génitaux. Les jambes sont fléchies et les cuisses largement écartées. L'accoucheur, placé à droite de la femme, passe la main droite sous la cuisse droite de la patiente et l'applique sur le périnée (fig. 228), en ayant soin de ne pas recouvrir la fourchette, de manière à ce que l'œil puisse suivre ses modifications. L'autre main est placée sur la tête fœtale qu'elle coiffe et maintient. La partie fœtale est ainsi solidement tenue par l'accoucheur, directement par la main supérieure, médiatement à travers le périnée par l'inférieure; sa sortie sera ainsi réglée à volonté[1].

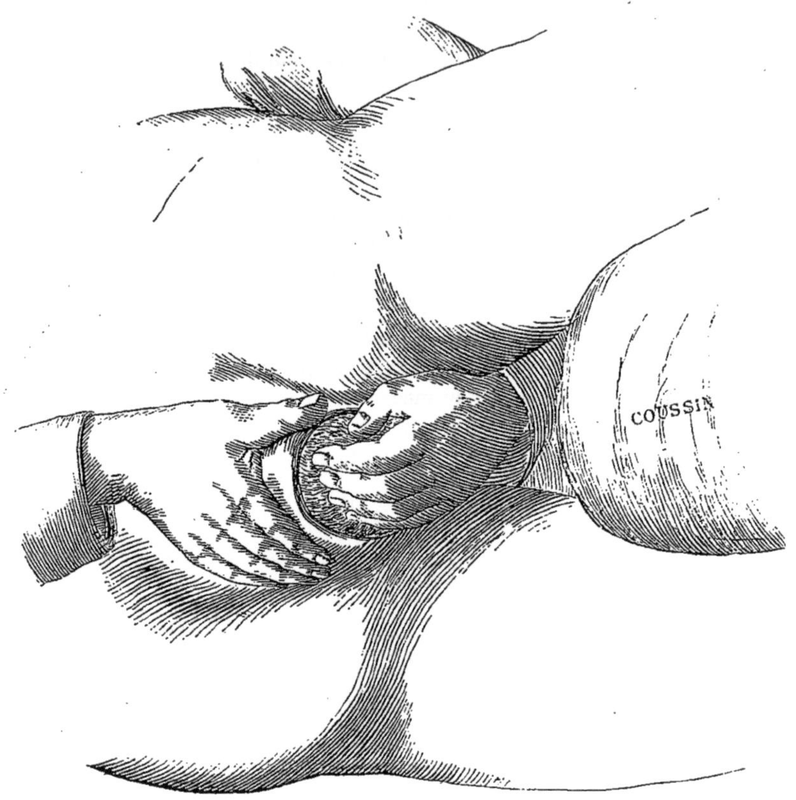

Fig. 229. — Position latérale ou anglaise.

Position latérale. — La femme, couchée sur le côté gauche, est placée de telle sorte que le siège corresponde exactement au bord du lit, et que les cuisses fléchies fassent à peu près un angle droit avec le tronc. La cuisse supérieure doit être plus fléchie que l'inférieure, et entre elles sera glissé un oreiller roulé sur lui-même, ou un coussin quelconque pour les maintenir écartée. La main droite (fig. 229) empaume le périnée comme dans la position dorsale, l'autre contournant la cuisse droite ou supérieure vient s'appliquer sur la tête.

Je parlerai plus loin des avantages relatifs de ces deux positions.

[1] M. Chassagny a récemment proposé un appareil pour soutenir le périnée, une sorte de corset périnéal. Je doute fort que cette invention détrône les mains, qui, dans le cas actuel, constituent le meilleur et le plus antiseptique des appareils.

3° *Episiotomie* [1].

Pour éviter les déchirures étendues du périnée et surtout celles qui atteignent le rectum, on a proposé de faire des incisions vulvaires, de manière à agrandir l'orifice de sortie du fœtus.

Les différents procédés préconisés sont résumés dans le schéma 230.

Ritgen. Série d'incisions rayonnantes.

Eichelberg. Une ou deux grandes incisions latéro-inférieures.

Michaelis. Incision postérieure.

Tarnier et Chantreuil. Incision de Michaelis complétée inférieurement soit d'un seul côté (en L), soit des deux côtés (en Y renversé).

Ces incisions peuvent être faites à l'aide de ciseaux ou d'un bistouri boutonné.

Le procédé de Ritgen est insuffisant ; il n'augmente que très peu la dilatation vulvaire.

Celui d'Eichelberg, meilleur, a, dit-on, pour inconvénient de blesser souvent le conduit sécréteur de la glande de Bartholin, et d'amener la section de filets nerveux qui restent douloureux après cicatrisation. Souvent il n'empêche pas la déchirure postérieure.

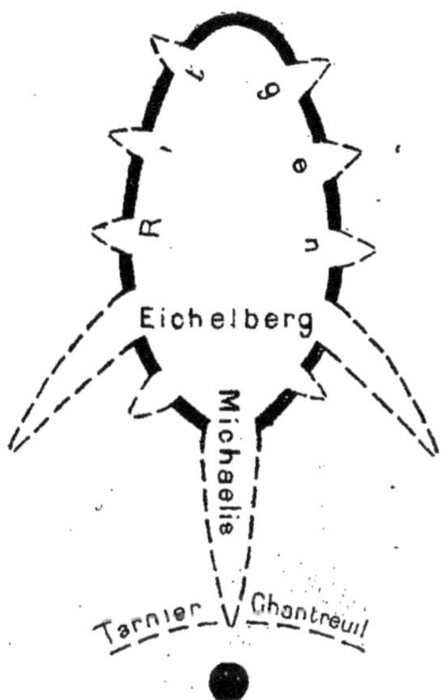

Fig. 230. — Différents procédés d'épisiotomie.

Le procédé de Michaelis, complété au besoin par les incisions de Tarnier et Chantreuil, me paraît inférieur à celui d'Eichelberg, dont les inconvénients ont été exagérés.

Vaut-il mieux inciser les organes génitaux, ou les laisser se déchirer spontanément ?

On a dit qu'avec l'incision, la cicatrisation était plus facile, mais la chose n'est pas prouvée ; — qu'on évitait l'extension à l'anus, mais dans les conditions normales, si, en soutenant le périnée on ne peut éviter toujours les déchirures du périnée, on est certain, à moins de maladresse, d'empêcher celles de l'anus et du rectum. — De telle sorte que les avantages de l'épisiotomie sont discutables, quoique généralement admis.

b. — *Traitement curatif.*

1° *Accolement fémoral.* — Les déchirures périnéales, quand elles sont peu étendues et ne dépassent pas la moitié de l'étendue vulvo-anale, se cicatrisent le plus souvent par première intention, pourvu qu'on maintienne les membres inférieurs liés au niveau des genoux pendant deux ou trois jours, et que la

[1] Eπισειον, pénil, vulve, — τεμνω, couper.

garde, chargée des toilettes et des injections, ne tiraille pas maladroitement les deux lèvres de la plaie en voie de cicatrisation.

2° *Serre-fines.*

Pour maintenir accolées l'une à l'autre les deux lèvres de la plaie, on a préconisé l'emploi de petites pinces à mors aigus, appelées serre-fines (fig. 231).

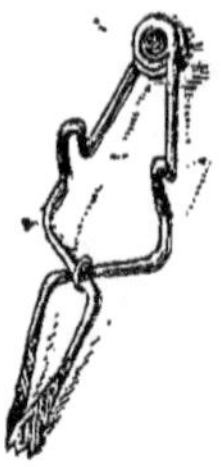

Fig. 231. Serre-fine.

Ces instruments d'application douloureuse pourront être utiles, en particulier, dans le cas de perforation des petites lèvres; mais appliqués sur le périnée, ils se déplacent facilement au moindre mouvement de la femme, amènent des tiraillements douloureux, tombent; ils sont en un mot inférieurs aux sutures.

3° *Périnéorrhaphie. — Sutures.*

La périnéorrhaphie devra être faite toutes les fois que la déchirure périnéale est assez étendue, à plus forte raison si elle est compliquée. On a donné comme *contre-indication* la contusion trop marquée des tissus après un accouchement laborieux, mais il vaut toujours mieux tenter la périnéorrhaphie immédiate, quitte à la voir échouer dans les cas défavorables.

Elle peut être faite, si la femme a été endormie pour l'accouchement, de suite après l'expulsion du fœtus, c'est-à-dire avant la délivrance, sinon après l'expulsion des annexes, avec ou sans anesthésie préalable, suivant le sujet auquel on aura affaire.

Les trois substances préférées sont le catgut, la soie, les fils d'argent. En général on choisit la soie.

Si la déchirure est simple, il suffira de passer une série de sutures transversalement superposées à 1 centimètre les unes des autres, et pénétrant ou sortant à un bon centimètre du bord de la déchirure.

Si la déchirure est compliquée, il est bon, outre la série de sutures analogues aux précédentes d'en faire une plus profonde, partant à 3 centimètres du bord déchiré, allant rejoindre la cloison recto-vaginale, et maintenant les tissus accolés en masse. Dans le cas où la cloison recto-vaginale est atteinte, on applique sur elle des sutures perdues à la soie ou au catgut, réunissant les deux bords de la plaie.

Pendant les jours suivants on prend les précautions antiseptiques habituelles, une injection vaginale par jour, 3 à 5 toilettes vulvaires par vingt-quatre heures.

Pas de garde-robe avant le cinquième jour, à moins que la malade n'en éprouve le besoin. L'expulsion des matières sera précédée d'un lavement simple destiné à faciliter la défécation.

Les sutures sont laissées dix à quinze jours en place, à moins d'indications spéciales, telles que l'irritation des tissus. On les retire progressivement en deux ou trois jours, en commençant par les inférieures.

Dans les cas où la réunion n'est pas complète, on peut après application préalable d'une solution cocaïnée gratter la surface non réunie et bourgeonnante avec le tranchant du bistouri, appliquer une ou plusieurs nouvelles sutures, ou simplement, quand la désunion est peu étendue, maintenir l'accolement des membres inférieurs, et souvent on obtient ainsi la réunion secondaire sans difficultés, alors qu'elle a primitivement échoué.

Le séjour au lit doit être prolongé jusqu'à la troisième semaine inclusivement.

Laissant de côté les plaies latéro-supérieures, qui réclament rarement l'intervention de l'accoucheur, à moins de perforation (serre-fine) ou d'entaille d'une petite lèvre (une ou deux sutures), la thérapeutique des déchirures vulvaires (plaies postérieures) sera donc la suivante :

1° Déchirure du premier degré (respectant la fourchette), aucun traitement n'est nécessaire.

2° Déchirure du deuxième degré (de la fourchette à l'anus) ;

a. Déchirure légère. Simple accolement des membres inférieurs pendant 1 à 3 jours. Ne placer de suture que si la malade est indocile, ou si la garde est peu expérimentée.

b. Déchirure étendue. Sutures superposées à 1 centimètre les unes des autres.

3° Déchirure du troisième degré (ou compliquée) une suture profonde et étendue — série de sutures comme dans le cas précédent. — Au besoin sutures perdues sur la cloison recto-vaginale.

Dans les cas de déchirures centrales du périnée, on aura également recours aux sutures, réunissant sur toute leur étendue les surfaces séparées.

Arrivés au terme de cette étude des *phénomènes maternels*, jetons un coup d'œil sur leur *ensemble*.

Soit le schéma 232, qui nous représente toute la voie, que doit parcourir le fœtus depuis le fond de l'utérus.

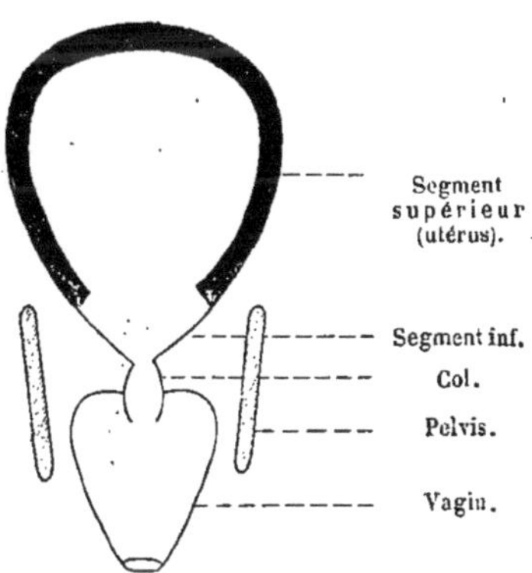

Fig. 232. — Voies génitales.

Le corps de l'utérus se divise en deux parties, figurées d'épaisseur inégale : le segment supérieur et l'inférieur, séparés l'un de l'autre par le cercle utérin ou anneau de Bandl.

Le col se continue avec le vagin, sorte d'ampoule effilée inférieurement et venant se terminer à l'orifice vulvaire.

Remarquons de suite qu'au point de vue de l'épaisseur, ce canal génital se divise en deux parties : l'une large, constituée par le segment supérieur, l'autre mince, comprenant le segment inférieur, le col, le vagin et l'orifice vulvaire.

Or la *partie épaisse* chassera, expulsera l'œuf : son rôle est essentiellement actif ; la *partie mince*, au contraire, est une sorte de long sphincter irrégulier qui, à la fois actif et passif, se laissera ouvrir et dilater, pour donner passage au contenu utérin.

L'accouchement n'est autre chose que la lutte entre la partie épaisse et la partie mince des organes génitaux. La délivrance (et, par là, j'entends l'expulsion de tout l'œuf) est la victoire du segment épais sur le segment mince ; c'est le dénouement de la lutte, qui a duré un temps variable.

2° PHÉNOMÈNES ANNEXIELS

SOMMAIRE

1° Poche des eaux.
- Définition.
- Variétés.
- Ruptures.

2° Glaires.

1° Poche des eaux.

La poche des eaux est constituée par la partie des membranes ovulaires, mise à nu par l'ouverture de l'orifice utérin.

Il faut éviter, ainsi qu'on le fait trop souvent, d'employer comme syno-

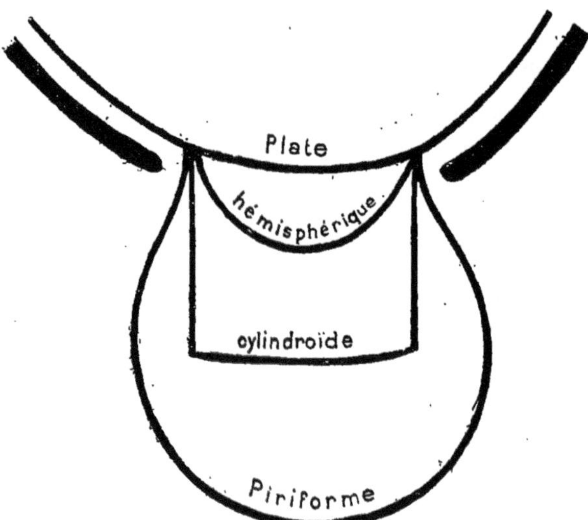

Fig. 233. — Diverses variétés de poches des eaux.

nymes poche des eaux et membranes ovulaires, car la poche ne représente qu'une partie de ces membranes, celle qui est encadrée dans l'orifice utérin.

Sa formation est amenée par l'ouverture même du col.

La poche des eaux présente diverses *variétés*, schématisées par la figure 233.

1° *Variété plate.* — Il n'y a qu'une mince couche de liquide interposée entre la partie fœtale et les membranes.

2° *Variété saillante.* — Suivant le degré de saillie des membranes on aura :

a. La poche *hémisphérique*, qui devient *ellipsoïde*, alors que l'orifice utérin est ovale au lieu d'être circulaire;

b. La poche *cylindroïde* ou en boudin;

c. La poche *piriforme*.

La poche des eaux est *lisse*, quand elle est formée par une partie des membranes éloignées du placenta ; mais elle devient de plus en plus inégale à mesure qu'on se rapproche du disque placentaire ; inégalités dont on pourra se servir pour diagnostiquer le siège vraisemblable du placenta. Parfois il arrive que le doigt, parcourant les membranes, sent dans leur épaisseur des battements synchrones avec les pulsations fœtales; ce signe révèle l'existence de vaisseaux, se rendant à un cotylédon accessoire ou erratique, ou provenant d'une insertion vélamenteuse du cordon.

Les membranes sont perméables, de telle sorte que la surface de la poche des eaux présente toujours une humidité accentuée. Cette perméabilité joue un rôle important dans la formation des glaires.

A un moment donné les membranes se rompent; le liquide amniotique s'écoule librement au dehors ; l'œuf est ouvert.

En étudiant le *mode de rupture des membranes* nous allons voir en même temps la *constitution de la poche des eaux.*

Les membranes peuvent se rompre de deux façons totalement différentes :

Tantôt successivement ;
Tantôt en bloc.

Dans la *rupture successive*, voici ce qui se passe : le col s'ouvrant et livrant passage à l'œuf, la partie des membranes, qui descend la première et qui constitue la poche des eaux, subit une distension notable, et bien plus marquée que le reste des enveloppes ovulaires. La caduque, membrane la plus superficielle, ne tarde pas à se rompre, laissant à découvert une partie du chorion. Le chorion et l'amnios, poussés ensemble par le liquide amniotique, font hernie à travers la boutonnière formée par la rupture de la caduque.

La poussée continue, la saillie de la poche des eaux augmente, et une nouvelle rupture survient ; mais, contrairement à ce que pouvait faire prévoir l'élasticité du chorion comparée à la résistance de l'amnios, c'est cependant le chorion qui se rompt le premier, et voici pourquoi : Le chorion est élastique, mais son adhérence à la caduque l'empêche de descendre, de glisser sur cette membrane ; toute son ampliation au niveau de la poche des eaux se fait exclusivement par son élasticité et nullement par glissement. Pour l'amnios au contraire, dont l'élasticité est très peu marquée, le glissement est facile à cause de sa faible adhérence au chorion, de telle sorte qu'il descend sans difficulté.

En somme, le chorion se distend grâce à son élasticité, et l'amnios, en glissant sur la membrane voisine ; or, l'élasticité a un terme, le glissement n'en a pour ainsi dire pas, à moins de conditions particulières que nous étudierons plus loin.

On comprend ainsi la rupture du chorion avant celle de l'amnios.

L amnios resté seul, pour constituer la poche des eaux, continue à glisser; la poche descend, poussée par le liquide amniotique et la partie fœtale. Ce glissement de l'amnios produit le décollement qu'on peut facilement constater par l'examen des annexes après la délivrance; c'est grâce à lui que nous trouvons, comme dans le cas précédent, les deux membranes séparées dans une étendue variable.

Quand ce glissement, clef de l'intégrité de l'amnios, est entravé par une cause quelconque, compression entre la partie fœtale et la paroi utéro-vaginale, adhérence, placenta inséré dans le segment inférieur, minceur trop grande de la membrane elle-même (surtout si on pratique le toucher un peu vivement), ou enfin sous l'influence de l'intervention de l'accoucheur, la rupture a lieu comme pour le chorion et la caduque, l'œuf est ouvert, le liquide amniotique s'écoule, et le fœtus va s'échapper par cette ouverture en l'agrandissant.

La poche des eaux passe donc si on envisage le nombre des membranes qui la composent par trois périodes successives :

La première où elle est triple.
La seconde — double.
La troisième — simple.

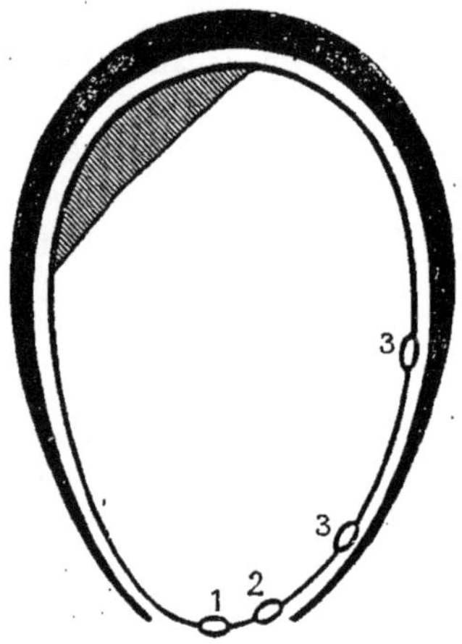

Fig. 234. — Différents sièges de la rupture des membranes.

A côté de cette rupture successives des membranes, existe la *rupture en bloc*, en un seul temps — Les trois membranes se rompent au même niveau — Leur union reste intime, elles succombent toutes les trois à la fois.

D'après les résultats que j'ai obtenus[1], la rupture en bloc aurait lieu dans 46 % des cas;
— successive — 54 % —

La rupture successive est donc la plus fréquente; elle peut être considérée comme le mécanisme normal de la rupture des membreans.

Le siège de la rupture est variable et peut avoir lieu en différents endroits (1. 2. 3. 3.) indiqués par le schéma 234.

Par rapport à l'accouchement la rupture peut se faire

Avant le travail — *Rupture prématurée.*

Pendant le travail — 1° pendant l'ouverture du col (*R. précoce*).
— 2° à la dilatation complète (*R. tempestive*).
— 3° pendant l'expulsion (*R. tardive*).

Après le travail — *Rupture retardée.*

La rupture prématurée a lieu quinze jours, un mois, même quelquefois

[1] *Travaux d'obstétrique*, t. II, p. 385.

à une époque plus éloignée de l'accouchement. J'ai vu un cas où elle se fit cinquante jours avant le travail, qui se déclara au début du neuvième mois; POULLET l'a observée une fois neuf semaines avant l'accouchement.

La rupture retardée, c'est-à-dire après que l'œuf a été expulsé en bloc et à terme, est tout à fait exceptionnelle (4 à 5 cas); dans l'expulsion avant terme elle est plus fréquente.

La rupture spontanée se fait le plus souvent pendant l'expulsion et d'autant moins fréquemment qu'on s'éloigne davantage de ce moment.

J'ai mis entre parenthèse les termes de « ruptures précoce, tempestive et tardive », généralement adoptés par les auteurs, car je n'admets pas ces distinctions basées sur l'opinion erronée que la poche des eaux doit à l'état physiologique se rompre à la dilatation complète.

Il est probable que sauf exception[1] la rupture de la poche des eaux est d'autant plus favorable à l'accouchement qu'elle est plus tardive[2].

L'intégrité de la poche des eaux présente en effet un double avantage :

Risques moindres pour le fœtus, tant que l'œuf est complet; voici pour le fœtus. Quant à la mère, il est certain que la poche des eaux, formant avant-garde à la partie fœtale, favorise au niveau du col la dilatation, au niveau du périnée et de la vulve l'ampliation. Ce coussin d'eau, semant et tamisant l'humidité au-devant de lui, exerce une douce pression à laquelle les tissus mous maternels obéissent mieux qu'à la rude compression exercée par la partie fœtale.

La poche des eaux commence l'ampliation que le fœtus vient terminer.

Quel que soit le moment de l'accouchement où se fait la rupture, elle a lieu : Tantôt silencieusement (*poche plate*) ;

Tantôt avec fracas (*poche saillante*) ;

La différence dépend de la quantité d'eau, qui peut librement s'écouler au moment de la rupture.

Le *diagnostic* de la rupture de la poche des eaux, aisé dans la plupart des cas, devient parfois d'une difficulté excessive.

Toutes les fois qu'on veut pratiquer une intervention et notamment appliquer le forceps, ce diagnostic est cependant indispensable. Dans le cas d'écoulement prématuré de liquide amniotique, savoir si l'œuf est rompu est la base du pronostic.

[1] Ces exceptions sont au nombre de trois principales, l'*hydramnios*, *le placenta prœvia*, une *résistance inusitée des membranes* qui les rend comme scléreuses. Dans l'hydramnios il y a intérêt à favoriser l'écoulement du liquide amniotique, il faut donc rompre les trois membranes. Dans le placenta prœvia, pour éviter le décollement du placenta, il suffit, quand cela est possible de rompre le chorion en conservant l'intégrité de l'amnios. Enfin dans la résistance inusitée des membranes, un moyen assez efficace serait pour réveiller la contraction utérine de poser le doigt entre les membranes et la paroi utérine en remontant aussi loin que possible, de manière à exciter l'utérus sans rompre l'œuf. L'indication de la rupture n'est donc absolue que dans le cas d'hydramnios, et dans certaines conditions, qui seront étudiées à propos de cet état pathologique.

[2] Voir mes *Travaux d'obstétrique*, t. II, p. 389.

On s'appuiera pour résoudre cette question sur trois éléments :

Le retrait de l'abdomen;
L'écoulement du liquide;
Le toucher.

1° *Retrait de l'abdomen.* — La rupture de l'œuf, amenant parfois l'évacuation d'une grande quantité de liquide, peut diminuer le ventre d'une façon assez notable pour que la patiente et l'accoucheur soient à même de l'apprécier. Toutefois ce signe est trop vague pour être autre chose qu'un adjuvant.

2° *Ecoulement du liquide.*— Quand du liquide, de même couleur que celui de l'amnios, s'écoule par le vagin, après avoir éliminé la possibilité d'une miction involontaire ou inconsciente, on se demandera si ce sont des glaires (voir chapitre suivant) ou du liquide amniotique pur.

Signes différentiels :

GLAIRES	LIQUIDE AMNIOTIQUE
1° Empesant le linge	1° N'empèse pas ou peu
2° Muqueuses, épaisses	2° Liquide, non filant
3° Parfois sanguinolentes	3° De couleur normale, ou teinté par meconium, ou encore rose, rouge ou rouge foncé (macération).
4° Début lent. Ecoulement progressif et continu.	4° Début brusque. — Ecoulement par flots, et intermittent.

Causes d'erreur :

Il arrive que du liquide amniotique s'est en réalité écoulé, et que néanmoins en pratiquant le toucher on sente encore une poche des eaux plus ou moins remplie de liquide.

Il existe dans ce cas trois causes d'erreur.

La première est l'existence d'une *poche amniochoriale.* On désigne sous

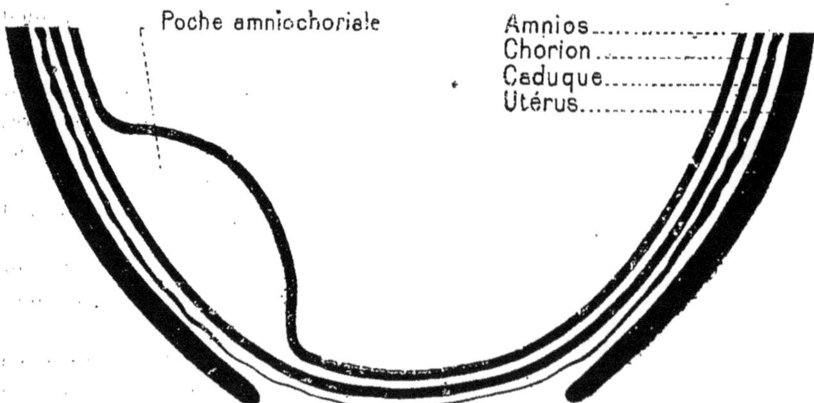

Fig. 235. — Poche amniochoriale.

ce nom l'accumulation possible de liquide entre le chorion et l'amnios ainsi que l'indique la figure 235.

Or si cette poche existe en avant de la partie fœtale elle peut être rompue par le doigt ou s'ouvrir spontanément ; du liquide amniotique s'écoule et quand on pratique le toucher on tombe (fig. 236) sur l'amnios intact qui constitue en réalité une poche des eaux.

En second lieu la rupture peut avoir été complète, mais le col se rétractant après l'écoulement du liquide vient recouvrir l'ouverture des membranes, (fig. 237); on trouve au toucher une poche des eaux qui paraît intacte. Même résultat si la rupture s'est faite en un point des membranes recouvert par le tissu utérin.

En troisième lieu, enfin, la rupture des membranes, complète, tout en restant dans l'aire de l'orifice utérin, est obstruée par l'approche de la partie fœtale, qui empêche l'écoulement ultérieur du liquide amniotique (fig. 238), de telle sorte qu'au toucher on trouve encore une poche remplie d'eau.

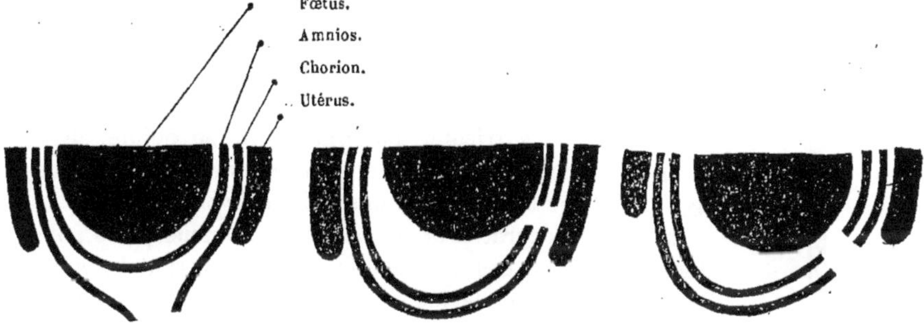

Fig. 236. — Rupture du chorion avec amnios intact.

Fig. 237. — Rupture des membranes au-dessus de l'orifice utérin.

Fig. 238. — Orifice de la rupture, obstrué par l'approche de la partie fœtale.

Il faut connaître la possibilité de ces différentes causes d'erreurs, dont le diagnostic est d'ailleurs difficile le plus souvent ; c'est au toucher qu'il faudra recourir pour lever les doutes :

3° *Toucher*. — Le diagnostic de l'intégrité de la poche des eaux n'est réellement difficile que dans les présentations de sommet, car dans les autres présentations le volume de la poche et les inégalités de la partie fœtale ne permettent guère l'hésitation.

Un doigt très exercé peut parfois reconnaître les cheveux du fœtus, et diagnostiquer l'absence de rupture.

Pendant la contraction, la poche des eaux se tend, devient lisse ; le cuir chevelu au contraire se plisse. Cette différence facilement appréciable constitue un élément très pratique de diagnostic.

En soulevant la tête fœtale dans l'intervalle de deux contractions, si on observe l'écoulement du liquide amniotique, on a la preuve évidente de l'ouverture de l'œuf.

Enfin dans quelques cas on introduit le speculum pour permettre à l'œil d'établir le diagnostic. Mais ce mode d'investigation est ici peu pratique.

L'insistance avec laquelle j'ai cherché à établir le diagnostic de la rupture ou de l'intégrité de la poche des eaux n'est pas superflue, car on a vu perforer une tête hydrocéphale au niveau du bregma, alors qu'on croyait pénétrer dans la poche des eaux, et perforer également avec des ciseaux le cuir chevelu qu'on prenait pour des membranes.

Les éléments de *pronostic*, qu'on peut tirer de la poche des eaux, dépendent de son volume et de l'époque de sa rupture.

La poche des eaux plate est d'un heureux augure, saillante elle présage la dystocie.

Toutes conditions égales d'ailleurs, plus la poche des eaux se rompt tardivement, meilleur est le pronostic pour la mère et pour l'enfant.

La règle est d'abandonner la rupture de la poche des eaux à la nature.

Mais, si pour obéir à une indication spéciale (placenta prœvia, hydramnios, rigidité spéciale des membranes), on est obligé d'avoir recours à la *rupture artificielle*, on l'opère soit avec l'ongle, ce qui présente parfois des difficultés sérieuses, soit avec une tige quelconque soigneusement désinfectée (aiguille à tricoter, bâtonnet taillé en pointe, etc.). Dans les services d'accouchements on se sert volontiers d'une tige en baleine terminée par une pointe d'ivoire (fig. 239).

La rupture devra, si la poche est volumineuse, être faite dans l'intervalle des contractions et en obturant la vulve avec la main, afin de modérer le flot de liquide, qui trop violent favoriserait la procidence d'un membre ou du cordon.

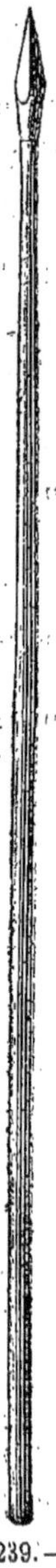

Fig. 239. — Perce-membranes en baleine avec bout d'ivoire.

2° Glaires.

Les membranes ovulaires, quand elles ne sont plus doublées par la paroi utérine, sont facilement perméables au liquide amniotique, alors surtout que la pression intra-ovulaire est augmentée par les contractions du travail. Aussi quand l'accouchement commence, et à mesure que se fait l'ouverture du col utérus, le liquide ammotique filtrant à travers la poche des eaux s'échappe le long du vagin et de la vulve, entraînant toutes les mucosités qui se trouvent sur son passage.

L'ensemble de ces liquides constitue les *glaires*, dont la provenance est donc en partie ovulaire en partie maternelle[1].

Les glaires sont gluantes, gélatineuses, propriété due à l'addition du mucus cervical (bouchon gélatineux) et à la sécrétion des glandes du col, consistance qui les rend favorables au glissement du fœtus à travers le canal génital.

Elles sont en général jaune citron, parfois striées de sang au début de

[1] Malgré cette provenance en partie maternelle, j'ai rangé les glaires parmi les phénomènes annexiels, car l'écoulement du liquide amniotique y joue le rôle principal.

l'accouchement (la femme *marque*, comme on dit vulgairement pour exprimer le début du travail). Ces stries sanguines sont dues aux excoriations qui se font au niveau du col pendant son ouverture, surtout chez les primipares.

Les glaires chez les animaux constituent pour les éleveurs un signe facilement appréciable du début de la parturition. L'accoucheur devra aussi en tenir compte chez la femme, où elles indiquent également le commencement du travail, et aident à établir le diagnostic souvent difficile dans ses premiers stades.

Avec un vagin sec, on peut être sûr, sauf état pathologique, que le travail n'est pas commencé.

3° PHÉNOMÈNES FŒTAUX

Phénomènes mécaniques. — Mécanisme de l'accouchement

SOMMAIRE

I. Sommet. — II. Face. — III. Front. — IV. Siège. — V. Thorax. — VI. Abdomen.

Quelle que soit la présentation, sauf celle de l'abdomen où l'accouchement est impossssible, la sortie du fœtus se fait en six temps :

1er temps. — Amoindrissement.
2e — — Engagement.
3e — — Rotation interne.
4e — — Dégagement du premier ovoïde.
5e — — Rotation externe.
6e — — Dégagement du second ovoïde.

Nous allons examiner pour chaque présentation le détail de chacun de ces temps.

1° Présentation du sommet.

Je prendrai pour type la présentation du sommet en OIGA, position la plus fréquente, et je parlerai ultérieurement du mécanisme dans les autres positions.

1° *Amoindrissement.* — L'amoindrissement de la tête se fait par *tassement* et par *inclinaison des diamètres dystociques* (flexion et inclinaison latérale).

Le *tassement*, dont le résultat est la déformation de la tête, que nous étudierons aux phénomènes plastiques, s'opère soit par *chevauchement* des os, soit par leur *dépression ou enfonçement* [1]. Cette variété d'amoindrissement n'a qu'une faible importance dans les présentations du sommet.

L'inclinaison des diamètres dystociques joue au contraire un rôle considérable, elle se fait par *flexion* et *inclinaison latérale*.

[1] Consulter à cet égard : Budin, thèse inaugurale in *Obst. et Gynécologie*, 1886, et Labat, thèse inaugurale, 1881.

La *flexion*, en dirigeant le menton vers le thorax, rapproche de l'axe génital le diamètre occipito-mentonnier (13 1/2) le plus grand de la tête. Une flexion modérée substitue le diamètre occipito-frontal (11 1/2) à l'occipito-mentonnier; et très marquée le diamètre sous-occipito-bregmatique (9 1/2) à l'occipito-frontal (voir fig. 240, 241, 242). A chacun de ces degrés de flexion on gagne donc 2 centimètres; la différence sur les circonférences, appartenant à chacun de ces diamètres, est relativement bien plus importante.

La flexion s'accentue de plus en plus à mesure que la tête descend dans le

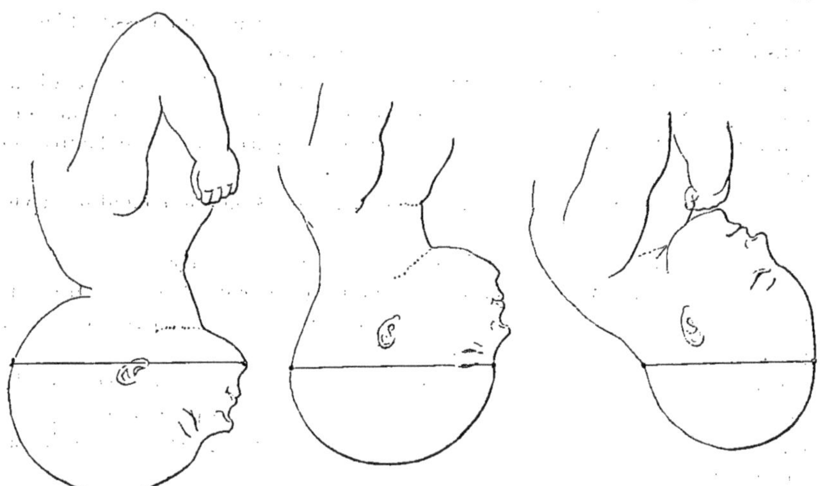

Fig. 240. — Présentation du diamètre occipito-mentonnier. 13 1/2 cent.

Fig. 241. — Présentation du diamètre occipito-frontal. 11 1/2 cent.

Fig. 242. — Présentation du diamètre sous-occipito-bregmatique. 9 1/2 cent.

bassin osseux. Cette flexion est l'attitude normale de la tête par rapport au tronc, et la pression exercée par la colonne vertébrale pendant la contraction utérine ne fait que l'exagérer, de même que chez l'adulte la tête abandonnée à elle-même, pendant le sommeil dans la position assise, oscille en avant en se fléchissant[1].

La flexion s'appréciera au toucher par la hauteur relative du bregma et du lambda. L'accès facile du bregma indique la déflexion : à mesure que le lambda se rapproche du centre de la filière pelvienne, la tête au contraire se fléchit.

L'*inclinaison latérale* a pour but de favoriser le passage des diamètres transversaux de la tête et en particulier du bipariétal. Elle se fait autour d'un des diamètres antéro-postérieurs de la tête comme pivot, alors que la flexion a lieu autour d'un diamètre transverse, passant au voisinage du trou occipital.

[1] La théorie du levier, d'après laquelle la partie occipitale serait moins longue que la partie faciale, d'où tendance à la flexion sous la pression de la colonne vertébrale, est inexacte, car les deux bras sont égaux. Voir mes *Trav. d'obstétrique*, t. III, p. 165.

La connaissance de l'inclinaison latérale se résume dans celle de deux termes, qu'il est indispensable de connaître : *synclytisme* et *asynclitisme*.

Une tête *synclitique* est celle dont les deux bosses pariétales se trouvent dans le même plan pelvien, soit aux détroits supérieur, moyen, ou à une région quelconque de l'excavation.

Une tête *asynclitique* est celle, dont les deux bosses pariétales sont au niveau de plans différents.

J'ai choisi les bosses pariétales comme exemple, parce qu'elles sont latéralement les régions les plus saillantes de la tête.

Le synclitisme maintient la suture sagittale au centre du bassin. L'asynclitisme au contraire l'incline d'un côté ou de l'autre.

D'après ce qui a été dit précédemment, le synclitisme est défavorable à l'engagement des diamètres transversaux de la tête, et l'asynclitisme au contraire favorable, puisqu'il fait passer une bosse pariétale avant l'autre au niveau de la région rétrécie.

Or la tête dans son trajet pelvien descend-elle synclitiquement ou asynclitiquement?

Asynclitiquement, dit Nœgelé. Synclitiquement, prétend Kuneke.

M. Duncan[1] a tranché le différend, en montrant par une étude détaillée de la descente céphalique, que Nœgelé et Kuneke avaient vu, l'un et l'autre, une partie de la vérité.

D'après Duncan en effet, dont l'opinion me semble exacte, la tête est synclitique au détroit supérieur et à la partie supérieure de l'excavation, asynclitique à la partie inférieure de l'excavation et au détroit inférieur, nous dirons ici détroit moyen.

En d'autres termes la tête descend parallèlement à elle-même, poussée dans la direction de l'axe utérin. Or, les deux bosses pariétales qui se trouvaient dans le plan du détroit supérieur, arrivent parallèles à elles-mêmes au voisinage du détroit moyen. Mais étant donnée la direction courbe de la filière génitale, elles ne se trouvent plus dans le plan du détroit moyen, dont la prolongation en avant irait couper celle du détroit supérieur. La bosse pariétale antérieure est ici relativement plus basse que la postérieure; *il y a inclinaison sur le pariétal antérieur*, inclinaison d'ailleurs qui ne dure pas longtemps car la tête ne tarde pas à se placer en occipito-pubienne, ou exceptionnellement en occipito-sacrée.

2° *Engagement.* — L'engagement est la descente de la partie fœtale du détroit supérieur au détroit moyen, de même que le dégagement, qui sera étudié ultérieurement, au 4e temps, est la traversée du détroit moyen à l'orifice vulvaire.

Pendant l'*engagement* la partie fœtale franchit donc le défilé *osseux* (pelvien), et pendant le *dégagement* le défilé *musculaire* (périnée).

L'engagement pour le sommet se fait assez régulièrement pendant les trois premiers mois chez les primigestes, plus capricieux chez les multigestes il se

[1] *Sur le mécanisme de l'accouchement*, etc., par M. Duncan, traduit par M. Budin, Paris, 1876.

produit le plus souvent quinze jours avant l'accouchement, quelquefois plus tôt ou plus tard, parfois au moment du travail; on le voit même ne se faire qu'à la dilatation complète.

Ce qui vient d'être dit sur l'époque de l'engagement suppose l'absence de toute cause de dystocie.

L'engagement pendant la grossesse se fait sous une double influence — influence de la paroi abdominale, qui par sa tonicité et sa contractilité chasse l'utérus et son contenu dans la direction du petit bassin — influence des muscles utéro-pelviens[1] (fibres doublant les ligaments larges, les ligaments utéro-sacrés, fibres des ligaments ronds), qui attirent l'utérus en bas, un peu à la manière des cordages, qui retiennent le filet enveloppant un ballon.

Pendant le travail, après la dilatation complète, l'action de la contraction utérine s'ajoute aux précédentes pour produire l'engagement.

L'engagement est d'habitude *permanent*, c'est-à-dire qu'une fois produit il persiste jusqu'à la fin de la grossesse. Cependant on note parfois des engagements *intermittents;* la partie fœtale remonte, après une descente momentanée sous l'influence des muscles utéro-pelviens.

L'engagement se définit par la région du bassin où se trouve non la partie la plus déclive de la tête, mais la partie la plus large représentée par le diamètre bi-pariétal. — On dira donc :

Tête au détroit supérieur;
Tête à la partie supérieure ou inférieure de l'excavation ;
Tête au détroit moyen;

quand le diamètre bi-pariétal sera au détroit supérieur, à la partie supérieure ou inférieure de l'excavation, au détroit moyen.

3° *Rotation interne.* — La tête dans sa descente s'accommode aux dimensions de la filière pelvienne et c'est pourquoi elle se place :

Transversale, au détroit supérieur;
Oblique, dans l'excavation;
Directe, au détroit moyen.

La règle est que l'occiput tourne en avant, l'exception, comme nous l'étudierons aux anomalies, en arrière; de telle sorte qu'au détroit moyen la tête se trouve généralement en occipito-pubienne.

On a longuement discuté afin de savoir pourquoi l'occiput, transversalement placé au détroit supérieur, accomplissait, en descendant, son évolution plutôt en avant qu'en arrière, de telle sorte que l'occipito-pubienne soit la règle au détroit moyen et l'occipito-sacrée l'exception. La raison en est vraisemblablement la courbe même de la filière génitale, dont l'axe décrit une concavité antérieure, de telle manière que la partie la plus déclive de la tête (lambda ou pointe de l'occiput) se dirige naturellement en avant suivant le plus court chemin pour arriver au dehors.

Je reviendrai plus loin, aux anomalies, sur cette rotation de l'occiput en avant.

[1] Thévenot. Voir Budin. *Obstétrique et gynécologie*, 1886, p. 389.

4° *Dégagement.* — Le dégagement commence au détroit moyen et finit à la vulve; la tête s'échappe du bassin musculaire par un mouvement de déflexion.

L'engagement (2e temps) est caractérisé : 1° par la flexion de la tête; 2° par la traversée du bassin osseux. — Le dégagement (4e temps): 1° par la déflexion de la tête; 2° par la traversée du bassin musculaire.

L'opposition entre ces deux temps est donc des plus nettes et des plus intéressantes.

L'ensemble des deux temps d'engagement et de dégagement sera facilement suivi à l'aide de la figure 243.

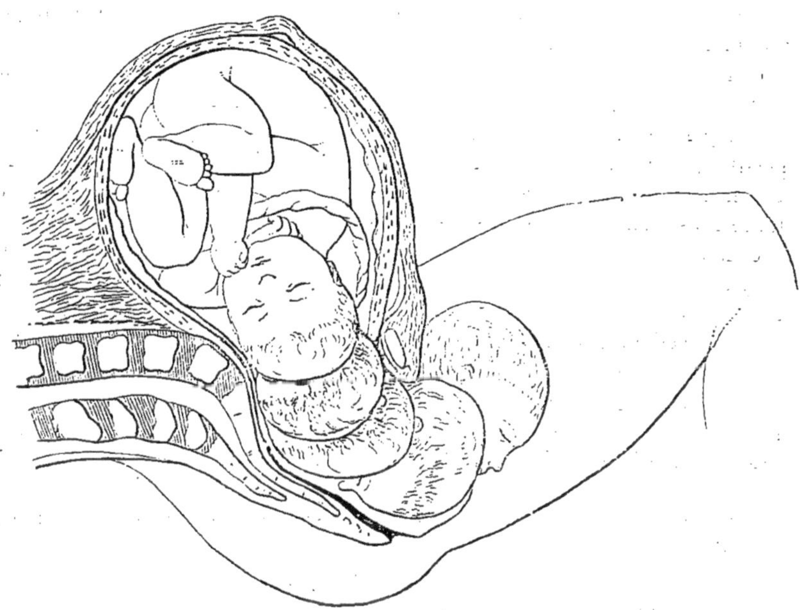

Fig. 243. — O I G T puis O I G A. Engagement et dégagement normal en O P (d'après Schultze).

La tête poussée par la contracture utéro-abdominale, ouvre, déprime, creuse le périnée, qui, réagissant à la manière d'un tremplin élastique et de plus contractile, la repousse en sens contraire. Le résultat de ces deux forces opposées est de diriger la tête vers l'orifice vulvaire.

Mieux que toute description, une comparaison fera comprendre le mécanisme du dégagement, causé par la contraction utéro-abdominale, et la réaction périnéale. — Supposons que, dans une chambre sur un parquet glissant, nous voulons à l'aide d'une canne promener un tabouret; nous appuyons d'abord la pointe de la canne sur le meuble en question, et inclinant la poignée de notre côté, nous pressons dans la direction du plancher; le tabouret glisse et chemine droit devant nous, jusqu'au moment où nous cessons la pression. Or, la tête fœtale avance de même, poussée par la colonne vertébrale, avec cette différence toutefois que le périnée n'est pas une simple surface glissante, mais une gouttière élastique et contractile.

La tête, dans ce mouvement de sortie, vient placer son sillon occipito-cervical sous la symphyse pubienne, et à partir de ce moment, obéissant surtout à l'action du périnée, elle accomplit autour de ce sillon un *mouvement de charnière*, qui amène successivement à la vulve, les diamètres sous-occipito-bregmatique, sous-occipito-frontal, sous-occipito-mentonnier, de telle sorte qu'on voit apparaître tour à tour en avant de la fourchette périnéale, le nez, la bouche et le menton.

Aussitôt le dégagement terminé, la tête qui n'est plus soutenue par le périnée, tombe en se fléchissant; la face dans ce mouvement se rapproche de l'anus comme si le fœtus voulait le regarder.

5° *Rotation externe.* — A la contraction utéro-abdominale, qui suit le dégagement, on voit la tête subir un mouvement de rotation *externe* (opposé à l'interne, constituant le 3e temps), qui dirige l'occiput à gauche (nous avons supposé une O I G A).

Cette rotation extérieure de la tête n'est que la manifestation externe de la rotation intérieure des épaules, qui, placées transversalement au détroit supérieur, tournent comme la tête en descendant, et se mettent d'abord obliquement, puis dans le diamètre coccy-pubien[1].

6° *Dégagement du tronc.* — Poussé par la contraction utéro-abdominale, l'ovoïde cormique se dégage petit à petit à la vulve, où l'on voit paraître successivement, le thorax, l'abdomen et le siège.

Thorax. — La partie du thorax la plus rebelle au dégagement est le diamètre bisacromial.

Les classiques admettent que l'*épaule antérieure* vient d'abord se montrer et se dégager *partiellement* sous le pubis, puis subit un mouvement d'arrêt, pendant lequel l'*épaule postérieure* après avoir balayé la surface vaginale du périnée se dégage à son tour; l'*épaule antérieure* termine alors sa sortie.

Ce mécanisme est, en effet, observé assez souvent, mais je le crois pathologique et dû à l'action de la pesanteur sur la tête, qui entraîne ainsi l'épaule antérieure hors des organes génitaux avant l'époque de sa sortie normale. Le mécanisme normal de la sortie des épaules est d'après mon observation le suivant[2] : Pendant que l'*épaule antérieure* est arrêtée et *cachée* derrière la symphyse pubienne, l'*épaule postérieure* se dégage la première à la vulve, et après sa sortie l'*épaule antérieure* se dégage à son tour.

Ce mécanisme n'a lieu que si on soutient la tête suffisamment pour empêcher l'action pernicieuse de la pesanteur.

Abdomen. — L'abdomen, région molle et dépressible, se dégage sans diffi-

[1] On avait pensé autrefois, que les épaules étant maintenues par l'utérus, la tête tordait le cou pour sortir en occipito-pubienne, et que libéré, le cou se détordait, d'où la rotation externe qu'on appelait *mouvement de restitution*. Mais cette torsion supposée n'existe pas, il suffit pour s'en convaincre de remarquer que le mouvement de rotation externe ne se fait pas de suite après la sortie de la tête, ainsi que cela devrait avoir lieu avec cette hypothèse, mais bien au moment de la contraction utérine suivante.

[2] *Travaux d'obstétrique*, t. II, p. 107.

cultés. Pendant sa sortie le rachis remonte légèrement vers le pubis, le tronc subissant un faible degré de rotation.

Siège. — Les voies maternelles, largement ouvertes par les dégagements successifs qui viennent de s'opérer, laissent échapper aisément et quelquefois brusquement le siège fœtal, une hanche est en avant, l'autre en arrière, comme pour les épaules; l'antérieure se dégage habituellement un peu avant la postérieure; mais ce mode de dégagement dépend de la direction imprimée par l'accoucheur au tronc du fœtus et n'a d'ailleurs qu'une faible importance.

DU MÉCANISME DANS CHAQUE POSITION

J'ai pris comme type, pour décrire le mécanisme, une OIGA; quelques lignes suffiront pour compléter ce qui a trait aux autres positions.

OIDA. — La rotation interne de la tête (3e temps) ramène suivant la règle, et de même que dans l'OIGA, l'occiput sous le pubis; mais la rotation externe (5e temps) se fait de telle sorte que l'occiput tourne vers le côté droit alors qu'il s'était dirigé vers le gauche dans l'OIGA.

D'une façon générale, on peut dire que *dans toutes les positions, l'occiput au 5e temps revient vers le côté, où il se trouvait placé dans l'intérieur des organes génitaux.*

La raison en est la suivante : Les épaules pendant le dégagement de la tête se placent *à peu près* transversalement, je dis à peu près, parce que l'épaule qui était antérieure reste située un peu en avant du diamètre transverse, et celle qui était postérieure un peu en arrière, de telle sorte que, lorsqu'elles doivent se replacer dans le sens antéro-postérieur pour franchir le détroit moyen (mouvement qui est la source du 5e temps), elles regagnent cette direction par le plus court chemin, l'épaule qui était antérieure et qui n'a pas gagné tout à fait le diamètre transverse redevient antérieure, et de même pour la postérieure qui redevient postérieure. *La rotation incomplète des épaules* est donc la cause qui régit la direction de la rotation externe, et par laquelle l'occiput revient (de même que les épaules) à sa situation première, mais à un niveau différent des organes génitaux.

OIGP. — Le point intéressant du mécanisme est ici le 3e temps, car, de même que dans la position antérieure correspondante, l'occiput tourne en avant pour se placer sous la symphyse pubienne.

On s'est demandé avec raison pourquoi l'occiput accomplissait son évolution en avant, au lieu de la faire en arrière vers le coccyx.

1° BAUDELOCQUE avait invoqué les *plans inclinés* du bassin, l'un antérieur et constitué par le trou obturateur et la tige osseuse qui s'étend de l'ischion au détroit supérieur, l'autre postérieur et confondu avec la grande échancrure sciatique. — On ne comprend guère comment ces plans pourraient diriger l'occiput en avant.

2° TYLER SMITH, admettait que les *épines sciatiques* obligent la tête tourner dans telle ou telle direction, un peu comme les aiguilles, forcent la locomotive à prendre telle ou telle voie. — Mais la rotation se fait le plus souvent dans les occipito-postérieures, alors que la partie la plus déclive de la tête et notamment les bosses pariétales ont franchi le détroit moyen, c'est-à-dire les épines sciatiques[1]. De telle sorte que ces épines ne peuvent pas jouer le rôle supposé.

3° M. TARNIER a invoqué la *théorie du levier*, d'après laquelle la partie occipitale de la tête serait moins étendue que la frontale. Le front subirait donc une poussée relativement plus considérable de la part du cercle antérieur pelvien que l'occiput, de là la rotation du front en arrière, ou ce qui est identique de l'occiput en avant. — J'avoue n'avoir qu'imparfaitement compris cette théorie; à la poussée antérieure répond une postérieure, où les leviers présentent les mêmes rapports, et qui doit annihiler la premiere.

4° P. DUBOIS[2] dans une explication un peu embarrassée, laisse *sans prononcer le mot*, pressentir le rôle de l'*accommodation*, qui semble être la cause réelle de ce mouvement de rotation.

On peut dire en effet que l'*occiput tourne en avant, parce que la tête placée en occipito-pubienne s'adapte beaucoup mieux au canal génital qu'en occipito-sacrée.*

Il suffit de comparer le profil du fœtus à celui du canal génital pour s'en convaincre. Il est naturel que le lambda (pointe de l'occiput) étant dans la présentation du sommet la partie la plus déclive de la tête, sorte le premier, et pour ce faire, il doit suivre la courbe du canal génital et se placer en avant. Il doit sortir par le plus court chemin, qui est celui de la paroi vaginale antérieure.

L'accommodation est donc la cause de la rotation de l'occiput en avant.

Les trois derniers temps ne présentent aucune particularité. La rotation externe de l'occiput se fait à gauche comme dans l' O I G A.

O I D P. — Mêmes considérations que pour la position précédente. Rotation interne de l'occiput en avant. Rotation externe de l'occiput à droite.

Je ne parlerai pas des positions transverses O I G T, O I D T qui se convertissent en obliques dans l'excavation, ni des positions directes O P, O S, qui n'existent guère qu'au détroit moyen et représentent simplement un des moments du mécanisme de l'accouchement. En somme, il nous suffit d'avoir étudié les positions obliques pour connaître complètement le mécanisme régulier, car les transverses deviennent à un moment des obliques, et les directes ne sont qu'une transformation, qu'un stade ultérieur des obliques.

Irrégularités du mécanisme.

Les irrégularités dans le mécanisme peuvent se présenter à chacun des temps de l'accouchement.

[1] Dans les occipito-postérieures, à moins de rotation en arrière, la tête ne se trouve placée en position directe qu'au-dessous du détroit moyen, c'est-à-dire au niveau du périnée. Cette exception à la loi régissant la direction de la tête pendant la traversée pelvienne est due, dans le cas actuel, à la difficulté de la rotation.

[2] Dubois. *J. des Conn. Médico-chirurgicales* 1834, t. I, p. 161.

1° *Amoindrissement.* — Le tassement céphalique sera entravé, lorsque l'ossification est trop complète, trop avancée.

Quand la flexion de la tête est insuffisante, on voit souvent naître une présentation du front ou même de la face.

L'inclinaison latérale présente également des variations d'importance secondaire et qui amènent, surtout dans les bassins viciés, des présentations inclinées (inclinaison sur le pariétal antérieur ou postérieur).

2° *Engagement.* — L'engagement, quoique décrit comme temps du travail, se fait le plus souvent pendant la grossesse, durant le dernier trimestre chez les primigestes, et la dernière quinzaine chez les multigestes. On le voit toutefois n'avoir lieu, surtout chez les multipares, même en l'absence de toute cause de dystocie qu'au moment du travail, exceptionnellement quelques instants avant l'expulsion ; chez les grandes multipares à tissus mous très souples, la même contraction utéro-abdominale produit parfois l'engagement et le dégagement, et amène par conséquent la tête du détroit supérieur à l'orifice vulvaire.

L'époque tardive de l'engagement dans ce dernier cas est due soit à la laxité de la paroi abdominale, usée par les grossesses antérieures, soit à l'inclinaison de l'utérus, surtout l'antérieure (abdomen pendulum).

3° *Rotation interne.* — Le mouvement de rotation peut se faire *trop tôt ou trop tard*, par exemple l'occiput ne tourne en avant que lorsque la tête arrive au voisinage de la vulve. Ce retard est même fréquent quand le fœtus est petit ou le bassin assez grand, l'accommodation perdant alors une partie de ses droits.

La rotation est également susceptible d'être irrégulière par manque ou par excès, suivant que l'occiput reste en deçà ou va au delà de la symphyse pubienne.

Mais la principale anomalie de ce temps de l'accouchement est la *rotation de l'occiput en arrière.*

Dans les occipito-postérieures, droite ou gauche, et exceptionnellement dans les antérieures, on peut voir l'occiput tourner en arrière, et la tête se placer ainsi en occipito-sacrée. La sortie de la tête se fait alors comme l'indique la figure 244.

L'occiput balaye la paroi vaginale postérieure, la tête se fléchit de plus en plus à mesure qu'elle avance ; le lambda et la partie voisine des pariétaux se dégagent d'abord à la vulve, et la tête se défléchissant alors que le sillon occipito-cervical est arrivé au niveau de la fourchette, on voit successivement apparaître à la partie supérieure de la vulve, le bregma, le front, le nez et enfin le menton. Il y a donc là un mouvement de charnière analogue à celui des occipito-pubiennes, mais au lieu de se faire autour du pubis, il se produit autour de la fourchette.

West a admis que sur 100 occipito-postérieures (O I G P ou O I D P) le dégagement se faisait quatre fois en occipito-sacrée. Je crois la proportion trop forte, parce qu'il a confondu les présentations du front et celles du sommet (voir plus loin la présentation du front avec dégagement de l'occiput en arrière), et j'admettrai volontiers 1 p. 100 au lieu de 4 p. 100. Des quatre dégagements en occipito-sacrée de West il y aurait donc trois présentations du front et une du sommet.

Les causes de cette anomalie de la rotation sont incomplètement connues, toutefois il est permis de penser qu'elle est due soit à la trop grande laxité du bassin mou, soit au faible volume du fœtus.

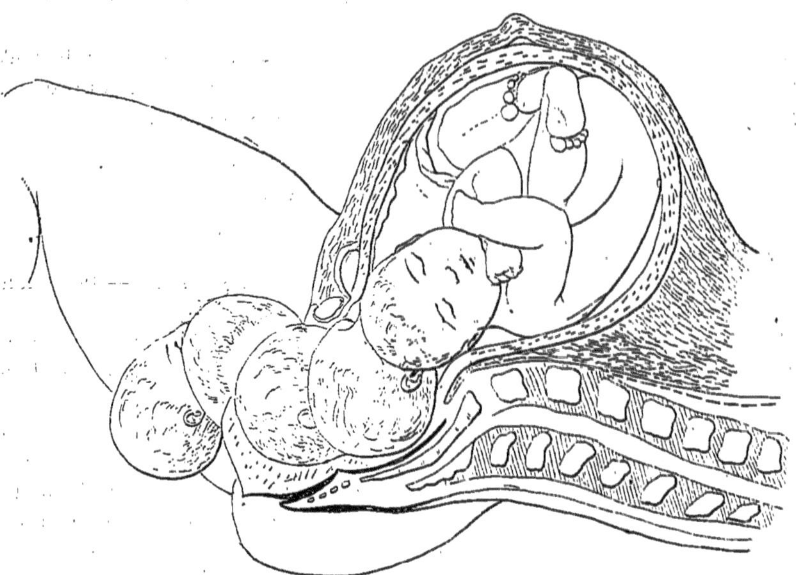

Fig. 244. — OIDT puis OIDP. Sortie anormale de la tête en OS[1] (d'après Schultze).

Elle serait donc le résultat d'une accommodation incomplète ou insuffisante.

4° *Dégagement de la tête.* — La règle est le dégagement en occipito-pubienne. Avec une rotation incomplète, le dégagement peut se faire en OIGA ou OIGT, soit encore en OIDA, ou OIDT. Le fait ne s'observe guère qu'avec des fœtus nés avant terme ou trop petits ; il expose aux déchirures périnéales.

Je rappelle le dégagement en occipito-sacrée, dont il vient d'être question à l'instant.

Une simple mention pour l'excès de lenteur ou de rapidité pendant le dégagement, le premier exposant la vie du fœtus, et le second l'intégrité du périnée maternel.

5° *Rotation externe.* — Cette rotation sera parfois *nulle*, les épaules se dégagent *transversalement* à la vulve (fœtus trop petit, bassin mou trop lâche) ; — ou incomplète, les épaules se dégagent *obliquement*.

La rotation peut enfin se faire en sens contraire ; par exemple l'occiput se diriger vers la cuisse droite dans une OIGA. Cette anomalie est due à un excès de rotation des épaules pendant le dégagement de la tête, l'épaule postérieure

[1] Par erreur du dessinateur, la flexion de la tête est dans les 3e et 4e positions insuffisante.

ayant gagné la moitié antérieure du bassin et l'antérieure la moitié postérieure (voir pour plus de détails la genèse de ce mouvement de rotation p. 249).

6° *Dégagement du tronc.* — Nous venons de voir les anomalies du dégagement des épaules ; j'ai également parlé (p. 248) du dégagement primitif de l'épaule antérieure ou postérieure, et dit ce qu'on devait en penser au sujet du mécanisme normal.

Les irrégularités de sortie de l'abdomen et du siège dépendent simplement de l'orientation de la colonne vertébrale, située anormalement en avant ou en arrière pendant ce dégagement. L'importance en est secondaire.

2° Présentation de la face.

Je prendrai comme type une MIGA.

1° *Amoindrissement.* — Comme pour le sommet, tassement. — Déflexion (le contraire du sommet). — Inclinaison latérale.

Le *tassement* est très faible au niveau de la face à cause de l'architecture du squelette à ce niveau, mais il se produit sur la voûte, dont le rôle est loin d'être nul dans la présentation faciale.

La *déflexion* joue le même rôle que la flexion pour le sommet ; elle tend à placer la tige occipito-mentonnière, c'est-à-dire l'axe de l'ovoïde céphalique parallèlement à celui de la filière génitale. Elle substitue au diamètre mento-occipital, d'abord le mento-bregmatique, puis le sous-mento-frontal, diamètres progressivement décroissant ainsi que leurs circonférences.

L'*inclinaison latérale* se fait ici suivant le diamètre bimalaire, de même que suivant le bipariétal pour le sommet. Les mêmes considérations au sujet du SYNCLITISME et de l'ASYNCLITISME sont vraies pour la face comme pour le sommet.

2° *Engagement.* — L'engagement, c'est-à-dire la descente du détroit supérieur au détroit moyen, ne s'observe que pendant le travail et même à une période d'habitude avancée du travail [1].

A mesure qu'il se fait, la déflexion se complète, le menton s'approche du centre de la filière génitale, et le lambda arrive au contact ou au voisinage de la colonne vertébrale.

La hauteur de la tête dans le bassin est en général désignée par celle du diamètre bimalaire, qui joue à cet égard le rôle du bipariétal pour le sommet.

3° *Rotation interne.* — Ce mouvement de rotation dirige le *menton* en avant sous la symphyse pubienne, de même que l'*occiput* dans la présentation du somm

Les causes sont les mêmes dans l'un et l'autre cas ; inutile d'y revenir

4° *Dégagement de la tête.* — La tête, pendant le quatrième temps, traverse toute la partie de la filière génitale comprise entre le détroit moyen et la vulve.

[1] C'est dire que dans les cas relativement exceptionnels de présentation primitive pendant la grossesse, la tête en présentation de la face n'est pas engagée.

Ce dégagement se fait par un mouvement de flexion progressive, contraire par conséquent à celui de l'engagement où il y avait déflexion[1].

Le menton vient se placer sous la symphyse pubienne, qui s'applique exactement au sillon mento-cervical, autour duquel, par une flexion progressive, la tête exécute un mouvement de charnière, comme autour du sillon occipito-cervical dans la présentation du sommet.

On voit successivement apparaître en avant de la fourchette périnéale, le front, le bregma, les pariétaux et enfin l'occiput. La tête sortie retombe en arrière, l'occiput se dirigeant vers l'anus.

Les causes du dégagement sont les mêmes que pour le sommet : lutte entre la contraction utéro-abdominale et le périnée, d'où résulte le glissement de la tête en avant vers l'orifice vulvaire, et sa sortie par cet orifice.

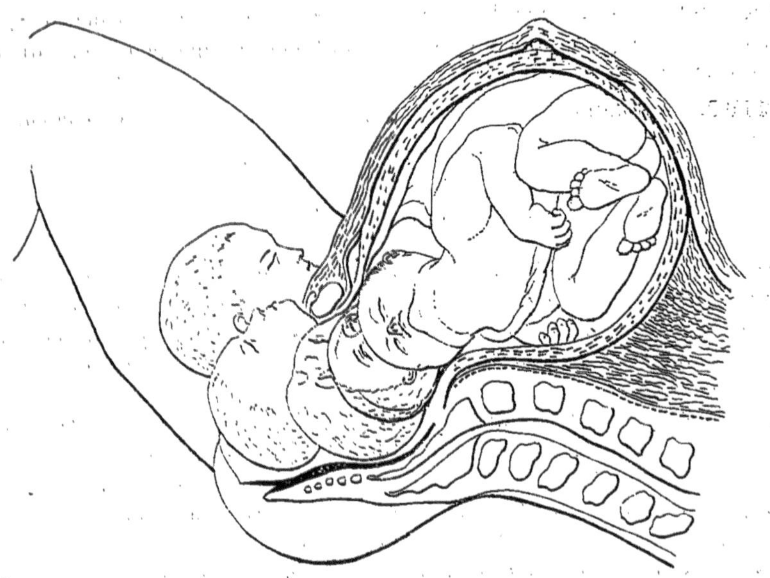

Fig. 245. — MIGT puis MIGA. Dégagement normal en MP (d'après Schultze).

La sortie de la tête en présentation de la face, impose au périnée une ampliation plus grande que celle du sommet en occipito-pubienne, parce que le diamètre sous-mento maximum est plus grand que le sous-occipito maximum[2].

5° *Rotation externe.* — Le menton tourne du côté où il se trouvait dirigé primitivement, pour les mêmes motifs que l'occiput dans la présentation du sommet.

6° *Dégagement du tronc.* — Mêmes considérations que pour les présentations

[1] Intéressant parallèle avec le sommet, où l'engagement se fait avec une flexion, et le dégagement avec une déflexion progressives, c'est-à-dire le contraire de ce qui existe pour la face.

[2] Voir mes *Travaux d'obstétrique*, t. III, page 13.

du sommet. Une fois la tête sortie, il n'y a aucune différence quant à la sortie du tronc, entre la présentation du sommet et celle de la face.

DU MÉCANISME DANS CHAQUE POSITION

De même que pour le sommet, il ne sera question ici que des positions obliques.

MIGA, a été prise comme type et décrite tout à l'heure.

MIDA. — La rotation interne se fait le menton en avant, et l'externe, le menton vers la cuisse droite.

MIGP. — La rotation interne ramène le menton en avant, et l'externe le dirige vers la cuisse gauche. Les causes de la rotation interne, beaucoup plus étendue que dans la position antérieure, sont les mêmes que pour les positions postérieures du sommet.

MIDP. — Rotation interne du menton en avant, et externe vers la cuisse droite.

IRRÉGULARITÉS DU MÉCANISME

1° *Amoindrissement*. — La déflexion peut être insuffisante, et rendre ainsi l'engagement difficile. Si la tête se fléchit, on voit une présentation du front succéder à celle de la face, et à un degré de plus la présentation du sommet.

Une simple mention pour l'inclinaison, exagérée vers l'une ou l'autre tubérosité malaire.

2° *Engagement*.— D'autant plus facile que la déflexion est plus marquée. Plus rapide dans la mento-antérieure que dans la postérieure. Prompt chez les grandes multipares ; lent et pénible chez les primipares.

3° *Rotation interne*. — Le menton au lieu de tourner en avant peut se diriger en arrière vers le coccyx, de même que l'occiput dans le cas de sommet, nous allons en voir résulter pour le dégagement, une cause grave de dystocie.

4° *Dégagement de la tête*. — Quand la rotation du menton a eu lieu en arrière, et contrairement à ce qui a été observé pour le sommet, avec occiput également dirigé en arrière, le dégagement ne peut avoir lieu.

L'accouchement en mento-sacrée est impossible.

J'en déduis immédiatement la conclusion thérapeutique, qui doit être gravée dans l'esprit de tout médecin :

Toutes les fois que dans une présentation de la face, le menton est tourné en arrière, il faut le ramener en avant, sans quoi, même avec l'aide du forceps, l'accouchement est impossible.

Pourquoi cette impossibilité ?

La tête en présentation de la face, peut être, ainsi que l'indique la figure 246, divisée en trois zones.

La première est exclusivement céphalique. La seconde comprend la tête et le cou; la troisième enfin se compose de la tête et du thorax, dont les épaules sont une dépendance.

Or, les deux premières zones peuvent sans difficultés pénétrer dans l'excavation, mais la troisième est trop volumineuse chez un enfant à terme pour franchir le détroit supérieur.

Quand le menton est tourné en avant, il peut se dégager sous la symphyse pubienne, sans nécessiter l'engagement de la troisième zone; mais

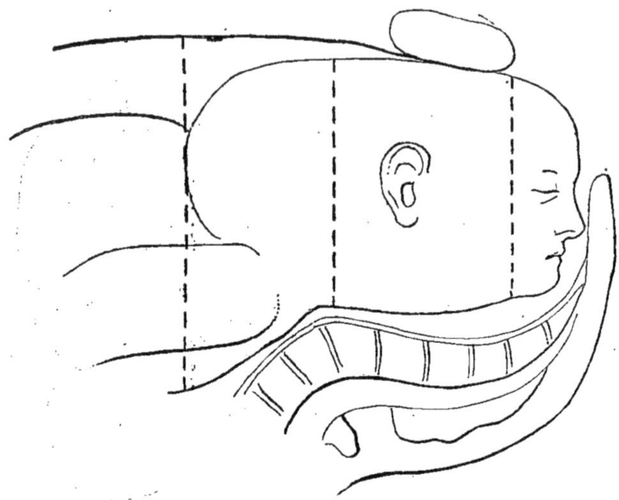

Fig. 246. — Les trois zones céphaliques de la présentation de la face.

quand il est tourné en arrière, le dégagement du menton en avant de la fourchette est impossible sans l'engagement de la troisième zone, car la distance qui sépare le thorax du menton, est bien moindre que celle qui s'étend du promontoire à la fourchette; l'accouchement est par conséquent rendu ainsi impossible.

Retenons donc cette impossibilité comme règle au point de vue pratique, tout en sachant théoriquement qu'il existe *quelques exceptions :*

Mme Lachapelle a observé le dégagement en mento-transverse, Smellie l'aurait même vu en mento-sacrée. On a aussi signalé la possibilité de transformation en sommet (après engagement), alors que le menton était en arrière; la tige occipito-mentonnière aurait pu basculer, grâce à la dépression exercée par le menton au niveau de l'échancrure sciatique (Cazeaux) ou au-dessous du grand ligament sacro-sciatique (Dubois), voir même au-dessous du coccyx (Chailly).

Ces divers cas, s'ils ne sont pas des *présentations du front en mento-postérieure,* doivent être considérés comme des anomalies peu explicables du mécanisme de la face, et rayés de la mémoire du praticien.

5° et 6°. *Rotation externe et dégagement du tronc.* — Les anomalies sont les mêmes que pour la présentation du sommet.

3° Présentation du front[1]

Je prends pour type une MIDT.

1° *Amoindrissement.* — Il ne peut être question dans la présentation du front ni de flexion, ni de déflexion, car la flexion amène la transformation en sommet et la déflexion en face.

La tête s'amoindrit uniquement par *tassement*; le résultat en est une déformation caractéristique de cette partie du corps (voir les phénomènes plastiques), qui exagère la saillie du front, et aplatit la tête de la face aux pariétaux, de manière à la transformer en une sorte de coin, dont la partie saillante est au front, et la partie épaisse à la base du crâne.

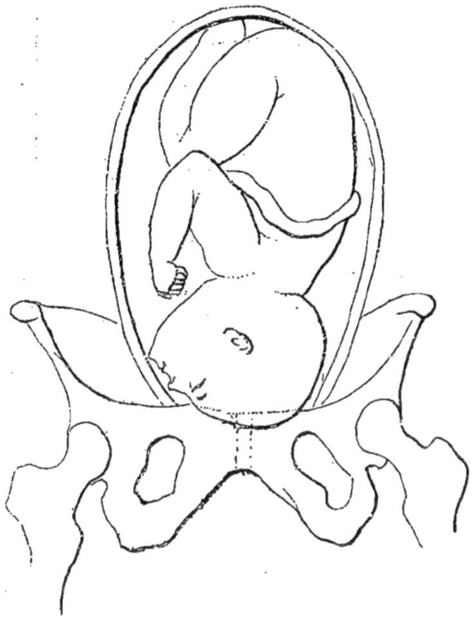

Fig. 247. — Présentation du front en MIDT.

2° *Engagement.* — La tête reste d'habitude un long temps au détroit supérieur, et s'engage encore plus tardivement que dans la présentation de la face. Hésitation heureuse de la nature, qui permet à l'accoucheur d'intervenir à ce moment et de modifier cette fâcheuse direction de l'ovoïde céphalique.

Mais s'il n'y a ni correction spontanée ni artificielle, la présentation du front persiste, la tête descend dans l'excavation, et à partir de ce moment la présentation devient à peu près définitive.

Comment le diamètre maximum de la tête ou occipito-mentonnier, qui mesure 13 1/2 *environ* (BUDIN) *et qui se trouve par la position de la tête parallèle aux plans successifs de la filière génitale, va-t-il pouvoir descendre et passer?*

Les auteurs ici ne sont pas d'accord :

MANGIAGALLI pense que les deux extrémités du diamètre ne progressent pas

[1] Cette présentation est encore niée par quelques accoucheurs qui la rangent à tort soit dans la présentation du sommet, soit dans celle de la face, en la distinguant sous le nom de variété frontale. Elle mérite une individualité nettement séparée, car elle a un mécanisme spécial et une thérapeutique distincte. (Voy. *Travaux d'obstétrique*, t. III, p. 172, où j'ai abordé en détails toutes les particularités de cette présentation.)

simultanément, que le menton s'abaisse plus que le lambda, et qu'ainsi la tige occipito-mentonnière s'incline pour passer.

Marchionneschi et Blanc donnent une explication analogue ; pour ces auteurs il y a également inclinaison de la tige occipito-mentonnière, mais en sens contraire, car ils admettent que le lambda descend avant le menton.

Entre ces deux opinions différentes quant au mode, mais d'accord sur l'existence même de l'inclinaison, j'ignore quelle est la bonne. Il est bien probable que l'un et l'autre mécanisme peuvent être observés suivant les cas, donnant successivement raison aux deux camps.

Il est même possible que le menton et le lambda descendent quelquefois ensemble et dans le même plan ; car les dimensions transversales du détroit supérieur sont suffisantes pour laisser passer un diamètre de 13 environ.

Il est également admissible que, pour cette descente, les deux extrémités de la tige occipito-mentonnière avancent par une sorte d'*oscillation alternante.* Je m'explique : quand seul, nous voulons déplacer une poutre un peu volumineuse dans une direction parallèle à celle qu'elle occupait ; nous saisissons d'abord une extrémité, et après l'avoir soulevée, la portons à quelque distance, puis soulevant l'autre nous en faisons autant ; successivement, nous allons de l'une à l'autre extrémité, jusqu'à ce que nous soyons arrivé au but désiré. Peut-être, la tige occipito-mentonnière avance-t-elle ainsi par une série d'oscillations, de mouvements de bascule ?

Quoi qu'il en soit, la tête descend lentement et péniblement, arrive au détroit moyen, le franchit ; à ce moment commence le dégagement qui sera étudié plus tard.

La hauteur de la tête sera désignée par celle des bosses frontales.

3° *Rotation interne.* — Comme dans les autres présentations de l'ovoïde céphalique, la tête se place :

Transversalement au détroit supérieur.

Obliquement dans l'excavation.

Directement au détroit moyen.

La conformation du bassin en est la cause.

Le menton dans sa descente tourne tantôt et habituellement en *avant* (mento-iliaque antérieure, mento-pubienne), tantôt et exceptionnellement en *arrière* (mento-iliaque postérieure, mento-sacrée).

Le sens de la rotation est probablement dû à la direction de la pression transmise par la colonne vertébrale ; si cette pression s'exerce vers l'occiput, l'occiput tourne en avant, si vers le menton, c'est le menton, qui vient sous la symphyse pubienne [1].

Il est possible également que dans les présentations du sommet et de la face, cette même influence puisse expliquer les anomalies de rotation de l'occiput ou du menton en arrière.

4° *Dégagement de la tête :*

a. *Dégagement en mento-pubienne.* — La tête descend petit à petit, dépri-

[1] Voir mes *Travaux d'obstétrique*, t. III, p. 177.

mant et ouvrant le plancher périnéal, par un mécanisme identique à celui des autres présentations. Le bregma reste toujours au centre du canal génital ou dans son voisinage. Les deux extrémités de la tige occipito-mentonnière occupent à peu près le même plan de la filière génitale. La descente de cette tige est synclitique.

La partie fœtale arrive enfin à la vulve et s'échappe suivant le mécanisme indiqué par le schéma 248, où la tête est représentée par un ovoïde; petite extrémité : menton; — grosse extrémité : lambda.

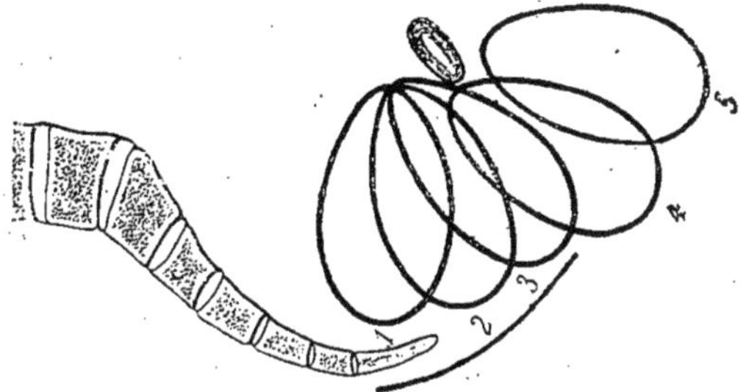

Fig. 248. — Dégagement de la tête en présentation du front : mento-pubienne.

Le bregma et la partie voisine du front se montrent d'abord au centre de la vulve, puis l'anneau vulvaire s'entrouvrant laisse à nu d'une part le front, d'autre part, une assez grande étendue des pariétaux; la racine du nez, quelquefois le maxillaire supérieur ou la bouche s'appliquent à la partie inférieure de la symphyse et autour d'une de ces régions comme charnière, s'esquisse un mouvement de flexion de la tête, qui amène la sortie du lambda et de l'occiput ; après quoi le reste de la face, c'est-à-dire tantôt le nez, la bouche et le menton, tantôt la bouche et le menton seulement, parfois même le menton uniquement (suivant la région qui a servi de charnière), se dégagent en dernier lieu.

b. *Dégagement en mento-sacrée.* — La tête, après avoir franchi le détroit moyen, continue sa descente par un mouvement synclitique analogue à celui

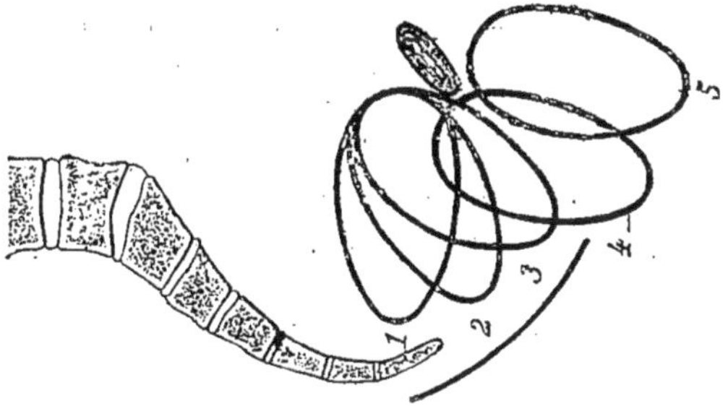

Fig. 249. — Dégagement de la tête en présentation du front : mento-sacrée.

étudié précédemment, c'est-à-dire que le menton et le lambda s'abaissant avec une rapidité inégale, se trouvent toujours dans le même plan de la filière génitale, de manière à ce que le bregma en occupe à peu près le centre.

L'occiput vient buter derrière la symphyse pubienne ; il se produit alors un mouvement de bascule, qui entraîne le menton le premier au dehors. L'occiput ne sort qu'après lui et en dernier lieu [1].

Le schéma 249 rend compte de ce mode de sortie.

5°-6° *Rotation externe et dégagement du tronc.* — Ces deux derniers temps de l'accouchement se font absolument comme dans la présentation du sommet et de la face.

DU MÉCANISME DANS CHAQUE POSITION

J'ai pris comme type de ma description une MIDT au détroit supérieur, et j'ai montré quel était ensuite le mécanisme suivant que le menton tournait en avant (MID A. MP) ou en arrière (MIDP. PS).

Les mêmes considérations s'appliquent à la position MIGT suivant que le menton tourne en avant MIGA ou en arrière MIGP ; toute nouvelle description est ici inutile.

Résumé.

Tous les auteurs, qui ont décrit la présentation du front, et qui en ont minu-

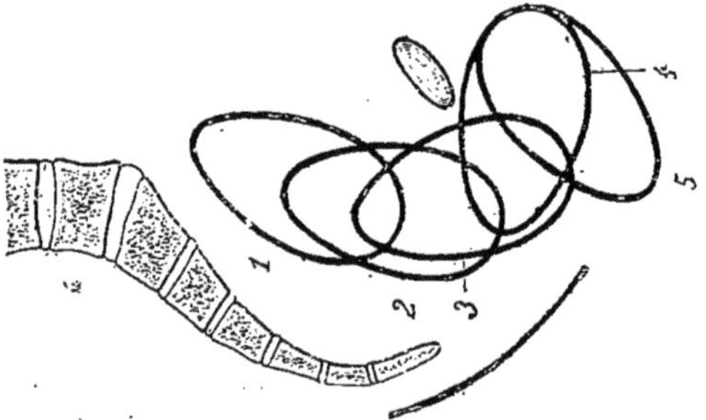

Fig. 250. — Sortie de l'ovoïde céphalique en présentation du sommet.

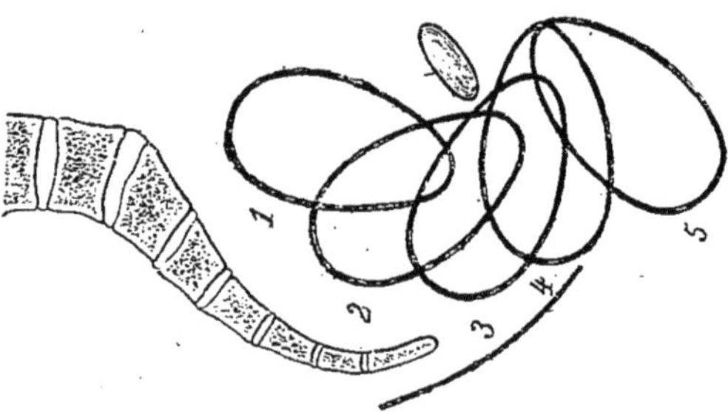

Fig. 251. — Sortie de l'ovoïde céphalique en présentation de la face.

tieusement fouillé le mécanisme, se sont efforcés de prouver l'analogie avec le mode de sortie dans les présentations du sommet et de la face. — Je ne les

[1] Le dégagement en mento-sacrée est possible en présentation du front, alors qu'il ne l'était pas avec une présentation de la face, car la déformation de la tête, en cas de front n'arrive pas à constituer les trois zones décrites page 256, et dont la troisième ne pouvait franchir le détroit supérieur.

suivrai pas dans cette démonstration. — Loin de chercher à établir une analogie, je m'attacherai à montrer les différences.

Les présentations du sommet et de la face sont, ainsi que leur mécanisme, normales, physiologiques. L'ovoïde céphalique se présente par sa grosse extrémité (sommet, fig. 250) ou par sa petite extrémité (face, fig. 251), qui descend la première dans la filière génitale, et qui la première vient s'échapper à la vulve, sortant aisément, grâce à un mouvement de bascule du reste de l'ovoïde. Tout est disposé pour favoriser et faciliter l'accouchement.

Il en est autrement dans l'accouchement par le front.

La partie fœtale, retenue au détroit supérieur, poussée, d'autre part, dans une direction vicieuse, reste intermédiaire entre la flexion et l'extension. Ce défaut devient une habitude. La tête, vigoureusement chassée par la contraction utérine, descend malgré sa situation vicieuse; elle se déforme, et ainsi mal engagée, mal dirigée, elle est obligée de sortir des organes génitaux par un mécanisme bizarre, irrégulier, nullement comparable au mécanisme normal physiologique.

La sortie du fœtus en présentation de front est un véritable tour de force de la nature. Mais ce tour de force ne réussit pas toujours, d'où les difficultés nombreuses de cet accouchement, source si fréquente de dystocie.

Il n'y a aucune *anomalie* à décrire pour le mécanisme de la présentation de front, car le mécanisme normal lui-même doit être considéré comme une anomalie de l'accouchement en général, et de la sortie de l'ovoïde céphalique en particulier.

4° Présentation du siège

Je rappelle par le schéma 252 les quatre variétés de présentation du siège. Complet; décomplété : mode des fesses, des genoux et des pieds.

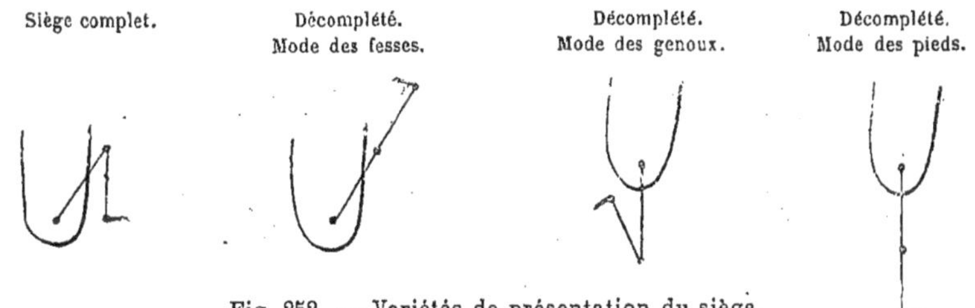

Fig. 252. — Variétés de présentation du siège.

Je prendrai pour type une présentation du siège complet en SIGA.

1° *Amoindrissement.* — L'amoindrissement se fait par pelotonnement, qui peut être comparé, malgré d'importantes différences, au tassement de la présentation du sommet. Le siège subit pendant sa descente des mouvements de flexion et extension (axe bitrochantérien) ou d'inclinaison latérale (axe sacro-pubien), analogues aux mouvements semblables de la tête, mais dont l'importance est faible. Il suffit de savoir que les deux fesses sont synclitiques au détroit supérieur, et asynclitiques au détroit moyen, l'antérieure étant la plus basse.

2° *Engagement.* — L'engagement est la descente du siège depuis le détroit supérieur jusqu'au moyen.

Quand le siège est complet l'engagement n'a lieu que pendant le travail, et encore à une époque avancée du travail, en général à la dilatation complète.

La hauteur du siège sera indiquée par celle du diamètre bitrochantérien.

3° *Rotation interne.* — C'est le diamètre bitrochantérien le plus volumineux de l'extrémité pelvienne, qui régit le mouvement de rotation. Malgré ses dimensions prédominantes, le bitrochantérien n'est pas placé transversalement au détroit supérieur, mais *obliquement;* la cause en est d'une part le dos, d'autre part les petits membres qui sont chassés par la saillie de la colonne vertébrale et empêchent ainsi l'accommodation transversale du bitrochantérien.

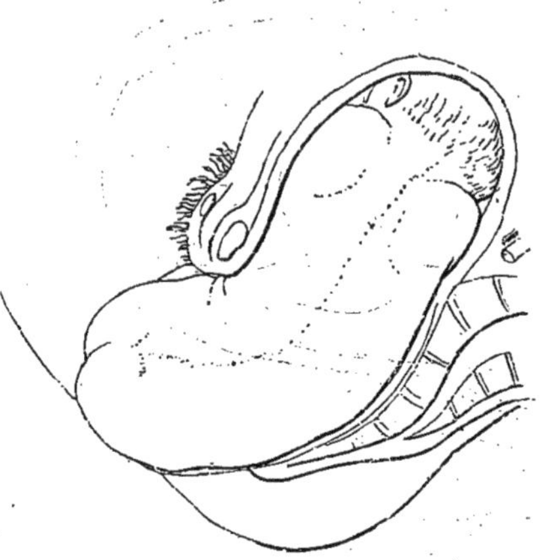

Fig. 253. — Inflexion latérale du tronc dans l'accouchement par le siège (Hodge).

Le bitrochantérien, oblique au détroit supérieur, reste oblique dans l'excavation, et se place antéro-postérieurement au détroit moyen. C'est le trochanter le plus rapproché du pubis (le gauche dans la SIGA) qui tourne en avant.

4° *Dégagement du tronc.* — Le siège avance petit à petit, poussé par la contraction utéro-abdominale. Le tronc subit une *inflexion latérale,* indiquée par la figure 253, et qui est l'analogue de la déflexion pour le sommet. La fesse *antérieure* s'échappe la *première* à la vulve, puis vient la postérieure. A l'arrivée de l'abdomen, le tronc subit un très léger mouvement de rotation qui incline un peu en avant la colonne vertébrale; ce mouvement est bientôt corrigé par la descente des épaules, qui se placent franchement dans le sens antéro-postérieur; les bras sont accolés au tronc (leur relèvement est une condition pathologique), le coude apparaît d'abord puis bientôt l'épaule, l'*antérieure* se dégage la première puis la *postérieure.*

On voit donc que *tête dernière,* les diamètres bitrochantérien et bisacromial se dégagent à la vulve par leur extrémité antérieure la première, la fesse et l'épaule antérieure sortent avant les postérieures, tandis que pour la *tête première* c'est au contraire l'extrémité postérieure du diamètre bisacromial qui passe la première (dégagement primitif de l'épaule postérieure), le dégagement pour le siège se faisant, comme dans les cas de tête dernière, par le dégagement primitif de la fesse antérieure et n'ayant d'ailleurs qu'une faible importance.

Les différentes phases de dégagement du tronc sont résumées par la figure 254.

5° *Rotation externe.* — La même raison, qui avait fait tourner la tête après son dégagement dans la présentation du sommet, amène ici la rotation du tronc.

Le corps du fœtus, comme celui de l'adulte, est fait de telle sorte que les grandes dimensions de la tête sont antéro-postérieures, alors que celles du tronc (épaules, siège) sont transversales, d'où le mouvement de rotation que nous étudions actuellement. Nous comprendrons de suite la nécessité de ce mouvement si nous examinons un enfant essayant de s'insinuer entre deux barreaux d'une grille : il engage d'abord la tête, la face regardant le sol, puis

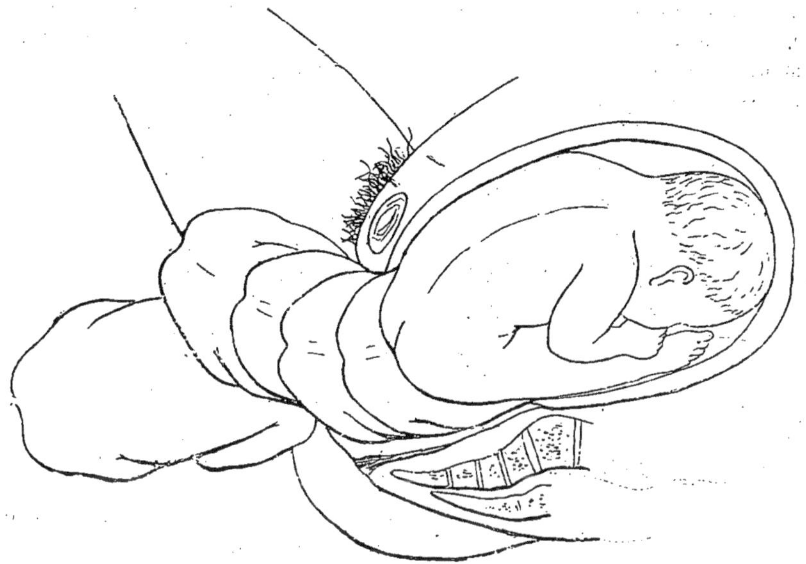

Fig. 254. — Dégagement successif du tronc (le mode des fesses est ici représenté; le dégagement est le même avec le siège complet).

pour le tronc, il met une épaule en avant, l'autre en arrière, le corps passe alors facilement si l'espace est suffisant. Cet enfant a inconsciemment accompli le mouvement de rotation qui permet l'adaptation successive de la tête et du tronc au défilé qu'il veut franchir.

La rotation externe ramène la colonne vertébrale en avant, et se fait par conséquent de telle sorte que la tête se place en occipito-pubienne. *Dernière* ou *première*, la tête se met donc en occipito-pubienne pour sortir des organes génitaux.

6° *Dégagement de la tête.* — La tête, généralement aidée par l'accoucheur dans sa sortie, se dégage par un mouvement de bascule, ou de charnière autour de la symphyse pubienne, mouvement analogue à celui qui a lieu dans la présentation du sommet, mais l'ovoïde céphalique étant placé en sens contraire, et qui amène successivement à la fourchette le menton, la bouche, le nez, les yeux, le front; après le passage des bosses frontales la tête s'échappe brusquement.

DU MÉCANISME DANS CHAQUE POSITION ET VARIÉTÉ DE PRÉSENTATION

Positions (siège complet).

SIGA a été prise précédemment comme type.

SIDA. La fesse droite tourne en avant de gauche à droite pour se placer sous le pubis. La rotation de l'occiput (5e temps) se fait toujours sous la symphyse et le dégagement en occipito-pubienne.

SIGP. La fesse gauche tourne en avant et de gauche à droite.

SIDP. La fesse droite tourne en avant et de droite à gauche.

Dans la présentation du sommet, l'occiput tourne dans le *même sens* pour les positions antérieure et postérieure d'un même côté, afin de venir se mettre sous la symphyse. Dans la présentation du siège, la rotation se fait en *sens contraire* pour les positions antérieure et postérieure d'un même côté, ainsi que cela résulte de la précédente description.

Variétés de présentation.

Siège complet, a été pris comme type du mécanisme. Tout ce qui vient d'être dit s'applique à cette variété de présentation.

Siège décomplété, mode des fesses. — L'engagement avec cette variété se fait assez souvent pendant la grossesse, différence importante avec ce qu'on observe dans la présentation du siège complet, où l'engagement n'a lieu qu'à une époque avancée du travail. Cette précocité de l'engagement est due à la diminution relative du volume pelvien, causée par le relèvement des membres inférieurs (Lefour).

Les différents temps s'exécutent comme dans la présentation du siège complet, avec cette différence que le dégagement du tronc est rendu plus difficile à cause du relèvement des membres inférieurs, qui, accolés au tronc, forment pour ainsi dire *deux attelles*, dont la rigidité empêche le mouvement d'inflexion latérale, si important pour la sortie de l'ovoïde cormique (Tarnier).

Siège décomplété, mode des genoux et des pieds. — Ces variétés ne se constituent qu'au moment de l'accouchement; elles sont secondaires. L'engagement et le dégagement se font plus rapidement pour le tronc, le volume du siège étant diminué par l'abaissement des membres pelviens; la sortie de la tête est relativement plus difficile que dans les autres variétés, parce que la dilatation des parties molles maternelles a été moins complète. La cause même qui facilite la sortie du tronc, rend plus difficile celle de la tête.

La première partie, qui apparaît à la vulve, est naturellement, suivant la variété, soit les pieds, soit les genoux.

Si nous essayons de mettre en relief la particularité de l'accouchement dans chacune de ces variétés de présentation, nous voyons :

SIÈGE COMPLET. — *Difficulté de l'engagement du tronc.*
SIÈGE, MODE DES FESSES. — *Difficulté du dégagement du tronc.*
SIÈGE, MODE DES GENOUX ET DES PIEDS. — *Difficulté du dégagement de la tête.*

Irrégularités du mécanisme.

1° *Amoindrissement.* — Le pelotonnement peut être rendu difficile par l'*éparpillement* des parties constituant le siège (complet), c'est-à-dire par l'éloignement des petits membres, que l'utérus a de la peine à réunir, à assembler pour les faire pénétrer dans le bassin.

2° *Engagement.* — L'engagement ne se fait bien au détroit supérieur, que lorsque le siège se présente en position oblique. — En sacro-pubienne ou sacrée, la présence des petits membres en arrière ou en avant le rend difficile; en sacro-transversale, le diamètre bitrochantérien franchit difficilement le promonto-pubien.

3° *Rotation interne.* — La rotation interne peut être incomplète ou exagérée ; dans l'un et l'autre cas le diamètre bitrochantérien ne correspond plus au coccy-pubien, et il en résulte un dégagement oblique. Si une anomalie de la rotation place le bitrochantérien transversalement, le dégagement se fera en cette situation.

4° *Dégagement du tronc.* — Outre les irrégularités dont il vient d'être question, on pourra observer le relèvement des bras, qui au lieu de conserver leur situation normale se placent de chaque côté de la tête, dans l'attitude du nageur qui veut plonger la tête la première. Cette complication est le résultat des tractions faites sur le tronc, et ne s'oberve pas en général quand l'accouchement est abandonné aux seules forces de la nature.

5° *Rotation externe.* — L'occiput, au lieu de tourner en avant peut rester *transversal* ou même se diriger en *arrière;* il en résulte de sérieuses difficultés pour le dégagement.

6° *Dégagement de la tête :*

Occiput transversal. — La tête sort un peu comme dans l'occipito-pubienne,

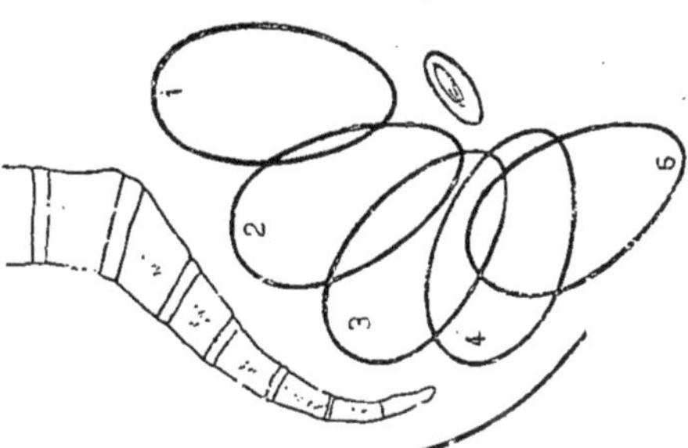

Fig. 255. — Tête dernière se dégageant en occipto-sacrée, par un mouvement de bascule postérieure. (Dégagement dos à dos.)

seulement le mouvement de charnière lieu a autour d'une des branches ischio-pubiennes, et tous les éléments de la face apparaissent successivement au point transversalement opposé de la vulve.

Occiput en arrière. Le dégagement s'exécute de deux façons :

a. Soit par un *mouvement de bascule postérieur* (fig. 255) : il se fait un mouvement de charnière autour de la fourchette, où se trouve le sillon occipito-cervical et on voit successivement apparaître à la partie antérieure de la vulve tous les éléments de la face depuis le menton jusqu'aux pariétaux :

Dégagement dos à dos : le dos de l'enfant se dirigeant vers le dos de la mère.

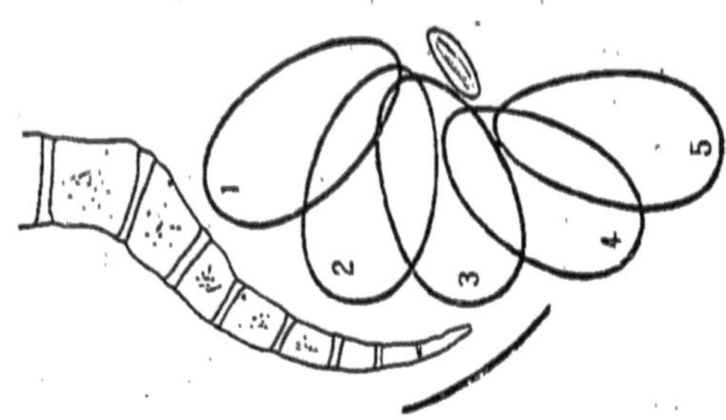

Fig. 256. — Tête dernière se dégageant en occipito-sacrée, par un mouvement de bascule antérieure. (Dégagement ventre à ventre.)

b. Soit par un *mouvement de bascule antérieur :* le menton s'accroche derrière la symphyse pubienne, la tête se défléchit progressivement, l'occiput se renverse en arrière, pénètre dans l'excavation, balaye toute la paroi postérieure du vagin, arrive à la vulve, se dégage en avant de la fourchette, où il est suivi par les pariétaux, le front; la face et le menton se dégagent ensemble en dernier lieu :

Dégagement ventre à ventre : le ventre de l'enfant se dirigeant vers celui de la mère.

5° Présentation du thorax

Dans les diverses présentations que nous avons étudiées jusqu'ici, l'accouchement peut se terminer de deux façons :

1° Soit après transformation de la présentation en une autre : sommet en front et en face, siège en sommet, etc. — Il se produit alors une véritable *mutation.*

2° Soit par un mécanisme en six temps successifs étudié, pour chacune d'elles.

Dans les présentations du thorax les choses se passent identiquement de même, l'accouchement, *quand il a lieu*, se termine :

Soit après transformation de la présentation; on dit alors qu'il y a *version spontanée.*

Soit par un mécanisme analogue à celui des autres présentations, désigné ici sous le nom d'*évolution spontanée.*

La version et l'évolution spontanées, essentiellement différentes l'une de l'autre, sont des dénominations que l'habitude a réservées aux présentations de l'épaule, mais qui n'impliquent aucun caractère spécial.

La seule particularité des présentations du thorax est de ne pouvoir dans les conditions habituelles se terminer par un accouchement spontané : *Il faut toujours intervenir quand le fœtus se présente par le thorax, sinon la femme n'accouche pas* (ou bien rarement).

La version et l'évolution spontanées doivent donc être considérées comme des exceptions, que nous devons néanmoins connaître d'autant plus qu'elles confirment les lois générales du mécanisme de l'accouchement. Leur intérêt est par conséquent plutôt théorique que pratique.

a. — Version spontanée.

OU MUTATION DE LA PRÉSENTATION

Sous l'influence de la contraction utérine, et avant l'engagement de la partie fœtale, on voit le thorax s'éloigner du détroit supérieur, et y être remplacé soit par la tête soit par le siège. La présentation du thorax est donc transformée dans le premier cas en une présentation du sommet, *version spontanée céphalique*, dans le second cas en une présentation du siège, *version spontanée pelvienne*. Ce changement plus facile pendant l'intégrité de la poche des eaux peut cependant avoir lieu après sa rupture.

L'accouchement par le sommet ou le siège se fait ensuite suivant les règles habituelles.

b. — Evolution spontanée.

OU MÉCANISME NORMAL DE L'ACCOUCHEMENT

Le dos et le sternum constituent des variétés très rares de présentations du thorax, négligeables au point de vue de l'évolution spontanée, aussi est-ce seulement la présentation de l'épaule (droite ou gauche) que j'aurai ici en vue.

Je prendrai comme type une présentation de l'épaule droite en A I D T.

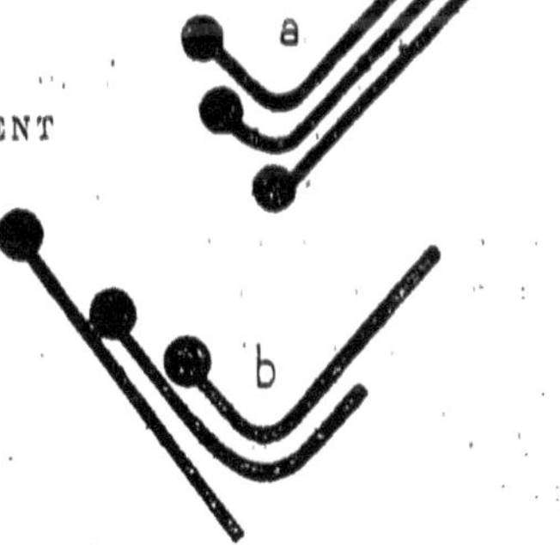

Fig. 257. — Présentation du thorax.
a, Transformation en sommet. — b., Transformation en siège.

1° *Amoindrissement.* — L'amoindrissement se fait au fur et à mesure de l'engagement. — Il a lieu par *pelotonnement* pour le membre supérieur qui se présente, et dont l'accolement au tronc devient de plus en plus intime (à moins qu'il ne soit allongé et la main à la vulve) ; — et par *tassement* de la partie fœtale, le thorax puis l'abdomen se moulant à la filière génitale pour la traverser.

2° *Engagement*. — L'épaule, qui forme la partie culminante de la présentation, descend en suivant à peu près l'axe de la filière génitale. L'épaule d'abord, ensuite le thorax et le cou pliés angulairement l'un sur l'autre,

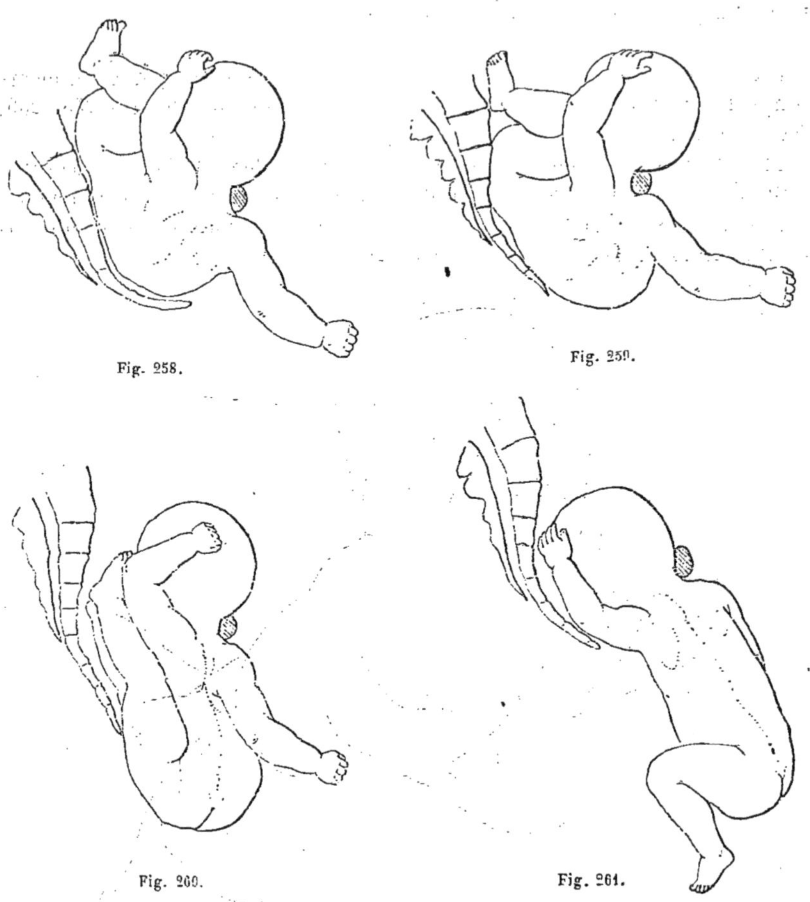

Fig. 258. Fig. 259. Fig. 260. Fig. 261.

Fig. 258 à 261. — Evolution spontanée. Différentes attitudes du fœtus pendant le dégagement successif du tronc (Spiegelberg).

s'avancent progressivement et péniblement. Ce mouvement de descente est arrêté au moment où la tête arrive au contact de la partie supérieure du pubis; nous verrons, en étudiant le 4e temps ou dégagement, par quel mécanisme continue alors la progression du fœtus.

3° *Rotation interne*. — Comme pour les autres présentations, la partie fœtale, *transversale* au détroit supérieur, se met *obliquement* dans l'excavation, et *antéro-postérieurement* au détroit moyen. La tête se place en avant de telle sorte que le cou mesure la hauteur du pubis; le tronc se dirige en arrière. Cette situation du fœtus est indispensable pour que le dégagement ait lieu, de même que la rotation du menton en avant dans les présentations de la face, car si la tête se dirigeait en arrière, le cou, moins long que la distance séparant le promontoire de la fourchette, ne permettrait jamais à l'épaule d'arriver assez loin pour rendre le dégagement possible.

4° *Dégagement du tronc.* — Ce 4e temps est le plus intéressant et en même temps le plus difficile de l'évolution spontanée. Les quatre figures 258, 259, 260 et 261 le feront mieux comprendre que toute description.

Le fœtus devient d'abord bossu (bosse latérale) (258), la bosse s'accentue (259). Le fœtus est bientôt plié en deux (260), et enfin le siège continuant à descendre, pendant que la tête est restée immobile depuis le début du dégagement, la sortie du tronc se complète (261).

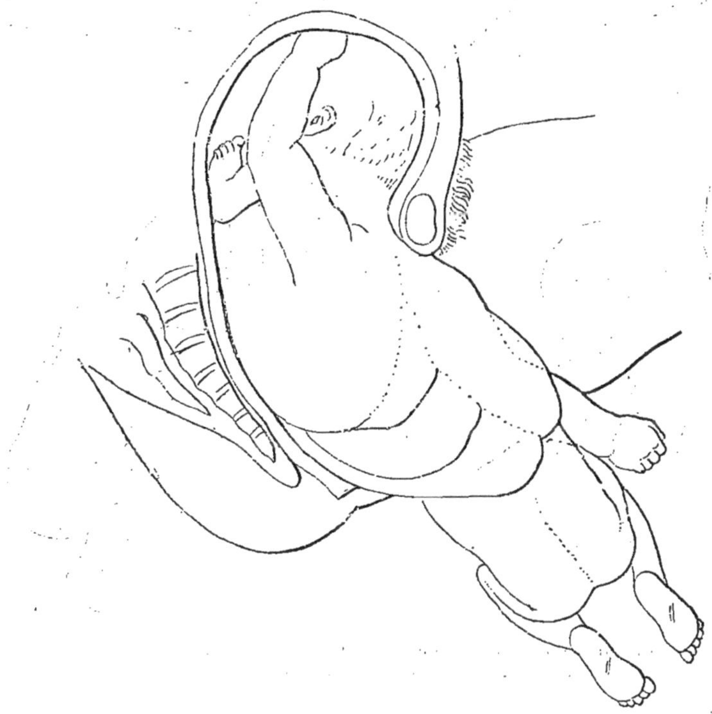

Fig. 262. — Evolution spontanée. Dégagement successif du tronc.

Cette sortie successive du tronc est synthétisée dans la figure 262, analogue à celle qui a été donnée pour les autres présentations.

Supposons une tige flexible dont l'extrémité terminale (tête) est fixée au pubis, et dont l'autre extrémité poussée par la main s'avance en se fléchissant à travers la filière pelvienne (fig. 263). L'angle de flexion occupe un point différent de la tige (*a*, *b*, *c*, *d*), à mesure que la descente s'opère (en *e*, la sortie est complète). Le dégagement du tronc dans l'évolution spontanée s'accomplit d'une manière analogue.

5°-6° *Rotation externe et dégagement de la tête.* — Les deux derniers temps de l'accouchement s'accomplissent identiquement comme dans la présentation du siège.

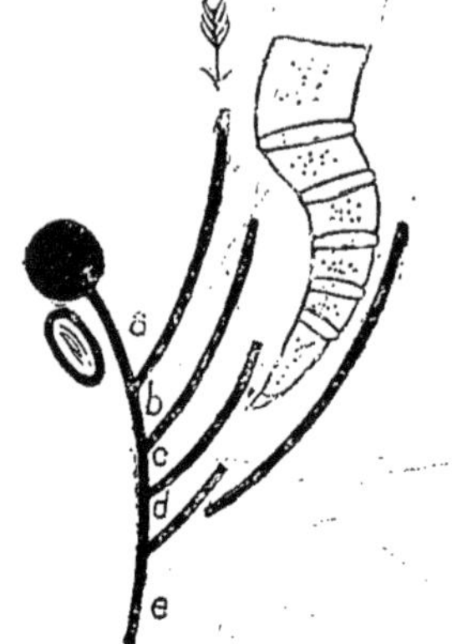

Fig. 263. — Schéma du dégagement du tronc dans l'évolution spontanée.

Mécanisme dans chaque variété de présentation et de position.

Quelle que soit la variété de présentation, épaule droite ou gauche, et de position AIDT ou AIGT, le mécanisme est analogue, la rotation se fait toujours de manière que la tête et le cou tournent en avant, et le dégagement a lieu par une sorte de *déroulement* du tronc semblable à celui qui vient d'être décrit.

Irrégularités du mécanisme.

Le mécanisme de l'évolution spontanée étant relativement très rare, plus rares encore sont à plus forte raison les anomalies. Une seule mérite d'être signalée, c'est la *sortie du fœtus plié en deux*, comme avec la présentation de l'abdomen (fig. 264).

L'évolution spontanée, qui constitue l'accouchement normal dans la présentation de l'épaule, ne s'observe que rarement *à terme*, dans environ 1/20 des cas abandonnés aux seules ressources de la nature, et quand il a lieu, sauf de bien rares exceptions, l'enfant succombe pendant le travail.

D'autre part, la version spontanée céphalique ou pelvienne, qui peut permettre la naissance d'un enfant vivant, n'existe guère que dans 1/40 des cas environ.

L'accoucheur, qui à terme abandonnerait à la nature l'accouchement en présentation de l'épaule, s'exposerait donc à voir cet accouchement ne pas avoir lieu dans les 37/40 des cas, et n'aurait un enfant vivant que dans 1/40 des cas environ.

C'est dire qu'on doit toujours intervenir dans ces présentations. Nous verrons comment à un chapitre ultérieur.

6° Présentation de l'abdomen [1]

Quand un enfant se présente par l'abdomen, quelle que soit la variété (lombes, flancs droit ou gauche, ombilic), *l'accouchement spontané à terme est impossible.*

[1] Voir mon mémoire sur la présentation de l'abdomen, *Travaux d'obstétrique.* t. III, p. 112.

Toutefois, avec un fœtus particulièrement souple, mort déjà depuis un certain temps, ou avant terme, il est admissible que le fœtus sorte *conduplicato corpore*, le corps plié en deux, comme l'indique la figure 264, mécanisme de sortie analogue à celui qu'on peut voir également dans quelques cas de présentation du thorax.

Dans la présentation de l'abdomen, encore plus si c'est possible que dans celle du thorax, l'indication de l'intervention est absolue.

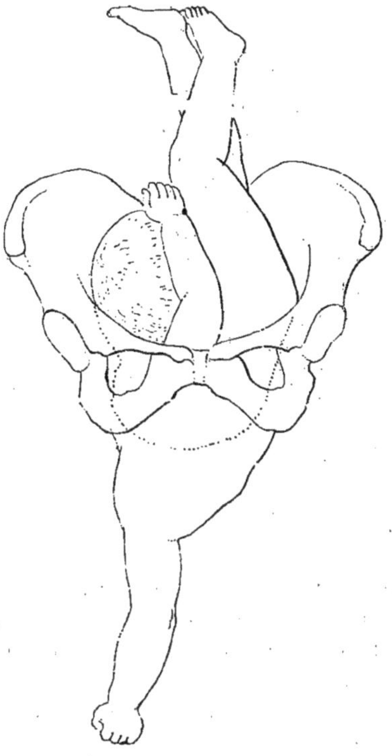

Fig. 264. — Sortie du fœtus plié en deux (conduplicato corpore) (Kleimvachter).

A. — SYNTHÈSE DU MÉCANISME DE L'ACCOUCHEMENT

Si on a bien compris l'analyse des différents mécanismes précédemment exposés, on a vu que pour chacun des deux ovoïdes fœtaux (tête, tronc), il y avait quatre temps :

Amoindrissement, — *Engagement*, — *Rotation*, — *Dégagement*.

Cependant l'ensemble de l'accouchement ne comprend que 6 temps et non 8, c'est que les deux premiers temps pour le passage du deuxième ovoïde se confondent avec les deux derniers temps destinés au passage du premier, ainsi que le fait comprendre le tableau suivant :

	PREMIER OVOÏDE	DEUXIÈME OVOÏDE
1er Temps.	AMOINDRISSEMENT	
2e —	ENGAGEMENT	
3e —	ROTATION	AMOINDRISSEMENT
4e —	DÉGAGEMENT	ENGAGEMENT
5e —		ROTATION
6e —		DÉGAGEMENT

On voit que la rotation du 1er ovoïde se confond avec l'amoindrissement du second, et le dégagement du 1er ovoïde avec l'engagement du second.

La chose est également vraie, quel que soit celui des deux ovoïdes qui se présente le premier.

Ces divisions sont commodes pour l'exposition du mécanisme de l'accouchement, et leur apparence mathématique ne peut que séduire le débutant, mais quand on passe de la théorie à la pratique, on s'aperçoit bientôt combien elles sont factices.

En effet, l'amoindrissement, l'engagement et la rotation ne sont pas *successifs*, mais *simultanés;* ils commencent tous les trois au détroit supérieur pour finir au détroit moyen.

La clinique nous montre qu'il n'y a pas *quatre* temps pour la sortie de chaque ovoïde fœtal, mais seulement *deux :* le premier d'*engagement* ou de *trajet osseux*, le second de *dégagement* ou de *trajet musculaire*.

Pendant l'engagement, le fœtus *s'amoindrit* et *s'accommode*.

Il *s'amoindrit :* 1° par *tassement* ou *pelotonnement;* 2° par *déflexion ou flexion* (important pour le sommet, négligeable pour le tronc); 3° par *inclinaison latérale.*

Il *s'accommode :* en subissant le *mouvement de rotation* que nous avons suivi en détail.

Pendant le dégagement, le fœtus *s'accommode* à la direction du canal génital, et dans ce but, la *tête* tantôt se défléchit (sommet), tantôt se fléchit (face), le *tronc* s'incline latéralement.

De telle sorte que le mécanisme de sortie de chacun des deux ovoïdes peut se résumer dans le tableau suivant.

I. *Engagement. — Traversée osseuse.*

1° Amoindrissement : **1° Par tassement ou pelotonnement;**
2° Par flexion ou extension;
3° Par inclinaison latérale.

2° Accommodation : **Par rotation.**

II. *Dégagement. — Traversée musculaire.*

1° Par flexion ou extension (tête); **2° Par inclinaison latérale** (tronc).

L'accouchement total ou des deux ovoïdes comprend successivement :

1° *Engagement du premier ovoïde;*
2° *Dégagement du premier ovoïde;*
3° *Engagement du deuxième ovoïde* (dont le début se confond avec le dégagement du premier ovoïde et dont la fin, isolée, se manifeste par la rotation externe, 5° temps).
4° *Dégagement du deuxième ovoïde.*

Il serait donc plus clinique de ne décrire que quatre temps dans le mécanisme de l'accouchement. — A l'avenir de conclure.

B. — INFLUENCE DE L'ACCOUCHEMENT SUR LA MÈRE ET L'ENFANT

1° Influence sur la mère

Système nerveux. — Il existe souvent un état d'inquiétude et d'anxiété très marqué, parfois un véritable délire passager et sans importance.

Crampes fréquentes dans les membres inférieurs, dues à la compression des nerfs obturateur et grand sciatique (branches d'origine).

Calorification. — Élévation de la température de quelques dixièmes de degrés, mais pas de fièvre à l'état normal.

Respiration. — Accélérée, entrecoupée par les cris et les plaintes.

Digestion. — Vomissements fréquents pendant le cours du travail, il semble que les contractions de l'utérus provoquent celles de l'estomac; quelquefois le travail commence par une véritable indigestion, dont le médecin doit savoir discerner la cause. Aussitôt que les douleurs deviennent intenses la femme éprouve un véritable dégoût pour les aliments et boissons, et mieux vaut prescrire la diète, car souvent l'ingestion des liquides ou solides provoque les vomissements.

2° INFLUENCE SUR L'ENFANT

Il a déjà été question de l'influence de la contraction utérine sur la circulation fœtale (voir page 165).

La respiration pulmonaire n'existe, on le sait, qu'après la naissance; cependant d'une façon exceptionnelle, quand la circulation est gênée, et que, après la rupture de la poche des eaux, une certaine quantité d'air a pénétré dans la cavité ovulaire, une respiration plus ou moins complète peut se faire et l'enfant pousser des cris, qui arrivent étouffés à l'oreille de l'accoucheur, cris qu'on désigne sous le nom de *vagissement intra-utérin*. Quelques observations, rares il est vrai, prouvent la réalité de ce singulier phénomène.

L'influence la plus intéressante de l'accouchement sur le fœtus consiste dans les diverses déformations qu'il produit, et qu'on désigne sous le nom de *phénomènes plastiques*.

Phénomènes plastiques

Les phénomènes plastiques sont de deux sortes : les uns amenant une *déformation des parties molles*, et produisant la *bosse séro-sanguine ;* les autres s'adressant au *squelette* et caractérisés par une *déformation osseuse.*

1° BOSSE SÉRO-SANGUINE

Sur la partie fœtale laissée à nu par la dilatation du col utérin se forme, dans le tissu cellulaire sous-cutané, une infiltration séro-sanguine, qu'on désigne sous le nom de bosse séro-sanguine (caput succedaneum).

La peau à ce niveau présente une couleur parfois rose, le plus souvent violacée et assez nettement circonscrite, qui, jointe à l'empâtement du tissu sous-jacent, permet après la naissance un diagnostic facile.

Quelquefois il existe des phlyctènes cutanées et plus profondément de la congestion soit du périoste, soit aussi de la pie-mère et du cerveau s'il s'agit de la tête.

Le mécanisme par lequel se produit la bosse séro-sanguine n'est autre que celui de la *ventouse :* un vide relatif existe en effet au niveau de la région fœtale découverte par l'orifice utérin, où la pression exercée par la contraction de l'organe gestateur ne se fait pas sentir, et dont l'effet est celui d'une *ventouse indirecte.*

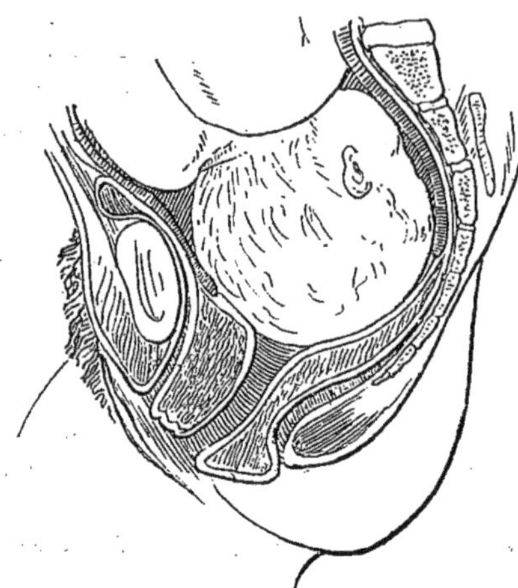

Fig. 265. — Formation de la bosse séro-sanguine.

La bosse séro-sanguine se forme pendant la dilatation au niveau de l'ouverture du col, et pendant l'expulsion au niveau de la partie libre du canal génital.

On a dit que les deux conditions essentielles pour la production de la bosse séro-sanguine étaient la *vie du fœtus* et la *rupture de la poche des eaux.* Mais il est démontré, qu'avec des fœtus morts et même macérés, une infiltration locale des tissus, analogue à celle de la bosse séro-sanguine, est possible ; d'autre part sa formation a également été observée avec des membranes intactes mais suffisamment extensibles (Budin)[1].

Le siège de la bosse séro-sanguine varie naturellement avec la présentation et la position du fœtus. Elle varie également avec les changements dans la situation de la partie fœtale, amenés par le cours du travail. C'est ainsi, que dans un accouchement la bosse séro-sanguine, qui se forme à la vulve, si la tête y séjourne longtemps, n'aura pas le même siège que celle constituée au niveau du détroit moyen. On comprend par cet aperçu que dans le cas de travail pénible une série de bosses séro-sanguines puisse ainsi se superposer avec des limites légèrement différentes.

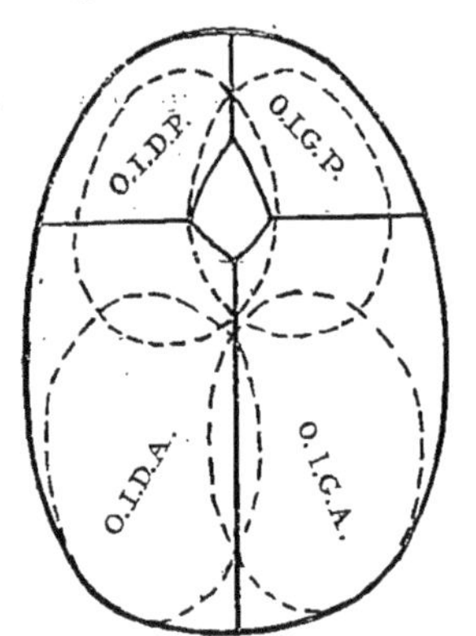

Fig. 266. — Sommet ; différents sièges de la bosse séro-sanguine suivant la position.

La bosse séro-sanguine, dont la saillie est d'autant plus marquée que l'accouchement et surtout la période d'expulsion ont été plus prolongés, gêne souvent l'accoucheur pour pratiquer le toucher ; l'infiltration dissimulant les caractères distinctifs de la partie fœtale qui se présente.

Par contre elle peut après la naissance servir à l'accoucheur pour établir le *diagnostic rétrospectif de la présentation et même de la position.* L'existence en effet de la bosse séro-sanguine sur un point du corps est la marque

[1] Voir thèse Martellière. Paris 1879.

indéniable de la présentation. En outre dans certaines présentations, celles par exemple du sommet, le siège de l'infiltration peut souvent faire présumer la position. En effet, étant donnée la courbe antérieure du canal génital, la bosse séro-sanguine siégera comme l'indique la figure 265 à la partie de la tête située en bas et en avant, or il suffit de méditer sur la situation de la tête dans les différentes positions pour comprendre que dans chacune d'elles le siège de la bosse séro-sanguine sera celui indiqué par le schéma 266.

Dans l' OIDP, la bosse séro-sanguine est à *gauche* et en *avant*
OIDA, — *gauche* et en *arrière*.
OIGP, — *droite* et en *avant*.
OIGA, — *droite* et en *arrière*.

On remarquera que les deux termes désignant le nom de la position sont juste opposés à ceux indiquant le siège de la bosse séro-sanguine. Ex. : OI, *droite postérieure*, bosse séro-sanguine à *gauche* et en *avant*.

Quand par l'examen du sommet on voudra faire le diagnostic rétrospectif de la position, il suffira donc de prendre les deux termes contraires à ceux indiquant le siège de la bosse séro-sanguine. Si par exemple l'infiltration siège à *droite* et en *avant*, nous en concluons à une position *gauche* et *postérieure* du sommet : OIGP.

Ce diagnostic ne peut évidemment être qu'approximatif.

Les deux principales affections, susceptibles dans la présentation du sommet d'être confondues avec la bosse séro-sanguine, sont le *céphalématome* et *l'encéphalocèle*. Voici les caractères différentiels de ces trois affections :

BOSSE SÉRO-SANGUINE	CÉPHALÉMATOME	ENCÉPHALOCÈLE
1. *Apparition pendant accouchement.*	1. *Apparition après accouchement.*	1. *Apparition avant accouchement.*
2. *Pas de bord net.*	2. *Nettement circonscrit par un bourrelet dur.*	2. *Sort d'une ouverture nettement délimitée.*
3. *A cheval sur suture.*	3. *Ne couvre jamais une suture.*	3. *Occupe une suture.*
4. *Peau ecchymotique.*	4. *Peau normale.*	4. *Peau normale.*
5. *Conserve l'empreinte du doigt. — Pas de fluctuation.*	5. *Tumeur dépressible et fluctuante.*	5. *Tumeur pulsatile et fluctuante.*

La bosse séro-sanguine n'a d'autre inconvénient que celui de déformer la région fœtale sur laquelle elle siège. Dans certaines présentations, la face par exemple, les tissus mous sont tellement tuméfiés et violacés, que l'enfant paraît hideux, monstrueux ; il sera sage aux médecins de prévenir les intéressés avant l'expulsion de ne pas s'effrayer au moment de la naissance.

Les complications sont exceptionnelles, cependant la rupture de phlyctènes peut être la source d'érysipèle ; on a noté la gangrène du scrotum (Mme LACHAPELLE).

En trois ou quatre jours la bosse séro-sanguine disparaît, et ne demande aucun traitement spécial.

2° DÉFORMATIONS OSSEUSES

En dehors des attitudes spéciales, qu'une présentation peut imprimer à la partie fœtale, par exemple les petits membres pelviens qui restent relevés quelque temps après la naissance en cas de siège mode des fesses, le squelette n'est modifié qu'au niveau de la tête :

Les pariétaux cheminent l'un sur l'autre (sommet : l'antérieur passe sur le postérieur, l'occiput et les frontaux s'enfoncent sous les pariétaux). Le résultat général de ce chevauchement et de la déformation de chaque os en particulier, joint à la bosse séro-sanguine, est un changement dans la configuration générale de la tête, indiqué par les figures ci-jointes :

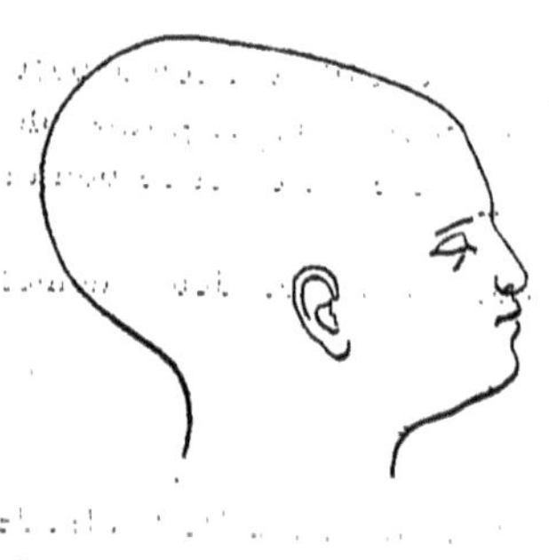

Fig. 267. — Forme de la tête expulsée en présentation du sommet occipito-antérieure gauche ou droite (Tarnier).

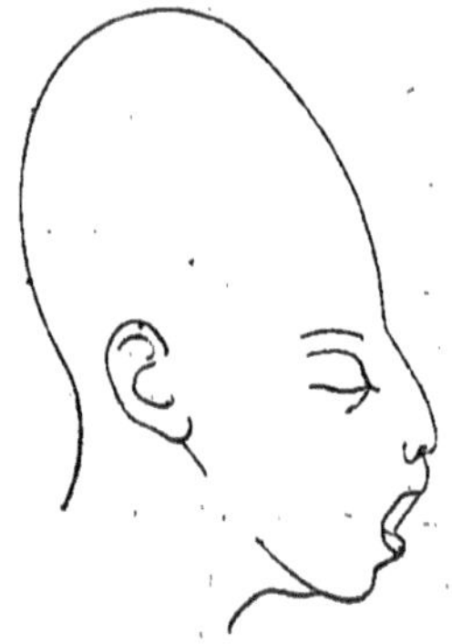

Fig. 268. — Forme de la tête expulsée en présentation du sommet occipito-postérieure gauche ou droite (Tarnier).

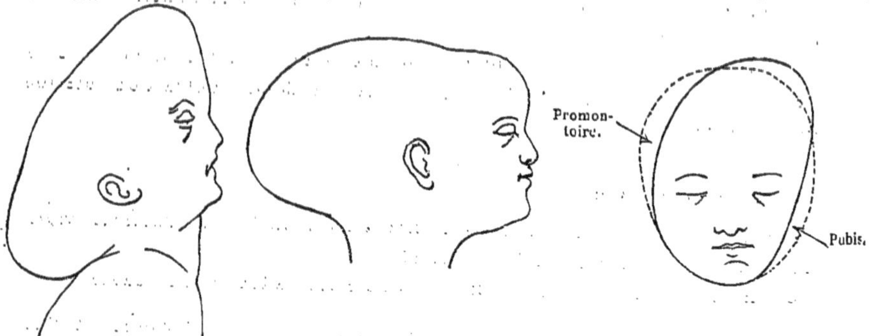

Fig. 269. — Forme de la tête expulsée en présentation du front. (Tarnier).

Fig. 270.— Forme de la tête expulsée en présentation de la face (Saxinger).

Fig. 271. — Déformation de la tête expulsée dernière.

Enfin dans certains cas de présentation du siège, où l'extraction de la tête dernière a été pénible, on note (fig. 271) une sorte d'asymétrie de la face ; le côté postérieur, c'est-à-dire celui qui se trouvait au contact du promontoire, étant plus bas que l'antérieur, ce qui est dû probablement à la pression combinée du promontoire et du pubis[1].

C. — CAUSES DE L'ACCOUCHEMENT

SOMMAIRE

Quand une locomotive se met en marche, il y a deux causes à son départ, l'une est la vapeur qui, pressant le piston, fait marcher les roues (cause efficiente), l'autre le mécanicien qui ouvre à la vapeur l'accès du corps de pompe (cause déterminante).

Nous trouvons dans la production de l'accouchement les deux mêmes ordres de causes : *efficientes* et *déterminantes.*

1° Causes efficientes.

Autrefois on supposait que le fœtus sortait de l'utérus comme le poulet de l'œuf. Le fœtus était actif, la mère passive. Théorie insoutenable, il suffit de mentionner l'expulsion d'enfants morts et macérés.

Le fœtus est au contraire essentiellement passif pendant l'accouchement, et la cause efficiente de la naissance de l'enfant est la *contraction utérine* aidée par celle de l'abdomen.

Les quelques cas d'accouchement spontané, observés après la mort de la mère, témoignent simplement de la persistance de la contraction utérine après la cessation de la vie.

2° Causes déterminantes.

Pourquoi l'utérus entre-t-il en contraction à la fin du neuvième mois, époque du terme normal de la grossesse?

Le *fœtus*, les *membranes* et l'*utérus* ont été tour à tour mis en cause.

a. Fœtus. — Toute entrave à la physiologie fœtale déterminerait l'accouchement. Les opinions toutefois varient sur la source de cette entrave; je cite les principales :

Distension de l'intestin par le méconium, et de la vessie par l'urine.

[1] Voir pour plus amples explications mes *Travaux d'obstétrique*, t. III, p. 49.

Insuffisance de la circulation par le rétrécissement progressif du trou de Botal.

Gêne pour l'accomplissement des mouvements fœtaux, l'utérus devenant relativement trop petit.

Insuffisance de la nutrition du fœtus, alors qu'il a acquis tout son développement intra-utérin.

Il est possible que l'accouchement ait pour heureux effet de remédier à ces différentes gênes fonctionnelles, mais on ne conçoit pas comment elles seraient susceptibles d'être la cause déterminante du travail.

b. Membranes. — Au terme de la grossesse la caduque dégénérée est séparée de l'utérus sur une assez grande étendue ; l'œuf arrive ainsi à former un corps étranger intra-utérin et produit de la sorte l'apparition du travail (SIMPSON).

Il est certain que tout corps étranger au contact de la surface interne de l'utérus amène des contractions plus ou moins vives, mais on conçoit mal pourquoi, la séparation de l'œuf et de l'utérus se faisant progressivement pendant les trois derniers mois de la grossesse, et le décollement allant de l'orifice interne vers le fond de l'organe gestateur, le travail survient exactement à la fin du neuvième mois, et non à une époque plus avancée.

D'autre part dans les cas d'adhérences pathologiques des membranes, les femmes ne devraient jamais entrer en travail.

Les membranes pas plus que le fœtus ne pouvant nous fournir la cause déterminante de l'accouchement, nous allons la demander à l'utérus lui-même.

c. Utérus. — On a cherché la cause déterminante soit dans la circulation de l'utérus, soit dans la fibre musculaire même de cet organe.

CIRCULATION. — Deux théories :

Théorie de l'asphyxie utérine. — Comme tous les muscles de la vie organique, l'utérus est très sensible au contact de l'acide carbonique, or la stase des derniers temps de la grossesse favorise l'accumulation de cet acide, d'où pour BROWN-SÉQUARD la production du travail. — Le principe de cette explication est vrai, mais cette asphyxie locale étant progressive, on comprend mal comment elle devient, juste au terme normal de la grossesse, suffisante pour produire l'accouchement.

Théorie de la dixième époque menstruelle. — Tous les mois pendant la grossesse, à l'époque correspondant aux règles se produit une congestion génitale, qui favorise la contraction utérine, et expose la femme à l'avortement, or la dixième époque menstruelle réveillant l'utérus somnolent serait pour TYLER SMITH le point de départ du travail.

Cette théorie ne peut être admissible, car souvent l'époque de l'accouchement ne coïncide pas avec celle de la dixième époque menstruelle.

FIBRE MUSCULAIRE. — Deux théories :

Théorie de la maturité de la fibre utérine. — CHAUSSIER a admis que la fibre utérine aboutit progressivement à une sorte de maturité, qui la rend apte à se contracter énergiquement, et qui, survenant au terme de neuf mois, amène à ce moment l'accouchement. — Pure hypothèse, que rien ne justifie.

Théorie de l'irritabilité de la fibre utérine. — L'irritabilité utérine, somnolente pendant tout le cours de la grossesse, où elle ne se révèle que par des contractions peu énergiques, se manifesterait dans toute son énergie au terme de la gestation, mise en éveil soit par la *distension du corps*, soit par celle du *col* de l'utérus :

a. *Distension du corps utérin.* — Cette théorie émise par MAURICEAU, a été soutenue par POWER et dans ces derniers temps par GARIMOND [1]. L'utérus, de même que la vessie et le rectum, se contracterait, alors qu'il est distendu au maximum, et l'accouchement se produirait ainsi par un mécanisme analogue à celui de la défécation et de la miction.

Cette analogie séduisante au premier abord, ne peut satisfaire l'esprit à un examen attentif ; car la miction se fait à des intervalles variables suivant les personnes, il en est de même de la défécation, à moins que l'habitude n'ait établi une régularité factice. Or si l'accouchement avait lieu par un mécanisme semblable, le moment de sa production devrait être également variable et se montrer tantôt à sept, huit, neuf ou dix mois.

D'autre part la même femme accouche à terme d'un seul fœtus (grossesse simple) et de deux fœtus (grossesse gemellaire); or dans ce second cas, l'utérus étant beaucoup plus distendu que dans le premier, l'accouchement, si la distension était bien la cause déterminante principale du travail, aurait dû se produire plus tôt.

Enfin dans la grossesse extra-utérine, quoique le fœtus soit en dehors de l'utérus, on voit au terme normal de la grossesse survenir un pseudo-travail, qui ne peut être expliqué par la distension de l'utérus, le contenu faisant défaut — cependant je n'insiste pas sur cette objection, les contractions utérines douloureuses, qui surviennent à ce moment, pouvant être attribuées au détachement de fragments de caduque.

b. *Distension du col utérin.* — D'après LEVRET, le col s'effaçant dans les derniers temps de la grossesse, les contractions utérines du travail surviendraient, alors que l'effacement étant complet, l'orifice externe commence à s'ouvrir.

Mais cette théorie ne saurait être admise, car le plus souvent le col ne s'efface pas pendant la grossesse, mais seulement au début du travail (voir page 216).

En résumé dans toutes les théories qui précèdent, nous trouvons des influences qui peuvent nous expliquer l'apparition du travail, mais aucune d'elles ne nous démontre clairement pourquoi ce travail se produit régulièrement au terme normal de la grossesse, c'est-à-dire à la fin du neuvième mois. De telle sorte que nous ne sommes guère plus avancés qu'au temps d'AVICENNE, qui se contentait comme cause déterminante de l'intervention divine : « Au temps voulu l'accouchement se fait par la grâce de Dieu. »

[1] Auvard. *Travaux d'obstétrique*, t. I, p. 414.

D. — DIAGNOSTIC DE L'ACCOUCHEMENT

SOMMAIRE

1° *Diagnostic du travail.*
3 éléments de diagnostic.
2° *Diagnostic des présentations et positions.*
Sommet, face, front, siège, thorax, abdomen.

Quand un médecin est appelé auprès d'une femme ayant une grossesse normale et souffrant de douleurs abdominales intermittentes, il doit surtout résoudre les deux questions suivantes :

1° Cette femme est-elle en travail ?

2° Quelles sont les présentation et position du fœtus?

1° DIAGNOSTIC DU TRAVAIL

Le TRAVAIL *est l'ensemble des modifications* AIGUËS, *qui se produisent du côté de l'organisme maternel, pour amener* A BREF DÉLAI, *la naissance de l'enfant.*

Au point de vue pratique c'est *l'imminence de l'expulsion fœtale.* En effet, quand nous sommes appelés auprès d'une femme supposée en travail, nous voulons savoir si elle accouchera ou non dans un court espace de temps, afin de décider si nous resterons ou non auprès d'elle pour l'assister au moment de l'expulsion.

Or il n'est point de diagnostic qui expose davantage à l'erreur que celui-ci : De temps en temps on voit un accoucheur expérimenté, appelé auprès d'une multipare qui se croit en travail, se prononcer pour la négative, s'en aller ; une demi-heure ou une heure après, l'enfant est né. — Autre méprise : l'accoucheur annonce à une femme qu'elle sera délivrée dans quelques heures, il reste auprès d'elle ; au bout de douze heures ou vingt-quatre heures il est obligé de la quitter car l'accouchement n'a pas avancé, et ce n'est que quelques jours plus tard, parfois deux semaines, un mois, que l'expulsion a lieu.

Ces erreurs souvent inévitables sont dues :

1° A la difficulté de préciser le début du travail ;

2° A la rapidité parfois excessive de l'accouchement ;

3° A l'arrêt et à la rétrocession possible du travail.

Le travail d'après les uns commence avec les contractions utérines douloureuses, alors que suivant l'expression vulgaire la femme est *en douleurs ;* mais certaines femmes accouchent sans souffrir, quelques-unes souffrent au contraire pendant tout le dernier mois de leur grossesse ; ce criterium est donc mauvais. — D'après les autres, qui font de travail synonyme d'ouverture du col (effacement et dilatation), il débute à l'effacement du col ; c'est là certainement un élément précieux d'appréciation, mais auquel on ne peut pleinement se fier, car quelques femmes ont le col effacé dans les derniers temps de la grossesse sans cependant être en travail.

Le travail, en effet, est l'ensemble de modifications AIGUËS *qui se produisent du côté de l'organisme maternel pour amener à* BREF DÉLAI *la naissance de l'enfant. Or toute femme, qui pendant les deux ou trois dernières semaines de la grossesse, sans contractions utérines franchement douloureuses, a néanmoins le col effacé, n'est pas une femme en travail.*

Il ne faut pas enlever au mot *travail* sa signification d'expulsion prochaine sans quoi il perd tout intérêt pratique et tombe dans le domaine théorique.

On voit combien est ardue la fixation du début du travail; et on le comprend facilement en réfléchissant qu'entre la grossesse et l'accouchement il n'y a pas de limite brusque, mathématique, pas plus qu'au point de vue de la température entre le printemps et l'été.

Il importe cependant, au milieu de ces difficultés, de rechercher les éléments sur lesquels nous pourrons baser le diagnostic du travail. Ils sont au nombre de trois :

Contractions utérines douloureuses;
Ouverture du col;
Glaires.

Les *contractions utérines* n'indiquent le travail que lorsqu'elles sont franchement *douloureuses;* la douleur étant la mesure de leur énergie. Surtout ne pas confondre les coliques utérines avec toutes les autres coliques (vésicales, intestinales, néphrétiques, hépatiques), qui peuvent se produirent dans l'abdomen.

L'*ouverture du col* comprend l'effacement et la dilatation de l'orifice externe. Or quand, après l'effacement, la dilatation a atteint deux travers de doigt ou davantage, le diagnostic travail n'est plus douteux; en deçà au contraire et en particulier pendant l'effacement, il devra être prudent. Deux examens successifs à une demi-heure d'intervalle seront nécessaires pour montrer, si l'ouverture est *progressive* ou *stationnaire :* si progressive, le diagnostic travail sera émis, si stationnaire, il devra être réservé. Quand plusieurs examens du col ne révèlent aucune modification, on peut en conclure, au cas où les douleurs utérines seraient nulles ou peu énergiques, et le vagin non imbibé de glaires, à l'absence ou à l'arrêt du travail.

Les *glaires*, dont l'écoulement indique à la fois l'ouverture du col utérin et l'énergie de la contraction utérine, sont également un bon signe de travail. Un doigt exercé reconnaîtra sans peine cet écoulement à la facilité qu'il amène dans la pratique du toucher; cette sensation a plus de valeur que les renseignements souvent peu précis, fournis par la femme sur l'émission du liquide en question.

Quand ces trois signes : contractions utérines douloureuses, ouverture progressive du col, et enfin glaires, sont réunis, le diagnostic du travail est facile, et peut être porté sans hésitation.

Mais souvent l'un d'eux fait défaut : par exemple les contractions utérines restent indolores, ou l'ouverture utérine ne progresse pas. En pareil cas, le diagnostic travail sera encore porté, quand les deux signes existants sont nets et caractéristiques.

Enfin deux signes peuvent manquer, un seul persiste pour nous permettre d'établir le diagnostic travail, c'est par exemple l'ouverture *progressive* du col avec absence de douleurs ou de glaires; le diagnostic travail doit encore être porté quand ce signe unique, isolé ne laisse grâce à sa netteté aucun doute dans l'esprit. On dira donc une femme en travail, quand on constatera :

1° Soit des contractions utérines franchement douloureuses;

2° Soit une ouverture progressive du col (effacement ou dilatation au début), ou avec un col effacé une dilatation de deux travers de doigt au minimum;

3° Soit enfin un écoulement de glaires assez abondant et continu[1].

2° DIAGNOSTIC DES PRÉSENTATIONS ET POSITIONS

Le diagnostic de la présentation et de la position du fœtus se fait à l'aide du *palper*, de l'*auscultation* et du *toucher;* l'interrogatoire et l'inspection ne fournissant à cet égard que des renseignements sans importance.

Nous avons déjà vu, à propos de la grossesse, comment le palper et l'auscultation peuvent conduire au diagnostic des présentation et position fœtales; nous avons également vu les renseignements fournis par le toucher avant l'ouverture du col, il nous reste ici à étudier le *toucher après l'ouverture du col,* alors que directement ou à travers la poche des eaux, le doigt peut explorer la partie fœtale.

Toucher, après l'ouverture du col.

1. Sommet.

a. **Présentation.** — Partie fœtale, dure, arrondie, égale. Sutures et fontanelles. Le lambda est plus rapproché de l'axe génital que le bregma; dans le cas contraire, la présentation serait celle du front, ou tendrait à le devenir.

b. **Position.** — La position sera déterminée par la direction de la suture sagittale, le lambda indiquant la situation de l'occiput.

c. **Causes d'erreur.**

1° *Vices d'ossification. Fontanelle accessoire obélique.* — La fontanelle accessoire obélique n'a que deux sutures aboutissantes, et ne sera confondue ni avec le lambda qui en a trois, ni avec le bregma qui en a quatre.

2° *La fontanelle astérique,* dans le cas d'inclinaison de la tête, peut être prise pour le lambda, car ces deux fontanelles ont trois sutures aboutissantes. La fontanelle astérique se reconnaîtra à la saillie de l'astérion, et au voisinage de l'oreille. Si cela est possible, il sera prudent, pour compléter le diagnostic, d'explorer le bregma et le lambda.

3° Si, une *bosse séro-sanguine* volumineuse empêche de sentir les détails de la tête, on ira à la recherche d'une oreille, le plus souvent de l'antérieure, qui est la plus accessible. Par la direction du pavillon, qu'un

[1] Ne pas confondre l'écoulement de glaires avec celui de liquide amniotique, l'un muqueux, l'autre franchement liquide; l'un indiquant le travail, l'autre n'impliquant nullement son existence.

peu d'exercice fera reconnaître facilement, on saura deviner la situation de l'occiput, tourné du même côté que le bord saillant de l'oreille.

4° En cas de *malformation céphalique* (anencéphalie, etc.), le toucher *manuel* permettant d'arriver jusqu'à la face, et au besoin jusque sur le tronc du fœtus, renseignera sur la situation de l'enfant

2. Face.

a. Présentation. — Sensations très spéciales fournies : par la bouche (bords saillants des maxillaires, langue, frein de la langue), le nez (double ouverture des narines, comme les deux orifices d'un fusil de chasse), les yeux (recouverts des paupières dont on sent nettement le bord libre).

b. Position.— L'exploration des organes précédents permettrait, au cas où on ne pourrait arriver sur le menton, de deviner sa situation, et par conséquent de déterminer la position fœtale.

c. Causes d'erreur.

1° *Confusion des sillons interjugal et interfessier*, qui peut avoir lieu, alors que les joues sont considérablement tuméfiées. Distinction par les organes contenus au fond du sillon.

2° *Confusion de la bouche avec l'anus.*—Dans la bouche on sent les rebords alvéolaires des maxillaires, la langue et le frein de la langue; rien de semblable dans l'anus. De plus, dans ce dernier cas, le doigt revient souillé de méconium (méprise classique du professeur qui, ayant diagnostiqué une présentation de la face, disait avoir nettement senti la bouche, retira, au milieu de l'hilarité des élèves, son doigt couvert de méconium; le diagnostic était écrit au bout du doigt).

3. Front.

a. Présentation. — Caractères analogues à ceux du sommet (mais avec lambda non ou difficilement accessible), de plus on peut souvent arriver jusqu'aux arcades orbitaires jusqu'aux yeux et même jusqu'au nez. Il y a présentation du front, quand le bregma et la partie voisine du front correspondent au centre de la filière génitale.

b. Position. — Après l'exploration du bregma d'une part, et du lambda ou du haut de la face d'autre part, on peut diagnostiquer la situation de la tête, et dire par conséquent la position.

c. Causes d'erreur. — Les mêmes que pour la présentation du sommet.

4. Siège.

a. Présentation.

Siège complet. — Fesses, pieds, crête sacrée, coccyx, anus, organes génitaux externes : — *masculins :* raphé médian périnéal donnant la sensation d'un fil tendu, scrotum et testicules, verge. — *Féminins :* bourrelets constitués par les grandes lèvres, caractères surtout négatifs.

Siège décompleté mode des fesses. — Mêmes caractères que les précédents, moins les pieds.

Siège décomplété mode des genoux. — Les deux petits cylindres constitués par les deux segments du membre inférieur, viennent se réunir angulairement. Rotule possible à sentir (?). En remontant le long des cuisses, on arrive jusqu'au siège, dont les caractères plus nets éclairent le diagnostic.

Siège décomplété mode des pieds. — On ne peut sentir que les pieds. Le toucher manuel, seul, permettrait d'arriver au siège.

b. Position. — Quelle que soit la variété de présentation, la position ne peut être nettement déterminée que lorsqu'on sent l'anus et le coccyx ou la crête sacrée voisine. A l'aide de ce double renseignement, on reconnaît et précise la position du siège.

c. Causes d'erreur.— Je ne reviens pas sur celles qui ont été déjà mentionnées à propos de la face.

Genou.— Confusion avec *coude*. Caractères distinctifs : rotule, volume différent des deux parties fœtales, et surtout l'exploration des régions voisines : thorax (pour le coude), siège (pour le genou).

Pied. — Confusion avec *main*. Doigts plus grands qu'orteils; se méfier des orteils, qui paraissent relativement longs au toucher. Pouce nettement séparable des autres doigts, ce qui n'a pas lieu pour le gros orteil. Saillie du talon, au voisinage des malléoles, rien de semblable à la main.

5. THORAX.

a. Présentation. — *Gril costal caractéristique.*

Variété dorsale. — On peut sentir la saillie des apophyses épineuses.

Variété sternale. — Quadrilatère sternal interrompant le gril costal.

Variété des épaules. — Saillie de l'épaule et de l'acromion, omoplate d'un côté, clavicule de l'autre (le diagnostic de l'épaule droite ou gauche sera fait avec celui de la position).

b. Position. — Dans les variétés dorsale et sternale, la position ne pourra guère être reconnue que par le toucher manuel ou à l'aide du palper, permettant de déterminer la situation du fœtus, mais le plus souvent, on aura à faire ce diagnostic dans la variété des épaules de beaucoup la plus fréquente.

Pour reconnaître la présentation de l'épaule et sa position, il y a, comme l'a indiqué M. PAJOT, trois éléments auxquels il faut avoir recours, et dont deux doivent être nettement déterminés. Il en est de la présentation de l'épaule comme d'un triangle, dont il suffit de connaître deux angles, pour être renseigné sur le troisième, et en même temps sur tout le triangle.

Ces trois éléments, sont :

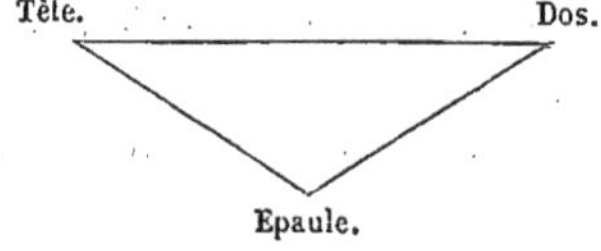

Quand on connaît la situation du dos et de la tête, on sait quelle est l'épaule qui se présente, et la position du fœtus. — Quand on connaît la situation du dos et l'épaule qui se présente, on sait la situation de la tête. — Quand on connaît la situation de la tête et l'épaule qui se présente, on sait la position du dos.

Comment, par le toucher, peut-on arriver à la détermination des deux inconnues ? Deux cas sont à distinguer :

1° *La poche des eaux est intacte*.— On se renseignera d'abord sur la *situation de la tête* par la direction du creux de l'aisselle; si le creux de l'aisselle s'ouvre vers le côté droit, la tête est à gauche et réciproquement; — puis sur la *situation du dos*, en recherchant l'omoplate ou la clavicule, la première étant placée du même côté que le dos, la seconde du côté opposé. Ces deux éléments, *dos* et *tête* étant connus, *nous nous mettons par la pensée à la place du fœtus*, et pouvons ainsi déterminer la présentation et la position.

2° *La poche des eaux est rompue*. — On peut attirer le bras au dehors s'il n'est déjà tombé spontanément. La main est à la vulve ; on reconnaîtra, par *superposition de sa propre main sur celle du fœtus*[1], si c'est la main gauche ou droite. Par la main, on connaît naturellement le nom de l'*épaule* (droite ou gauche) à laquelle elle appartient. On recherchera, en second lieu la *situation de la tête*, comme tout à l'heure par l'exploration du creux de l'aisselle. *Epaule et tête* nous étant connues, nous sommes au courant de la présentation et de la position.

Il est évident que le *palper* sera d'un grand secours pour la détermination des deux éléments destinés à faire connaître la présentation et la position, et que dans beaucoup de cas, il pourra même à lui seul conduire au diagnostic, à plus forte raison, l'aider et le compléter dans les circonstances difficiles.

c. Causes d'erreur.

Procidence d'un pied, faisant croire à tort à la présentation du siège. L'exploration attentive de toute la partie fœtale qui se présente, fera éviter la confusion.

Main procidente, avec une présentation autre que celle de l'épaule, pourrait à tort faire croire à cette présentation. Quand la main est à la vulve ou au dehors, le doute n'est guère possible, car une présentation de l'épaule, peut seule permettre un abaissement aussi considérable de la main ; mais si cette petite extrémité est plus élevée, l'exploration détaillée et étendue de la partie fœtale, à l'aide du toucher, sera nécessaire pour renseigner sur la véritable présentation.

6. Abdomen.

a. Présentation. — *Mollesse caractéristique de l'abdomen.*

Variété de l'ombilic. — Insertion du cordon ombilical, parfois dissimulée par l'interposition des petits membres fœtaux.

Variété des flancs. — Voisinage du gril costal, et de la crête iliaque.

[1] La main droite peut seule, en effet, se superposer à la main droite, et la gauche à la gauche. Tous les autres moyens donnés pour reconnaîre le côté de la main du fœtus, sont inutiles ; je les omets volontairement.

Variété des lombes. — Tige résistante, avec saillie des apophyses épineuses, coupant en deux les tissus mous qui composent l'abdomen.

b. **Position.** — Le diagnostic se fera d'une façon analogue à celle indiquée pour le thorax, on déterminera, soit par le toucher *manuel*, soit par le palper, la situation du dos et de la tête. On arrivera ainsi au diagnostic de la position en même temps que de la variété de présentation.

c. **Causes d'erreur.** — La mollesse de la paroi abdominale pourra faire croire à l'existence d'une poche des eaux épaisse. L'insertion du cordon, et au besoin le toucher manuel, permettant d'arriver directement sur une partie fœtale facilement appréciable, feront éviter la confusion.

E. — DURÉE DE L'ACCOUCHEMENT

La durée de l'accouchement est très variable, cependant on peut, en *dehors de toute cause de dystocie*, la fixer, en la faisant partir des premières douleurs sérieuses, et non des quelques coliques légères qui durent quelquefois 1, 2, 3 heures et même davantage au début:

A 12 heures, une demi-journée, chez les primipares;

A 6 heures, un quart de journée, chez les multipares.

La période d'ouverture du col occupe environ les 5/6 de ce temps, et l'expulsion 1/6.

Les accouchements antérieurs peuvent renseigner sur la rapidité des ultérieurs, car toutes choses égales d'ailleurs la durée de l'acccouchement reste proportionnellement semblable chez la même femme.

L'*hérédité* joue également un rôle intéressant, l'étude d'un certain nombre de cas m'a en effet amené à formuler la loi suivante [1] : *La durée de l'accouchement est, en l'absence de toute cause de dystocie, analogue à celle des accouchements de la mère, ou de la grand'mère paternelle, suivant la ressemblance physique de cette femme avec sa mère ou avec son père.*

L'accouchement en cas d'obésité est en général plus long qu'à l'état normal [2].

La question de la durée présumable de l'accouchement est une de celles qu'on pose le plus souvent au médecin, surtout pendant le travail. Les réponses devront être très circonspectes, car cette durée étant très variable, les erreurs sont fréquentes, et une délivrance, qui dépasse le temps prévu, jette l'inquiétude dans l'entourage de la parturiente.

PRONOSTIC DE L'ACCOUCHEMENT

Le pronostic de l'accouchement dépend pour la mère et pour l'enfant de

[1] *Travaux d'obstétrique*, t. I, p. 437.

[2] *Id.*, t. II, p. 74.

conditions trop multiples, pour qu'il soit possible d'en tracer ici plus qu'une esquisse.

A. — Mère.

Le pronostic pour la mère dépend :

1° *De la présentation et de la position de l'enfant.* — *plus une présentation est fréquente, meilleur est son pronostic.* — Quant à ce qui concerne les présentations de l'ovoïde céphalique les positions antérieures sont plus favorables que les postérieures, à cause de la plus grande facilité de la rotation interne (3e temps).

2° *Des particularités de la grossesse ou de l'accouchement.* — Gémellité. — Hydramnios. — Insertion vicieuse de placenta. — Déchirures du col, du périnée, etc. — Toute complication assombrit le pronostic.

3° *Du milieu dans lequel la femme accouche.* — Autrefois, avant l'antisepsie, l'hôpital était un déplorable milieu pour la parturiente, à tel point que P. Dubois avait dit non sans apparence de raison, qu'il valait mieux pour une femme accoucher dans la rue que dans une maternité. Aujourd'hui ces craintes ne sont plus fondées car la mortalité puerpérale est moindre à l'hôpital qu'en ville, à la condition d'éviter tout contact avec des maladies contagieuses (diphtérie, fièvres éruptives, érysipèle, plaies gangreneuses ou présentant une abondante suppuration, etc.).

4° *De la personne, qui prête son assistance.* — Les principales qualités de l'accoucheur ou de la sage-femme sont : *propreté, science, patience* (Lepage). Nombre de complications proviennent simplement des infractions à l'antisepsie, de l'ignorance, et d'une trop grande hâte conduisant à une intervention intempestive. Soyons donc en obstétrique, *propres*, *instruits*, *patients.*

B. — Enfant.

Le pronostic pour l'enfant dépend :

1° *De la présention et de la position.*

a. — Mortalité fœtale suivant les diverses présentations

(en dehors de toute cause de dystocie, autre que celle créée par la présentation).

Ovoïde céphalique.		*Ovoïde cormique.*	
1° Sommet	$\frac{1}{100}$	1° Siège	$\frac{1}{10}$
2° Face	$\frac{1}{20}$	2° Thorax	$\frac{1}{2}$
3° Front[1]	$\frac{1}{2}$	3° Abdomen	?

Les présentations étant inscrites dans chaque colonne par ordre de fréquence décroissante, on peut dire que, pour un même ovoïde, *plus une présentation est fréquente, meilleur est son pronostic.*

D'autre part, en laissant de côté le front et l'abdomen, on voit qu'il meurt 10 fois plus d'enfants dans les présentations de l'ovoïde cormique, que dans les correspondantes de l'ovoïde céphalique.

[1] Il n'est question que des présentations du front définitives et non des temporaires.

Pour chaque ovoïde l'ordre de gravité croissante est le suivant :

Présentation de la grosse extrémité;
Présentation de la petite extrémité;
Présentation de la partie intermédiaire.

La gravité relative de la présentation de la face vient de la facilité avec laquelle les vaisseaux du cou sont comprimés pendant l'accouchement, grâce à l'extension de la tête; il en résulte de fréquentes hémorrhagies cérébrales. D'autre part le cordon, quand il est pincé entre l'occiput et le rachis subit une interruption complète dans sa circulation, d'où la mort de l'enfant.

Le siège a un mauvais pronostic pour d'autres motifs, dont le principal est la compression du cordon entre la tête et la paroi génitale maternelle. En effet, dans une présentation de la tête, le second ovoïde ou cormique peut sans inconvénient sortir lentement, car la circulation funiculaire continue pendant ce temps; mais dans une présentation où la tête s'échappe dernière, il n'en est plus de même; la raison en est que le cordon étant inséré sur le premier ovoïde, aussitôt sa sortie la circulation est interrompue, et si l'expulsion tarde à se faire, le fœtus succombe asphyxié. — Enfin, autre cause se rattachant à la précédente : la dystocie pour la sortie de l'ovoïde céphalique est bien plus fréquente que pour celle de l'ovoïde cormique.

Le danger de la présentation du front résulte des difficultés dans le mécanisme de l'accouchement.

Quand au thorax et à l'abdomen, sauf quelques exceptions pour le thorax, l'accouchement est impossible, et le pronostic dépend surtout de l'intervention.

b. Pronostic suivant la variété de présentation et de position :

Sommet. — Les occipito-postérieures sont plus graves que les antérieures.

Face. Front. — Les mento-postérieures sont également plus graves que les antérieures.

Siège. — Le siège décomplété mode des fesses est d'un plus mauvais pronostic que les autres variétés de présentation, à cause de la difficulté du dégagement et de l'intervention, quand elle est nécessaire. La position n'a qu'une faible importance.

Thorax. Abdomen. — Les dorso-antérieures sont plus favorables, quand il faut pratiquer la version, et les postérieures, au contraire, quand il s'agit de l'embryotomie.

2° *Du volume et du nombre des enfants.*

Plus l'enfant est volumineux, plus les chances de dystocie grandissent. Plus il y a d'enfants dans la cavité utérine, plus défavorable devient le pronostic pour chacun d'eux.

3° *De la conformation de la femme.*

4° *Des complications de la grossesse et de l'accouchement.*

5° *De la personne qui prête son assistance*, comme pour la mère.

F. — CONDUITE A TENIR PENDANT L'ACCOUCHEMENT

SOMMAIRE

1° Conduite à tenir pendant l'accouchement en général.

A. — PRÉPARATIFS

Chambre. — Lit. — Objets de toilette. — Médicaments. — Préparatifs pour l'enfant. — Trousse de l'accoucheur. — Garde.

Chambre. — Il faudra éviter l'encombrement dans la chambre de la parturiente. Faire enlever les tentures inutiles, les vieux tapis, qui constituent autant de réceptacles à microbes. — Cette chambre devra pouvoir être chauffée pendant l'accouchement et maintenue à la température de 18°, afin d'éviter les refroidissements auxquels est exposée la femme découverte.

Lit. — Autrefois on se servait pour l'accouchement d'un lit spécial (*lit de misère, lit de travail*), qui d'habitude n'était autre chose qu'un lit de sangle. Ce lit spécial est en général abandonné, à cause de l'exiguïté des appartements à la ville, puis pour éviter de transporter la femme délivrée, ce qui

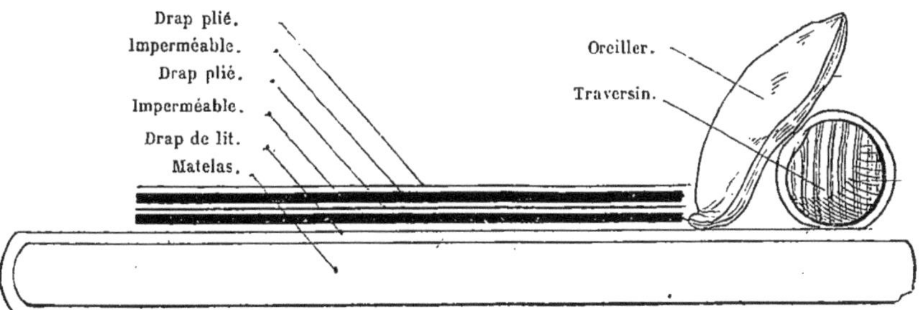

Fig. 272. — Lit préparé pour l'accouchement.

l'expose aux hémorrhagies et syncopes. D'autre part, le lit ordinaire est bien plus spacieux et commode pour l'accouchement, et avec la *garniture*, qui va être indiquée, ne risque en aucune façon d'être détérioré.

On place (fig. 272) sur le drap recouvrant le matelas un imperméable (toile cirée ou en caoutchouc) ayant la largeur transversale du lit, et longue de 1m50 environ; au-dessus un drap plié en deux ou en quatre. Puis un nouvel imperméable, soit toile analogue à la première, soit 2 ou 3 doubles de papier d'emballage (papier goudronné) ou simplement des journaux en assez grand nombre; enfin un drap plié en deux ou en quatre comme le précédent. Ces draps seront fixés au matelas à l'aide d'épingles de nourrice.

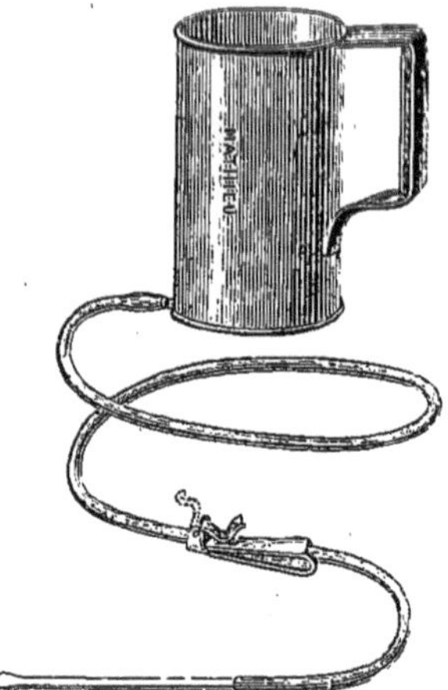

Fig. 273. — Injecteur vaginal en métal nickelé.
Tube en caoutchouc. — Canule vaginale en verre.

La première garniture sera enlevée après la délivrance, et la seconde laissée pendant le postpartum. On se contente de changer le drap qui recouvre la toile cirée, quand il est souillé.

Objets de toilette. — Un injecteur vaginal est indispensable. Le plus simple est le meilleur; tous les appareils à pompe et à soupape sont mauvais, à cause de la faible sécurité qu'ils offrent au point de vue antiseptique.

Je me sers le plus volontiers de l'injecteur représenté par la figure 273, en métal nickelé, ce qui le rend inaltérable au contact des solutions de sublimé.

On aura deux canules en verre à ouverture terminale unique.

Un bassin rond en faïence, dit *bassin de malade*, est également indispensable pour glisser sous le siège de la patiente, afin de recueillir les liquides des lavages vulvo-vaginaux, et aussi pour la miction et la défécation pendant les suites de couches.

Coton hydrophile (deux kilog.) pour la toilette au lieu d'éponge, et pour appliquer sur le vulve pendant le postpartum.

Médicaments. — Quinze jours ou un mois avant l'accouchement il faudra prescrire les médicaments suivants.

1° Liqueur de Van Swieten (solution de bichlorure de mercure à 1/1000) : 2 litres (pour l'antisepsie des organes génitaux *avant* l'accouchement et pour celle des mains de l'accoucheur et des instruments).

2° Solution :

Acide phénique.........	40 gr.
Alcool..................	40 gr.
Essence de thym........	1 gr.

Trois flacons semblables.

Mettre un flacon dans deux litres d'eau préalablement bouillie, ce qui donne une solution d'acide phénique à 1/50. (Pour l'antisepsie génitale après l'accouchement et pendant le postpartum. Employer pour les injections vaginales et les lavages vulvaires, cette solution phénique à 1/50, en y ajoutant la quantité d'eau bouillante nécessaire pour la tiédir à la température préférée par la femme.)

3° Vaseline boriquée à 4 p. 100 : cinquante grammes.

4° Seigle ergoté, soit en poudre, soit en solution d'ergotine (Yvon) ou d'ergotinine (Tanret) : une dizaine de grammes.

5° Chloroforme cinquante grammes. Au cas où la malade devra être anesthésiée, ou si on craint quelque complication.

6° Ether sulfurique : quarante grammes (pour injection sous-cutanée en cas de syncope, et d'hémorrhagie abondante).

7° Solution de chlorhydrate de cocaïne au 1/20, dix grammes (pour appliquer sur la vulve pendant l'expulsion, ou mieux après l'accouchement pour calmer les douleurs vives causées par la distension vulvaire et les nombreux traumas existant à ce niveau.

Préparatifs pour l'enfant. — Layette, contenant tous les vêtements nécessaires au nouveau-né, et à laquelle devront être jointes deux bandes, l'une de toile, l'autre de flanelle, ainsi qu'une petite pièce de vieille toile destinée au pansement du cordon. — Deux fils solides, ou deux petites ficelles pour la ligature du cordon. — Un tube Chaussier pour la respiration artificielle en cas de mort apparente (ce tube doit faire partie de la trousse de l'accoucheur). Une grande cuvette, bain de pieds, ou petite baignoire, pour laver l'enfant après la naissance.

Trousse de l'accoucheur. — Une trousse obstétricale doit se composer : d'un forceps; — d'une sonde utérine; — d'une sonde vésicale en métal ou mieux en caoutchouc; — d'un tube Chaussier pour l'insufflation; — d'aiguilles et fils pour suturer au besoin le périnée; — de ciseaux ordinaires; — de deux bistouris, l'un pointu, l'autre boutonné; — de six pinces hémostatiques; — d'un sthéthoscope obstétrical; — d'un spéculum (utilité contestable); — d'une seringue de Pravaz.

Il sera bon d'y joindre deux flacons l'un de chloroforme, l'autre de solution d'ergotine pour le cas d'urgence.

En vue d'une hémorrhagie grave je conseille également d'y ajouter deux rouleaux de gaze iodoformée, deux pinces à griffe, une pince à pansement, pour le tamponnement intra-utérin.

Enfin pour le cas d'embryotomie, il sera nécessaire d'avoir des ciseaux de Dubois, et un embryotome céphalique. (Voir à cet égard le chapitre *Embryotomie.*)

Garde. — Il est bon, et prudent qu'une garde, ou mieux une sage-femme soit placée auprès de la malade dès le début de l'accouchement, et l'assiste pendant le postpartum, pour seconder le médecin et procéder régulièrement aux toilettes génitales.

B. — CONDUITE A TENIR PENDANT L'ACCOUCHEMENT

Période d'ouverture du col. — Période d'expulsion. — Ligature du cordon et délivrance.

Période d'ouverture du col. — Au début du travail, faire administrer un lavement simple ou glycériné, afin que le rectum soit libre pendant la période d'expulsion.

Toutes les trois ou quatre heures pratiquer un savonnage de la vulve suivie d'une injection vaginale avec la liqueur de Van Swieten au quart (bichlorure de mercure à 1/4000)[1] tiède, à la dose d'un litre, et avoir soin surtout pour la première injection de faire ce lavage aussi complet que possible, en frottant

[1] La liqueur de Van Swieten ne doit jamais être employée quand il y a albuminurie, et doit être remplacée par l'acide phénique ou un autre antiseptique

les parois vaginales et cervicales avec le doigt, ou mieux en se servant du doigtier irrigateur que j'ai préconisé à cet effet (fig. 274).

Cette toilette génitale doit être faite par l'accoucheur lui-même, car de l'asepsie des organes génitaux dépend la marche normale du postpartum.

Ces lavages précédant l'accouchement sont bien plus importants que ceux pratiqués après, alors que toute la filière génitale est couverte de traumas et que l'absorption de l'élément infectieux a déjà pu se faire.

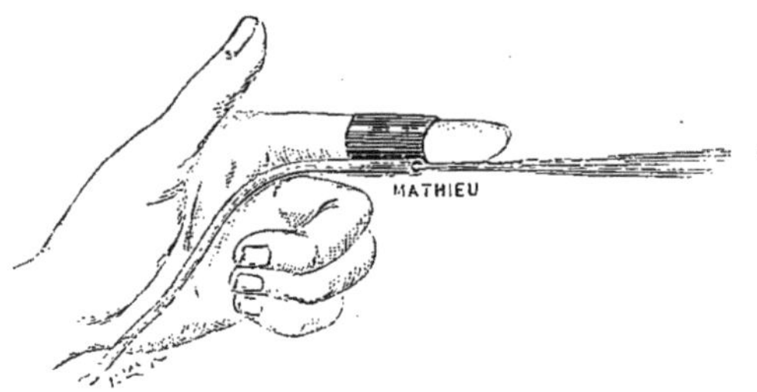

Fig. 274. — Doigtier irrigateur.

On surveillera la réplétion vésicale, et au cas où la miction serait impossible spontanément, on pratiquerait le cathétérisme, car exceptionnellement on a pu voir des ruptures de la vessie par surdistension (Ramsbotham, deux cas).

Se garder de toute manœuvre ayant pour but de hâter la dilatation, manœuvres fort en honneur autrefois sous le nom de *petit travail*, et dont l'effet ne peut être que pernicieux, en irritant les parties génitales maternelles.

Pendant la période d'ouverture du col, la parturiente, à moins de conditions spéciales qui nécessitent le décubitus horizontal (présentation dystocique, hémorrhagie, rupture prématurée de la poche des eaux, etc.), peut à volonté rester étendue, assise, ou se promener.

Période d'expulsion. Pendant la fin de la période de dilatation, mais surtout pendant la période d'expulsion, il importe d'ausculter tous les quarts d'heure les bruits du cœur fœtal, de manière à intervenir si leur fréquence exagérée ou leur ralentissement (en dehors des contractions utérines) faisaient craindre pour la vie de l'enfant. L'auscultation sera même plus fréquente, si on a quelque sujet d'inquiétude.

La parturiente, à partir de la dilatation complète, devra rester étendue sur son lit, dans la position qui lui agréera le mieux.

Aussitôt que la tête apparaît à la vulve (primipares) ou est à son voisinage (multipares), on fera placer la femme soit dans la *position latérale* (voir page 176), soit plutôt dans la *position dorsale*, ainsi qu'on le pratique dans la plupart des pays, sauf en Angleterre et en quelques régions des Etats-Unis; le siège est élevé à l'aide d'un coussin[1] (fig. 275), les jambes fléchies et écar-

[1] Le meilleur et plus simple procédé pour tenir le siège élevé consiste à prendre un livre in-quarto comme on en rencontre dans la plupart des familles de la ville, ou sinon

tées. Deux personnes donnent la main à la parturiente pour lui fournir un point d'appui dans ses efforts; l'accoucheur soutient le périnée et surveille la sortie de l'enfant, qui doit être aussi lente que possible. La *lenteur du dégagement est la clef de l'intégrité maternelle.* La tête ou d'une façon générale la partie fœtale doit autant que possible être amenée au travers de l'orifice vulvaire dans l'intervalle de deux contractions; il faut à ce moment engager

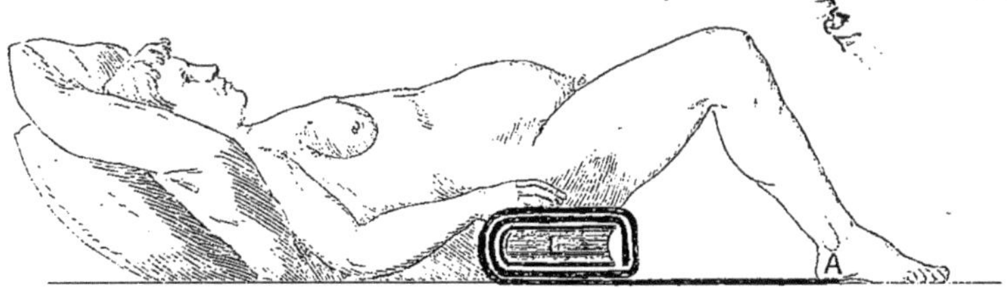

Fig. 275. — Siège soulevé pour faciliter l'expulsion.

L, livre; — A, drap entourant le livre et correspondant par son extrémité libre aux talons de la femme.

vivement la femme à ne plus pousser malgré le besoin impérieux qu'elle éprouve à le faire, ou à ne pousser que dans l'intervalle des contractions utérines.

Pour éviter à la parturiente toute cause de refroidissement, couvrir la partie supérieure du corps, envelopper également les membres inférieurs avec des serviettes (serviettes éponges) fixées à l'aide d'épingles de nourrice ou de larges cordons.

Généralement, au moment où l'anus se dilate, la femme éprouve le besoin d'aller à la garde-robe, et demande parfois à se lever pour le satisfaire. Le médecin doit refuser cette permission, et expliquer, pour tranquilliser la parturiente, que c'est un faux besoin, dont le résultat sera nul (souvent néanmoins le rectum se vide à ce moment des matières contenues, alors surtout qu'il n'y a pas eu de lavement préalable).

Ligature du cordon et délivrance. — Après la naissance de l'enfant, il faut lier et sectionner le cordon, qui le relie encore à la mère, et procéder ensuite à la délivrance. La conduite à tenir pendant la délivrance sera exposée avec l'étude de ce dernier temps de l'accouchement, nous verrons simplement ici la *ligature du cordon* et les *soins consécutifs à la délivrance.*

Ligature du cordon.

Faut-il lier le cordon?

Comment faut-il le lier?

Où faut-il le lier?

A quel moment faut-il le lier?

Faut-il lier le cordon? — Les animaux, les chats par exemple, mâchent le

une planche de même dimension, qu'on entoure avec un drap, après l'avoir préalablement enveloppé de papier d'emballage si c'est un livre. Reproduire la disposition représentée par le schéma 275, en laissant dépasser le drap dans une certaine étendue, de manière à ce que cette partie libre reçoive les principales souillures de l'accouchement et de la délivrance.

cordon de leurs petits. Dans l'espèce humaine plusieurs accoucheurs ont essayé la section simple du cordon sans ligature, et n'ont observé aucune hémorrhagie du bout fœtal à la suite. Il semblerait donc au premier abord que la ligature soit inutile. Mais s'il n'y a pas d'accidents dans la majorité des cas, il en est quelques-uns, en particulier quand la respiration s'effectue mal, où on voit survenir des hémorrhagies sérieuses, parfois mortelles. Ces hémorrhagies se produisent même avec la ligature, témoin le fait où P. Dubois trois heures après l'accouchement constata, chez une de ses clientes, la mort d'un enfant né bien vivant; un vaste caillot dont l'origine était au cordon couvrait tout l'abdomen. — Pour éviter ces accidents il est donc bon de toujours pratiquer avec soin la ligature du cordon, malgré son inutilité dans le plus grand nombre de cas.

Il n'a été question jusqu'ici que de la ligature du bout fœtal; quant à celle du bout maternel, elle n'est nécessaire que dans les cas de gémellité, car avec une grossesse simple, la circulation fœtale ne communiquant pas directement avec la maternelle. la béance des vaisseaux funiculaires n'a aucune conséquence sérieuse. — J'ai cependant l'habitude de lier le bout maternel, non pour l'hémostase, mais pour avoir dans la ligature, *faite au niveau de la vulve*, un indice du décollement et de la descente des annexes. (Voir à cet égard la *Délivrance*.)

Comment faut-il lier le cordon? — Avec du gros fil ordinaire, enroulé deux ou trois fois autour du cordon; avec du cordonnet, de la ficelle mince. Dans le cas de cordon gras employer un fil élastique, qu'on enroulera sur le cordon à l'aide d'une allumette, placée en attelle, et cassée ensuite par le milieu pour pouvoir retirer les deux bouts séparément (Tarnier). Cette ligature au fil élastique a l'avantage d'exercer une stricture étendue et très complète.

Où faut-il lier le cordon. — Faire une ligature à 4 centimètres de l'ombilic (ligature du bout fœtal) et une seconde ligature au niveau de la vulve (ligature du bout maternel).

Sectionner le cordon à 1 centimètre de la ligature fœtale, par conséquent à 5 centimètres environ de l'ombilic.

On recommande de ne pas lier plus près de l'ombilic à cause des hernies intestinales possibles à ce niveau, et aussi pour avoir la place nécessaire à une nouvelle ligature en cas de besoin.

A quel moment faut-il lier le cordon? — La ligature du cordon peut être :

Immédiate, c'est-à-dire pratiquée de suite après la naissance;

Tardive, ou faite quelques minutes après l'expulsion, alors que les battements artériels de la tige funiculaire, dont l'affaiblissement est graduel ont complètement cessé (5 à 10 minutes après l'accouchement);

Retardée, ou pratiquée après la délivrance, méthode exclusivement employée dans les familles royales où les ambassadeurs assistaient primitivement à la ligature immédiate, pour constater l'identité de l'enfant. Cette formalité a été remplacée par la ligature retardée, accomplie en leur présence et loin de la mère.

M. BUDIN a étudié[1] les avantages relatifs des ligatures immédiate et tardive. Il a montré que pendant les quelques instants qui suivent la naissance, une certaine quantité de sang (presque 100 grammes) passait du placenta au fœtus, il a prouvé, en outre, avec M. RIBEMONT, que la diminution de poids initiale est pour le nouveau-né moins marquée après la ligature tardive qu'après l'immédiate, et qu'au dixième jour l'augmentation est plus considérable après la ligature tardive.

Les recherches ultérieures de HELOT, HAYEM, CUZZI ont également démontré les avantages incontestables de la ligature tardive.

C'est donc après la cessation complète des battements vasculaires de la tige funiculaire qu'on fera la ligature et la section du cordon (5 ou 10 minutes après l'accouchement).

L'enfant est ensuite confié aux soins de la garde, qui le nettoie et l'habille[2]. La conduite à tenir *pendant la délivrance* sera étudiée un peu plus loin. (Voir page 308.)

Soins consécutifs à la délivrance. — Procéder à la toilette de la femme avec une solution phéniquée à 1/50. Un simple lavage vulvaire suffit dans les cas normaux, et quand on a pris pendant l'accouchement les soins précédemment indiqués; sinon on fera une injection vaginale et au besoin une injection intra-utérine.

On pratiquera s'il y a lieu la périnéorrhaphie.

A ce moment, il faut avec soin surveiller l'utérus par la palpation, à cause de la fréquence de l'hémorrhagie. (Voir à ce sujet les *Complications de la délivrance.*)

A moins de laisser une personne de confiance (sage-femme, médecin), l'accoucheur ne quittera sa cliente qu'une heure au plus tôt après la délivrance, et au moment du départ il ne doit pas oublier deux points :

1° En faisant ses adieux à la femme, donner à travers la paroi abdominale une *poignée de main* à l'utérus, pour voir s'il est bien rétracté et si, par conséquent, il n'y a pas d'hémorrhagie imminente;

2° En quittant le mari, lui fournir les renseignements relatifs à la déclaration de l'enfant, qui doit être faite dans les limites voulues, sous peine d'amende pour la famille ou le médecin. (Voir à cet égard l'*Appendice médico-légal*, qui termine ce volume.)

2° Conduite à tenir dans chaque présentation en particulier.

A. — PRÉSENTATION DU SOMMET

Grossesse. — Quand le sommet est mobile au détroit supérieur (rétrécissement du bassin — hydramnios — multiparité), il sera prudent de le maintenir

[1] *Obstétrique et gynécologie*, 1886, p. 1.

[2] Pour le pansement du cordon, voir le chapitre *Antisepsie*.

pendant les derniers temps de la grossesse avec un bandage de corps, muni de deux tampons d'ouate latéraux, ou avec une ceinture eutocique.

Travail.

Période d'ouverture du col. — Dans le cas de tête mobile au détroit supérieur, même surveillance et mêmes précautions que pendant la grossesse.

Période d'expulsion.

Rotation interne. — Dans les cas de position postérieure OIGP, OIDP, la rotation de l'occiput en avant peut tarder à se faire et entraver la marche du travail. Il faudra l'aider, quand les trois conditions suivantes existeront :

Dilatation complète ;
Flexion prononcée de l'ovoïde céphalique ;
Sommet de la tête appuyant sur le périnée.

Si une de ces conditions n'existe pas, il sera bon d'attendre, ou on s'exposera à un échec.

La rotation interne pourra être aidée avec les doigts, le levier ou le forceps :

Doigts. — Glisser, comme l'a indiqué Velpeau, deux doigts en avant du sacrum pour repousser la bosse pariétale postérieure en avant ; ou deux doigts derrière le pubis pour chasser le front postérieurement [1].

Levier. — Le levier, sorte de tige analogue à la branche d'un forceps, et dont on verra la description plus loin, est délaissé à l'époque actuelle. C'est à tort ; car dans certains cas, notamment dans celui qui nous occupe actuellement, il peut rendre de réels services. Glissé en arrière à l'union de l'occiput et du pariétal postérieur, il est susceptible d'accentuer la flexion et d'amener la rotation, grâce à la pression qu'il permet d'exercer d'arrière en avant.

Forceps. — Le forceps ne devra être employé que lorsque les précédents moyens ont échoué, et qu'on a perdu l'espoir de voir l'accouchement se terminer spontanément. A l'étude de cet instrument nous verrons comment il doit être manié dans le cas actuel.

Dégagement de la tête. — Il faut avoir soin, en aidant à la déflexion de la tête pendant sa sortie à travers la vulve, que le sillon occipito-cervical se trouve bien au contact de la partie inférieure du pubis (fig. 276-277) ; sans quoi si la déflexion se fait trop tôt, le mouvement de charnière a lieu, ainsi que l'indiquent les figures 278, 279, autour d'un point siégeant sur l'occiput, et impose une plus grande distension à l'orifice vulvaire, les diamètres sous-occipitaux étant plus courts que les occipitaux. — Avoir soin de repousser supérieurement les tissus mous vulvaires jusqu'au contact du pubis, pour que la vulve profite également des faibles dimensions des diamètres sous-occipitaux.

[1] D'autres procédés ont été conseillés, notamment l'accrochement de l'oreille placée en avant, qui permettrait, d'après M. Tarnier, de ramener l'occiput derrière le pubis. J'ai trouvé ce moyen infidèle et préfère soit celui de Velpeau, soit encore le point d'appui que peut offrir une suture, ou une fontanelle.

Dans le cas d'inertie ou de paresse utérine, le dégagement de la tête tardant à se faire, on sera appelé à l'aider avec les doigts ou le forceps.

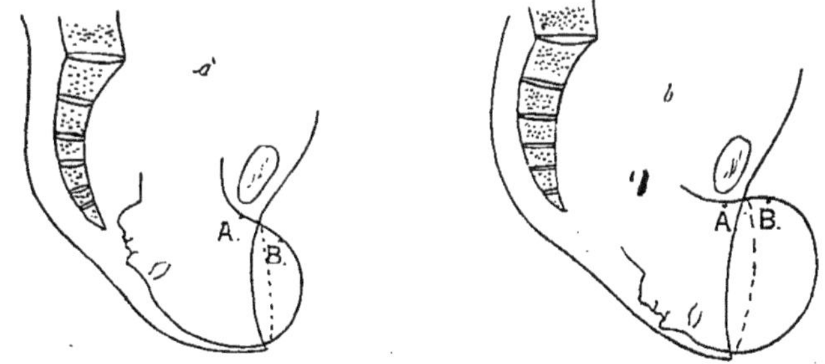

Fig. 276, 277. — Dégagements des diamètres sous-occipitaux (favorable).

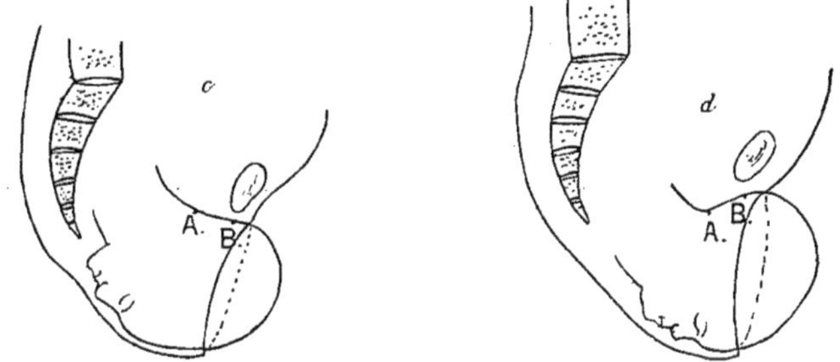

Fig. 278, 279. Dégagements des diamètres occipitaux (défavorable).

Doigts.— Quand la tête est assez avancée dans l'orifice vulvaire, on pourra, comme l'a indiqué RITGEN, glisser un ou deux doigts dans le rectum, aller accrocher le menton et favoriser par ce moyen la déflexion céphalique.

Forceps. — L'emploi du forceps sera justifié et indiqué dans les trois conditions suivantes :

1° *Danger maternel.* — Syncope. Accès d'éclampsie. Hémorrhagie. Fatigue excessive. Elévation de la température à 39°-40°.

2° *Danger fœtal.* — Accélération ou ralentissement notable des bruits du cœur.

3° *Arrêt de l'accouchement.* — Causé soit par l'inertie de l'utérus, soit par la résistance excessive du périnée. L'indication est alors donnée par l'arrêt dans la progression fœtale. — *On est autorisé à appliquer le forceps quand, pendant la période d'expulsion la tête est restée durant deux heures au même point de la filière génitale* (principe bien différent de celui qui indique d'avoir recours à l'application du forceps, quand l'expulsion n'est pas terminée deux heures après la dilatation complète). — Lorsqu'en effet, la tête fœtale comprime pendant plus de deux heures les mêmes points des tissus maternels, elle expose à la gangrène consécutive et aux fistules (surtout fistules vésico ou uréthro-vaginales), qui peuvent en résulter.

Aussitôt la tête sortie, avoir soin de nettoyer la bouche de l'enfant avec le doigt recouvert d'un linge, afin d'enlever les mucosités qui pourraient pénétrer dans les voies respiratoires à la première inspiration.

S'assurer ensuite avec le doigt qu'il n'existe pas de circulaire autour du cou, auquel cas on dégagerait le cordon : 1° en le faisant passer par-dessus la tête ; 2° ou en le faisant glisser sur les épaules ; 3° ou enfin, s'il est trop serré, en pratiquant la section, soit entre deux ligatures, soit entre deux pinces à forci-pressure, soit, si le temps presse, sans aucune précaution hémostatique ; on termine ensuite l'extraction avec promptitude.

Dégagement du tronc. — Soutenir la tête aussitôt sa sortie des organes génitaux, sinon, abandonnée à l'action de la pesanteur, elle entraîne l'épaule antérieure dont elle amène le dégagement avant la postérieure, contrairement à ce qui doit normalement exister (p. 248). On voit bientôt la rotation externe se faire, l'épaule postérieure se dégager, puis l'antérieure. Durant cette sortie des épaules, soutenir le périnée comme pendant le dégagement de la tête, car souvent les déchirures ont lieu à ce moment.

Si ce dégagement tarde à s'opérer, on priera la femme de faire des efforts pour l'aider, et on soulèvera la tête en l'attirant en haut, de manière à favoriser le dégagement normal. S'il ne pouvait avoir lieu de la sorte (périnée trop résistant, action abdominale insuffisante), on abaisserait, au contraire, la tête pour dégager d'abord l'épaule antérieure, puis la postérieure en relevant le fœtus.

On voit qu'il faut tenter le dégagement primitif de l'épaule postérieure le premier, et n'avoir recours au dégagement primitif de l'antérieure que comme pis-aller.

Le grand avantage, que présente le dégagement primitif de l'épaule postérieure, est de permettre la sortie successive des deux épaules, l'antérieure étant retenue et accrochée derrière le pubis. Quand, au contraire, l'épaule antérieure se dégage la première, la postérieure, mal maintenue par le périnée, franchit l'orifice vulvaire presque en même temps, impose, par conséquent, une plus grande distension aux parties maternelles et expose aux déchirures.

Le reste du tronc se dégage sans difficultés, en tirant légèrement sur les parties sorties du corps ; durant tout ce dégagement une main doit rester appliquée sur le périnée, pour le doubler et l'aider à réagir contre la distension imposée par le fœtus.

B. — PRÉSENTATION DE LA FACE

Grossesse. — Présentation de la face exceptionnelle. Simple expectation, ou tenter la manœuvre qui sera indiquée pour le front.

Travail.

Période d'ouverture du col. — On a proposé différents moyens pour convertir la face en sommet, moyens que nous verrons dans un instant en étudiant la présentation du front. D'une façon générale je les crois peu indiqués dans les cas où la présentation de la face est franchement constituée, et où la tête est complètement défléchie. Quand on essaie en pareil cas la transformation en sommet, souvent on n'obtient qu'une présentation du front, plus défavorable que celle qui existait primitivement.

Mieux vaut donc ne rien faire pendant la période de dilatation.

Période d'expulsion. — Si à la dilatation complète la tête reste mobile au détroit supérieur, sans tendance à l'engagement, si la poche des eaux est encore intacte ou peu de liquide écoulé, la version podalique par manœuvres internes pourra être tentée avec avantage ; elle est préférable aux tentatives de conversion en sommet. — Mais si la tête est fixée ou engagée, il faudra se contenter de suivre une conduite analogue à celle indiquée pour la présentation du sommet.

Rotation interne. — La rotation de l'occiput en avant était *facultative* dans les occipito-postérieures, tandis que celle du menton en avant est *obligatoire* dans les mento-postérieures. (Voir page 255.)

Il faut donc à tout prix ramener le menton en avant, sans quoi l'accouchement sera impossible ou ne pourra être terminé que par l'embryotomie.

La rotation se fera soit spontanément, soit artificiellement avec l'aide d'un *doigt* introduit dans la bouche, du *levier* appliqué en arrière du menton, ou du *forceps*. Ces trois procédés sont analogues à ceux décrits pour le sommet.

Dégagement de la tête. — Quand le sillon mento-cervical est sous la symphyse pubienne, favoriser le mouvement de flexion de la tête. Les autres indications sont les mêmes que pour le sommet.

Dégagement du tronc. — De même que pour le sommet.

C. — PRÉSENTATION DU FRONT

La conduite à tenir doit être examinée :

1° Pendant la grossesse ;

2° Pendant le travail :

a). La tête étant au détroit supérieur ;

b). La tête étant dans l'excavation ou au détroit moyen ;

c). La tête étant dans le bassin musculaire.

Voyons ces différents cas.

Pendant la grossesse. — Si dans la dernière quinzaine, le non-engagement de la tête fait supposer une présentation du front, que le palper et parfois le toucher permettront de vérifier, il faudra essayer de favoriser l'engagement. On pourra dans ce but appliquer un bandage de corps, avec tampon de ouate exerçant une compression au niveau de l'occiput. Par le même moyen, et après manœuvre préalable, on repoussera le siège dans la corne de l'utérus correspondant au côté de la face ; enfin par le décubitus de la femme vers le côté où se trouve le dos de l'enfant, on favorisera le contact de la région dorsale de l'enfant et de l'utérus.

Pendant le travail, l'indication varie suivant la situation de la tête :

a. — *La tête est au détroit supérieur.*

Les accoucheurs se divisent ici en trois camps :

1° Les partisans de l'intervention hâtive, avant la dilatation complète;

2° Les partisans de l'intervention à la dilatation complète;

3° Les partisans de l'intervention tardive, alors que la dilatation est déjà complète depuis un temps assez long.

Avant la dilatation complète, on a essayé de transformer le front en sommet ou face, à l'aide de manœuvres externes, internes, combinées, ou avec le secours d'un instrument, le levier.

Avant d'aborder ces divers procédés, une première question se pose, celle de savoir s'il vaut mieux tenter la *transformation en face ou en sommet.*

Le sommet étant la plus eutocique des présentations, sa supériorité sur la face ne peut faire aucun doute. Mais l'obtenir ne sera pas toujours chose facile, de telle sorte qu'il faudra accepter la transformation en face comme pis-aller.

Autrement dit, à facilité égale, on préférera la conversion en sommet; mais on transformera en face, si l'opération est plus aisée à pratiquer.

On agit, tantôt intérieurement, tantôt extérieurement, tantôt par manœuvres combinées.

Intérieurement. — BAUDELOCQUE le premier a conseillé, dans le cas de manque de flexion céphalique, d'entourer l'occiput avec un ou plusieurs doigts et de favoriser ainsi son abaissement. Mme LACHAPELLE avait recours à la même manœuvre; mais quand elle échouait à abaisser l'occiput, elle tentait le contraire ; en allant accrocher le menton, elle défléchissait la tête.

Ces deux procédés de BAUDELOCQUE (flexion) et de Mme LACHAPELLE (déflexion) résument la plupart des moyens qu'on a employés depuis.

Au lieu d'attirer l'occiput et le menton, on a tenté de repousser ces mêmes régions de la tête, le résultat a été identique quoique inverse.

Il n'est pas nécessaire que les membranes soient rompues pour exécuter ces divers procédés, cependant il faut savoir qu'ils compromettent grandement l'intégrité de l'œuf.

Extérieurement.— SCHATZ en 1873, après une étude approfondie de l'action que l'accoucheur peut exercer sur le fœtus, à travers les parois abdominales, préconisa un nouveau procédé de transformation des présentations de la face en sommet.

La même manœuvre est applicable au front.

Elle consiste à soulever le fœtus, en le saisissant à travers l'abdomen et l'utérus, au niveau présumé des épaules, et à faire exécuter par un aide, durant ce temps, une vigoureuse pression dans la direction de l'occiput pour fléchir la tête.

Le procédé est ingénieux, mais demande une grande habileté, aussi est-il peu employé.

Manœuvres combinées. — Une main, placée dans l'intérieur des organes génitaux, repousse le menton ou l'occiput, suivant le but qu'on veut obtenir, pendant que l'autre, appliquée médiatement à l'extérieur sur la tête fœtale, appuie sur la région qu'on essaie d'abaisser.

Au lieu d'être manuelle, la réduction peut être *instrumentale*, on se sert à cet effet du levier.

La cuiller de cet instrument est glissée sur l'occiput du fœtus (quelquefois dans un autre but sur les parties latérales de la tête), et à l'aide de tractions, combinées avec un mouvement de bascule, on abaisse l'occiput et on fléchit la tête.

Le levier agit en somme comme les doigts dans le procédé de BAUDELOCQUE, mais avec cette supériorité, qu'il nécessite une place bien moindre, et qu'il peut pénétrer avec un faible degré de dilatation.

A la dilatation complète, les moyens, qui précèdent, peuvent également être employés, mais il en surgit trois nouveaux :

La version;
Le forceps;
L'embryotomie.

La *version*, préconisée autrefois par Mme LACHAPELLE, et reprise depuis par différents auteurs, parmi lesquels je citerai surtout SCHRŒDER, SPIEGELBERG, SCANZONI, PLAYFAIR, amène, comme les précédents moyens, une transformation de présentation, le front est changé en siège.

On éloigne l'ovoïde céphalique, pour amener l'ovoïde cormique.

La version podalique par manœuvres internes peut être suivie de l'extraction, ainsi qu'on la pratique généralement en France, ou au contraire non complétée par cette extraction; on abandonne alors à la nature l'expulsion du fœtus en présentation du siège, ainsi que le préconisent quelques auteurs allemands.

Le *forceps* appliqué au détroit supérieur, sur une présentation du front, peut saisir la tête avec ou sans réduction préalable.

La réduction préalable consiste à amener par un des moyens précédemment indiqués une présentation du sommet ou de la face, et à introduire ensuite l'instrument d'après les préceptes classiques.

Quand on saisit la tête en présentation du front, la cuiller sera tantôt appliquée d'une bosse pariétale à l'autre, tantôt du menton à l'occiput, tantôt obliquement d'une bosse pariétale d'un côté à la tubérosité malaire du côté opposé. (Voir le chapitre *Forceps*.)

Dans les cas, où aucun des moyens précédents n'a réussi, on est obligé d'avoir recours à l'*embryotomie céphalique*.

Quand la dilatation est complète depuis un certain temps (la tête étant toujours au détroit supérieur), on peut employer les mêmes procédés que précédemment; mais plus le travail avance, et plus la version devient difficile, ainsi que la transformation en face ou en sommet.

b. — *La tête est dans l'excavation ou au détroit moyen.*

Lorsque la tête fœtale a pénétré dans l'excavation, et s'est plus ou moins avancée au voisinage du détroit moyen, un nouvel élément ne tarde pas à survenir, qui joue ici, un rôle très important : c'est la déformation de l'ovoïde céphalique.

Avec ce changement de forme la transformation en face ou en sommet devient fort difficile, et pourrait-on l'obtenir, qu'on n'en retirerait pas grand avantage.

C'est cette déformation, plus que les dimensions de la tige occipito-mentonnière, qui mettent obstacle à la bascule de la tête et au mouvement de flexion-extension.

Avec la tête descendue dans l'excavation, il ne peut plus être question de version; la tenter serait inutile et dangereux, on s'exposerait à une rupture utérine.

Il ne reste donc que le forceps, et, dans le cas où cet instrument est insuffisant, l'embryotomie qui puissent aider à la terminaison de l'accouchement.

c. — *La tête est dans le bassin musculaire.*

Le détroit moyen est franchi, la tête déprime le périnée et se fraye, petit à petit, un chemin dans la direction de la vulve. De même que tout à l'heure, la transformation en sommet ou en face est inutile; on ne peut plus faire la version; d'ailleurs, les parties molles n'opposent qu'une résistance relativement faible, dont une application de forceps viendra toujours à bout, avec ou sans intégrité du périnée.

Le forceps sera appliqué comme dans la présentation du sommet d'une oreille à l'autre.

Arrivés au terme de cette énumération des différents procédés thérapeutiques, opposables à la présentation du front, il importe de tracer un choix. Deux questions se posent ici :

Quand faut-il intervenir?

Comment faut-il intervenir?

Quand intervenir ?

La facilité même de l'intervention joue un rôle important dans l'époque à choisir. Si une réduction manuelle est aisée au début du travail, si la femme par la minceur de sa paroi abdominale et la complaisance de son utérus, permet aisément la manœuvre de Schatz ou des manœuvres mixtes, l'accoucheur serait répréhensible de ne pas agir le plus promptement possible, pour transformer la dystocie en eutocie.

Dans le cas, au contraire, où la réduction est difficile, il convient d'attendre la dilatation complète. Mais différer plus longtemps, dans l'espoir que la nature pourra corriger la mauvaise présentation, me semble imprudent et contraire aux intérêts de la parturiente aussi bien que de son enfant.

On s'expose, en effet, à voir la tête descendre dans l'excavation en présentation du front, et, à partir de ce moment, la transformation devient difficile, sinon impossible.

En attendant, on a laissé passer un temps précieux, et on se trouve ensuite dans des conditions bien moins favorables à l'intervention.

Conclusion : intervenir de bonne heure quand la chose est facile, sinon attendre la dilatation complète, mais un plus long retard ne peut être que préjudiciable.

Comment intervenir ?

Quand la tête est dans le *bassin musculaire*, si la nature ne peut terminer l'accouchement, une application de forceps en viendra à bout.

Si la tête est dans l'*excavation ou au détroit moyen*, c'est encore au forceps qu'il faudra avoir recours, avec l'embryotomie comme ressource extrême. Tenter, à cette période de l'accouchement, la transformation en sommet ou en face est à peu près inutile, à moins que la tête ne soit petite ou récemment descendue du détroit supérieur, n'ayant pas encore eu le temps de se déformer. Quand la tête est saisie avec le forceps, on l'attire en plaçant ses grands diamètres dans les grands diamètres de la filière génitale.

Lorsque la tête est au *détroit supérieur*, *avant la dilatation complète*, si la poche d'eau est encore intacte, essayer par la manœuvre de Schatz ou par des manœuvres combinées douces, la transformation en sommet.

Si la poche des eaux est rompue, tenter, suivant la plus grande facilité d'exécution, la transformation, soit en sommet, soit en face, par des manœuvres combinées ou internes, en usant au besoin du levier.

La position de la femme aura également une grande importance. Il faut placer la patiente de telle sorte que la pesanteur entraîne le dos fœtal vers la paroi utérine, tandis qu'à l'aide d'un bandage et de tampons de ouate ou d'une ceinture appropriée, on repousse l'occiput et le siège en sens contraire.

Quand on a échoué dans ces diverses tentatives, ou si on a été appelé trop tard, il faut intervenir à la *dilatation complète*, soit, dans le second cas, en employant un des moyens précédents, soit en ayant recuors à la version ou au forceps.

Il est difficile de se prononcer catégoriquement entre la version et le forceps. Le parallèle, établi entre ces deux opérations depuis bientôt un siècle est loin de toucher à une solution, et il serait téméraire de vouloir l'indiquer ici.

Il semble, cependant, qu'avec un œuf intact, un utérus souple, une tête encore mobile, un bassin normal ou peu rétréci, la version soit préférable, et le forceps dans le cas contraire ; la tête sera saisie avec ou sans réduction préalable, d'après les principes habituels de l'application au détroit supérieur.

L'embryotomie reste enfin comme dernière ressource ; en cas de mort du fœtus, il faut promptement y recourir, afin de ne pas compromettre inutilement le rétablissement de la mère.

D. — PRÉSENTATION DU SIÈGE

Grossesse. — Faire la version céphalique par manœuvres externes toutes les fois qu'elle est possible, et maintenir la nouvelle présentation à l'aide d'un bandage de corps ou d'une ceinture appropriée. (Voir *Version par manœuvres externes.*)

Le meilleur moment pour cette intervention est *quinze jours avant terme chez les multigestes* et *un mois chez les primigestes*. Agir plus tôt, c'est ne pas laisser à la nature le temps d'opérer une correction dont elle se charge souvent, plus tard c'est s'exposer à être surpris par l'accouchement avec la présentation vicieuse.

Travail. — La conduite à tenir varie suivant que le siège est décomplété, mode des fesses, ou présente une des trois autres variétés :

1° *Siège complet et décompleté : mode des genoux et des pieds.*

La ligne de conduite est la même dans les trois cas.

Période d'ouverture du col. — Dans quelques cas on pourra tenter avant la rupture de la poche des eaux la version céphalique par manœuvres externes, et après sa rupture, la même version par manœuvres mixtes. Mais ces tentatives ne doivent être osées que par des mains très exercées, et dans des cas relativement rares, car on s'expose à créer une présentation du thorax, ou à provoquer certains accidents, tels que la procidence du cordon.

Il sera bon, pendant la période d'ouverture du col, que la femme reste étendue, afin de retarder autant que possible la rupture des membranes et la brusque issue du liquide en cas de rupture.

Période d'expulsion. — Trois points dominent et résument la conduite du médecin pendant cette période.

1° *Placer la femme dans la position obstétricale ;*

2° *Ne jamais intervenir*, A MOINS DE COMPLICATIONS, *pour la sortie de l'ovoïde cormique ;*

3° *Toujours ou presque toujours intervenir pour la sortie de l'ovoïde céphalique.*

1° *Placer la femme dans la position obstétricale*, c'est-à-dire en travers du lit, les jambes soutenues par des aides, ou les pieds appuyés sur des chaises un peu élevées. Cette position sera donnée non au début de la période d'expulsion, mais quand le siège arrive à la vulve, elle est nécessaire pour permettre l'intervention pendant la sortie de l'ovoïde céphalique, et au besoin de l'ovoïde cormique. La négliger, c'est exposer l'enfant à la mort, par la lenteur déployée à le secourir.

2° *Ne jamais intervenir*, A MOINS DE COMPLICATIONS, *pour la sortie de l'ovoïde cormique.* Tirer sur un petit membre est chose si facile et si tentante en pareil cas, que beaucoup de médecins ne savent résister au désir d'aider la patiente ; aide déplorable, funeste, car en tirant on s'expose au relèvement des bras et à la déflexion de la tête ; de plus on ne laisse pas à l'orifice utérin le temps de se dilater au maximum, et à l'arrivée de la tête il sera moins apte à la laisser passer.

Loin de tirer sur le fœtus pendant l'expulsion du tronc, il faut plutôt modérer sa sortie, la ralentir, ou si on l'aide que ce soit uniquement par des pressions abdominales.

Il suffit, pendant la sortie du tronc, de soutenir le fœtus, de faire à la sortie de l'ombilic une anse au cordon, de manière à éviter les tiraillements que cette tige pourrait exercer à ses insertions fœtale et placentaire, et de surveiller la direction du dos, la colonne vertébrale devant se trouver en rapport avec le milieu environ de la branche ischio-pubienne droite ou gauche ; cette direction latéro-antérieure du dos est indispensable afin d'éviter l'arrivée du menton en avant, qui rend l'extraction de la tête très pénible.

En cas de complications, dont la principale est le relèvement des bras, il faut intervenir ainsi qu'il sera dit en étudiant l'extraction (consulter le chapitre où cette opération est décrite).

3° *Toujours ou presque toujours intervenir pour la sortie de l'ovoïde céphalique.* — Alors que le tronc est sorti et la tête encore dans les organes génitaux, la circulation funiculaire est interrompue, grâce à la compression du cordon entre la paroi maternelle et la partie fœtale. Si cette situation dure quelques instants le fœtus succombe. Aussi est-il de la plus haute importance d'extraire promptement la tête, on le fera à l'aide de la manœuvre de MAURICEAU : *deux doigts dans la bouche, l'autre main à cheval sur le cou du fœtus, le menton est ramené en arrière, et on simule avec les mains le mouvement de charnière, que nous avons vu au mécanisme normal de l'accouchement par le siège.* Je ne fais qu'indiquer cette manœuvre, sur laquelle je reviendrai en détail à propos de l'extraction manuelle. Dans quelques cas, le forceps sera nécessaire.

L'embryotomie ne deviendra utile que dans le cas de disproportion entre le *fœtus* et la *filière génitale.*

2° *Siège décomplété mode des fesses.*

Ce qui vient d'être dit s'applique également au siège décomplété mode de fesses, seulement ici surgissent quelques considérations nouvelles au sujet de l'extraction du tronc.

Dans les trois variétés de présentation, précédemment étudiées, l'extraction du tronc est toujours facile ; il suffit de saisir un ou deux pieds, et de tirer par leur intermédiaire sur l'ovoïde cormique, mais quand les membres inférieurs sont relevés comme dans le cas actuel, cette saisie devient difficile, alors que le siège est engagé dans la filière génitale, et l'accoucheur se trouve très gêné quand il doit procéder à l'extraction, n'ayant aucune prise sur le fœtus.

Pour éviter cette situation critique, on a proposé, dans le cas de siège mode des fesses, de procéder préventivement, avant l'engagement de la partie fœtale, ou curativement, alors qu'engagée elle est encore soulevable, à l'abaissement d'un ou des deux membres pelviens à l'aide de la main introduite dans l'utérus. C'est là une bonne opération, et qui devra être tentée, préventivement quand la poche des eaux est rompue, et curativement quand l'extraction devient nécessaire. Quand elle est impossible, trois moyens d'extraction restent à la disposition de l'accoucheur : *Crochets*. — *Lacs*. — *Forceps*.

Crochets. — L'index introduit dans le pli de l'aine et recourbé en crochet peut servir à l'extraction du siège. C'est même parmi les différents crochets le meilleur et le moins dangereux pour le fœtus. On peut s'aider d'un index ou des deux index, chacun appliqué sur un des plis de l'aine et agissant conjointement.

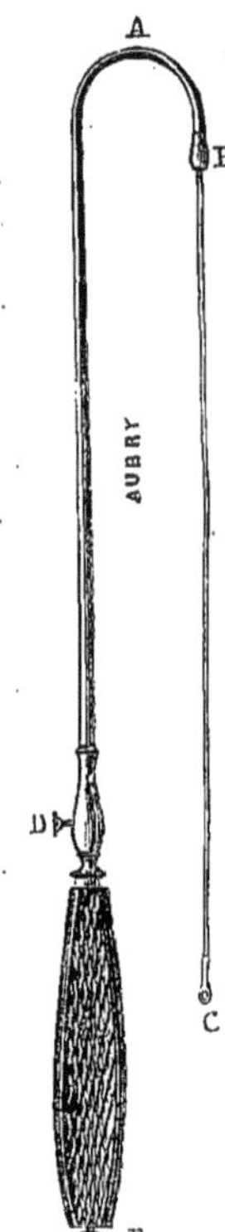

Fig. 280. — Crochet porte-lacs de M. OLIVIER.

Les nombreux crochets instrumentaux préconisés pour remplacer les doigts sont mauvais, car ils produisent des lésions plus ou moins graves sur les tissus mous du fœtus. On ne les emploiera sans crainte que sur un enfant mort.

Lacs. — Passer un lien autour d'une des cuisses du fœtus, de manière à pouvoir de la sorte exercer des tractions, tel est le but poursuivi par quelques accoucheurs. Ce lacs sera un cordon de tablier, un ruban de laine, une ficelle entourée d'un tube de caoutchouc (OLIVIER), une mèche à briquet (TARNIER), un lien en un mot aussi doux et inoffensif que possible. Il sera passé à l'aide des doigts, ce qui est difficile, ou mieux d'un crochet inventé à cet effet (par exemple le crochet de M. OLIVIER, dont le principe est analogue à celui de la sonde de Belloc, fig. 280).

Les tractions seront faites pendant les contractions utéro-abdominales.

Forceps. — Le forceps peut s'adapter au siège, bien qu'il soit surtout destiné à saisir la tête. Il sera appliqué les cuillers sur les trochanters, de manière à saisir le bitrochantérien aussi solidement que possible.

Crochets (doigts), *lacs*, *forceps*, tels sont les trois moyens auxquels on pourra recourir, alors que l'abaissement d'un membre pelvien est impossible. Chacun a son utilité suivant les cas, et ils constituent trois ressources thérapeutiques importantes, dont aucune n'est à dédaigner. Toutefois les doigts et les forceps étant toujours à la disposition de l'accoucheur, alors qu'il n'aura pas constamment avec lui un crochet passe-lacs, c'est à ces deux moyens qu'il donnera la préférence [1].

[1] Il existe encore d'autres manœuvres d'importance secondaire pour aider au dégagement du tronc en pareil cas, telle l'introduction du doigt dans l'anus du fœtus, combiné avec l'introduction d'un autre doigt dans l'anus maternel (méthode birectale de Bitot); je ne puis ici en aborder le détail peu important en pratique. Consulter à cet égard Olivier. *De la conduite à suivre dans la présentation, de l'extrémité pelvienne, mode des fesses*. Thèse Paris 1883.

E. — PRÉSENTATION DU THORAX

Grossesse. — Version céphalique par manœuvres externes, quinze jours avant terme chez les multigestes, et un mois chez les primigestes. Bandage ou ceinture appropriée, pour maintenir la présentation du sommet.

Travail.

Période d'ouverture du col.

Poche des eaux intactes. — Essayer la version céphalique par manœuvres externes.

Poche des eaux rompue. — Recourir à la version céphalique ou pelvienne par manœuvres mixtes suivant la facilité qu'on éprouvera à faire l'une ou l'autre. Donner cependant la préférence à la version céphalique.

Période d'expulsion. — Aussitôt la dilatation complète, si la présentation du thorax existe toujours, recourir à la version podalique par manœuvres internes; ne pas compter sur l'évolution spontanée à moins d'avortement.

Dans le cas où cette intervention est rendue impossible par une des contrindications, que nous étudierons avec cette opération, faire l'embryotomie, qui consistera dans la section du cou, ou, si l'engagement est très prononcé, dans l'éviscération.

F. — PRÉSENTATION DE L'ABDOMEN

Même conduite que dans la présentation du thorax, avec cette différence que si l'embryotomie devient nécessaire, ce n'est plus la section du cou qu'il faudra pratiquer mais l'*éviscération*.

II

ACCOUCHEMENT ANNEXIEL

DÉLIVRANCE

TROISIÈME STADE DE L'ACCOUCHEMENT [1]

SOMMAIRE

Définition.

A. Mécanisme.
- 1er temps. Décollement des annexes.
- 2e — Expulsion utérine.
- 3e — Expulsion vaginale.

B. Symptômes et diagnostic.

C. Conduite à tenir.
1. Méthode d'expectation.
2. — de traction.
3. — d'expression.
4. — mixte.

La délivrance est :

Tantôt *normale* ou *physiologique ;*

Tantôt *anormale* ou *pathologique.*

Ces termes se définissent d'eux-mêmes. Je n'étudierai ici que la délivrance physiologique, la pathologique sera vue ultérieurement.

Au point de vue de l'intervention la délivrance est dite :

Spontanée ou *naturelle*, quand elle est abandonnée aux seules forces de la nature.

Favorisée, quand, par l'expression ou les tractions, on aide la sortie des annexes.

Artificielle, quand, pour avoir les annexes, il est nécessaire d'introduire la main ou des instruments dans la cavité utérine.

A. — Mécanisme.

La délivrance se fait en trois temps :

1er *temps. Décollement des annexes.* — Le placenta décollé par un mécanisme qui sera étudié tout à l'heure, tombe sur le cercle utérin qui à ce moment représente, comme on le sait, l'orifice interne de l'utérus.

2e *temps. Expulsion utérine.* — Le placenta passe de la cavité utérine dans la vaginale, en franchissant le manchon, qui s'étend du cercle utérin à l'orifice externe, sorte d'*engagement* du placenta.

[1] Les deux premiers stades sont constitués par l'ouverture du col, et l'expulsion du fœtus.

3° *temps*. *Expulsion vaginale*. — Le placenta est chassé hors du vagin à travers l'orifice vulvaire, sorte de *dégagement* du placenta.

1er *temps*. — DÉCOLLEMENT DES ANNEXES.

Deux théories ont été invoquées pour expliquer ce décollement :

a. *Théorie sanguine*. BAUDELOCQUE. — Le sang, brisant les liens qui attachent le placenta à l'utérus, s'épanche entre les deux organes, et sa quantité augmentant progressivement, sépare mécaniquement le placenta puis les membranes de l'utérus. — Le sang agit d'une façon analogue à la vapeur, qui, pénétrant dans l'intérieur du cylindre, chasse le piston qu'elle est destinée à mouvoir. Dans cette théorie le muscle utérin n'a qu'un rôle effacé il est presque passif.

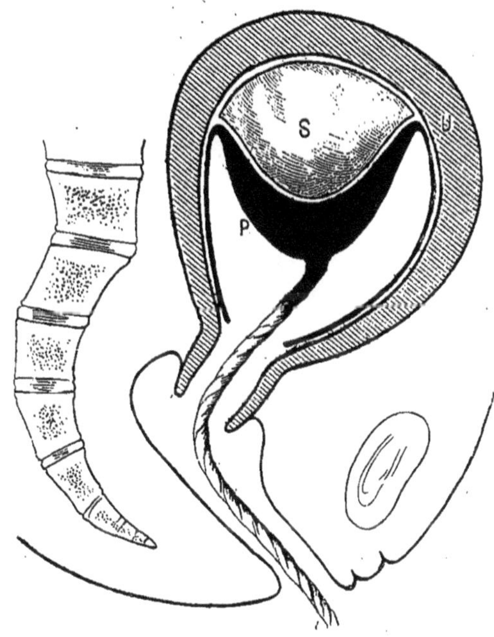

Fig. 281. — Délivrance. 1er temps. — Théorie de Baudelocque.
S, sang. — U, utérus. — P, placenta.

b. *Théorie musculaire*. MATTHEWS DUNCAN. — Contrairement à la théorie précédente, le tissu musculaire joue ici le rôle principal, c'est la rétraction et la contraction de l'organe qui, diminuant progressivement la cavité utérine, arrivent à chasser le placenta à l'extérieur. L'épanchement sanguin peut exister, mais il ne joue qu'un rôle secondaire : c'est le muscle utérin qui fait tout lui-même, d'abord en amenant le décollement, puis en chassant les annexes dans le vagin.

Avec BAUDELOCQUE, l'hémorrhagie est inévitable et indispensable ; avec DUNCAN, elle est accessoire et peut fort bien faire défaut.

Appréciation. Si la théorie de BAUDELOCQUE était exacte, elle devrait s'appliquer à tous les cas; or elle est inacceptable avec un placenta prœvia. D'autre part l'hémorrhagie de la délivrance est parfois nulle ou tellement faible, qu'elle ne peut expliquer le décollement placentaire.

La théorie de DUNCAN au contraire ne souffre aucune exception et doit être

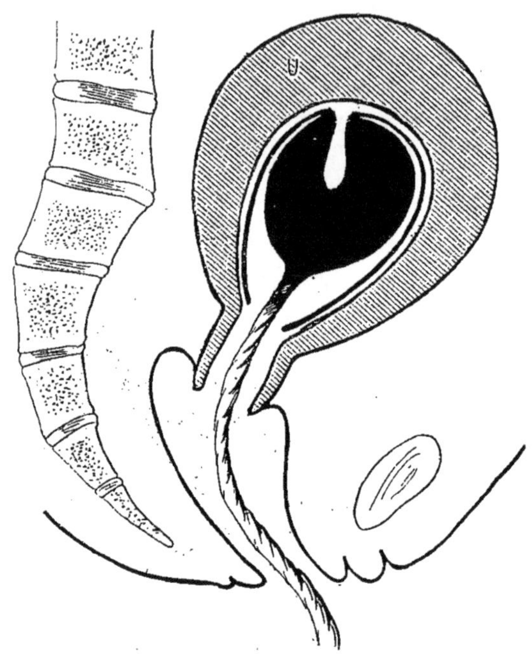

Fig. 282. — Délivrance. 1er temps. — Théorie de Matthews Duncan.
U. utérus.

considérée comme la mieux fondée[1]. C'est l'action du muscle utérin qui amène le décollement du placenta et des membranes.

2e *temps*. — EXPULSION UTÉRINE.

Le placenta décollé tombe sur le cercle utérin, où il peut se présenter de trois façons différentes :

Par sa *face utérine*, par son *bord*, par sa *face fœtale*.

Présentation de la face utérine (fig. 283). 5 p. 100 des cas environ. Le

[1] Voir pour la discussion de ces deux théories mes *Travaux d'obstétrique*, t. I, p. 415.
BERRY HART (Edinburgh im journ. juillet 1887) a essayé de démontrer que ce n'est pas la contraction elle-même de l'utérus, qui produit le décollement, mais le relâchement consécutif. — F. BARROUR, peu après, a au contraire insisté sur l'influence de la contraction, qui plus que la rétraction et le relâchement serait la cause du décollement. Ces intéressants travaux ont complété la théorie de DUNCAN, dont le principe reste toujours vrai : à savoir que le muscle utérin et non l'hémorrhagie est l'agent primordial du décollement.

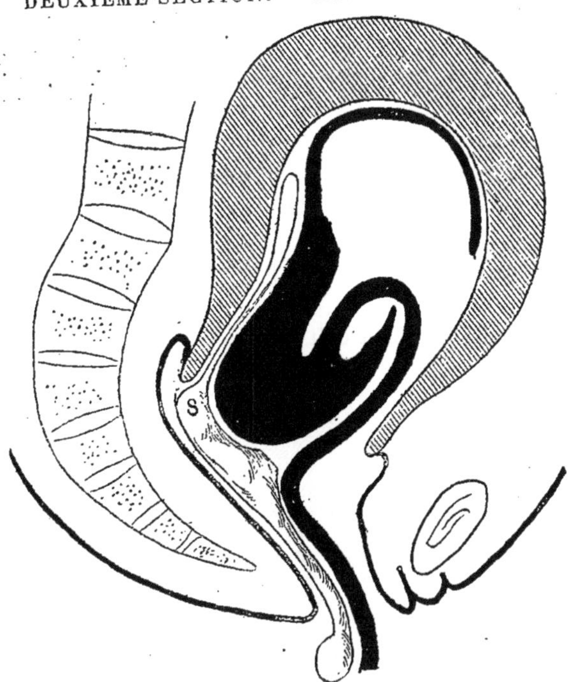

Fig. 283. — Délivrance 2e temps. — Présentation de la face utérine.

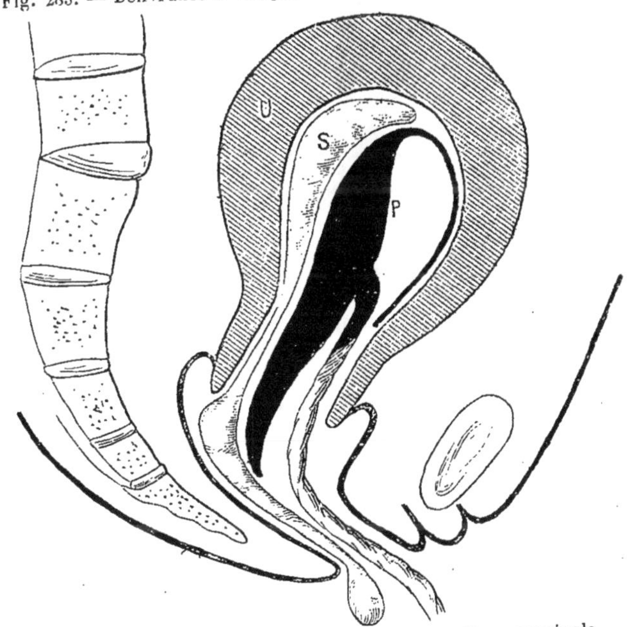

Fig. 284. - Délivrance. 2e temps. — Présentation marginale.
U, utérus. — S, sang. — P, placenta

placenta recouvre le cercle utérin, comme s'il avait été primitivement inséré sur le pourtour de cet orifice.

Cette présentation est la plus rare et peut être considérée comme pathologique, elle est due le plus souvent à une insertion vicieuse du placenta ou à des adhérences partielles du placenta ou des membranes.

Présentation marginale (fig. 284). — 20 p. 100 des cas environ. C'est le bord même du placenta, qui s'engage à travers le cercle utérin, et qui arrive le premier dans le vagin.

Les causes sont analogues à celles de la présentation de la face utérine.

Présentation de la face fœtale (fig. 285). — 75 p. 100 des cas[1].

Cette présentation du placenta doit être considérée comme la règle, ou

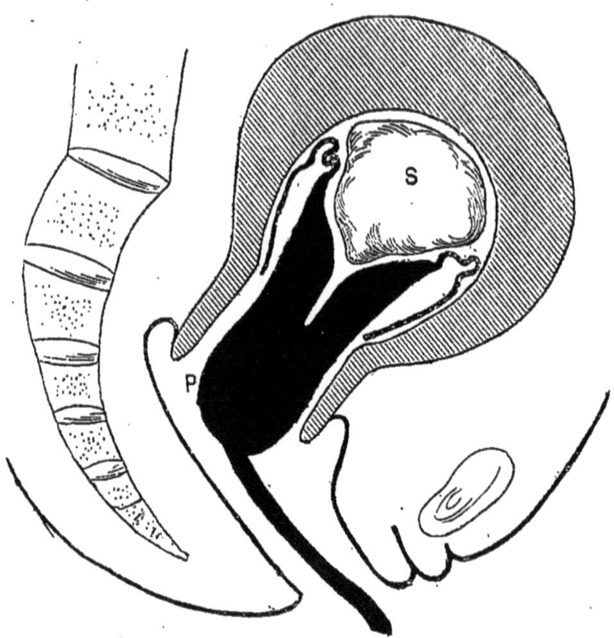

Fig. 285. – Délivrance. 2e temps. — Présentation de la face fœtale.
S, sang. — P, placenta.

plutôt comme physiologique, les autres étant pathologiques ; elle est au placenta ce que la présentation du sommet est au fœtus.

La disposition générale du placenta est celle d'une coupe, qui s'adapte à l'utérus, au pourtour du cercle utérin, et qui se continue par l'intermédiaire du cordon à travers le vagin et la vulve jusqu'à l'extérieur.

Le placenta, poussé par la contraction et la rétraction utérines, franchit petit à petit le cercle utérin ainsi que le canal qui lui fait suite, entraînant

[1] Voir *De la délivrance*, etc. Thèse agrégat. Ribemont Dessaignes, 1883, p. 44.

les membranes qui se retournent au fur et à mesure de sa descente. Les tractions exercées sur le cordon et l'expression complètent le décollement des membranes, commencé par l'action utérine.

M. Duncan admet que le canal utérin doit présenter un diamètre de 5 cent. environ pour laisser passer le placenta.

3e *temps*. — Expulsion vaginale.

Quand le placenta est complètement tombé dans le vagin, la femme éprouve un vague besoin de pousser; sous l'influence de quelques efforts d'expulsion [1], le placenta progresse vers l'orifice vulvaire, apparaît à cet orifice, et enfin le franchit, entraînant à sa suite les membranes.

Comme à l'orifice utérin le placenta peut se présenter à l'orifice vulvaire par sa face utérine, par son bord ou sa face fœtale. En général la présentation est la même aux deux orifices, à moins qu'une intervention, par exemple des tractions sur le cordon, n'ait modifié la situation des annexes.

Quand le placenta se présente à l'orifice vulvaire par sa face fœtale, les membranes sont retournées, et l'œuf offre une disposition inverse à celle qui existait dans la cavité utérine. Quand, au contraire, il y a présentation marginale ou de la face utérine, les membranes ne se retournent pas et conservent leur disposition primitive.

B. — Symptômes et Diagnostic.

Pour reconnaître les différents temps de la délivrance, on peut se servir soit du toucher, soit de la vue, permettant de suivre la descente du cordon sur lequel on a préalablement placé un index (ligature, pince) [2].

Toucher. — Le toucher sera pratiqué en tendant le cordon d'une main, et en suivant avec l'index de l'autre main la tige funiculaire jusqu'à ce qu'on arrive sur la masse placentaire.

Trois circonstances peuvent se présenter :

1° Le doigt explorateur rencontre le placenta dans le vagin : le deuxième temps est terminé et le troisième en train de se faire;

2° Le placenta est au niveau du cercle utérin, ou engagé dans le canal qui lui fait suite : le premier temps est achevé, on est en plein deuxième temps;

3° Le doigt, quelque loin qu'il remonte le long du cordon, ne peut sentir la masse placentaire : le décollement n'a pas eu lieu ; le premier temps s'accomplit.

Le toucher donne donc des renseignements précis et faciles à interpréter,

[1] Les contractions vaginales, dont l'existence est réelle, ne semblent prendre qu'une très faible part à cette expulsion.

[2] J'omets volontairement de parler d'un craquement spécial, qu'on aurait pu entendre au moment du décollement placentaire, ainsi que des modifications du souffle utérin. Ces signes ne peuvent servir en pratique. Le fond de l'utérus tombe au niveau de l'ombilic de suite après l'expulsion fœtale, remonte bientôt de quelques centimètres ; cette ascension, due sans doute, quand elle se produit, à l'accumulation du sang, offre des variations trop grandes, et sa pathogénie est trop obscure, pour en faire un signe auquel on puisse se fier.

mais il présente un double inconvénient : — le premier d'être après l'accouchement douloureux à cause des nombreux traumatismes produits par la sortie fœtale, — le second d'exposer à la septicémie, car même avec un doigt rigoureusement aseptique, on peut refouler de l'extérieur vers l'intérieur des organes génitaux très aptes à l'absorption grâce aux plaies qui les sillonnent, des liquides ou des débris divers arrêtés à la vulve.

Aussi vaut-il mieux, à moins de nécessité, se contenter de l'examen du cordon.

Examen du cordon. — En même temps qu'on fait la ligature du cordon près de l'ombilic, on en place une seconde au niveau de la vulve, cet *index funiculaire* permet de suivre la descente du placenta. — Lorsque l'index est à sept travers de doigt au-dessous de la vulve, le placenta est en général arrivé au cercle utérin et même engagé dans cet orifice. — Quand il est encore plus éloigné de la vulve, le placenta est dans le vagin, le deuxième temps est achevé, et la femme éprouve à ce moment un malaise local, qui l'excite à pousser.

Grâce à ce moyen on peut, sans pratiquer le toucher, diagnostiquer avec un précision suffisante la descente du placenta. On ne doit recourir au toucher que quand la délivrance n'est pas faite au bout d'une heure après l'accouchement, car alors on entre dans l'état pathologique, et le médecin est autorisé à rechercher la cause de ce retard.

Durée. — La délivrance physiologique dure de quelques minutes à une heure, en moyenne une demi-heure.

Une délivrance qui dure plus d'une heure, est pathologique.

C. — Conduite à tenir.

Quatre variétés :

Attendre	**Méthode d'expectation.**
Tirer	**Méthode de traction.**
Exprimer	**Méhode d'expression.**
Tirer et exprimer	**Méthode mixte.**

Méthode d'expectation. — Laisser agir la nature, quand tout est physiologique, est un conseil d'apparence séduisante.

Mais arrivons à la pratique. Une femme vient d'accoucher : le médecin va-t-il attendre auprès d'elle plusieurs heures jusqu'à ce que la délivrance soit terminée ?

L'intérêt de la femme avant tout, répondra-t-on. Mais l'intérêt de la femme elle-même veut qu'on n'attende pas. Il n'y a aucun inconvénient à activer la délivrance quand on le fait suivant les règles voulues. Il est mauvais, au contraire, après l'accouchement, de ne pas délivrer la patiente aussitôt qu'on le peut, de manière à pouvoir la changer, la mettre à sec et lui permettre de prendre du repos.

Aussi, l'expectation simple est-elle généralement abandonnée et n'a que fort peu de chances de faire de nouveaux prosélytes.

Méthode de traction. — Le principe de cette méthode consiste à aider la sortie des annexes de l'œuf par des tractions exécutées sur le cordon.

Son origine est des plus anciennes, car Hippocrate, en suspendant un poids au cordon, obéissait au même principe.

Quand et comment convient-il de faire la traction ?

Quand? Jamais pendant le premier temps de la délivrance, pendant le décollement : tous les accoucheurs sont d'accord sur ce point. Mais le décollement est terminé, le placenta va franchir l'orifice utérin : une opinion veut

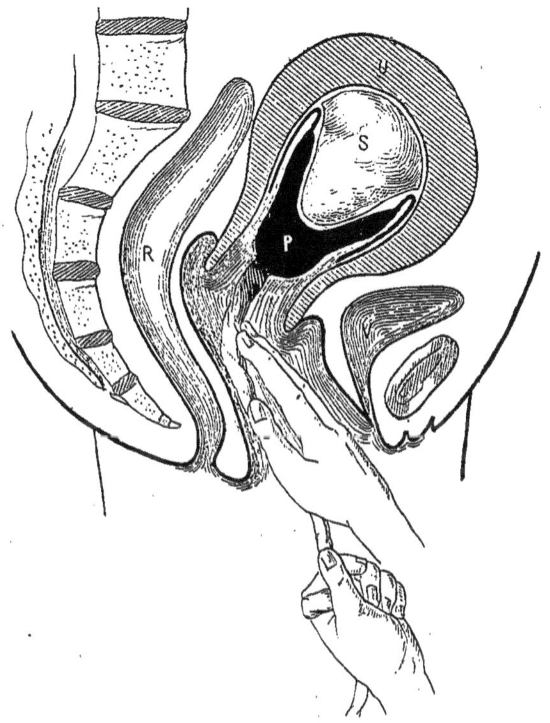

Fig. 286.— Délivrance par traction, avec main faisant poulie de renvoi. U, utérus. — S, sang. — P, placenta. — R, rectum. — V, vessie.

qu'on tire à ce moment, une autre, au contraire, qu'on attende que le placenta soit tombé dans le vagin. — *Tendre et attendre*, a dit M. Pajot, représentant la première opinion. Simplement *attendre*, lui répond le camp contraire. — Le troisième temps est le moment de choix pour la traction.

Comment? En saisissant le cordon avec un linge sec et en cherchant à l'amener au dehors par une traction douce. Faut-il, au niveau de l'orifice utérin, faire pendant le second temps une poulie de renvoi avec les doigts de l'autre main ? La précaution peut être utile en certains cas, mais est rarement indispensable.

Quand le placenta franchit l'orifice vulvaire, on le saisit à pleine main, et on l'entraîne avec les membranes, tout doucement au dehors.

Méthode d'expression. — Remplacer la *vis à fronte* par la *vis à tergo* a été l'idée mère de la méthode d'expression.

Au lieu de tirer, on a pensé qu'il était préférable de pousser.

A cette méthode, est généralement attaché le nom de Crédé, qui n'en est pas cependant l'inventeur (Hardy, Mac-Clintock), mais bien le vulgarisateur. C'est en 1853 que l'auteur allemand a publié son premier mémoire sur cette question.

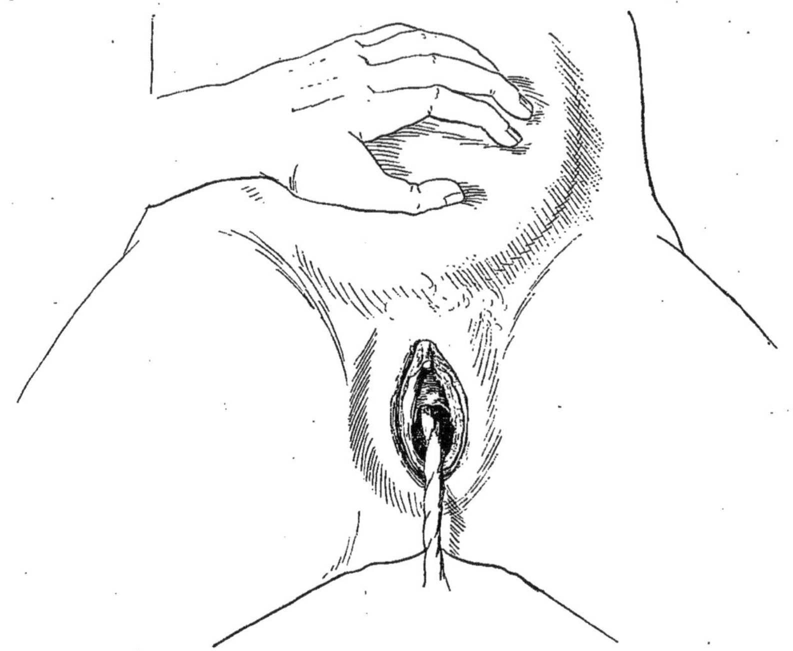

Fig. 287. — Délivrance par expression.

On ne touche plus au cordon : les *expressionnistes* le défendent absolument. Mais, après la sortie du fœtus, presque de suite après (Winckel), au bout d'un certain temps, quand revient la contraction utérine (Breisky), on saisit l'utérus à pleine main et on le serre comme une éponge, qu'on voudrait débarrasser du liquide qu'elle contient.

Grâce à cette expression, on aide la rétraction et la contraction utérines, on diminue la capacité de la matrice et on oblige le contenu à s'échapper au dehors.

Il suffit d'une pression sur l'hypogastre, combinée à celle de l'utérus, pour favoriser l'évacuation du vagin par le délivre.

Méthode mixte [1]. — C'est à la méthode mixte que je donne la préférence, car elle réunit à la fois les avantages de l'expression et des tractions.

[1] Auvard. *Travaux d'obstétrique*, t. II, p. 515, et t. I, p. 157.

Cette méthode doit être pratiquée de la façon suivante :

Pendant le *premier temps* de la délivrance, tant que la ligature funiculaire n'est pas descendue à sept travers de doigt au-dessous de l'orifice vulvaire, il faut se contenter de placer une main sur le fond de l'utérus, pour s'assurer de la rétraction progressive de l'organe et pour l'aider par de légères frictions.

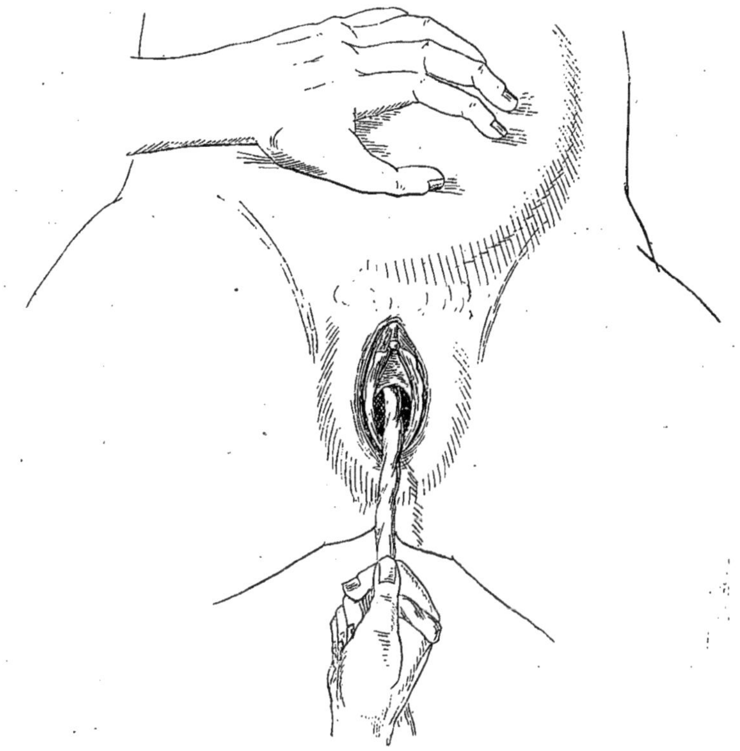

Fig. 288. — Délivrance par méthode mixte.

Deuxième temps. — Quand ce premier temps est terminé, après avoir saisi le cordon d'une main, faire des tractions douces dans la direction du périnée, c'est-à-dire en arrière, pendant que l'autre main exprime l'utérus à travers la paroi abdominale : *intervention par méthode mixte.* — Au lieu d'attendre, je dirai en complétant le conseil de M. Pajot : *Exprimer, tendre et attendre.* — L'intervention sera toujours pratiquée avec douceur et lenteur, elle dure quelques minutes, un quart d'heure, parfois une demi-heure et même davantage. L'accoucheur ne doit pas oublier qu'il ne fait que seconder l'action utérine, *il doit aider et non violenter.*

Durant le *troisième temps*, on continue l'expression utérine, qu'on fait modérée, moins dans le but d'aider la délivrance que dans celui de prévenir l'inertie et l'hémorrhagie qui en serait la conséquence ; de l'autre main, on attire le placenta à l'aide du cordon. Quand le placenta est sorti, tout en continuant à tenir l'utérus, on le laisse reposer sur le plan du lit ou dans un vase placé à proximité de la vulve pour le recevoir, et on attire les membranes qui progressivement et sans secousse, arrivent au dehors. Cette sortie des membranes doit être particulièrement lente, car la moindre impatience ou brusquerie à ce moment, suffit à amener leur déchirure et à favoriser la rétention.

Après la délivrance, il est bon, pendant un certain temps, une demi-heure environ, de laisser la main sur le fond de l'utérus, en le frictionnant de temps en temps, toujours dans le but de surveiller la rétraction et de prévenir l'inertie, source si fréquente d'hémorrhagies sérieuses.

Telle est la meilleure conduite à tenir pendant la délivrance *physiologique*, et il importe de ne pas oublier :

1° Que depuis l'accouchement jusqu'à une demi-heure environ après la délivrance, une main doit être laissée sur le fond de l'utérus, pour le surveiller, le frictionner, l'exprimer. On n'est autorisé à transgresser cette prescription que dans le cas où l'état de l'enfant nécessiterait des soins immédiats et urgents; l'accoucheur va au plus pressé.

2° Qu'après l'accouchement, en dehors de toute complication, il ne faut pas pratiquer le toucher vaginal, à moins qu'au bout d'un certain temps, qu'on peut fixer à *une heure*, la délivrance ne soit pas effectuée. L'exploration digitale, manuelle au besoin, est alors justifiée; car l'accoucheur fera bien, en recherchant les causes du retard, de surveiller la rétraction du cercle utérin (orifice interne du postpartum), de manière à intervenir, si cela est nécessaire, au moment où il le jugera indiqué.

TROISIÈME SECTION

POSTPARTUM

SOMMAIRE

Généralités.

L'utérus est évacué, le postpartum commence, il sera continué ou non par l'allaitement. Le fait caractéristique de cette période est la blessure génitale, blessure multiple qui commence à la plaie placentaire et qui se continue par les éraillures du col, du vagin et de la vulve. Autant de voies ouvertes pour la pénétration des microbes.

Aussi, la dominante de cette période est-elle la menace de septicémie puerpérale. Il faut qu'à l'abri de tout agent infectieux, la nature ait le temps de réparer les traumas nombreux produits par l'accouchement.

Le trimestre que dure cette régression utérine comprend deux stades : l'un pendant lequel on peut suivre l'utérus dans son retrait graduel, et qui s'étend de l'accouchement jusqu'à la réapparition de la menstruation (un mois et demi environ), et l'autre où le microscope seul révèle l'état incomplet du retour à l'état normal, latent par conséquent, et qui va jusqu'à la fin du troisième mois.

Cette régression se divise donc en deux périodes à peu près égales : l'une *apparente;* l'autre *latente*, séparées l'une de l'autre par le retour de couches.

Au bout d'un an après la conception, l'utérus est rendu à son état normal.

La maternité (sans allaitement) occupe donc une année entière de la vie de la femme. *L'utérus exige un an pour la procréation d'un être.*

La *lactation* crée une quatrième et dernière période à la puerpéralité. L'allaitement commence peu de temps après l'accouchement, il se confond en partie avec la régression utérine, qui ne paraît pas d'ailleurs influencée d'une manière notable par son existence.

L'allaitement dirige toute l'activité génitale du côté des seins. La vie féminine vient durant cette période se concentrer dans le fonctionnement de la glande mammaire.

Le système génital, qui chez la femme, encore plus que chez l'homme joue un rôle considérable et prépondérant dans la vie et dans l'organisation, se subdivise en trois chefs : l'*utérus*, l'*ovaire*, la *mamelle*, qui régissent successivement l'être féminin, le premier pendant la gestation, le second en dehors de la puerpéralité, le troisième pendant l'allaitement.

De telle sorte qu'au point de vue spécial qui nous occupe, la femme, suivant la période de sa vie, est tantôt *ovarienne*, tantôt *utérine*, tantôt *mammaire*.

Pendant la lactation les organes génitaux reposent ; la menstruation, sauf quelques exceptions, n'existe plus. Ce calme, survenant après l'orage de la grossesse et surtout de la parturition, est particulièrement favorable au rétablissement complet de ces organes fatigués ; c'est en cela surtout que la lactation est bienfaitrice, c'est pour cela également qu'elle doit être prolongée aussi longtemps que possible, l'enfant et la mère ne pouvant qu'y gagner.

L'allaitement, en un mot, constitue une véritable *hibernation*, pour le système génital pelvien ; ses avantages à cet égard sont indéniables.

Afin d'étudier les détails de suites de couches, dont l'esquisse générale vient d'être tracée, il faut envisager successivement :

I. *La mère ;*

II. *L'enfant ;*

III. *L'allaitement*, qui constitue le trait d'union entre la mère et l'enfant, la maternité du lait remplaçant à cette époque celle du sang.

I

MÈRE

SOMMAIRE

A. *Modifications de l'organisme :*
- 1° Système génital;
  - Tranchées utérines;
  - Lochies;
- 2° Mamelles ;
- 3° Système urinaire;
- 4° Systèmes respiratoire et circulatoire;
- 5° Système nerveux;
- 6° Système digestif;
- 7° Etat général. — Température. — Nutrition.

B. *Hygiène du postpartum :*
- 1° Antisepsie génitale;
- 2° Reprise graduelle de la vie ordinaire.

A. — MODIFICATIONS DE L'ORGANISME

L'organisme maternel, modifié par la grossesse (modifications gravidiques de l'organisme maternel), modifié aussi par l'accouchement (phénomènes maternels du travail), subit durant le postpartum de nouveaux changements, destinés à le ramener progressivement à l'état normal, et habituellement désignés sous le nom de *phénomènes des suites de couches*. Nous allons étudier ces phénomènes avec chaque système :

1° Système génital.

La *vulve*, plus ou moins entamée par le passage fœtal, répare ses déchirures par première ou seconde intention.

Le *vagin* distendu par l'accouchement se raccourcit et se rétrécit.

L'*utérus* subit, pour revenir à son état normal, d'importantes modifications macroscopiques et microscopiques au niveau de son corps et de son col.

La *diminution de volume* du corps utérin est appréciée en pratique par la hauteur du fond de l'organe, facilement évaluée à l'aide du palper. Cette exploration doit toujours être faite après évacuation préalable du rectum et de la vessie, car la réplétion de ces réservoirs peut imposer à l'utérus une ascension de plusieurs centimètres, compliquée d'inclinaison, le plus souvent *droite* pour la *réplétion vésicale*, et *gauche* pour la *réplétion rectale;* quand, au contraire, l'utérus reste franchement médian, il y a lieu de supposer que la hauteur du fond, quand elle est exagérée, est due à un état pathologique de la matrice même.

Voici comment se fait approximativement la descente utérine, pendant les suites de couches :

Première semaine. — L'utérus qui, après la délivrance, était un peu au-dessus de l'ombilic, descend environ de un centimètre par vingt-quatre heures.

Deuxième semaine. — La descente est plus lente, et difficilement appréciable d'un jour à l'autre; au bout de cette deuxième semaine, 15 jours par conséquent après l'accouchement, le fond de l'utérus se trouve à 7 ou 8 centimètres au-dessus de la symphyse pubienne[1].

A partir de ce moment, et encore pendant un mois (jusqu'au retour de couches, quand la femme ne nourrit pas, c'est-à-dire un mois et demi après l'accouchement), l'utérus diminue de volume presque *insensiblement* d'un jour à l'autre.

A partir de un mois et demi jusqu'à la fin du troisième mois, l'utérus diminue encore, mais dans des limites trop faibles pour être appréciables à l'examen digital (toucher combiné à la palpation). A cette seconde période du postpartum, ce sont surtout des modifications histologiques (atrophie et dégénérescence graisseuse des fibres musculaires, reconstitution de la muqueuse utérine) qui se continuent pour rendre l'utérus à son état complètement normal.

Les différentes modifications qui précèdent sont en général englobées sous le nom classique d'*involution* ou de *régression utérine*.

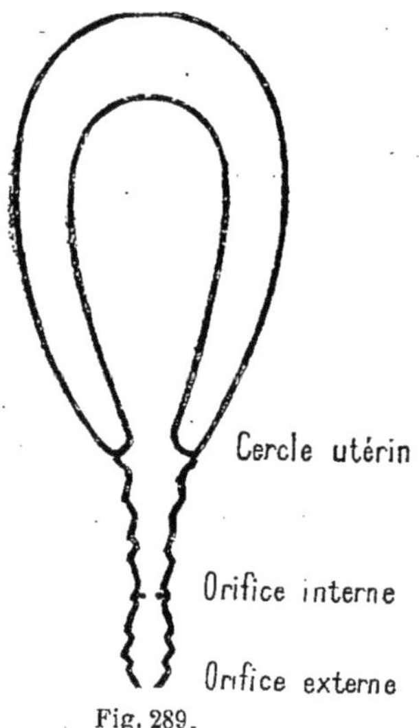

Fig. 289.
Utérus du postpartum.

Le *col* subit également d'importantes modifications pour regagner son état normal. L'utérus après la délivrance et au début du postpartum, est, comme l'indique la figure 289, composé de trois parties : une *épaisse supérieure* située au-dessus du cercle utérin, qui représente le corps de l'utérus, et qui n'est autre que l'ancien segment supérieur, ou latéro-supérieur de la grossesse; une *mince inférieure* joignant le cercle utérin à l'orifice externe, et interrompue par l'orifice interne; toute cette partie amincie de l'utérus est englobée sous le nom de *col*, c'est à tort, car elle se compose, de l'*isthme* s'étendant de l'orifice interne au cercle utérin (ancien segment inférieur de la fin de la grossesse et du travail) et du *col* allant de l'orifice interne à l'externe. Sa véritable désignation est plutôt *segment utéro-cervical;* la partie supérieure diminue progressivement pour reconstituer l'*isthme* et la partie inférieure, le *col*.

[1] Voir mes *Travaux d'obstétrique*, t. II, p. 559.

L'utérus pendant le postpartum est la source de deux phénomènes importants, de grand intérêt pratique, à savoir : les *tranchées* et les *lochies*.

TRANCHÉES UTÉRINES

Les tranchées utérines ne sont autre chose que des *coliques utérines*, analogues à celles qui se produisent pendant le travail, quelquefois pendant la grossesse, et chez certaines femmes au moment des règles.

Leur *symptôme* caractéristique est la *douleur*, que la femme compare à celle de l'accouchement, mais d'intensité en général moindre; la topographie en est analogue, les irradiations dans les aines et les cuisses sont fréquentes, et quelquefois, la douleur abdominale étant peu accusée, la femme ne se plaint que de crampes dans les membres inférieurs; le médecin doit être averti de cette anomalie, qui pourrait l'induire en erreur. Pendant la douleur, l'utérus se durcit (sensation de boule hypogastrique éprouvée par la patiente); et à la fin de la contraction, un petit flot de sang ou de liquide lochial s'écoule le plus souvent par la vulve.

Les tranchées, qui surviennent peu après la délivrance pour durer trois, quatre et cinq jours, rarement davantage, ne seront pas confondues avec les *coliques néphrétiques*, *hépatiques*, *intestinales;* nous verrons à la pathologie les caractères distinctifs. Elles diffèrent de la *métrite* et de la *péritonite*, par l'absence de *fièvre* (caractère essentiel et le plus important) et par les douleurs intermittentes, accompagnant le durcissement de l'utérus, qu'elles causent.

Au point de vue *étiologique*, les tranchées doivent être divisées en deux catégories :

Les unes *symptomatiques*, et causées par la présence dans l'utérus, d'un caillot sanguin, d'un fragment de membranes, du placenta, ou d'un débris quelconque ; l'utérus se contracte douloureusement pour *accoucher* de ce corps étranger ;

Les autres *idiopathiques*, où la cavité utérine est absolument vide et ne contient que les mucosités normales à cette période de la puerpéralité.

Les primipares y sont rarement sujettes; les multipares en souffrent presque exclusivement sans qu'on sache bien la raison de cette différence.

La compression exercée par la vessie et le rectum pleins, accentuent les tranchées, d'où l'indication thérapeutique de faire évacuer ces réservoirs pour soulager la patiente.

La succion du mamelon les réveille, et les rend souvent très douloureuses, à tel point que quelques femmes désireuses de nourrir renoncent à l'allaitement pour éviter des souffrances aussi pénibles.

Les tranchées n'ont d'autre inconvénient que celui d'être douloureuses, mais cet inconvénient est parfois très notable et nécessite un *traitement* actif : teinture de digitale, 10 à 20 gouttes; teinture de viburnum prunifolium (au $\frac{1}{2}$) 10 à 100 gouttes en vingt-quatre heures, 10 gouttes toutes les deux heures environ. Massage utérin. Cataplasmes chauds laudanisés. Antipyrine, 1 à 2 grammes; hydrate de chloral, même dose. Parfois une injection vaginale chaude, et mieux intra-utérine amènera un soulagement notable dans les cas de tranchées symptomatiques. Mais le traitement le plus sûr et le plus en usage, consiste dans l'administration des opiacés : soit lavement de laudanum de Sydenham de 10 à 15 gouttes, à renouveler une seconde fois dans les cas rebelles, ou une injection sous-cutanée de chlorhydrate de morphine de 0,01. (Ergot de seigle à déconseiller comme préventif et comme curatif.)

LOCHIES

Les lochies, que les auteurs du XVIIe siècle désignaient prosaïquement sous le nom de *vidanges*, sont constituées par l'écoulement génital du postpartum.

La source principale en est la surface interne du corps de l'utérus, et accessoirement celle du col, du vagin et de la vulve.

Les lochies sont :

Du 1er au 3e jour : Sanguines.
Du 3e au 6e jour : Sanguinolentes (muco-pus teinté de sang).
Du 6e au 9e jour : Muco-purulentes.

A partir du neuvième jour, l'écoulement est normalement très faible.

La couleur *purée de marrons*, *brique pilée*, ou *marc de café*, que prennent parfois les lochies, indique un état pathologique ; elles est l'indice d'un processus septicémique local, et doit fixer toute l'attention du thérapeute.

Les lochies ont une *odeur* spéciale, *sui generis*, mal définissable, odeur fade et indifférente, qu'il faut nettement distinguer de l'*odeur cadavéreuse* qu'elles prennent à l'état pathologique, et qui est un des meilleurs signes de la septicémie à son début. L'habitude, mieux que toute description, dressera l'odorat à ces distinctions importantes.

On voit donc combien la *couleur* et l'*odeur* des lochies sont précieuses dans la semiologie du postpartum.

Les lochies sont composées au début de sang, de leucocytes, de cellules épithéliales provenant de toute la surface génitale, de mucus, parfois de débris de membranes ou de placenta momentanément retenus dans l'utérus, et enfin, même à l'état normal (?) en dehors de toute complication de microbes divers, analogues comme forme à ceux de la septicémie puerpérale, mais qui en diffèrent peut-être comme nature.

Exceptionnellement, les lochies sont si peu abondantes, qu'elles semblent presque *nulles* ; dans d'autres cas, elles sont au contraire *copieuses*, surtout dans leur période sanguine. Cette quantité, qu'on a essayé d'évaluer en pratique par le nombre de serviettes salies, est difficile à apprécier et à définir.

Parfois, sans cause appréciable l'écoulement sanguin persiste au delà des limites régulières, ou après avoir cessé reparaît pour durer plusieurs jours et retarder le rétablissement et surtout le lever de l'accouchée. Ces *lochies sanguinolentes prolongées*, dues probablement à un retard dans le processus cicatriciel de la surface utérine seront heureusement modifiées et arrêtées par les injections vaginales chaudes (50°) l'emploi de l'ergotine ou de l'ergot de seigle (ne pas en donner aux femmes qui allaitent, car ce médicament a une influence fâcheuse sur la sécrétion lactée), par la digitale, par le massage utérin, des cataplasmes chauds, et quelquefois par l'emploi de grands bains chauds. En tous cas la femme ne doit se lever qu'après cessation complète de l'écoulement sanguin [1].

2° Mamelles.

Les modifications des mamelles seront étudiées avec l'allaitement.

3° Système urinaire.

Le sécrétion urinaire est active pendant le postpartum, surtout les premiers jours où il y a une polyurie très nette.

L'élimination des principes solides contenus dans l'urine est également augmentée. Le dernier stade de la nutrition, ou stade éliminateur, ralenti pendant la grossesse, est accéléré pendant le postpartum.

L'accélération dans la combustion et l'élimination, amène d'après Hecker et Gassner, une diminution notable de poids (4,500 gr. environ pendant les huit premiers jours).

Notons dans l'urine, la présence fréquente de glycose (Blot). Cette *glycosurie* se produit toutes les fois qu'une entrave quelconque s'oppose à la sécrétion lactée; il semble que le sucre doive s'éliminer soit par le lait soit par l'urine.

Un accident fréquent, vers lequel l'attention du médecin doit toujours être dirigée, est la *rétention d'urine*. La vessie, comprimée durant l'accouchement, est paralysée ou parésiée pendant les premiers jours du postpartum. La rétention est tantôt complète, tantôt incomplète; cette dernière variété est particulièrement insidieuse, et peut souvent passer inaperçue au détriment de la malade, dont l'involution utérine est ainsi gênée et retardée. — Aussi pour éviter pareil accident, le médecin doit-il à toutes ses visites, palper l'abdomen, et toutes les fois qu'il trouve, à partir du deuxième jour, l'utérus au-dessus de l'ombilic, songer à la possibilité de la rétention. Traitement : cataplasmes chauds favorisant parfois l'émission de l'urine. Asseoir la malade pour accomplir la miction. Dernière ressource : cathétérisme, avec antisepsie rigoureuse, sinon on s'expose à la cystite et à la pyélo-néphrite.

4° Systèmes respiratoire et circulatoire.

Les modifications du système respiratoire sont encore mal connues; il n'en est pas de même de celles du système circulatoire.

Le phénomène principal est une diminution notable dans le nombre des pulsations cardiaques [1], qui peuvent tomber jusqu'à 35 par minute (Blot).

Ce ralentissement se produit peu après l'accouchement et dure de huit à douze jours, avec interruption momentanée vers le troisième jour, quand se fait la montée laiteuse.

[1] Dans les cas d'écoulement sanguin rebelle, une injection intra-utérine, et au besoin le curage suivi de cautérisation pourraient rendre de signalés services.

Le schéma 290 résume ces modifications pendant la puerpéralité.

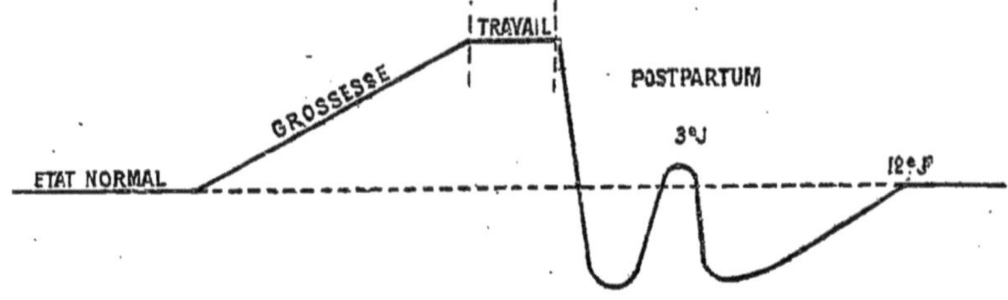

Fig. 290. — Modifications du pouls pendant la puerpéralité.

Les causes de ce ralentissement sont mal connues.

Modifications dans la composition du sang. — Augmentation relative dans la quantité de la fibrine, et des globules blancs.

5° Système nerveux.

Après l'accouchement la femme est en général fatiguée, néanmoins l'excitation produite par le travail, ou la joie de la maternité empêche le plus souvent un repos immédiat, qui ne survient guère qu'au bout de 2 à 3 heures, et qui est souvent empêché ou interrompu par les tranchées utérines.

Très souvent après la délivrance, ou un peu avant elle, la femme a, pendant quelques minutes, un *frisson, sans élévation de la température ni accélération du pouls*, c'est un véritable *frisson physiologique* sans importance aucune, et purement nerveux.

6° Système digestif.

L'appétit ne tarde pas à renaître après l'accouchement, et se maintient bon durant le postpartum à moins de complications. Aussi la régrédiente peut-elle manger sans inconvénient, pourvu qu'elle prenne des aliments légers. La diète imposée autrefois était non seulement inutile, mais défavorable.

La constipation est la règle, aussi est-on obligé de la combattre par des moyens appropriés. Quand la femme allaite, on se contentera de lavements simples, huileux ou glycérinés, qu'on prescrira à partir du troisième ou quatrième jour, alors que la montée laiteuse est bien terminée. Quand la femme n'allaite pas, on donnera le lendemain de la montée laiteuse, en général le quatrième jour, un purgatif (huile de ricin, eau naturelle purgative), et pendant les autres jours, on aura recours aux laxatifs buccaux ou rectaux si besoin en est.

7° Etat général. — Température. — Nutrition.

La température *à l'état normal ne doit jamais pendant le postpartum atteindre* 38°. — Quand ce degré est atteint, il existe un complication quelconque, le plus souvent septicémique, qu'il faudra rechercher et combattre.

Le thermomètre, en mettant ainsi sur la voie des accidents dès le début, rend les plus importants services, il permet de commencer la thérapeutique, alors qu'elle peut encore agir avec toute efficacité.

Pendant la *régression simple* sans allaitement la *nutrition* semble activée dans tous ses stades (absorption, assimilation, désassimilation, élimination)[1]. Tandis que les gestantes sont des ralenties, les régrédientes sont au contraire des activées. L'*allaitement*, tout en laissant le processus local de la régression s'effectuer normalement, modifie les conditions de la nutrition. Sous son influence, l'*absorption* et l'*élimination* paraissent *activées*, et, au contraire, l'*assimilation* et la *désassimilation retardées*. L'allaitement semble donc tenir le milieu entre la gestation et la régression simple; car, de même que la gestation, il ralentit l'assimilation et la désassimilation, mais contrairement à la grossesse et comme la régression simple qu'il accompagne, il favorise l'absorption et l'élimination.

B. — HYGIÈNE DU POSTPARTUM

Il a déjà été question de l'hygiène alimentaire, de l'évacuation de la vessie et du rectum; deux points restent à traiter :

L'antisepsie génitale;

La reprise graduelle de la vie ordinaire.

Antisepsie génitale.

Toilettes vulvaires.— A faire avec une solution d'acide phénique 1/50 ou de bichlorure de mercure 1/4000, par l'intermédiaire de vieux linge ou mieux d'ouate hydrophile (proscrire les éponges à cause de leur asepsie douteuse).

Dans l'intervalle des toilettes appliquer sur la vulve un tampon d'ouate antiseptique (hydrophile ou salicyliée), sèche, simplement maintenue en place par le rapprochement des cuisses. C'est la meilleure et la plus simple des barrières à la pénétration des microbes.

Injections vaginales. — Ces injections sont aujourd'hui pratiquées par beaucoup d'accoucheurs, 1 à 3 fois par vingt-quatre heures avec une solution d'acide phénique ou de bichlorure de mercure. *Si les précautions antiseptiques ont été bien prises pendant l'accouchement et aussi pendant les derniers temps de la grossesse*[2], les injections pendant les suites de couches sont inutiles, et elles ne sont pas sans inconvénient, car, elles exposent à la pénétration de l'air dans les organes génitaux, condition favorable à la putréfaction et au développement de la septicémie. D'une façon générale on pourra donc s'en passer, et les réserver pour les cas où l'antisepsie aurait

[1] Voir *Travaux d'obstétrique*, t. II, p. 44.

[2] Ces précautions sont, ainsi que je l'ai déjà dit (p. 206), les suivantes : pendant les quinze derniers jours de la grossesse faire prendre à la femme une injection quotidienne avec une solution de bichlorure de mercure à 1/4000; faire soi-même pendant cet intervalle un ou deux lavages vaginaux soit avec le doiglier irrigateur, soit en frottant avec un ou deux doigts les surfaces vaginale et cervicale; compléter par un savonnage vulvaire préalable. Pendant l'accouchement pratiquer toutes les trois ou quatre heures une injection avec la même solution, injection qui doit être aussi complète que possible et précédée comme toujours par une toilette vulvaire.

été incomplète pendant la grossesse ou le travail, pour ceux où une intervention sérieuse pendant l'accouchement aurait exposé à la pénétration d'agents septiques, et pour ceux enfin où un symptôme quelconque (fièvre, lochies fétides) indique la présence de microbes pathogènes dans l'intérieur des organes génitaux.

Dans une maternité où le toucher est pratiqué par plusieurs personnes, et où les chances de contracter la septicémie sont plus grandes, il sera bon d'avoir recours à ces injections vaginales une à deux par jour.

Injections intra-utérines. — Ces injections ne seront faites que dans des conditions spéciales, et pour remédier à une septicémie débutant ou évoluant.

Reprise graduelle de la vie ordinaire.

Après l'accouchement, en l'absence de toute complication, se conformer aux préceptes suivants :

PREMIÈRE QUINZAINE. — **Lit.**

Première semaine :

Première moitié. — Décubitus dorsal.

Deuxième moitié. — Décubitus latéral ou dorsal à volonté.

A la fin l'accouchée peut être momentanément couchée sur un autre lit, de manière à permettre de faire complètement celui quelle occupait.

Deuxième semaine :

Première moitié. — On peut soulever la tête à l'aide de deux à quatre oreillers.

Deuxième moitié.— L'accouchée peut s'asseoir complètement sur son lit, pour donner le sein, manger, etc.

A la fin de la deuxième semaine, *lever.*

DEUXIÈME QUINZAINE. — **Appartement ou habitation.**

Troisième semaine : Chambre et chaise longue.

Durée du lever : une heure de plus par jour :

1er jour 1 heure,
2e — 2
3e — 3
etc.

A la fin de la troisième semaine la femme peut quitter la chambre pour circuler dans son appartement ou dans son habitation, mais sans sortir dehors.

Quatrième semaine : Appartement. — Fauteuil ; chaise longue en cas de fatigue.

A la fin de la quatrième semaine, c'est-à-dire au bout d'un mois après l'accouchement, première sortie en plein air.

TROISIÈME QUINZAINE. — **Promenades, sorties.**

Cinquième semaine : Sorties en voiture.

Sixième semaine : Sorties à pied.

Retour de couches. — Quand la femme n'allaite pas, c'est à la fin de la sixième semaine, c'est-à-dire un mois et demi après l'accouchement, que survient le retour de couches, qui n'est autre chose que le rétablissement de la menstruation. — Pendant le retour de couches, repos au lit ou sur la chaise longue, au moins pendant les deux premiers jours, et mieux pendant toute la durée.

Après le retour de couches, la femme est rendue à sa vie habituelle ; à ce moment les rapports sexuels peuvent être repris sans inconvénient.

Mais pour les exercices fatigants (cheval, danse), ou pour les grands voyages on ne les permettra que trois mois après l'accouchement, alors que l'utérus est complètement rendu à son état normal.

Quand la femme allaite, quoique le retour de couches fasse défaut, on se comportera de même, mais les exercices fatigants ou les grands voyages ne pourront être repris qu'après le sevrage, sous peine de compromettre la santé de l'enfant et aussi celle de la mère, en lui imposant un véritable surmenage.

II

ENFANT

SOMMAIRE

A. *Phénomènes physiologiques :*
- 1° Poids;
- 2° Température. — Circulation. — Respiration;
- 3° Cordon;
- 4° Dentition;
- 5° Digestion;
- 6° Phénomènes cutanés.

B. *Hygiène :*
- 1° Vue;
- 2° Sommeil. — Cris;
- 3° Vêtements;
- 4° Toilettes;
- 5° Température. — Couveuses;
- 6° Chambre. — Berceau;
- 7° Sorties;
- 8° Vaccination.

1° Poids.

Le nouveau-né, dont le poids moyen est de 3,000 grammes au moment de la naissance, diminue de 100 grammes pendant les deux premiers jours, et regagne cette perte pendant les cinq jours consécutifs, de telle sorte qu'à la fin de la première semaine le poids est identique à celui de la naissance.

L'augmentation quotidienne du poids de l'enfant, en dehors de ces sept premiers jours est variable, mais peut être fixée comme moyenne quotidienne à :

25 grammes	pendant les	1er, 2e, 3e mois.. ..		1er trimestre.
20	—	4e, 5e, 6e —	....	2e —
15	—	7e, 8e, 9e —	....	3e —
10	—	10e, 11e, 12e —	....	4e —

En multipliant cette augmentation quotidienne par le nombre de jours que compte chaque trimestre et qui est de quatre-vingt-dix environ, on a pour l'augmentation totale de :

1er trimestre.	2,250[1] + 3,000 = 5,250.	Chiffre rond :	5,250	grammes.
2e —	1,800 + 5,250 = 7,050.	—	7,000	—
3e —	1,350 + 7,050 = 8,400.	—	8,500	—
4e —	900 + 8,400 = 9,300.	—	9,500	—

[1] Pour ce premier trimestre, il n'est pas tenu compte de l'état stationnaire des huit premiers jours. Cette cause d'erreur est détruite par ce faire que pendant les trois semaines consécutives à la première, il se produit une augmentation, qui compense l'état stationnaire des premiers jours.

La courbe 291 représente d'après ces données l'augmentation progressive du poids de l'enfant pendant la première année de la vie.

On voit donc qu'au bout de six mois complets, l'enfant a un peu plus que *doublé*, et qu'au bout de un an, un peu plus que *triplé* de poids.

Un enfant qui pèse dix kilogrammes à un an est légèrement au-dessus de la moyenne.

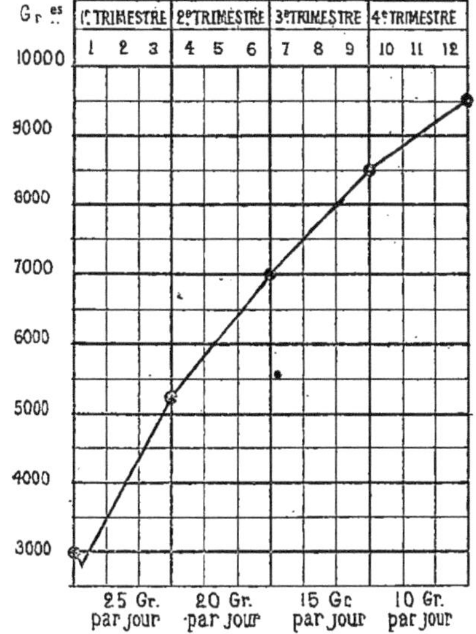

Fig. 291. — Poids de l'enfant pendant la première année.

2° Température. Circulation. Respiration.

Le tableau 292 résume les résultats que j'ai obtenus[1] par l'examen de la température, des pulsations et de la respiration chez cinq nouveau-nés.

La température subit comme on le voit un abaissement initial et atteint son maximum le lendemain de la naissance, puis oscille entre 36 et 37°. L'abaissement initial est d'autant plus marqué que l'enfant naît plus loin de son terme normal.

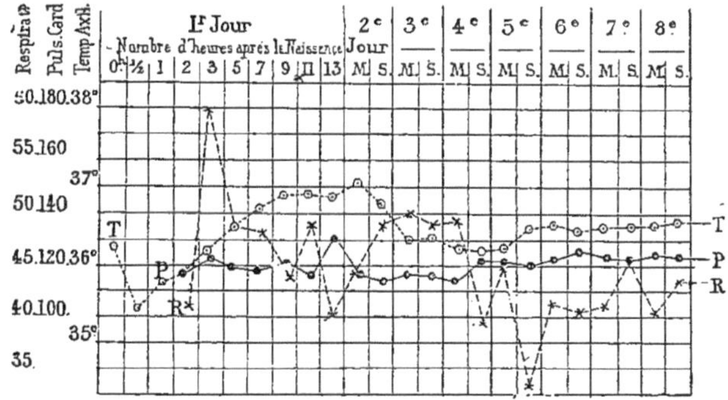

Fig. 292. — Nouveau-né : T. Température. — P. Pouls. — R. Respiration.

Le nombre des pulsations oscille autour de 120 à la minute.

La respiration donne des résultats très variables.

3° Cordon.

Le cordon, pendant les jours consécutifs de la naissance, se flétrit, se dessèche. Un sillon, rempli de sérosité purulente, se creuse au pourtour de son

[1] Voir *Travaux d'obstétrique*, t. I, p. 30.

insertion ombilicale. La chute a lieu spontanément du 3e au 6e jour, le plus souvent le 4e ou le 5e.

Chez les enfants débiles, ou quand on fait un pansement antiseptique humide, la chute du cordon est souvent retardée et n'a lieu que le 8e, 10e, 12e jour jusqu'au 15e jour.

Parfois au niveau de l'ombilic, il persiste pendant quelques jours une petite ulcération, source d'écoulement purulent, pour laquelle on est obligé de faire un pansement, voire même (poudre de salol, ou de tannin) quelques cautérisations au crayon de nitrate d'argent.

M. Richet avait pensé que la chute du cordon était due à la présence, au niveau de l'ombilic, d'un *anneau contractile* de fibres musculaires lisses. Mais avec M. Parrot on admet en général, aujourd'hui, que le cordon est éliminé à la manière des tissus privés de vie, des escharres.

4° Dentition.

Les dents sont de deux sortes : les premières destinées à tomber (*caduques*), les autres devant au contraire persister à l'état normal pendant toute la vie (*permanentes*).

Les premières, ou *dents de lait* sont les seules qui nous intéressent ici, cependant j'envisagerai brièvement toute l'éruption dentaire ; ce coup d'œil d'ensemble facilitera la mémoire de cette difficile question.

Les dents de lait ou caduques sont au nombre de 20, les permanentes au nombre de 32.

Envisagées dans leur ordre d'apparition, les dents peuvent être divisées en cinq groupes :

1° *Dents de lait.* (20) — Les dents de lait apparaissent dans l'ordre suivant :

Incisives moyennes..........	4	vers	6	mois.
Incisives latérales	4	—	9	—
Premières petites molaires.....	4	—	12	—
Canines....................	4	—	15	—
Deuxièmes petites molaires....	4	—	18	—

Toutes les dents de la mâchoire inférieure sortent avant les correspondantes de la supérieure, sauf pour les incisives latérales, ou l'ordre est inverse, de telle sorte que les quatre dents de lait médianes naissent dans l'ordre indiqué par la figure 293.

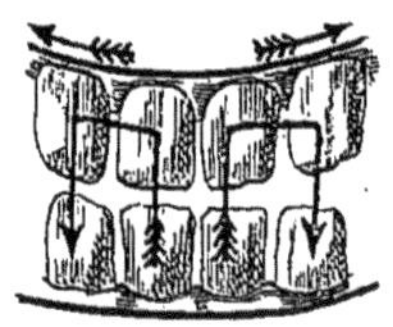

Fig. 293. Ordre d'éruption des huit incisives (dents de lait).

Il arrive souvent que les incives moyennes inférieures étant apparues, les supérieures correspondantes se font attendre assez longtemps, et naissent presque en même temps que les voisines, c'est-à-dire que les incisives latérales supérieures.

Sauf l'exception qui précède, la loi générale pour l'éruption de toutes les dents caduques, ou permanentes, est que celles de la mâchoire inférieure se montrent avant celles de la supérieure.

Les dates d'apparition précédemment mentionnées sont loin d'être mathématiques; les variations sont grandes. Les premières dents se montrent souvent plus tôt ou plus tard que six mois, on les voit exceptionnellement à la naissance même [1].

Les canines apparaissent souvent plus tard que quinze mois, et il n'est pas rare de voir les deuxièmes petites molaires ne faire éruption qu'après deux ou trois ans.

Au milieu de ces irrégularités, nous avons fixé des chiffres moyens dont la valeur n'est que relative. Ces chiffres sont faciles à retenir, car ils représentent des dates espacées de trois mois l'une de l'autre; aussi, avec cette notion de trois mois, suffira-t-il de retenir l'ordre d'apparition suivant :

1° Incisives médianes;
2° Incisives latérales;
3° Premières petites molaires;
4° Canines;
5° Deuxièmes petites molaires.

2° *Dents d'enfance.* — 4 — Les dents d'enfance, au nombre de quatre, sont les premières grosses molaires et apparaissent vers cinq ans.

3° *Dents de remplacement.* — 20 — Les dents de remplacement succèdent aux dents de lait, qui tombent quelque temps avant leur apparition.

Une par an.

Ordre successif :

1° Incisives médianes........ 8 ans.
2° Incisives latérales.......... 9 ans.
3° Premières petites molaires.. 10 ans.
4° Deuxièmes petites molaires. 11 ans.
5° Canines................. 12 ans.

L'ordre d'apparition est un peu différent de celui des dents de lait, car les canines ici se montrent en dernier lieu, et au contraire avant les dernières petites molaires pour les dents de lait; je place en regard les deux variétés de dents dans leur ordre d'apparition respectif :

DENTS DE LAIT.	DENTS DE REMPLACEMENT.
1° Incisives moyennes..............	Incisives moyennes.
2° Incisives latérales..................	Incisives latérales.
3° Premières petites molaires..........	Premières petites molaires.
4° Canines..........................	Deuxièmes petites molaires.
5° Deuxièmes petites molaires.........	Canines.

4° *Dents d'adolescence.* — 4.

Deuxièmes grosses molaires.
Eruption à 13 ans.

[1] Louis XIV et Mirabeau sont les exemples les plus célèbres de cette anomalie; *Curius Dentatus* aurait également dû son nom à cette particularité.

5° *Dents de puberté ou de sagesse : 4.*

Troisièmes grosses molaires.

Eruption à 20 ans (18 à 25 ans).

Chaque groupe de dents de lait se montre à trois mois d'intervalle et de dents de remplacement à un an d'intervalle. — Quant aux grosses molaires, leur éruption est espacée pour chaque groupe par sept ans environ.

Influence de la dentition sur la santé de l'enfant. — On a attribué à la dentition la plupart des accidents, qui peuvent survenir pendant les premières

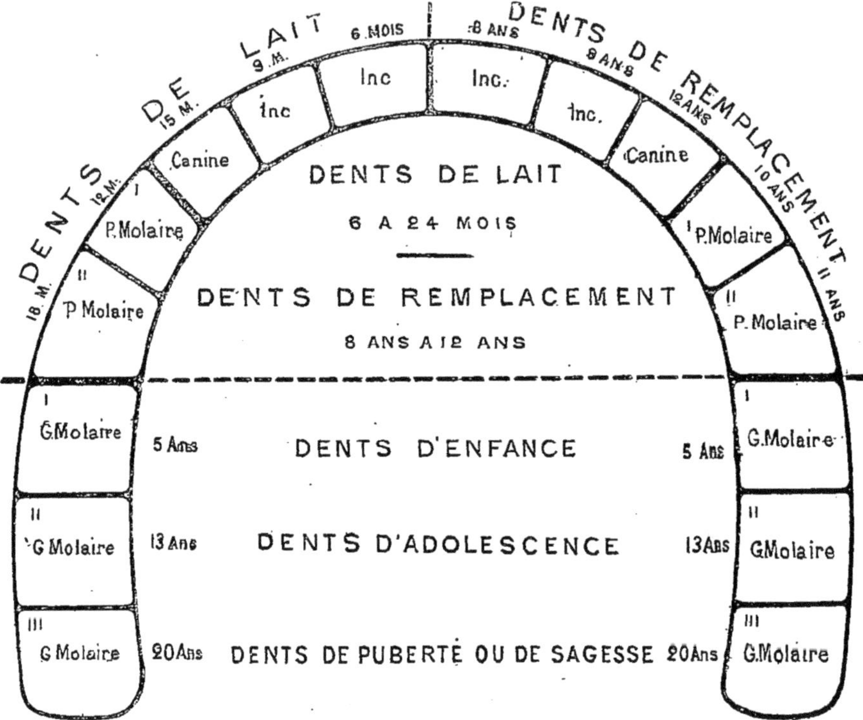

Fig. 294. — Schéma de l'éruption dentaire.

années de la vie, pathogénie complaisante dont la réalité n'est pas démontrée. La diarrhée et une fièvre parfois intense pouvant exposer à des congestions méningitiques, paraissent seules dépendre nettement de la dentition [1].

Dans les cas de trouble dans l'éruption dentaire, des applications locales d'une solution faible de cocaïne, ou l'incision cruciale au sommet de la dent, sont les seuls moyens capables de produire quelque amélioration.

Dentition et sevrage. — La dentition étant une cause de troubles digestifs pour l'enfant, on a conseillé de ne pas cesser l'allaitement au moment de l'érup-

[1] Voir Corriveaud. — *Journal de médecine de Bordeaux et Bulletin thérapeutique*, 1885, t. I, p. 475.

tion dentaire. Le conseil est bon à suivre, et le meilleur moment pour opérer le sevrage sera, soit après la sortie des premières petites molaires, soit après celle des canines.

5° Digestion.

Le lait est *sucé* par l'enfant. Ce mouvement de succion est opéré à l'aide de la langue, qui en se portant en bas et en arrière, crée un vide entre la voûte palatine et elle, vide dans lequel le liquide vient s'accumuler. Ingéré dans l'estomac, le lait y subit la digestion sous l'influence du suc gastrique. La digestion se continue dans l'intestin, où se fait en même temps une absorption active.

Les *selles* du nouveau-né passent par trois périodes successives :

Période méconiale (3 jours).—L'enfant évacue le méconium accumulé dans son intestin pendant la grossesse. Ce liquide est verdâtre, sirupeux, analogue au suc épaissi du pavot (μηκων pavot)

Période de transition (1 jour). — Le méconium est mêlé à du lait digéré.

Période lactée. — Le résidu du lait digéré est rendu sous forme d'une bouillie épaisse, jaune-clair, dont l'aspect a été comparé avec raison à celui des œufs brouillés. — En étudiant l'athrepsie, nous verrons que ces garde-robes peuvent se strier de blanc, de vert, devenir même complètement vertes.

Les garde-robes sont chez les nouveau-nés au nombre de deux à quatre par vingt-quatre heures, plus tard, vers deux mois, de une à trois. Un plus grand nombre indique un état diarrhéique.

6° Phénomènes cutanés.

L'enfant passe par trois phases successives qui durent environ trois jours chaque :

Phase rouge. — Vive congestion cutanée, causée par le contact de l'air, auquel la peau n'est pas habituée et qui agit comme un véritable irritant.

Phase jaune. — Sorte d'ictère hémaphéique, qui est amené par les transformations du pigment sanguin, déposé à la périphérie pendant la phase précédente ou congestive.

Phase blanche. — L'enfant devient pâle, et arrive insensiblement à sa teinte rosée normale.

Dès la période précédente, mais surtout à cette dernière, la peau se recouvre d'un véritable *furfur*, desquamation épidermique, analogue à celle qu'on voit dans la rougeole, et qui est le résultat des phénomènes congestifs précédemment décrits.

B. — HYGIÈNE

Vue. — Sommeil. Cris. — Vêtements. — Toilettes. — Température, Couveuses. — Chambre. Berceau. — Sorties. — Vaccination.

1° Vue. — Les yeux de l'enfant doivent être attentivement surveillés, le médecin doit les inspecter à chacune de ses visites, précaution nécessaire à cause de l'ophtalmie purulente, dont nous verrons à la pathologie les traitements préventif et curatif.

Pendant les premiers temps de la vie, les enfants présentent souvent un léger degré de *strabisme*, dont la constatation inquiète la famille. Ce strabisme léger est sans importance, il disparaît aussitôt que l'enfant commence à *regarder*.

2° Sommeil. Cris. — Sommeil, cris, et tétées se partagent chez l'enfant les premiers temps de la vie.

Les *cris* sont pour ainsi dire normaux lorsqu'ils sont de faibles intensité et durée; l'enfant à cet âge ne sait ni parler, ni rire, les pleurs constituent son seul langage. Mais lorsque les cris deviennent intenses et prolongés, ils indiquent un état de souffrance dont il faut rechercher la cause, qui est le plus souvent, soit la *faim*, soit le *froid*, soit la gêne dans les *vêtements*. Donc allaiter l'enfant, le réchauffer, le démaillotter sont la triple précaution à prendre en pareil cas. Il est encore d'autres causes auxquelles il faut penser : telles les *coliques* très souvent invoquées par les gardes et les nourrices, sans que personne ait jamais pu en constater la réalité, justifiées cependant par le calme que produit parfois l'application d'un cataplasme chaud sur le ventre. On peut encore citer la *dyspnée* amenée par un état congestif des poumons, etc.

Le *sommeil* de l'enfant survient en général après la tétée ; il doit avoir lieu dans le berceau, et non dans les bras ou sur les genoux de la nourrice. L'enfant dans son berceau doit être couché sur le côté, afin que, s'il se produit des vomissements, le liquide s'écoule facilement et ne pénètre pas dans les voies respiratoires.

3° Vêtements. — Le vêtement du nouveau-né, est en général désigné sous le nom de *maillot*[1].

Le MAILLOT FRANÇAIS se compose :

Pour la *tête*, d'un béguin, et d'un bonnet qui le recouvre ;

Pour le *thorax*, d'une chemisette, d'une brassière en flanelle, en laine ou coton, et d'un fichu ;

Pour l'*abdomen et les membres inférieurs*, d'une couche, de langes en coton ou en laine, de chaussons.

Le MAILLOT ANGLAIS diffère du français en ce que :

La *tête* reste découverte ;

Le *thorax* est protégé par une chemisette et par une brassière pourvue de boutons pour fixer une couche-culotte; une longue robe, cache-maillot qui se prolonge sur l'abdomen et les membres inférieurs.

Pour l'*abdomen et les membres inférieurs*, une couche, un lange-culotte, des chaussettes et chaussons ; les petits membres de l'enfant restent libres.

Le MAILLOT AMÉRICAIN est analogue à l'anglais, mais les bras et la partie supérieure du thorax restent à nu, *décolletés*.

Le maillot anglais, très à la mode actuellement, est bon à la condition qu'on évite le refroidissement, auquel expose le faible enveloppement des membres

[1] Pour le pansement du cordon, voir le chapitre *Antisepsie*.

inférieurs ; aussi quand l'enfant naît pendant une saison très froide est-il préférable de commencer par le maillot français, et n'avoir recours à l'anglais qu'au bout d'un certain temps (1 à 3 mois).

4° Toilettes. — Il sera bon de donner à l'enfant tous les matins un bain chaud de quelques minutes, ou suivant le système anglais une immersion soit froide, soit légèrement tiédie, en commençant autant que possible pendant la saison chaude. Dans le courant des vingt-quatre heures on fera en outre 2 à 4 toilettes de la région génito-anale, en ayant soin de saupoudrer après chacune d'elles avec de l'*amidon*, du *lycopode*, ou du *talc* (silicate de magnésie) ; ces trois poudres, à peu près également bonnes, sont destinées à sécher l'humidité de ces régions et à éviter les coupures et l'intertrigo. On saupoudrera également les aisselles, et les sillons du cou chez les enfants gras.

5° Température. Couveuses. — Le nouveau-né, qui avant sa naissance baignait constamment dans un liquide chaud et à température égale, est très sensible aux variations thermiques, qu'il rencontre dans sa nouvelle vie. Le froid, agissant sur ses extrémités, y amène facilement la cyanose et l'hypothermie,

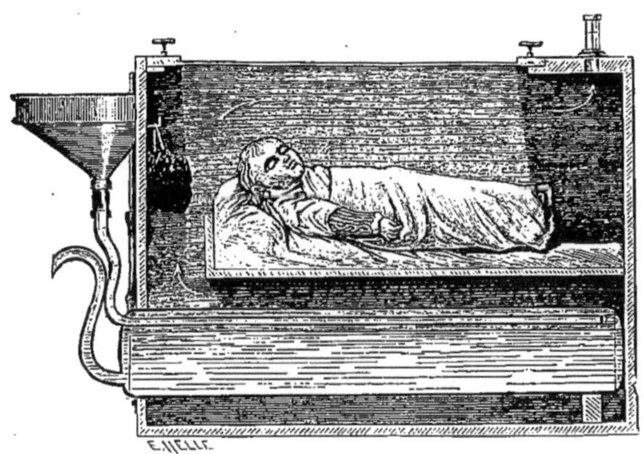

Fig. 295. — Coupe de la couveuse.

et cette affection fréquente désignée sous le nom d'œdème ou de sclérème des nouveau-nés. L'enfant est d'autant plus sensible aux variations de température qu'il est plus jeune, et qu'il naît plus loin de son terme.

Pour éviter au nouveau-né ces brusques changements, il faut pendant les premiers temps le placer dans une pièce où la température sera autant que possible de 16 à 18° ; on mettra dans son berceau surtout pendant la nuit une à trois boules d'eau chaude, qui maintiendront une température suffisante.

Pour les enfants nés avant terme ou pendant les saisons très froides, on se servira avec avantage d'appareils appelés *couveuses*, introduites dans la pratique obstétricale par M. Tarnier[1].

Il existe actuellement de nombreux modèles de couveuses ; le plus simple

[1] Voir Auvard. *Travaux d'obstétrique*, t. I, p. 7 et 39.

est le meilleur. En 1883, j'ai décrit un appareil très pratique qui se chauffe à l'aide de boules de grès, destinées à être remplacées toutes les heures et demie ou deux heures.

Pour éviter ce changement trop fréquent de boules, peu commode à faire la nuit, je les ai remplacées (fig. 295-296) par un réservoir fixe de 10 litres ; dans lequel il suffit de verser d'abord 5 litres d'eau bouillante, puis 3 litres toutes les quatre heures pour maintenir autour de l'enfant 30° environ[1].

L'enfant est placé dans la couveuse absolument comme dans son berceau ; on le retire au moment des tétées en ayant soin que la température de la pièce soit de 18° environ ; les toilettes et le change se font à cette même température ambiante.

On laisse l'enfant quinze jours, trois semaines, un mois ou même davantage

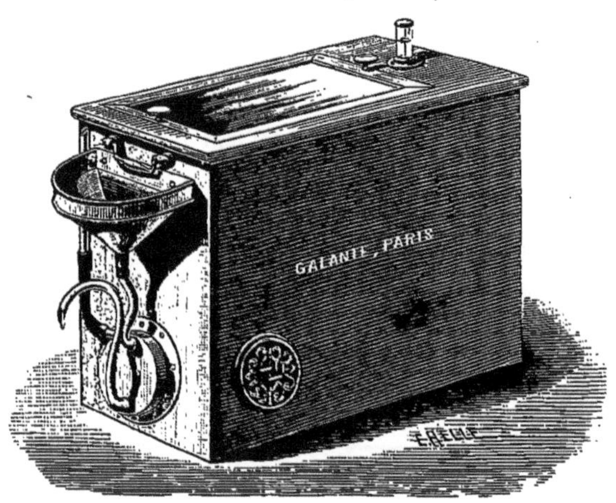

Fig. 296. — Vue extérieure de la couveuse.

dans la couveuse, puis quand il a acquis la vigueur suffisante on l'habitue progressivement à vivre dans l'air de la chambre, en lui accordant tous les jours une heure de plus de liberté au moment le plus chaud de la journée. Il sera bon de continuer l'usage de l'appareil encore un certain temps pendant la nuit, où le refroidissement se produit avec plus de facilité.

L'usage de la couveuse est utile dans tous les cas où la vie de l'enfant se ralentit sous l'influence des causes extérieures (froid), ou intérieures (naissance prématurée, faiblesse congénitale, cyanose, œdème et sclérème, athrepsie ou maladies générales affaiblissant le nouveau-né, la syphilis par exemple).

6° **Chambre. Berceau.** — La chambre où habite l'enfant doit être aérée, pourvue de cheminée ; la température y sera de 16 à 18° pendant les premiers mois ; on peut accoutumer progressivement l'enfant à la température habituelle de l'appartement.

[1] Voir pour les détails de cet appareil *Archives de Tocologie*, août 1889.

L'enfant doit toujours être couché dans un berceau et non dans le lit de sa mère ou de sa nourrice, qui pendant le sommeil pourrait l'étouffer involontairement, ainsi que cela arrive quelquefois. L'enfant est couché vêtu, et plus ou moins entouré de couvertures suivant la saison. Eviter surtout de fermer complètement les rideaux du berceau, sinon on empêche l'accès de l'air, et on produit une asphyxie lente.

Le berceau sera placé dans un coin de la pièce à l'abri de tout courant d'air direct. Quelques personnes insistent pour que la tête de l'enfant soit placée à contre jour, c'est-à-dire les pieds tournés dans le sens opposé de la fenêtre ou directement en face de la lumière, afin, disent-elles d'éviter le strabisme ; la précaution est sans importance.

7° **Sorties.** — L'enfant peut être sorti sans inconvénient :

Dans la saison chaude (été), au bout de huit jours ;

Dans la saison tempérée (printemps, automne), au bout de quinze jours ;

Dans la saison froide (hiver), au bout d'un mois.

En hiver, l'enfant sera sorti au moment le plus chaud de la journée : de midi à 2 heures ; en été, au contraire, en dehors de ce moment, le matin, de 9 à 11 heures ; le soir, de 3 à 5 heures.

8° **Vaccination.** — A moins d'épidémie de variole le nouveau-né sera vacciné à deux mois environ. A Paris le vaccin de génisse est actuellement le plus répandu. On vaccine au niveau de l'épaule, ou mieux à la partie postéro-externe du mollet ; deux piqûres de chaque côté suffisent. Du troisième au dixième jour consécutifs à la vaccination, mieux vaudra ne pas sortir l'enfant, car durant l'évolution du vaccin, il est plus sensible aux actions pathogènes de l'extérieur. On supprimera les grands bains pendant le même temps. La région vaccinée sera protégée à l'aide d'un petit pansement sec ou de l'ouate ; quand vers le huitième, dixième jour, la rougeur locale est trop accentuée, on la calme par l'application de petits cataplasmes, ou de compresses imbibées de solution boriquée à 4 p. 100.

III

ALLAITEMENT

SOMMAIRE

1° Allaitement maternel ;
2° Allaitement par une nourrice ;
3° Allaitement par un animal ;
4° Allaitement artificiel ;
5° Succédanés du lait. — Allaitement mixte ;
6° Direction générale de l'allaitement. — Sevrage.

L'alimentation de l'enfant peut être faite à l'aide de lait de femme (mère et nourrice), à l'aide du lait d'un animal (pris directement ou indirectement), ou enfin avec d'autres aliments que le lait (donnés seuls ou conjointement avec le lait). Chacune de ces variétés d'alimentation demande à être décrite séparément.

1° ALLAITEMENT MATERNEL

Au milieu de la vie intra-utérine, de chaque côté du sternum, s'invagine un bourgeon épithélial cutané. Ce bourgeon prolifère, se ramifie, s'enfonce et arrive à former la glande mammaire, qui fait partie du groupe des glandes en grappe.

Au point de départ de l'invagination se produit une saillie, qui, grossissant, deviendra le mamelon ; les ramifications du bourgeon, en s'enfonçant, laissent sur leur trajet un canal, qui les relie à leur région d'origine ; chacun de ces canaux est un *galactophore* et vient s'ouvrir au sommet du mamelon.

Les lobes glandulaires, au nombre de quinze environ (même nombre pour les conduits galactophores, ou un peu inférieur, dix à quinze, deux conduits se réunissant parfois en un seul), rudimentaires toute la vie chez l'homme, le sont également, quoique à un moindre degré chez la femme, jusqu'au moment de la conception.

Cependant peu après la naissance une poussée congestive se fait à leur niveau (mammite des nouveau-nés) ; nouvelle poussée au moment de la puberté.

Après la conception et pendant la grossesse, les lobes glandulaires, outre la congestion dont ils sont le siège, prennent par la prolifération de leurs éléments un développement notable. Toutes les ramifications des conduits galactophores se hérissent à leur terminaison de culs-de-sac glandulaires, comme les branches se couvrent de feuilles au printemps.

Sur toute la surface glandulaire existe d'abord un épithélium aplati, qui ne tarde pas à s'arrondir, comme si la cellule plate se distendait par une surabondance de contenu. L'épithélium, qui tapisse les conduits galactophores, est au contraire cylindrique.

Si à ce moment on fait au niveau du mamelon une coupe antéro-postérieure du sein, on notera les détails suivants, résumés dans le schéma 297.

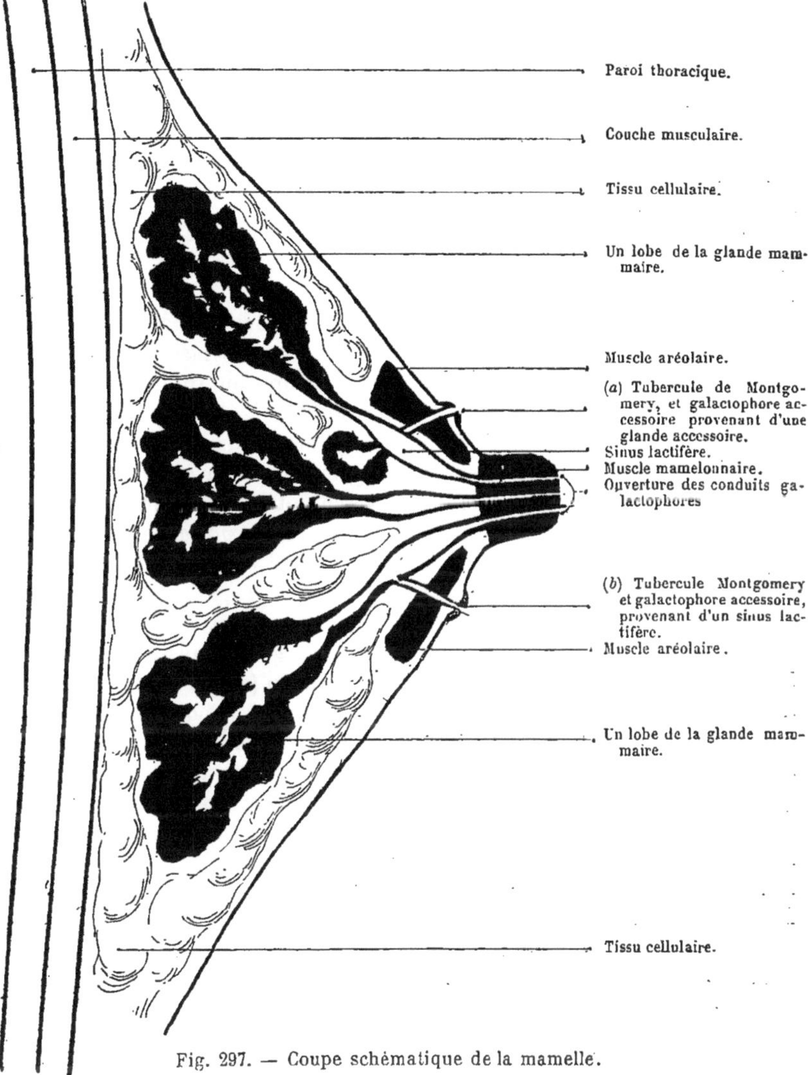

Fig. 297. — Coupe schématique de la mamelle.

Partons du sommet du mamelon et pénétrons avec un galactophore Ce conduit arrive bientôt à un renflement fusiforme, le *sinus lactifère* puis reprenant ses dimensions premières, il aboutit à un lobe, où il se ramifie, pour envoyer une branche à chacun des lobules, constitués eux-mêmes par la réunion d'un certain nombre de culs-de-sac glandulaires.

Ces conduits et lobes sont enveloppés dans une couche continue de tissu cellulaire, comme les bouteilles emballées dans une caisse sont entourées du papier destiné à les protéger.

Sur le trajet des galactophores au voisinage des sinus, on aperçoit parfois un canal diverticulaire qui, traversant le muscle aréolaire, vient s'ouvrir au niveau de l'aréole, au sommet d'un tubercule de Montgomery, sorte de mamelon en miniature. Ce canal diverticulaire prend le nom de *conduit galactophore accessoire*. Il existe une seconde variété de ces conduits partant non des galactophores principaux, mais d'un lobe accessoire de la glande mammaire. La première variété est représentée (fig. 297) en (*b*), la seconde en (*a*).

Tous les tubercules de MONTGOMERY sont pourvus d'un de ces conduits accessoires, et pendant l'allaitement, on fait souvent par la compression perler à leur sommet une goutte de lait.

Les galactophores, pendant la traversée du mamelon, sont enveloppés de fibres musculaires lisses, dirigées en différents sens (*muscle mamelonnaire*), et dont l'intrication leur constitue pour ainsi dire un sphincter continu, qui s'étend de la base au sommet du mamelon.

Au niveau de l'aréole nous trouvons également du tissu musculaire lisse, qui dessine en quelque sorte un diaphragme, dont l'ouverture correspond au mamelon, et dont la face profonde, présentant la même inclinaison que la peau, est en rapport avec les sinus lactifères. C'est le *muscle aréolaire*, encore appelé *sous-aréolaire*. Par sa contraction il tend à comprimer tous les sinus rangés au-dessous de lui en faisceau.

Dans ces sinus, qui sont des *réservoirs rudimentaires*, vient dans l'intervalle des tétées, s'accumuler le liquide secrété par la glande, aussi quand nous voulons faire soudre le lait à la surface du mamelon (action de traire), le meilleur moyen est-il de saisir entre la pouce et l'index le pourtour de l'aréole et de ramener, tout en continuant la compression, le doigt en avant vers le mamelon ; le liquide ainsi chassé de l'intérieur des sinus arrive en assez grande quantité au dehors et jaillit par l'orifice des galactophores.

Conduits et glandes sont formés de deux couches superposées, l'une excentrique conjonctive, l'autre concentrique épithéliale. L'épithélium est cylindrique dans le galactophore, aplati et plus tard arrondi au niveau des culs-de-sac glandulaires.

Cet épithélium glandulaire joue le rôle essentiel dans la sécrétion du *lait*, et du *colostrum*, qui en est l'ébauche.

Le lait se compose :

De gaz (acide carbonique, azote, oxygène),

De liquides (eau, sucre de lait, albumine dissoute, sels divers dissous),

De solides représentés et par des *granulations de caséine*, et par des *globules graisseux* ou *butyreux* (globules du lait), qui sont l'élément caractéristique de ce liquide, de même que l'hématie est celui du sang (l'isolement de ces globules constitue le beurre).

Ces globules du lait, dont les dimensions varient de 2 à 20 μ, sont formés par l'épithélium glandulaire de la façon suivante (fig. 298) :

(*A*). La cellule épithéliale se remplit de granulations graisseuses.

(*B*), Ces granulations graisseuses prennent un volume notable et arrivent à occuper toute la cellule qu'elles remplacent pour ainsi dire, et constituent un *corps muriforme*.

(*C*). Le corps muriforme quitte le cul-de-sac glandulaire après s'être détaché de la paroi où il était adhérent, chemine le long d'un canal galactophore et ne tarde pas à éclater, mettant en liberté tous les globules qui le composaient, de même qu'une fusée partie du sol, se répand au sommet de sa course, en un éparpillement d'étoiles lumineuses.

Les globules du lait se forment donc aux dépens même de l'épithélium, les autres éléments du lait sont sécrétés par la paroi glandulaire.

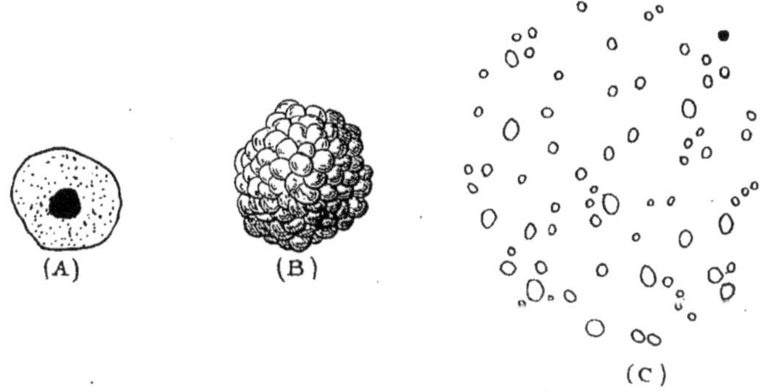

Fig. 298. — Formation des globules de lait.

A. Cellule épithéliale. — B. Distension de la cellule par les granulations graisseuses. C. Éclatement de la cellule et mise en liberté des globules laiteux.

Le *colostrum* est constitué par les mêmes éléments que le lait, mais en diffère d'une part en ce qu'il est plus aqueux, d'autre part, en ce que les globules moins développés sont encore réunis en corps muriforme, l'éclatement qui les sépare ne s'étant pas encore produit.

Pendant toute la grossesse la mamelle ne secrète que du colostrum, et en faible quantité à l'état normal ; ce n'est qu'en la pressant à la base du mamelon qu'on fait sortir quelques gouttes de ce liquide sous forme de sérosité légèrement jaunâtre.

La sécrétion lactée ne s'établit franchement que quelques heures après l'accouchement, elle est précédée par le phénomène de la *montée du lait*. Cette montée se produit du deuxième au quatrième jour après la naissance de l'enfant. — Elle est caractérisée pendant les douze premières heures environ par une congestion intense des seins, qui deviennent douloureux et tendus, puis la sécrétion lactée s'établit, la tension diminue, et si la femme allaite, la sécrétion continue d'une façon régulière. Il y a donc dans la montée du lait deux périodes, l'une *sanguine* (congestive), l'autre *lactée ;* la première est la préparation de la seconde.

Cette montée s'accompagne de malaise, souvent d'un peu de céphalalgie, d'accélération du pouls. Autrefois, on croyait également qu'elle provoquait de la fièvre (fièvre de lait). Mais la fièvre, qu'avant l'antisepsie on observait souvent à ce moment, n'était qu'une légère manifestation septicémique. — *la fièvre de lait n'existe pas.* — Depuis les précautions antiseptiques elle a disparu, preuve qu'elle n'était pas d'origine mammaire.

A l'état normal les suites de couches sont afébriles, le thermomètre ne doit pas atteindre 38°.

Suivons maintenant la femme pendant la grossesse, et le postpartum; conduisons-la à l'allaitement, et dirigeons-la dans cet allaitement.

Pendant la grossesse deux questions sont à résoudre :

1° La gestante pourra-t-elle nourrir ?

2° Quelles précautions prendre en prévision de l'allaitement ?

1° *La gestante pourra-t-elle nourrir ?*

La réponse dépend des examens *général* et *local.*

Examen général. — La plupart des maladies chroniques sont une contrindication à l'allaitement (maladies des reins, du cœur, etc.), parmi elles la tuberculose mérite une mention spéciale.

Toute femme atteinte de tuberculose ou même prédisposée à cette maladie devra, pour elle et pour son enfant, renoncer à l'allaitement.

Parmi les maladies chroniques une exception doit être faite en faveur de la *syphilis*. La syphilis est une indication absolue de l'allaitement maternel, même quand la mère ou l'enfant *paraît* seul atteint de cette maladie à l'exclusion l'un de l'autre.

Les deux lois suivantes vont servir d'explication :

Loi de Colles (mère paraissant saine). — *Un enfant né syphilitique, c'est-à-dire atteint de syphilis* CONGÉNITALE[1], *ne contamine jamais sa mère.*

Loi de Profeta[2] (enfant paraissant sain). — *De même qu'une mère ayant donné le jour à un enfant syphilitique, ne court aucun danger d'infection en lui donnant le sein, de même un enfant né d'une mère syphilitique ne court, par le fait de l'allaitement, aucun danger d'une contamination quelconque.*

Cette immunité dans l'un ou l'autre cas est due sans doute à une sorte de vaccin syphilitique, conférant l'immunité à l'individu qui paraît sain.

On comprend en pareil cas l'importance de l'allaitement maternel pour éviter la contamination d'une nourrice par l'enfant syphilitique. Le dilemme est le suivant : ou allaitement maternel, ou allaitement artificiel; mais pas d'allaitement par une nourrice, à moins que l'enfant n'ait des manifestations de la maladie, auquel cas on pourrait lui choisir une nourrice syphilitique.

L'*hystérie*, ou l'*impressionnabilité excessive* de la mère, sont une contre-

[1] Il n'est pas question ici de la syphilis acquise à ou après la naissance, qui peut au contraire très bien se transmettre de l'enfant à la mère.

[2] Formulée par Diday. *Dict. encycl. des sc. médicales*, art. *Syphilis*, p. 655.

indication à l'allaitement, plus pour l'enfant que pour elle, à cause de l'irrégularité de la sécrétion lactée, sous l'influence de ce manque d'équilibre nerveux.

L'*anémie prononcée*, la *faiblesse*, quelle que soit leur origine, constituent également une contre-indication.

Examen local. — Un mamelon plat, ou ombiliqué, rend l'allaitement difficile, parfois impossible; le plus souvent, on peut cependant remédier à ce défaut par des moyens, qui seront indiqués un peu plus loin.

Le développement de la glande mammaire et l'abondance du colostrum doivent être pris en sérieuse considération. Suivant que ces deux manifestations de l'activité glandulaire seront faibles, moyennes ou prononcées, on pourra présumer que la femme fera une mauvaise, passable, ou excellente nourrice.

Toutefois pour ce qui concerne l'examen local, une grande réserve est nécessaire, car souvent le médecin est trompé dans son pronostic.

2° *Quelles précautions prendre en prévision de l'allaitement ?*

Pendant tout le dernier mois ordonner des lotions quotidiennes sur le mamelon avec de l'eau-de-vie ; ne pas se contenter du simple contact de l'alcool, mais frotter toute la surface du mamelon et surtout la base, de manière à enlever les coagula soit de matière sébacée, soit de colostrum, et à fortifier la peau par ce léger massage.

Durant les quinze derniers jours, faire sur le mamelon des aspirations quotidiennes avec la téterelle biaspiratrice (voir la description plus loin); on impose aussi au bout du sein une sorte d'éducation, qui le prépare d'avance à la succion de l'enfant.

Ces différents moyens ne doivent être employés que dans le dernier mois, car ils exposent parfois à l'accouchement prématuré, dont l'inconvénient serait relativement faible s'il survenait pendant les trente ou surtout les quinze derniers jours.

Après **l'accouchement**, quand l'allaitement ne doit pas avoir lieu, on donne d'habitude un purgatif le lendemain de la montée de lait (huile de ricin, ou eau minérale purgative) et on entoure les seins d'un bandage de corps avec une légère couche de ouate, de manière à les ramener autant que possible sur la ligne médiane, car c'est l'envahissement de l'aisselle, encore plus que la tension des glandes mammaires, qui est pénible à la femme.

Quand au contraire l'allaitement est décidé ou doit être tenté, les tétées seront réglées comme il suit :

DIRECTION GÉNÉRALE DE L'ALLAITEMENT

a. *Fréquence des tétées.*

Premier jour : une tétée, l'enfant prendra successivement les deux seins de quatre à huit heures après l'accouchement.

Deuxième jour : deux tétées, des deux seins également.

Troisième jour : (moment de la montée de lait, au début de la période sanguine; très peu de lait) trois tétées.

A partir du *quatrième jour*, régler autant que possible les tétées de la façon suivante :

Premier semestre :

Trois premiers mois	Le jour, une tétée toutes les deux heures. La nuit[1], — quatre heures.
Trois mois suivants	Le jour, une tétée toutes les trois heures. La nuit, — six heures.

Second semestre :

Le jour, une tétée toutes les trois heures, remplacer une ou deux tétées par une soupe[2].

La nuit, une seule tétée, qu'on peut même arriver à supprimer.

Troisième semestre :

Le jour, une tétée toutes les trois heures; en remplacer deux à trois par des aliments qui seront indiqués ultérieurement.

Supprimer la tétée de la nuit.

b. *Position de la femme et de l'enfant.*

Pendant les premiers jours, la femme, ne pouvant s'asseoir sur son lit, s'inclinera vers le sein, qui doit être donné. L'enfant sera couché parallèlement à sa mère. Avant chaque tétée le mamelon sera lavé avec de l'eau tiède, à la fin, avec de l'eau-de-vie.

Aussitôt que la mère pourra s'asseoir elle prendra l'enfant dans ses bras, et lui donnera le sein en le plaçant transversalement.

c. *Durée.*

Une tétée normale doit durer de quinze à vingt minutes; moindre, elle indique un faible appétit chez l'enfant; plus grande, un manque de lait chez la mère.

d. *Abondance.*

L'abondance du lait ingéré est intéressante à connaître à un double point de vue :

Pour savoir, dans les cas douteux à l'aide de pesées, si l'enfant boit suffisamment de lait;

Pour évaluer dans l'allaitement artificiel la quantité qu'il faut approximativement faire prendre.

Voici les chiffres qui représentent à peu près cette quantité en grammes : 1° par tétée; 2° par jour.

[1] C'est-à-dire environ de 8 heures du soir à 8 heures du matin.

[2] Par exemple, 8 heures matin : tétée. — 11 heures : soupe — heures soir : tétée — 5 heures : soupe — 8 heures : tétée.

	PAR TÊTÉE		PAR JOUR.	
Jours. 1er...	5 gr.	(5 gr. de plus par jour.)	50 gr. [1]	(50 gr. de plus par jour.)
— 2e....	10 —		100 —	
— 3e....	15 —		150 —	
— 4e....	20 —		200 —	
— 5e....	25 —		250 —	
— 6e....	30 —		300 —	
— 7e....	35 —		350 —	
— 8e....	40 —		400 —	
— 9e....	45 —		450 —	
— 10e....	50 —		500 —	
Mois. 1er...	60 —	(15 gr. de plus par mois.)	600 —	(50 gr. de plus par mois.)
— 2e....	75 —		650 — [2]	
— 3e....	90 —		700 —	
— 4e....	105 —		750 —	
— 5e....	120 —		800 —	
— 6e....	135 —		850 —	
— 7e.... Et après.	150 —		900 ou environ un litre.	

Difficultés et complications. — Le mamelon peut être aplati, ombiliqué, les lèvres de l'enfant ne rencontrent aucune saillie permettant la succion.

Quand la conformation est normale, le mamelon aspiré et mâchonné par l'enfant, devient, surtout quand on n'a pris aucune précaution antérieure, le siège de *gerçures*, de *crevasses*, dont l'inconvénient est double[3]:

Douleurs excessives pour la mère au moment de la tétée, à tel point que l'allaitement devient un véritable supplice, et que malgré toute son énergie la femme est obligée d'y renoncer.

Voie d'entrée pour les microbes, ou production de lymphangites et d'abcès du sein.

On peut parer à ces divers inconvénients par l'emploi de la téterelle que j'ai imaginée [4], et dont la cupule a été modifiée par M. BUDIN[5] (fig. 299).

La cupule de verre coiffant le mamelon est maintenue d'une main. Par l'intermédiaire du long tube, la mère fait à l'aide de la bouche le vide dans l'appareil (car il y a une soupape dans le bout fœtal); le lait afflue dans la cupule, et s'accumule dans la partie inférieure; il suffit à l'enfant de quelques mouvements de succion alors que la mère se repose pour attirer le liquide.

Grâce à cette téterelle que j'emploie pendant la grossesse pour former le

[1] Le nombre de tétées étant à partir du 4e jour d'environ 10 par 24 heures, il suffira de mulplier par 10 le poids de chaque tétée pour avoir le total. Pour les 3 premiers jours, le nombre de tétées étant inférieur à 10, il sera bon d'y suppléer en donnant à l'enfant un peu de lait d'ânesse ou de vache.

[2] Le nombre de tétées diminuant petit à petit, en multipliant par 10 on aurait un chiffre trop considérable.

[3] Outre ces deux inconvénients, les crevasses sont parfois le siège d'hémorrhagie. Le sang avalé par l'enfant est rendu par vomissements et par garde-robes. Ce petit accident effraierait à tort, si on n'en connaissait la cause.

[4] *Travaux d'obstétrique*, t. I, p. 353.

[5] *Leçons de Clinique obstétricale*, 1889, p. 297.

mamelon, et durant les premiers jours de l'allaitement, soit pour remédier à la brièveté du mamelon, soit pour prévenir la production des gerçures ou crevasses, ou pour éviter leur agrandissement quand elles existent, les complications et difficultés de l'allaitement sont considérablement diminuées, et il est rare qu'une femme soit à cause d'elles obligée d'abandonner la nourriture de son enfant.

La téterelle pourra être employée d'une façon constante pendant les dix à quinze premiers jours, ou mieux une fois sur deux tétées pour le même sein. Après cessation, on en reprendra l'usage, aussitôt qu'on verra apparaître de nouvelles gerçures.

Dans l'intervalle des tétées on appliquera sur le sein des compresses imbibées d'alcool, recouvertes d'un taffetas gommé.

Si on est appelé à soigner des gerçures anciennes et profondes, le glycérolé

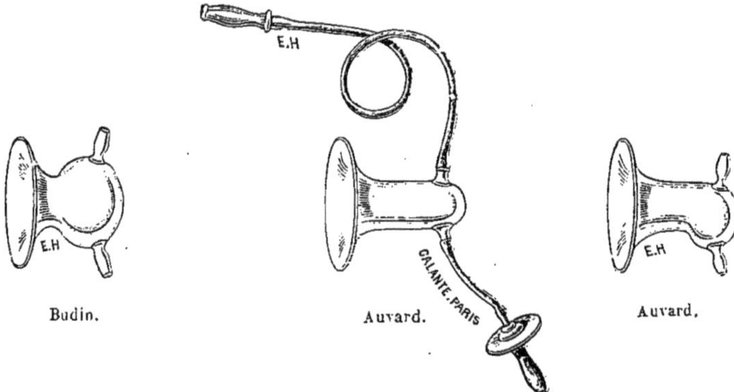

Fig. 299. — Téterelle biaspiratrice.

de tannin, et au besoin quelques cautérisations au crayon de nitrate d'argent, combinées soit avec la téterelle, soit dans les cas graves avec la cessation de l'allaitement momentanée ou définitive, seront le meilleur traitement à instituer.

Quant aux abcès du sein, qui ne sont autres qu'une manifestation locale de la septicémie, on n'attendra pas, comme le voulait Gosselin, leur ouverture spontanée, mais aussitôt que le pus sera nettement collecté on les ouvrira, en les drainant à l'aide d'un trocart droit ou courbe suivant les cas, et on fera par la suite de nombreux lavages antiseptiques, en continuant à la surface un pansement boriqué.

Les abcès du sein nécessitent temporairemeut ou définitivement la cessation de l'allaitement.

Les difficultés de l'allaitement peuvent provenir de l'enfant lui-même, ou parce qu'il est trop faible (naissance prématurée), ou parce qu'il a un vice de conformation (bec de lièvre), ou, enfin, parce qu'il est paresseux, apathique.

[1] On invoque souvent comme cause de la difficulté de la succion, la brièveté du frein de la langue (*filet*), et on préconise en pareil cas la section à l'aide de ciseaux. Cette section (opération du filet) est presque toujours inutile.

En pareil cas on est parfois obligé de procéder à une nourriture artificielle, en faisant, à l'aide de la téterelle, ou d'une cuillère, couler du lait dans la bouche, ou en ayant recours au gavage.

Indication de cesser l'allaitement commencé. — Cette indication peut naître de la mère ou de l'enfant.

Mère.— Toute maladie aiguë grave (rhumatisme, fièvre typhoïde, diphtérie, fièvre éruptive, etc.), survenant dans le cours de l'allaitement nécessite l'interruption de l'allaitement. L'enfant sera éloigné si l'affection est contagieuse, et en tous cas confié à une nourrice, à moins qu'on veuille tenter les chances d'un allaitement artificiel ou par un animal. Dans les cas de courte maladie (embarras gastrique, grippe, septicémie légère), l'allaitement sera continué, ou ne sera que momentanément suspendu.

Enfant. — Pour savoir si la mère peut suffire à l'allaitement, il faut consulter l'état de l'enfant et en particulier : 1° son augmentation de poids; 2° ses garde-robes. — Quand l'augmentation est de 20 à 25 grammes par jour en moyenne, et quand les garde-robes sont jaunes, la mère est bonne nourrice, et peut continuer à allaiter en toute sécurité. — Quand au contraire l'augmentation est nulle (parfois même il y a diminution), quand les garde-robes sont vertes, diarrhéiques, accompagnées d'érythème, l'allaitement par la mère ne saurait être continué, et après avoir essayé l'acide lactique ou l'eau de Vichy (voir *Athrepsie*), s'il n'y a pas une amélioration sérieuse, il faudra changer l'allaitement et avoir recours à une nourrice.

Tous les moyens employés pour modifier ou activer la sécrétion mammaire de la mère (cataplasmes chauds, faradisation, etc.), n'ont qu'une influence très contestable et sont inutiles à tenter.

Hygiène de l'allaitement. — En plus des précautions hygiéniques ordinaires, il en est quelques-unes de spéciales à la femme qui allaite :

La nourriture se composera de préférence de féculents (haricots, lentilles, etc.).

Boissons: vin, bière si elle plaît au goût. La bière a une réputation galactogogue peut-être méritée. Usage modéré du thé, du café et des liqueurs.

S'abstenir d'ail, d'asperges, oignons, carottes, dont les principes passent dans le lait et impressionnent désagréablement l'enfant. Même abstention pour la salade, les choux.

La plupart des médicaments toxiques administrés à la nourrice, passant dans le lait en proportions variables, peuvent être dangereux pour l'enfant et causer des accidents; aussi, faudra-t-il éviter de les faire prendre à la mère à moins de nécessité absolue. L'hydrate de chloral semble cependant être parmi les calmants sans inconvénients pour l'enfant. Ce passage des médicaments dans le lait a permis de traiter l'enfant par l'intermédiaire de la mère, en donnant, par exemple, le mercure contre la syphilis. C'est ainsi également qu'un remède populaire consiste à donner de la tisane de riz à la mère quand l'enfant a la diarrhée pour le constiper, ou réciproquement la tisane de lin ou d'orge pour obtenir l'effet contraire.

Pendant l'allaitement, les rapports conjugaux, de même que toute excitation génitale sont défavorables à la secrétion mammaire, outre qu'ils exposent à la conception, et par là à la diminution et disparition du lait; néanmoins, il serait difficile de les empêcher complètement.

Les bains tièdes, courts, sont sans inconvénient; il en est de même de l'usage de l'eau froide, de l'hydrothérapie, chez les femmes qui en ont l'habitude.

2° ALLAITEMENT PAR UNE NOURRICE

Les nourrices sont de deux catégories : les unes conservées à domicile, allaitent l'enfant sous la surveillance directe de la mère (*nourrices sur lieu*); les autres emportant l'enfant loin de sa famille, l'élèvent chez elles (*nourrices à distance*).

Le premier mode de nourriture, en dehors des ennuis nombreux que cause l'exigence des nourrices, est aussi bon que l'allaitement maternel; le second, au contraire, où l'enfant n'est plus entouré de l'affection vigilante de ses parents, donne, sauf quelques exceptions, de mauvais résultats.

Le choix d'une nourrice ne peut être fait que par un médecin, lui seul étant capable de se prononcer sur la santé de la femme qu'on choisit.

La nourrice ne doit être examinée qu'au moment où elle sera prise, ou seulement quelques jours avant; pratiquer cet examen pendant la grossesse qui précède l'allaitement, comme cela se fait quelquefois à la campagne, est une faute, car à ce moment, il est difficile de prévoir ce que sera la future nourrice.

A Paris, le choix d'une nourrice se fait en général dans des maisons spéciales (bureaux de nourrices), où les femmes venant de la campagne avec leurs enfants, s'offrent à l'examen du médecin et de la famille.

Pour un nouveau-né, il faut choisir une femme accouchée depuis deux mois au moins; pour un enfant plus âgé, une femme dont la date de l'accouchement se rapproche autant que possible de celui de la mère.

Les multipares sont préférables aux primipares, parce qu'elles sont plus habituées aux soins à donner aux enfants, parce que l'organisme est plus aguerri aux fatigues de l'allaitement, et parce qu'enfin la sécrétion lactée est moins sujette à variation ou à cessation prématurée. Chez une multipare, on aura en outre les renseignements fournis sur les allaitements antérieurs, qui pourront être d'un précieux guide.

La nourrice doit avoir autant que possible, de vingt-cinq à trente-cinq ans, ce qui ne veut pas dire qu'au delà de ces limites, et particulièrement en deçà, il n'en existe pas de bonnes.

Constitution robuste, teint brun plutôt que blond, caractère doux, mine avenante, dents au complet.

Le pays natal n'a qu'une faible importance, les races n'étant plus distinctes comme autrefois.

Les antécédents héréditaires seront soigneusement interrogés au point de vue de la *tuberculose* et de la *folie*.

Dans les antécédents personnels, on devra surtout rechercher la *tuberculose* et la *syphilis*. L'auscultation pour la première maladie, l'examen de la gorge, des ganglions du cou, de l'aine, des organes génitaux si on a quelques doutes, et si la femme le permet, pour la seconde, permettront d'être renseignés à leur égard.

L'auscultation cardiaque et au besoin l'examen de l'urine indiqueront l'état du cœur et des reins.

Il sera bon également de pratiquer par la paroi abdominale la palpation de l'utérus, pour s'assurer si la régression est bien complète, de s'informer en outre si toute perte blanche ou sanguine a cessé ; mais les nourrices se prêtent de très mauvais gré à cet examen, et on sera le plus souvent obligé d'y renoncer.

L'enfant de la nourrice sera complètement déshabillé, et examiné, surtout au niveau de la région génito-anale, pour voir, s'il n'y a ni érythème (signe de mauvaise digestion), ni trace de syphilis.

Enfin, et je termine par là, car c'est l'examen le plus important, on verra les *seins* : volume, conformation du mamelon, développement de la glande, quantité de lait.

Souvent, le médecin est sollicité par les parents d'examiner le lait de la nourrice, ou à l'œil nu, alors qu'il a été extrait dans une cuillère ou avec divers instruments (microscope, lactoscope, lacto-butyromètre, saccharimètre, lactosdensimètre, etc.) ; on est même prié parfois de le goûter. Ces différents moyens qui séduisent l'esprit par leur apparence de précision, ne donnent pas de résultats sérieux en pratique ; aucun médecin n'y a recours à l'heure actuelle, sauf pour satisfaire la susceptibilité de certains clients.

Le lait ne se juge que par la femme elle-même, et par l'enfant qui en est le meilleur réactif.

La nourrice choisie, on lui confiera l'enfant, en réglant l'allaitement comme pour la mère. Il est important, quand il s'agit d'un nouveau-né, que la femme après chaque tétée vide complètement le sein qui vient d'être donné, car ce nouvel enfant, moins développé, ne prend pas autant de lait que le précédent, et si on laisse le surplus stagner dans le sein, la sécrétion pourra se ralentir, et parfois même se tarir, accident fréquent chez les nourrices, quelques jours après leur entrée en place.

Le régime de la nourrice devra se rapprocher autant que possible de celui auquel elle est habituée à la campagne ; éviter l'excès de viande, de boisson alcoolique et excitante, que les paysannes sont souvent heureuses de s'offrir à la ville. Inutile de revenir sur les autres recommandations déjà faites à propos de l'allaitement maternel.

3° ALLAITEMENT PAR UN ANIMAL

On fait prendre à l'enfant directement le pis de l'animal. La vache se prête mal à ce système, mais il n'en est pas de même de l'ânesse, de la brebis, de la chèvre. Ce mode d'allaitement facile à la campagne donne souvent de très bons résultats.

4° ALLAITEMENT ARTIFICIEL

L'allaitement artificiel peut être fait avec le lait de chèvre, de brebis, de jument, de chienne, mais les deux meilleurs et plus fréquemment employés sont ceux d'ânesse et de vache.

Le lait d'ânesse est celui qui par sa composition se rapproche le plus du lait de femme, quant à celui de vache, la facilité avec laquelle on peut se le procurer est le principal élément de son succès.

Le lait d'ânesse s'emploie de préférence pour les enfants débiles, nés avant terme, mais c'est le plus souvent au lait de vache qu'on a recours, et c'est lui que j'aurai en vue par la suite en traitant de l'allaitement artificiel.

Il est prudent de faire bouillir le lait pour le stériliser, et pour le conserver. Cette précaution est surtout utile pendant l'été. Il sera bon après l'ébullition de diviser la masse totale de lait en une dizaine de flacons qu'on bouchera, et donc chacun sera destiné à une tétée.

Le lait de vache étant plus fort que le lait de femme sera coupé avec de l'eau simple, préalablement filtrée et bouillie, dans les proportions suivantes :

1er mois.........	$\frac{\text{Lait } 1}{\text{Eau } 1}$	Donc. Eau	$\frac{1}{2}$
2e —	$\frac{2}{1}$	—	$\frac{1}{3}$
3e —	$\frac{3}{1}$	—	$\frac{1}{4}$
4e — et suivants. Lait pur.			

On ajoutera à l'eau qui doit servir au coupage 10 p. 100 de sucre, ou une bonne cuillerée à café de sucre en poudre pour 100 grammes. Par l'addition simple d'eau, le lait coupé se trouverait en effet moins riche en sucre que le lait de femme.

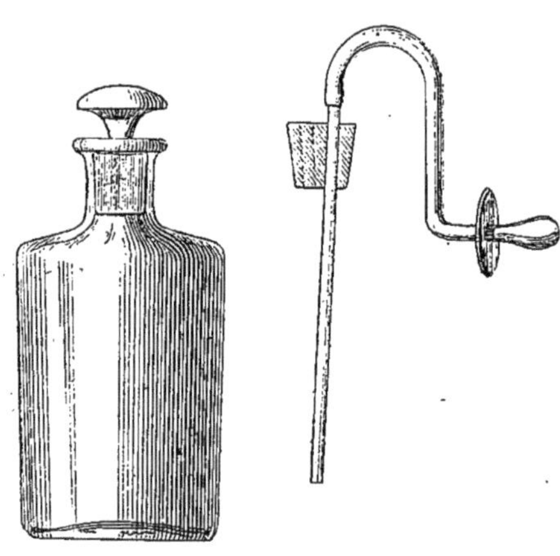

Fig. 300. — Biberon flacon.

Pour faire prendre le lait à l'enfant on se servira de la *timbale*, de la *cuillère* ou du *biberon*.

La *timbale* est mauvaise, car avec elle l'enfant boit trop de lait à la fois. La *cuillère* est meilleure, mais c'est un moyen trop compliqué. Le *biberon* est le moyen le plus communément employé, il n'a qu'un inconvénient, une grande difficulté à être tenu propre. Les modèles de biberon sont excessivement nombreux : le *plus simple est le meilleur*.

Je me sers d'un simple tube en verre, terminé par un tube de caoutchouc, se continuant avec une téterelle (fig. 300).

Cet appareil s'adapte sur un flacon quelconque, et se fixe dans le goulot de la bouteille, grâce à un bouchon de caoutchouc.

Il faut dix bouteilles de 100 grammes environ, qui au commencement de la journée sont remplies de lait préalablement bouilli (le coupage est fait en les remplissant avec de l'eau également bouillie et sucrée, voir page 352). La tetée étant de 100 grammes environ, chaque bouteille suffit à une tétée; à cet effet, après l'avoir débouchée, on enfonce le petit appareil de succion, et on a ainsi un biberon improvisé et momentané.

Le lait qui reste en surplus de chaque tétée est jeté, le petit appareil mobile est lavé à l'eau simple, et laissé en permanence dans un vase rempli d'eau de Vichy ou simplement d'eau alcalinisée.

D'après la quantité de lait nécessaire : pour chaque repas (voir p. 347), il suffit de donner à l'enfant par tétée :

50 grammes la première semaine;
100 — les trois premiers mois;
150 — à partir du quatrième mois.

Pendant la première semaine, l'excès est laissé par l'enfant dans la bouteille (il faut par contre, à partir de quatre mois, avoir des flacons un peu plus grands et contenant 150 grammes environ au lieu de 100 grammes).

Le nombre et l'heure des tétées se règlent comme dans l'allaitement naturel.

5° SUCCÉDANÉS DU LAIT. — ALLAITEMENT MIXTE

Les différentes préparations qu'on a essayé de substituer au lait naturel, ou de donner conjointement à lui, alors qu'il est insuffisant (allaitement mixte), sont :

Le *lait concentré* ou *lait suisse*, sorte de sirop épais obtenu par la dessiccation partielle du lait, et auquel il suffit d'ajouter une certaine quantité d'eau pour reconstituer le lait naturel (très en vogue en Angleterre);

La *crème de Biedert* et la *farine lactée de Nestlé*, préparations dans lesquelles le lait concentré entre pour la plus grosse part;

Le *potage Liebig*, très usité en Allemagne, est une préparation dans laquelle on s'est efforcé de réunir artificiellement les principaux éléments du lait.

L'*arrow-root* (fécule retirée dans l'Inde, de la racine du *maranta indica*); le *racahout* (mélange de cacao, sucre, vanille, fécule de pommes de terre, farine de riz); le *sagou* (fécule extraite de la tige du sagoutier), sont employés comme le tapioca, en potages.

Parmi les *potages*, il convient de signaler : le *bouillon*, la *panade*, les *biscottes* (pain de choix desséché et grillé), et enfin la plupart de ceux connus dans l'art culinaire.

Toutes ces préparations, parmi lesquelles je n'ai cité que les principales, ne peuvent suppléer au lait de femme, ni même au lait naturel d'ânesse ou de vache, elles ne devront pas être employées, malgré les quelques succès mentionnés ci et là, pendant les premiers mois de la vie; mais à une époque plus avancée, on pourra combiner leur usage avec celui du lait, dont ils deviendront l'heureux adjuvant, constituant ainsi l'allaitement mixte.

6° DIRECTION GÉNÉRALE DE L'ALLAITEMENT. — SEVRAGE

La durée totale de l'allaitement peut être fixée en moyenne à dix-huit mois ou trois semestres.

Premier semestre : Semestre lacté. — L'enfant pendant les six premiers mois prendra exclusivement du lait. Tout autre aliment, étant mal digéré, lui est pernicieux.

Deuxième semestre : Semestre féculent. — Pendant le second semestre, c'est-à-dire de six à douze mois, tout en continuant l'usage du lait, on donnera à l'enfant soit du bouillon, soit des biscottes, soit des panades, soit des potages lactés à l'arrow-root, au sagou ; on tentera successivement ces diverses préparations jusqu'à ce qu'on ait trouvé celle qui convient le mieux au nourrisson (une à deux par vingt-quatre heures).

Troisième semestre : Semestre azoté. — Les aliments azotés ne sont jusqu'ici entrés que pour une très faible part dans l'alimentation de l'enfant. A partir de cette époque, c'est-à-dire de un an, il convient, tout en continuant les aliments des deux semestres précédents, et notamment l'usage du lait, de leur faire une plus large part sous forme de potages gras, d'œufs, de pain trempé dans du jus de viande, de viande très finement hachée.

A la fin du troisième semestre, c'est-à-dire à dix-huit mois, tantôt avant, tantôt un peu après, on procédera au *sevrage*, c'est-à-dire à la cessation de l'allaitement, soit en éloignant la mère ou nourrice pendant quelques jours, soit en appliquant sur le mamelon une solution d'aloès ou de gentiane, de la moutarde ou quelque substance amère, de manière à dégoûter l'enfant du sein. — A la place des tétées, on fera prendre un peu d'eau sucrée, puis bientôt de l'eau pure. — La femme qui sèvre n'a d'autre précaution à prendre que de recourir pendant quelques jours à des laxatifs, et d'exercer une légère compression sur les seins avec un bandage de corps.

QUATRIÈME SECTION

PATHOLOGIE PUERPÉRALE

La pathologie *puerpérale* ou *obstétricale* comprend l'étude des *maladies* et *accidents*, qui peuvent survenir à la *mère* ou à l'*enfant* (y compris les *annexes*, c'est-à-dire tout l'*œuf*, pendant la vie intra-utérine), depuis la conception jusqu'à la fin de l'allaitement.

J'ai dit *maladies* et *accidents :* on comprend la différence qui sépare ces deux acceptions, et on la saisira encore mieux par la suite. La *maladie* est un état pathologique de certaine durée avec atteinte d'un ou de plusieurs organes, la néphrite ou la cystite, par exemple; l'*accident* n'est qu'un simple événement passager, laissant, à *moins de complication*, l'organisme intact; tels l'avortement, la rétention du placenta.

On a essayé d'établir plusieurs divisions dans la pathologie obstétricale; on a classé les maladies en deux catégories, suivant qu'elles dépendent ou non de l'état puerpéral. Cette classification étiologique est inutile, et de plus défectueuse, car certaines affections, la néphrite par exemple, tantôt dépendent directement de la grossesse, tantôt sont de simples coïncidences.

On a également l'habitude de cueillir et de séparer dans la pathologie puerpérale un certain nombre de maladies qu'on groupe sous le nom de *dystocie*, (δυς,difficilement; τοκος, accouchement); terme opposé à *eutocie*.Ce groupe est factice, car s'il est vrai que certaines affections essentiellement dystociques gênent forcément l'accouchement, tels le retrécissement du bassin, la plupart des maladies non décrites par les auteurs dans le groupe dystocique, comme les maladies du poumon, du cœur, etc., sont également susceptibles d'entraver l'accouchement d'une façon sérieuse.

Aussi défectueuse est la division en pathologie de la grossesse, de l'accouchement, des suites de couches, car certaines maladies, l'éclampsie par exemple, surviennent à une époque quelconque de la puerpéralité.

Pour éviter autant que possible ces différents reproches, je suivrai le plan que j'esquisse ici, et dont on pourra voir les détails à la table analytique des matières :

SOMMAIRE

PATHOLOGIE PUERPÉRALE

I

MALADIES GÉNÉRALISÉES

(DIVERSES)

SOMMAIRE

Grippe. — Embarras gastrique. — Fièvre typhoïde. — Choléra. — Malaria. — Fièvres éruptives. — Erysipèle. — Arthritisme. — Scrofule et tuberculose. — Syphilis. — Intoxications (plomb, tabac). — Fièvre gravidique. — Hémophilie. — Anémie pernicieuse progressive.

Une **grippe** intense peut exceptionnellement amener l'avortement ou l'accouchement prematuré. Traiter, comme en dehors de la grossesse, par aconit et eau de laurier-cerise.

L'**embarras gastrique** survenant pendant la grossesse, n'a aucun inconvénient puerpéral sérieux. Se contenter de purgatifs doux (sels purgatifs), ou de simples laxatifs (rhubarbe, cascara sagrada); les purgatifs énergiques (huile de ricin, eau-de-vie allemande, huile de croton), de même que les vomitifs doivent être évités pendant la grossesse.

La **fièvre typhoïde** peut se montrer à une époque quelconque de la puerpéralité. Pendant la grossesse elle amène l'expulsion prématurée dans une bonne moitié des cas; l'avortement ne semble pas aggraver le pronostic, mais il indique une fièvre typhoïde sérieuse. Le traitement est le même qu'en dehors de la grossesse; il ne saurait être en aucun cas question d'avortement ou d'accouchement provoqués. On observe également la fièvre typhoïde pendant le postpartum: pronostic et conduite à tenir sont les mêmes qu'en dehors de la puerpéralité.

Le **choléra** survient aussi à toutes les époques de la puerpéralité. L'expulsion prématurée a lieu dans une bonne moitié des cas; beaucoup de femmes succombent avant d'avoir avorté. Il n'y a guère qu'un dixième des femmes qui guérissent et continuent leur grossesse. L'influence de l'avortement sur le pronostic du choléra, a été diversement interprétée par les auteurs; jusqu'à nouvel ordre, on peut la considérer comme de faible importance; c'est dire que malgré le conseil de Devilliers, on ne saurait préconiser en pareil cas, l'avortement ou l'accouchement provoqués. Mais, si l'expulsion a lieu, il faudra dans l'intérêt de la femme, l'abréger le plus possible.

La grossesse confère à la femme une immunité relative contre la **malaria**; dans les mêmes conditions une gestante sera donc moins souvent atteinte de fièvre intermittente qu'une femme à l'état de vacuité. — Les chances d'avortement augmentent avec l'âge de la grossesse. Le traitement sera le même qu'en dehors de la gestation, et consistera dans l'administration de *sulfate de quinine*. Ce médicament est un ocytocique, c'est-à-dire que comme les agents dits abortifs, il provoque les contractions utérines; cette action, il est vrai, est inconstante, bien que quelques cas doivent la faire admettre; mais en présence de la malaria le sulfate de quinine semble concentrer son influence contre le poison paludéen, et loin d'être abortif, prévenir l'expulsion prématurée: il convient donc de l'administrer sans crainte dans le cas de fièvre intermittente.

Au lieu de l'heureuse action de la grossesse, l'accouchement, de même que tout traumatisme, réveille souvent l'action endormie du poison paludéen; toutes les fois que chez une femme atteinte antérieurement de malaria, on verra, pendant le postpartum, un frisson suivi de fièvre, il faudra, si on ne trouve pas les signes habituels de la septicémie puerpérale, penser à la possibilité d'une fièvre intermittente. Ce diagnostic est très important, car le sulfate de quinine assure seul la guérison, s'il s'agit de malaria. Ne pas oublier pour les femmes qui allaitent, que le sulfate de quinine passe dans le lait, et peut produire des accidents graves, parfois mortels chez le nourrisson (Burdel). Il faut dans les cas sérieux faire cesser l'allaitement, d'autant plus que cette cessation exerce une influence heureuse sur la marche de la maladie; dans les cas bénins l'interrompre momentanément, ou ne faire téter l'enfant que trois heures après l'administration de la quinine, et après avoir préalablement vidé les seins pour enlever le lait quinisé.

Fièvres éruptives : — *Rougeole.* — *Scarlatine.* — *Variole.* — *Vaccine.*

La **rougeole** survenue pendant la grossesse amène l'expulsion prématurée (avortement ou accouchement) dans la moitié des cas. Le fœtus peut être affecté de la maladie dans l'utérus ou quelque temps après sa naissance.

La **scarlatine**, rare durant la grossesse, est relativement fréquente pendant le postpartum. Il semble que chez la gestante, qui a subi l'atteinte du poison scarlatineux, il y ait une incubation prolongée de la maladie, qui ne permette son apparition que pendant les suites de couches. Comme pour la malaria, l'accouchement jouerait donc ici le rôle d'une cause occasionnelle qui amènerait l'éclosion de la maladie latente. Durant la gestation, la scarlatine peut amener l'expulsion prématurée dans une proportion difficile à établir.

La **variole**, survenant pendant la grossesse, cause l'avortement ou l'accouchement prématuré, d'autant plus souvent qu'elle est plus grave ; dans le cas de variole confluente, la fausse couche est presque la règle ; d'autre part, sous l'influence de cette maladie, l'expulsion est, toutes choses égales d'ailleurs, d'autant plus fréquente que la grossesse est plus avancée. L'avortement ne semble pas par lui-même améliorer ou aggraver le pronostic de la variole. Le fœtus : 1° tantôt reste indemne et apte à contracter la maladie après la naissance ; 2° tantôt sans porter de trace de la maladie de sa mère, il n'est plus apte à la contracter, il semble vacciné ; 3° tantôt enfin, il présente les boutons caractéristiques de la variole, ou les restes de l'éruption cutanée. On a même vu des enfants naître avec la variole, alors que leur mère ne l'avait pas eue.

La **vaccine** subie par la gestante, n'amène aucun accident dans la marche de la grossesse. Tantôt et exceptionnellement, elle confère l'immunité au fœtus, qu'on vaccine en vain après sa naissance ; tantôt, au contraire, l'enfant naît indemne, et chez lui le vaccin évolue normalement. Conclusions : *vaccinez toujours un enfant, même après la variole ou la vaccination de la mère pendant sa grossesse.* — *Ne craignez pas, surtout en temps d'épidémie varioleuse, de vacciner les femmes pendant leur grossesse.*

L'**érysipèle**, qui doit être considéré comme une septicémie à manifestation cutanée, amène souvent pendant la grossesse, l'expulsion prématurée. Cette conséquence est grave à cause de la parenté intime, qui unit l'érysipèle à la septicémie puerpérale ; c'est dire également que le pronostic de l'érysipèle pendant le postpartum est toujours sérieux.

Arthritisme.

La **goutte**, à laquelle prédispose la grossesse, sera traitée par les moyens ordinaires. La teinture de semences de colchique, très employée contre cette maladie, n'a pas été signalée comme pouvant exercer une influence fâcheuse sur l'utérus gravide.

Il n'en est pas de même du salicylate de soude dans le **rhumatisme** ; ce médicament, surtout à dose élevée, exerce une action ménorrhagique et abortive notable. On devra éviter son emploi pendant la grossesse.

Le rhumatisme qui survient pendant la puerpéralité, peut se montrer sous trois formes : *a* tantôt, c'est un rhumatisme articulaire plus ou moins généralisé, identique à celui qu'on observe en dehors de la puerpéralité ; *b* tantôt un rhumatisme mono-articulaire, auquel on a donné le nom de puerpéral, car il paraît sous la dépendance directe de la grossesse; *c.* tantôt enfin, le rhumatisme utérin, variété mal établie, caractérisée simplement par des douleurs utérines survenant chez une femme enceinte en puissance de la diathèse rhumatismale.

Quelle que soit la forme du rhumatisme, on aura recours tantôt aux calmants généraux, tantôt à la médication locale révulsive, calmante, ou encore à l'immobilisation. Il ne faudra recourir au salicylate de soude ou au sulfate de quinine que dans les cas très graves, où l'élévation thermique est plus dangereuse pour l'interruption de la grossesse que la médication même qu'on peut tenter.

Scrofule et tuberculose.

La grossesse aggravant la scrofule prédispose à l'éclosion de la tuberculose. La plupart des phtysies sont fâcheusement influencées par la puerpéralité : grossesse, postpartum, allaitement. D'autre part, la tuberculose trouble le développement de l'enfant, qui tantôt succombe dans l'utérus, tantôt nait débile, et ne tarde pas à mourir avec des accidents convulsifs. Cette maladie se transmet à travers le placenta.

Pour une tuberculeuse ou une candidate avérée à la tuberculose, pas de mariage; si elle se marie, pas d'enfant; si elle devient mère, pas d'allaitement.

Syphilis.

Il ne sera ici question de la syphilis que dans ses rapports avec la puerpéralité; nous envisagerons successivement :

A. La syphilis des deux conjoints.
B. La syphilis de l'enfant.
C. La conduite a tenir et le traitement.

A. Syphilis des deux conjoints.

1° *Influence de la puerpéralité sur la syphilis.* — La grossesse survenant pendant l'évolution de manifestations syphilitiques (chancre, plaques muqueuses, syphilides cutanées) en aggrave le caractère et en prolonge la durée.

2° *Influence de la syphilis sur la puerpéralité.*

a. *Les deux conjoints sont syphilitiques.*

Début de la syphilis avant la conception. — Si le début de la syphilis est lointain et date de plusieurs années, l'influence de la syphilis sur la grossesse sera vraisemblablement nulle et l'enfant indemne. L'action de la syphilis a d'autant plus de chances de se faire sentir, que le début est plus rapproché de la conception.

Début au moment de la conception. — Si la syphilis est transmise à la femme au moment de la conception, l'enfant sera presque sûrement syphilitique. La mère, à ce moment, peut être infectée de deux façons : soit directement par le père, la syphilis évolue normalement, d'abord le chancre, accident primitif, puis les accidents secondaires; soit indirectement par l'enfant, qui, syphilitique de par le père, infecte sa mère par l'intermédiaire de la circulation utéro-placentaire. Cette dernière variété, à laquelle s'applique le nom de *syphilis par conception* [1], diffère de la précédente par l'absence d'accident primitif: comme pour l'enfant dans le cas de syphilis congénitale, ce sont les accidents secondaires qui se montrent les premiers.

Début pendant la grossesse. — Quand la syphilis est transmise à la femme après la conception, pendant la grossesse, la contamination de l'enfant est d'autant plus à craindre que le début de la maladie est plus rapproché de la conception, et d'autant moins à redouter qu'il est plus voisin du terme de la grossesse. Toutefois, dans ces cas de syphilis gravidique tardive où l'enfant paraît naître sain, il y a lieu de se demander si, en réalité, il n'est pas porteur d'une syphilis atténuée, car nous savons (*loi de* PROFETA, p. 344) que la mère syphilitique en pareille circonstance ne peut, par l'allaitement, infecter son enfant, ce qui ne s'expliquerait guère s'il était réellement indemne. La syphilis de l'enfant sera d'autant plus atténuée que la mère aura été infectée plus tardivement dans le cours de la grossesse.

Début après l'accouchement. — L'enfant né avant l'infection maternelle est naturellement indemne, et soumis par conséquent à tous les dangers de la contagion.

b. *La mère seule est syphilitique.*— L'enfant ne bénéficie pas de l'intégrité paternelle; les considérations sont peu différentes de celles qui viennent d'être exposées pour la syphilis des deux conjoints.

c. *Le père seul est syphilitique.* — La femme peut devenir syphilitique à une époque quelconque de la puerpéralité; nous rentrons alors dans la première catégorie de cas. —La mère peut également rester indemne et donner naissance à un enfant sain.— Enfin, on a admis que la femme pouvait donner naissance à un enfant syphilitique tout en restant indemne; la syphilis se transmettrait ainsi directement du père à l'enfant, sans passer par la mère, mais nous savons par la *loi de* COLLES (voir p. 344) qu'en pareil cas, l'enfant syphilitique ne transmet jamais la maladie à sa mère quand celle-ci l'allaite, aussi, est-il probable que la syphilis existe en réalité chez elle, mais syphilis atténuée, à manifestation légère passant inaperçue, sorte de *vaccin syphilitique.*

B. — SYPHILIS DE L'ENFANT.

La syphilis amène souvent la mort du fœtus sans qu'aucune lésion macroscopique ou microscopique ne révèle la maladie alors qu'on fait l'autopsie. *Aussi, quand une femme, sans cause appréciable, accouche d'un enfant mort et macéré, surtout si l'accident s'est répété plusieurs fois, se méfier, même en l'absence de lésion caractéristique, de la syphilis des générateurs.*

[1] Voir clinique Fournier. *Semaine médicale*, 16 janvier 1889.

La syphilis *congénitale*, c'est-à-dire existant avant la naissance, se manifeste le plus souvent pendant le premier mois de la vie extra-utérine, et rarement après le troisième mois, quoiqu'il existe quelques exemples d'apparition tardive. *Si un enfant n'a eu aucune manifestation pendant le premier trimestre de la vie, il a donc de grandes chances de n'être pas syphilitique.*

Les *principales manifestations* de la syphilis congénitale sont :

Les *syphilides cutanées*, parmi lesquelles il faut surtout signaler l'impetigo (papulo-pustule) et le pemphigus (papulo-bulle). Le pemphigus syphilitique se distingue de l'ordinaire par plusieurs différences dont la principale est le siège, le pemphigus syphilitique est localisé à la plante des pieds et à la paume des mains ; *toujours examiner ces deux régions chez les enfants macérés.*

Les *plaques muqueuses* génitales et surtout buccales ; ces dernières étant l'origine du chancre mammaire chez la nourrice.

Le *coryza*, remarquable par sa ténacité. *Tout coryza rebelle chez un nourrisson doit faire penser à la syphilis.*

Les os du crâne, outre les érosions et la porosité qui les atteint, présentent une déformation, qui exagère les saillies pariétales et frontales (crânes natiformes, de *nates* fesses, c'est-à-dire formant une saillie comparable à celle des fesses.

Enfin les *lésions viscérales* : reins, poumons, thymus, en particulier le foie (soit des gommes localisées, soit une infiltration miliaire). Le placenta, qui est pour le fœtus un viscère de la vie intra-utérine présente comme le foie tantôt des lésions localisées (endométrite placentaire gommeuse), tantôt diffuses (placentite interstitielle diffuse).

C. — Conduite a tenir et traitement.

1° *Avant le mariage.*

Pas de mariage pour l'homme ou la femme avant que trois années ne se soient écoulées depuis le début de la syphilis; tel est le conseil généralement donné par les maîtres à l'heure actuelle. Cependant il faut bien savoir qu'après ce terme tout danger est loin d'être passé [1]; je dirais plus volontiers cinq ans.

2° *Après le mariage.*

Autant que possible pas de conception avant quatre et même cinq ans à partir du début de la syphilis du dernier ou du seul conjoint contaminé. Traiter la syphilis.

3° *Pendant la grossesse.*

Si la femme est syphilitique, il faut sans hésitation lui faire suivre le traite-

[1] Le fait suivant en est la preuve. Le mari d'une de mes clientes a contracté la syphilis quatre ans avant son mariage; soigné à Paris, deux spécialistes, l'un de l'hôpital du Midi, l'autre de Saint-Louis, lui assurent qu'il peut se marier sans danger. Quatre ans après le mariage, c'est-à-dire huit après le début de la syphilis du mari, la femme accouche à six mois d'un enfant mort et macéré, et présente pendant la grossesse une légère roséole, il n'y avait eu antérieurement aucune autre manifestation. Deux ans après cet accouchement nouvelle grossesse, traitement mercuriel et mixte pendant la grossesse, enfant vivant qui présente quelque temps après sa naissance des traces non douteuses de syphilis qui cèdent à un traitement spécifique. Deux ans après nouvelle grossesse, pas de traitement, enfant mort et macéré, expulsé à huit mois.

ment nécessaire pendant toute la grossesse, et le prescrire aussi énergique que possible.

Si *la femme n'est pas ou ne paraît pas syphilitique*, convient-il, la syphilis du mari faisant redouter celle de l'enfant, d'imposer à la femme le traitement spécifique ? La plupart des auteurs répondent négativement; toutefois si une grossesse antérieure avait donné un fœtus macéré ou un enfant syphilitique, il serait prudent de recourir à ce traitement, même en l'absence de trace nette de contamination maternelle.

4° *Pendant l'accouchement.*

Précautions de la part de l'accoucheur, de la sage-femme ou garde, afin d'éviter la contagion possible en pratiquant les examens ou les toilettes. En cas de syphilides vulvaires, la garde doit être avertie du danger qu'elle court.

5° *Pendant le postpartum.*

Mère. — Donner le traitement spécifique.

Enfant vivant.

a. *L'enfant présente des manifestations syphilitiques* (syphilis congénitale et non acquise) : ou allaitement maternel, même quand la mère ne présenterait pas de trace de syphilis (loi de Colles, p. 344), ou allaitement par une nourrice syphilitique, où allaitement artificiel. — *Ne jamais confier l'enfant à une nourrice saine.*

b. *L'enfant ne présente aucune manifestation syphilitique.* —(Le médecin ne peut se prononcer avant un certain temps sur l'existence ou la non existence de la maladie)— ou allaitement maternel, que la mère paraisse saine ou soit syphilitique (loi de Profeta, p. 344, une mère syphilitique ne contamine pas son enfant même quand il paraît sain), ou allaitement artificiel. — *Jamais d'allaitement par une nourrice*, car ou cette nourrice est *saine* et serait infectée si l'enfant est syphilitique, ou elle est *syphilitique*, et si l'enfant est sain elle pourrait le contaminer. — On ne serait autorisé à donner une nourrice syphilitique qu'après les manifestations de la maladie chez le nouveau-né, ou une nourrice saine qu'après une surveillance de trois mois, au moins et mieux de cinq à six mois, la syphilis du nouveau-né se manifestant rarement après cette époque (néanmoins ne pas oublier les exceptions possibles). L'abstention est d'ailleurs préférable dans ce dernier cas; en effet, après trois ou six mois, il est plus simple de continuer le mode d'alimentation adopté jusqu'à cette époque.

Intoxications : *plomb, tabac.*

L'**intoxication saturnine**[1] amène très fréquemment la mort du fœtus pendant la grossesse, et également celle de l'enfant après la naissance à cause de son manque de développement (faiblesse congénitale). L'influence du mari est analogue à celle de la femme, quoique moins marquée. Traitement : éloigner la cause.

L'**intoxication par le tabac** se ferait grâce à la pénétration de la nicotine dans le liquide amniotique pendant la grossesse, et dans le lait après l'accou-

[1] Voir Constantin Paul. Thèse de Paris, 1861.

chement. L'influence de cette intoxication sur la production de l'avortement quoique probable est cependant très discutée ; mais elle ne semble pas contestable quant à ce qui concerne la mortalité des nouveau-nés, que la statistique démontre nettement supérieure à la moyenne. Traitement : éloigner la cause.

Fièvre gravidique.— Sous ce nom BURNS a décrit un état fébrile, qui simule tantôt la *fièvre intermittente*, tantôt la *tuberculose pulmonaire*, tantôt la *fièvre typhoïde*, et qui dépendrait uniquement de la grossesse. La fièvre gravidique ne doit être acceptée qu'avec une grande réserve.

Hémophilie. — Cette maladie, dont on ignore encore la nature exacte (maladie du sang, trop fluide, ou maladies des vaisseaux, parésie vasomotrice), semble prédisposer aux hémorrhagies graves de la grossesse de la délivrance et du postpartum. Traitement ordinaire de ces hémorrhagies ; rien à faire contre l'hémophilie.

Anémie pernicieuse progressive. — Sous cette dénomination, GUSSEROW a fait connaître une maladie de la grossesse, caractérisée par la diminution progressive des globules rouges, aboutissant à l'anémie et à la mort de la femme, sans que l'autopsie ne révèle aucune cause de cet état pathologique autre que la grossesse.

Cette maladie n'est probablement qu'une exagération de l'action anémiante de la grossesse, de même que les vomissements incoercibles sont une exagération des vomissements gravidiques ordinaires.

Le pronostic de l'anémie pernicieuse progressive est grave, car la plupart du temps la mort se produit vers la fin de la grossesse.

Tout autre traitement que l'*avortement ou l'accouchement provoqué* échoue contre cette terrible maladie, causée par la grossesse même, et disparaissant avec elle. Quand le diagnostic sera bien établi, et qu'on aura éliminé toutes les causes connues d'anémie, on aura donc recours à l'*expulsion provoquée*, sans oublier la *transfusion de sang*, au cas où elle deviendrait nécessaire.

II

ÉCLAMPSIE

Εκλαμπειν : faire irruption.

SOMMAIRE

Définition ;
Symptomatologie ;
Période prodromique ;
Période d'état. — Accès.
Intervalle des accès.
Durée. — Terminaisons.
Anatomie pathologique ;
Pathogénie
Etiologie ; — Fréquence ;
Diagnostic ;
Pendant l'accès ;
Dans l'intervalle des accès.
Pronostic ;
Traitement.
Différents moyens thérapeutiques ;
De leur emploi : *A*. Traitement préventif ;
B. Traitement curatif ;
C. Traitement consécutif.

Maladie caractérisée par une série d'accès convulsifs, analogues à ceux de l'épilepsie et de la grande h stérie, survenant à une période variable de la puerpéralité, le plus souvent au voisinage de l'accouchement.

Symptomatologie.

Période prodromique. — Les prodromes, qui manquent assez souvent, existent avec une fréquence d'autant plus grande que la maladie apparaît plus tôt dans la puerpéralité ; ils sont donc plus habituels dans l'éclampsie de la grossesse que dans celle du travail, et dans l'éclampsie du travail que dans celle du postpartum.

Ils consistent en *céphalalgie*, surtout frontale, avec affaiblissement de la mémoire et apathie intellectuelle, *vomissements* bilieux ou alimentaires, *insomnies*, *agitation*, *malaises*, *vertiges* et *éblouissements passagers*, parfois un *lumbago* prolongé.

Mais les trois principaux prodromes, qui constituent une sorte de triade prémonitoire, sont :

Les *troubles de la vue* (fatigue visuelle, voile, hémiopie, diplopie, cécité complète) ;

La *douleur épigastrique* (résultat de la dyspnée);

La *dyspnée* (résultat de l'insuffisance dans le fonctionnement des poumons).

Tantôt ces prodromes surviennent plusieurs jours ou plusieurs semaines avant le premier accès éclamptique, parfois ils ne le précèdent que de quelques secondes. — « Oh que je souffre; mais qu'est-ce qui m'arrive, *je n'y vois plus;* oh! que je souffre de l'*estomac*, *j'étouffe!* » s'écriait au début même d'un accès éclamptique une malade de M. CHARPENTIER, jusque là bien portante.

L'*albuminurie* peut également être considérée comme un des prodromes les plus importants de l'éclampsie, mais il convient de la séparer des symptômes précédents, qui sont subjectifs, alors qu'elle est objective et ne peut être constatée que par le médecin.

PÉRIODE D'ÉTAT. — Etudions d'abord la malade pendant les *accès*, nous verrons ensuite ce qui se passe dans leur *intervalle*.

ACCÈS. — L'accès ou attaque éclamptique se subdivise en quatre périodes : *Invasion*, *tonisme*, *clonisme*, *coma*.

1° *Invasion*. — Durée : une demi-minute.

La face est la première partie atteinte : le front se plisse et se déplisse; les paupières s'abaissent et se relèvent, et derrière elles le globe de l'œil entraîné par ses muscles moteurs, est tourné en différents sens, jusqu'à ce que la pupille soit attirée en haut. — Cette pupille, quand on peut l'apercevoir, est dilatée. Elle est indifférente à la lumière; le cerveau semble mort. — Les ailes du nez sont fortement pincées et abaissées; la bouche, agitée convulsivement, tantôt rit, tantôt pleure, puis elle ne tarde pas à se dévier d'un côté, le plus souvent à gauche. — Les joues se meuvent dans tous les sens. — Toute la tête subit des oscillations qui l'entraînent tantôt à droite, tantôt à gauche, et qui bientôt la fixent définitivement à gauche.

2° *Tonisme*. — Durée : une minute.

Après cette danse faciale et céphalique, qui constitue la première période ou d'invasion de l'accès, en survient une seconde un peu plus longue, caractérisée par des convulsions toniques généralisées.

Le masque facial devient immobile, la tête est rejetée en arrière. — La cage thoracique est fixée, la respiration suspendue. — Les bras sont collés au corps, les avant-bras en pronation, les doigts fermés et enroulés sur le pouce. la paroi abdominale est tendue, les membres inférieurs raidis et allongés. — Souvent tout le corps décrit un arc de cercle dont les deux extrémités, tête et pieds, sont seules appuyées sur le lit.

La respiration étant suspendue, la circulation est entravée; aussi survient-il une cyanose généralisée et rapide, qui, particulièrement accentuée à la face, la rend effrayante. Il semble que la vie soit sur le point de s'arrêter sous l'influence de ce spasme général, qui paraît terriblement long aux assistants, malgré sa courte durée.

3° *Clonisme*. — Durée : deux à trois minutes.

Les convulsions cloniques envahissent tout le corps, de la tête par laquelle elles commencent, jusqu'aux pieds.

La face est agitée de mouvements analogues à ceux du début, mais plus violents et plus prolongés. La langue projetée entre les mâchoires[1], et souvent pincée par celles-ci, devient le siège de profondes morsures, accident fréquent de l'accès éclamptique, et qu'on recherche volontiers comme élément de diagnostic rétrospectif.

Après la face, toute la tête, puis le thorax, les membres supérieurs, l'abdomen, et enfin les membres inférieurs sont agités de mouvements désordonnés.

Cette convulsion générale, qui a lieu sans tendance au déplacement, de telle sorte qu'il est à peine besoin de maintenir la malade, fait bientôt place au coma, qui constitue la période terminale de l'accès.

4° *Coma.* — Durée très variable, de quelques instants à plusieurs heures. Après la période d'agitation que vient de traverser la malade, se produit un sommeil comateux, pendant lequel la respiration est bruyante, secouant l'écume qui remplit la bouche. Puis le calme se rétablit progressivement et suivant la gravité de l'éclampsie, tantôt la malade revient complètement à elle tantôt reste dans un état d'hébétude, de somnolence, tantôt enfin ne sort pas du coma où l'a plongée le dernier accès.

Durée totale de l'accès: une à cinq minutes.—Quand l'attaque ne dure qu'une minute, les différentes périodes, très écourtées, conservent leur *longueur relative*, indiquée à propos de chacune d'elles. — Quand la durée est supérieure à cinq minutes, c'est que plusieurs attaques se suivent sans interruption.

Outre les symptômes précédemment énoncés, il se produit parfois, pendant ou à la fin du clonisme, une évacuation involontaire de l'urine et des matières fécales.

Intervalle des accès. — La durée de cet intervalle est très variable, tantôt nulle, deux ou plusieurs attaques se succédant sans interruption, tantôt de plusieurs heures.

Type léger. La malade, après avoir repris connaissance, reste dans un état de courbature générale et d'indifférence intellectuelle, très caractéristiques.

Type moyen. Le retour à la connaissance est incomplet. Somnolence qu'on peut vaincre à l'aide de questions pressantes.

Type grave. Coma complet.

De quelques symptomes en particulier.

La *température*, quelquefois reste normale, ou même descend au-dessous de la normale ; le plus souvent elle s'élève à 38-39° ; son ascension est d'autant plus considérable que le cas est plus grave ; le thermomètre renseigne donc sur le pronostic. Le *pouls* suit la température.

L'*albuminurie*, tantôt et le plus souvent existe depuis un certain temps,

[1] On a signalé la possibilité de la luxation de la mâchoire pendant l'accès.

tantôt ne se montre que pendant la période d'état de la maladie ; exceptionnellement elle peut faire complètement défaut.

L'*œdème*, la *bouffissure* des tissus, s'accentuent sous l'influence des accès, à tel point que la face tuméfiée rend la personne méconnaissable, à ceux qui ne l'ont pas vue depuis un certain temps.

Durée. — Parfois toute l'éclampsie se borne à un seul accès et ne dure alors que quelques instants. Dans la majorité des cas, il y a de 5 à 20 accès. Mais leur nombre peut être bien plus considérable, témoin l'observation de Crettet où il fut de 160 ; la maladie dure alors plusieurs jours.

Terminaisons :

La *guérison* se fait par simple cessation des accès et du coma, ou quand il y a une complication après sa disparition. Elle est tantôt complète, tantôt incomplète, laissant après elle des troubles de la mémoire et de la vue, une stupeur habituelle et une grande lenteur d'action, une anémie persistante, parfois enfin de la manie, cette maladie étant vraisemblablement due à un certain degré d'intoxication du sang,

La *mort* se produit — tantôt par le progrès de l'intoxication éclamptique ; la malade meurt empoisonnée, — tantôt et exceptionnellement pendant l'accès même par asphyxie et syncope, — tantôt par une complication, parmi lesquelles il faut surtout citer : la congestion et l'œdème pulmonaires, l'œdème et l'hémorrhagie cérébraux, l'asphyxie résultant du gonflement considérable de la langue, ou parmi les complications indépendantes de l'éclampsie elle-même, la septicémie puerpérale, les hémorrhagies génitales graves.

Anatomie pathologique.

A l'autopsie des éclamptiques, on trouve des lésions variées, *dont aucune n'est constante*.

Système nerveux. — Infiltration séreuse, congestion, anémie, hémorrhagies des méninges. Mêmes désordres possibles pour la substance cérébrale.

Système respiratoire. — Poumons : congestion, apoplexie, œdème, emphysème. — Plèvres : sérosité.

Système circulatoire. — Cœur : modifications puerpérales (voir p. 93).

Système urinaire. — Altération fréquente mais non constante des reins, présentant soit une simple hypérémie, soit les différentes lésions d'une néphrite récente ou ancienne.

Système digestif et annexes. — Dans le système digestif, l'état du *foie* a seul de l'importance, cet organe peut être le siège d'une dégénérescence graisseuse avancée, d'hémorrhagies multiples, des lésions de l'hépatite parenchymateuse diffuse (ictère grave).

Système génital. — Etat des organes en rapport avec la période de la puerpéralité, dans laquelle la mort a eu lieu.

Pathogénie.

Mauriceau, le premier, a su tracer la pathogénie de l'éclampsie puerpérale en quelques lignes qui ont fait loi pendant près de deux siècles : — « Ces sortes de convulsions arrivent toujours pour l'ordinaire aux femmes en travail, par quelqu'une de ces trois causes, savoir : ou par la trop grande abondance du sang extrêmement échauffé par l'agitation du travail ; ou à raison de la grande quantité qui s'en est évacuée par une perte de sang ; ou bien, comme il arrive souvent dans les premiers accouchements, à cause de la grande douleur que la matrice, qui est toute nerveuse, ressent, qui est excitée par l'extrême distension qu'en fait l'enfant, laquelle douleur se communiquant au cerveau avec le sang échauffé qui s'y porte aussi en abondance, cause par sa compassion ces convulsions... [1].»

Ainsi MAURICEAU reconnaît et décrit trois causes à l'éclampsie : tantôt la congestion cérébrale, tantôt l'anémie, tantôt enfin une simple excitation nerveuse ; l'éclampsie dans ce dernier cas ne serait autre qu'une névrose d'origine réflexe à point de départ utérin.

Pendant tout le XVIIIe siècle et la première moitié du XIXe, les auteurs se rangent aux idées de MAURICEAU, soit en les admettant en totalité, soit en adoptant exclusivement l'un des modes pathogéniques invoqués par lui.

A la fin du siècle dernier, en 1770, COTUGNO, par la découverte de l'albuminurie, amène une véritable révolution médicale, qui devait être si féconde en résultats de toutes sortes.

En 1818, BLACKALL et WELLS indiquent les rapports de l'albuminurie, qui commençait à être mieux connue, avec la grossesse ; mais ce n'est qu'en 1849 que LEVER et SIMPSON révèlent ce fait capital de la coïncidence presque constante de l'albuminurie avec l'éclampsie.

Les nombreux travaux publiés depuis, et en particulier la thèse de BLOT (1849), n'ont fait que confirmer la presque constance de ce rapport.

Dès lors, on attribue à la rétention des matériaux de l'urine, dans le sang, la cause de l'éclampsie. Mais, tandis que tous sont d'accord sur le principe de l'altération du sang par la rétention des éléments de l'urine, la division se fait sur la variété de l'élément retenu. — WILSON incrimine l'urée, et fait de l'éclampsie une urémie. — FRERICHS et TREITZ croient à l'ammoniémie et considèrent comme coupable le carbonate d'ammoniaque. — Pour SCHÖTTIN, il s'agit de créatinémie (rétention de la créatine). — Pour THUDICUM, d'urochromémie (rétention de l'urochrome).— Pour B. JONES, d'oxalémie (transformation de l'urée retenue en acide oxalique). — Pour DESPINE, de potassiémie (rétention des sels de potasse).

Ne se bornant pas à un seul des principes de l'urine, PETER admet que tous les principes sont retenus, et que cette rétention en masse cause les accidents éclamptiques ; c'est la théorie de l'urinémie, bien distincte et différente de l'urémie malgré l'analogie de nom.

Je résume et complète ce qui précède dans le tableau ci-joint, qui donne une vue d'ensemble des différentes théories émises, y compris la *théorie éliminatrice généralisée*, par laquelle je terminerai cet exposé pathogénique.

[1] Mauriceau. De *l'Accouchement naturel*, t. 1, p. 336, 6e édition.

THÉORIES PATHOGÉNIQUES DE L'ÉCLAMPSIE

A. *Eclampsie. Névrose.*
- 1° MAURICEAU.
- 2° COHEN : névrose dont le point de départ est un réflexe utérin.

B. *Eclampsie. Modification des centres nerveux.*
- 1° MAURICEAU : congestion ou anémie.
- 2° MARCHALL DE CALVI : œdème cérébral.
- 3° TRAUBE : anémie suite d'œdème.

C. *Eclampsie. Altération sanguine.*
- 1° Théorie rénale, 1818. BLACKALL et WELLS (point de départ, travaux de COTUGNO).
  - Urémie. WILSON.
  - Ammionémie. { FRERICHS : formation dans le sang. TREITZ : formation dans l'intestin.
  - Créatinémie. SCHOTTIN.
  - Urochronémie. THUDICUM.
  - Oxalémie. B. JONES.
  - Potassiémie. DESPINE.
  - Urinémie. PETER.
- 2° Théorie éliminatrice généralisée, 1888. RIVIÈRE et AUVARD (point de départ, travaux de BOUCHARD).

L'éclampsie névrose n'est plus acceptée à l'heure actuelle Il en est de même de l'influence que pourraient exercer certaines modifications des centres nerveux, anémie, congestion ou œdème, dont les symptômes bien connus sont différents de ceux de l'éclampsie.

La théorie rénale, qui fait dépendre l'éclampsie d'un trouble dans le fonctionnement du rein dont le résultat serait l'*urinémie* (rétention des produits qui doivent être éliminés par l'urine) contient une bonne part de la vérité, car les symptômes qu'on observe dans l'urinémie non puerpérale et l'éclampsie présentent de grandes analogies, cependant elle ne satisfait pas complètement l'esprit pour les trois raisons suivantes :

1° L'apyréxie est la règle dans l'urinémie, et au contraire la fièvre dans l'éclampsie ;

2° La sécrétion urinaire est quelquefois, quoique exceptionnellement, normale dans l'éclampsie (éclampsie sans albuminurie) ;

3° Parfois l'éclampsie présente une grande analogie avec l'ictère grave (hépatite parenchymateuse diffuse), accident dont l'origine ne peut être rapportée à l'urinémie.

Ces objections disparaissent, si au lieu de localiser au rein le trouble fonctionnel qui cause l'éclampsie, on l'étend à tous les organes éliminateurs. Cette *théorie éliminatrice généralisée*, récemment soutenue par M. RIVIÈRE [1] et par moi [2], dans deux mémoires parus simultanément, doit être comprise de la façon suivante :

Ainsi que l'a dit et bien montré M. BOUCHARD [3], l'organisme est à l'état normal comme à l'état pathologique, un *réceptacle et un laboratoire de*

[1] *Pathogénie et traitement de l'auto-intoxication éclamptique*. Paris, 1888.

[2] *Traitement de l'éclampsie puerpérale*. Paris, 1888 et *Travaux d'obstétrique*, t. II, p. 40.

[3] Leçons sur les autointoxications dans les maladies. Paris, 1887.

poisons, les uns venus du dehors, les autres provenant de l'organisme lui-même, et résultant des *combustions de l'économie.*

Ces produits sont, pour ne citer que les principaux : l'acide carbonique, l'urée, l'acide urique, l'acide oxalurique, l'acide hippurique, la créatine, la créatinine, la leucine, la xanthine, l'urochrome, les sels de soude et de potasse. Toutes ces substances circulent dans le sang, qui constitue leur milieu commun. « L'homme se trouve aussi constamment sous une menace d'empoisonnement; il travaille à chaque instant à sa propre destruction, il fait d'incessantes tentatives de suicide par intoxication. Et cependant cette intoxication ne se réalise pas, car l'organisme possède des ressources multiples pour y échapper » (BOUCHARD).

Ces ressources multiples sont les organes éliminateurs : a. *peau*, b. *poumons*, c. *intestin*, d. *foie*, e. *reins*.

a. La *peau* élimine, outre l'eau qu'on rencontre dans toutes les sécrétions, des sels en faible quantité, quelques acide gras volatils, de l'acide carbonique.

b. Les *poumons*, en plus de la vapeur aqueuse et de l'acide carbonique, laissent échapper un alcaloïde volatil, éminemment toxique, mais encore mal connu (BROWN-SEQUARD et D'ARSONVAL).

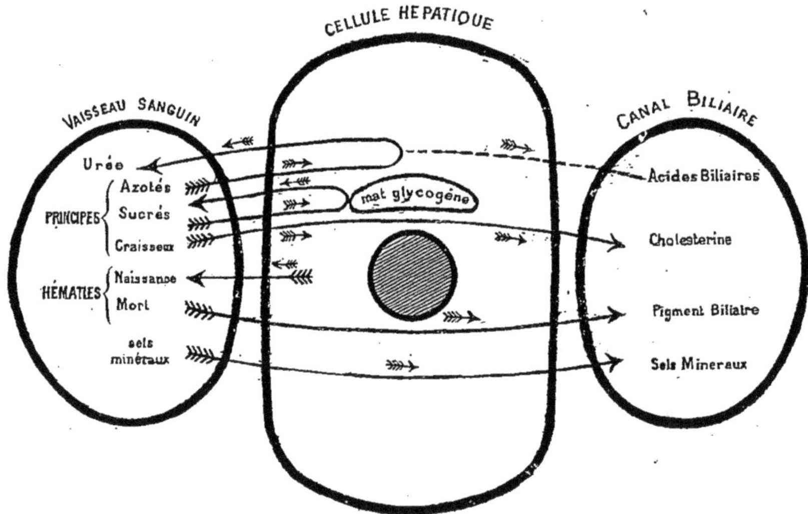

Fig. 301. — Schéma de la physiologie du foie.

c. L'*intestin* procède à deux variétés d'élimination : l'une secondaire, existant surtout en cas de diarrhée, consiste dans les éléments, que peut entraîner la sécrétion séreuse du tube digestif; l'autre, au contraire importante, amène au dehors les nombreuses substances toxiques produites et par la transformation des aliments (leucomaïnes et ptomaïnes) et par la sécrétion du foie auquel l'intestin sert de canal excréteur (bilirubine, sels biliaires). Si l'élimination intestinale se fait mal, ces divers poisons pénètrent dans le sang et intoxiquent l'individu.

d. Le *foie*, dont la physiologie est résumée dans le schéma 301, réunit quatre fonctions :

1° *Fonction glycogénique.* — Sucre accumulé dans la cellule hépatique sous forme de matière glycogène, et rendu au sang après transformation en sucre.

2° *Fonction biliaire*, c'est-à-dire sécrétion de la bile, dont les éléments principaux, élaborés par la cellule hépatique aux dépens du sang, sont le pigment biliaire ou bilirubine, la cholestérine, des acides et sels biliaires (cholate et choléate de soude), quelques sels minéraux.

3° *Fonction hématopoïétique.* — Formation de globules rouges. Leur destruction, pour former le pigment biliaire.

4° *Fonction uropoïétique.* — Formation de l'urée, par l'achèvement des métamorphoses désassimilatrices des substances albuminoïdes, de manière à faciliter leur élimination par le rein, plus aisée sous forme d'urée.

Le ralentissement ou l'arrêt du fonctionnement hépatique altère ces diverses fonctions; et pour ne parler que des trois dernières fonctions, qui nous intéressent ici plus directement :

L'arrêt de la *sécrétion biliaire* (acholie) amène dans le sang l'encombrement de la cholestérine (*cholestéremie*), des sels minéraux, des globules rouges devenus inutiles. — D'autre part les éléments de la bile, pouvant être par fonctionnement pathologique versés dans le sang au lieu des conduits biliaires, la bile pénètre dans l'économie, d'où empoisonnement biliaire ou *cholémie*.

L'arrêt de l'*hématopoïèse* produit d'une part l'encombrement des globules rouges, physiologiquement hors d'usage, et d'autre part la diminution des globules jeunes, les seuls réellement actifs.

L'arrêt dans la *formation de l'urée*, rend les substances albuminoïdes moins aptes à l'élimination rénale.

Ces différents troubles sont réunis dans l'*ictère grave* et produisent la mort du malade par l'intoxication qui en résulte. Ils existent également à des degrés divers dans l'éclampsie puerpérale.

e. Les *reins* éliminent les différents produits, dont il a été question à propos de la théorie rénale de l'éclampsie, et dont l'accumulation dans le sang produit l'*urinémie*.

Or la grossesse jette un double trouble dans les éliminations de l'organisme : d'une part en ralentissant les combustions, ou plutôt en les rendant moins complètes, elle rend l'élimination plus difficile; d'autre part en entravant la circulation générale (voir p. 92) et en altérant certains organes (dégénérescence graisseuse du foie (p. 97); rein puerpéral (p. 93), elle gêne le fonctionnement des organes éliminateurs.

Au milieu de ce surmenage de l'organisme sous l'influence de la grossesse, si les organes éliminateurs suffisent à leur tache, pas d'éclampsie, si, au contraire, il y a insuffisance partielle ou générale, l'éclampsie se montre.

L'éclampsie n'est donc autre chose que la grève d'un ou de plusieurs organes éliminateurs, que la banqueroute de l'élimination organique amenant l'auto-intoxication de la femme.

La grossesse pourra sans cause adjuvante suffire à la production de l'éclampsie, mais si une maladie quelconque des organes éliminateurs vient à son aide, l'éclampsie éclatera avec d'autant plus de facilité ; c'est à ce titre que les complications rénales, hépatiques, pulmonaires, intestinales ou cutanées, de la grossesse peuvent être considérées comme des causes de l'éclampsie. C'est également en gênant l'élimination et non comme cause directe, que la présence de microbes dans le sang (DELORE) ou dans l'urine (DOLERIS) peut être considérée comme conduisant à l'éclampsie [1].

Je résume ce qui vient d'être dit en plaçant en regard de l'organe incriminé, le trouble qui en résulte, et le symptôme qui peut mettre sur la voie de ce trouble :

Reins.... Urinémie... — *Albuminurie*. — *Anurie*.
Foie..... Hépatémie [2]. — *Ictère*. — *Acholie*.
Intestin... Intestinémie. — *Constipation*.
Poumons. Pneumémie. — *Dyspnée*.
Peau..... Cutémie..... — *Sécheresse cutanée*.

Parmi les différents symptômes, indiquant le trouble fonctionnel de l'organe éliminateur, la *sécheresse cutanée* et la *constipation*, qui dans le cas actuel est une sorte de sécheresse intestinale, sont de faible importance à cause de leurs fréquence et banalité. — La *dyspnée*, est un bon symptôme prémonitoire de l'éclampsie — L'*ictère* ne survient guère que pendant l'éclampsie même, et il est loin d'être rare surtout dans les cas sérieux. — L'*acholie* n'est qu'incomplète et difficilement appréciable. — L'*anurie* devient parfois complète pendant l'éclampsie même, mais comme symptôme prémonitoire on n'observe qu'une diminution d'urine. — L'*albuminurie* est le symptôme prémonitoire le plus important, et celui sur lequel les auteurs ont le plus insisté jusqu'à présent, à cause de la facilité et de la netteté avec lesquelles on peut le constater; il mérite en effet le haut rang qu'on lui a donné dans l'histoire de l'éclampsie, à la condition toutefois qu'on n'en fasse pas la cause de l'éclampsie, mais bien le signe révélateur et accusateur du trouble fonctionnel rénal.

Si l'arrêt isolé dans le fonctionnement d'un des organes éliminateurs était suffisant à produire l'éclampsie, il y aurait autant de variétés étiologiques de cette maladie que d'organes éliminateurs; il existerait ainsi une éclampsie *rénale*, une *hépatique*, une *intestinale*, une *pulmonaire*, une *cutanée*. Mais la peau, le poumon et l'intestin ne jouent pas un rôle éliminateur suffisant pour que leur fonctionnement pathologique, suppléé par les autres organes, abou-

[1] Voir E. Blanc, *Archives de Tocologie*, 1889, p. 182.

[2] *Hépatémie* indique l'accumulation dans le sang de tous les éléments produits par le défaut du fonctionnement du foie (suppression des fonctions uropoiétiques, hématopoiétiques et biliaires), ou par son vice de fonctionnement (bile sécrétée, et versée dans le sang : cholémie). — Pour l'intestin, j'ai dit également *intestinémie*, et non *stercorémie*, car stercorémie indique la présence dans le sang de matériaux contenus avec les fèces, tandis qu'ici il y a en plus ceux que fournit la sécrétion intestinale supprimée. — De même *pneumémie*, et non *asphyxie*, l'asphyxie est la simple privation d'oxygène, tandis que je vise surtout l'absence d'élimination de l'alcaloïde toxique, signalé dans l'exhalation pulmonaire. — Enfin pour la peau également *cutémie*, au lieu de *sudorémie*, la sueur n'étant que le produit des glandes sudoripares, et n'indiquant qu'une partie de la physiologie cutanée.

tisse à cette maladie. — Aussi n'existe-il vraisemblablement qu'une *éclampsie hépatique*, et une *éclampsie rénale*.

Ces deux éclampsies ainsi dénommées d'après leur origine pathogénique, peuvent-elles se montrer indépendamment l'une de l'autre, l'*hépatique* avec un fonctionnement rénal intègre, et la *rénale* avec l'intégrité fonctionnelle du foie? c'est possible, mais peu probable. Dans la plupart des cas il est vraisemblable que ces deux systèmes éliminateurs sont atteints en proportion variable, de telle sorte que, s'il y a prédominance de l'altération du foie, on observe surtout les signes de l'ictère grave (éclampsie hépatique), si au contraire prédominance de l'altération rénale, la forme clinique se rapprochera de celle de l'urinémie (éclampsie rénale).

L'éclampsie rénale est probablement celle qui reste apyrétique, et l'hépatique celle où l'albuminurie est nulle ; les cas où il y a simultanément fièvre et albuminurie sont mixtes.

En tout cas, cette combinaison en proportions variables de deux éclampsies hépatique et rénale lève les trois objections opposées à la théorie rénale exclusive, à savoir :

1° La présence de fièvre en certains cas ; 2° la possibilité de l'éclampsie, sans albuminurie, c'est-à-dire sans altération rénale accentuée ; 3° les symptômes d'ictère grave observés quelquefois.

Conclusion : L'éclampsie puerpérale est constituée par un arrêt de l'élimination organique, et plus particulièrement des éliminations rénales et hépatiques. d'où la possibilité de deux formes cliniques distinctes.

Étiologie.

Parité. — Proportion : quatre primigestes pour une multigeste. La cause de cette plus grande fréquence chez les primigestes est encore mal connue, elle est en rapport avec la plus grande fréquence de l'albuminurie, qu'on observe également chez elles.

Gémellité. — La gémellité, et en général toute distension exagérée de l'utérus, prédispose à l'éclampsie, vraisemblablement par la gêne apportée à la circulation.

Dystocie. — Tout accouchement pénible, difficile, est susceptible de devenir la cause occasionnelle de l'éclampsie, ce qui explique l'opinion inadmissible de quelques accoucheurs, qui voulaient faire de cette maladie de simples convulsions réflexes à point de départ utérin. — Conséquence thérapeutique : chez toute femme prédisposée à l'éclampsie, hâter autant que possible la terminaison de l'accouchement.

Hérédité. — L'hérédité semble jouer un certain rôle dans la production de l'éclampsie. Cas d'ELLIOT : Une femme meurt d'éclampsie après avoir eu quatre filles. Trois de ces filles succombèrent à la même affection. La quatrième fut également éclamptique, mais guérit.

Obstacle au cours de l'urine. — La compression des uretères ou de l'uréthre (rétention d'urine) par l'utérus gravide, peut en entravant le fonctionnement du rein être la cause de l'éclampsie.

Epilepsie. — Blot a démontré que l'éclampsie est plus fréquente chez les épileptiques.

Travail. — L'accouchement, par l'entrave qu'il amène dans le fonctionnement des organes éliminateurs, peut être la cause occasionnelle de convulsions puerpérales. L'influence réciproque de l'éclampsie sur le travail est également intéressante, car souvent elle détermine ou active l'accouchement. *Se méfier de la rapidité du travail chez certaines éclamptiques.*

Maladies diverses. — Toute maladie d'un organe éliminateur (rein, foie, intestin, poumon, peau) est capable d'amener ou de favoriser l'apparition de l'éclampsie.

Contagion. — La contagion de l'éclampsie en elle-même ne saurait être admise. Mais la maladie d'un des organes éliminateurs (néphrite infectieuse, pneumonie infectieuse) peut par contagion amener indirectement l'éclosion des convulsions puerpérales.

Récidives. — Les récidives sont relativement assez rares. L'éclampsie à une grossesse ne prédispose pas à cette maladie aux subséquentes, à moins de persistance de l'affection causale. Ramsbotham a cependant vu l'éclampsie se reproduire dans quatorze accouchements chez la même femme.

Fréquence. — L'albuminurie existe environ chez $\frac{1}{10}$ des femmes enceintes et l'éclampsie chez $\frac{1}{35}$ des albuminuriques de la grossesse, ce qui donne pour la proportion des éclamptiques par rapport aux femmes enceintes $\frac{1}{350}$. Sur 1,000 puerpérales on observera donc en moyenne 3 éclamptiques.

L'éclampsie se produit le plus souvent au début du travail, sans qu'il soit facile de dire dans la plupart des cas, si les convulsions ont précédé le travail, ou le travail les convulsions. C'est pendant le postpartum qu'on l'observe le moins souvent.

Diagnostic.

Le diagnostic devra être fait pendant les accès et dans leur intervalle.

1° *Pendant l'accès.*

Laissant de côté l'*épilepsie saturnine*, affection très rare, que pourraient faire supposer les autres symptômes de l'intoxication plombique, et notamment le liséré saturnin, le diagnostic se pose surtout avec l'*épilepsie* et la *grande hystérie.*

Le schéma 302 met en parallèle les accès de ces deux maladies avec ceux de l'éclampsie. L'examen de l'attaque même nous laisse voir une grande analogie dans les deuxième et troisième périodes (tonisme et clonisme), mais des différences importantes dans les première et quatrième (invasion et coma). En effet, tandis que dans l'éclampsie l'invasion se fait par des convulsions faciales, elle a lieu dans l'épilepsie par une chute brusque, massive, et dans l'hystérie par une chute plus lente, moins nette. Le coma analogue pour l'éclampsie et l'épilepsie est remplacé dans l'hystérie par des attitudes passionnelles ou du délire.

Comme renseignements complémentaires nous aurons : — l'*albuminurie* qui n'existe que dans l'éclampsie, — l'*élévation de température* qui suit d'habitude une ascension progressive dans l'éclampsie (il existe cependant des éclampsies apyrétiques) et qui est absente dans l'hystérie et l'épilepsie, ou du moins il n'y a qu'une légère ascension après l'accès, — les *antécédents*, nuls au point de vue des accès dans l'éclampsie, indiquent au contraire pour les deux autres maladies des attaques antérieures.

2° *Dans l'intervalle des accès.*

S'il y a retour à la connaissance, le diagnostic sera le même que tout à l'heure, avec cette différence toutefois, qu'on jugera l'accès uniquement par les renseignements des assistants.

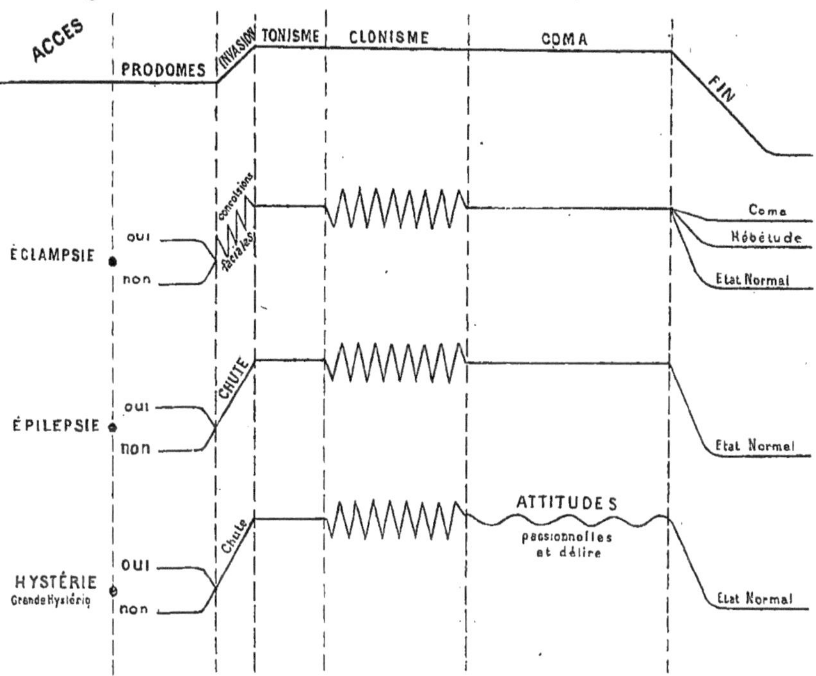

Fig. 302. — Parallèle des accès éclamptiques, épileptiques et hystériques.

Si au contraire il y a coma persistant, le diagnostic doit être fait avec :

L'*ivresse* : odeur alcoolique, vomissements, absence d'albuminurie, pas d'accès convulsifs.

L'*hémorrhagie cérébrale* : Hémiplégie, pas d'albuminurie, abaissement initial de la température, pas d'accès antérieur.

Le *coma épileptique* : la température est élévée comme dans l'éclampsie, mais l'urine n'est pas albumineuse (diagnostic difficile).

La *commotion cérébrale* : Traumatisme initial, abaissement de la température, pas d'albuminurie.

Inutile de faire le diagnostic avec l'*urinémie* et l'*ictère grave*, l'éclampsie se confondant par sa nature avec ces maladies.

Pronostic.

1° *Mère.* — Le quart environ des éclamptiques succombe, cette appréciation est plutôt inférieure à la réalité. La gravité du pronostic dépend :

Du *nombre des accès*. Plus il y a d'accès, plus le pronostic est sombre.

De la *température*. — L'ascension graduelle conduit à la mort, la descente à la guérison.

De l'*intensité de l'œdème et de l'albuminurie*.

De l'*époque de la puerpéralité*. La déplétion de l'utérus rend le pronostic plus favorable. L'éclampsie du postpartum est en général plus bénigne que celle de la grossesse ou du travail.

De *complications*, dont la gravité même vient s'ajouter à celle de la maladie.

2° *Fœtus*. — Les deux tiers des enfants succombent. La gravité du pronostic dépend :

De l'*époque de la grossesse*; moins la grossesse est avancée, moins le fœtus a de chances de vivre.

De la *rapidité de l'accouchement* et d'une façon générale du temps qui s'écoule depuis le début de l'éclampsie jusqu'à l'expulsion fœtale.

De la *gravité* même de l'éclampsie, et de l'*élévation de la température;* une température élevée amènera fatalement la mort de l'enfant enfermé dans l'utérus.

Traitement.

Les moyens thérapeutiques, qu'on a employés contre l'éclampsie, sont très nombreux, on peut les grouper de la façon suivante [1] :

1° *Peau* :	Révulsifs Diaphorétiques Bains
2° *Système digestif* :	Purgatifs Vomitifs
3° *Système urinaire* :	Diurétiques Lait
4° *Système respiratoire* :	Oxygène
5° *Système circulatoire* :	Compression des carotides Saignées
6° *Système nerveux* :	Calmants Anesthésiques
7° *Système génital* :	Rupture prématurée artificielle des membranes Accouchement provoqué Accouchement activé Accouchement forcé Opération césarienne *post mortem*.
8° *Médications variées*.	
9° *Petits soins*.	

A la fin se trouvent, sous le titre de *Médications variées* et de *Petits soins*, deux ordres de moyens qu'il est impossible de faire entrer dans les catégories précédentes.

Je n'aborderai pas le détail de ces différents moyens, et les résultats qu'ils

[1] Auvard. *Traitement de l'éclampsie puerpérale*. Paris, 1888, p. 13.

ont fournis, les lecteurs que cette étude intéressera pourront consulter la monographie que j'ai publiée sur ce sujet[1]. Je dirai seulement comment on peut employer les meilleurs et les plus efficaces d'entre eux pour :

Le traitement préventif;

Le traitement curatif;

Le traitement consécutif.

A. — TRAITEMENT PRÉVENTIF

L'albuminurie est, on le sait, l'avant-garde habituelle de l'éclampsie; il convient donc d'appliquer le traitement prophylactique toutes les fois qu'on trouve de l'albumine dans l'urine. On comprend combien il est important de surveiller les urines gravidiques à cet égard, et combien un médecin qui négligerait cette précaution serait répréhensible

Le traitement préventif par excellence consiste dans le *régime lacté exclusif*, qu'on instituera soit d'emblée, soit progressivement. Le lait devra être continué, avec quelques intermittences, si cela est nécessaire, tant qu'il y aura de l'albumine dans l'urine. C'est donc l'albuminurie même qui est le guide du traitement.

Si le régime lacté ne peut être supporté, ou ne peut être continué, force sera de l'abandonner, et la thérapeutique deviendra alors incertaine. On tentera les bains, les diaphorétiques (pilocarpine, étuve), les purgatifs légers (rhubarbe, eaux naturelles purgatives), les inhalations d'oxygène (25 à 30 litres par jour), les diurétiques (teinture de digitale, eau de Vittel ou de Contrexéville)[1], dans les cas graves, menaçants, où la pléthore est nette il ne faudrait pas hésiter à faire une saignée de 300 à 500 grammes, ou au besoin une saignée locale, par l'application de ventouses scarifiées ou de sangsues dans la région lombaire.

L'accouchement provoqué sera réservé pour des cas tout à fait exceptionnels; mais, quelque rare que doive être cette intervention elle ne peut être complètement bannie du traitement prophylactique de l'éclampsie.

B. — TRAITEMENT CURATIF

L'éclampsie est déclarée, comment la combattre ?

Parlons d'abord des *petits soins* à prendre pendant l'accès.

Par petits soins on désigne les différentes précautions destinées à éviter les accidents, qui pourraient résulter de l'accès même.

Les morsures de la langue sont très fréquentes pendant les convulsions éclamptiques, elles peuvent entraîner des hémorrhagies sérieuses et surtout un gonflement de l'organe, susceptible de gêner sérieusement la respiration. On préviendra ces morsures en plaçant transversalement un mouchoir ou une compresse entre les dents ; la langue est ainsi refoulée en arrière.

On a vu également la mâchoire se luxer ; tout en maintenant la langue, on

[1] Rivière conseille en outre, d'après M. Bouchard, de donner : charbon à la dose de 50 à 100 grammes par jour, — naphtol β par paquets de 25 centigr. toutes les heures (2 gr. 50 par 24 heures), pour combattre l'intoxication d'origine intestinale.

pourra placer les pouces ou une main sous le menton, pour empêcher les trop grands écarts du maxillaire inférieur.

L'œdème des membres inférieurs et surtout de la vulve est parfois assez considérable, pour gêner l'accouchement. Une compression prolongée dans certains cas, dans d'autres quelques mouchetnres faites avec une pointe bien aseptique seront le meilleur traitement à appliquer.

Dans les cas d'éclampsie exceptionnellement graves, on peut voir à la suite d'un accès la respiration être suspendue pendant un certains temps, ou parfois définitivement, la mort en est la conséquence. Il sera bon de tenter alors la respiration artificielle, c'est ainsi que, dans un cas, MILLICAN[1] pense avoir de la sorte sauvé une parturiente.

Il doit être superflu de mentionner la surveillance attentive dont l'éclamptique doit être l'objet et durant les accès et pendant leur intervalle. *Une éclamptique ne doit jamais être laissée seule.*

J'arrive au *traitement curatif* proprement dit.

On peut grouper les moyens à employer en six catégories, trois d'importance capitale, et trois d'importance secondaire. Autrement dit, il y a un grand et un petit trépied thérapeutique.

Le grand trépied se compose de l'*anesthésie*, de la *saignée* et de la *déplétion* utérine.

Parmi ces trois moyens maîtres, il en est un qui doit surtout avoir la sympathie du thérapeute, c'est l'*anesthésie*. D'une façon générale, on peut dire que l'anesthésie doit être appliquée à toute éclampsie, à moins que, par sa bénignité, elle ne nécessite aucun traitement. Elle sera obtenue à l'aide du chloral ou du chloroforme.

On ne devra pas hésiter à donner le chloral à haute dose, 10, 14, 16 grammes en vingt-quatre heures, et autant que possible en lavement.

Hydrate de chloral..................	quantité voulue.
Lait..................	150 grammes.
Jaune d'œuf...	n° 1

Sinon donner par la bouche la potion suivante (RIVIÈRE) :

Potion gommeuse......	90 grammes.
Hydrate de chloral......	2 à 4 grammes.
Bromure de sodium.	2 grammes.

A prendre par cuillerées de demi-heure en demi-heure.

Le chloroforme sera administré comme complément et à dose suffisante pour maintenir la malade dans le calme.

La *saignée* sera employée dans les cas de pléthore, quand les convulsions sont violentes ou lorsque le coma s'accompagne d'accidents asphyxiques ; suivant les cas, on enlèvera 500, 1,000 gr., exceptionnellement une plus grande quantité de sang.

Quant à la *déplétion utérine*, il faudra chercher à l'obtenir aussi promptement que possible, mais sans avoir recours à des moyens violents. — Si le

[1] *The Lancet. London*, 1882, t. II, p. 121.

travail n'est pas déclaré, on attendra, à moins d'indication spéciale, que les contractions surviennent spontanément : on ne fera qu'exceptionnellement l'accouchement provoqué. — Si la dilatation est commencée, il faudra éviter l'accouchement forcé, à moins qu'un danger menaçant ne compromette l'existence de la mère, auquel cas on sera autorisé à y recourir; toutefois, les moyens doux capables de hâter la dilatation, tels que les sacs en caoutchouc, ou la pénétration douce des doigts et de la main ne seront pas à dédaigner, mais devront être réservés pour des cas relativement assez graves. — Aussitôt que la dilatation est complète, il n'y a pas à hésiter à terminer l'accouchement soit par le forceps, soit par la version et l'extraction. La délivrance sera également activée dans les limites prescrites par la prudence.

A côté du grand trépied thérapeutique se place le petit trépied, qui se compose des *purgatifs, diurétiques* et *sudorifiques*.

Ces trois moyens, dont l'importance est secondaire, par rapport aux précédents, pourront rendre quelques services, et les négliger serait une faute.

Parmi les *purgatifs*, le choix ne manque pas, mais on a plus volontiers recours à l'eau-de-vie allemande employée à la dose de 20 grammes environ[1].

La digitale est le meilleur *diurétique* à employer, sous forme de teinture par exemple, à la dose de 15 à 20 gouttes. On pourra dans le même but faire ingérer, si l'état de la malade le permet, du lait, de l'eau simple, ou de l'eau minérale diurétique (Contrexéville, Vittel).

Comme *sudorifique*, on tentera les injections sous-cutanées de chlorhydrate de pilocarpine, à la dose d'un demi ou de 1 centigramme (?) On placera dans le même but la malade dans une pièce bien chauffée, où elle sera comme dans une sorte d'étuve.

Tels sont les moyens qu'on opposera à l'éclampsie ; on voit qu'à côté des trois indications secondaires, constituées par les sudorifiques, diurétiques et purgatifs, il en est trois principales, la déplétion utérine la saignée et les anesthésiques, et que parmi ces trois principales, la saignée et la déplétion utérine ne seront employées que dans certaines circonstances, et avec discernement, tandis que l'anesthésie devra être opposée à tous les cas un peu sérieux, car elle est la reine du traitement de l'éclampsie.

C. — TRAITEMENT CONSÉCUTIF

Le traitement consécutif se résume en une double indication :

D'une part, agir contre les différentes complications, qui ont pu succéder à l'éclampsie (morsures de la langue, congestion pulmonaire, etc.) ;

D'autre part, empêcher le retour de la maladie, et, pour cela, combattre l'albuminurie ; nous avons vu au traitement préventif les moyens dont le thérapeute dispose à cet effet.

[1] Dans les cas où l'élimination hépatique semble surtout entravée, il y a lieu de se demander si les purgatifs *cholagogues* prodophylle, rhubarbe, aloès, ne seraient pas particulièrement indiqués et favorables.

III

SEPTICÉMIE PUERPÉRALE

Fièvre puerpérale.

SOMMAIRE

Historique. — Pathogénie. — Etiologie;
Anatomie pathologique et symptomatologie;
1° Forme générale sans lésions. *Septicémie aiguë, non suppurée;*
2° Forme générale avec lésions. *Septicémie aiguë suppurée;*
3° Forme péritonéale. *Péritonite;*
4° Forme périutérine. *Pelvi-péritonite. Phlegmon des ligaments larges;*
5° Forme utérine. *Métrite;*
6° Forme vulvo-vaginale. *Vulvo-Vaginite;*
7° Forme mammaire. *Mammite;*
8° Formes spéciales. *Cystite et néphrite. Phlebite des membres inférieurs. Paralysies. Eruptions puerpérales.*
Diagnostic;
a. Septicémie localisée;
b. Septicémie généralisée.
Pronostic;
Traitement. — ANTISEPSIE:
1° Armes antimicrobiennes. — 2° Locaux. — 3° Literie. Linge. — 4° Accoucheur. Sage-femme. Garde. — 5° Instruments. — 6° Femme. — 7° Enfant.

Historique, Pathogénie, Etiologie.

1° *Antiquité.* HIPPOCRATE. — La fièvre puerpérale est le résultat d'un accouchement incomplet; elle est causée par la rétention de débris ovulaires. Simple relation admise entre cette rétention et les accidents qui en résultent, sans explication pathogénique.

2° 1700. PUZOS. — Le lait s'épanche en différents points de l'économie, d'où les accidents de la fièvre puerpérale. Théorie du *lait répandu*, ou de la *métastase laiteuse.*

3° 1718. STROTHER. — Cet auteur crée et fait accepter le terme de *fièvre puerpérale;* il croit à l'influence de *miasmes aériens*, dont la nature reste d'ailleurs indéfinie.

4° 1810. CAPURON. — La fièvre puerpérale a pour cause unique une maladie localisée, métrite, métro-péritonite. L'affection locale est la source des troubles généraux.

5° 1837. EISENMAN.— La fièvre puerpérale n'est autre chose qu'un érysipèle interne; remarque clinique exacte, mais dont l'auteur ne peut tirer parti, ne connaissant pas la nature de l'érysipèle.

6° 1858. DUBOIS, CAZEAUX. — Discussion célèbre à l'Académie de médecine de Paris, où DUBOIS, continuant les idées de STROTHER, considère comme *essentielle* la fièvre puerpérale, tandis que CAZEAUX, adepte de CAPURON, la fait dépendre d'une lésion locale. Les académiciens se divisent en *essentialistes* (DUBOIS, DEPAUL, HERVIEUX) et en *localisateurs* (CAZEAUX, VELPEAU et TROUSSEAU.)

7° *Epoque actuelle.* SEMMELWEIS, TARNIER, PASTEUR. — En 1847, à la suite d'une autopsie, SEMMELWEIS émet l'idée de la contagiosité[1] de la fièvre puerpérale, et fait prendre des précautions en conséquence dans la maternité de Buda-Pest; mais ce n'est qu'en 1861[2] qu'il publie le résultat de sa découverte. En 1857, avant la publication de SEMMMELWEIS, M. TARNIER soutient en France la même idée dans sa thèse inaugurale[3].

Ces deux auteurs admettent que la fièvre puerpérale est une *fièvre de résorption*, c'est-à-dire produite par la pénétration dans l'économie d'un principe étranger nuisible. Leurs travaux mettent en évidence deux points importants : 1° l'existence d'un agent extérieur cause de la fièvre puerpérale (élément causal) ; 2° sa pénétration dans l'organisme de la femme par l'intermédiaire d'un contact (élément contagieux).

Il était réservé à M. PASTEUR de nous faire connaître la nature de cet élément causal deviné avant lui, et de faire accepter dans ce cas particulier, comme dans toute la pathologie, les doctrines microbiennes. C'est en 1880 que M. DOLERIS publia dans sa thèse inaugurale, le résultat des recherches de notre illustre compatriote et des siennes propres.

Les microbes qu'on rencontre dans la fièvre puerpérale sont au nombre de quatre variétés :

1° Le bacille en bâtonnets, bactérie cylindrique, cause de la septicémie rapide | | | | | ;

2° Le micrococcus en chapelet, source de la septicémie atténue ●●●●●●●

3° Le micrococcus en points doubles. Diplococcus, cause de la suppuration ●● ●● ●●

4° Le micrococcus en points isolés, dont le rôle est mal établi ● ● ● ●

Si le rôle respectif joué par chacun de ces microbes, peut encore prêter à contestation, il n'en est pas de même de l'influence microbienne considérée d'une façon générale.

La septicémie puerpérale est, à n'en pas douter, une affection microbienne.

Nous devons maintenant nous demander comment ces microbes arrivent jusqu'à l'organisme de la femme, c'est-à-dire examiner l'*étiologie* de la septicémie puerpérale.

[1] Par maladie *contagieuse*, on entend celle qui se transmet par contact direct, comme la syphilis par exemple ; la maladie *infectieuse*, se transmet par l'air comme la malaria. Une maladie *épidémique* est celle qui s'attaque à la fois à un assez grand nombre de personnes ; les maladies *contagieuses*, comme les *infectieuses*, peuvent donc être épidémiques, toutefois on applique plus volontiers le terme d'épidémique aux maladies infectieuses. Maladie *endémique* signifie maladie provenant du sol ou dépendant de causes locales.

[2] *Die OEtiologie, der Begriff und die Prophylaxis der Kindbett fiebers.* Pest, 1861.

[3] *De la fièvre puerpérale.* Thèse de Paris, 1857.

Comparons la gestante à une ville fortifiée et assiégée : un projectile produit une brèche aux remparts, de même que l'accouchement une série de plaies à la surface génitale de la femme. Que va-t-il résulter de cette brèche?

Si l'ennemi est loin, les assiégés auront le temps de réparer les dégâts avant son arrivée, de même pendant le postpartum la nature cicatrise les plaies génitales à l'abri de toute agression des microbes.

Si, au contraire, l'ennemi est proche, il va tenter de pénétrer dans la place, une lutte vive s'engage. Cette lutte sur la brèche représente l'inflammation au niveau des plaies génitales (septicémie localisée). — Si l'assiégé est vainqueur, la ville est libérée ; si l'organisme est victorieux, les microbes repoussés, la femme est sauvée, tout s'est borné à de la septicémie locale.— Mais, au contraire, l'assiégeant l'emporte-t-il, la ville est envahie, le combat se généralise, de son issue dépend le sort de la place, victoire ou défaite, salut ou reddition. De même si le microbe pénètre dans l'économie (septicémie généralisée), son triomphe amène la mort de la femme (septicémie mortelle), sa défaite, la guérison (septicémie guérie).

Pour bien comprendre cette lutte, nous avons à examiner :

1° L'état de la ville assiégée (état puerpéral de la femme);
2° La brèche (plaies génitales);
3° L'ennemi ou les assiégeants (microbes);
4° Les voies conduisant à la ville et dans son intérieur (voies d'arrivée et de pénétration).

1° *État puerpéral de la femme.* — Les modifications, apportées par la puerpéralité dans l'organisme féminin et en particulier dans la composition du sang, semblent prédisposer la femme à l'envahissement du microbe septicémique. Toutefois, la puerpéralité n'est pas indispensable à son développement, car on a vu la contagion des accidents septicémiques se faire à des femmes à l'état de vacuité, et même à des hommes par l'intermédiaire de plaies digitales, par exemple.

2° *La plaie génitale* est multiple, et composée de la surface d'insertion placentaire, ainsi que de toutes les solutions de continuité existant au col utérin, sur le vagin, à la vulve. Toute plaie en dehors de la sphère génitale, notamment celles qui se produisent au niveau des mamelons [1], de la peau (excoriations des fesses, etc.), peuvent conduire au même résultat. Parfois la pénétration se fera par les voies urinaires (cystite, néphrite infectieuses), notamment à la suite d'un cathétérisme septique. — Les microbes peuvent-ils également entrer par une solution de continuité des voies digestives et respiratoires? la chose est possible, mais non démontrée.

En somme, on peut admettre comme voie de pénétration l'ordre de fréquence décroissante que voici :

1° Organes génitaux;
2° Seins;
3° Organes urinaires;
4° Peau. — tube digestif, — voies respiratoires (?).

[1] Auvard. *Travaux d'obstétrique*, t. I, p. 349. — Il existe deux variétés de gerçures de mamelon, les unes simplement traumatiques, et les autres septicémiques.

3° Les *microbes* ont été précédemment décrits; inutile d'y revenir. Chaque invasion brusque qu'ils font dans l'organisme est marquée par un frisson.

4° *Voies d'arrivée et de pénétration des microbes.*

a. *Arrivée jusqu'à la femme.* — Dans un certain nombre de cas, peut-être plus fréquemment qu'on ne le suppose, les microbes puerpéraux se trouvent pendant la grossesse dans le vagin et le canal cervical, attendant simplement les conditions favorables pour pulluler et pénétrer dans l'organisme maternel. Cette pullulation sera favorisée pendant la grossesse par toute suppuration locale (vaginite), par l'écoulement et la stagnation du sang (hémorrhagies); après l'accouchement par la *putréfaction de débris retenus dans l'utérus* (rétention du placenta, membranes, caillots). D'où la précaution indispensable et facilement compréhensible de *pratiquer la désinfection soignée du canal génital* (col, vagin, vulve) *pendant les derniers temps de la grossesse et pendant le travail.* Cette préexistence de microbes dans les organes génitaux peut expliquer les cas de septicémie, où la cause de la contagion reste introuvable.

En dehors de ces cas, le véhicule des microbes jusqu'à la femme sera soit un corps liquide (injection non stérilisée), soit un corps solide (objets de pansement, canule à injection, instrument d'obstétrique, doigts de l'accoucheur, ou de la sage-femme, contact du nourrisson atteint d'echtyma, d'ophtalmie purulente et couchant dans le lit de sa mère, etc.). — Un corps gazeux, l'air, par exemple, peut-il servir de véhicule aux microbes puerpéraux, ou, en d'autres termes, la septicémie puerpérale est-elle une affection non seulement contagieuse,, mais aussi infectieuse (dans l'acception précédemment indiquée en note page 381)?

La généralité des accoucheurs admet, à l'heure actuelle, que la transmission par l'air est impossible et qu'il faut un contact par l'intermédiaire d'un solide ou d'un liquide. Il sera cependant sage, en pratique, de se comporter comme si la *contagion aérienne* existait, bien qu'elle ne soit pas démontrée; et malgré les idées régnantes sur ce point, tout médecin considérerait comme une imprudence de laisser dans la même pièce deux accouchées, dont l'une serait atteinte de septicémie puerpérale, même quand tout contact indirect serait sûrement empêché entre ces deux femmes; c'est faire pressentir l'importance de l'*isolement* en pareille circonstance.

b. *Pénétration dans l'organisme de l'accouchée.* — Les microbes, après avoir franchi la brèche ouverte à travers les remparts épithéliaux, qui leur fermaient l'accès du corps, pénètrent dans l'organisme.

Soit par la *voie sanguine*, veines; — *phlébite*, symptômes de généralisation rapide (triomphe apparent des essentialistes);

Soit par la *voie lymphatique*, vaisseaux lymphatiques — *lymphangite, phlegmon, adénite, inflammation des séreuses* (et notamment péritonite).— Symptômes de diffusion en général beaucoup plus lents, les ganglions formant souvent une barrière infranchissable, tels sont les cas où la septicémie évolue surtout comme une affection locale avec faible retentissement général (triomphe apparent des localisateurs).

On a fait à la théorie microbienne de la septicémie puerpérale quelques *objections*, aujourd'hui à peu près oubliées.

Pourquoi, à la campagne, où les mesures antiseptiques ne sont pas prises, la fièvre puerpérale est-elle très rare ? — Cette rareté n'est pas prouvée, et le serait-elle qu'elle s'expliquerait par l'isolement naturel des accouchées, et par les conditions de grand air où elles vivent.

Les microbes de la fièvre puerpérale existent dans les lochies normales, sans amener de complications. — Doleris s'est inscrit en faux contre cette assertion; mais existeraient-ils à l'état physiologique (ce qui est probable pour un certain nombre de cas) que leur présence, sans apparition d'accident, serait très explicable par le fait de leur non-pénétration dans l'organisme, le processus cicatriciel s'opposant à leur entrée.

Dans certains cas de fièvre puerpérale, les voies de la contagion sont impossibles à découvrir, et la septicémie semble s'être déclarée spontanément.—C'est là une fausse interprétation, les voies de la contagion sont multiples et parfois fort difficiles à reconnaître, elles peuvent exister sans que nous lès trouvions, et la contagion est d'ailleurs possible par l'intermédiaire de microbes séjournant depuis un certain temps dans les organes génitaux, bien que leur absence doive être considérée comme la règle.

Enfin la septicémie puerpérale paraît plus fréquente à certaines époques de l'année, au printemps par exemple, ce que ne peut guère expliquer la doctrine microbienne.—Si cette plus grande fréquence est exacte, on ne peut s'en servir comme d'une arme contre la doctrine microbienne, car il est vraisemblable que les conditions de vitalité des microbes encore incomplètement connues, ne sont pas insensibles aux variations atmosphériques et notamment aux conditions d'électricité aérienne [1].

La septicémie puerpérale est donc, sans contestation possible, une maladie microbienne, une *hétéro-intoxication*, absolument contraire comme essence à l'éclampsie due à des agents chimiques produits par l'organisme et dont l'élimination insuffisante cause une *auto-intoxication*.

Anatomie pathologique et symptomatologie.

La septicémie puerpérale débute exceptionnellement pendant la grossesse ou l'accouchement, mais presque toujours du deuxième au dixième jour des suites de couches. Elle peut revêtir des formes cliniques très variées, ce qui rend sa description difficile. Pour jeter quelque clarté dans ce sujet j'adopterai sept types, qui résument les formes principales, et qu'il suffira de connaître pour deviner les formes secondaires ou mixtes. Je dirai quelques mots en terminant sur *certaines formes spéciales*.

1° Forme généralisée sans lésions : **Septicémie aiguë non suppurée.** — Frisson intense le lendemain et le surlendemain de l'accouchement. Ascension

[1] Société de Biologie. *Semaine médicale*, 1886, p. 109. Exp. de Dubois : Deux aimants très puissants étant placés en regard l'un de l'autre, de façon que leurs pôles de nom contraire se correspondent, l'auteur a disposé entre ces pôles un certain nombre de petites capsules de verre contenant des cultures de microcoques. Après un certain temps, on a pu constater que le semis de microcoques, contenu dans ces capsules, s'était développé dans une direction constante, suivant une ligne allant du nord-est au sud-ouest.

rapide et élevée du thermomètre 40-41°. Grande accélération du pouls, qui bientôt devient irrégulier, imperceptible.— Dyspnée intense et progressive. — Face pâle, livide, bientôt cyanique, langue rouge, sèche. — Ventre à peine ballonné. — Vomissements tantôt existent tantôt manquent; diarrhée noire extrêmement fétide.— Urine rare, très albumineuse. — *Pas trace de localisation.* — Délire aigu terminal, quelquefois faisant place à du coma dans les derniers moments. — Mort en trente-six heures, quarante-huit heures ou trois jours. *L'autopsie reste négative;* l'examen bactériologique du sang démontre seul la présence des microbes coupables.

Parfois, au lieu de ce début précoce et de cette marche *foudroyante*, on voit la fièvre, précédée d'un ou de plusieurs frissons, commencer un peu plus tard, les symptômes prennent une certaine analogie avec ceux de la *fièvre typhoïde* (septicémie à forme typhoïde) à prédominance tantôt *ataxique*, tantôt *adynamique*. La malade succombe en quelques jours dans le coma qui a succédé au délire, ou avec des complications pulmonaires (œdème et congestion); à l'autopsie on ne trouve autre chose que les lésions pulmonaires, quand elles existent. Rarement la guérison se produit par cessation progressive des symptômes.

Dans cette forme (*foudroyante* ou *typhoïde*) de septicémie aiguë, il est vraisemblable que la pénétration des microbes dans l'économie se fait le plus souvent sinon toujours par la voie veineuse (phlébite infectieuse), la pénétration par les lymphatiques donnant plutôt lieu aux formes localisées.

2° Forme généralisée avec lésions : **Septicémie aiguë suppurée; pyohémie.** — Cette forme est caractérisée par l'apparition plus ou moins tardive d'abcès multiples, vraisemblablement d'origine veineuse (phlébite infectieuse) et pouvant occuper tous les points de l'organisme. Les symptômes généraux existent seuls au début pendant un certain temps, puis surviennent les divers abcès, manifestations locales de l'infection générale, sortes d'oasis microbiennes au milieu de l'économie.

L'apparition des symptômes est plus tardive que dans la septicémie aiguë non suppurée. Le frisson initial ne survient guère qu'après le cinquième jour, et se fait parfois attendre jusqu'à dix, quinze jours et même davantage. Ce frisson est d'habitude intense, prolongé, interrompant des suites de couches, qui jusque-là avaient paru à peu près normales, ou n'avaient été compliquées que par quelques malaises, par une fièvre légère, et surtout par la fétidité des lochies,

Après ce premier frisson le calme semble renaître, et sauf la fièvre qui présente d'assez grandes variations, l'état ne semble pas grave. Mais un second puis un troisième frisson ne tardent pas à survenir, le plus souvent très violents et se montrant sans périodicité. L'état général s'aggrave : la peau est sèche, le visage pâle, abattu, parfois plombé, ou teinte feuille morte, l'appétit nul, la langue rouge, la soif vive.

Diarrhée abondante et fétide, l'urine rare presque toujours albumineuse, les frissons se succèdent en nombre variable. Siredey en a observé jusqu'à trente-quatre. Leur intervalle au début est marqué par des périodes d'apyrexie complète, rémission trompeuse pendant laquelle l'espoir renaît dans l'esprit de la famille, et même quelquefois dans celui du médecin, alors que l'expérience lui fait défaut. Bientôt la fièvre devient continue, intense, et contribue à l'aggravation de l'état général.

Jusqu'ici l'examen le plus attentif n'a révélé aucune lésion localisée, et sauf un endolorissement léger, qui existe parfois au niveau des ligaments larges les manifestations de la maladie ne se révèlent à l'état distinct dans aucun organe.

Mais après un nombre de jours, qui varie le plus souvent de huit à quinze à partir du premier frisson, survient une seconde période ou des abcès multiples vont se montrer, deuxième stade ou de localisation succédant au premier ou de généralisation.

Ces suppurations peuvent occuper tous les points de l'économie; je ne mentionnerai ici que leurs sièges de prédilection :

Organes génitaux. — Abcès des ligaments larges, grosseur d'un pois à une pomme et même davantage. — Pus dans les sinus utérins, et dans les trompes.

Système nerveux. — Suppuration des méninges craniennes ou rachidiennes. — Phlébite suppurée des sinus. — Abcès dans le parenchyme cérébral ou médullaire.

Système respiratoire. — Pleurésie purulente. — Infarctus et abcès des poumons.

Système circulatoire. — Péricardite suppurée. — Endocardite ulcéreuse. — Abcès dans la paroi cardiaque. — Petits abcès phlébitiques ou périphlébitique en un point quelconque du corps. — Infarctus et abcès de la rate.

Système digestif. — Abcès dans les glandes qui en dépendent, notamment dans la parotide et surtout dans le foie, dont les infarctus (abcès miliaires ou plus considérables) sont excessivement fréquents.

Système urinaire. — Outre les complications vésicales, on note fréquemment des infarctus et abcès multiples des reins, de même qu'une suppuration périrénale (phlegmon périnéphrétique).

Régions. — Abcès du tissu cellulaire. — Escharres au niveau des régions saillantes (trochanter, sacrum). — Abcès articulaires, donnant pendant un certain temps les symptômes d'un rhumatisme articulaire, — suppuration des synoviales tendineuses, — Abcès osteo-périostiques.

Ces suppurations variées se manifestent par leurs symptômes ordinaires, noyés ici dans les symptômes généraux dont l'importance domine la scène. Notons simplement l'ictère dans les complications hépatiques, et les phénomènes stéthoscopiques dans les complications pulmonaires.

Les cas de guérison sont la grande exception, la mort est la règle; elle survient sous l'influence de l'intoxication progressive de l'organisme, à laquelle les désordres fonctionnels amenés par les suppurations viscérales servent d'adjuvant.

3° Forme péritonéale : **Péritonite.** — La péritonite puerpérale a pour point de départ les organes génitaux — tantôt elle est *consécutive* et *secondaire* à une inflammation d'abord localisée au petit bassin (pelvi-péritonite) : tantôt elle est *primitive* ou *d'emblée*. — Cette péritonite généralisée est une des formes les plus fréquentes de la septicémie puerpérale.

Elle s'annonce le plus souvent par une *douleur violente* et un *frisson intense*. La douleur née de l'utérus s'irradie bientôt dans tout l'abdomen, dont le gonflement et le ballonnement sont progressifs.

La malade est couchée sur le dos, immobile pour ne pas exaspérer ses souffrances. Les jambes sont légèrement fléchies. La face exprime la douleur, et prend cette expression spéciale qu'on rencontre dans les affections péritonéales (faciès péritonitique).

La langue est sèche, la soif vive, le hoquet presque continuel, les vomissements incessants, d'abord alimentaires, puis bilieux, vert porracé. La diarrhée est habituelle, symptôme qui contraste avec la constipation, compagne habituelle des péritonites non puerpérales.

La respiration devient pénible, et la dyspnée semble croître proportionnellement à la distension de l'abdomen.

La fièvre est élevée, le pouls fréquent ; les lochies sont peu abondantes, ordinairement fétides.

La sécrétion lactée se tarit, ou si la montée du lait ne s'est pas encore faite, elle ne se produit pas.

La guérison peut avoir lieu, quand la maladie est vigoureusement combattue au début, les symptômes alors s'amendent progressivement ; mais la terminaison la plus ordinaire est la mort, qui survient, soit sous l'influence de l'asphyxie progressive due à l'intoxication de tout l'organisme. et à la distension de l'abdomen, soit sous l'influence de l'extension de l'inflammation à la plèvre et au péricarde.

Les lésions, qu'on trouve à l'autopsie, sont celles de la péritonite suppurée.

4° Forme périutérine : **Pelvi-péritonite. Phlegmon des ligaments larges.** — A mesure que nous avançons dans cette description, nous voyons la septicémie se localiser de plus en plus, et sa gravité décroître ; en effet, *plus la septicémie est localisée, meilleur est son pronostic.*

Frisson suivi de fièvre et *douleur* sont les deux symptômes qui, ici comme dans la péritonite, ouvrent la scène, mais leur intensité est moindre que dans cette dernière maladie.

Les symptômes généraux sont à peu près les mêmes dans la pelvi-péritonite et le phlegmon des ligaments larges, et se résument en un état fébrile plus ou moins accentué, en rapport avec la gravité des accidents locaux, mais la marche locale de ces deux affections diffère essentiellement et réclame une description séparée.

a. *Pelvi-péritonite.* — La pelvi-péritonite se manifeste par une tuméfaction au niveau du cul-de-sac postérieur du vagin. Il se constitue en ce point une véritable tumeur, qui repousse l'utérus en avant et en haut. Si la *résolution* a lieu, cette tumeur prend une consistance plus dure, et décroît progressivement en s'indurant davantage. Si au contraire il y a suppuration, la tumeur continue à croître en volume, et au lieu d'induration on ne tarde pas à constater de la fluctuation. Cet abcès, enkysté au milieu de fausses membranes et séparant l'utérus du rectum, peut exceptionnellement se résorber sur place, le plus souvent il s'ouvre ou dans le vagin, ou dans le rectum, ou dans le péritoine. L'ouverture dans le vagin ou le rectum, qu'elle soit artificielle ou naturelle, conduit en général à la guérison après un temps variable; l'irruption du pus dans le péritoine amène une péritonite généralisée, promptement mortelle dans la plupart des cas.

b. *Phlegmon des ligaments larges.* — Ce phlegmon est en général unilatéral et occupe plus souvent le côté gauche que le droit, à cause de la plus grande fréquence de la déchirure du col à gauche. Il se forme une tumeur analogue à celle de la pelvi-péritonite, mais au lieu de siéger en arrière, elle occupe le cul-de-sac latéral droit ou gauche, faisant bomber la paroi vaginale à ce niveau et repoussant l'utérus vers le côté sain.

De même que pour la pelvi-péritonite, on observe tantôt la résolution avec induration et diminution progressives, tantôt la suppuration. L'abcès est susceptible de s'ouvrir dans le rectum, dans le vagin, dans le péritoine, dans la vessie, ou la suppuration gagnant la fosse iliaque (phlegmon de la fosse iliaque) peut à travers la paroi abdominale antérieure arriver à l'extérieur.

5° FORME UTÉRINE : **Métrite.** — La septicémie utérine, ou métrite septique, débute comme la péritonite par la *douleur* et l'*élévation de la température*, mais le plus souvent le frisson initial fait défaut.

La douleur est très vive, et au premier abord simule tellement celle de la péritonite, qu'on est disposé à s'alarmer. Mais en l'étudiant plus attentivement on voit qu'elle est localisée à la *région sous-ombilicale* de l'abdomen, et la pression seule de l'utérus l'exaspère; aussitôt les limites de l'utérus franchies, la pression est bien supportée par la patiente. Cette douleur diffère de celle produite par les tranchées, en ce qu'elle n'est pas intermittente mais continue, en ce qu'elle ne s'accompagne pas de durcissements de l'utérus, et enfin en ce que, contrairement aux douleurs produites par les tranchées, elle est nettement exaspérée par la pression.

Cette métrite peut donner lieu à une inflammation de voisinage, phlegmon des ligaments larges, pelvi-péritonite, voire même péritonite généralisée, mais le plus souvent, surtout bien traitée, elle se termine par résolution, ou dégénère en métrite parenchymateuse chronique; bon nombre de cette dernière maladie n'ont pas d'autre origine.

L'état général est d'ordinaire faiblement influencé; la fièvre est modérée, le thermomètre, à moins de complications, dépasse rarement 39°. L'appétit est diminué, ni vomissements, ni diarrhée.

La guérison est la règle.

6° FORME VULVO-VAGINALE : **Vulvo-Vaginite.** — Pendant les suites de couches, surtout du troisième au cinquième jour, on rencontre souvent à la face interne des grandes et petites lèvres, ainsi qu'à la partie terminale du vagin, au voisinage des caroncules myrtiformes, des surfaces grisâtres d'aspect gangréneux, sortes d'exsudats d'apparence diphtérique, auquels on a donné le nom d'*eschares vulvaires* ou *vaginales*.

Ces eschares, ainsi dénommées, parce qu'on les croyait à tort le résultat de la compression du fœtus pendant l'accouchement, ne sont autre chose que des manifestations locales de la septicémie puerpérale.

Parfois, elles ne s'accompagnent d'aucune réaction générale, ou la fièvre qu'elles causent est tellement faible, qu'à moins d'usage régulier du thermomètre, elle passe inaperçue. Sous l'influence des soins locaux, les ulcérations vulvaires se détergent, l'exsudat disparaît, et la cicatrisation se fait sans accident.

Mais dans d'autres cas, elles deviennent le point de départ, soit exceptionnellement de phlébite, soit le plus souvent de lymphangites, qui, aboutissant aux ganglions de l'aine, provoquent l'adénite à ce niveau, et qui, par propagation, sont parfois l'origine de phlegmons de la fosse iliaque, voire même de péritonite. La septicémie alors se généralise, et prend une gravité croissante.

7° Forme mammaire : **Mammite**. — Comme à la vulve, la septicémie peut rester absolument locale, ou s'étendre plus ou moins loin.

Locale, elle se manifeste sous forme de crevasses plus ou moins profondes, dont le siège est en général la base du mamelon. Ces crevasses diffèrent des gerçures ordinaires, simples traumatismes produits par la succion, en ce qu'elles sont plus profondes, recouvertes d'un enduit grisâtre, ne se formant pas spontanément alors que l'allaitement est cessé, et souvent même augmentant d'étendue à ce moment.

Du mamelon, la septicémie peut suivre deux voies différentes, ou se diriger vers la glande mammaire soit par la voie lymphatique, soit par les conduits galactophores et produire la *mammite*, et les *abcès du sein* qui en sont une conséquence fréquente, ou gagner également par la voie lymphatique, les ganglions de l'aisselle (adénite), et franchissant les ganglions, elle est susceptible d'amener une septicémie plus ou moins généralisée, mais cette généralisation ne s'observe guère.

Dans la grande majorité des cas, la septicémie mammaire se borne aux lésions du mamelon et de la mamelle, avec retentissement général, en rapport avec ces accidents locaux [1].

8° Formes spéciales : **a. Cystite et Néphrite**.— Cette forme de la septicémie puerpérale est rare. Pendant la grossesse, ou pendant les suites des couches, à la suite d'un cathétérisme malpropre se déclare une cystite; l'inflammation suivant la voie urétérienne, arrive jusqu'aux reins; une néphrite infectieuse en est le résultat, et se manifeste par le cortège de ses symptômes habituels (douleurs lombaires, fièvre, albuminurie, accidents urémiques, etc.).

La terminaison a lieu, soit par guérison après un temps variable, soit par cystite ou néphrite chronique.

Cette néphrite peut aboutir à la production de convulsions puerpérales. La septicémie donne ici la main à l'éclampsie.

b. Phlébite des membres inférieurs. — Cette phlébite assez généralement

[1] Voir pour la septicémie d'origine mammaire mes *Travaux d'obstétrique*, t. I, p. 349.

connue sous le nom de *phlegmatia alba dolens*, présente deux formes, surtout différentes par leur période initiale.

La *première* débute en général vers le quinzième jour du postpartum, alors que depuis l'accouchement, l'apyréxie avait été complète et l'état de l'accouchée aussi satisfaisant que possible. A ce moment surviennent simultanément une douleur, soit dans la fosse iliaque, soit dans le mollet, et une fièvre modérée; puis la phlegmatia suit son cours et dure de un à trois mois.

La *seconde* succède à d'autres manifestations septicémiques, fièvre et frissons, début de péritonite, etc. Ces divers symptômes apparaissent trois ou six jours après l'accouchement, on ne trouve d'abord aucune localisation nette, puis la phlébite se déclare et la septicémie se localise dans les veines des membres inférieurs.

Si la nature septicémique de cette seconde forme ne fait aucun doute, il n'en est pas de même pour la première, et malgré la tendance actuelle à ranger toutes ces phlébites puerpérales parmi les maladies microbiennes[1], il me semble que ce mode pathogénique satisfait incomplètement l'esprit pour la variété en question.

c. **Paralysies**. — En dehors des paralysies, se déclarant pendant l'état puerpéral, sous l'influence de causes indépendantes de cet état, et en dehors des parésies des membres inférieurs, qui, résultant de la compression pendant l'accouchement, se montrent durant le postpartum, il existe des *hémiplégies* et *paralysies*, encore incomplètement connues, qui surviennent à une époque variable des suites de couches, et qui paraissent de nature septicémique. Leur pronostic est en général bénin.

d. **Éruptions puerpérales**. — Outre la miliaire, et l'érythème mercuriel, ou autres éruptions indépendantes de la puerpéralité, on voit survenir pendant les suites de couches des plaques érythémateuses, dont la confluence rappelle l'aspect de la peau dans la scarlatine (scarlatinoïdes de GUENIOT, scarlatine puerpérale de KAPOSI, roséole-utérine de KIDD, érythème polymorphe de HEBRA). — La nature de cette éruption est encore incomplètement connue, mais elle est distincte de la scarlatine vraie, et semble une simple manifestation cutanée de la septicémie puerpérale.

Diagnostic.

Il est deux symptômes que le médecin devra toujours rechercher avec soin pendant le postpartum, car ils indiquent le plus souvent une septicémie imminente, et permettent de recourir à un traitement préventif, susceptible de conjurer les accidents ou d'atténuer leur gravité ; ce sont : un *malaise généralisé* dont le *mal de tête* est la localisation la plus nette, la *fétidité des lochies*.

Lorsque la fièvre est déclarée, précédée ou non d'un ou de plusieurs fris-

[1] Voir Widal. *Gazette des hôpitaux*, 1er juin 1889, et *Etude sur l'infection puerpérale, la phlegmatia alba dolens, et l'érysipèle*. — Paris, 1889.

sons, le diagnostic variera suivant que la septicémie est d'emblée *généralisée* ou *localisée*.

a. Septicémie localisée. — Toute *péritonite*, *pelvi-péritonite*, tout *phlegmon des ligaments larges*, toute *métrite*, *lymphangite* d'origine vulvo-vaginale, ou *mammite* doivent être pendant les quinze premiers jours du postpartum, considérés comme des manifestations de la septicémie puerpérale; les exceptions, qui peuvent exister à cette règle, sont tellement rares qu'on peut les oublier en pratique.

Le simple traumatisme, sans pénétration d'éléments septiques, est incapable de produire ces complications. Il suffit, pour s'en convaincre, de voir l'apyrexie complète, qui est actuellement la règle après les accouchements ayant nécessité les interventions les plus pénibles, alors que l'antisepsie a été rigoureusement observée.

Chacune de ces inflammations est donc d'origine microbienne, et toutes les fois que le médecin diagnostiquera leur existence, il portera par là même le diagnostic de septicémie puerpérale.

b. Septicémie généralisée. — Une fièvre plus ou moins intense se déclare pendant les premiers jours du postpartum, un examen attentif ne permet de découvrir aucune localisation, il importe de savoir si cette élévation de température est due à la septicémie ou à une autre affection.

Je laisse de côté la *fièvre hystérique* et la *fièvre saisonnière*.

Le *rhumatisme articulaire aigu* possède en commun avec la septicémie les manifestations articulaires, mais ces manifestations sont initiales dans le rhumatisme, tardives dans la septicémie. La douleur articulaire est le symptôme dominant dans le rhumatisme, très accessoire dans la septicémie. Antécédents rhumatismaux.

La *fièvre typhoïde* sera le plus souvent difficile à distinguer de la septicémie, qui parfois, comme nous l'avons vu, revêt elle-même l'aspect typhoïde. Le début dans la fièvre typhoïde a en général lieu sans frisson, et avec des épistaxis, distinct par conséquent de celui de la septicémie. Les autres symptômes ne présentent pas de différences caractéristiques, et ce n'est guère que l'apparition de taches rosées lenticulaires, qui dans les cas douteux indiquera l'existence de la fièvre typhoïde.

La *diphtérie* ne peut prêter à confusion que lorsque les lésions de cette maladie siègent à la vulve, c'est là d'ailleurs une localisation assez rare de cette affection, qui choisit de préférence le pharynx ou le larynx. On reconnaîtrait la diphtérie à la blancheur des fausses membranes, au lieu de l'aspect grisâtre de celles rencontrées dans la septicémie. L'erreur du diagnostic n'aurait d'ailleurs qu'une importance secondaire pour la diphtérie vulvaire, le traitement différant peu de celui appliqué à la septicémie puerpérale de cette région.

La *tuberculose*, soit qu'elle existe depuis un certain temps, soit qu'elle débute avec la puerpéralité, peut durant les suites de couches, amener une fièvre plus ou moins intense, dont le diagnostic étiologique embarrasse le médecin. Les antécédents de la malade, l'absence de frisson au début de la fièvre, l'état normal des organes génitaux, les lochies n'ayant aucune odeur fétide, enfin les localisations qui surviennent après un certain temps dans l'une ou l'autre maladie, permettront cette distinction parfois difficile.

La *malaria*, soit que la femme ait été atteinte de cette maladie antérieurement, soit que l'action du poison paludéen se fasse sentir au moment même, peut se manifester pendant les suites de couches, constituant un réveil de la maladie dans le premier cas, et une apparition dans le second. Le volume de la rate, les antécédents, l'action du sulfate de quinine renseigneront le médecin.

La *syphilis* pourrait également, sous l'influence de traumatismes causés par l'accouchement, donner lieu à une faible élévation thermique de quelques heures. Se méfier de cette cause possible de fièvre chez les syphilitiques.

La *stercorémie*, c'est-à-dire la résorption des principes toxiques des matières fécales, chez les femmes constipées amène parfois pendant les suites de couches une légère fièvre, justiciable d'un purgatif, ou simplement d'un lavement.

Pronostic.

La gravité du pronostic variera :

Avec la forme de la maladie : *plus la septicémie est localisée, meilleur est son pronostic.*

Avec la période de début : *en général le pronostic est d'autant meilleur que le début est plus éloigné du moment de l'accouchement.*

Avec l'intensité de la fièvre : *plus l'élévation thermique est prononcée, plus le pronostic est grave.*

Avec le milieu où se trouve la malade : si le cas est isolé il a plus de chance d'être bénin que s'il survient à la suite de plusieurs cas sérieux. Dans une série de contagions successives, le poison semble gagner d'intensité.

Avec le traitement : le traitement joue ici un rôle considérable ; la plupart des septicémies (sauf les formes généralisées d'emblée), bien traitées, doivent guérir.

Traitement.

ANTISEPSIE

1° Armes antimicrobiennes. — 2° Locaux. — 3° Literie, linge. — 4° Accoucheur, sage-femme, garde. — 5° Instruments. — 6° Femme. — 7° Enfant.

1° Armes antimicrobiennes.

a. *Agents physiques.*

Aération ;

Propreté ;

Pulvérisations, avec de l'eau simple ou avec un liquide antiseptique ; l'avantage de ces pulvérisations ou *spray* est d'enlever toute la poussière et particules flottant dans l'air de la pièce, qui sont balayées par ce moyen artificiel.

Etuves, pour les vêtements, linges, pièces à pansement, etc.

b. *Agents chimiques.*

Parmi les nombreux antiseptiques solubles[1] je n'en mentionnerai que trois, les plus sûrs, les plus généralement acceptés, et qui peuvent suffire à tous les besoins de l'obstétrique, ce sont :

Le *bichlorure de mercure*, employé en solution de $\frac{1}{1000}$ à $\frac{1}{4000}$; prescrire la liqueur de VAN SWIETEN (solution à $\frac{1}{1000}$), ou plus simplement des paquets de bichlorure de mercure de 1 gramme chaque, qu'on fera dissoudre dans un litre d'eau préalablement bouillie avec addition d'une cuillerée de sel ordinaire, ou après avoir fait dissoudre le bichlorure dans un demi-verre à bordeaux d'alcool.

L'*acide phénique*, solution forte $\frac{1}{20}$ pour les instruments seulement, solution $\frac{1}{50}$, $\frac{1}{100}$, $\frac{1}{200}$, pour l'antisepsie directe de la femme ou de l'accouchée.

Prescrire : solution.		
	Acide phénique	40
	Alcool	40
	Essence de thym	1

La moitié de cette dose, versée dans un litre d'eau, donne une solution d'acide phénique à $\frac{1}{50}$.

L'*acide borique*, solution à $\frac{3}{100}$. Prescrire des paquets de 30 grammes. Un paquet pour un litre d'eau préalablement bouillie.

Parmi les antiseptiques pulvérulents le meilleur est incontestablement l'*iodoforme*. Son odeur pénétrante et désagréable en rend l'emploi difficile dans la clientèle, où on pourra le remplacer par l'*iodol* ou le *salol*, dont l'action est malheureusement moins sûre que celle de l'iodoforme. Les nombreux mélanges préconisés pour masquer l'odeur de ce dernier médicament sont peu employés, car la pureté de l'iodoforme semble être une des conditions essentielles de son pouvoir antiseptique.

2° LOCAUX.

a. *Hôpitaux. Maternités.* — Les salles, contenant peu de malades à la fois, sont préférables ; les chambres isolées ne sont nécessaires que pour les femmes atteintes de septicémie. Eviter le voisinage des amphithéâtres d'autopsies, de services de médecine où existent des affections contagieuses, et de services de chirurgie où seraient soignées des plaies suppurantes. Plafonds, murs, parquets pouvant se laver facilement; suppression autant que possible des angles. Importance du chauffage et de la ventilation.

b. *Maisons particulières.* — La chambre la plus nue est la plus favorable à l'antisepsie, c'est dire combien les appartements luxueux sont propices à la septicémie. Eviter pendant l'accouchement et les suites de couches tout prétendu nettoyage, qui amènerait le déplacement ou la circulation de poussière contenue dans les tapis, les tentures. Surveiller la désinfection des cabinets d'aisances[2] ; surveiller également dans certains cas spéciaux (bouchers, charcutiers) la putréfaction possible de détritus, oubliés dans un coin.

[1] Consulter à cet égard BAR : *Des méthodes antiseptiques en obstétrique*. Thèse 1883. — LEPAGE : *Traité pratique d'antisepsie*, t. II, p. 270. — Je mentionnerai simplement la créoline et le naphtol d'emploi relativement récent.

[2] Lavage avec solution de sulfate de cuivre, ou de chlorure de chaux à 5 p. 100. Mettre 50 grammes de l'une ou l'autre substance dans 1 litre d'eau.

Une chambre, où il y aurait eu précédemment soit une fièvre puerpérale, soit une maladie contagieuse, devra être préalablement désinfectée par une fumigation sulfureuse [1].

3° LITERIE. LINGE.

Dans une maternité la literie sera en fer, aussi simple que possible et facile à laver. Tout objet de literie, matelas, couverture, etc., ayant été au contact d'une septicémie puerpérale ou de maladie contagieuse quelconque, devra être autant que possible changé, sinon lavé ou passé à l'étuve, après avoir été défait, s'il s'agit d'un matelas.

Le linge joue dans la pratique nosocomiale un rôle important pour la contagion; incomplètement lavé, il peut être le véhicule de microbes provenant d'autres malades. Autant que possible le linge en usage dans une maternité devra lui être exclusivement réservé, et ne pas être mélangé avec celui servant dans les services de médecine et de chirurgie, où s'il est commun, le passage à l'étuve sera une bonne précaution. Dans la clientèle de la ville ces recommandations sont moins importantes, à moins qu'une maladie récente ait pu contaminer le linge, dont l'accouchée doit se servir.

4° ACCOUCHEUR. SAGE-FEMME. GARDE.

Propreté du corps et propreté du vêtement sont indispensables pour toute personne, qui soigne une puerpérale.

Un vêtement, qui aura été porté dans une pièce où se trouvait une affection contagieuse quelconque, un cadavre, des débris en putréfaction, ne devra jamais approcher une accouchée, à moins de désinfection préalable à l'étuve. Le médecin aura aussi à se méfier des taches de sang, de liquide amniotique ou autres qui, souillant son vêtement, peuvent le rendre septique.

Je n'ai pas à insister sur la propreté de corps ni sur les détails de toilette, dont on devinera facilement l'importance surtout pour la femme, appelée à donner ses soins à l'accouchée. — L'asepsie des mains doit particulièrement être rigoureuse ; les ongles seront courts, le sillon unguéo-digital irréprochable. Avant tout examen génital les mains devront être lavées, frottées, savonnées avec la brosse à ongles, et baignées dans un liquide antiseptique (préférer ici la solution de bichlorure de mercure au $\frac{1}{1000}$) ; — on pratiquera le toucher le doigt imbibé de cette solution antiseptique et enduit de vaseline.

Un médecin, qui vient de soigner une affection contagieuse, une septicémie

[1] Après avoir collé des bandes de papier sur toutes les fissures, après avoir enlevé ou protégé en les recouvrant de vaseline, de papier ou d'étoffe imperméable, tous les objets métalliques, et après avoir enlevé les tentures, faire brûler, dans un vase de grès placé lui-même dans un vase plus grand contenant de l'eau (afin d'éviter l'incendie), du soufre concassé en petits morceaux (quantité 30 grammes par mètre cube), l'enflammer en le recouvrant d'alcool auquel on met le feu. Se retirer immédiatement pour éviter de respirer les vapeurs qui se dégagent; fermer les portes, en collant à l'extérieur des bandes de papier pour éviter les fissures, et ne rouvrir la pièce qu'au bout de vingt-quatre heures. Laver le parquet à la potasse, et les murs *si possible* avec solution de chlorure de chaux à 5 p. 100. Passer les tentures à l'étuve avant de les remettre en place.

puerpérale, d'ouvrir un abcès, de faire une autopsie, de toucher un cancer, peut-il sans inconvénient assister une accouchée? — Quelques auteurs ont jugé nécessaire d'imposer une véritable quarantaine (WINCKEL 15 jours, ZWEIFEL 8, SCHRÖDER 2). Mais en général on pense aujourd'hui qu'il suffit à ce médecin de changer complètement de linge et de vêtement[1], de prendre un grand bain, suivi d'un lavage minutieux des mains, afin de pouvoir sans danger pour une parturiente ou une accouchée, continuer la pratique de son art.

Tout accoucheur affecté d'une suppuration quelconque (abcès périostique, ganglionnaire, otite suppurée, etc.), devra se résigner à ne pas exercer jusqu'à guérison, sous peine de voir, comme cela est arrivé il y a peu de temps à un médecin américain, atteint de coryza chronique, la plupart de ses clientes frappés de septicémie.

5° INSTRUMENTS.

Tout instrument entrant au contact des organes génitaux de la femme doit être rigoureusement aseptique.

Pour les instruments métalliques (forceps, embryotome, sondes, etc.), on pourra, soit les plonger pendant un quart d'heure environ dans de l'eau maintenue bouillante, soit les flamber en les faisant passer dans la flamme d'une lampe à alcool; sinon les savonner et les frotter avec une solution antiseptique (n'employer le bichlorure de mercure que dans le cas où ils sont nickelés, sans quoi le métal serait atteint par cet agent antiseptique), mais ce moyen est moins bon que les précédents.

Pour les instruments en gomme, en caoutchouc, en celluloïde, en verre (sondes, canules, etc.), autant que possible ne faire usage que d'objets neufs, ou les laisser tremper pendant une demi-heure au moins dans une solution antiseptique forte (acide phénique au $\frac{1}{20}$, bichlorure de mercure $\frac{1}{500}$).

6° FEMME.

Jusqu'à présent il n'a été question que du traitement préventif de la septicémie puerpérale, nous allons aborder le traitement curatif, en complétant ce qui a trait au préventif.

A. *Grossesse.*

Nous avons vu (page 206) les soins antiseptiques à prendre pendant la grossesse. Dans les cas d'hémorrhagie génitale (placenta prœvia), d'écoulement purulent abondant (vaginite granuleuse), de végétations, de macération fœtale, il faudra redoubler de précautions et avoir recours à des injections et toilettes régulières. A moins de complication rénale on donnera pendant la grossesse la préférence au bichlorure de mercure, car à ce moment les chances d'absorption par les plaies génitales (non encore produites) n'existent pas.

[1] Les vêtements devront être passés à l'étuve ou soumis à une vaporisation antiseptique, et le linge lavé avant d'être remis en usage.

B. *Travail.*

Les soins antiseptiques à donner pendant le travail ont déjà été indiqués page 291). Comme durant la grossesse, ces précautions seront exagérées en présence d'un état pathologique.

C. *Délivrance.*

Pendant la délivrance s'abstenir autant que possible du toucher, et d'une façon générale de toute exploration des organes génitaux.

Après la délivrance faire une toilette simplement :

Vulvaire, si tout a été normal, et qu'on ne peut avoir aucun doute sur l'asepticité des organes génitaux.

Vulvo-vaginale, dans le cas contraire.

Enfin *vulvo-vagino-utérine*, si un état pathologique quelconque (macération, putréfaction fœtale, placenta prœvia, etc.), ou une intervention (forceps, version, délivrance artificielle), fait croire que quelque élément septique a pu pénétrer jusque dans la cavité utérine.

A ce moment il ne faut plus avoir recours au bichlorure de mercure [1], à cause des nombreuses plaies, qui sillonnent la surface génitale et qui rendent l'absorption facile, mais à l'acide phénique (solution au $\frac{1}{50}$) ou à l'acide borique (solution $\frac{3}{100}$).

D. *Postpartum.*

Pendant le postpartum trois circonstances peuvent se présenter : — ou l'état est normal — ou il y a menace de septicémie — ou enfin la septicémie s'est déclarée.

1° *État normal.* — Les toilettes vulvaires sont suffisantes, à moins qu'une raison quelconque ne fasse douter de l'asepticité des organes génitaux, auquel cas on aura recours aux injections vaginales 1 à 2 par jour avec une solution phéniquée ($\frac{1}{50}$) ou boriquée ($\frac{3}{100}$). Ces injections devront être faites par le médecin lui-même ou par une garde intelligente, qui sache éviter la pénétration de l'air, et respecter, en les comprenant, les règles de l'antisepsie.

2° *Menace de septicémie.* — Toutes les fois qu'il y a :

Rétention d'une partie des annexes (placenta, membranes ovulaires);
Céphalalgie;
Fétidité des lochies.

Il faut redouter l'apparition de la septicémie et prendre les mesures nécessaires pour empêcher son éclosion.

On pratiquera en pareil cas des injections vaginales fréquentes, deux à quatre par vingt-quatre heures avec un à deux litres de solution phéniquée au $\frac{1}{50}$.

[1] Le bichlorure de mercure (solution à 1/4000) est le meilleur antiseptique, et on devra y avoir recours le plus souvent possible. Les deux contradictions formelles sont :
L'état pathologique des reins (albuminurie, éclampsie).
Les lésions récentes de la surface génitale (ne jamais l'employer de suite après l'accouchement, à cause de la presque constance des plaies à ce moment).

Si les lochies sont fétides et que, malgré les toilettes vaginales répétées, l'odeur persiste, il faudra recourir aux *injections intra-utérines;* j'indiquerai dans un instant le manuel opératoire de ces injections, qu'on répétera une à deux fois par jour, jusqu'à retour à l'état normal.

3° *Septicémie déclarée.* — Aussitôt la septicémie déclarée, c'est-à-dire après l'apparition des frissons et de la fièvre, la thérapeutique est à peu près la même dans toutes les formes, sauf la mammaire, qui d'habitude atténuée ne nécessite que des soins locaux, et sauf les formes spéciales[1], dont il ne sera pas question ici.

L'indication est triple :

Débarrasser la surface génitale des microbes,	*médication génitale.*
Empêcher la pénétration des microbes dans l'économie,	*médication abdominale.*
Aider l'organisme dans sa lutte,	*médication générale.*

Médication génitale. — Dans les cas où la septicémie est nettement d'origine vulvaire (ulcération anfractueuse à ce niveau avec écoulement sanieux); on pourra se contenter de lavages vulvaires et vaginaux, faits de deux à quatre fois par jour, soit avec de l'acide phénique au $\frac{1}{50}$ soit avec du bichlorure de mercure au $\frac{1}{2000}$ (car les plaies n'étant pas récentes n'ont qu'un faible pouvoir absorbant), saupoudrer la vulve avec de l'iodoforme, après avoir surveillé l'écoulement au dehors de la solution mercurielle[2].

Mais le plus souvent il faut assurer l'asepsie intra-utérine, à l'aide d'injections portées jusque dans la cavité de la matrice. L'importance de cette toilette utérine est capitale et mérite qu'on s'y arrête. Je décrirai successivement l'injection *intra-utérine classique*, puis les perfectionnements que je crois nécessaire pour donner à cette injection toute l'efficacité désirable; *injection intra-utérine perfectionnée.*

Injection intra-utérine classique. — La meilleure sonde[3] à cet usage est celle en fer à cheval de M. Budin, représentée par la figure 303[4].

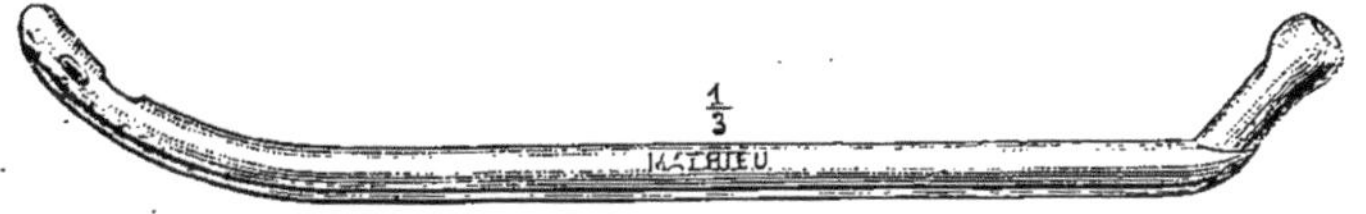

Fig. 303. — Sonde intra-utérine de M. Budin.

Le liquide pénètre par le conduit, qui parcourt la sonde dans toute sa longueur. Le retour du liquide est assuré par la disposition de la sonde qui forme un canal ouvert inférieurement, sorte de tunnel (fer à cheval sur une coupe) où s'engage le liquide à sa sortie de l'utérus.

[1] Voir les chapitres où sont traités l'allaitement, la cystite, la néphrite, la phlegmatia alba dolens.

[2] Il est important de ne pas laisser de solution de bichlorure de mercure en contact avec l'iodoforme à la surface des tissus, car le contact de ces deux corps donne naissance à des composés toxiques, dont l'absorption pourrait causer des accidents.

[3] Il existe un très grand nombre de sondes intra-utérines, dont plusieurs sont très ingénieuses, je regrette que le manque de place m'empêche de les présenter au lecteur.

[4] Préférer la sonde en métal, à celle en celluloïde.

La femme est laissée couchée dans sa position habituelle, un bassin est glissé sous le siège ; celui représenté par la fig. 304 est des plus commodes à cet usage, et grâce au tuyau qui, lui faisant suite, vient aboutir à un seau placé en dehors du lit, il permet de faire des lavages copieux et prolongés. Après avoir nettoyé la vulve et le vagin, on amorce la sonde adaptée au tube de caoutchouc d'un injecteur (v. page 290), puis l'extrémité préalablement ointe de vaseline, est dirigée, sur le doigt indicateur de l'une ou l'autre main, à travers le vagin jusqu'à l'orifice externe de l'utérus. A partir de ce moment, l'instrument est poussé de l'extérieur dans la direction supposée du canal utérin.

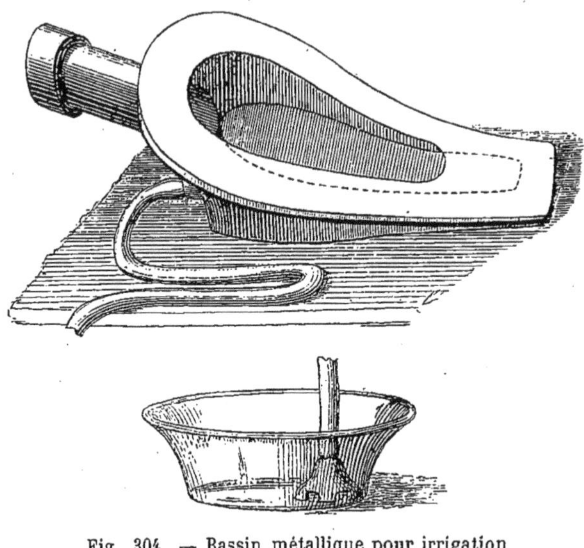

Fig. 304. — Bassin métallique pour irrigation vaginale abondante.

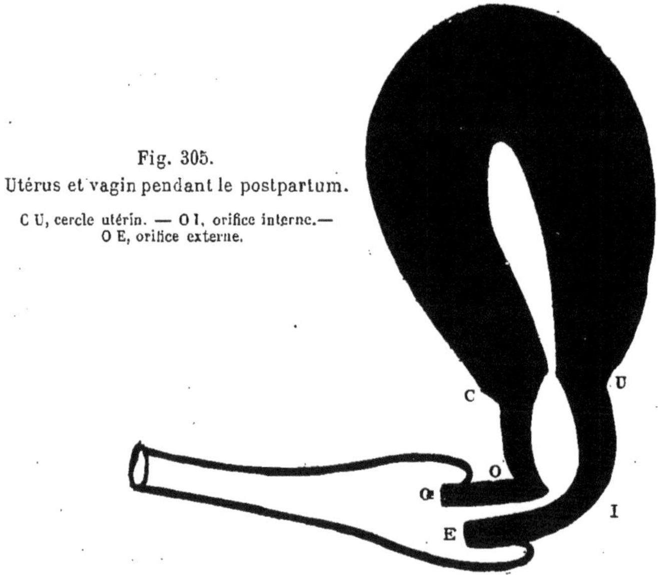

Fig. 305.
Utérus et vagin pendant le postpartum.

C U, cercle utérin. — O I, orifice interne.— O E, orifice externe.

Quand la sonde a franchi l'orifice externe, elle rencontre à 3, 4 ou 5 centimètres un premier obstacle, qui est l'orifice interne, en voie de réformation. L'obstacle est constitué moins par l'étroitesse de l'orifice, que par l'angle formé par la paroi utérine (fig. 305).

Après ce premier obstacle en surgit bientôt un second, à quelques centimètes plus loin : c'est le cercle utérin; quand il est franchi la sonde arrive sans difficultés au fond de l'utérus.

On peut donc dire que le cathétérisme de l'utérus postpartum se fait en trois temps : 1er temps : pour la cavité cervicale (de l'orifice externe à l'orifice interne); 2e temps : pour le segment inférieur (de la limite précédente au cercle utérin); 3e temps : pour le segment supérieur (du cercle utérin au fond de l'utérus).

Quand la sonde a pénétré jusqu'au fond de l'utérus, on laisse couler le liquide en quantité variable; il est bon de faire passer plusieurs litres de solution antiseptique (dix à vingt litres de solution phéniquée à $\frac{1}{300}$, ou de solution de sublimé à $\frac{1}{4000}$[1]).

Injection intra-utérine perfectionnée. — On peut adresser à l'injection intra-utérine classique trois objections :

1° La sonde est souvent difficile à introduire à cause des obstacles créés par l'orifice interne (coude de l'utérus à ce niveau) et par le cercle utérin, parfois même impossible à faire pénétrer. Aussi bien des médecins, même parmi les expérimentés, s'arrêtent-ils à l'orifice interne ou au cercle utérin !

2° La direction courbe du canal génital, incomplètement corrigée par la sonde, gêne le retour du liquide.

3° Le simple contact du liquide ne suffit pas pour nettoyer complètement la surface utérine, le frottement d'un corps solide est indispensable à cet effet[2].

Pour remédier à ces divers inconvénients je me sers de la curette irrigatrice représentée par la figure 306, curette percée dans toute sa longueur d'un canal, qui permet l'arrivée du liquide antiseptique. L'anneau terminal est tran-

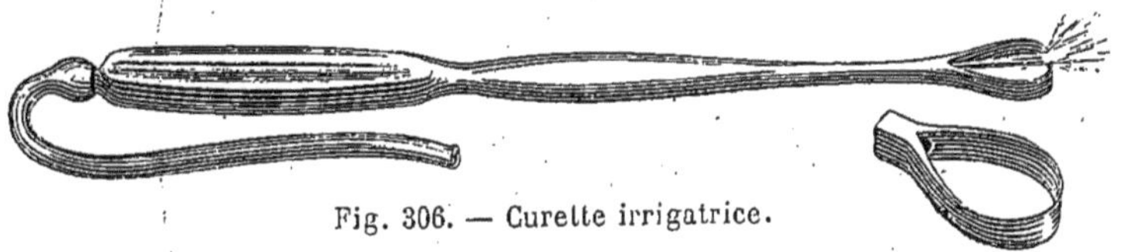

Fig. 306. — Curette irrigatrice.

chant d'un côté et mousse de l'autre; on peut se servir pour le frottement de l'un ou l'autre côté. La malléabilité de l'instrument donne la faculté de modifier à volonté sa courbe terminale.

Pour pratiquer avec la curette irrigatrice le nettoyage de la cavité utérine, on procède de la façon suivante :

[1] Pendant les trois jours, qui suivront l'accouchement, mieux vaut employer l'acide phénique, l'absorption étant encore possible vu l'état récent de la plaie placentaire; après trois jours on emploiera avec plus de succès le sublimé dont l'action est plus énergique ; on commencera l'injection avec le sublimé pour la terminer avec l'acide phénique.

[2] Voir mes *Travaux d'obstétrique*, t. I, p. 453.

La femme étant placée en position obstétricale, après toilette vulvaire et vaginale, on saisit, sous la conduite de l'index, la lèvre antérieure du col et au besoin la postérieure à l'aide de pinces à griffes.

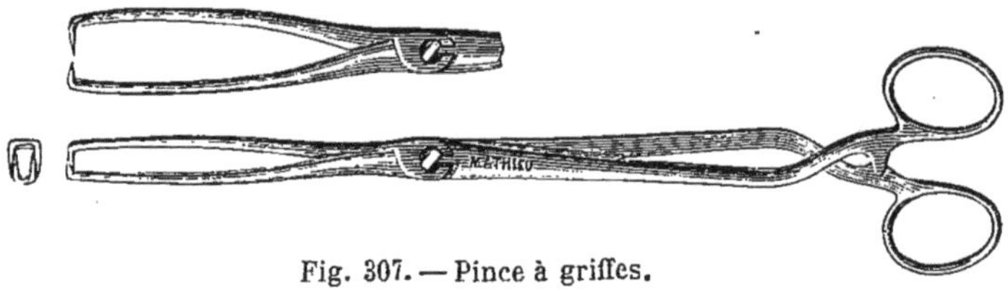

Fig. 307. — Pince à griffes.

On abaisse l'utérus en attirant la lèvre antérieure saisie, et en faisant appuyer sur le fond de l'organe par un aide.

Quelquefois on obtient de la sorte un abaissement suffisant, le col arrivant à quelques millimètres de l'orifice vulvo-vaginal ; sinon on applique une seconde pince sur la lèvre postérieure et on aboutit ainsi au résultat désiré.

On fait alors pénétrer dans l'utérus la curette irrigatrice, préalablement purgée d'air, en la guidant sur l'index de la main droite.

Puis suivant l'intensité du raclage qu'on veut opérer, on frotte la surface utérine de haut en bas, soit avec le côté mousse, soit avec le côté tranchant de l'instrument. On fait ainsi tout le tour de la cavité du corps utérin, ensuite on procède de même dans la cavité cervicale. En terminant on laisse écouler, sans retirer la curette, une assez grande quantité de liquide (deux à trois litres) pour compléter le nettoyage de la cavité utérine, et assurer le départ de tous les débris détachés.

Le nettoyage utérin fait de la sorte, *outre qu'il assure l'asepsie complète*, présente un double avantage :

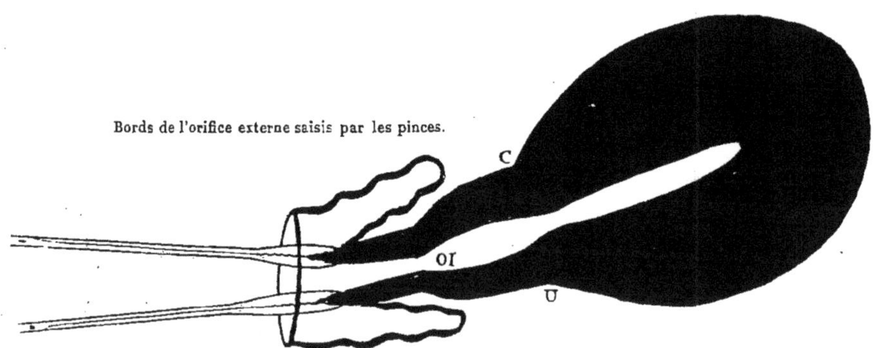

Fig. 308. — Utérus attiré à la vulve à l'aide de pinces à griffes.

C U, cercle utérin. — O I. orifice interne.

1° Celui de faciliter la pénétration de l'instrument jusqu'au fond de l'utérus, car en attirant le col on redresse la courbe du canal utérin, on déplisse la paroi qui le forme, et la curette est sans aucune peine conduite à travers les obstacles existant avant l'abaissement et actuellement disparus ;

2° Celui de rendre plus aisé le retour du liquide et d'empêcher ainsi la pénétration dans le péritoine à travers les trompes. Le même motif, qui tout à l'heure facilitait l'entrée de l'instrument, fait que le reflux du liquide ne rencontre plus d'obstacles : le canal utérin redressé et allongé présente ainsi que l'indique la figure 308, une voie unie régulière, il n'y a plus ni coude ni angle formant soupape, et sans sonde à double courant, le passage, de retour est assuré.

L'injection intra-utérine classique, copieusement faite, suffira dans un certain nombre de cas pour assurer l'asepsie de l'utérus; elle m'a réussi comme à beaucoup d'accoucheurs; je crois cependant *plus prudent* de recourir d'emblée à l'injection intra-utérine perfectionnée, telle que je viens de la décrire [1].

Médication abdominale. — Deux moyens : *glace sur le ventre* ou *large vésicatoire*.

La glace est préférable ; on l'enferme dans un sac de caoutchouc, et on l'applique sur le ventre en interposant une flanelle pliée en deux, de manière à éviter les eschares que produirait la congélation. Le sac est maintenu à l'aide d'un cerceau double entourant l'abdomen. La glace doit être changée toutes les deux ou trois heures ; il est important de ne laisser jamais le liquide se réchauffer, alors que la glace, est fondue.

Un large vésicatoire remplacera la glace en cas de nécessité.

La glace en abaissant la température des organes génitaux, ralentit la pullulation des microbes et empêche leur pénétration dans l'économie, elle éteint en quelque sorte le foyer septicémique. Autre avantage : elle est un puissant sédatif pour la douleur abdominale.

Le vésicatoire agit dans le même sens par la révulsion qu'il opère ; mais son action est moins salutaire et moins complète.

On a encore préconisé les sangsues ou ventouses scarifiées, auxquelles on pourra recourir en quelques cas.

Médication générale. — *Toniques* et *antithermiques*, telles sont les deux indications principales.

Les meilleurs toniques sont l'alcool donné par la bouche ou par l'anus, le lait, s'il peut être supporté, les injections sous-cutanées d'éther en cas de collapsus.

Comme antithermique on emploiera soit le sulfate de quinine (1 gramme à

[1] D'autres moyens ont encore été préconisés pour le nettoyage de la cavité utérine, tel l'*écouvillonnage* suivi ou non du *tamponnement intra-utérin* à la gaze iodoformée, bon moyen à employer contre les hémorrhagies de l'utérus évacué, mais inférieur aux injections pour l'antisepsie. — Telle encore l'*irrigation continue* (méthode de Schücking; voir Pinard et Varnier, *Annales de gynécologie*, 1885 et 1886). Mais cette irrigation continue est mal supportée, et après un certain temps impose aux femmes une véritable torture; d'autre part, elle exige un appareil très compliqué, une surveillance assidue, et comme ses résultats ne sont pas supérieurs à ceux fournis par les injections abondantes, telles qu'elles ont été précédemment décrites, il n'y a lieu de les conserver dans la thérapeutique puerpérale qu'à titre exceptionnel.

1 gr. 50) en surveillant les phénomènes possibles d'intoxication, et l'antipyrine (1 à 2 grammes).

Je ne parle pas des indications spéciales du traitement, qui peuvent survenir par suite de la formation des collections purulentes (suppuration des ligaments larges, de la fosse iliaque, des articulations, etc). On se comportera localement comme dans les suppurations de ces mêmes régions, produites par une cause, autre que la septicémie puerpérale.

En résumé :

Médication génitale :

Lavages vulvaires (au besoin iodoforme);
Lavages vaginaux ;
Lavages utérins (classiques ou perfectionnés).

Médication abdominale :

Glace ou vésicatoire ;
(Quelquefois sangsues ou ventouses scarifiées.)

Médication générale :

Toniques : alcool, lait, éther ;
Antithermiques : sulfate de quinine, antipyrine.

7° ENFANT.

Pansement du cordon.— Un petit carré de toile fine de 10 centimètres servira à envelopper le cordon ; il sera simplement recouvert de vaseline boriquée et changé tous les jours. Pour le maintenir, rouler une bande de toile autour du ventre, et une bande de flanelle par-dessus ; dans la plupart des layettes, on trouve une bande de flanelle préparée d'avance à cet effet. Les pansements secs du cordon sont mauvais, car la tige funiculaire en se desséchant devient dure et gênante ; les pansements avec une solution antiseptique (acide phénique, sublimé) sont également mauvais, en ce qu'ils retardent la chute du cordon. — L'absence de soins de propreté dans le pansement du cordon expose à l'érysipèle de l'ombilic et à la phlébite ombilicale, avec la possibilité de sérieuses conséquences (ictère grave). — Après la chute du cordon, il est bon de continuer pendant deux ou trois mois l'usage de la bande ombilicale, afin d'éviter les hernies de cette région.

Ophthalmie. — Pour la prévenir en cas de vaginite maternelle ou d'épidémie à l'hôpital, suivre le conseil de CRÉDÉ, qui consiste à instiller entre les paupières de suite après la naissance, 1 à 2 gouttes d'une solution de nitrate d'argent au $\frac{1}{50}$.

IV

MALADIES LOCALISÉES EXTRA-GÉNITALES

SOMMAIRE

A. — SYSTÈME NERVEUX

1° Troubles de l'intelligence.

Un véritable délire passager se montre parfois pendant le travail, s'il est pénible et prolongé. Ce trouble du fonctionnement cérébral est dû sans doute à l'intensité des phénomènes douloureux ; il disparaît après l'accouchement.

Sous l'influence de l'état puerpéral, beaucoup plus souvent pendant les suites de couches que pendant la grossesse, on peut observer une véritable folie (manie ou mélancolie) dont le pronostic est variable, et qui est susceptible de persister après la cessation de l'état puerpéral.

La manie est parfois la conséquence de l'éclampsie. La septicémie ne semble jouer ici aucun rôle étiologique.

On a prétendu que la grossesse pouvait exercer une heureuse influence sur une folie déjà existante. Préjugé, comme pour la tuberculose ; surtout ne pas conseiller la grossesse comme traitement de l'aliénation.

L'aliénation de cause puerpérale ne réclame aucun traitement spécial. Il n'existe pas d'indication de provoquer l'avortement ou l'accouchement prématurés.

2° Troubles de la sensibilité.

Diverses névralgies, notamment des odontalgies sont produites ou réveillées par la grossesse. Traitement : éviter autant que possible toute opération sur les dents pendant la gestation ; narcotiques généraux ou locaux.

La névralgie lombo-abdominale, se manifestant surtout, suivant l'expression vulgaire, par des *douleurs de reins*, est des plus fréquentes. Elle est due aux contractions utérines, prenant une intensité notable à la fin de la grossesse, sorte d'ébauche des contractions et d'esquisse des douleurs du travail. Traitement : laudanum ou viburnum à l'intérieur, morphine en injection sous-cutanée.

Les femmes se plaignent souvent de crampes au niveau des mollets. Pendant la grossesse, les douleurs de cette région sont dues à la distension veineuse, et sont soulagées par la position horizontale ou une compression modérée. Pendant l'accouchement ces crampes prennent parfois une grande intensité, et sont causées par la compression des nerfs se rendant à ces régions ; un massage énergique est alors seul capable de produire quelque soulagement.

3° Troubles de la motilité.

Hémiplégies, paraplégies, paralysies ou parésies partielles peuvent être observées pendant la puerpéralité, dues à leurs causes habituelles, et le plus souvent aux hémorrhagies des centres nerveux ainsi qu'à l'albuminurie. Notons comme particulières à la puerpéralité, les paralysies qui peuvent être le résultat d'un simple réflexe utérin, ou la conséquence de la septicémie puerpérale.

4° Hystérie. Epilepsie. Chorée.

L'influence de la puerpéralité sur l'**hystérie** est très variable suivant les femmes ; les accès d'hystérie sont heureusement rares pendant le travail, car ils troubleraient singulièrement la période d'expulsion et la délivrance. Chez les hystériques on pourra en quelques cas provoquer l'hypnotisme pendant la période de dilatation, pour faire disparaître les douleurs ; pendant l'expulsion il sera inutile et parfois dangereux d'y avoir recours[1].

L'**épilepsie**, quoique diversement influencée par la grossesse est le plus souvent améliorée par elle. Le traitement par le bromure de potassium, même à haute dose est à conseiller, car il ne présente aucun danger pour le fœtus.

La **chorée** peut paraître ou reparaître pendant la grossesse ; ordinairement

[1] Auvard. *Travaux d'obstétrique*, t. I, p. 247.

elle persiste jusqu'au moment de l'accouchement, où elle prend une grande intensité ; elle cesse le plus souvent après le travail. — Pendant la grossesse traiter par le chloral, le bromure de potassium, la morphine ; pendant le travail, en cas de besoin, donner le chloroforme pour calmer les convulsions. Dans certains cas de chorées exceptionnellement graves, employer soit la dilatation digitale du col (méthode de COPEMAN, voir vomissements incoercibles), soit l'expulsion provoquée (avortement ou accouchement prématuré), qui ont réussi un certain nombre de fois.

B. — SYSTÈME RESPIRATOIRE

Bronchite : Toux particulièrement tenace, pouvant déterminer ou plutôt favoriser l'avortement. Traitement ordinaire.

Pneumonie. — La pneumonie, survenant pendant la grossesse, amène l'expulsion prématurée dans la moitié des cas environ. — Le pronostic pour la mère et pour la grossesse est d'autant plus sérieux, que le terme est plus avancé. — Il est impossible de dire, si l'expulsion prématurée de l'œuf exerce une heureuse ou fâcheuse influence sur la maladie.

Traitement : le même qu'en dehors de la grossesse. La tartre stibié peut provoquer l'expulsion de l'œuf, ou contribuer à cette expulsion, mais la gravité du pronostic relègue cette question au second plan. L'influence de l'expulsion prématurée sur la maladie étant mal connue, il ne pourra être question d'avortement ou d'accouchement provoqués. Si la femme est en travail, terminer l'accouchement aussi promptement que possible.

Pleurésie. — Contrairement à la pneumonie, la pleurésie n'exerce que rarement une influence fâcheuse sur le cours de la grossesse, et réciproquement la pleurésie ne semble pas aggravée par l'existence de la puerpéralité. Traitement : le même que si la grossesse n'existait pas; en cas de travail terminer l'accouchement aussi promptement que possible.

C. — SYSTÈME CIRCULATOIRE

1° SYSTÈME CENTRAL. — Cardiopathies.

Le cœur, sous l'influence de la grossesse et de l'accouchement, subit un véritable surmenage, qui se traduit par l'hypertrophie du côté gauche et la dilation du côté droit. Or si cet organe était malade antérieurement à la conception, ou s'il le devient pendant la puerpéralité, on prévoit que de graves désordres vont en résulter. — Étudions ces relations de la puerpéralité et des cardiopathies :

Influence de la puerpéralité sur les cardiopathies. — La puerpéralité peut être la cause de deux variétés de cardiopathies : l'une, *endocardite aiguë*, survenant presque toujours pendant le postpartum, et qui n'est autre chose qu'une localisation cardiaque de la septicémie puerpérale — l'autre, *endocardite subaiguë ou chronique*, résultat de la grossesse, aboutissant, comme sous l'influence du rhumatisme, à la formation définitive d'une lésion valvulaire. — Outre ces deux variétés d'endocardite, la puerpéralité amènerait encore, pendant la grossesse, exceptionnellement la myocardite, assez fréquemment au contraire la dégénérescence graisseuse du muscle cardiaque, d'où possibilité de syncope et de mort subite.

Quand une maladie de cœur est constituée avant la conception, elle est aggravée d'une façon notable par la *grossesse*, et aussi par l'*accouchement*. Les *suites de couches* amènent un amélioration relative, quand les lésions ne sont pas trop avancées, sinon la déchéance cardiaque étant trop marquée, l'état reste stationnaire, ou la femme ne tarde pas à succomber par l'aggravation progressive de sa maladie.

Influence des cardiopathies sur la puerpéralité. — Les maladies de cœur amènent fréquemment l'avortement ou l'accouchement prématuré. La fréquence de cette expulsion prématurée, varie, de même que le pronostic pour la mère, avec la nature de la lésion cardiaque; voici les résultats obtenus par M. Porak[1] :

	Fréquence de l'expulsion prématurée.	Mortalité maternelle.
Lésions aortiques.....	25 p. 100	23 p. 100
Lésions mitrales......	42 —	45 —
Lésions complexes....	43 —	50 —

(L'influence pernicieuse du rétrécissement mitral serait plus marquée, que celle de l'insuffisance de le même valvule.)

On voit d'après ces résultats que les lésions aortiques sont les plus bénignes et les complexes les plus graves.

Les cardiopathies amènent l'expulsion prématurée, soit en gênant le développement de l'œuf (circulation utéro-placentaire entravée, hémorrhagies locales causant la dégénérescence du placenta), soit en produisant des hémorrhagies utéro-placentaires étendues, dont le résultat est le décollement de l'œuf, source du travail prématuré.

Les cardiopathies agissent sur l'accouchement par l'entrave qu'elles apportent aux efforts d'expulsion; elles aggravent la délivrance en prédisposant aux hémorrhagies.

Leur influence sur les suites de couches est d'importance secondaire, au moins, quant à ce qui concerne les organes génitaux ; les maladies du cœur rendent l'allaitement impossible.

Traitement :

Préventif, comme l'a dit M. Peter : *pour une cardiopathe, jeune fille pas de mariage; mariée, pas de grossesse; mère, pas d'allaitement.*

Curatif : employer le traitement médical ordinaire : digitale, lait, diurétiques. Dans les cas graves l'avortement provoqué, ou l'accouchement prématuré artificiel pourront être indiqués.

[1] Thèse d'agrégation, 1880.

2° Système périphérique. — **Varices.**

Membres inférieurs. — Les varices des membres inférieurs, soit superficielles, soit profondes (mollet), existent chez le quart des primigestes et la moitié des multigestes. — Elles débutent parfois avec la grossesse, mais sont surtout marquées vers le *milieu ou la fin.* — La gêne circulatoire produite par le développement de l'utérus, l'augmentation dans la quantité du sang amenée par la grossesse, et peut-être une action réflexe à point de départ utérin, peuvent rendre compte de leur production.

Quand l'enfant succombe pendant le cours de la grossesse, les varices s'affaissent (Budin, Rivet). C'est là un signe intéressant de la mort du fœtus.

Parmi les complications notons l'*œdème*, l'*eczéma*, l'*ulcère*, la *phlebite*, enfin la *rupture*, pouvant donner lieu à des hémorrhagies mortelles.

Traitement : Repos dans la position horizontale ; compression modérée avec bande ou bas élastique, cependant se méfier de la compression, témoin l'observation suivante de Chaussier[1] : « Une cuisinière devenait grosse de temps en temps. Elle était avertie de sa grossesse par l'apparition vers le deuxième mois de varices aux jambes ; elle comprimait ses veines avec un bandage roulé, et chaque fois, elle avortait promptement. »

Organes génitaux. — Le col de l'utérus, le vagin peuvent devenir variqueux, mais la vulve est le siège de prédilection des varices.

Les varices vulvaires accompagnent assez souvent celles des membres inférieurs. Elles se manifestent par un gonflement local notable donnant parfois à la femme la sensation d'un corps étranger, par des démangeaisons que calme le décubitus dorsal, en facilitant la circulation de retour (l'eau chaude agit de même en resserrant les vaisseaux).

Ces varices peuvent se rompre spontanément ou à la suite d'un traumatisme (chute, coït, déchirure pendant l'accouchement) et donner lieu à des hémorrhagies graves, parfois mortelles.

Après l'accouchement, les varices de la vulve, de même que celles des membres inférieurs, s'affaissent, pour reprendre un nouveau développement aux grossesses ultérieures.

Traitement : Repos horizontal. Compression légère. Si rupture, compression digitale, pince à forci-pressure. Ligature.

Anus. — Les hémorrhoïdes semblent indépendantes des varices des membres inférieurs et des organes génitaux. On les observe pendant la grossesse, — alors que la constipation est opiniâtre. Danger d'hémorrhagie, au moment de l'accouchement si une déchirure du périnée s'étendait jusqu'à l'anus.

Traitement : Laxatifs, repos, bains, cataplasmes froids, suppositoires calmants ; exceptionnellement la dilatation chirurgicale du sphincter anal.

Phlegmatia alba dolens.

Sous cette dénomination, on désigne la coagulation veineuse des membres inférieurs. La cause en est, ainsi qu'on l'a vu en étudiant la fièvre puerpérale,

[1] Budin. Thèse agrégation, 1880, p. 82. Thèse à consulter sur ce sujet.

tantôt une phlébite septicémique, tantôt une phlébite[1] de nature encore mal déterminée, mais qui semble cependant ne pas devoir être rattachée à la septicémie, malgré la tendance actuelle à ranger ces deux variétés dans le même cadre.

Blanc, dur, douloureux, tels sont les trois caractères de l'œdème produit par cette affection.

Le début a lieu d'habitude vers le quinzième jour du postpartum; la durée est de 1 à 3 mois. La longueur de la maladie est due à la coagulation du sang, les caillots se résorbant lentement.

Il est très important que la malade ne se lève jamais avant la résorption et la disparition des caillots, sans quoi elle s'expose à l'*embolie pulmonaire* et à la *mort subite*.

Il est impossible de donner ici la description complète de cette maladie, qu'on trouvera exposée dans les traités de pathologie interne, la phlegmatia des suites de couches ne différant pas, sauf par l'étiologie, de celle observée dans les états cachectiques.

Traitement : au début, quinine ou antipyrine contre l'élément fébrile ; vésicatoire sur les points douloureux des membres inférieurs; placer le membre atteint dans une gouttière, et l'envelopper de compresses imbibées d'une solution boriquée; remplacer ce pansement humide par un pansement sec (simple enveloppement d'ouate) aussitôt que l'élément inflammatoire a disparu, ce que l'on reconnaît à la cessation de la douleur et de la fièvre; ne permettre le lever que lorsque les caillots sont résorbés (pour éviter le danger d'embolie), c'est-à-dire lorsque depuis quelques jours on ne sent plus le cordon formé par les gros troncs veineux. Faire porter à la convalescente des bas élastiques, qu'elle devra conserver pendant six mois environ, et quelquefois pendant un temps plus considérable, si le gonflement survient quand on les enlève.

OEdème.

L'œdéme peut se montrer pendant la grossesse sous l'influence de causes identiques à celles existant à l'état de vacuité (albuminurie, cardiopathies, cachexies, etc.), mais la grossesse elle-même est susceptible de provoquer un certain degré d'infiltration des tissus.

La source en est vraisemblablement dans l'augmentation de quantité, et les modifications de qualité du sang, jointes à la gêne apportée à la circulation.

Cet œdème, surajouté au développement du tissu adipeux, amène un boursouflement général de la femme (face méconnaissable, doigts gonflés ne permettant plus l'introduction ou la sortie facile des bagues, etc.).

Quelle qu'en soit la cause, l'œdème réclame rarement un traitement actif : repos, diurétiques. Quelquefois cependant, le gonflement de la vulve est tel qu'au moment de l'accouchement, il sera bon de faire quelques mouchetures

[1] Dans ce second cas la coagulation sanguine est peut-être primitive, et la phlébite ne jouerait qu'un rôle secondaire et effacé. La phlegmatia serait alors sous la dépendance de modifications puerpérales du sang.

pour laisser échapper la sérosité. Ces mouchetures sont sans inconvénient *à la condition qu'on les fasse avec une pointe aseptique.*

Dans les cas d'*ascite*, gênant par son abondance la respiration, on pourra sans danger pour la grossesse, recourir à la paracentèse, et au besoin la répéter à plusieurs reprises.

D. — SYSTÈME DIGESTIF

1° Ptyalisme. — La grossesse produit parfois une salivation abondante, observée de préférence au début, et qui est rebelle à tout traitement, sauf à l'atropine, qui pourra réussir à la dose d'un milligramme (en pilule ou granule).

2° Gingivite.— La gingivite, contrairement au ptyalisme, se montre de préférence pendant la seconde moitié de la grossesse. Soins de propreté de la bouche, appliquer sur le bord libre des gencives, une solution composée à parties égales d'alcoolat de cochléaria et d'hydrate de chloral.

3° Vomissements graves (*vomissements incoercibles*).

Les vomissements, symptôme banal de la grossesse, deviennent *graves*, quand ils sont susceptibles d'altérer la santé générale de la femme; ils sont dits *incoercibles*, quand ils résistent à la plupart des traitements qu'on leur oppose.

La *marche* de cette maladie peut être divisée en trois périodes:

1° *Période d'amaigrissement.* — La gestante, vomissant tous les aliments ingérés, s'amaigrit et s'affaiblit. Il y a bientôt un véritable dégoût pour toute espèce de nourriture. La durée de cette période est variable, car elle présente parfois des rémissions de quelques jours, pendant lesquelles au lieu de cette intolérance absolue, une certaine partie des aliments est conservée, permettant ainsi une nutrition partielle.

2° *Période de cachexie.* — L'amaigrissement devient effrayant, la peau est terreuse: le facies prend un aspect de souffrance pénible à voir. La bouche est sèche, l'haleine fétide. Soif vive. Parfois, il existe de la fièvre vespérale, mais on a eu tort de considérer l'élévation thermique comme caractéristique de cette période, car souvent elle fait défaut. La durée de cette période est difficile à préciser, elle varie de huit jours à un mois environ.

3° *Période terminale.* — Cette période est caractérisée par l'apparition des accidents cérébraux, dont les deux principaux et plus importants sont le délire et le coma, qui conduisent en quelques jours à la mort.

La guérison peut survenir à un moment quelconque des deux premières périodes, mais quand la troisième est constituée, sauf des cas très rares, la mort est fatale.

Le *diagnostic* comprend deux points: — reconnaître la grossesse, ce qui au début peut présenter quelques difficultés, — déterminer le moment où des vomissements simples, si fréquents pendant la grossesse, deviennent graves; c'est l'état général qui permettra d'établir la distinction; tant qu'il n'y a pas d'amaigrissement, les vomissements sont simples; aussitôt que commence l'amaigrissement, ils deviennent graves. Il en est ici des vomissements, comme au moment de la délivrance de l'écoulement sanguin, qui mérite le nom d'hémorrhagie, alors que la santé de la femme est compromise par l'abondance de la perte.

L'affection étant reconnue, il importe au point de vue du pronostic et du traitement, d'en reconnaître la *cause* (*diagnostic étiologique*) :

a. *Il existe une cause* (*vomissements symptomatiques*). — L'examen, soit pendant la vie, soit après la mort, a permis de déterminer une série de causes, qui pour quelques-unes, peuvent bien n'être que de simples coïncidences. Je me contenterai de les énumérer :

1° *Origine génitale* :
- Métrite du corps et du col.
- Induration, rigidité, ulcération du col.
- Déviation utérine : flexion ou version.
- Surdistension utérine.

2° *Origine stomacale* :
- Gastrite chronique.
- Ulcère simple ou cancéreux. — Tumeur cancéreuse.
- Tuberculose de l'estomac.
- Retrécissement d'un des orifices de l'estomac.
- Hernie épigastrique.
- Adhérences de l'estomac.
- Tumeur de voisinage comprimant l'estomac.

3° *Origines variées* :
- Intestin : inflammation. — Tumeur. — Vers intestinaux. — Tuberculose. — Hernies.
- Reins : albuminurie.
- Système nerveux : Tubercules du cerveau.
- Vaisseaux : varices des membres inférieurs (?).

Ces différentes causes semblent agir soit par action réflexe (affection utérine, etc.), soit par action directe (affection de l'estomac), soit par l'altération du sang (albuminurie).

b. *Cause introuvable* (*vomissements idiopathiques*). — En dehors de l'état de gravidité de l'utérus, aucune cause ne peut être déterminée soit pendant la vie, soit après la mort, par l'examen nécroscopique. — Il est probable que dans ces cas, tantôt un état spécial de l'utérus par action réflexe, tantôt l'altération du sang par la rétention des produits toxiques, sont la cause des vomissements incoercibles.

Le *pronostic* varie essentiellement suivant les cas, cependant d'une façon générale, on peut le considérer comme grave, car le quart environ des femmes atteintes de cette affection, succombe.

Traitement. — Un grand nombre de médicaments et de médications ont été essayés contre les vomissements incoercibles, tantôt en vain, tantôt avec succès, de telle sorte qu'il est impossible d'être exclusif; il faudra tour à tour essayer tous les moyens préconisés, jusqu'à ce qu'on ait trouvé l'agent efficace, et si tous échouent, avoir recours au *traitement utérin* que j'indiquerai en terminant.

Il importe ici de distinguer les cas, où il existe, avec la grossesse, une affection pouvant déterminer les vomissements incoercibles, de ceux où toute notion étiologique spéciale nous fait défaut.

a. *Il existe une affection probablement causale.* — A propos de l'étiologie, ces différentes affections ont été énumérées, je n'y reviens pas ici; après le diagnostic établi, on dirigera une thérapeutique appropriée, et autant que possible énergique, contre cette maladie causale, soit rénale (albuminurie), soit stomacale (ulcère, gastrite, etc.), soit utérine (déviation qu'il faudrait réduire, etc.).

b. *Pas de cause appréciable.* — Le thérapeute procède alors à tâtons, essayant successivement les différents moyens, qui vont être énumérés :

1° *Remèdes variés* :

Variation dans les aliments. — Alcool. — Alcalins. — Glace à l'intérieur. — Régime lacté. — Purgatifs. — Vomitifs. — Bismuth. — Iodure ou bromure de potassium. — Valérianate de cérium, cinq pilules de 0,05 par jour. — Oxalate de cérium, une à deux pilules de 0,05 par jour. — Potion antiémétique de RIVIÈRE. — Lavage de l'estomac et gavage. — Lavements alimentaires pour soutenir la malade. — Transport de la femme d'un endroit dans un autre; voyages forcés ayant parfois produit une amélioration très inattendue.

2° *Calmants* :

Opiacés. — Aux doses habituelles. — Extrait d'opium ou morphine.

Chlorhydrate de cocaïne. — Solution à $\frac{10}{100}$ à prendre 10 à 20 gouttes par jour. — Ou solution à $\frac{4}{100}$. — Une seringue de PRAVAZ en injection sous-cutanée.

Hydrate de chloral, à la dose de 2 à 4 grammes par jour, en lavement. (Bon médicament dans le cas actuel.)

3° *Excitants* :

Gouttes amères de BAUMÉ, 1 à 5 gouttes au moment du déjeuner et du dîner.

Inhalations d'oxygène, 30 à 40 litres par jour.

Electricité. — Courants continus ou interrompus, appliqués sur l'estomac et la colonne vertébrale.

4° *Révulsifs* :

Pulvérisations d'éther sur le creux de l'estomac.

Glace sur le creux épigastrique, ou sur la colonne vertébrale.

Vésicatoire, sangsues, pointes de feu à la région épigastrique.

5° *Traitement utérin* :

α. Application, sur le col utérin, de belladone, de cocaïne, de sangsues. Cautérisation au nitrate d'argent ou avec le thermo-cautère (ne pas oublier que ces derniers moyens peuvent provoquer l'expulsion de l'œuf, considération d'ailleurs qui ne doit pas les contre-indiquer).

β. *Dilatation digitale du col par la méthode de* COPEMAN. — On introduit l'index dans le col, jusqu'au niveau de l'orifice interne, qu'on franchit ; puis promenant le doigt circulairement, on essaie de dilater le col, et de décoller les membranes aussi loin que possible. Ce moyen, qui peut amener la perforation des membranes ou la provocation du travail tout en respectant l'intégrité de l'œuf, produit parfois la cessation complète des vomissements sans interruption de la grossesse. C'est donc une méthode qu'on devra tenter, alors que les moyens précédents ont échoué.

γ. *Avortement et accouchement provoqués.* — Enfin dans les cas rebelles à toute thérapeutique et avant le début de la troisième période où tout traitement devient inutile, on aura recours à la provocation de l'avortement ou de l'accouchement, en employant un des moyens qui seront indiqués à propos de cette intervention (voir opérations obstétricales). L'accoucheur ne devra pas reculer devant cette thérapeutique énergique, bien qu'elle n'assure pas toujours la guérison de la femme, surtout quand elle est appliquée trop tardivement.

4° Constipation. Diarrhée. — La *constipation* est la règle pendant la grossesse ; Capuron a observé une femme enceinte, qui n'a pas eu de garde-robe pendant trois mois ! — Cette constipation sera combattue par les moyens habituels, à la condition d'éviter tout purgatif énergique et drastique.

La *diarrhée* est l'exception, cependant elle peut devenir en quelques cas *incoercible*, et déterminer l'avortement et la mort de la malade, sans que l'autopsie révèle une lésion quelconque de l'intestin (tuberculose, cancer, etc.) susceptible d'expliquer la gravité de la maladie. — Traitement : employer les moyens ordinaires.

5° Hernies. — La grossesse favorise la production ou l'augmentation de la hernie ombilicale, souvent elle amène au contraire la réduction spontanée des hernies inguinales ou crurales. — Toute hernie doit être maintenue pendant la grossesse et surtout pendant les efforts de l'accouchement. qu'on abrègera le plus possible (chloroforme, forceps, extraction manuelle). En cas d'étranglement herniaire se comporter comme en dehors de la grossesse.

E. — ANNEXES DU SYSTÈME DIGESTIF

Corps thyroïde. — L'hypertrophie du corps thyroïde est la règle pendant la grossesse ; il diminue après l'accouchement sans reprendre ses dimensions premières. Parfois le développement est tel, qu'un véritable *goître* est constitué, cause possible de suffocation, voire même de mort. — Traitement : goître benin, rien, — goître suffocant, trachéotomie ou expulsion provoquée de l'œuf.

Contrairement à ce qu'on observe pour le goître simple, le *goître exophtalmique*, paraît heureusement modifié par la grossesse, quoiqu'il existe des exceptions à cette influence salutaire.

Foie. — La dégénérescence graisseuse du foie est la règle pendant la grossesse.

L'*ictère simple*, sans gravité pour la femme enceinte, amène assez souvent la mort du fœtus ou son expulsion prématurée. — Parfois l'ictère peut prendre une forme *épidémique*, qui augmente sa gravité.

L'ictère grave se montre avec ses symptômes habituels, ou se confond avec ceux de l'éclampsie puerpérale, dont il est une des causes. Il est probable que ces variations dans les manifestations mêmes de la symptomatologie de l'ictère grave tiennent à des formes différentes de la maladie.

Traitement : à moins d'ictère grave pas de traitement spécial. Dans cette dernière maladie la question de la provocation de l'accouchement devra être posée, mais le plus souvent l'expulsion spontanée aura lieu.

Coliques hépatiques. — La grossesse, par le ralentissement qu'elle apporte dans les combustions est une cause puissante de coliques hépatiques. — Ne pas confondre la douleur de la colique hépatique avec celle de l'accouchement, diagnostic différentiel à établir. — Traitement préventif : exercice, régime, alcalins, Boldo.— Curatif : morphine, inhalations de chloroforme. — Gestantes ou allaitantes peuvent, sans inconvénient pour l'état puerpéral, faire une saison à Vichy.

F. — SYSTÈME URINAIRE

1° Albuminurie

L'albuminurie n'est pas une maladie, mais un symptôme constitué par la présence de l'albumine dans l'urine.

Son importance dans la puerpéralité est considérable à cause de sa

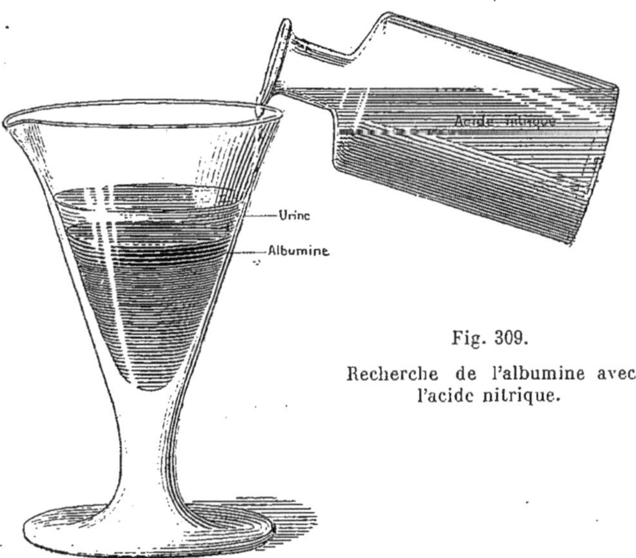

Fig. 309.
Recherche de l'albumine avec l'acide nitrique.

fréquence, et de la menace *éclamptique*, qu'elle constitue pour la femme.

Cette *fréquence* est environ :

Pendant la grossesse, 10 p. 100 ou 1/10. — Une femme sur trente-cinq albuminuriques devient éclamptique ; ce qui donne à peu près pour l'éclampsie le chiffre de 1/350 gestantes, adopté en étudiant cette dernière maladie.

Pendant le travail, 20 p. 100 ou 1/5 ; fréquence double.

Pendant le postpartum — Fréquence indéterminée.

L'albuminurie, annoncée par ses symptômes habituels (œdème, céphalalgie, dyspnée, etc.), se reconnaîtra à l'examen de l'urine. — Parmi les nombreux moyens destinés à révéler la présence de l'albumine, je me contenterai d'en indiquer trois, les plus pratiques, le dernier s'appliquant au dosage de cette substance :

1° *Moyen expéditif mais peu sensible : acide nitrique.* — Dans un verre à expérience rempli aux deux tiers d'urine, on verse doucement de l'acide nitrique, en le faisant glisser le long des parois du vase. Si l'urine contient de l'albumine, on voit un nuage horizontal se former vers la partie inférieure du verre, au contact de l'urine et de l'acide nitrique qui a gagné la partie déclive (fig. 309). — Cause d'erreur : l'urine très riche en urates peut donner lieu à un dépôt blanc d'acide urique, qui disparaîtra en chauffant légèrement, tandis que le précipité d'albumine persiste avec la chaleur.

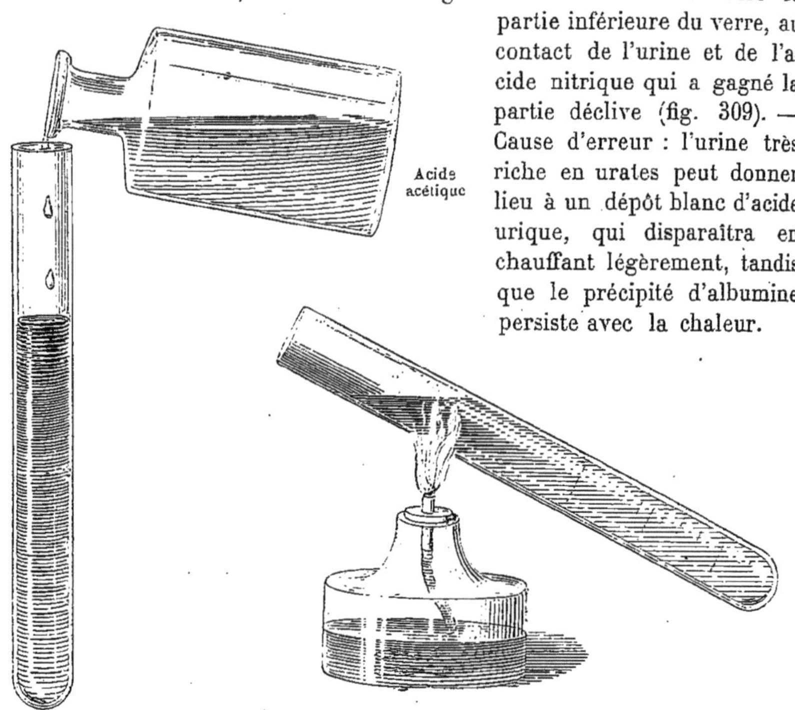

Fig. 311. — Recherche de l'albumine à l'aide de la chaleur.

Fig. 310.

Ce procédé, le plus expéditif, ne révèle nettement la présence de l'albumine, que lorsqu'elle existe en notable abondance ; dans les cas d'albuminurie légère, on est obligé de recourir au procédé suivant plus long, mais plus délicat.

2° *Moyen plus long, mais plus sensible : chaleur et acide acétique.* — On chauffe sur une lampe à alcool la partie supérieure de l'urine remplissant au 2/3 une éprouvette de verre, jusqu'à ce que l'ébullition se produise (fig. 310). — S'il n'y a pas de précipité, l'urine n'est pas albumineuse ; s'il y a un précipité, verser quelques gouttes (5 à 6) d'acide acétique :

(fig. 311), ou le nuage disparaît et il était constitué par des phosphates, ou il persiste et il est composé par de l'albumine.

3° *Dosage de l'albumine : procédé d'*Esbach. — Le réactif destiné à précipiter l'albumine est un mélange de 9 volumes de solution d'acide picrique à 10,5 pour 1,000 avec un volume d'acide acétique de densité 1,040. Un tube, spécialement gradué à cet effet (fig. 312 *a*), est rempli d'urine jusqu'en U, et de réactif jusqu'en R. Le mélange est fait, en bouchant le tube avec le pouce et en le retournant une dizaine de fois ; on le ferme ensuite avec un bouchon de caoutchouc, et on le laisse reposer pendant vingt-quatre heures. — Au bout de ce temps on peut lire, grâce à la graduation inférieure, la quantité d'albumine déposée, ce qui indique la quantité contenue par *litre d'urine* (fig. 312 *b*. — 1 gr. 5 d'albumine par litre).

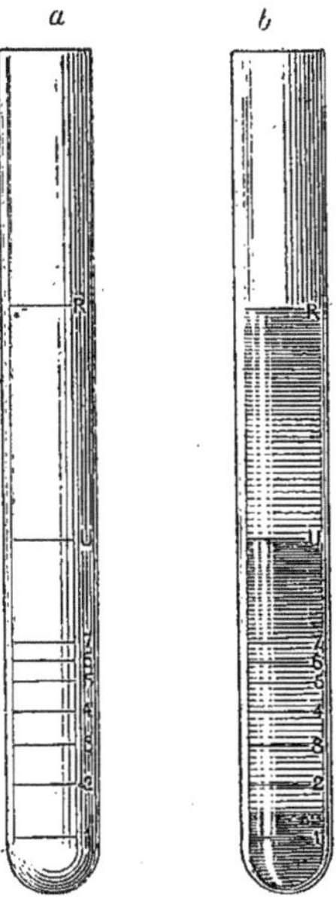

Fig. 312.
Tubes gradués d'Esbach.
a, vide ; *b*, rempli, le précipité s'étant déposé (1-5).

Quel que soit le procédé employé, il faut éviter qu'il y ait avec l'urine mélange de la sécrétion vaginale (pus, mucus), dont le contenu est riche en albumine. — Dans ce but, prescrire avant la miction un lavage vagino-vulvaire, ou pratiquer le cathétérisme vésical.

L'albuminurie est reconnue, étudions sa *valeur séméiologique*, pendant la grossesse, l'accouchement et le postpartum.

A. — **Grossesse.**

Sans nous lancer dans les nombreuses théories pathogéniques, qui loin d'éclaircir ce sujet ne font que l'obscurcir, et sans nous demander si l'albuminurie est causée, par une altération de qualité ou de quantité du sang, par la compression des vaisseaux rénaux, par les altérations du rein, etc., nous établirons au point de vue pratique et clinique *cinq classes* d'albuminurie, dont le diagnostic différentiel est possible pendant la grossesse.

Ces cinq classes sont :

1° L'*albuminurie fébrile*. — On sait en effet que toute fièvre intense est susceptible de donner lieu à une albuminurie passagère. — Le diagnostic étiologique se fera ici par le *thermomètre*.

2° L'*albuminurie cachectique*, compagne de la tuberculose avancée, du cancer. L'état général de la femme ne permettra guère le doute sur la cause même de l'albuminurie.

3° L'*albuminurie cardiopathique*, causée par le vice du fonctionnement cardiaque, etc. L'examen du cœur, et dans les cas graves les symptômes variés d'asystolie, renseigneront le médecin sur l'origine cardiaque de l'albuminurie.

4° L'*albuminurie rénale* ou *gravido-rénale*, causée par une lésion rénale (néphrite aiguë, néphrite chronique, dégénérescence graisseuse ou amyloïde). — La lésion du rein peut coïncider avec la grossesse, ou dépendre d'elle. c'est cette distinction que j'ai voulu rappeler, en disant albuminurie *rénale* ou *gravido-rénale*.

Dans les deux cas le rein est malade, mais il l'est antérieurement à la grossesse dans le premier, et postérieurement dans le second. — La grossesse peut produire l'albuminurie ou par l'intermédiaire de la lésion rénale, dont il vient d'être fait mention, ou sans altération du rein, par simple trouble fonctionnel; on a, dans ce dernier cas, opposé à l'albuminurie gravido-rénale, l'albuminurie gravidique simple (sans altération rénale), dont il sera question dans la cinquième classe.

C'est l'examen microscopique de l'urine, qui par la présence des *cylindres pathologiques* permettra de reconnaître la lésion rénale.

Les tubuli ou cylindres urinaires sont de quatre sortes :

Les *cylindres muqueux*, constitués par une substance amorphe et transparente analogue au mucus; une de leurs extrémités est souvent ramifiée. Ils peuvent se rencontrer dans l'urine normale.

Les *cylindres hyalins* (cireux ou colloïdes), également composés d'une substance transparente, mais sans ramification, et souvent interrompus sur leur trajet par des cassures. — Ils indiquent un état congestif du rein.

Les *cylindres fibrineux*, véritables caillots microscopiques, formés par des hématies enveloppées de fibrine. — De même que les précédents, ils révèlent une congestion rénale, ayant amené de petites hémorrhagies.

Les *cylindres épithéliaux* sont les plus importants, ils proviennent de la desquamation des tubes de Bellini; ces cellules sont tantôt normales tantôt granuleuses, ou granulo-graisseuses (cylindres granuleux, ou granulo-graisseux). — Ces cylindres indiquent l'existence d'une néphrite d'autant plus grave et avancée, que les cellules, dont elle se compose, ont subi une dégénérescence plus marquée.

En résumé, les cylindres *muqueux* n'ont aucune valeur sémiologique, les *hyalins* et *fibrineux* indiquent une congestion du rein ou un début de néphrite, et les *épithéliaux*, dont la valeur est ici prépondérante, révèlent une altération du rein plus ou moins avancée.

5° L'*albuminurie gravidique simple* (sans altération du rein), due soit à l'altération du sang en quantité, ou en qualité, soit à la gêne circulatoire causée par la grossesse, sera diagnostiquée par l'exclusion des variétés qui précédent. *Diagnostic par exclusion.*

Influence réciproque de l'albuminurie et de la grossesse. — L'albuminurie soit directement, soit par les complications qu'elle produit (hémorrhagie utéro-placentaire), peut gêner le développement de l'œuf, amener la mort du fœtus (favorable pour la mère, car elle cause une amélioration notable de l'albuminurie), et empêcher la grossesse d'arriver à son terme normal : l'albuminurie prédispose également aux hémorrhagies génitales de la grossesse. Mais son résultat le plus redoutable est la menace d'éclampsie dont elle entoure la gestante; nous avons vu en effet qu'une albuminurique sur trente-cinq devenait éclamptique (quand aucun traitement n'est institué).

C'est surtout la variété rénale ou gravido-rénale, qui expose à cette terrible complication, les autres formes n'ayant qu'une influence étiologique très secondaire.

La grossesse, survenant chez une femme albuminurique, amène une aggravation notable, et qui d'habitude persiste en partie après l'accouchement, quelle que soit la variété d'albuminurie.

Traitement. — Le traitement sera différent suivant la variété d'albuminurie.

Dans les cas d'albuminurie *fébrile*, *cachectique* ou *cardiopathique*, la présence de l'albumine dans l'urine n'a qu'une importance secondaire; le traitement devra être surtout dirigé contre l'affection causale; je n'ai pas ici à en aborder les détails.

Mais si l'albuminurie est d'origine *rénale*, ou même simplement *gravidique*, le vice de sécrétion faisant craindre l'éclampsie, le thérapeute devra s'efforcer de rétablir l'élimination ralentie ou d'y suppléer par d'autres voies; le traitement présente ici, et cela se conçoit facilement, une grande analogie avec celui de l'éclampsie (voir page 376).

a. *Petit trépied thérapeutique*, qui prend ici une importance prépondérante :

1° *Diurétiques.* — Le meilleur diurétique est le *régime lacté*, qui doit être *exclusif*, car, mélangé aux aliments, le lait perd dans le cas actuel la plupart de ses propriétés bienfaisantes (action diurétique, diminution de la toxicité du sang). Ce régime lacté devra être continué aussi longtemps que possible, la gestante prendra la quantité de lait qu'elle désirera, 3, 4, 5 litres ou davantage. Lorsque le dégoût survient, mieux vaut cesser complètement ce régime, pour le reprendre après quelque temps. Pour rendre le lait moins désagréable on peut le couper avec de l'eau de Vichy, avec un peu de café, de kirsch. — Je mentionnerai également les révulsifs lombaires, capables d'agir heureusement sur la sécrétion rénale.

2° *Purgatifs.* — On variera l'emploi des purgatifs, de manière à empêcher l'accoutumance intestinale.

3° *Diaphorétiques.* — Etuve sèche, ou bains prolongés. Les bains, difficiles à donner dans l'éclampsie sont ici particulièrement favorables, car ils activent simultanément l'élimination rénale et cutanée [1].

b. *Grand trépied thérapeutique* :

1° *Saignée.* La saignée ne sera employée que dans des cas exceptionnels, et lorsque l'éclampsie est imminente.

2° *Anesthésiques.* — Je mentionne ici cette catégorie de moyens, qui s'adressent plutôt à l'éclampsie, parce que NŒGGERATH [2] a signalé l'heureuse influence de l'hydrate de chloral sur l'albuminurie même. Quoique le mode

[1] On a encore préconisé l'iodure de potassium et le tannin, qui diminuent momentanément l'albuminurie, mais dont l'action sur l'élimination urinaire est encore incomplètement connue.

[2] *The American Journal of obstetrics*, t. XI, p. 817.

d'action soit difficilement explicable, le succès obtenu avec le chloral doit encourager à l'emploi de ce médicament.

3° *Déplétion utérine.*— Elle consiste dans le cas actuel à *provoquer l'avortement ou l'accouchement.* Cette intervention sera réservée pour des faits tout à fait exceptionnels, où l'aggravation de l'albuminurie, malgré l'usage des moyens précédemment indiqués, ferait craindre l'apparition presque fatale de l'éclampsie, ou la mort de la malade.

B. — Accouchement.

L'albuminurie observée pendant l'accouchement est tantôt la continuation de celle de la grossesse, tantôt une albuminurie née pendant le travail, vraisemblablement sous l'influence des modifications circulatoires, qui surviennent à ce moment.

Cette dernière est sans importance et disparaît de suite après la délivrance; je ne reparlerai pas de la première, étudiée en détail dans le chapitre précédent.

Comme conséquences fâcheuses je signalerai, outre celles mentionnées pendant la grossesse, les hémorrhagies du travail et de la délivrance, qui, surtout dans les cas de maladie rénale, peuvent prendre une gravité exceptionnelle. *D'une façon générale, il faut particulièrement redouter les hémorrhagies génitales chez les albuminuriques pendant l'accouchement et la délivrance.*

Pas de traitement spécial pendant le travail.

C. — Postpartum.

Comme pendant la grossesse on peut observer les albuminuries, cachectique, cardiaque, rénale ou gravido-rénale; quant à la variété simplement gravidique sans altération du rein, de même que celle qui survient momentanément pendant l'accouchement, elle disparaît d'habitude peu après la délivrance; mais l'albuminurie qui, pendant les suite de couches prend l'importance prépondérante est la variété fébrile, compagne habituelle des septicémies graves. Cette albuminurie n'est en somme qu'un symptôme de la fièvre puerpérale, elle a surtout une importance fâcheuse comme pronostic, mais ne prête à aucune considération thérapeutique spéciale.

L'albuminurie persistante du postpartum est, en général, une contre-indication à l'allaitement.

Quant à la marche, pendant les suite de couches, de l'albuminurie survenue durant la grossesse, elle varie essentiellement avec la cause productrice, et l'évolution de la maladie étiologique.

2° Diabète [1]

La grossesse, survenant au milieu du diabète, aggrave singulièrement le pronostic de la maladie, au point d'amener la mort de la femme. Le

[1] Consulter Lécorché. *Du diabète sucré chez la femme.* Paris, 1886.

diabète est souvent la cause de la mort du fœtus et de l'expulsion prématurée de l'œuf. Ne pas confondre ce diabète avec la simple glycosurie, très fréquente chez les gestantes (Blot) et les allaitantes (de Sinety), glycosurie dont le pronostic est absolument bénin.

3° Colique néphrétique

La grossesse prédispose à la colique néphrétique, qu'on saura distinguer de la colique hépatique et des douleurs de l'accouchement. — Traitement : le même qu'en dehors de la puerpéralité : morphine, chloroforme pendant l'accès.

4° Cystite

Il existe pendant la puerpéralité trois variétés de cystites :

Une septicémique, provenant, à la suite de cathétérisme, de la pénétration de microbes, vraisemblablement analogues à ceux de la fièvre puerpérale ;

Une blennorrhagique, transmise à la vessie par l'intermédiaire de l'inflammation uréthrale ;

Une troisième, dont la nature est encore mal déterminée, qui ne survient ni à la suite du cathétérisme, ni de la blennorrhagie, et qu'on attribue soit à l'action du froid, soit à la compression exercée par l'utérus gravide.

Les deux premières peuvent se montrer à toute époque de la puerpéralité, la troisième seulement pendant la grossesse.

Les trois variétés sont susceptibles de s'accompagner de complications rénales, grâce à la communication uretérienne.

Traitement : bains prolongés ; térébenthine (pilules du Codex de 0 gr,20, 10 à 20 par jour) ; injections vésicales boriquées 3 p. 100. N'avoir recours qu'exceptionnellement à l'injection vésicale au nitrate d'argent (solution au 1/500).

5° Troubles de la miction [1]

Incontinence d'urine, rare, pouvant survenir pendant la grossesse ou le postpartum. — Traitement. Durant la grossesse, maintenir l'utérus par une ceinture appropriée (?).

Rétention d'urine, accident fréquemment observé à toutes les périodes de la puerpéralité, et surtout pendant les premiers jours du postpartum. Causes principales : vers trois ou quatre mois de grossesse, rétroversion de l'utérus. Vers la fin de la grossesse, la compression exercée par la partie fœtale engagée. Pendant le postpartum, parésie de la vessie, résultant de la compression éprouvée pendant l'accouchement.

Traitement : cathétérisme régulier et aseptique. Traiter les causes, si possible.

Ténesme vésical. — Ce ténesme s'observe surtout pendant la grossesse ; il

[1] Consulter Boissard. *Étude sur les troubles de la miction.* Paris, 1883.

est dû, soit à des complications inflammatoires du côté de la vessie, soit à la compression exercée par l'utérus sur le col vésical.

Traitement : celui de la cause.

D. — RÉGIONS

Peau. — La grossesse aggrave la plupart des maladies cutanées, auxquelles on opposera le traitement ordinaire. Sous l'influence de la gestation un *prurit* généralisé intense, peut se développer tantôt sans lésions, tantôt accompagné de vésicules et de pustules (*herpes gestationis*).

Traitement : bains alcalins, lotions avec une solution cocaïnée.

Tumeurs. — La plupart des tumeurs, surtout celles de nature vasculaire, augmentent pendant la grossesse, pour subir ensuite une diminution relative.

Traumatismes. Fractures. — Le résultat des traumatismes sur la grossesse est très variable, tantôt nul, tantôt amenant la mort du fœtus, l'avortement. En général, le traumatisme, soit accidentel, soit opératoire, est d'autant plus dangereux pour l'interruption de la grossesse, qu'il se rapproche davantage de la sphère génitale. — Conclusion thérapeutique : Eviter pendant la grossesse toute opération à moins d'urgence.

Si la cicatrisation des plaies ne semble, en général, pas entravée par la gestation, il n'en est pas de même de la réparation des fractures, car souvent la formation du cal se trouve ralentie (sorte d'ostéomalacie locale). Dans d'autres cas, il est vrai, la consolidation se fait normalement.

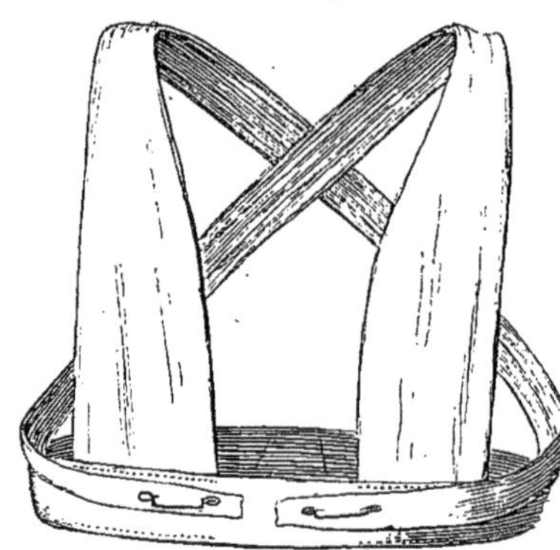

Fig. 313 [1].
Bandage mammaire.

Mamelles. — Les *tumeurs* de la mamelle subissent l'aggravation indiquée pour les néoplasmes en général.

Les *abcès* du sein, dont il a été question à propos de l'allaitement, sont exceptionnels pendant la grossesse; ils peuvent cependant se produire sous l'influence de traumatismes, d'excoriations, d'eczéma du mamelon. Pas de considérations thérapeutiques spéciales.

L'hypertrophie mammaire, simple exagération du gonflement gravidique normal, peut être observée pendant la grossesse. Cette hypertrophie existe à tous les degrés, parfois elle est si marquée que le poids des mamelles égale presque celui du corps entier. A ces degrés avancés de l'hypertrophie mammaire, on observe des accidents divers, notamment la mort du fœtus, et l'expulsion prématurée de l'œuf. Après l'accouchement, les mamelles reviennent

[1] Ce bandage m'a été indiqué par M. de Kervily, étudiant en médecine, qui lui-même l'avait vu en usage en Russie.

à peu près à leur volume normal, c'est dire que le pronostic de l'affection est bénin pour la mère; toutefois la régression ne se faisant que lentement, l'allaite-

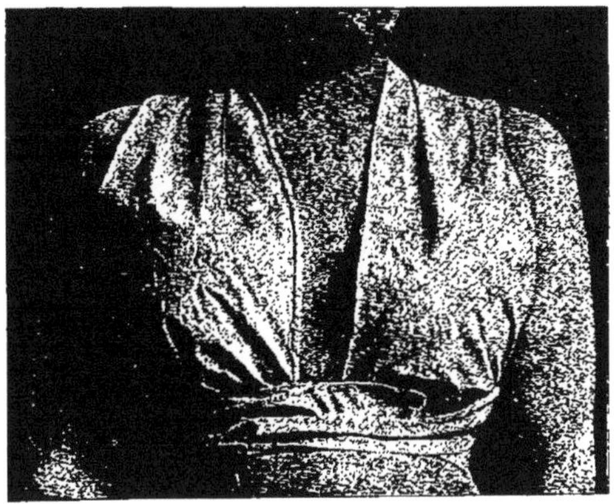

Fig. 314. — Bandage mammaire appliqué.

ment est impossible à cause du volume des seins et de l'effacement du mamelon. — Les divers traitements préconisés jusqu'à ce jour se sont montrés inefficaces; il faudra se contenter de soutenir pendant la grossesse les seins avec un bandage approprié. Je conseille l'emploi de celui indiqué par les figures 313 et 314, pratique et commode pour tous les cas nécessitant le simple soutien avec compression modérée.

V

MALADIES DU SQUELETTE PELVIEN

SOMMAIRE

A. — MALADIES DES ARTICULATIONS

1° RELACHEMENT DES SYMPHYSES

Les trois articulations, qui interrompent circulairement la ceinture pelvienne, subissent pendant la grossesse un ramollissement de leurs moyens d'union, qui corrige heureusement la rigidité du bassin en vue de l'accouchement (voir p. 87).

Cet état *physiologique* peut devenir *pathologique* par excès ; les trois symphyses pelviennes subissent un véritable *relâchement*, plus facile à apprécier pour le pubis, qu'en arrière au niveau des articulations sacro-iliaques.

Ce relâchement articulaire se manifeste par deux symptômes importants :

1° L'*impotence fonctionnelle*. — La femme éprouve une difficulté croissante à marcher. Elle se dandine en avançant à la manière des palmipèdes. Il lui semble que les cuisses ne peuvent plus maintenir le bassin. La marche parfois devient impossible.

2° La *douleur* se traduit par une fatigue générale et par une souffrance au niveau des interlignes articulaires du bassin ; la pression locale amène une exacerbation des plus nettes.

A l'examen on trouve deux signes, qui permettent de confirmer le diagnostic :

1° *La mobilité anormale des os.* — La femme étant debout, on introduit l'index dans le vagin, et on le met en rapport avec la symphyse pubienne ; en priant la patiente de soulever alternativement l'un et l'autre membre inférieur, on sent très nettement le mouvement indépendant des deux surfaces articulaires (Budin).

2° *Les craquements articulaires.* — Ces craquements, analogues à ceux que l'on rencontre dans les arthrites anciennes, n'existent que rarement dans le relâchement des symphyses.

Le relâchement débute en général à une époque variable de la deuxième moitié de la grossesse, et s'accentue jusqu'au moment de l'accouchement. La guérison se fait pendant les suites de couches, mais le relâchement persiste parfois un long temps ; la consolidation des articulations peut même rester incomplète d'une façon définitive.

Le relâchement des symphyses est une complication relativement fréquente de la puerpéralité, mais qui reste souvent méconnue ; les troubles douloureux et fonctionnels, dont il est la cause, étant simplement et à tort attribués à la grossesse elle-même. Une exploration attentive, basée sur les signes précédemment énoncés, en permettra facilement le diagnostic.

L'unique et efficace *traitement* de cette affection consiste dans l'application d'un bandage, qui double circulairement le bassin et lui rend artificiellement la solidité. Le meilleur appareil est la *ceinture de* Martin, composée d'un cercle d'acier, recouvert d'une enveloppe souple, qui passant de chaque côté et au-dessus des trochanters, se serre en avant au moyen d'une boucle. Cette ceinture doit être fabriquée sur mesure, et se mouler exactement au contour du corps. Bien faite elle est aisément supportée et supprime la plupart des inconvénients du relâchement des symphyses. Elle sera conservée jusqu'au retour des articulations à leur état normal.

2° INFLAMMATION DES ARTICULATIONS

L'inflammation des symphyses pelviennes peut se produire dans trois circonstances principales :

1° A la suite du *relâchement des symphyses*, dont l'inflammation devient une complication.

2° A la suite de la *rupture* d'une articulation, dont la pathogénie sera étudiée dans un instant. Tout traumatisme obstétrical (forceps, version, accouchement pénible), agit semblablement, alors même qu'il ne produit pas la rupture complète de la symphyse atteinte, et qu'il se borne à une simple contusion.

3° Sous l'influence enfin de l'*état puerpéral ;* influence admise alors qu'on ne trouve aucune autre cause (peut être de nature rhumatismale).

Cette arthrite, atteignant une, deux, ou les trois symphyses du bassin, se manifeste par une *fièvre* d'intensité variable et localement par de la *douleur* et de l'*empâtement* au niveau de l'articulation malade.

Quand l'inflammation fait suite au relâchement ou à la rupture, les symptômes de ces diverses affections se confondent, et rendent le diagnostic plus compliqué.

La terminaison a lieu soit par guérison après quelques jours, soit par transformation en état chronique, soit par suppuration.

Le pronostic varie naturellement suivant l'intensité de la maladie.

Le *traitement* est le même que celui des arthrites en général; il est inutile de l'exposer ici en détail. Le repos et l'immobilisation du bassin en constitueront la base.

3° RUPTURE DES SYMPHYSES

Quand il y a disproportion entre le volume de la tête fœtale et l'espace présenté par la voie pelvienne, si l'accoucheur (forceps, extraction manuelle) ou les contractions utéro-abdominales sollicitent énergiquement la sortie de l'enfant, il pourra en résulter soit une fracture du crâne fœtal, soit plus souvent la rupture d'une des symphyses pelviennes.

La symphyse pubienne est rarement atteinte, mais le plus ordinairement l'une des articulations sacro-iliaques, ce qu'explique facilement la pression énergique subie par le sacrum.

Au moment de cette rupture la femme éprouve une *douleur aiguë*, une *sensation de déchirement;* l'accoucheur perçoit un *bruit de craquement* et a la notion d'un *obstacle brusquement surmonté*, analogue à celui que donne le passage de la tête à travers le diamètre promonto-pubien rétréci, alors qu'elle tombe dans l'excavation.

La rupture articulaire, qui n'est autre chose qu'une entorse très prononcée, se termine par inflammation. Les suites de l'accident sont donc celles de l'arthrite avec sa marche variable suivant son intensité.

Le traitement est également le même que celui de l'arthrite.

B. — PELVIVICIATIONS

[DYSTOCIE PELVIENNE]

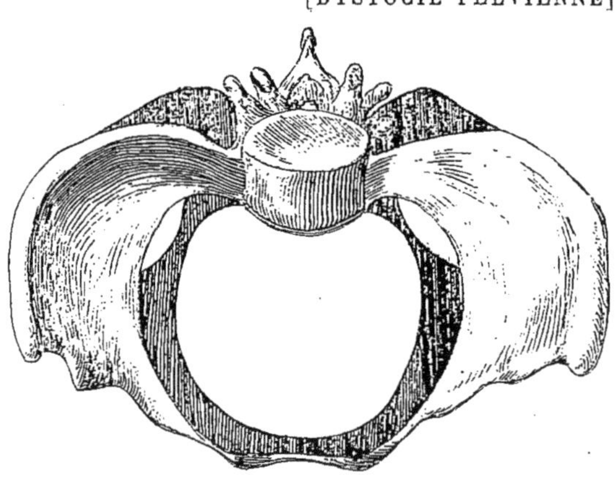

Fig. 315. — Bassin normal.

La conformation normale du bassin osseux a été étudiée (p. 102), il est inutile d'y revenir ici. La figure 315 rappelle l'aspect de ce bassin normal.

La figure 316, représentant une coupe antéro-postérieure du pelvis sur une femme dans la situation verticale, résume la direction des plans et axes dont les détails ont été donnés, p. 119.

Le bassin est dit *vicié*, toutes les fois que par sa *conformation*, ou par sa *direction*, il s'écarte de l'état normal.

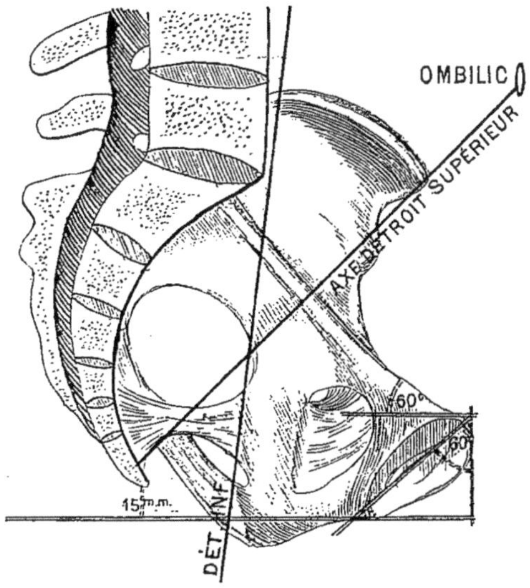

Fig. 316. — Coupe antéro-postérieure d'un bassin normal.
(Errata. — Détroit moyen au lieu de détroit inférieur.)

Les pelviviciations peuvent être divisées en quatre catégories :

I. *Viciations d'amplitude.*
   1. Bassin trop grand. *élargi.*
   2. Bassin trop petit.. *rétréci.*

II. *Viciations de longueur.*
   1. Bassin trop long, trop profond.
   2. Bassin trop court.

III. *Viciations de direction.*
   1. Bassin en antéversion.
   2. Bassin en rétroversion.
   3. Bassin en latéroversion.

IV. *Viciation de continuité.*
   1. Bassin fendu.

Nous étudierons successivement :

A. L'anatomie pathologique, c'est-à-dire la conformation des bassins viciés, en même temps que leur étiologie et pathogénie.

B. Leur symptomatologie, c'est-à-dire les troubles qu'ils amènent dans la puerpéralité.

C. Leur diagnostic.

D. Leur pronostic.

E. La conduite à tenir.

A. — ANATOMIE PATHOLOGIQUE. — ÉTIOLOGIE. — PATHOGÉNIE

I. — VICIATIONS D'AMPLITUDE

Il ne sera pas question du *bassin trop large*, sorte de bassin géant chez une femme de taille moyenne, avec diamètres augmentés de 1 à 2 centimètres, car son importance en pratique est pour ainsi dire nulle.

Les *bassins rétrécis* ont au contraire une importance considérable à cause de leur fréquence et de l'obstacle qu'ils apportent à l'accouchement. Voici la classification que je propose pour leur étude; les détails et l'esprit en seront compris après la description détaillée de chaque variété.

A. — BASSINS A VICIATION SIMPLE

1. Viciation par maladie générale (rétrécissement de préférence antéro-postérieur)

a. **Atrophie.** (*Bassin atrophique.*) Fréquence 20 p. 100.	1. Justo-minor. 2. Aplati. 3. Justo-minor aplati.
b. **Rachitisme.** (*Bassin rachitique.*) Fréquence 60 p. 100.	1. Justo-minor. 2. Aplati. 3. Justo-minor aplati. 4. Etoilé, en 8 de chiffres, épineux.
c. **Ostéomalacie.** (*Bassin ostéomalacique.*) Fréquence 1 p. 100.	1. Etoilé.

2. Viciation par maladie localisée (rétrécissement de préférence transversal)

d. **Artropathie sacro-iliaque.** (*Bassin sacro-iliaque*). Fréquence 1 p. 100.	1. Bassin oblique ovalaire simple. 2. Bassin double oblique ovalaire.
e. **Déviation rachidienne.** (*Bassin rachidien.*) Fréquence 10 p. 100.	1. Bassin lordosique. 2. Bassin scoliotique. 3. Bassin cyphotique.
f. **Altération de membres inférieurs.** (*Bassin crural.*) Fréquence 5 p. 100.	1. Avec luxation coxo-fémorale simple. — — double. 2. Sans luxation.

3. Viciation par envahissement (rétrécissement irrégulier)

g. **Spondylizème, spondylolisthésis.**
(*Bassin vertébral.*) Fréquence 1 p. 100.

h. **Fractures.**
(*Bassin fracturaire.*) Fréquence 1 p. 100.

i. **Tumeurs.**
(*Bassin néoplasique.*) Fréquence 1 p. 100.

B. — BASSINS A VICIATION COMPLEXE

Fréquence à peu près égale à celle des viciations simples.

A. — BASSINS A VICIATION SIMPLE

A. — ATROPHIE

En dehors du rachitisme, sous une influence encore mal déterminée, mais où l'héridité joue un rôle important, on voit des individus, dont tantôt tout le corps en proportion égale (nanisme), tantôt seulement une partie (tête, thorax, pelvis) subit un arrêt de développement. Cette *atrophie* congénitale, lorsqu'elle s'adresse au bassin de la femme, produit la viciation, que nous étudions actuellement.

On devine, par ce qui vient d'être dit, que cette atrophie pelvienne, ce *nanisme pelvien*, se rencontrera tantôt chez des naines (le nanisme est alors généralisé à tout l'individu), tantôt chez des femmes de taille normale (le nanisme en pareil cas est localisé au bassin).

Sous cette influence, le bassin peut présenter trois types de viciations :

1° **Justo-minor** (BASSIN ATROPHIQUE JUSTO-MINOR). — Par cette expression que l'usage a consacrée, et qu'on oppose à *justo-major* (bassin généralement agrandi), on désigne un bassin dont tous les diamètres ont subi une diminution ou plutôt un manque de développement semblable. On dit encore : bassin généralement rétréci, avec perfection des formes.

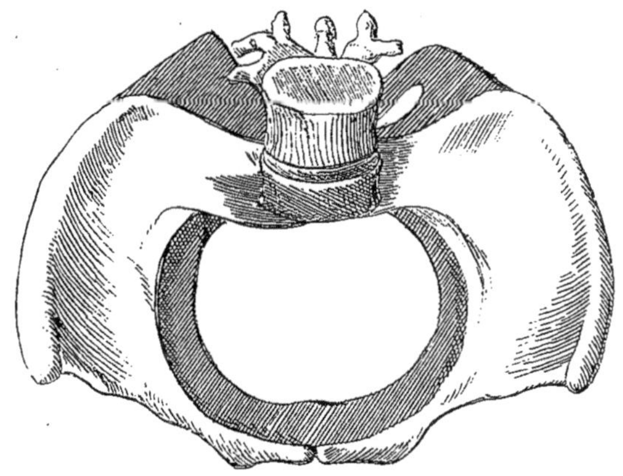

Fig. 317. — Bassin atrophique justo-minor.

2° **Aplati** (BASSIN ATROPHIQUE APLATI), aussi appelé bassin de BETSCHLER, car cet auteur a su le séparer des types rachitiques (1832). Les diamètres antéro-postérieurs sont seuls rétrécis, les transverses et obliques restent normaux ou parfois sont légèrement agrandis. Prenons la variété précédente, un justo-

[1] Les chiffres indiquant la fréquence de ces diverses viciations ne sont qu'approximatifs et destinés à donner aux lecteurs une idée de l'importance relative des diverses pelvi-viciations.

minor, repoussons le sacrum en avant vers le pubis, la courbure des os iliaques s'accentue sous cette poussée tandis que les diamètres transverses et obliques subissent une certaine augmentation. Le bassin regagne transversalement ce

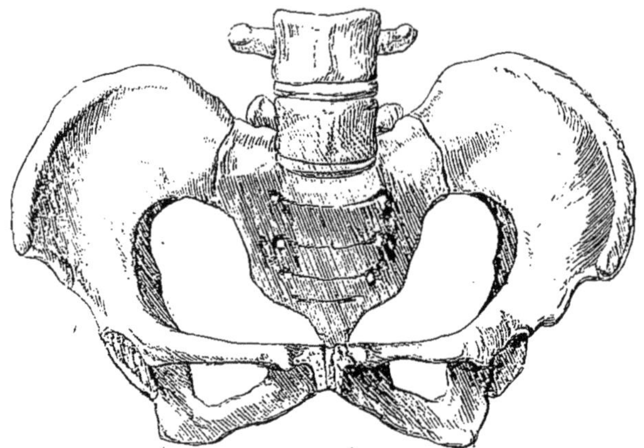

Fig. 318. — Bassin atrophique aplati.

qu'il perd antéro-postérieurement. C'est par ce mécanisme qu'on peut interpréter la transformation du *justo-minor* en bassin *aplati*.

3° **Justo-minor aplati** (BASSIN ATROPHIQUE JUSTO-MINOR APLATI). — Supposons un bassin justo-minor très prononcé, comme tout à l'heure, repoussons le sacrum en avant, même résultat, c'est-à-dire, diminution dans les diamètres

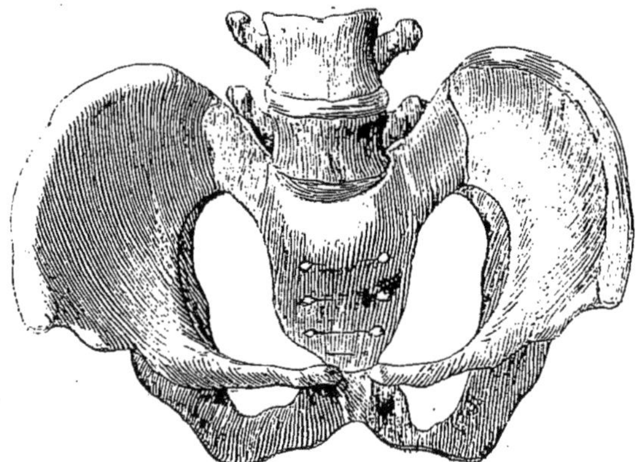

Fig. 319. — Bassin atrophique justo-minor aplati.

antéro-postérieurs, augmentation dans les transverses et obliques. Cependant comme ces derniers étaient primitivement très étroits, ils ne peuvent atteindre les dimensions normales et le bassin reste étroit dans tous ses diamètres, mais avec prédominance du rétrécissement dans la direction sacro-pubienne; ainsi se comprend la formation du bassin justo-minor aplati.

Quant à savoir pourquoi dans ces deux dernières variétés il y a projection du sacrum en avant, on peut facilement le comprendre par la connaissance de la statique du bassin, le sacrum dans la position debout de la femme étant poussé par la colonne vertébrale dans la direction du pubis.

L'arrêt de développement d'une part, et la pression de la colonne vertébrale de l'autre, nous expliquent donc la pathogénie de trois viciations pelviennes qui viennent d'être étudiées.

B. — RACHITISME

Le rachitisme, maladie des deux ou trois premières années de la vie, est caractérisé par un trouble de la nutrition et surtout par une évolution vicieuse des tissus, qui concourent à l'ossification. Les os, au lieu d'avoir, grâce à la calcification normale, leur solidité habituelle, sont peu résistants, mous, aussi s'incurvent-ils et se déforment-ils. Le rachitisme peut être, ou généralisé à tout le squelette, les déformations sont alors multiples; ou prédominant dans certaines régions osseuses, les membres inférieurs par exemple et le bassin, qui subiront surtout les altérations de forme.

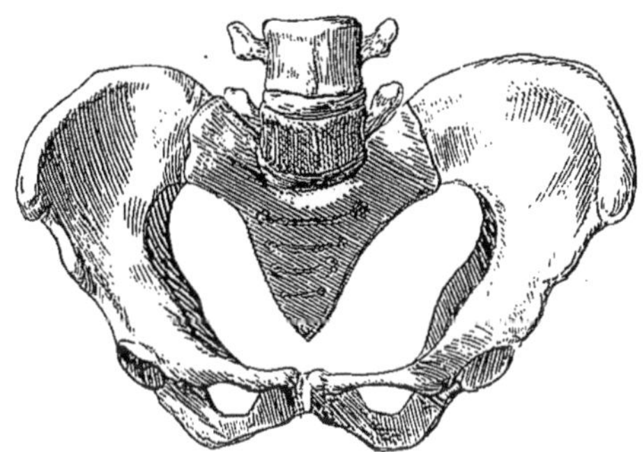

Fig. 320. — Bassin rachitique justo-minor.

Quoi qu'il en soit, sous l'influence du rachitisme, on voit naître des viciations pelviennes dont l'analogie est grande avec celles de la classe précédente, quoique les variétés soient plus nombreuses.

1° **Justo-minor** (BASSIN RACHITIQUE JUSTO-MINOR). — Comme dans le cas de bassin atrophique, le manque de développement porte sur tout le pelvis. C'est un bassin généralement petit. Il y a cependant une différence en ce que le rétrécissement est surtout prononcé au détroit supérieur; il y a à ce niveau un véritable rétrécissement *annulaire*, cette expression étant opposée à celle de *canaliculée*, qu'on applique aux sténoses occupant tout le trajet de la filière osseuse.

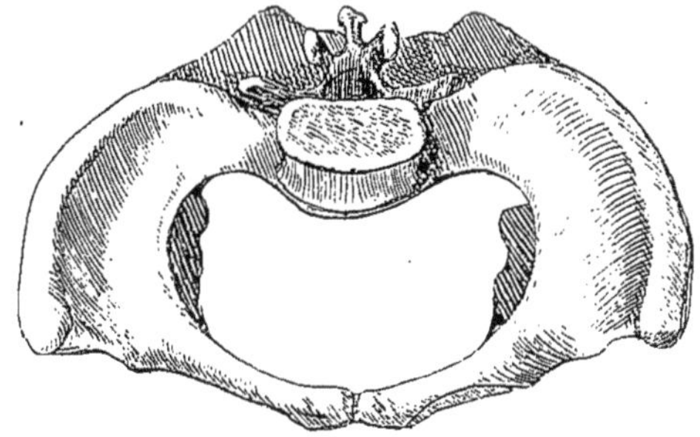

Fig. 321. — Bassin rachitique aplati.

2° **Aplati** (BASSIN RACHITIQUE APLATI). — De même que pour le bassin atrophique, c'est la saillie du sacrum, et surtout du promontoire vers le centre du pelvis, qui amène l'aplatissement antéro-postérieur et particulièrement promonto pubien, en même temps que l'agrandissement relatif, parfois réel, des diamètres obliques et transverses. Le rétrécissement promonto-pubien est donc la caractéristique du bassin rachitique aplati. Cette variété est la plus fréquente de toutes les viciations pelviennes.

3° **Justo-minor aplati** (BASSIN RACHITIQUE JUSTO-MINOR APLATI), combinaison des deux variétés précédentes, qui amène un rétrécissement de tous les diamètres avec prédominance du rétrécissement antéro-postérieur. — Comme dans

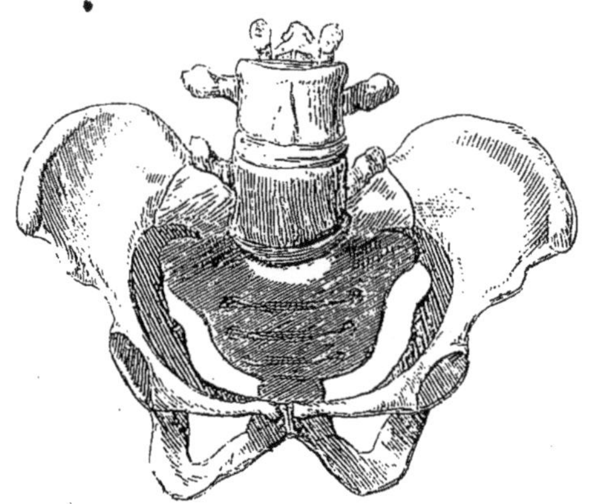

Fig. 322. — Bassin rachitique justo-minor aplati.

toutes les variétés de bassin rachitique, la sténose porte surtout sur le détroit supérieur.

4° **Bassin rachitique étoilé, — en 8 de chiffres, — épineux.** — Je groupe dans un même paragraphe ces trois variétés de bassins rachitiques, qu'on n'observe que rarement.

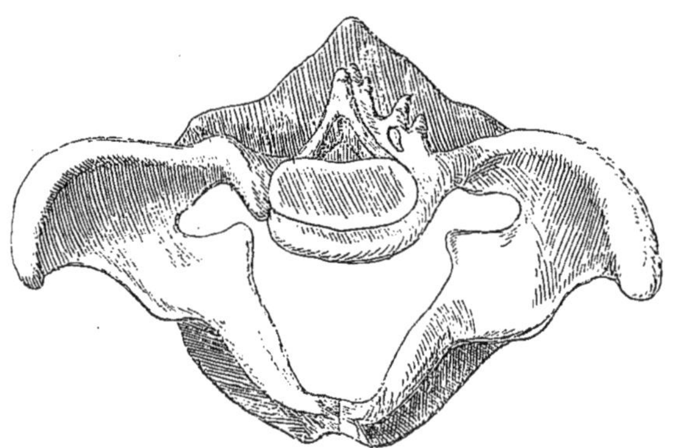

Fig. 323. — Bassin rachitique étoilé ou pseudo-ostéomalacique.

Le bassin *étoilé*, encore désigné sous le nom de *pseudo-ostéomalacique*, car sa déformation rappelle celle observée dans cette dernière maladie, présente la configuration représentée par la figure 323, déformation analogue à celle qu'on produirait en exerçant une pression concentrique sur le sacrum et les têtes fémorales. La forme du bassin est un peu celle d'une étoile à trois rayons, d'ou la dénomination appliquée à cette variété.

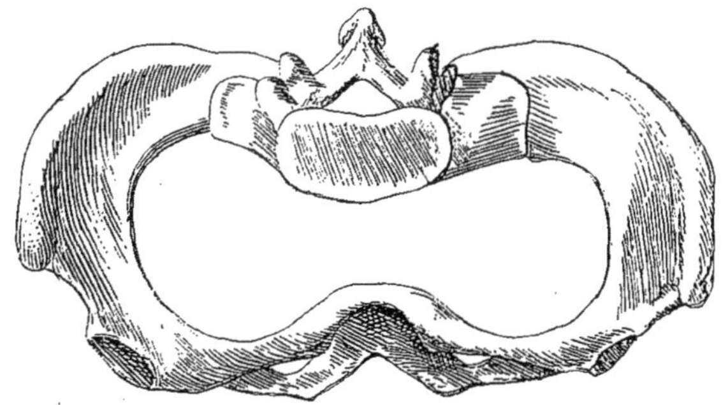

Fig. 324. — Bassin rachitique en 8 de chiffres.

Le bassin *en 8 de chiffres*, ou en forme d'haletère, est, ainsi que l'indique la figure 324, constitué par le rapprochement très accentué du sacrum et du pubis, l'un marchant à la rencontre de l'autre.

Le bassin *épineux* est remarquable par une série de saillies pointues qu'on observe sur la figure 325 au niveau de la symphyse sacro-iliaque, de l'éminence ilio-pectinée, de l'épine du pubis. Ces saillies, développées sous l'influence du rachitisme, sont susceptibles, au moment de l'accouchement, de perforer les tissus mous, comprimés sur la pointe osseuse et d'amener ainsi des désordres plus ou moins graves.

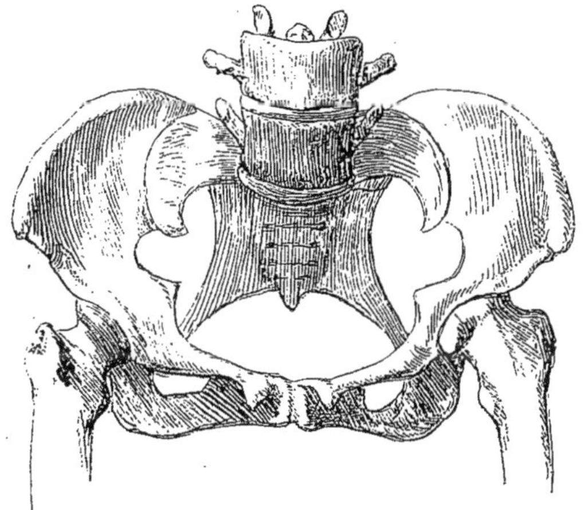

Fig. 325. — Bassin rachitique épineux.

Quelle que soit la variété de bassin rachitique observée, le sacrum peut présenter des incurvations indépendantes et intéressantes à connaître.

Tantôt la courbe normale est *peu modifiée.*

Tantôt elle est *exagérée*, ainsi que l'indique la figure 326. Alors se constitue un *faux promontoire*, c'est-à-dire une saillie plus rapprochée de la partie supérieure de la symphyse pubienne que le promontoire vrai (union de la cinquième vertèbre lombaire et de la première sacrée). Dans le cas actuel le *faux promontoire est lombaire* à l'union de la quatrième et de la cinquième vertèbres lombaires.

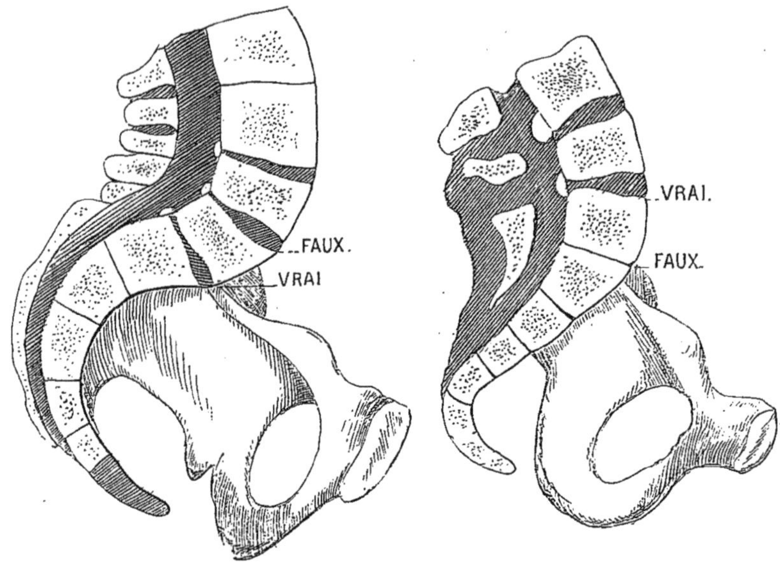

Fig. 326. — Bassin rachitique à faux promontoire lombaire.

Fig. 327. — Bassin rachitique à faux promontoire sacré.

Tantôt elle est *redressée*, ou même dessinée dans le sens contraire à la normale, c'est-à-dire la convexité regardant le centre du bassin. Un *faux promontoire* est également formé, mais au lieu de lombaire comme tout à l'heure, il est *sacré* et se trouve à l'union de la première et de la seconde pièce du sacrum. — Ainsi :

Exagération de la concavité sacrée : Faux promontoire lombaire.

Redressement de la concavité sacrée : Faux promontoire sacré.

Tout bassin rachitique est caractérisé par le faible développement des os, par l'ouverture des ailes iliaques rejetées en dehors, comme si on avait attiré excentriquement les crêtes iliaques. Ces deux caractères sont importants pour établir le diagnostic différentiel avec l'ostéomalacie où les os ont leur volume normal, et où les ailes iliaques au lieu d'être ouvertes sont repliées en cornet d'oublies (voir fig. 328).

C. — OSTÉOMALACIE

L'ostéomalacie, dont la grossesse est le point de départ dans la moitié des cas, est une sorte de ramollissement du squelette, survenant à l'âge adulte, analogue au rachitisme non par ses lésions, mais par ses résultats.

Cette maladie ne produit qu'une variété de viciation pelvienne. C'est le bassin étoilé, dont la figure 328 représente un type très accentué. Supposons,

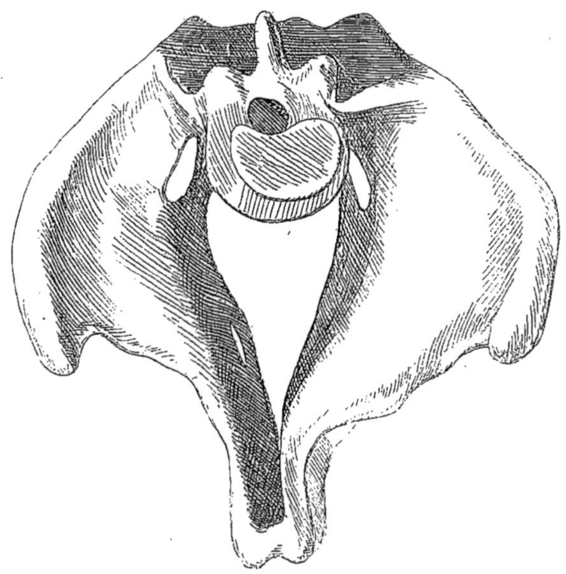

Fig. 328. — Bassin ostéomalacique.

comme pour le bassin étoilé rachitique, les os pelviens ramollis, et une triple pression exercée concentriquement dans la direction du sacrum et des têtes fémorales, la déformation ostéomalacique sera constituée. La partie antérieure du bassin fait un véritable bec saillant en avant. Le canal aplati formé par le rapprochement des branches pubiennes et ischio-pubiennes est parfois tellement étroit (*défilé pubien*) que l'index a de la peine à s'y engager. L'ensemble du bassin a un *air chiffonné*.

D. — ARTROPATHIE SACRO-ILIAQUE

Sous l'influence d'une affection de l'articulation sacro-iliaque droite ou gauche, parfois des deux, affection encore mal déterminée, mais qui paraît être tantôt un vice de conformation, une sorte de soudure congénitale, tantôt une arthrite de nature tuberculeuse ou autre du jeune âge, il se forme une *ankylose sacro-iliaque*, avec atrophie et résorption des régions voisines de l'ilion et du sacrum.

Le résultat de cette maladie sur la configuration du bassin variera, suivant qu'une seule articulation ou les deux sont atteintes.

1° *Une seule articulation atteinte.* (**Bassin oblique ovalaire simple ou de**

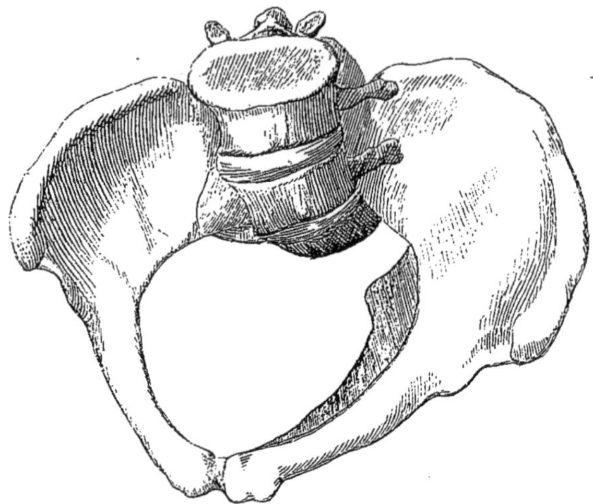

Fig. 329. — Bassin oblique ovalaire simple ou de Nægelé.
(Ankylose de la symphyse sacro-iliaque gauche.)

Nægelé.) — Bassin sacro-iliaque unilatéral. — Le sacrum se penche du côté

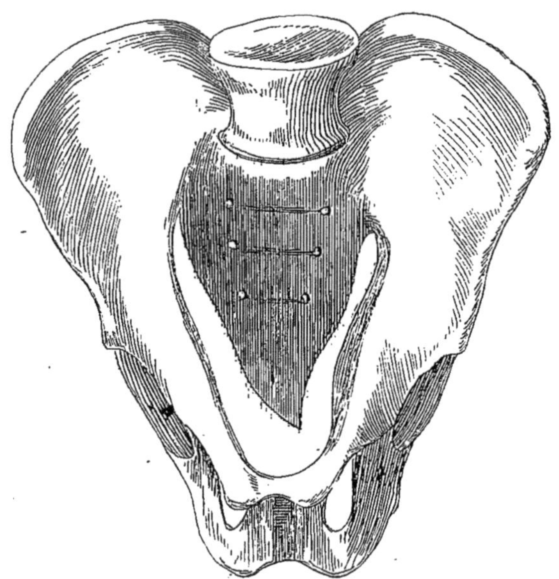

Fig. 330. — Bassin double oblique ovalaire ou de Robert.
(Ankylose des deux symphyses sacro-iliaques.)

ankylosé. L'os iliaque malade s'incline vers le centre du bassin, repoussant en sens contraire l'os iliaque opposé, de telle sorte que la symphyse pubienne est portée vers le côté sain. L'axe du détroit supérieur prend la forme d'un ovale à grand axe dirigé obliquement, d'où le nom de bassin oblique ovalaire, de bassin asymétrique. Les diamètres transverses, et les obliques partant de l'articulation sacro-iliaque saine sont les plus atteints. La viciation atteint également le détroit supérieur, l'excavation et le détroit moyen.

2° *Les deux articulations atteintes.* **(Bassin double oblique ovalaire ou de Robert.)** — BASSIN SACRO-ILIAQUE BILATÉRAL.— L'ankylose, survenant de chaque côté, amène le rapprochement transversal des os iliaques, la symphyse pubienne reste médiane, et le bassin est symétrique, toutefois l'analogie étiologique avec le précédent lui a fait donner le nom de double oblique ovalaire, quoique à proprement parler il ne soit pas oblique. Le rétrécissement, qui s'étend à toute la hauteur du bassin, est, ainsi que l'indique la figure 330, surtout transversal.

E. — DÉVIATIONS RACHIDIENNES

Lordose. — Scoliose. — Cyphose.

Ces différentes déviations de la colonne vertébrale reconnaissent pour causes principales, une attitude vicieuse prolongée, le relâchement de l'appareil musculo-ligamenteux du rachis, le mal de Pott, les fractures, le rachitisme. Dans ce dernier cas le bassin subit une double influence, celle de la déviation rachidienne, et celle de la maladie générale, qui s'adresse directement au bassin pour produire les altérations déjà étudiées ; on a ainsi une viciation complexe. Il ne sera question ici que des viciations simples, produites exclusivement par la déviation rachidienne.

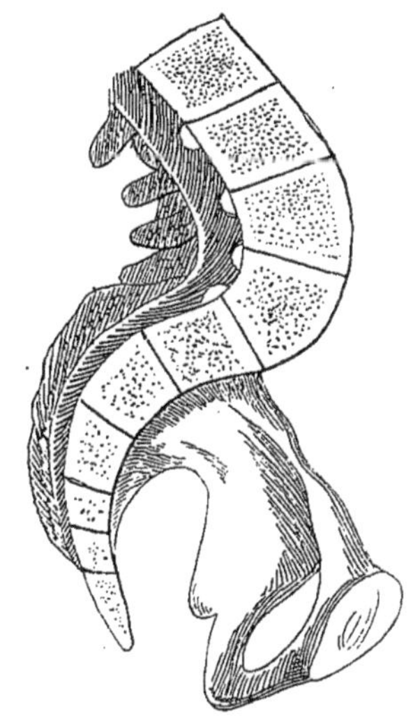
Fig. 331. — Bassin rachidien lordosique

1° **Bassin rachidien lordosique.** — La *lordose*, courbure exagérée de la colonne vertébrale en arrière, n'intéresse le bassin, que lorsqu'elle existe à la région lombaire, son siège d'ailleurs le plus fréquent. Elle agit non sur la conformation du bassin, mais simplement sur son inclinaison, qui s'accentue en avant (fig. 331) ; il y a antéversion pelvienne ; j'y reviendrai à propos des viciations d'inclinaison.

2° **Bassin rachidien scoliotique.** — *Scoliose* est le terme appliqué aux déviations *latérales* pathologiques du rachis. L'action sur le bassin peut se manifester tantôt par une *simple inclinaison latérale*, tantôt par une *déformation réelle*. Cette déformation ne se produira qu'à une double condition : la première que la scoliose se constitue dans le jeune âge, pendant l'accroissement du bassin [1], la seconde qu'elle occupe la région lombaire et amène l'inclinaison du sacrum. — *Il y a aplatissement de la moitié latérale du bassin vers laquelle s'incline la colonne lombaire déviée.* — Cet aplatissement, d'habitude peu marqué, est plutôt apparent que réel, et dû à ce que la base du sacrum se dirige vers l'os iliaque, que regarde la convexité lombaire. — Grâce à cette même direction du sacrum, la symphyse pubienne semble (voir fig. 332) rejetée du côté opposé, le bassin est ainsi asymétrique et rappelle l'oblique ovalaire de Nægelé précédemment décrit, avec lequel il faut se garder de le confondre. Si on veut désigner la viciation scoliotique par sa forme, il con-

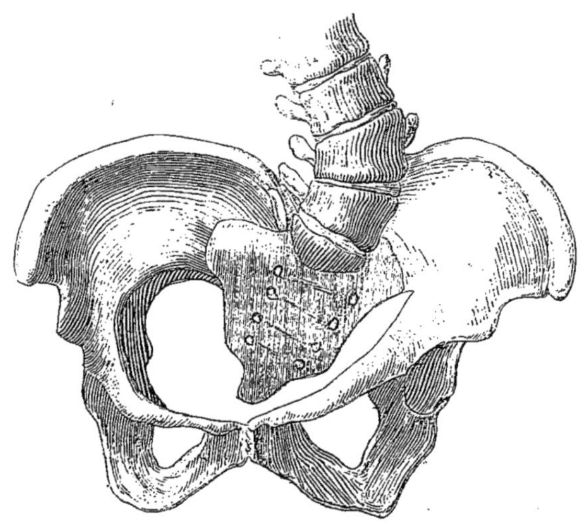

Fig. 332. — Bassin rachidien scoliotique.

viendra de l'appeler *pseudo-oblique ovalaire* pour la distinguer du vrai *oblique ovalaire* ou *de Nægelé*. — Il est rare que le bassin scoliotique (non rachitique) apporte une gêne sérieuse à l'accouchement.

3° **Bassin rachidien cyphotique**. — La *cyphose*, opposée à la lordose est caractérisée par une gibbosité. — Cette déviation vertébrale est susceptible d'amener soit une inclinaison du pelvis en arrière, qui relève la symphyse pubienne, rapprochant le plan du détroit supérieur de l'horizontale (rétroversion pelvienne), soit une déformation spéciale et caractéristique, qui donne au bassin la forme d'un *entonnoir*.

Comme pour la scoliose, la déformation n'a lieu que lorsque la déviation rachidienne survient de bonne heure, et quand elle siège dans une région du rachis peu éloignée du sacrum (région lombaire ou dorsale inférieure). — La *pathogénie* du bassin cyphotique ou en entonnoir est la suivante : la base du sacrum est, par le fait même de la cyphose, entraînée en

[1] D'une façon générale, le bassin après quinze ans est peu susceptible de déformation, car les trois points d'ossification principaux (ilion, ischion, pubis) se soudent complètement vers cette époque.

arrière, tout le sacrum subit ainsi un mouvement de bascule, qui éloigne le promontoire du centre du bassin, en rapprochant le coccyx par un mouvement contraire. La base du sacrum, tend à écarter les surfaces osseuses avec lesquelles elle s'articule, les os iliaques sous cette influence subissent eux-mêmes un mouvement de bascule, qui, éloignant les deux crêtes iliaques l'une de l'autre, rapproche les ischions. Le bassin cyphotique est le résultat de ce basculement général, qui agrandit le détroit supérieur,

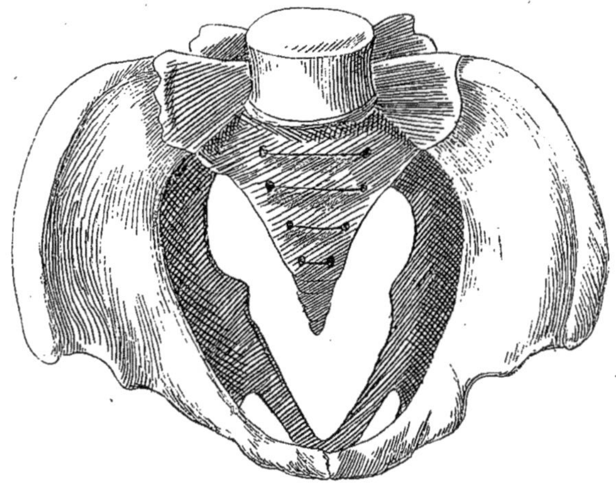

Fig. 333. — Bassin rachidien cyphotique. — Bassin en entonnoir.

et rétrécit le moyen et l'inférieur par le rapprochement de la pointe du sacrum et du coccyx d'une part, celle des épines sciatiques et des ischions d'autre part.

F. — ALTÉRATIONS DES MEMBRES INFÉRIEURS

Les liens intimes, qui dans la statique humaine unissent le bassin et les membres inférieurs, laissent pressentir que les altérations dans l'état normal des membres inférieurs peuvent amener des viciations du bassin. — Au point de vue spécial qui nous occupe, il importe d'établir deux catégories distinctes, suivant qu'il y a ou non luxation coxo-fémorale (simple ou double), car cette luxation amène une viciation spéciale du bassin; nous étudierons donc successivement le *bassin crural avec luxation*, le *bassin crural sans luxation;* il est sous-entendu que le terme de luxation s'applique exclusivement à la hanche.

1° Bassin crural avec luxation. — (BASSIN ILIO-FÉMORAL DE GUÉNIOT.)

A. *Luxation unilatérale.* — Nous n'envisagerons ici que les cas où la luxation a lieu en arrière, c'est-à-dire vers la fosse iliaque externe ou la grande échancrure sciatique, la luxation en avant étant relativement beaucoup plus rare, et son retentissement sur le bassin encore mal connu. Le résultat diffère peu quelle que soit l'origine de la luxation (congénitale, spontanée ou coxalgique, traumatique), pourvu qu'elle ait lieu dans les premières années de la vie, alors que le bassin est susceptible de se déformer.

L'os iliaque du côté luxé est atrophié (os iliaque droit dans la figure 334). La symphyse pubienne est parfois rejetée vers le côté malade par le fait de l'atrophie de l'os iliaque (cette déviation n'existe pas dans la figure 334); ce qui donne au bassin une forme rappelant celle du bassin oblique ovalaire de Nægelé, mais ce n'est qu'un pseudo-oblique ovalaire, car le véritable oblique

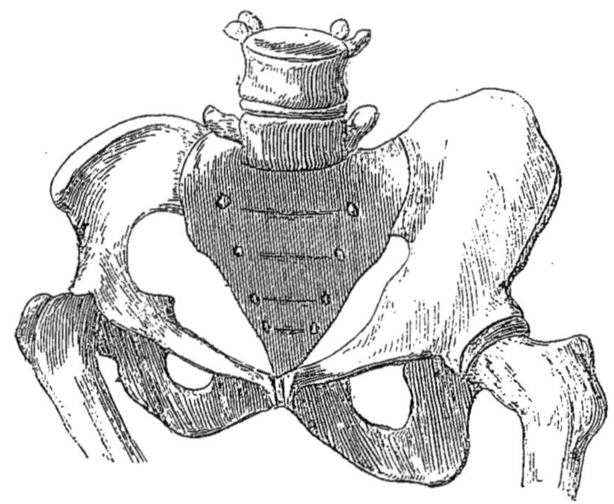

Fig. 334. — Bassin crural avec luxation unilatérale.
(Luxation de la hanche droite.)

ovalaire, celui auquel il importe de réserver ce nom pour éviter toute confusion, est le bassin de Nægelé avec synostose sacro-iliaque (V. fig. 329). — Le point d'appui de la tête fémorale étant déplacé est situé plus haut qu'à l'état normal, l'os iliaque subit un mouvement de bascule, qui éloigne l'ischion du centre du bassin, en même temps qu'il rapproche la crête iliaque. Le résultat de cette bascule osseuse, qui se fait en sens contraire de celle observée dans la cyphose, est d'augmenter les dimensions du diamètre transversal aux détroits moyen et inférieur, alors que celles du même diamètre au détroit supérieur restent normales ou diminuent légèrement. — En somme la luxation unilatérale de la hanche produit surtout une asymétrie pelvienne, car le rétrécissement qui peut en résulter au détroit supérieur n'est que très peu accentué.

B. *Luxation bilatérale* (fig. 335). — La même altération qui vient d'être décrite pour un des côtés du bassin, existe ici des deux côtés; les deux os iliaques ont donc subi un certain degré d'atrophie, et un mouvement de bascule qui éloigne les ischions l'une de l'autre. Le résultat est un élargissement notable des détroits moyen et inférieur, transversalement et obliquement, et un rétrécissement correspondant du détroit supérieur; le bassin prend donc la forme contraire à celle observée dans la cyphose, au lieu d'un *entonnoir* on a un *éteignoir*. De plus le déplacement des deux têtes fémorales en arrière changeant le point d'appui amène une *antéversion pelvienne* plus ou moins marquée. L'obstacle, apporté à l'accouchement par le bassin rétréci transversalement au détroit supérieur, est en général faible.

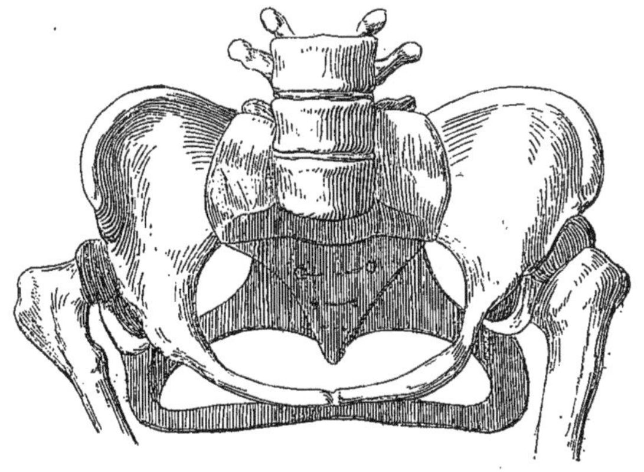

Fig. 335. — Bassin crural avec luxation bilatérale. — Bassin en éteignoir.

2° **Bassin crural sans luxation.** — Les altérations des membres inférieurs, qui, en dehors des luxations coxo-fémorales, peuvent amener des viciations pelviennes sont nombreuses, je ne cite que quelques exemples : affections traumatiques : fracture, résection, amputation. — Affections spontanées : atrophie

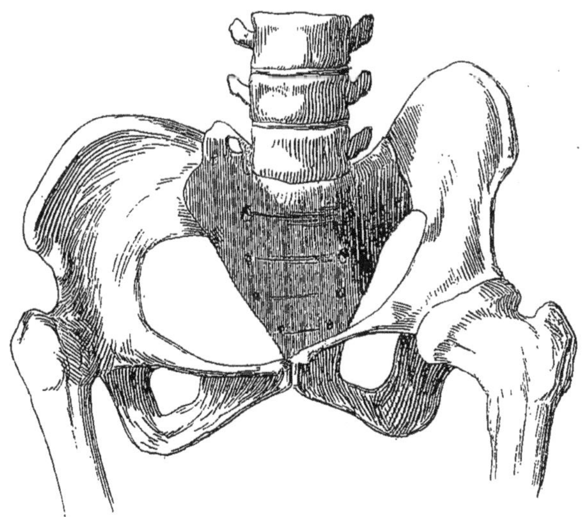

Fig. 336. — Bassin crural sans luxation. — Bassin coxalgique.
(Coxalgie droite.)

d'un membre (ou congénitale, malformation, ou acquise, paralysie infantile), lésions diverses des articulations du pied, du genou, de la hanche, je mentionnerai en particulier la *coxalgie*, qui est susceptible de vicier le bassin de deux façons, ou simplement par l'arthrite qu'elle constitue, ou par les luxations qu'elle peut amener ; ces altérations diverses imposées au bassin par la coxalgie ont été étudiées par Rokitansky sous le nom de *bassin coxalgique ;* en cas de luxation la viciation pelvienne diffère peu de celle décrite précédemment, nous allons voir le résultat de l'arthrite non accompagnée de luxation.

Ces diverses altérations des membres inférieurs ne retentissent sur le bassin que lorsqu'elles surviennent avant quinze ans ; à cet âge, l'ossification complète rend le pelvis rebelle à toute déformation. Le retentissement sera d'ailleurs d'autant plus marqué que le sujet sera plus jeune.

Les viciations pelviennes, qui proviennent de ces altérations diverses, sont trop variées et trop peu connues pour pouvoir encore prêter à une description systématique. Les deux notions importantes qu'il faut retenir sont que : 1° le bassin devient asymétrique ; 2° un des côtés subit tantôt un aplatissement, tantôt une atrophie de degré variable.

Cette atrophie, ou cet aplatissement, siège tantôt du côté du membre pelvien malade, tantôt du côté sain, ainsi que le représente la figure 336, où il existe une coxalgie du côté droit, et un aplatissement du côté gauche. L'atrophie se montre de préférence du côté du membre malade, car elle résulte d'un véritable trouble trophique, et au contraire l'aplatissement plutôt du côté sain, à cause de la pression transmise par le fémur, naturellement plus considérable au niveau de la hanche intacte.

G. — SPONDYLIZÈME ET SPONDYLOLISTHÉSIS

(Bassin vertébral, *pelvis obtecta.*)

Le spondylizème et la spondylolisthésis sont reliés par un point commun,

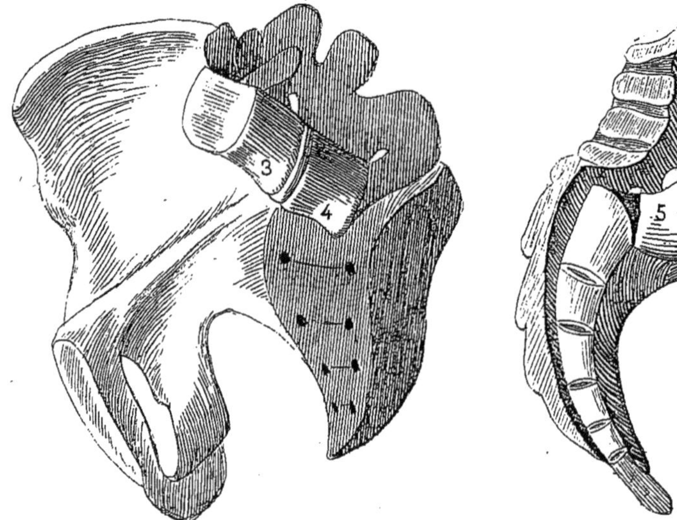

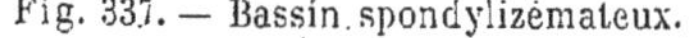

Fig. 337. — Bassin spondylizémateux.

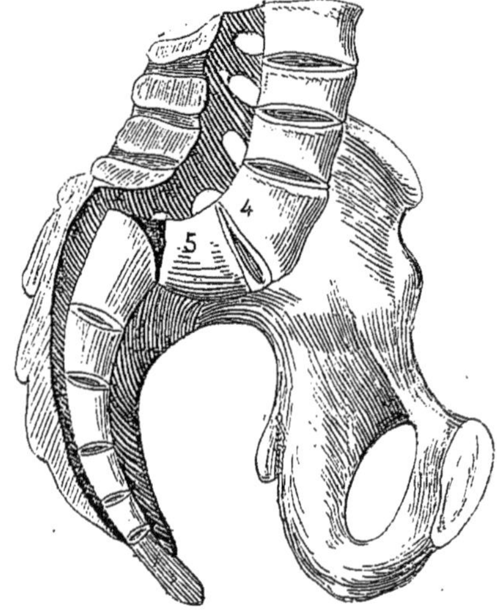

Fig. 338. — Bassin spondylolisthésique.

l'envahissement du petit bassin par la partie inférieure ou lombaire de la colonne vertébrale, mais la cause et la nature de ces deux affections sont différentes.

Le *spondylizème* (σπονδυλος, vertèbre, ιζημα, affaissement) est caractérisé par un *effondrement* vertébral; une ou plusieurs vertèbres malades, cariées, s'affaissent, se démolissent, et la partie voisine de la colonne vertébrale n'étant plus soutenue, plonge vers le petit bassin. Nous avons ici un véritable mal de Pott lombaire.

La *spondylolisthesis* (σπονδυλος, vertèbre, ολισθησις, glissement) se produit non par effondrement mais par simple *glissement* de la dernière vertèbre lombaire sur le sacrum. Ce glissement serait causé par l'altération de l'arc osseux de la dernière vertèbre lombaire, qui n'étant plus maintenue par ce lien postérieur, s'échappe en avant et tombe dans le petit bassin ainsi que l'indique la figure 338. Mais si l'accord existe sur la pathogénie du glissement, il cesse sur la cause même, qui amène l'altération de l'arc vertébral; cette altération, d'après Hergott, serait due à une inflammation destructive (ostéite ou carie) et d'après Neugebauer, soit à un vice de conformation (arc osseux incomplètement formé), soit à une fracture accidentelle.

H. — FRACTURES (**Bassin fracturaire**).

Un écrasement du bassin ayant causé des fractures multiples des os iliaques et du sacrum, amène des déformations très capricieuses, dont les diverses va-

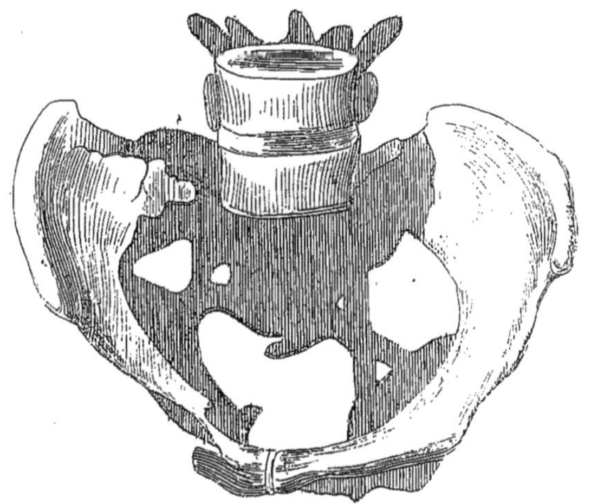

Fig. 339. — Bassin fracturaire.

riétés échappent à toute description systématique. Le bassin est plus ou moins *envahi* par les fragments vicieusement consolidés, ainsi que l'indique la figure 339.

I. — TUMEUR (**Bassin néoplasique**).

Les deux variétés de tumeurs pelviennes, qui par leur présence dans le pe-

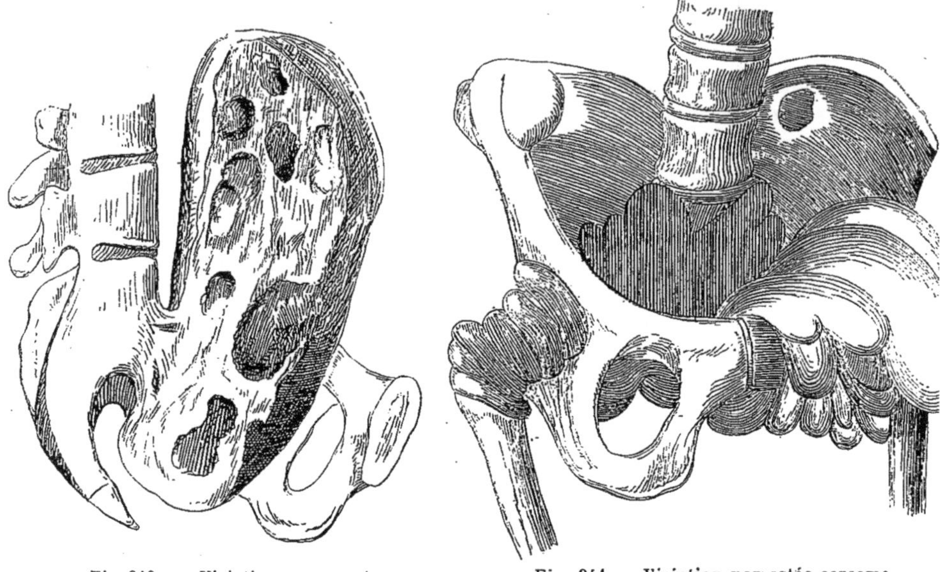

Fig. 340. — Viciation par exostoses. Fig. 341. — Viciation par ostéo-sarcome.

tit bassin peuvent obstruer la voie génitale, sont les exostoses (fig. 340) et les ostéo-sarcomes (fig. 341).

B. — BASSINS A VICIATION COMPLEXE

Il est impossible de décrire ici tous les types variés, créés par diverses combinaisons de viciation, c'est ainsi qu'un bassin rachitique sera susceptible d'être à la fois aplati et épineux; un bassin rachitique peut accidentellement être fracturé ou devenir le siège de tumeurs; connaissant les formes des viciations simples, l'esprit arrivera à reconnaître ces viciations composées; il en est cependant quelques-unes qui demandent quelques lignes d'explication, telles:

1° Le bassin scolio-rachitique. — Le rachitisme s'attaque simultanément à la colonne vertébrale qu'il dévie, et au bassin qu'il déforme; d'autre part le bassin subit à la fois l'action du rachitisme et de la déviation scoliotique. La viciation est analogue à celle qu'on rencontre dans le bassin scoliotique simple (fig. 332), mais avec cette différence que le promontoire est beaucoup plus saillant en avant, et l'aplatissement du côté atteint, notablement plus marqué, à tel point qu'il peut en résulter des difficultés sérieuses pour l'accouchement.

2° Le bassin cypho-rachitique. — Le rachitisme amène en général la saillie du promontoire en avant, la cyphose produit au contraire le recul de cette même région du sacrum, de telle sorte que ces deux influences semblent se corriger réciproquement; mais si la cyphose et le rachitisme sont très prononcés, on a en même temps que le rétrécissement des régions pelviennes inférieures, une saillie du promontoire, de telle sorte que le bassin est rétréci antéro-postérieurement au détroit supérieur, et surtout transversalement au détroit moyen.

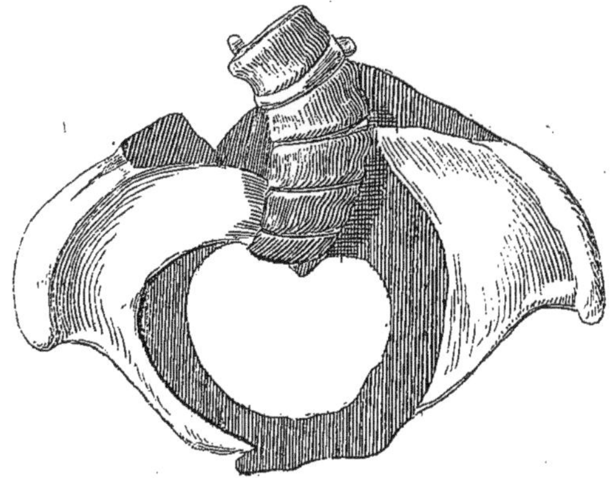

Fig. 342. — Bassin cypho-scoliotique.

3° Le bassin cypho-scoliotique. — La cyphose et la scoliose combinant leur action créent un bassin en entonnoir, et qui de plus est asymétrique ainsi que le montre la figure 342.

II. — VICIATIONS DE LONGUEUR

Nous connaissons la hauteur normale de l'excavation pelvienne, qui mesurée

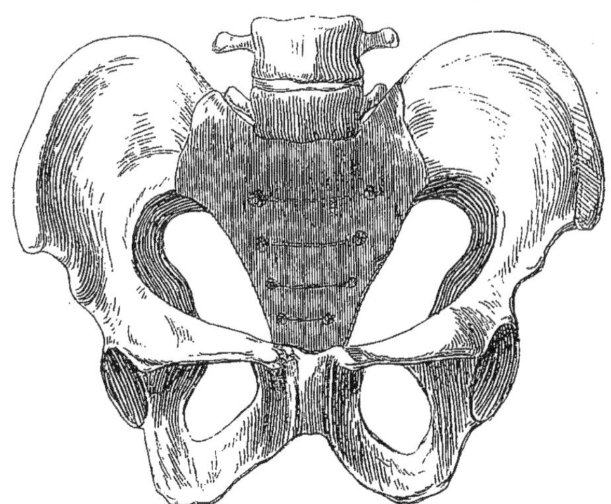

Fig. 343. — Bassin trop long.

aux deux extrémités de la symphyse pubienne, est de 5 centimètres, et du promontoire à la pointe du sacrum (en ligne droite) 10 centimètres; or, il arrive, par une sorte de vice de conformation, que ces dimensions sont tantôt exagérées (bassin trop long, fig. 343), tantôt inférieures à la normale (bassin trop court, fig. 344).

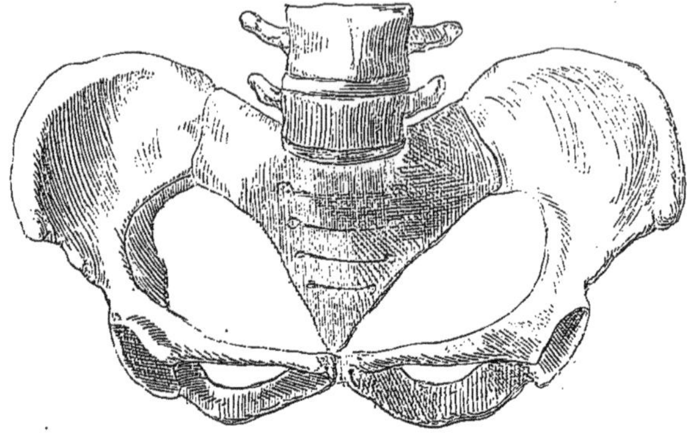

Fig. 344. — Bassin trop court.

Ces viciations sont en pratique de faible importance : la seconde facilite l'accouchement et l'intervention obstétricale, la première au contraire les rend relativement pénibles.

III. — VICIATIONS DE DIRECTION

Les viciations de direction sont, la plupart du temps, le résultat des déviations de la colonne vertébrale :

1° L'*antéversion*, suite de la lordose lombaire, abaisse la symphyse pubienne, incline la vulve en arrière, et rapproche plus ou moins le plan du détroit supérieur de la verticale (la femme étant debout). Avec cette inclinaison l'engagement du fœtus dans l'excavation se fait difficilement.

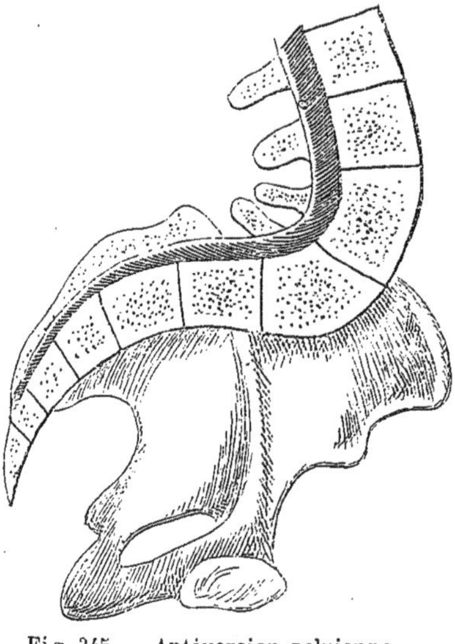

Fig. 345. — Antéversion pelvienne.

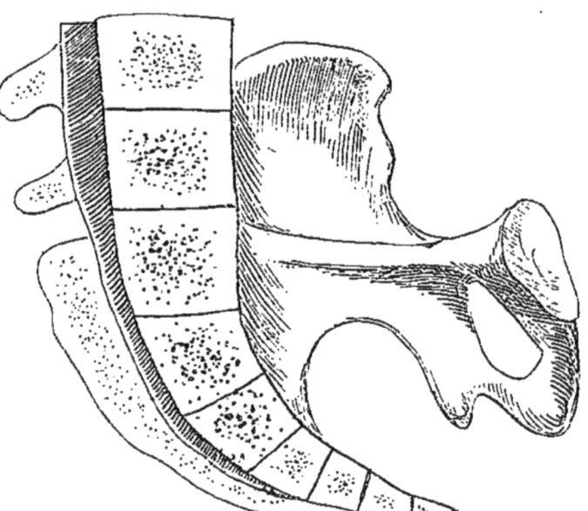

Fig. 346. — Rétroversion pelvienne.

2° *La rétroversion* (fig. 346), conséquence de la cyphose, produit l'effet contraire de l'antéversion. La vulve est dirigée en avant et sa partie antérieure peut s'apercevoir, la femme debout et les cuisses jointes, alors qu'à l'état normal elle est dans cette attitude complètement cachée.

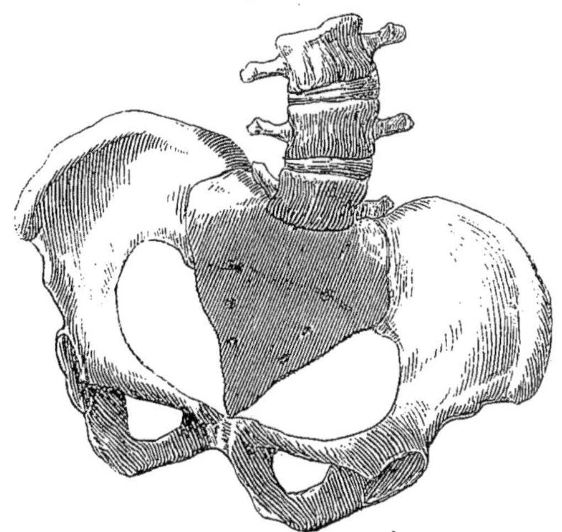

Fig. 347. — Latéroversion pelvienne.

3° La *latéroversion* (fig. 347), ou inclinaison latérale, est la suite habituelle de la scoliose, et de l'inégalité de longueur des membres inférieurs. Elle peut influencer l'inclinaison de l'utérus pendant la grossesse.

IV. — VICIATIONS DE CONTINUITÉ

On ne connaît qu'un type de cette viciation. C'est le bassin fendu de LITZ-

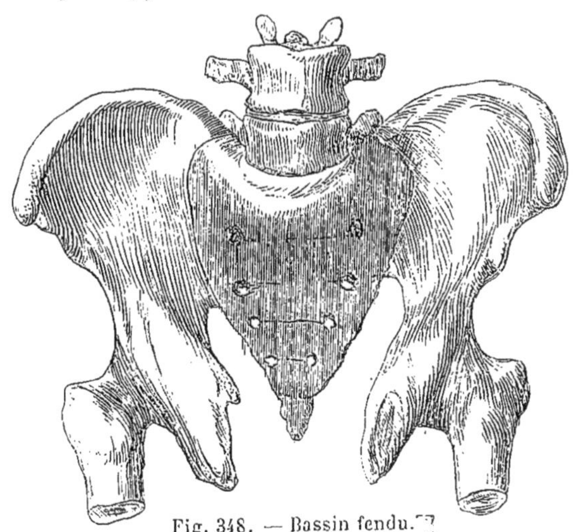

Fig. 348. — Bassin fendu.

MANN, dont la figure 348 donne une idée, et dont la cause est un vice de conformation. Ce bassin n'existe guère que chez des enfants monstrueux et n'a aucun intérêt obstétrical.

B. — SYMPTOMATOLOGIE

Nous étudierons ici l'influence des viciations pelviennes sur la *grossesse* et l'*accouchement :*

1° *Grossesse.*

Parmi les nombreuses accusations portées contre les viciations pelviennes, il n'en est que deux de justifiées.

Les rétrécissements du détroit supérieur empêchent l'engagement de la partie fœtale dans les derniers temps de la grossesse; d'où le conseil pratique de toujours penser à la possibilité d'une viciation pelvienne, quand, au voisinage de l'accouchement, on trouve, surtout chez les primigestes, la tête fœtale encore libre au détroit supérieur.

Ce défaut d'engagement empêche la fixation du fœtus, et facilite ainsi la production des présentations vicieuses.

2° *Accouchement.*

Le défaut d'engagement, et l'engagement tardif de la partie fœtale, favorisant la rupture prématurée de la poche des eaux, ou la formation d'une poche volumineuse, entrave l'ouverture du col.

Craindre la transformation du sommet en front ou en face, la procidence du cordon ou d'un petit membre, les ruptures utérines.

Dans la présentation du sommet la tête présente *certaines particularités de descente*, intéressantes à connaître.

Avec un bassin *aplati*, c'est-à-dire rétréci du promontoire au pubis, la tête arrêtée au détroit supérieur se place transversalement, puis s'incline sur son pariétal postérieur rarement sur l'antérieur; la bosse pariétale postérieure contourne le promontoire par une sorte de mouvement tournant, qui amène le plus souvent la saillie pariétale du côté opposé où elle se trouvait primitivement; la tête franchit donc le détroit supérieur rétréci *par un mouvement tournant de la bosse pariétale postérieure, et par la bascule du diamètre bipariétal*[1].

S'agit-il d'un bassin *cyphotique*, l'engagement se fait avec la plus grande facilité, le dégagement est au contraire pénible à cause du rétrécissement des détroits moyen et inférieur. La tête, en particulier, se trouve souvent arrêtée au niveau des épines sciatiques dont la saillie est exagérée par la déformation pelvienne.

Il est impossible d'étudier la descente de la tête dans toutes les variétés de viciation pelvienne; d'ailleurs les détails de ces divers mécanismes sont encore mal connus.

Quand la tête vient dernière, elle peut rencontrer dans la sténose pelvienne le même obstacle à son passage, que lorsqu'elle se présente première.

[1] Voir mes *Travaux d'obstétrique*, t. III, p. 38.

Dans les bassins viciés où le promontoire forme une saillie très marquée (variétés rachitiques) la tête arrêtée au détroit supérieur présente parfois dans la région qui est au contact de l'angle sacro-vertébral, une dépression plus ou moins profonde, analogue à la bosselure d'un vase métallique, et qui en certains cas exceptionnels aboutit à une véritable fracture. Cette dépression est en quelque sorte le sillage du promontoire.

C. — DIAGNOSTIC (Pelvimétrie).

Pour arriver à la connaissance des diverses *viciations*, qui viennent d'être décrites, il faut mesurer les principaux diamètres du bassin, ou, en d'autres termes, pratiquer la pelvimétrie.

La pelvimétrie peut être *instrumentale* ou *digitale*.

1° PELVIMÉTRIE INSTRUMENTALE. — Il existe un grand nombre de pelvimètres, les uns *externes*, sortes de compas où les deux branches s'appliquent aux points dont on veut mesurer la distance (pelvimètres de BAUDELOCQUE, DEPAUL, BUDIN); les autres *mixtes*, une branche restant extérieure, tandis que l'autre pénètre dans les organes génitaux (pelvimètres de VAN HUEVEL, de KUESTNER); les autres *internes*, espèces de glissières qu'on fait pénétrer dans le vagin, pour mesurer la distance qui sépare le promontoire de la symphyse pubienne (pelvimètres d'HUBERT, COUTOULY, CROUZAT).

Tous ces instruments sont en pratique tombés dans un juste oubli, détrônés et remplacés par la pelvimétrie digitale [1].

[1] Je ferai cependant une exception pour le pelvimètre de M. Budin (fig. 349), qui sert en même temps de céphalomètre pour le fœtus, et qui dans quelques cas de viciations pel-

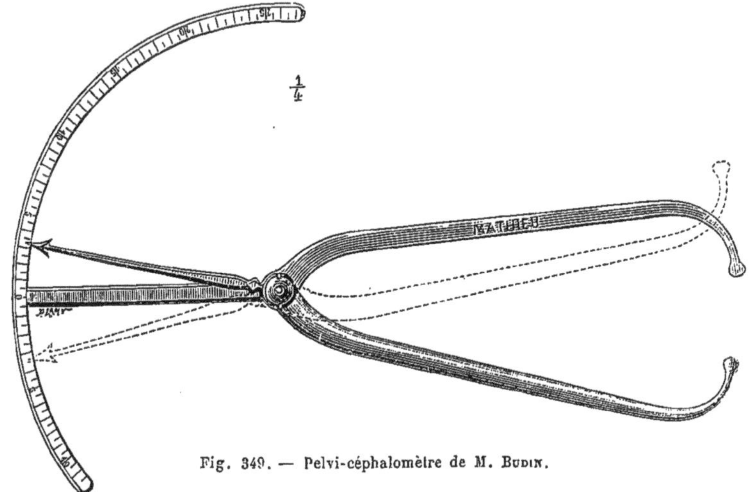

Fig. 349. — Pelvi-céphalomètre de M. BUDIN.

viennes, particulièrement de bassin asymétrique, pourra fournir extérieurement des mesures précieuses pour le diagnostic. Les deux extrémités de l'instrument introduites dans le vagin et portées sur les épines sciatiques permettront également d'évaluer le diamètre bi-sciatique.

2° Pelvimétrie digitale. — La pelvimétrie digitale peut être *externe* ou *interne*.

Externe, quand il s'agit de mesurer le diamètre biischiatique[1]. La femme étant couchée sur le côté, ou mise dans la position genu-pectorale, les deux

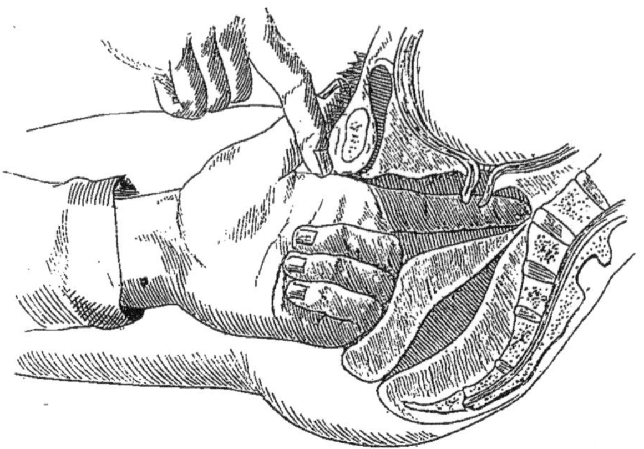

Fig. 350. — Pelvimétrie interne unidigitale.

pouces, déprimant les tissus mous, cherchent la face interne des ischions, au contact de laquelle ils sont maintenus pendant qu'un aide mesure la distance qui sépare les extrémités des deux doigts explorateurs. On ajoute 1 à 2 centimètres à la mesure trouvée, afin de faire la part des tissus mous. Cette mensuration ne fournit d'ailleurs que des résultats *peu précis*, bien différente en cela de la pelvimétrie digitale interne.

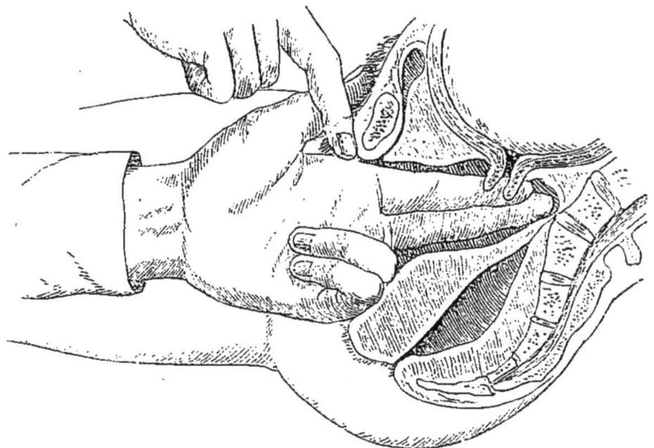

Fig. 351. — Pelvimétrie interne bidigitale.

Interne; grâce à l'introduction de l'index (fig. 350), de l'index et du médius

[1] Le diamètre bi-sciatique (séparant les épines sciatiques) est inférieur de 1 cent. environ au bi-ischiatique (séparant la face interne des ischions); connaissant ce dernier, on pourra donc en déduire le premier, en retranchant 1 centimètre.

(fig. 351), ou des quatre derniers doigts (fig. 352), on peut arriver à mesurer le diamètre promonto-pubien minimum, et le sacro-pubien du détroit moyen ou sous-sacro-sous-pubien.

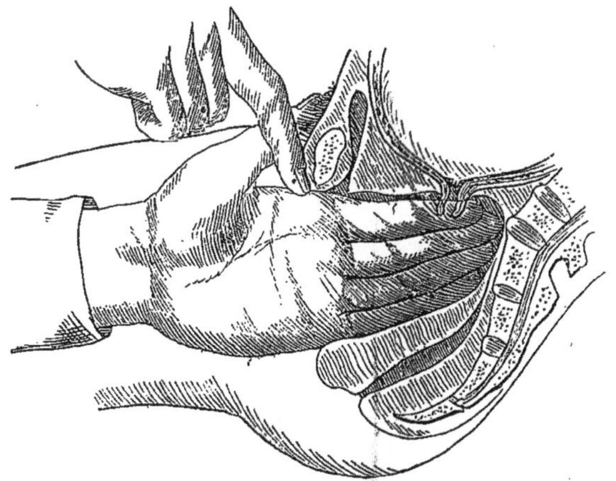

Fig. 352. — Pelvimètrie interne quadridigitale.

Autant que possible, il ne faut se servir que d'un doigt comme l'indique la figure 350; c'est ce procédé unïdigital que je vais exposer en détail, car il doit être familier à tout médecin.

Diamètre promonto-pubien minimum. — L'index introduit dans le vagin est dirigé vers le promontoire.

Quand avec un périnée de résistance moyenne, l'index ne peut arriver sur le promontoire, le bassin est normal (quant au diamètre promonto-pubien, de beaucoup le plus souvent rétréci); *quand au contraire il peut l'atteindre, il y a viciation.*

Conclusion pratique : Toutes les fois qu'on examine une gestante en vue de son accouchement, surtout si cette femme est primigeste, *ne jamais oublier, en pratiquant le toucher, d'aller à la recherche du promontoire;* si on ne l'atteint pas, il y a de grandes chances pour que le bassin soit normal, car sur 10 pelviviciations on peut admettre que 9 atteignent le diamètre promonto-pubien.

Quand le promontoire est atteint, le bord radial de la main est appuyé à la partie inférieure de la symphyse pubienne, et avec l'index de l'autre main, on marque sur ce bord, à l'aide de l'ongle, le point d'affleurement de la symphyse, en ayant soin que ce point soit aussi exactement déterminé que possible. Un aide mesure la distance qui sépare l'extrémité de l'index du point marqué, et on connaît ainsi la longueur du diamètre promonto-sous-pubien.

Or ce diamètre promonto-sous-pubien (à l'état normal 12 cent.) est en général supérieur de 1 cent. au promonto sus-pubien (11 cent. et de 1 1/2 cent. au promonto-pubien minimum (10 1/2).

Il faut donc retrancher 1 1/2 cent. sur la longueur trouvée, pour avoir le diamètre promonto-pubien minimum.

Quand le promontoire est relativement élevé, ou quand on veut mesurer un

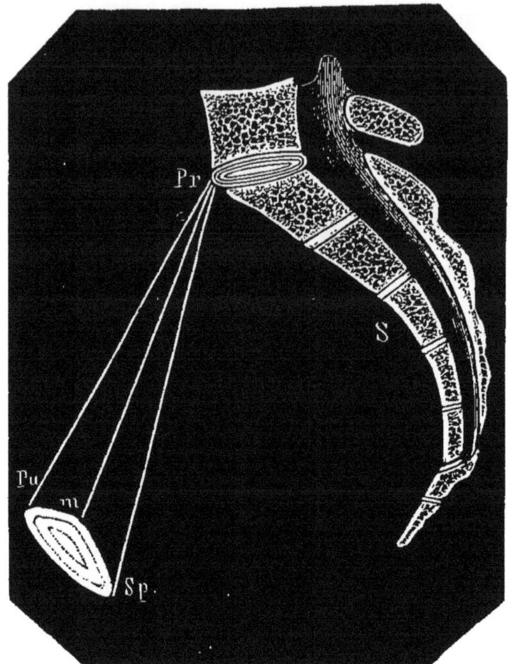

Fig. 353. — Diamètres promonto-pubiens (BUDIN).

S., sacrum. — Pr., promontoire. — Sp., diamètre promonto-sous-pubien. 12 cent. — Pu., diamètre promonto-sus-pubien, 11 cent. — m., diamètre promonto-pubien minimum, 10 cent. 1/2.

faux promontoire lombaire, on retranchera 2 cent.; dans le cas contraire, et

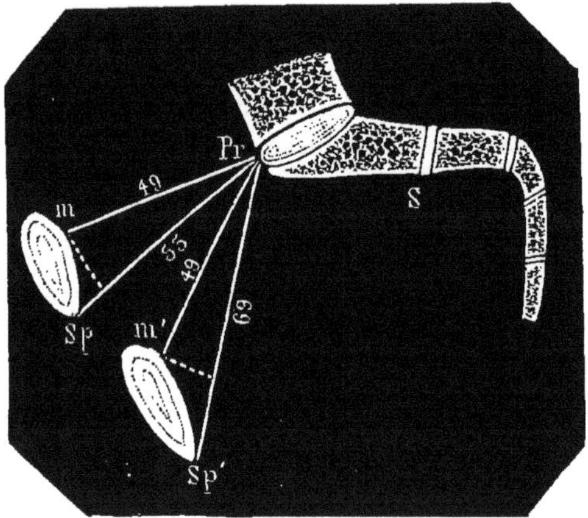

Fig. 354 — Variations des diamètres promonto-pubiens, suivant la hauteur relative de la symphyse-pubienne et du promontoire (BUDIN).

avec un faux promontoire sacré on ne retranchera que 1 cent., car la différence entre les diamètres promonto-sous-pubien et pubien minimum s'exagèrent d'autant plus que le promontoire s'élève, et diminue d'autant plus qu'il s'abaisse davantage ; il suffit d'étudier la figure 354 pour le comprendre.

DIAMÈTRE SOUS-SACRO-SOUS-PUBIEN. — On procède de même que tout à l'heure, en recherchant, à l'aide de mouvements imprimés au coccyx, l'articulation sacro-coccygienne (cet examen se fera plus facilement dans le décubitus latéral de la femme) ; on mesure la distance obtenue sur le doigt explorateur au niveau de l'affleurement pubien, et *sans déduction* on a la longueur du diamètre sous-sacro-sous-pubien

Connaissant ces éléments de pelvimétrie, nous pouvons aborder le diagnostic des viciations pelviennes; il ne sera ici question que des *rétrécissements simples*, j'élimine toutes les autres viciations, dont l'importance est relativement secondaire.

Le *bassin atrophique* sera facile à soupçonner et à reconnaître chez une naine ; la taille de la femme mettra sur la voie du diagnostic. Mais si la taille est normale, l'exploration vagino-pelvienne conduira seule au diagnostic; la pelvimétrie digitale donnera la dimension des diamètres antéro-postérieurs et surtout du promonto-pubien minimum. Pour les dimensions transversales, dont le rétrécissement produit le bassin justo-minor, il faudra se contenter d'une évaluation approximative; un doigt exercé doit en effet s'habituer, par l'exploration circulaire du bassin, à savoir reconnaître l'amplitude normale, et par conséquent la diminution possible de cette amplitude; mais, je le répète, l'accoucheur ne peut actuellement avoir que des renseignements approximatifs sur le degré de sténose transversale, sauf pour le diamètre bi-sciatique ou le bi-ischiatique, dont il sera question à propos du bassin cyphotique.

Le *bassin rachitique* se devinera souvent à l'aspect général de la femme : petite taille, grosse tête, front saillant, visage parfois asymétrique, dents mauvaises, ou avec rayures transversales, thorax proéminent, chapelet rachitique, déviation de la colonne vertébrale, *altération dans la courbure du squelette des membres inférieurs*, enfin, la marche aura été tardive, à deux ou trois ans seulement au lieu d'un an, qui est l'époque normale; le rachitisme, en effet, survient le plus souvent dans les trois premières années de la vie; les parents pourront fournir des indications précieuses sur les maladies de cette première enfance. — L'examen direct permettra de compléter le diagnostic, et fera reconnaître la variété et le degré de la viciation rachitique. Les trois types : justo-minor, aplati, et justo-minor aplati du bassin atrophique, ne se distingueront des trois variétés correspondantes du bassin rachitique que par l'*étiologie* (le rachitisme existe dans le second cas, tandis qu'il n'y en a pas trace dans le premier) ; en général le degré de viciation est relativement faible dans le bassin atrophique, alors qu'il peut devenir très prononcé dans le rachitique;

Le *bassin ostéomalacique*, outre les commémoratifs qui pourraient mettre sur la voie de la maladie causale, se reconnaît à sa forme spéciale ; la saillie constituée par la symphyse pubienne (bec symphysien) et le défilé osseux qui existe en arrière d'elle (défilé pubien, gouttière ostéomalacique) sont caractéristiques de la viciation ostéomalacique.

Le *bassin sacro-iliaque* (oblique ovalaire simple ou double) se reconnaît à l'aplatissement notable d'un ou des deux côtés du bassin, avec absence de cause, du côté de la colonne vertébrale, comme du côté des membres inférieurs, pouvant expliquer la production de cette viciation, qu'on reportera à l'arthropathie sacro-iliaque.

Le *bassin rachidien*, *lordosique*, *scoliotique*, ou *cyphotique* sera signalé par la déviation rachidienne qui servira pour ainsi dire de guide indicateur. Le diagnostic, sur la voie duquel aura conduit la déviation rachidienne, sera vérifié et contrôlé par l'exploration directe.— En cas de bassin cyphotique, dont le rétrécissement porte surtout sur les diamètres bisciatique (épines sciatiques) et biischiatique (ischions), il faudra pratiquer la mensuration extérieure du diamètre biischiatique à l'aide des doigts ainsi que cela a été indiqué tout à l'heure, ou l'intérieure du bisciatique à l'aide du pelvimètre de Budin, mais l'un et l'autre ne fournissent malheureusement que des résultats peu exacts, auxquels l'accoucheur n'accordera qu'une confiance limitée[1].

Le *bassin crural* sera recherché en cas d'altération des membres inférieurs. Son diagnostic est d'ailleurs d'importance secondaire, car il est rare que la viciation soit accentuée.

Je ne fais que mentionner le diagnostic des bassins *vertébral* (spondylizème, spondylolythésis), *fracturaire*, *néoplasique*, qu'on peut considérer comme des exceptions.

D. — PRONOSTIC

Le pronostic pour la mère et pour l'enfant varie essentiellement avec le degré de viciation pelvienne.

Un rétrécissement de quelques millimètres est sans importance.

Un rétrécissement plus marqué, de 2, 3 à 4 centimètres par exemple, devient beaucoup plus sérieux, car il peut nécessiter des interventions plus ou moins dangereuses (accouchement provoqué, forceps, version, embryotomie).

Un rétrécissement très prononcé rend le pronostic excessivement grave, car il n'y a souvent d'autre moyen de délivrer la femme que l'opération césarienne, et malgré les récents progrès de cette opération, les résultats qu'elle fournit sont encore peu rassurants.

Chez une même femme le pronostic de la viciation devient d'autant plus sérieux que le nombre des grossesses est plus grand. Ainsi il arrive souvent qu'une viciation pelvienne ne cause aucune difficulté au premier et au second accouchement, et en amène au contraire au troisième et quatrième. Cette gravité, progressant avec le nombre de grossesses, est due vraisemblablement aux poids et volume croissants du fœtus à chaque nouvelle gestation.

[1] Il y aurait lieu d'étudier cette mensuration des diamètres biischiatique et bisciatique, car après les diamètres promonto et sacro-pubien, ce sont les plus importants à connaître. Pour les premiers, l'accoucheur est très suffisamment armé au point de vue pratique, mais non pour les seconds.

E. — CONDUITE A TENIR

Dans le langage obstétrical on emploie couramment l'expression de *bassin de* 8 *centimètres, bassin de* 6 *centimètres*, etc.; il y a donc pour le bassin, comme pour les gants, les chaussures, une véritable *pointure*. Par bassin de 8, de 6 centimètres, etc., on entend un bassin dont le plus petit diamètre mesure 8 cent. 6 centimètres.— *La pointure du bassin est donc fixée par la dimension du plus petit diamètre.* — Un bassin normal est par conséquent un bassin de 10 centimètres, puisque le plus petit diamètre, le bisciatique, mesure 10 centimètres; au-dessous le bassin est vicié. Le degré de viciation est très variable, toutefois les bassins mesurant moins de 5 centimètres sont exceptionnels. Le diamètre promonto-pubien, se trouvant le plus souvent atteint par la viciation, est celui qui donne d'habitude le chiffre de la pointure pelvienne.

Le fœtus, qui doit franchir ce bassin rétréci, aura pendant l'accouchement la tête placée de telle sorte que les diamètres céphaliques antéro-postérieurs choisissant l'espace le plus large du bassin, le plus étroit sera réservé aux transversaux, soit au bipariétal.

Or le diamètre bipariétal mesure à la fin du 6e mois. 6 cent.
— 7e — 7 —
— 8e — 8 —
— 9e — 9 — [1].

Un bassin de 9 pourra donc permettre un accouchement à terme ; un bassin de 8 à huit mois ; de 7 à sept mois et de 6 à six mois. Six mois complets étant le terme minimum pour la viabilité de l'enfant, on voit qu'au-dessous de 6 il sera impossible à une femme d'accoucher d'un enfant viable par les voies naturelles.

Ces préliminaires posés, étudions la conduite à tenir ; nous avons cinq points à examiner, suivant qu'on nous demande conseil pour une

a. Jeune fille à marier ;
b. Femme mariée non enceinte ;
c. Femme enceinte ;
d. Femme en travail ;
e. Cas spéciaux.

a. Jeune fille a marier. — Il existe une viciation pelvienne que le rachitisme ou toute autre maladie antérieure a fait pressentir, et l'examen local reconnaître.

Bassin au-dessous de 6 centimètres, pas de mariage, car à moins d'opération césarienne il y a impossibilité d'avoir des enfants viables.

Bassin de 6 à 9 centimètres, mariage possible, mais prévenir de la nécessité de provoquer l'accouchement.

[1] Ces chiffres sont inférieurs de un demi-centimètre environ à la réalité, mais étant donné la réductibilité de la tête, on peut les accepter comme exacts.

Bassin au-dessus de 9 centimètres, mariage possible. Accouchements auront lieu à terme, mais prévenir que l'accouchement pourra être pénible.

b. Femme mariée non enceinte. — Bassin au-dessous de 6 centimètres, pas de grossesse

Bassin de 6 à 9 centimètres, grossesse possible, mais nécessité de provoquer l'accouchement avant terme.

Bassin au-dessus de 9 centimètres. Grossesse peut aller à terme, mais à cause des difficultés possibles l'accouchement demande une surveillance spéciale.

c. Femme enceinte. — Trois circonstances peuvent se présenter[1] :

1° *Femme et enfant bien portants :*

Bassin au-dessous de 6 provoquer l'avortement, à moins que la femme ne réclame l'opération césarienne à terme (voir opération césarienne).

Bassin de 6 à 9 centimètres, provoquer l'accouchement à l'époque indiquée par le chiffre de rétrécissement.

Bassin de 6 cent. à 6 mois (commencement du 7e mois).
— 7 — à 7 mois.
— 8 — à 8 mois.

Il ne faut pas se baser uniquement sur les renseignements fournis par le toucher pour l'époque à laquelle il convient de provoquer l'accouchement; mais, ainsi que l'a indiqué Muller[2], il sera bon à l'aide de la palpation d'adapter la tête fœtale au bassin rétréci : tant que l'engagement est jugé possible, laisser la grossesse continuer son cours, mais au moment où la tête fœtale semble devenir trop volumineuse et dépasser la symphyse d'une façon notable, il sera prudent de ne pas attendre plus longtemps pour provoquer l'expulsion[3]. Ce palper mensurateur demande des mains très habituées à l'exploration obstétricale, et fournit des renseignements beaucoup moins précis que ceux donnés par le toucher, il serait cependant peu excusable de les négliger.

2° *Femme bien portante et enfant mort.* — Aucune intervention n'est nécessaire ; attendre l'apparition spontanée du travail.

3° *Femme malade, enfant bien portant.* — Si la maladie de la femme est sans gravité, se comporter comme si la santé était bonne, mais si la maladie est grave, mortelle (tuberculose avancée, cancer), il faut avant tout songer à sauver l'enfant, la mère étant condamnée. En pareil cas, le médecin sera autorisé à laisser la grossesse arriver à terme et à pratiquer à ce moment l'opération césarienne.

d. Femme en travail. — Trois circonstances peuvent se produire :

Ou l'accouchement sera spontané,

[1] Une quatrième circonstance peut se produire, la femme malade, et l'enfant mort ou condamné, je la laisse de côté pour ne pas compliquer ma description ; en pareil cas la règle est de s'abstenir de toute intervention.

[2] Congrès des naturalistes allemands. Strasbourg, sept. 1885.

[3] Consulter aussi Pinard, *Traité du palper*, 1889, p. 202. Sur la manière de pratiquer le *Palper mensurateur*.

Ou il faudra recourir soit au *forceps*, soit à la *version*, interventions du 1er degré,

Ou comme dernière ressource pratiquer soit l'*embryotomie*, soit l'*hystérotomie*, interventions du 2e degré.

Parallèle du forceps et de la version [1]. Le parallèle entre ces deux opérations, employées dans le cas de viciation pelvienne, a donné lieu à de longues discussions, qui sont loin d'être éteintes, mais qui sommeillent faute d'arguments nouveaux..

En intervenant on a surtout en vue le passage de la tête fœtale, principal obstacle à l'accouchement. Or sur le mannequin avec le même degré de sténose pelvienne, l'extraction de la tête dernière (version) est incontestablement plus facile que première avec le forceps.

Il en est de même sur la femme vivante avec un enfant mort, à cause de la mobilité laissée à la tête par les mains et de la possibilité d'imprimer à cette tête différents mouvements que le forceps ne permet pas. — Mais avec un enfant vivant surgit un nouvel élément, qui joue un rôle considérable, la *vie du fœtus*. — A l'aide du forceps (tête première) on peut exercer les tractions pendant une demi-heure ou même davantage, et cependant amener un enfant vivant; avec la version, si la tête dernière n'est pas extraite en moins de cinq minutes, la mort de l'enfant est assurée.

Avec le forceps on pourra donc prendre son temps sans danger pour l'enfant, avec la version le moindre retard est fatal.

La version ayant pour elle la plus grande facilité d'extraction de la tête, le forceps exposant moins à la mort du fœtus, il est fort difficile de se prononcer catégoriquement entre ces deux modes d'intervention.

La version cependant semble préférable, dans toute présentation autre que celle du sommet (simple extraction dans la présentation du siège).

Le forceps au contraire sera meilleur dans la plupart des présentations du sommet, à moins que la tête ne soit très élevée, qu'il n'y ait procidence d'un membre ou du cordon, ou toute condition analogue rendant l'application de l'instrument difficile, et devant en conséquence engager à pratiquer la version.

Parallèle de l'hystérotomie et de l'embryotomie.

Ce parallèle ne peut être tracé qu'après étude préalable de ces deux opérations, on le trouvera exposé en détail au chapitre consacré à l'hystérotomie. Je me contente de résumer ici les conclusions, qui en découlent, au sujet de la conduite à tenir dans les bassins rétrécis :

A. MÈRE BIEN PORTANTE. ENFANT MORT OU CONDAMNÉ.

Quand l'extraction manuelle ou par le forceps est impossible, recourir à l'embryotomie. L'hystérotomie ne serait indiquée que si l'embryotomie n'était pas praticable à cause du degré de rétrécissement.

B. MÈRE MOURANTE OU CONDAMNÉE. ENFANT BIEN PORTANT.

L'hystérotomie doit au contraire être ici préférée à l'embryotomie.

[1] Il n'est question ici que de la version par manœuvres internes.

C. MÈRE ET ENFANT BIEN PORTANTS.

1. *Bassin au-dessus de 9 centimètres.*

Territoire de l'extraction manuelle ou du forceps [1].
Invasion possible de l'embryotomie.

2. *Bassin de 7 à 9 centimètres.*

Territoire de l'embryotomie.
Invasion possible de l'extraction manuelle ou du forceps, qui doivent toujours être préalablement tentés.

3. *Bassin de 5 à 7 centimètres.*

Territoire commun à l'*hystérotomie* et à l'*embryotomie*, dont le choix sera laissé en partie à la femme, libre de s'exposer ou non pour sauver son enfant.

4. *Bassin au-dessous de 5 centimètres.*

Territoire de l'hystérotomie.

e. — CAS SPÉCIAUX.

Certaines viciations pelviennes, par exemple l'*ostéomalacie* peuvent modifier la ligne de conduite précédemment tracée. Avec l'ostéomalacie, les os pelviens présentent parfois, quand la maladie est récente, une certaine souplesse, qui amène une facilité relative de l'accouchement.

D'une façon générale le rétrécissement du détroit moyen est moins grave que celui du détroit supérieur, car la partie fœtale étant moins éloignée, l'intervention deviendra plus aisée.

Les règles, qui viennent d'être données pour la femme en travail, ne s'appliquent qu'à l'accouchement à terme; avec un accouchement prématuré, les *frontières pelvi-obstétricales* précédemment tracées sont légèrement différentes, l'accouchement spontané devient par exemple fréquent au-dessous de 9 centimètres.

De même l'existence d'une grossesse multiple, d'une monstruosité, etc., crée des conditions spéciales, dans le détail desquels il est impossible d'entrer ici.

[1] Préférer le forceps toutes les fois qu'il s'agit d'une présentation du sommet à moins que la partie fœtale ne soit très élevée, difficile à saisir et qu'il y ait une procidence; préférer au contraire l'extraction manuelle avec toute présentation de la face et du front de l'ovoïde cormique.

VI

MALADIES DU SYSTÈME GÉNITAL
ET DE SES DÉPENDANCES

DYSTOCIE GÉNITALE ET DE VOISINAGE

SOMMAIRE

A. *Dystocie vulvo-vagino-périnéale :*

Vulve.......
- 1. Etroitesse. — Rigidité.
- 2. Hymen. — Vaginismes.
- 3. Vices de conformation. — Cicatrices.
- 4. Tumeurs.

Vagin.... ..
- 5. Vices de conformation. — Cicatrices.
- 6. Prolapsus.
- 7. Tumeurs. — Thrombus.

Périnée.... 8. Résistance. — Œdème.

B. *Dystocie utérine :*

Col.........
- 9. Oblitération.
- 10. Rigidité.
- 11. Déviations.
- 12. Tumeurs.

Corps..... .
- 13. Vices de conformation.
- 14. Anomalies de contraction.
- 15. Déviations.
- 16. Prolapsus.
- 17. Ruptures.
- 18. Tumeurs.

C. *Dystocie périutérine :*
- 19. Hernies de la vessie, de l'intestin, de l'épiploon.
- 20. Tumeurs de l'ovaire et du voisinage.

1. Étroitesse et rigidité de la vulve. — L'étroitesse et la rigidité de la vulve s'observent de préférence chez les primipares âgées, ou à la suite de processus morbides, ayant amené des modifications locales des organes génitaux externes. — *Traitement :* bain prolongé pendant le travail ; forceps ou extraction manuelle. Ne recourir aux incisions vulvaires qu'en cas d'absolue nécessité.

2. Hymen. — Vaginismes. — La persistance de l'hymen après le coït, ou plutôt la résistance de l'anneau qui l'entoure, gênent quelquefois la sortie du fœtus. — Les contractures du muscle constricteur de la vulve (vaginisme inférieur) ou du releveur de l'anus (vaginisme supérieur), peuvent également être une cause de dystocie. Il existe en pareil cas un véritable rétrécissement

musculaire. — *Traitement :* chloroforme à dose suffisante pour amener le relâchement musculaire; forceps ou extraction manuelle. Rarement des débridements seront nécessaires.

3. Vices de conformation vulvaires. — Cicatrices. — Les anomalies de la vulve (atrophie, absence des replis constituant les grandes ou petites lèvres), les cicatrices survenues à la suite de traumatisme, de gangrène, de chancres mous, etc., peuvent empêcher l'ampliation de cette portion des organes génitaux et gêner l'expulsion. — Il existe parfois une anomalie dans la situation de la vulve, ou trop en avant, *vulve pubienne* (la partie antérieure de la fente vulvaire s'aperçoit entre les cuisses accolées l'une à l'autre), ou trop en arrière, *vulve coccygienne ;* la première gêne l'accouchement, la seconde au contraire le facilite. — En cas de difficultés, même traitement que pour l'étroitesse vulvaire.

4. Tumeurs. — Végétations, plaques muqueuses hypertrophiques, cancer, œdème, amenant une tuméfaction parfois énorme, constituent autant de causes dystociques d'importance variable. — *Traitement :* extraction manuelle ou forceps, aussi lente que possible, pour éviter les grands délabrements vulvaires.

5. Vices de conformation du vagin. — Cicatrices. — Outre la duplicité qui sera étudiée plus loin, il peut exister dans le vagin des brides transversales, parfois un véritable diaphragme d'origine congénitale, ou des cicatrices de résistance variable, consécutives aux traumatismes des accouchements antérieurs. — *Traitement :* simple expectation dans les cas légers; sinon injections chaudes prolongées, application dans le vagin d'un ballon dilatateur en caoutchouc, massage vaginal, débridements au bistouri, extraction manuelle ou forceps.

6. Prolapsus vaginal. — Le prolapsus vaginal, à moins d'être accompagné, à un degré marqué de prolapsus utérin (voir page 471) est de faible importance, toutefois il expose à la gangrène du repli vaginal, faisant hernie à la vulve, alors que la tête séjourne trop longtemps sur le périnée. — *Traitement :* soutenir avec les doigts le repli vaginal; terminer au besoin l'accouchement par le forceps ou l'extraction manuelle, tout en faisant maintenir le vagin par un aide.

7. Tumeurs. — **Thrombus.** — Les kystes du vagin sont rarement assez volumineux pour être une cause de dystocie, cependant Pitres a cité un cas, où l'enfant ne put être extrait qu'après l'évacuation du liquide par la ponction.

La tumeur du vagin, la plus importante pour la dystocie, est le **thrombus.**

On désigne sous ce nom un épanchement du sang dans l'épaisseur des tissus maternels au voisinage du vagin ou de la vulve. — Fréquence : $\frac{1}{2000}$ puerpérales environ. — Exceptionnel avant l'accouchement, rare pendant le travail, il se montre le plus souvent après la délivrance.

Cette hémorrhagie interstitielle résulte de la rupture d'une veine normale ou le plus souvent variqueuse. La rupture peut être *spontanée*, produite par l'éclatement de la veine sous l'influence d'une entrave trop marquée à la circulation de retour, mais le plus souvent elle est *traumatique*.—Pendant la grossesse : coït, accident ; — pendant le travail : soit un traumatisme opératoire (main, forceps, etc.), soit l'action même de la partie fœtale qui, entraînant le vagin dans sa descente, amène des froissements dans les tissus sous-jacents, et des ruptures veineuses consécutives. — Quant au thrombus qui se manifeste après la délivrance, il a pris naissance pendant l'accouchement, et ne se développe qu'après.

Le sang épanché est tantôt infiltré dans les mailles du tissu cellulaire (thrombus par infiltration), tantôt collecté en une véritable poche (thrombus en foyer). L'hémorrhagie se fait le plus souvent sur les parties latérales du vagin, tantôt restant limitée aux régions profondes, tantôt venant proéminer à la vulve, et former parfois à ce niveau une volumineuse tumeur. Exceptionnellement le sang peut remonter vers le ligament large, et fuser sous le péritoine en le décollant plus ou moins loin.

Le début de l'affection est ici silencieux, là accompagné de défaillances, et d'une douleur locale vive ou sourde. Quand la tumeur est constituée, la douleur persiste, il y a quelquefois de la gêne dans la miction ou la défécation. La tumeur d'habitude unilatérale, tantôt n'est constatable que par le toucher (tumeur fluctuante au début, s'indurant plus tard ; pas de pulsations), tantôt, quand elle arrive à l'extérieur, elle devient perceptible à la vue ; un des côtés de la vulve est saillant, violacé quand l'épanchement devient superficiel.— Symptômes généraux nuls à moins de thrombus très volumineux, auquel cas on observe la prostration, qui accompagne d'habitude les grandes hémorrhagies internes.

Terminaisons : soit résorption graduelle, et guérison avec diminution progressive de la tumeur, soit ouverture de la collection sanguine avec ou sans suppuration consécutive, soit suppuration avant ouverture, transformation en abcès, et marche habituelle des collections purulentes. — La guérison est la règle, toutefois la mort est possible, ou au début par l'abondance même de l'hémorrhagie, ou plus tard par les complications locales (péritonite, gangrène, septicémie).

Le **diagnostic** se fait en général sans difficultés.

Le **pronostic** est, sauf pour quelques cas graves, bénin, pourvu que l'antisepsie soit rigoureusement faite, et qu'il n'y ait pas d'interventions intempestives sur la tumeur elle-même,

Traitement : *s'abstenir le plus possible*.— Pendant la grossesse, repos horizontal. — Pendant le travail, terminer l'accouchement aussitôt qu'on le pourra, et n'inciser la tumeur qu'au cas où elle opposerait un obstacle absolu au passage du fœtus. — Durant le postpartum simple expectation à moins de complication.— Quand on a été obligé d'évacuer le sang, il faudra par la compression extérieure, aidée au besoin du tamponnement utéro-vaginal à la gaze iodoformée, arrêter l'hémorrhagie qui tendrait à continuer. En cas d'échec, on serait autorisé à tamponner à travers l'incision le foyer lui-même avec la gaze iodoformée.

8. Résistance et œdème du périnée. — La résistance et l'œdème du périnée reconnaissent les mêmes causes qu'à la vulve, et sont justiciables du même traitement. Les déchirures périnéales ont déjà été exposées (voir p. 225); il est inutile d'y revenir ici.

9. Oblitération du col. — L'*agglutination* des lèvres de l'orifice externe par l'intermédiaire d'une fausse membrane est sans importance, et cède sans difficulté à l'action de la contraction utérine; il n'en n'est pas de même de l'*oblitération fibreuse*, qui survient parfois après la conception, à la suite d'ulcérations spontanées ou provoquées par des caustiques. Cette oblitération peut porter sur l'orifice interne ou l'externe, et empêcher l'ouverture du col, d'où l'impossibilité de l'accouchement. Cet état pathologique constitue par son extrême rareté une véritable curiosité obstétricale, et avant de conclure à son existence, le médecin doit, par une exploration attentive, à l'aide du chloroforme si cela est nécessaire, et en pratiquant le toucher manuel, s'assurer qu'il ne s'agit pas d'une simple déviation du col. C'est en effet dans des cas de déviations très marquées de l'orifice externe, qu'on a été conduit à croire à l'oblitération, et à pratiquer sur l'utérus des incisions non seulement inutiles, mais parfois mortelles.

Si l'oblitération est certaine, on fera au siège réel ou supposé du col, après application du spéculum, une incision cruciale, qu'on agrandira au besoin par des débridements multiples. Toutes ces incisions devront être pratiquées lentement et progressivement, de manière à ne pas blesser le fœtus, qu'on protégera avec le doigt aussitôt qu'on aura accès dans la cavité utérine.

10. Rigidité du col. — La rigidité du col a été divisée en *pathologique*, *spasmodique* et *anatomique*.

Pathologique, c'est-à-dire causée par l'existence d'une affection cervicale : métrite parenchymateuse, cicatrices, fibromes, cancer, etc. — Les tumeurs dont la thérapeutique sera étudiée plus loin, constituent l'obstacle le plus important. — S'il n'y a pas de tumeur, on se comportera comme avec la rigidité anatomique.

Spasmodique, due à la contracture musculaire du col, et surtout du segment inférieur de l'utérus, car ce dernier est plus riche en fibres musculaires que le col [1]. — Le col et le segment inférieur sont douloureux, sensibles à la pression, chauds, minces et tendus si l'effacement est terminé. Les contractions utérines sont irrégulières, elles n'ont plus leur intermittence caractéristique. Souvent il y a de la fièvre. L'ouverture du col reste stationnaire ou n'avance que très peu, malgré les souffrances vives de la femme. Cette rigidité spasmodique est due aux explorations trop répétées, aux manœuvres faites pour dilater le col (petit travail), à toute cause susceptible d'irriter le col utérin, mais surtout à l'administration de seigle ergoté pendant le travail (le seigle ergoté ne doit jamais être donné avant l'évacuation complète de l'utérus). — Traitement chloral et chloroforme comme pour pratiquer l'anesthésie obstétricale; si la rigidité spasmodique ne cède pas à ces moyens, c'est qu'elle est associée à un

[1] Voir mes *Travaux d'obstétrique*, t. I, p. 408.

autre état pathologique, le plus souvent la rigidité anatomique, dont le traitement va être exposé.

Anatomique, cette rigidité est due à un état spécial du col (et non du segment inférieur, comme dans la spasmodique) qui empêche l'ouverture et la dilatation de l'orifice utérin.

Cette rigidité peut être *relative*, c'est-à-dire que les contractions utérines ne sont pas suffisantes pour vaincre la résistance normale du col; c'est là une fausse rigidité, à éliminer du cadre actuel, qui comprend seulement la rigidité *réelle* ou *absolue*, où les contractions utérines étant normales, le col oppose une résistance pathologique, qui empêche ou entrave son ouverture.

Contrairement à ce qu'on observe dans la variété spasmodique, le col effacé est dur, épais, résistant, non douloureux, et donne la sensation de *cuir imbibé de graisse*. Les contractions utérines sont *très pénibles*, le plus souvent à prédominance lombaire (accouchement par les reins, suivant l'expression vulgaire). La dilatation se fait avec une extrême lenteur et peut durer plusieurs jours.

La cause de cette rigidité est le ramollissement incomplet du col, sous l'influence de la grossesse ; le travail survient avant que la puerpéralité ait suffisamment préparé le défilé cervical à la distension qu'il doit subir; aussi l'accouchement prématuré en est-il une cause fréquente.

Traitement :

Moyens du premier degré. — Bains prolongés avec irrigations vaginales dans le bain (excellent moyen). Irrigations d'eau chaude. Glycérine ou vaseline boriquée portés en assez grande quantité au contact du col, de manière à constituer un véritable bain médicamenteux. Lavements au chloral pour atténuer la douleur et faire prendre patience à la femme. Ballon dilatateur introduit dans le col [1].

Moyens du deuxième degré (à n'employer qu'exceptionnellement et en cas d'absolue nécessité). — Dilatation du col avec un instrument métallique (fig. 355). — Incisions multiples sur l'orifice externe (ces incisions sont dangereuses, car elles exposent aux ruptures utérines, dont l'incision constitue l'amorce). — Extraction manuelle ou avec le forceps avant la dilatation complète, aussitôt qu'elle deviendra possible, en ayant soin de faire des tractions très douces et

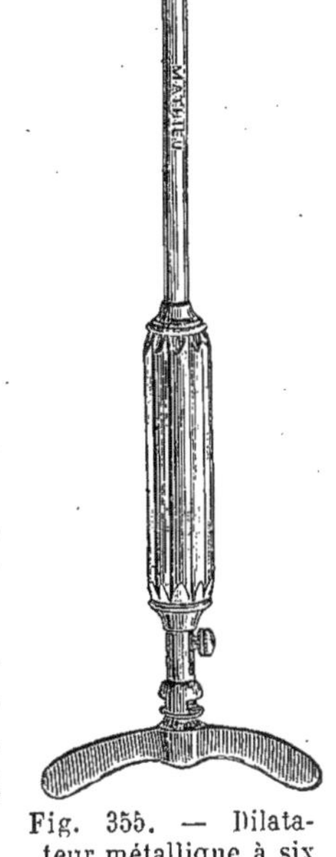

Fig. 355. — Dilatateur métallique à six branches.

[1] Le badigeonnage du col avec l'extrait de belladone, tant vanté autrefois, est généralement abandonné aujourd'hui, car il ne semble avoir aucune action bienfaitrice réelle. Je laisse également la saignée de côté.

prolongées pendant une demi heure, trois quarts d'heure, une heure et même davantage, durant lesquelles la femme sera maintenue sous l'influence de l'anesthésie à dose obstétricale ou chirurgicale. De ces trois moyens violents, c'est le dernier, sorte d'accouchement forcé mais doucement conduit, qui me paraît mériter la préférence.

11. Déviations du col. — Le col ou l'orifice externe après l'effacement, peut se dévier en avant en arrière ou latéralement, dans la direction des divers culs-de-sacs vaginaux. La cause en est, soit dans l'inclinaison du corps de l'utérus, le col se portant en sens inverse, soit dans le développement inégal du segment inférieur de l'organe gestateur. La déviation en arrière et à gauche est normale, due à ce que la partie droite et antérieure du segment inférieur, de même que la partie correspondante du corps, se développe plus que l'opposée. A l'état pathologique, c'est l'exagération de cette déviation qu'on observe le plus souvent, surtout dans la direction du cul-de-sac postérieur. Le diagnostic se fera par le toucher (éviter par un examen attentif la confusion avec une oblitération du col). Le traitement est nul pendant la grossesse, au moment du travail, on redressera la déviation, soit par la position de la femme quand l'inclinaison du corps utérin en est la cause (le décubitus doit être tel qu'il corrige l'inclinaison), soit en attirant le col ou mieux l'orifice externe (car on ne fera cette intervention que pendant la période de dilatation) avec le doigt en crochet, de manière à le replacer dans sa position normale.

12. Tumeurs du col utérin. — L'œdème qui survient pendant l'accouchement, tantôt localisé à un segment du col, tantôt généralisé, ne nécessite aucun traitement spécial. L'hypertrophie simple est exceptionnellement une cause de dystocie. Les végétations, abcès, thrombus sont des raretés pathologiques. Les fibromes seront étudiés avec ceux du corps. Le *cancer*, à cause de son importance, mérite une description détaillée.

Cancer utérin[1].

Histoire clinique.

Influence du cancer utérin sur la puerpéralité. — La *conception* ne semble pas entravée, même quand les lésions sont étendues.

La *grossesse* a d'autant plus de chances d'arriver à terme que le cancer est plus limité. Dans un tiers des cas environ, l'expulsion de l'œuf a lieu avant terme.

L'*accouchement* sera influencé d'une façon variable, suivant l'étendue du cancer, qu'on peut à cet égard diviser en trois groupes : — *cancer non végétant limité à l'orifice externe ou à la partie intra-vaginale*, l'ouverture du col est possible spontanément, mais plus ou moins ralentie. — *Cancer végétant, mais limité au col utérin :* l'ouverture cervicale devient beaucoup plus difficile et nécessite souvent une intervention active.—*Cancer étendu, ayant envahi*

[1] Consulter la thèse de Bar. Agrégation 1886.

le corps et surtout les tissus voisins de l'utérus : l'accouchement est très difficile par les voies naturelles et oblige le plus souvent à l'opération césarienne.

La durée de l'accouchement sous l'influence du cancer, peut être très prolongée. Cas de LIEVEN, quinze jours; cas de SCHMIDT, vingt-huit jours. Le cas de MENZIES, où la grossesse aurait été prolongée jusqu'à dix-sept mois, est considéré par MULLER comme un fait de grossesse extra-utérine. — La grossesse étant susceptible d'être prolongée jusqu'à dix mois (voir page 197) et le cancer pouvant faire traîner l'accouchement pendant près d'un mois, il est donc possible à la rigueur que dans le cas actuel l'accouchement n'ait lieu que onze mois après la conception, mais ce laps de temps doit être considéré comme une limite extrême et très exceptionnellement atteinte.

Le cancer utérin prédispose à la septicémie pendant le *postpartum*, d'où la nécessité de redoubler les précautions antiseptiques.

Influence de la puerpéralité sur le cancer. — Toujours pernicieuse et activant la marche des lésions. L'amélioration apparente, qui survient au début de la grossesse, est due à la diminution de la sécrétion cervicale; l'activité imprimée au corps de l'utérus par la conception faisant révulsion.

DIAGNOSTIC difficile au début de l'affection ; le ramollissement gravidique le simplifie parfois en rendant plus nets les noyaux d'induration.

PRONOSTIC grave ; la moitié des femmes succombent pendant ou peu après l'accouchement; les deux tiers des enfants sont voués à la mort. La gravité pour la mère provient en grande partie des complications auxquelles expose cette affection : rupture utérine, hémorrhagie, septicémie.

CONDUITE A TENIR :

Avant la conception, déconseiller la grossesse d'une façon absolue.

Pendant la grossesse. — Simple expectation avec traitement des douleurs et des pertes, par les moyens ordinaires, à moins que la mère ne soit menacée d'une mort prochaine, auquel cas on aurait recours, si l'enfant était vivant et viable, soit à l'accouchement provoqué, soit plutôt à l'opération césarienne avant ou après la mort. L'amputation du col cancéreux, et l'ablation de tout l'utérus gravide ont également été proposées et pratiquées, mais ces opérations ne sont pas à conseiller, tout au plus pourrait-on avoir recours comme palliatif au raclage de la surface cancéreuse, ou aux cautérisations avec le fer rouge (?).

Pendant le travail :

a. *La dilatation est incomplète.* — Tant que la dilatation progresse, quelle que soit sa lenteur, l'expectation est la meilleure conduite à tenir, à moins qu'un danger pressant ne menace la mère ou l'enfant.

Si la dilatation est stationnaire, si la mère ou l'enfant sont en péril, il faut terminer artificiellement l'accouchement. Avec un *enfant mort* ou dont les chances de vie sont faibles, on aura autant que possible recours à l'embryotomie; avec un *enfant vivant*, on essaiera l'extraction manuelle ou au forceps par les voies naturelles, si la dilatation est suffisante pour permettre l'introduction facile de la main ou du forceps (au besoin appliquer, préalablement un ballon élastique pour compléter l'ouverture, mais ne pas recourir aux incisions, qui amènent des désordres trop étendus); on fait ainsi un accouchement forcé, il est vrai, mais dont les dangers pour la mère condamnée ne sont pas plus grands que ceux de l'opération césarienne, et dont le manuel opératoire est beaucoup plus simple. Si au contraire l'ouverture du col est insuffisante pour tenter cette intervention, l'opération césarienne devra être pratiquée sans hésitation. Dans les cas où l'étendue du cancer fait prévoir d'avance pendant la grossesse que l'ouverture du col sera impossible, et qu'il faudra presque inévitablement recourir à l'opération césarienne, mieux vaut ne pas attendre le début du travail, et intervenir à un moment choisi pendant les derniers temps de la grossesse ; les conditions sont ainsi meilleures.

b. *La dilatation est complète ou presque complète.* — On fera l'extraction le plus tôt possible par les moyens ordinaires.

Si une hémorrhagie sérieuse survenait après la délivrance, le tamponnement utéro-vaginal à la gaze iodoformée, serait ici le traitement préférable.

13. Vices de conformation de l'utérus. — Les organes génitaux de la femme sont constitués par l'accolement et la fusion des deux canaux de Muller, si cette fusion est incomplète, on aura différents degrés, représentés par les figures ci-jointes :

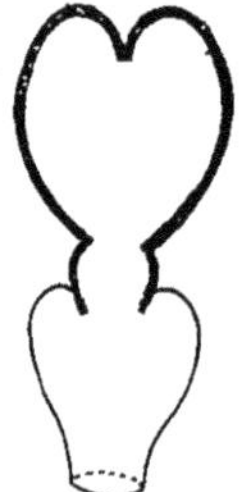
Fig. 356. Utérus cordiforme.

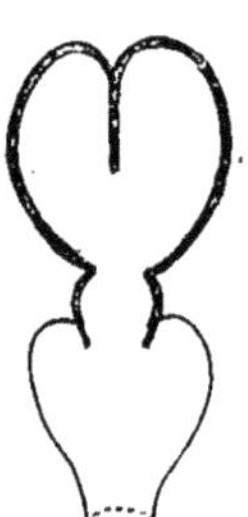
Fig. 357. Utérus cloisonné.

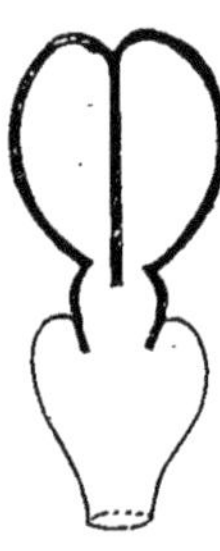
Fig. 358. Utérus double.

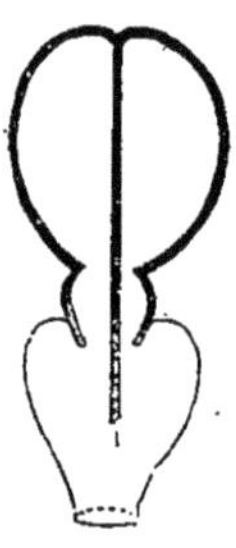
Fig. 359. Utérus double et vagin cloisonné.

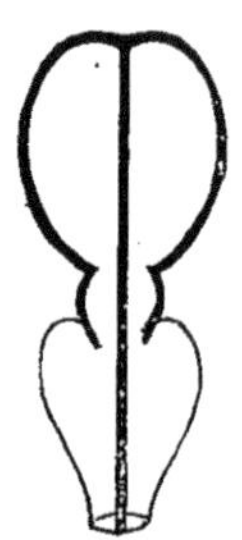
Fig. 360. Utérus et vagin doubles.

Ces vices de conformation peuvent être la source de présentations vicieuses : thorax, abdomen, siège, face, front. Ils exposent pendant le travail à la rupture utérine, et rendent difficiles certaines interventions, la version, par exemple.

La conduite à tenir ne présente aucune considération spéciale d'importance.

14. Anomalies des contractions utérines. — Il peut y avoir *exagération*, *affaiblissement* ou *perversion* des contractions utérines.

L'*exagération* dans l'intensité, qui expose à la rupture de l'utérus, ou à la déchirure du périnée, sera calmée par l'emploi du chloral et du chloroforme.

L'*affaiblissement* des contractions, conduisant à l'*inertie utérine* pendant le travail ou la délivrance, est un état fréquemment observé, mais qui n'est d'habitude qu'intermittent et passager. Il est causé le plus souvent par la distension exagérée de l'utérus (hydramnios, grossesse gémellaire), par la mort du fœtus, par la longueur du travail, par certaines impressions morales vives chez des femmes nerveuses (présence de personnes désagréables, nouvelles pénibles). — La paresse ou l'inertie de l'utérus, grave après la délivrance car elle expose à des hémorrhagies sérieuses, n'a ordinairement pendant le travail d'autre inconvénient que de prolonger l'accouchement[1] ; pendant le travail *savoir attendre* sera en général le meilleur parti, toutefois on pourra avec bénéfice recourir aux différents moyens que voici et qui réussissent souvent : modifier la situation de la femme, la faire lever et marcher quand elle est couchée. Appliquer un sac en caoutchouc dans le vagin. Injection vaginale chaude portée jusqu'au niveau du col. Sulfate de quinine 0,50 à 1 gramme. Electricité à courants interrompus sur l'utérus. Pratiquer la rupture des membranes quand la dilatation a dépassé trois travers de doigt, que la présentation est normale, et la tête profondément engagée (moyen dont on doit être sobre). Ne jamais donner d'ergot de seigle à ce moment.

La *perversion* des contractions se manifeste par leur irrégularité, ou par leur permanence aboutissant au tétanos utérin. Donner du chloral et du chloroforme, qui ordinairement rétabliront l'intermittence normale.

15. Déviations utérines. — A la fin de la grossesse, le corps de l'utérus se dévie souvent *en avant*, quand des gestations antérieures ont affaibli la paroi abdominale et produit une éventration plus ou moins prononcée (abdomen pendulum, ventre en besace). Une ceinture appropriée, et pendant l'accouchement le décubitus horizontal, suffiront à corriger cette déviation qui peut empêcher ou gêner l'engagement du fœtus.

Les déviations *latérales* vers le côté droit ou gauche (voir p. 74) seront rarement une cause de dystocie. On y remédiera par la position de la femme (décubitus latéral sur le côté que semble fuir le fond de l'utérus).

La déviation de l'utérus la plus importante, à cause des troubles qu'elle est susceptible d'amener, est celle qui se fait en arrière : Rétrodéviation (rétroversion et rétroflexion).

Rétrodéviation de l'utérus gravide.

La rétrodéviation de l'utérus gravide est le basculement du corps de l'organe en arrière, dans l'excavation pelvienne (fig. 361). Epoque de prédilection : passage du 1er au 2e trimestre de la grossesse. On dit qu'il y a *rétroversion* quand l'axe du col reste dans la continuation de celui du corps, et *rétroflexion* lorsque ces deux axes sont coudés l'un par rapport à l'autre, de manière à former un angle, dont l'ouverture regarde à peu près le périnée. Cette distinction est ici de faible importance pratique.

Symptômes. — Le début est tantôt lent, insidieux, tantôt brusque, survenant à la suite d'un effort, d'une chute.

Le symptôme le plus important par lequel se manifeste la rétrodéviation est la *rétention d'urine* : tantôt complète et facile par conséquent à diagnos-

[1] En parlant des complications de la délivrance, j'exposerai le traitement à opposer à l'inertie survenant à ce moment.

tiquer ; tantôt incomplète, la femme continue à uriner d'une façon en apparence normale, mais si on pratique le cathétérisme après une miction, on aura l'évacuation d'un demi-litre ou plus d'urine; tantôt enfin trompeuse et se manifestant par de l'incontinence ou des mictions très fréquentes dues à la trop grande replétion de la vessie.

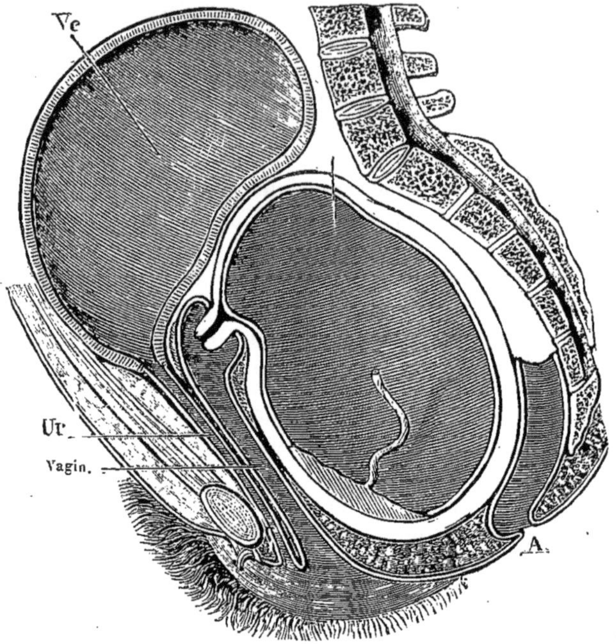

Fig. 361. — Rétrodéviation de l'utérus gravide (d'après SCHATZ).

Ve., vessie. — Ur., urèthre — A., anus.

La compression rectale exercée par le corps de l'utérus amène une constipation opiniâtre.

L'utérus, en appuyant sur le périnée, donne à la femme une sensation de pesanteur parfois très pénible.

Les trois organes pelviens produiront donc par leur compression :

Rectum..................	Constipation.
Utérus..................	Pesanteur périnéale.
Vessie..................	Rétention d'urine.

C'est l'utérus même qui, en appuyant sur le rectum en arrière et l'urèthre en avant, amène le trouble fonctionnel dans la défécation et la miction.

A l'examen de la femme, on voit quelquefois la vessie distendue se dessiner sous la paroi abdominale, au palper, en tout cas, on peut facilement constater cette distension. Au toucher on trouve l'excavation pelvienne remplie par l'utérus, le vagin suit la face antérieure de cette tumeur, serré entre elle et le pubis. Le col est parfois tellement remonté et éloigné qu'il devient inaccessible au doigt explorateur. Par le toucher combiné au palper il est souvent difficile de distinguer les tumeurs vésicale et utérine l'une de l'autre, cependant la première est fluctuante, tandis que la seconde présente la mollesse spéciale de l'utérus gravide, mais sans fluctuation. D'ailleurs le cathétérisme en faisant disparaître la tumeur vésicale lèvera toutes les incertitudes du diagnostic.

Marche. — Il importe dans l'évolution de la rétrodéviation de distinguer

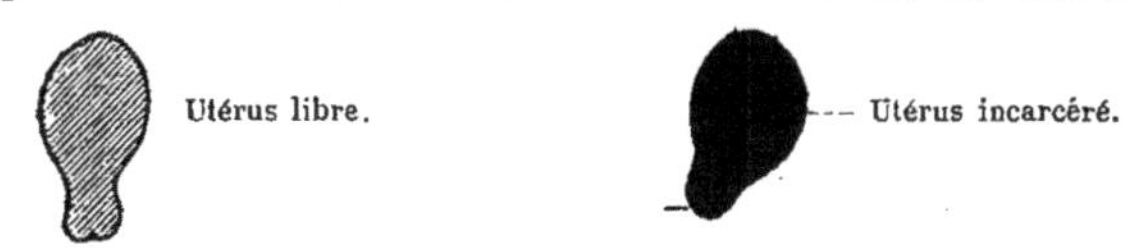

Fig. 362.

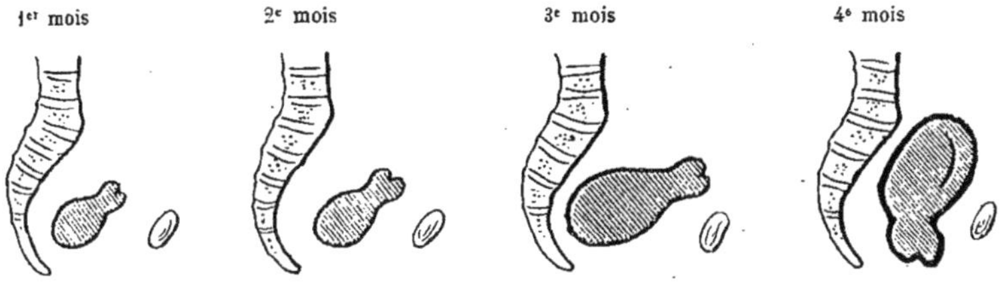

1er mois 2e mois 3e mois 4e mois

Fig. 363. — Rétrodéviation à la conception. Réduction spontanée au 4e mois.

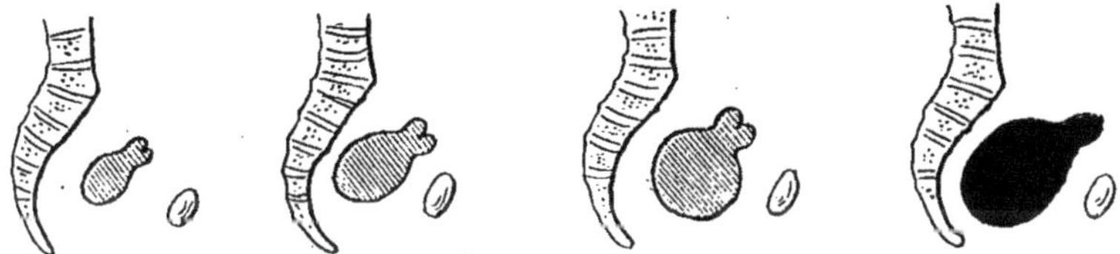

Fig. 364. — Rétrodéviation à la conception. Incarcération au 4e mois.

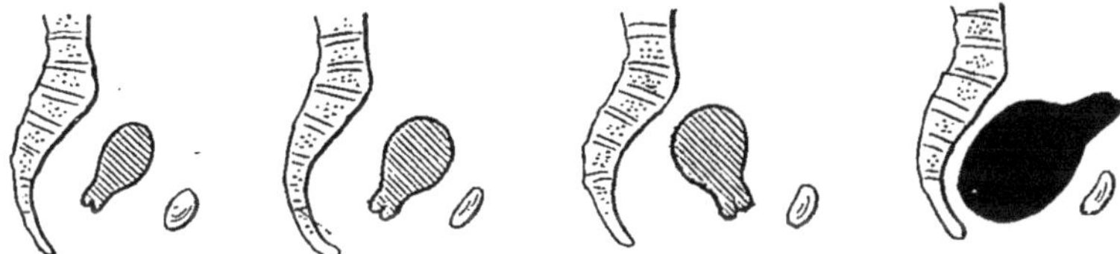

Fig. 365. — Utérus normal à la conception, s'inclinant *progressivement* en arrière et s'incarcérant au 4e mois.

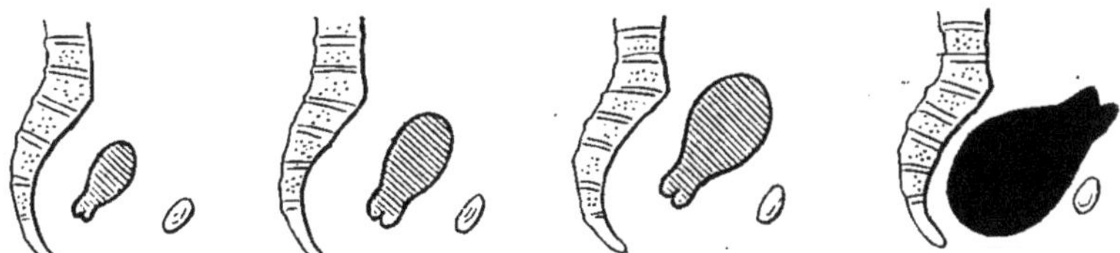

Fig. 366. — Utérus normal à la conception, s'inclinant *brusquement* en arrière au 4e mois et s'incarcérant.

deux périodes ou deux états, dont la différence est capitale. — *Période de liberté* pendant laquelle l'utérus, n'étant pas encore très volumineux, peut avec une facilité relative reprendre sa position normale, ou être replacé dans cette position.— *Période d'incarcération et d'enclavement*, pendant laquelle l'utérus trop volumineux ne peut plus basculer dans l'excavation pelvienne, et se trouve emprisonné dans le petit bassin. — La période d'incarcération se produit au début du quatrième mois de la grossesse, car la longeur de l'utérus depuis le fond jusqu'au sommet du col étant à ce moment de douze centimètres environ, le basculement suivant le diamètre promonto-pubien qui est de onze centimètres, devient difficile et bientôt impossible.

La rétrodéviation peut être antérieure à la conception, débuter en même temps qu'elle et pendant la grossesse. Les schémas 363 à 366, indiquant le développement de l'utérus à chaque mois de la grossesse, montrent les différentes marches possibles de la rétrodéviation.

Terminaisons. — Si la réduction de la rétrodéviation a lieu avant l'incarcération, les troubles qu'elle produit sont minimes, et à moins d'un examen direct, le déplacement passe inaperçu.

C'est au moment où se produit l'incarcération, que surviennent les troubles importants dont il a été question à la symptomatologie, et qui peuvent se terminer de différentes façons :

a. *Terminaison au point de vue de la déviation.*—Tantôt il y a avortement spontané ou provoqué; nous verrons au traitement qu'on est parfois obligé d'avoir recours à ce mode d'intervention.

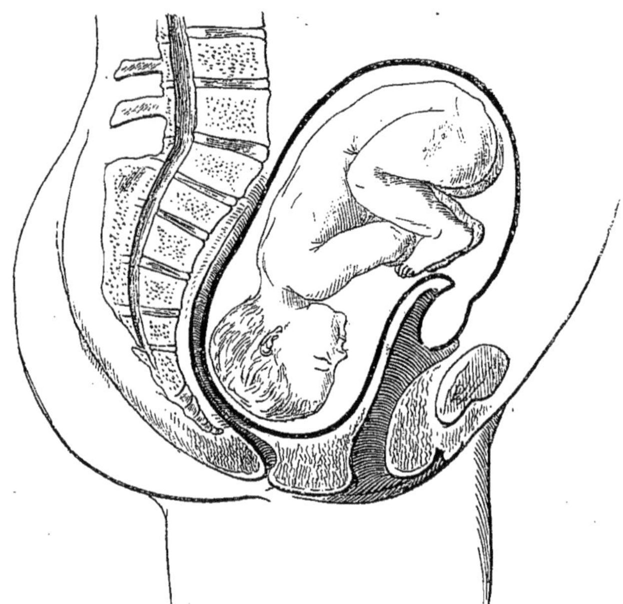

Fig. 367. — Dilatation sacciforme (d'après OLDHAM).

Tantôt l'avortement ne se produisant pas, il y a, soit :

1° Réduction spontanée à la suite de cathétérismes répétés, ou à la suite d'une intervention spéciale, destinée à remettre l'utérus en place.

2° Semi-réduction. *Dilatation sacciforme.* — Cet état spécial de l'utérus est expliqué par la figure 367. Il se produit progressivement à la suite de la rétrodéviation (fig. 368) par développement de la paroi de l'utérus regardant l'abdomen jusqu'à arriver à la conformation de la figure 367. — Cette variété

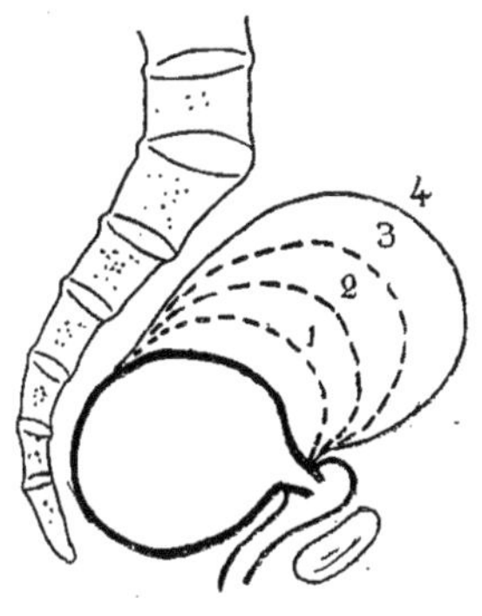

Fig. 368. — Dilatation sacciforme faisant suite à la rétrodéviation.

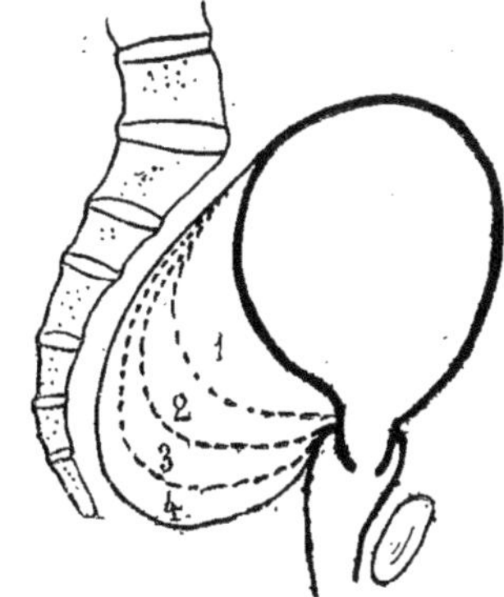

Fig. 369. — Dilatation sacciforme sans rétrodéviation préalable.

de la dilatation sacciforme doit être distinguée au point de vue pathogénique de celle qui se produit à la fin de la grossesse sans rétrodéviation préalable, et qui est causée par l'ampliation du segment postéro inférieur de l'utérus ainsi que l'indique la figure 369.

3° Pas de réduction.—L'enfant meurt, et l'avortement se produit après un temps variable (*missed labour*).

b. *Terminaison au point de vue de la patiente.*

Guérison, après réduction ou avortement.

Mort, qui peut se produire avant ou après réduction, par septicémie, cystite gangréneuse avec ou sans rupture de l'organe, par rupture de la paroi postérieure du vagin, du rectum et du périnée, le fond de l'utérus venant faire hernie au dehors, enfin par complication rénale (pyélite, pyélonéphrite).

Diagnostic.—L'accoucheur mis sur la voie du diagnostic par un examen fortuit (période de liberté) ou par les troubles urinaires (période d'incarcération) devra se demander s'il ne s'agit pas d'un *fibrome utérin*, d'un *kyste de l'ovaire*, d'une *grossesse extra-utérine*, d'une *hématocèle rétro-utérine*, d'une *pelvi-péritonite;* l'étude attentive des commémoratifs, et les caractères de la tumeur après évacuation de l'urine, permettront le plus souvent de résoudre la question.

Pronostic. — Le pronostic est en général assez sérieux; il est d'autant plus grave, que la grossesse est plus avancée et que la période d'incarcération dure depuis plus longtemps sans soins médicaux éclairés. Après une dizaine de jours, écoulés sans traitement, éclatent des accidents vésicaux rapidement mortels.

Etiologie et pathogénie.

Rétrodéviation primitive, existant avant la grossesse, persiste après la conception, et en l'absence de réduction arrive à la période d'incarcération.

Rétrodéviation secondaire, c'est-à-dire n'existant pas au moment de la conception ; différentes causes ont été incriminées, sans qu'aucune d'elles puisse être exclusivement acceptée :

a. Type lent :

1° Cause urinaire : rétention d'urine ;

DENMAN, la rétention est la cause de la rétrodéviation ;
HUNTER, elle en est au contraire l'effet.

2° Cause fécale : constipation exagérée (Barnes) ;

3° Cause utérine :

Insertion du placenta sur la paroi postérieure de l'utérus ; ou fibrome existant dans cette même region ;
Adhérences consécutives à une pelvi-péritonite.

b. Type brusque :

1° Soit un effort ;

2° Soit une pression énergique sur l'abdomen (traumatisme, chute).

Traitement.

S'il n'y a pas incarcération, la miction et la défécation sont normales ; l'intervention doit être nulle, ou on essaiera, par de légères pressions exercées avec le doigt dans le cul-de-sac postérieur, de remettre l'utérus en place ; dans le même but, on pourra faire placer la femme vingt minutes matin et soir sur son lit, dans la position génupectorale, pour favoriser la réduction spontanée de l'utérus. En tout cas, si on a constaté une rétrodéviation, prévenir de la possibilité d'accidents, dont la rétention d'urine constitue le principal.

Quand l'incarcération existe, trois conduites à suivre : *expectation*, *réduction manuelle ou instrumentale*, *avortement provoqué*.

1° *Expectation.* — L'expectation simple, aidée du *cathétérisme* régulier de la vessie, pratiqué trois fois par jour, suffit, dans la majorité des cas, pour amener, en huit ou quinze jours, la réduction spontanée de l'utérus rétrodévié. Aussi, à moins d'accidents sérieux, c'est à cette méthode qu'il faudra simplement avoir recours. Ne pas oublier de surveiller et de favoriser les évacuations rectales.

2° *Réduction.* — La réduction manuelle ou digitale se fera à l'aide d'un ou deux doigts introduits soit dans le vagin, soit dans le rectum, soit dans l'un et l'autre à la fois ; les doigts vaginaux abaissant le col, pendant que les rectaux repoussent le corps (méthode bimanuelle). La femme sera laissée dans le décubitus dorsal, ou placée dans la position latérale, parfois dans la position génupectorale. Dans les cas difficiles, et quand la patiente est indocile, pusillanime, on ne craindra pas d'employer le chloroforme. Si la femme est endormie, on pourra, surtout chez les multigestes, introduire toute la main dans le vagin pour faciliter la manœuvre de la réduction. Un long bain sera une bonne préparation à toute tentative de réduction.

On a également conseillé de se servir d'instruments, telle la *baguette d'Evrat*, sorte de baguette de tambour dont l'extrémité rembourrée vient repousser le corps de l'utérus par le vagin ou le rectum. Les doigts sont préférables.—Parfois, l'introduction dans le rectum d'un ballon de caoutchouc qu'on laisse gonflé pendant vingt-quatre heures, suffit à amener la réduction graduelle de l'utérus, et ce moyen doux peut réussir alors que les violents ont échoué.

La réduction obtenue, on préviendra le retour de la rétrodéviation non à l'aide d'un pessaire, mais en maintenant pendant une quinzaine la femme au lit, et en l'empêchant de se coucher sur le dos.

3° *Avortement provoqué.* — Dans les cas où la réduction est impossible, et où la gravité des accidents nécessite une intervention prompte, il ne faudra pas hésiter à provoquer l'avortement, en introduisant une sonde mousse dans l'utérus, après avoir au besoin ponctionné l'organe gestateur avec un trocart capillaire, afin de rendre le col plus facilement accessible[1].

16. Prolapsus utérin. — Le prolapsus peut exister complet ou incomplet à toutes les périodes de la grossesse, qu'il succède à un prolapsus antérieur, ou

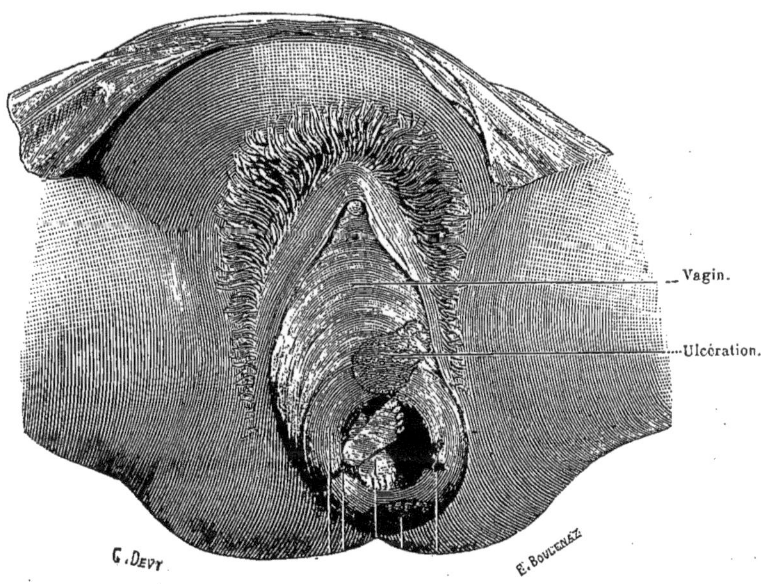

Fig. 370. — Prolapsus de l'utérus gravide. (Budin).

qu'il se produise pendant la gestation à la suite d'un effort violent. La figure 370 donne l'idée d'un prolapsus complet chez une femme à terme. C'est là une affection exceptionnelle, pendant la grossesse l'utérus en se développant cor-

[1] La *laparotomie*, destinée à permettre la réduction de l'utérus à l'aide de la main introduite dans la cavité abdominale, est un moyen généralement rejeté, mais qui cependant avec les progrès de la chirurgie abdominale est peut-être appelé à rendre de réels services dans quelques cas exceptionnels. Je ne fais que mentionner la *symphyséotomie*, proposée pour agrandir la place dans laquelle doit basculer l'utérus.

rige plutôt la tendance qu'il peut avoir à tomber. — Traitement : réduction de l'utérus avec son contenu, si impossibilité, évacuer préalablement le contenu (avortement provoqué) pour procéder ensuite à la réduction.

17. Ruptures utérines. — Les ruptures utérines peuvent être divisées :

Au point de vue du siège, en :

1° *Intra-vaginales*, elles sont alors désignées de préférence sous le nom de déchirures, nous les avons étudiées p. 220;

2° *Sus-vaginales*, atteignant le col, l'isthme ou le corps; cette seconde variété sera seule en question ici.

Au point de vue du degré, en :

1° *Incomplètes*. — Péritoine intact.

a. *Soit intra-musculaires*. — Simple éraillure qui n'atteint pas toute l'épaisseur de la paroi musculaire.

b. *Soit sus-musculaires*. — Toute la paroi musculaire est traversée, mais le péritoine, la vessie ou le tissu des ligaments larges ne sont pas intéressés, la solution de continuité s'établissant en rapport avec ces organes, sans cependant les atteindre.

2° *Complètes*. — Péritoine ouvert.

La cavité utérine est en communication directe avec la cavité péritonéale.

3° *Compliquées*. — Blessure d'un organe voisin

Ouverture de la vessie, de l'intestin.

Au point de vue de l'époque de la puerpéralité en :

1° Ruptures de la grossesse;
2° Ruptures du travail;
3° Ruptures du postpartum.

Les ruptures de la grossesse et celles du postpartum sont relativement très rares et résultent la plupart du temps de traumatismes ; leur étude ne présente en pratique qu'un intérêt secondaire, aussi allons-nous borner cette description aux **ruptures du travail** : *Fréquence* $\frac{1}{1000}$ accouchements.

Etiologie et pathogénie. — Les ruptures au moment du travail peuvent être :

1° *Traumatiques*. — Soit traumatisme abdominal, coup sur la paroi de l'abdomen, plaie pénétrante. Soit traumatisme intra-utérin ; — *manuel :* manœuvre intra-utérine, version ; — *instrumental*, forceps, embryotomie, etc.

2 *Spontanées*. — L'accouchement, à ne considérer que l'utérus, est la lutte entre le muscle gestateur, et les obstacles qui s'opposent à la sortie du fœtus, véritable duel où la victoire reste en général à l'utérus; s'il en est autrement, le muscle épuisé, aminci par la lutte se rompt, et l'accident que nous étudions est constitué.

Il importe de connaître :

Les causes de cette lutte exagérée;

Les circonstances qui favorisent la rupture.

CAUSES DE LA LUTTE EXAGÉRÉE. — PÉRIUTÉRINES : pelviviciation, tumeur de voisinage; — UTÉRINES : obliquité de l'utérus, rigidité du col, tumeur; — INTRA-UTÉRINES : volume exagéré du fœtus, hydrocéphalie, monstruosité. Présentation vicieuse.

CIRCONSTANCES QUI FAVORISENT LA RUPTURE.

1° *Causes utérines.*

Utérus pathologique. — Amincissement d'un point de la paroi, dégénérescence partielle, malformation, cicatrice.

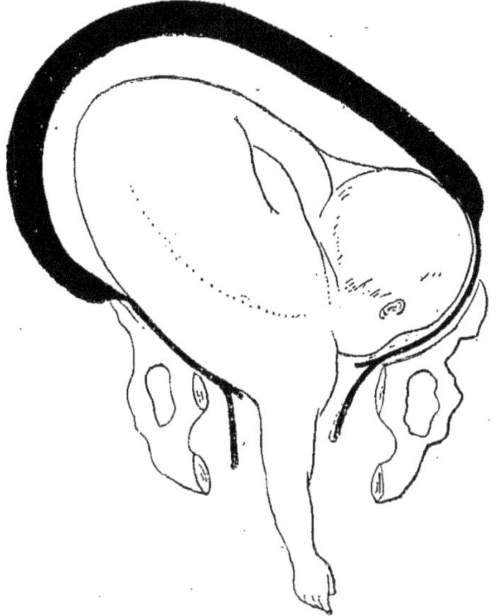

Fig. 371. — Amincissement du segment inférieur de l'utérus, précurseur de la rupture (BANDL).

Utérus rendu pathologique. — Par ergot de seigle, par irritation intra-utérine (introduction de la main, d'un instrument).

Utérus normal. — L'amincissement progressif du segment inférieur peut, ainsi que l'indique la figure 371, être tel qu'il amène à un moment donné son éclatement; du segment inférieur la solution de continuité remonte sur le segment supérieur, de telle sorte que l'aspect général de la déchirure est celui d'un T renversé, le trait transversal existant sur le segment inférieur, et le vertical entamant plus ou moins le supérieur.

2° *Causes périutérines.* — Saillie du promontoire. Saillies anormales du bassin (bassin épineux rachitique). Atrésie vulvo-vaginale.

3° *Causes intra-utérines.* — Saillie d'un petit membre fœtal, sur laquelle le muscle utérin vient s'amincir, s'user, pour ainsi dire, comme le vêtement sur un point saillant du corps. Esquilles osseuses à la suite de l'embryotomie.

SYMPTÔMES.

1° *Douleur.* — *Période prémonitoire.* — Il y a exagération des douleurs normales de l'accouchement.

Période de rupture. — La femme éprouve subitement une douleur aiguë dans l'abdomen, et a parfois la sensation d'un déchirement intérieur. Un bruit de craquement a pu exceptionnellement être entendu par des personnes présentes.

Période consécutive à la rupture. — Sensation de bien-être relatif, éprouvée par la parturiente, sorte d'armistice accordé par la contraction utérine.

Période de reprise. — Les douleurs ne tardent pas à reprendre, et se manifestent tantôt sous forme de contractions utérines, tantôt sous forme de péritonite, résultat de la rupture qui vient de se produire.

2° *Troubles fonctionnels.* — Cessation des contractions utérines pendant une durée variable.

Le fœtus ne tarde pas à succomber, qu'il reste dans l'utérus, ou qu'il passe dans la cavité péritonéale à travers la boutonnière utérine.

3° *Hémorrhagie.* — D'abondance variable se faisant tantôt dans le péritoine, tantôt au dehors, tantôt mixte. — Symptômes d'hémorrhagie interne, état général grave, collapsus.

4° *Examen direct de la femme.* — Différents cas peuvent se présenter :

Le fœtus est resté dans l'utérus. — L'examen direct ne fournit que peu de renseignements, on sent au niveau de la rupture une région inégale, très douloureuse à la pression.

Le fœtus a passé complètement ou incomplètement dans la cavité péritonéale. — A la palpation on trouve au-dessus de la tumeur formée par l'utérus, le fœtus, qui fait une saillie plus ou moins notable, et dont on peut détailler les différentes parties. — Auscultation : silence. — Toucher : l'orifice utérin est abandonné par la partie fœtale.

Le fœtus est expulsé. — L'accouchement est terminé, mais la délivrance n'est pas encore faite. Le toucher intra-utérin peut seul en pareil cas donner des renseignements précis. La rupture rendant impossible l'expulsion des annexes, on est obligé de faire la délivrance artificielle, et c'est en introduisant la main dans l'utérus qu'on s'aperçoit de l'accident qui vient de se produire ; dans d'autres cas après la délivrance, en cherchant à combattre une hémorrhagie rebelle, le même moyen conduit au diagnostic.

Terminaison. — Soit par cicatrisation et guérison, soit par mort rapide, (hémorrhagie et collapsus,) ou par mort retardée (péritonite et septicémie).

Le *diagnostic* se fera par la constatation des différents symptômes qui viennent d'être exposés; dans les cas douteux l'introduction de la main dans l'utérus donnera les renseignements les plus complets; elle permettra aussi d'arriver au diagnostic de complications, telles que la rupture de la vessie ou du rectum, en faisant pénétrer un cathéter explorateur dans l'un ou l'autre réservoir.

Le *pronostic* est, à moins de déchirure incomplète, légère, excessivement grave pour la mère et pour l'enfant. Plus de la moitié des enfants, et les trois quarts des mères succombent.

Le *traitement* est *préventif* et *curatif*.

Préventif, dans tous les cas de dystocie sérieuse, alors que les contractions utérines sont énergiques ; les calmer ou les atténuer à l'aide du chloroforme ou du laudanum, et aider autant que possible l'utérus pour la terminaison de l'accouchement.

Curatif.

a. *Avant l'accouchement.* — 1° *Le fœtus est dans l'utérus.* Terminer l'accouchement par les voies naturelles, à l'aide des mains (version, extraction) ou du forceps, pourvu que l'ouverture de l'orifice utérin soit suffisante ; sinon se comporter comme dans le cas suivant.

2° *Le fœtus est partiellement ou complètement dans la cavité péritonéale.* Quoique dans ces cas on ait dit qu'il était possible d'extraire le fœtus par les voies naturelles, la conduite la plus sage consistera à faire, avec tous les soins antiseptiques modernes, la laparotomie, qui permettra de retirer le fœtus par la plaie abdominale, et les annexes par la plaie utérine. Laver le péritoine et toute la surface génitale, suturer les plaies utérine et abdominale comme on le fait dans l'opération césarienne. En cas de délabrement trop considérable de l'utérus, on pourrait recourir à l'opération de Porro, qui sera ultérieurement décrite.

b. *Avant la délivrance.* — Suivant que l'extraction ou l'expulsion du fœtus aura eu lieu par les voies naturelles ou par la voie abdominale, on fera la délivrance par le vagin ou par la plaie artificiellement créée.

c. *Après la délivrance. Soins consécutifs.* — En cas de laparotomie, après toilettes génitale et péritonéale, on suturera utérus, puis abdomen, et on se comportera comme après une opération césarienne.

Si l'accouchement a été terminé par les voies naturelles, il faut, à travers la plaie utérine, faire jusque dans le péritoine un lavage abondant avec une solution phéniquée faible $\left(\frac{1}{200}\right)$, laver les intestins en balayant avec les doigts tous les débris que l'utérus a pu verser dans le péritoine, ensuite laver pareillement toute la surface génitale, de manière à obtenir une asepsie complète; placer de la glace sur le ventre, donner des toniques et se contenter ultérieurement de faire des lavages vaginaux, deux à trois par jour.

Laisser un drain dans l'utérus, ou même à travers l'utérus jusque dans la cavité péritonéale, est une pratique abandonnée. Les injections intra-utérines répétées pendant les suites de couches sont également inutiles, quand le lavage consécutif à la délivrance a été suffisant. Si toutefois leur indication se posait, on n'hésiterait pas à y recourir.

Dans les cas de plaie utérine n'ayant pas nécessité la laparotomie pour terminer l'accouchement, on s'est demandé s'il n'était pas préférable de toujours recourir à la suture utérine par la voie abdominale. — A moins de complications, telles qu'une hémorrhagie sérieuse, on préfère en général abandonner la plaie utérine, qui se cicatrise naturellement par accollement spontané de ses deux bords. La laparotomie est toujours une intervention, qu'il faut éviter autant que possible.

Quand la plaie est ainsi abandonnée à elle-même, on a vu l'intestin venir se hernier à travers cet orifice accidentel, et donner lieu à des symptômes d'étranglement pouvant aboutir à l'anus contre nature. Il suffit d'être averti de la possibilité de cet accident pour le faire cesser, au moyen de la main introduite dans l'utérus pour repousser l'anse herniée.

18. Tumeurs utérines. — Le *cancer* a été étudié à propos du col ; il ne sera question ici que des *fibromes*[1].

[1] Consulter la thèse de Lefour, agrégation, 1880.

CLASSIFICATION DES FIBROMES

1° Interstitiels :

1° Du corps. }
2° Du col. } Fig. 372.

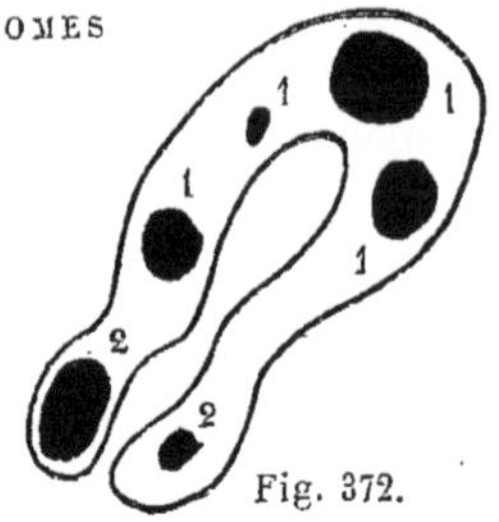

Fig. 372.

2° De la surface interne de l'utérus. — *Fibromes sous-muqueux.— Polypes*[1].

1° *De la cavité somatique :*

A. Habitat somatique (fig. 373).
B. Habitat cervical (fig. 374).
C. Habitat vaginal (fig. 375).

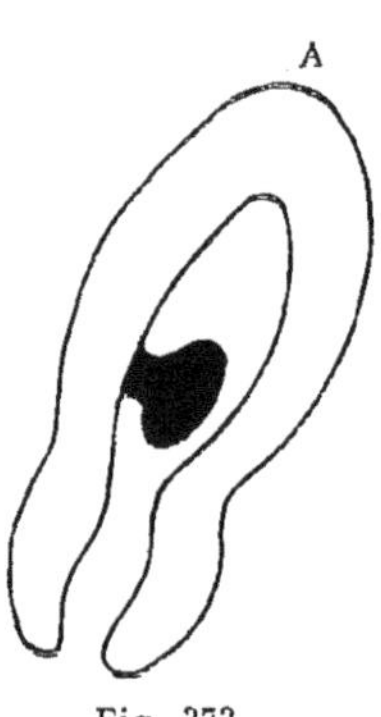

Fig. 373.

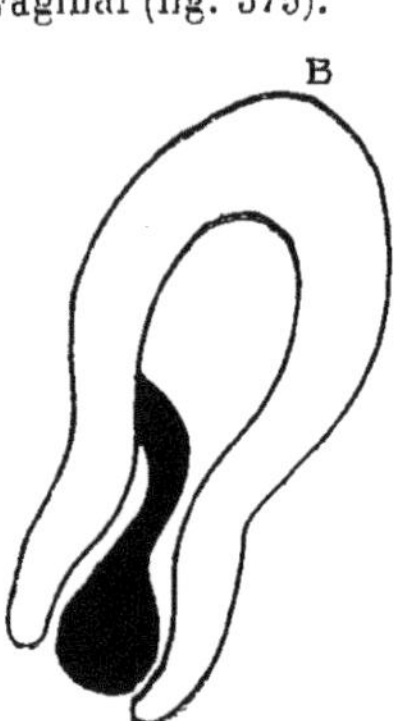

Fig. 374.

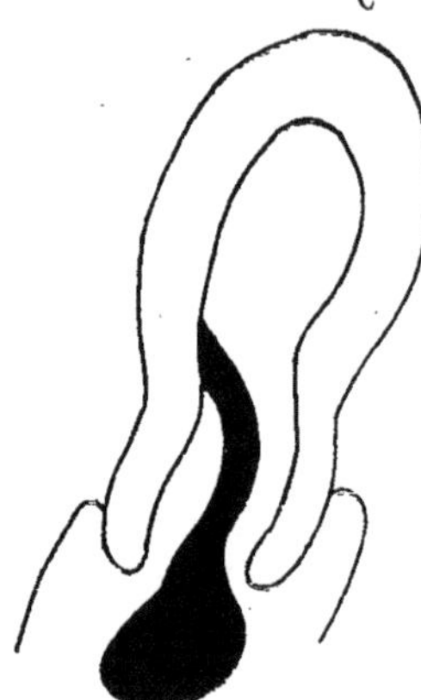

Fig. 375.

2° *De la cavité cervicale :*

A. Habitat cervical (fig. 376).
B. Habitat vaginal (fig. 377).

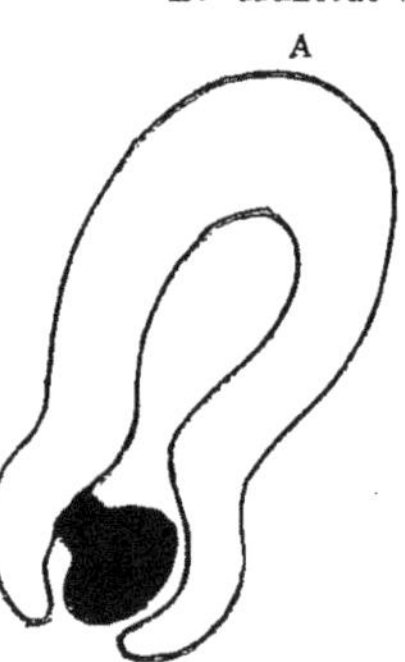

Fig. 376.

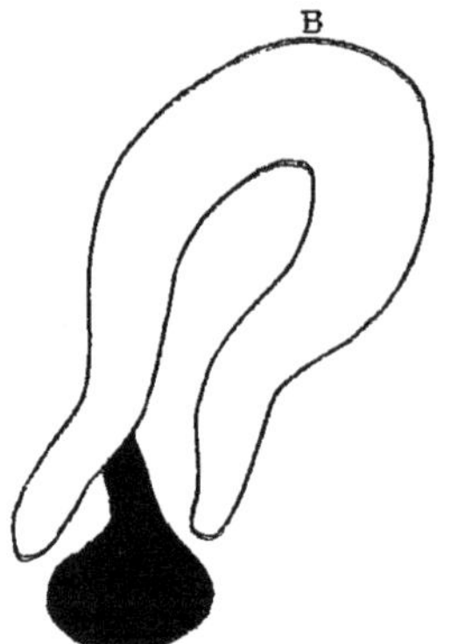

Fig. 377.

[1] La dénomination de *polype* ne s'applique qu'aux fibromes pédiculés, faisant saillie à la surface interne des organes génitaux.

3° De la surface externe de l'utérus.

1° *Paroi antérieure* (fig. 378) :

A. *Corps.*

1° Fibromes sous-péritonéaux.

B. *Col.*

1° Sous-péritonéaux.
2° Sous-vésicaux.
3° Intra-vaginaux.

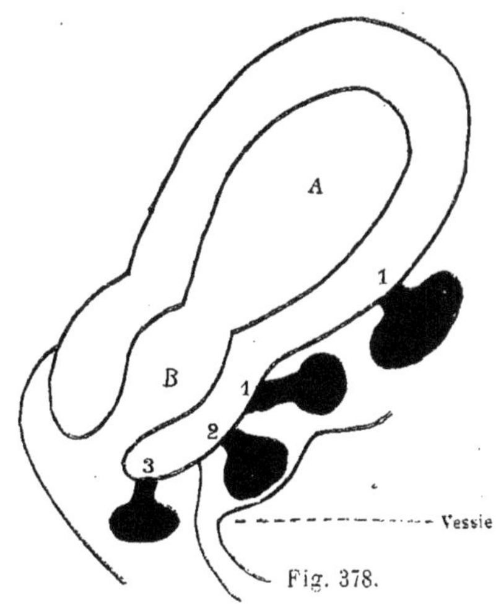

Fig. 378.

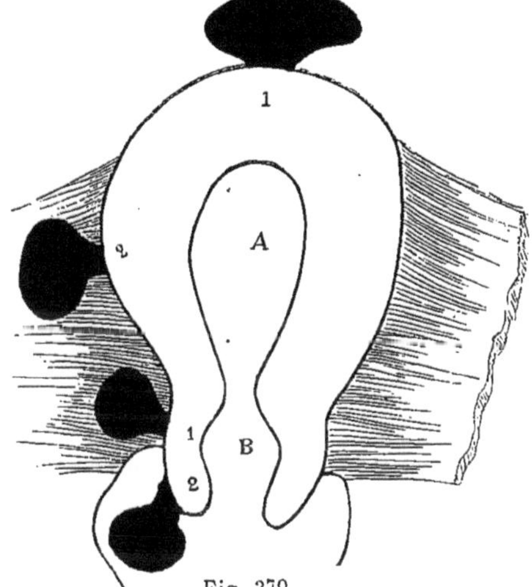

Fig. 379.

2° *Paroi latérale.* (fig. 379) :

A. *Corps.*

1° Sous-péritonéaux.
2° Intra-ligamenteux.

B. *Col.*

1° Intra-ligamenteux.
2° Intra-vaginaux.

3° *Paroi postérieure* (fig. 380) :

A. *Corps.*

1° Sous-péritonéaux.

B. *Col.*

1° Sous-péritonéaux.
2° Intra-vaginaux

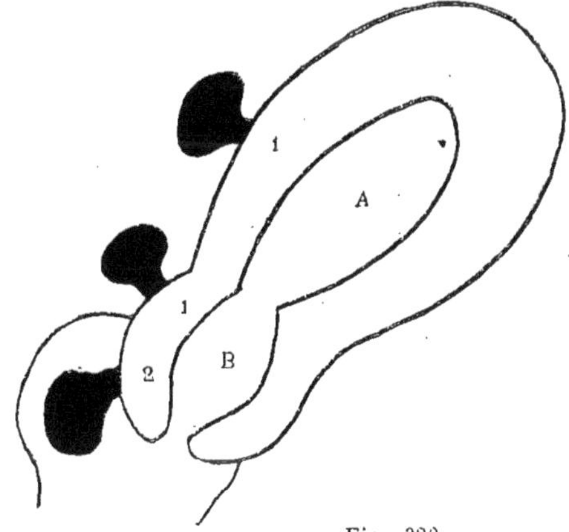

Fig. 380.

Au point de vue obstétrical et dystocique, on peut diviser les fibromes en :

Fibromes latéro-supérieurs ;

Fibromes prævia ;

ces derniers (*prævia*) se trouvent sur la voie que doit parcourir le fœtus pour arriver au dehors.

Les *fibromes latéro-supérieurs* ont un certain intérêt obstétrical, car souvent ils entravent la conception, la grossesse, soit par leur volume, soit par leur situation au niveau du placenta ; mais je bornerai ici ma description aux *fibromes prævia*, dont l'importance, au point de vue pratique, est beaucoup plus considérable.

Tout fibrome grossit, et subit un certain degré de ramollissement, sous l'influence de la gestation, puis diminue après l'accouchement. On conçoit ainsi qu'un fibrome petit à l'état de vacuité puisse, par son développement puerpéral, opposer un obstacle sérieux à l'accouchement.

Les fibromes prævia prédisposent à l'expulsion prématurée de l'œuf, aux présentations vicieuses, à la rupture prématurée des membranes, aux procidences des membres et du cordon, aux hémorrhagies de la délivrance et du postpartum ; mais leur conséquence la plus grave est la difficulté ou l'impossibilité de l'accouchement, à cause de l'obstacle même qu'ils opposent à la sortie du fœtus.

Quand le fibrome n'est pas très volumineux, le fœtus, poussé par la contraction utérine, peut le comprimer, le laminer, et se frayer ainsi un passage à côté de lui.

Dans le cas de polype proéminant dans le col ou le vagin, on a vu la tumeur, chassée par le fœtus, se détacher de l'utérus et être ainsi expulsée de l'intérieur des organes génitaux ; la femme accouche de son fibrome et de son enfant.

Avec un fibrome attaché à la face externe de l'utérus, comme le représente la figure 381 [1], la tumeur peut, dans les derniers temps de la grossesse ou au moment de l'accouchement, remonter au-dessus du détroit supérieur, débarrasser ainsi la voie que doit parcourir le fœtus et ne plus entraver l'expulsion.

Mais certains fibromes opposent un obstacle absolu à l'accouchement et nécessitent parfois des interventions pénibles pour l'extraction du fœtus.

Le *pronostic* des fibromes prævia est toujours sérieux à cause des complications dont ils peuvent être la source au moment de l'accouchement, et la *conduite à tenir* en leur présence est souvent fort embarrassante.

A une femme atteinte de fibromes volumineux, occupant le segment inférieur ou le col de l'utérus, il faudra déconseiller le mariage ou la conception, ou au moins la prévenir des complications possibles au moment de l'accouchement. Il est vrai que ces tumeurs sont souvent par elles-mêmes une cause de stérilité.

Pendant la grossesse, si la tumeur est de volume moyen, ou si malgré de notables proportions elle siège en dehors de l'utérus, et semble se déplacer facilement sous la pression du doigt dans la direction du détroit supérieur, on

[1] Auvard. *Travaux d'obstétrique*, t. I, p. 177.

pourra laisser la grossesse aller à son terme normal. Mais si par son volume (tumeur intra-vaginale), ou par sa fixité (tumeur périutérine), le fibrome paraît devoir opposer un obstacle sérieux à l'accouchement, il faudra ou pratiquer l'ablation de la tumeur, ce qui est possible dans les cas de polypes proéminant dans le vagin, ou recourir à l'interruption de la grossesse par l'avortement ou l'accouchement provoqués.

Dans certains cas l'ablation de la tumeur, tout en exposant à l'interruption de la grossesse, permet souvent à la gestation d'arriver sans accident à son terme normal.

Surveiller pendant la grossesse la situation du fœtus; on doit donner la préférence à la présentation de sommet, et la favoriser en cas de besoin.

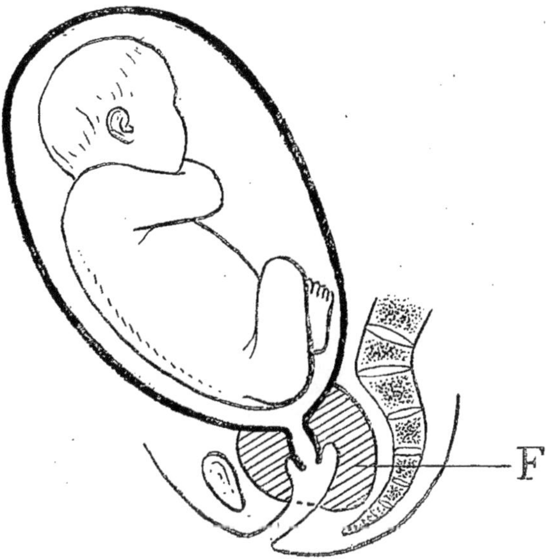

Fig. 381. — F, Fibrome prævia.

Pendant le travail :

1° *Attendre*, tant que la vie de l'enfant et surtout celle de la femme ne sont pas en péril. On voit quelquefois l'accouchement se terminer spontanément, alors qu'on avait porté le pronostic le plus sérieux; l'*expectation* réserve souvent d'heureuses surprises.

2° Si l'accouchement spontané est impossible, recourir soit au forceps, soit à la version ou à l'extraction. Il est en général meilleur ici, comme d'habitude, d'extraire l'enfant tête première (forceps) que dernière (extraction manuelle).

3° Dans les cas graves, où le forceps et l'extraction manuelle sont insuffisants, il restera comme ultime ressource : *l'ablation* ou *le refoulement des fibromes*, *l'embryotomie*, *l'opération césarienne*.

Le *refoulement du* ou *des fibromes* pourra être tenté sous le chloroforme, mais il n'aura de chances de réussite que s'il s'agit d'une variété sous-péritonéale, occupant la cavité de Douglas; dans les cas de fibromes intra-vaginaux, l'*ablation* (avec le bistouri, l'écraseur, l'anse galvano-caustique, la torsion du pédicule), pourra au contraire être une heureuse opération.

L'*embryotomie*, sera préférable si l'enfant est mort, ou si avec une voie suffisamment large pour l'emploi commode des instruments, le refoulement ou l'ablation de la tumeur sont impraticables.

L'*opération césarienne* sera l'ultime ressource à laquelle on sera quelquefois obligé de recourir.

Pendant la délivrance et le postpartum, l'hémorrhagie et la septicémie sont les complications les plus fréquentes des fibromes; on appliquera les moyens ordinaires de traitement. En cas d'hémorrhagie, le *tamponnement intra-utérin* sera très précieux ; l'ablation des fibromes pendant les suites de couches pourra parfois trouver son indication.

19. HERNIES DE LA VESSIE, DE L'INTESTIN, DE L'ÉPIPLOON. — Les cystocèle et rectocèle ne réclament pendant le travail aucun traitement spécial, sinon d'être autant que possible maintenues réduites.

En cas de hernie inguinale, crurale, ou ombilicale de l'intestin, avec ou sans épiploon, maintenir la réduction à l'aide d'un bandage approprié, afin d'éviter l'étranglement. Epargner les efforts à la femme en abrégeant, par le forceps ou l'extraction, la période d'expulsion.

20. TUMEURS DE L'OVAIRE ET DU VOISINAGE. — Toute tumeur de l'abdomen est susceptible d'amener une entrave au cours normal de la grossesse et de l'accou-

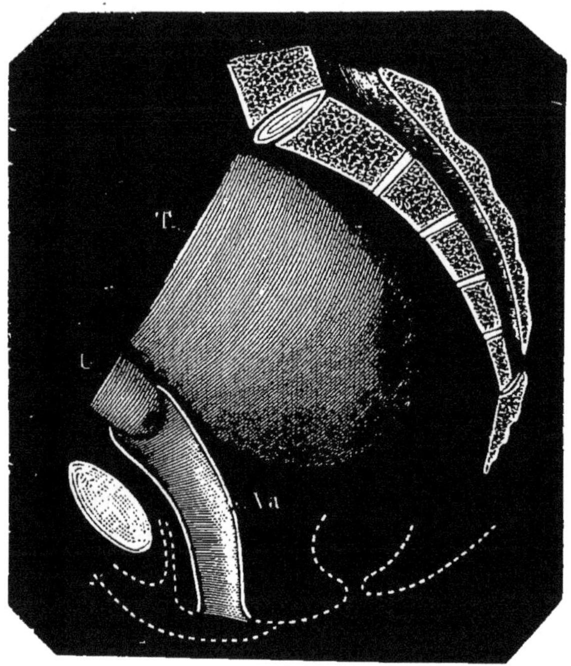

Fig. 382 — Kyste du ligament large. T. — U., col de l'utérus.— Va., Vagin — (BUDIN.)

chement, parmi elles je mentionnerai surtout les *kystes de l'ovaire et du ligament large*, à cause de leur importance relative.

Le kyste peut en plongeant dans la cavité de Douglas mettre obstacle à l'accouchement (fig. 382), la ponction permettra de lever l'obstacle.

Pendant la grossesse, si le kyste est volumineux et fait craindre des complications sérieuses, on pourra l'enlever par l'ovariotomie [1].

[1] Terrillon et Valat. *Arch. de Tocologie*, 1888, p. 207.

VII

PLACENTA

SOMMAIRE

1. Placentite. — 2. Atrophie et hypertrophie. — 3. Apoplexie, hémorrhagie. — 4. Œdème — 5. Dégénérescence fibro-graisseuse, sclérose. — 6. Dégénérescence calcaire. — 7. Altérations albuminuriques. — 8. Altérations syphilitiques. — 9. Kystes. — 10. Tumeurs solides. — 11. Adhérences. — 12. Mole hydatiforme. — 13. Insertions vicieuses du placenta.

1. Placentite. — L'inflammation du placenta, si elle existe, est encore fort mal connue.

2. Atrophie et hypertrophie. — L'atrophie et l'hypertrophie, qui peuvent exister pour l'ensemble du placenta ou pour chaque élément en particulier, sont sans conséquence, à moins d'être accompagnées d'un autre état pathologique.

3. Apoplexie et hémorrhagie. — Les hémorrhagies ou apoplexies placentaires, d'origine maternelle, se présentent sous trois formes : 1° infiltration sanguine mal limitée ; 2° foyer à parois irrégulières ; 3° foyer nettement circonscrit. — Le sang ainsi épanché subit l'évolution habituelle en pareil cas, transformation progressive en une masse granulo-graisseuse ; à la coupe de certains placentas on trouve parfois une série de noyaux fibro-granulo-graisseux, qui ne sont autres que les restes d'anciennes hémorrhagies. — CAUSES : cardiopathie, albuminurie, maladie infectieuse, traumatisme, fluxion coïncidant avec l'époque menstruelle, souvent pas de cause appréciable. — RÉSULTAT : arrêt du développement de l'enfant, sa mort possible, avortement. — TRAITEMENT : à peu près nul, sinon la thérapeutique qui s'adresse à la cause supposée. — Chez les femmes qui, pendant la grossesse, ont mensuellement une poussée congestive du côté de l'utérus, on pourra faire une saignée de 150 à 200 grammes, qu'on répétera à chaque période des règles, si l'apoplexie a amené l'interruption de grossesses antérieures.

4. Œdème. — Cet œdème existe, mais est mal connu ; importance pratique nulle.

5. Dégénérescence fibro-graisseuse. — Sclérose. — Sous l'influence de l'endométrite, de la syphilis, ou le plus souvent d'une cause inconnue, on voit les villosités choriales être envahies par la dégénérescence fibro-graisseuse ; le processus est analogue à celui qui détruit physiologiquement les villosités en dehors de la zone placentaire. Le placenta est ainsi partiellement ou complètement envahi de la périphérie vers le centre. Le résultat en est l'affaiblissement ou la mort du fœtus, avec avortement consécutif. Certaines femmes font ainsi, avec une ténacité désespérante, une série de fausses couches de quatre à six mois, et ce, par le fait exclusif de cette dégénérescence. — Au point de vue histologique et pathogénique, cette dégénérescence diffère de l'apoplexie placentaire, où l'hémorrhagie est le phénomène initial, mais le résultat est analogue ; souvent les deux processus se combinent pour amener la destruction placentaire et la mort de l'enfant.

TRAITEMENT : remédier à l'endométrite et à tout état pathologique des organes génitaux : traitement général tonique, iodure de potassium, qui peut quelquefois exercer une heureuse influence, même en dehors de la syphilis.

6. **Dégénérescence calcaire.** — Sorte de pétrification à points disséminés qui envahit souvent le placenta, surtout au niveau de sa face utérine. — Cause inconnue. — Influence nulle sur le développement du fœtus.

7. **Altérations albuminuriques.** — Plaques blanchâtres, dues à des territoires de dégénérescence fibro-graisseuse.

8. **Altérations syphilitiques** [1]. — Hypertrophie des villosités. — Dégénérescence fibreuse. — Ilots caséeux. — Gommes.

9. **Kystes.** — Les kystes sont fréquents à la face fœtale du placenta ; volume de noisette à mandarine. — Les uns, d'origine hématique, les plus fréquents, sont compris dans l'épaisseur du chorion. — Les autres, séreux, formés par une substance analogue à la gélatine de Wharton, siègent entre le chorion et l'amnios. Importance clinique nulle.

10. **Tumeurs solides.** — Fibromes. — Fibromes angiomateux [2]. — Myxomes fibreux. — Sarcomes. — Mal connues. — Grande rareté.

11. **Adhérences.** — Quand l'expulsion a lieu avant terme, à la suite d'hémorrhagies, de dégénérescence, et le plus souvent sans cause appréciable, il existe une adhérence anormale entre l'utérus et le placenta, de telle sorte que la séparation est difficile, presque impossible. L'adhérence est parfois telle, que sur la table d'autopsie, après ouverture de l'utérus, il est impossible de détacher le placenta, autrement qu'à l'aide d'un instrument tranchant. — La conduite à tenir sera vue à propos des complications de la délivrance.

12. Môle hydatiforme (Myxome chorio-placentaire).

SOMMAIRE

Définition et divisions. — Symptomatologie. — Anatomie pathologique. — Pathogénie. — Diagnostic. — Pronostic. — Traitement.

Môle : « Masse charnue, qui se forme quelquefois dans l'utérus, sous l'influence de la fécondation. » *Dict.* Littré et Robin. Il existe trois variétés de môles :

[1] Voir thèse Duchamp, agrégation, 1880.

[2] Auvard, *Travaux d'obstétrique*, t. I, p. 327. *Travaux d'obstétrique*, t. I, p. 163.

1° La *môle tératologique*, monstre acéphale, où le corps est très incomplètement formé ;

2° La *môle charnue*, faux germe, masse compacte, formée du placenta plus ou moins dégénéré et enveloppé dans des caillots fibrineux ; le tout ayant séjourné un certain temps dans l'utérus, ou après l'expulsion de l'embryon, ou alors qu'il n'a pas existé (œuf abortif) ;

3° La *môle vésiculaire* ou *hydatiforme*, dégénérescence kystique ; c'est cette dernière variété qui sera seule étudiée ici.

On désigne sous le nom de mole hydatiforme, une dégénérescence spéciale du placenta et des membranes, dont l'aspect rappelle celui des vésicules d'un kyste hydatique ; nous verrons toutefois que ce n'est là qu'une apparence, et qu'il n'y a aucune parenté avec cette dernière maladie.

La mole hydatiforme, résultat d'une conception comme la grossesse ordinaire, se manifeste par trois symptômes principaux :

Le *développement anormal de l'utérus :* tantôt l'utérus est bosselé, comme s'il était distendu par une masse inégale ; tantôt son développement diffère en plus ou en moins de celui qui devrait exister, étant donnée l'époque de la grossesse ;

Les *hémorrhagies utérines*, qui surviennent d'habitude à une époque peu éloignée de la conception, et qui se montrent très capricieuses comme régularité et comme abondance ;

L'*émission de vésicules :* quelques-unes des vésicules qui constituent la mole hydatiforme peuvent se détacher et être expulsées par l'orifice vulvaire. Toutefois cette émission est rare, malheureusement pour le diagnostic.

Les autres symptômes sont ceux de la grossesse, toutefois on ne constate localement aucune trace de fœtus, et par conséquent aucun signe de certitude ; cependant dans quelques cas exceptionnels, l'enfant peut se développer et vivre, témoin Béclard, le père, qui naquit au milieu d'une môle hydatiforme.

L'expulsion totale a lieu à la suite d'une ébauche de travail, soit avant terme, soit à terme, à neuf mois, soit quelque temps après le terme normal (cas de Mme Boivin, 12 mois).

Anatomie pathologique. — La môle expulsée se présente, tantôt sous la forme d'un amas de vésicules de la grosseur d'une tête d'épingle à celle d'une noisette, non réunies sous une même enveloppe (môle sans enveloppe) ; tantôt au contraire, comme l'indique la figure 383, entourée des membranes ordinaires de l'œuf.

Quant au contenu, on peut distinguer trois variétés :

1° *Môle embryonnée*, au milieu des vésicules se trouve un fœtus qui peut être vivant et viable (grande rareté) ;

2° *Môle creuse*, au centre des vésicules un espace rempli de liquide ;

3° *Môle en masse*, la cavité centrale a disparu ; les vésicules occupent toute l'épaisseur de la poche.

Les vésicules sont disposées sous forme de *grappes* ; chacune d'elles se compose d'une membrane d'enveloppe renfermant un liquide transparent

La paroi utérine est, tantôt séparée des vésicules par les membranes de l'œuf, tantôt directement à leur contact ; dans quelques cas exceptionnels, les vésicules s'insinuent dans le tissu utérin, se frayant plus ou moins loin un chemin à travers les fibres : forme grave à cause des complications qu'elle peut amener.

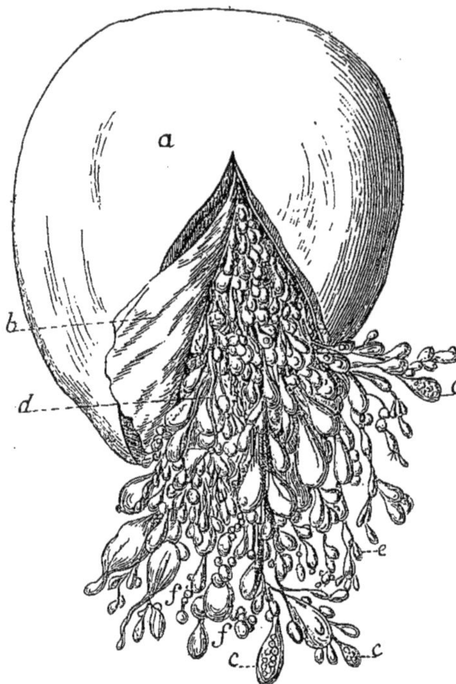

Fig. 383. — Môle hydatiforme (Mme Boivin).

a, caduque : — b, chorion et amnios ; — d, vaisseaux ; — c, c, f, vésicules de différents volumes et formes.

Pathogénie. — On a discuté longtemps pour savoir si cette mole hydatiforme dépendait ou non du développement d'un ovule fécondé, s'il s'agissait d'un simple néoplasme utérin ou d'un œuf dégénéré ; les auteurs se sont ainsi divisés en *conceptivistes* et *anticonceptivistes*. — Les conceptivistes ont triomphé, car il est admis aujourd'hui sans conteste, que la môle hydatiforme est le résultat d'une dégénérescence des annexes de l'œuf et en particulier des villosités choriales (membranes et placenta, ces différentes villosités recouvrant tout l'œuf dans les premiers temps de la grossesse). Toutefois l'accord n'est pas encore complet sur la nature même de cette altération de la villosité.

Pour Robin, il y a *hydropisie de chaque villosité* ; chacune des villosités est percée à son centre d'un canal, dont la distension arrive à former un petit kyste analogue à un grain de raisin.

Pour Virchow, il s'agit d'un *myxome*, se développant aux dépens des éléments de la villosité et amenant la dégénérescence kystique.

L'explication de Virchow (myxome chorio-placentaire) est la plus généralement acceptée à l'heure actuelle.

Diagnostic. — Chez une femme, qui présente tous les signes d'une grossesse, dont l'utérus est inégal ou de volume peu en rapport avec l'époque supposée de la conception, qui a des hémorrhagies abondantes ou répétées, il faut penser à une môle hydatiforme ; mais le diagnostic ne deviendra certain que lorsque une ou plusieurs vésicules auront été expulsées. Cette émission étant rare, le diagnostic reste souvent en suspens jusqu'à l'expulsion totale de la môle.

Pronostic. — Grave pour l'embryon, qui succombe presque toujours ou ne se développe pas.

Réservé pour la mère, à cause des complications sérieuses (surtout hémorrhagies), qui peuvent survenir.

TRAITEMENT.

1° *Avant l'expulsion.* — Simple expectation ; si l'hémorrhagie devenait abondante, on aurait recours au tamponnement vaginal, pratiqué comme nous le verrons tout à l'heure pour le placenta prævia. La provocation du travail n'est jamais indiquée.

2° *Pendant l'expulsion.*

Col non ouvert. — Même conduite que tout à l'heure.

Col ouvert. — Laisser l'expulsion se faire spontanément, à moins qu'il n'y ait une hémorrhagie grave ; auquel cas on introduirait la main dans l'utérus pour détacher et enlever toute la masse pathologique. Si le tissu utérin était envahi par les vésicules, et l'hémorrhagie persistante, le tamponnement intra-utérin à la gaze iodoformée serait nettement indiqué ; sinon, on aurait recours aux moyens hémostatiques habituels.

3° *Après l'expulsion.* — Antisepsie rigoureuse ; si l'écoulement était fétide et entraînait des débris restés dans l'utérus, il faudrait recourir à des irrigations antiseptiques intra-utérines, et au besoin au curage, complété ou non par le tamponnement intra-utérin.

13. Insertion vicieuse du placenta. — Placenta prævia.

SOMMAIRE

Définition et divisions. — *Fréquence.* — *Anatomie pathologique.* — *Symptômes :* *a*, grossesse ; *b*, accouchement. — *Diagnostic* : pendant la grossesse ; pendant le travail ; après la délivrance. — *Etiologie.* — *Pronostic.* — *Traitement :* des différentes méthodes de traitement. De leur application : *a*, pendant la grossesse ; *b*, pendant le travail ; *c*, pendant la délivrance ; *d*, traitement excitant et réparateur.

A l'exemple de BARNES, divisons l'utérus en trois régions par deux plans parallèles :

L'inférieur passant à 8 centimètres de l'orifice interne, c'est le siège même du cercle utérin (anneau de Bandl) ;

Le supérieur à 8 centimètres du pôle supérieur de l'utérus.

Ces deux plans sont représentés par le schéma 384.

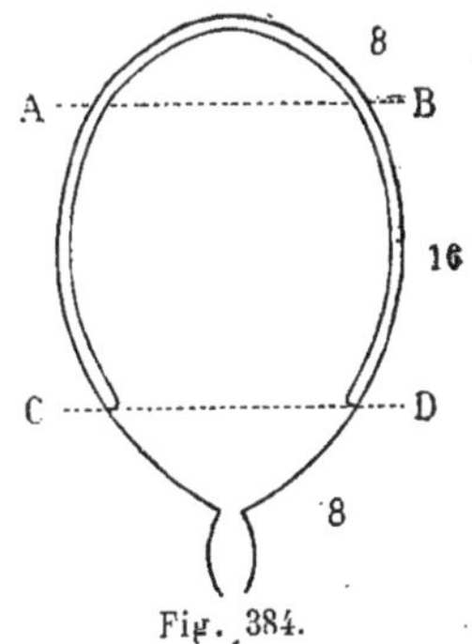

Fig. 384.

A B constitue le cercle polaire supérieur ; — C D, le cercle polaire inférieur.

Tout placenta qui, par une partie quelconque de sa surface, s'insère au-dessous du plan C D, c'est-à-dire qui empiète sur le cercle utérin, est un placenta polaire inférieur, ou prævia.

De même tout placenta qui, par une partie quelconque de son étendue, s'insère au dessus du plan A B, situé à huit centimètres du pôle supérieur, est un placenta polaire supérieur.

Tout placenta s'insérant entre ces deux plans, et n'empiétant pas sur eux, peut être dit moyen ou équatorial, car il s'implante sur l'équateur de l'utérus ou dans son voisinage.

On peut donc d'après l'insertion distinguer trois variétés :

Placenta polaire supérieur;

Placenta équatorial;

Placenta polaire inférieur ou prævia.

Or [1], dans le tiers des cas, le placenta est polaire inférieur ou prævia.

Dans les deux tiers des cas, polaire supérieur. (Insertion normale ou physiologique.)

Il est tout à fait exceptionnel que le placenta soit franchement équatorial.

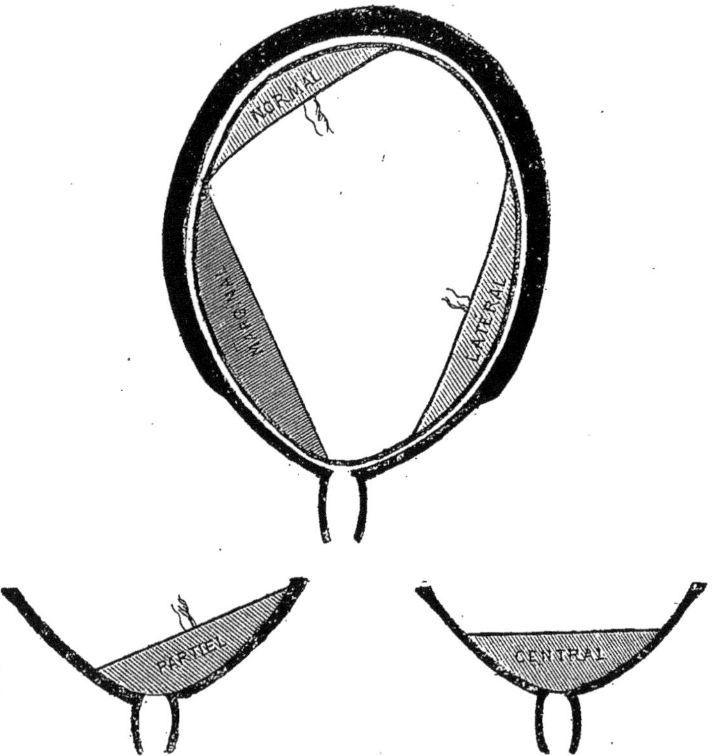

Fig. 385. — Différentes variétés d'insertion placentaire.

On voit donc que le *placenta prævia*, encore désigné sous le nom d'*insertion vicieuse du placenta*, est loin d'être rare, et que dans un tiers des cas environ, cet organe s'insère *sur la voie utérine que le fœtus doit suivre pour arriver au dehors des organes génitaux*. C'est justement cette dernière circonstance qui fait le danger de l'insertion vicieuse, et qui lui vaut une place importante dans la pathologie puerpérale.

[1] Voir mes *Travaux d'obstétrique*, t. II, p. 368.

Il y a quatre variétés de placenta prævia :

1° Le *placenta prævia central.* — Le centre du placenta correspond à l'orifice interne de l'utérus. — La plus grande partie du placenta est insérée dans le segment inférieur, dans l'aire enfermée par le cercle utérin [1] ;

2° Le *placenta prævia partiel.* — Un point quelconque du placenta, intermédiaire entre son centre et son bord, correspond à l'orifice interne de l'utérus ;

3° Le *placenta prævia marginal.* — Le bord du placenta affleure l'orifice interne de l'utérus ;

4° Le *placenta prævia latéral.* — Le bord du placenta se trouve de un à huit centimètres de l'orifice interne. — Tout le segment inférieur, qui s'étend

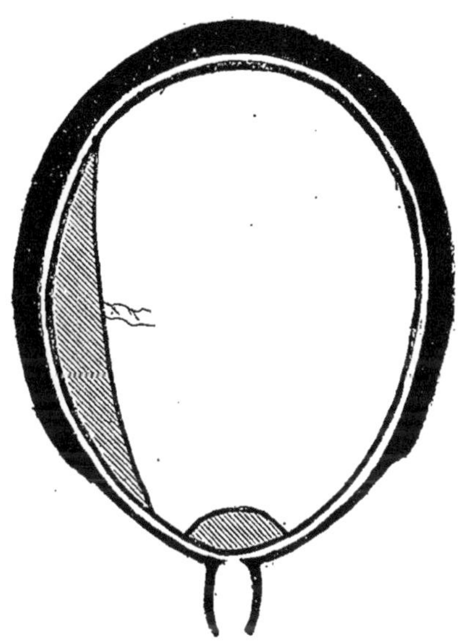

Fig. 386. — Cotylédon accessoire prævia.

circulairement à huit centimètres de l'orifice interne (limite cercle utérin), constitue la zone d'insertion dangereuse [2].

La *fréquence* est progressivement croissante de la première variété à la quatrième. Le placenta prævia central est très rare ; quelques accoucheurs nient même, à tort il est vrai, son existence. Le placenta prævia latéral est le plus commun.

Exceptionnellement, le placenta peut s'insérer en partie dans la cavité cervicale de l'utérus (grossesse cervicale)[3]. Les accidents et la conduite à tenir sont les mêmes que dans le placenta prævia central.

[1] Ce qui indique que ce segment inférieur se développe progressivement pendant toute la grossesse, et non brusquement au voisinage de l'accouchement.

[2] Voir Bitot. Thèse, Paris, 1880.

[3] Voir Thevenot. *De la grossesse cervicale* (*Union médicale*, 1881). En dehors de l'inser-

Je ne ferai également que mentionner le cas où il y a insertion vicieuse d'un cotylédon accessoire [1] (fig. 386). La conduite à tenir étant la même que dans le placenta prævia ordinaire.

ANATOMIE PATHOLOGIQUE. — Le placenta vicieusement inséré s'étend en nappe, il gagne en surface ce qu'il perd en épaisseur, à l'exemple de ces arbres qui, plantés en terrain maigre ou au voisinage du roc, étendent leurs racines au loin pour pouvoir suffire à leur subsistance.

Sur le placenta, de préférence au voisinage du bord, on rencontre souvent de petits territoires membraneux. — La partie correspondant à l'orifice interne est d'habitude moins épaisse que celle qui l'entoure (godet orificiel).

Quand on examine un placenta prævia partiel ou central, peu après son expulsion, on trouve souvent sur sa face utérine trois zones de coloration différente : une centrale correspondant à l'orifice interne, pâle et jaunâtre ; une intermédiaire, rougeâtre ; une périphérique, plus claire. Ces différentes zones sont dues aux modifications circulatoires du placenta, et aux hémorrhagies ayant eu lieu pendant la grossesse.

Le fœtus présente d'habitude un développement moindre qu'à l'état normal.

SYMPTÔMES.

a. *Grossesse.*

Hémorrhagie — rupture prématurée des membranes, — présentation vicieuse du fœtus, — expulsion prématurée de l'œuf, sont les quatre conséquences possibles du placenta prævia.

Toute *hémorrhagie* [2] abondante, qui survient pendant les trois derniers mois de la grossesse, alors que durant les six premiers il n'y a eu aucun écoulement de sang, est le résultat d'une insertion vicieuse du placenta. Les exceptions sont rares. — Cette hémorrhagie se produit à un moment quelconque, souvent le matin, la femme se réveille baignant dans une mare de sang. — Tantôt l'écoulement s'arrête spontanément, tantôt continue avec une abondance suffisante pour être mortelle. — Cette hémorrhagie peut se répéter plusieurs fois pendant le dernier trimestre de la grossesse. Elle est d'autant plus grave

tion partielle du placenta dans la cavité cervicale, ce qu'on a désigné sous le nom de grossesse cervicale n'est autre chose qu'un stade de l'avortement, pendant lequel l'œuf est retenu plus ou moins longtemps dans la partie inférieure de l'utérus, au voisinage de l'orifice externe. Le col de l'utérus ne donne abri que secondairement à l'œuf et non primitivement ; le nom de grossesse cervicale ne saurait donc convenir.

[1] Voir mes *Travaux d'obstétrique*, t. II, p. 436.

[2] On a longuement discuté sur la pathogénie de cette hémorrhagie ; il est incontestable qu'elle résulte du *décollement du placenta*. — Pendant le travail, ce décollement s'explique facilement par l'ouverture du col, mais durant la grossesse la pathogénie n'est pas aussi claire. — LEVRET incriminait l'effacement du col, mais son existence est relativement rare pendant la grossesse. — LEGROUX et JACQUEMIER ont invoqué le manque de parallélisme entre le développement du placenta et celui du segment inférieur ; — pour JACQUEMIER, l'utérus subit une ampliation plus rapide que le placenta ; — LEGROUX admet le contraire. — DUNCAN considère le décollement comme un simple accident. — Parmi ces diverses théories, celle de JACQUEMIER est peut-être la plus satisfaisante, mais le débat sur ce point ne saurait nous passionner, car il ne conduit à aucune conséquence pratique.

et plus précoce que l'insertion se rapproche davantage de la variété centrale. Il est rare que l'hémorrhagie se produise pendant le second trimestre de la grossesse.

Dans les derniers temps de la gestation, les membranes ovulaires, par le fait de l'ampliation du segment inférieur, se décollent à partir de l'orifice interne, plus ou moins loin sur la paroi utérine; c'est ce même décollement qui se continue pendant le travail, et s'achève au moment de la délivrance. Or, si une adhérence quelconque empêche le décollement, et le placenta prævia en constitue une des plus résistantes, une *rupture prématurée* des membranes pourra en être la conséquence. Le chorion tiraillé, tantôt se rompt, tantôt décolle le placenta; la femme se trouve ainsi perdre soit du liquide amniotique soit du sang [1]. Pour la même raison nous verrons, à propos du traitement, que la rupture artificielle des membranes empêche le décollement du placenta et remédie à l'hémorrhagie.

Les *présentations vicieuses* du fœtus proviennent de ce que le placenta occupant une partie du segment inférieur de l'utérus, empêche l'engagement de la partie fœtale; l'enfant n'est pas fixé comme à l'état normal; sa mobilité est une invitation constante aux présentations vicieuses.

L'*expulsion prématurée de l'œuf* (rarement avortement, le plus souvent accouchement prématuré) se produit tantôt à la suite de la rupture prématurée des membranes, tantôt après une hémorrhagie, tantôt enfin sous l'influence directe de l'insertion vicieuse, sans qu'on sache dans ce dernier cas la cause exacte de l'interruption de la grossesse.

Un des symptômes précédents ayant fait penser à l'insertion vicieuse du placenta, l'examen direct de la femme pourra fournir certains signes confirmant son existence.

Il n'en est que deux ayant quelque importance: l'*épaississement du segment inférieur de l'utérus*, perçu au toucher et surtout marqué au niveau d'un des culs-de-sac latéraux; on a la sensation d'une sorte d'*éponge præfœtale*; — le *vague qui accompagne la perception du ballottement*, et qui résulte de la présence du placenta.

Les autres signes qu'on prétend recueillir par le palper (empâtement placentaire), par l'auscultation (souffle placentaire), par le toucher (pouls placentaire de Gendrin) n'ont aucune valeur réelle.

b. *Accouchement.*

Pour compléter l'histoire du placenta prævia pendant la période d'ouverture du col, il suffit d'ajouter les signes fournis à ce moment par le toucher. L'orifice externe en se dilatant permet d'arriver directement sur le placenta au cas où l'insertion est partielle ou centrale, on sent alors un corps spongieux, inégal, bien différent des membranes qu'on peut également explorer à côté du placenta. Dans le cas d'insertion marginale ou latérale, le placenta ne sera perceptible qu'en introduisant le doigt assez loin dans l'utérus, car il faut arriver au moins au niveau de l'orifice interne pour atteindre le bord de

[1] Pinard, *Annales de gynécologie*, 1886, t. I, p. 171.

l'organe; mais dans ces cas, quand la poche est intacte, un doigt exercé peut deviner à l'épaisseur et aux inégalités des membranes, le voisinage du placenta.

Le travail n'est d'habitude pas entravé par l'existence du placenta prævia, du moins en ce qui concerne l'ouverture du col; mais l'hémorrhagie abondante et dangereuse qui peut exister, la présentation vicieuse qui résulte souvent de l'insertion vicieuse, s'accompagnent de leurs périls et inconvénients habituels.

Pendant le travail, s'il n'y a pas eu rupture prématurée de l'œuf, diverses circonstances sont susceptibles de se produire : — ou la poche des eaux se forme régulièrement et évolue suivant l'habitude (insertion marginale ou latérale) ; — ou cette poche est constituée en partie par le placenta et par les membranes (insertion partielle), la rupture se fait de préférence à l'union du placenta et des membranes, le lambeau placentaire est rejeté de côté par la partie fœtale, qui descend petit à petit pour arriver à la vulve ; — ou, enfin, le placenta seul tient lieu de poche des eaux (insertion centrale), et en pareil cas deux circonstances peuvent exister, tantôt le fœtus se fait jour à travers le placenta qu'il déchire, tantôt il repousse devant lui cet organe dont il se coiffe, de telle sorte que l'accouchement se fait en sens inverse de ce qui a lieu d'habitude, c'est-à-dire qu'il y a d'abord expulsion du placenta, puis du fœtus; il va sans dire que dans ce dernier cas la mort de l'enfant est certaine.

Au moment de la délivrance, on a noté la fréquence des hémorrhagies et des adhérences, la cause en est dans la faible rétractilité du segment inférieur sur lequel se faisait l'insertion.

Diagnostic. — Il y aura lieu de penser au placenta prævia, en présence des quatre circonstances suivantes : — hémorrhagie abondante de la grossesse, surtout pendant les trois derniers mois ; — rupture prématurée des membranes; — présentation vicieuse; — expulsion prématurée de l'œuf.

Pendant la grossesse, le diagnostic est relativement très difficile, car les signes fournis par l'examen direct (éponge præfœtale, atténuation du ballotement) manquent de précision ; aussi le plus souvent est-on obligé de s'en tenir à une simple présomption. — Toutefois, quand une femme a, pendant les trois derniers mois de sa grossesse, sans cause appréciable, et pour la première fois une hémorrhagie brusque, et qu'il n'y a pas rupture de varice vulvaire, on est autorisé à porter le dignostic de placenta prævia et à instituer une thérapeutique en conséquence.

Pendant le travail, le diagnostic sera souvent facile, le toucher permettant à travers le col ouvert d'arriver sur le placenta, cependant avec les variétés d'insertion marginale et surtout latérale, le placenta, quoique prævia, sera la plupart du temps inaccessible, et on ne pourra que supposer l'existence de l'insertion vicieuse.

Après la délivrance, le siège de la rupture des membranes mettra à même de porter le diagnostic; toutes les fois, en effet, que l'orifice de sortie du fœtus se trouve à moins de huit centimètres du bord placentaire, on est en droit de supposer que l'insertion se faisait à moins de huit centimètres de l'orifice interne et que par conséquent le placenta était prævia.

Etiologie. — Les causes de l'insertion vicieuse du placenta sont à peu près inconnues; la seule admissible est celle mentionnée par INGLEBY : ou par anomalie, la trompe s'abouchant à la partie inférieure de l'utérus, l'œuf se greffa naturellement dans le segment inférieur de l'organe. — Il est possible, qu'en dehors de cette cause, tout à fait exceptionnelle, l'insertion vicieuse soit simplement le résultat accidentel de la fixation de l'ovule au voisinage de l'orifice interne.

Pronostic. — Le pronostic est grave pour l'enfant, car environ 50 p. 100 des fœtus succombent. — A l'égard de la mère, l'antisepsie a amené une grande atténuation dans le danger de l'insertion vicieuse, puisque au lieu de 24 p. 100 la mortalité est tombée à 5 p. 100 environ.

La gravité du pronostic dépend :

Du moment où paraît la première hémorrhagie, plus tôt elle a lieu pendant la grossesse, plus le pronostic est sombre; car, en général, l'écoulement sanguin est d'autant plus précoce que le centre du placenta est plus voisin de l'orifice interne.

De la variété d'insertion vicieuse. — Plus l'insertion se rapproche de la variété centrale, plus grande est sa gravité. — Les insertions latérales se passent souvent silencieusement et sans causer d'accidents, ou n'amènent simplement que la rupture prématurée des membranes, rupture dont on connaît la bénignité. — L'hémorrhagie étant ici l'accident principal et le plus redoutable, c'est d'après sa fréquence qu'il faut juger de la gravité du placenta prævia, or l'hémorrhagie ne se produit guère que dans un cas sur cent [1] d'insertion vicieuse, et la plupart du temps avec la variété partielle ou centrale

De la résistance de l'orifice utérin à la dilatation;

De l'intensité des contractions utérines;

De la présentation fœtale;

De la mort de l'enfant : la mort de l'enfant survenant pendant la grossesse, ralentit l'activité de la circulation utéro-placentaire et améliore en conséquence le pronostic de l'hémorrhagie.

Enfin du traitement suivi, le traitement joue ici un rôle considérable.

Traitement.— Les méthodes de traitement dirigées contre le placenta prævia sont nombreuses, elles se trouvent résumées dans le tableau suivant [2] :

A. *Mère.*

1° *On lutte contre l'hémorrhagie* :

I. Méthode de DUBOIS.	Seigle ergoté (1836).
II. Méthode de SEYFERT	Injection vaginale (1852).
III. Méthode de LEROUX.	Tampon (1776).

2° *On ouvre le col;*

IV. Méthode de GUILLEMEAU. . .	Accouchement forcé (1571)
V. Méthode de BARNES.	Sacs violons (1862).
VI. Méthode de GREENHALGH . .	Accouchement provoqué (1865)

[1] Voir mes *Travaux d'obstétrique*, t. II, p. 376.

[2] Extrait de ma thèse d'agrégation, 1886. *De la conduite à tenir dans les cas de placenta prævia.*

B. *Œuf.*

1° *On décolle ou arrache le placenta :*

VII. Méthode de SIMPSON	Arrachement total (1844).
VIII. Méthode de BARNES	Décollement partiel (1862).
IX. Méthode de BUNSEN.	Arrachement partiel (1839).

2° *On fait écouler le liquide amniotique :*

X. Méthode de PUZOS	Rupture des membranes (1759).
XI. Méthode de COHEN	Rupture après décollement placentaire (1855).
XII. Méthode de DEVENTER . . .	Perforation du placenta (1734).

On agit sur le fœtus :

XIII. Méthode de KRISTELLER . . .	Expression fœtale (1865).
XIV. Méthode de :	
a. WIGAND. . . .	Version céphalique externe (1812).
b. BRAXTON HICKS.	Version podalique mixte (1864)

XV. Méthode de (pas de nom spécial). — Extraction par le forceps, par la main (avec ou sans version) ou par l'embryotonie.

Il m'est impossible d'aborder ici la description de ces différentes méthodes, on les trouvera exposées en détail dans ma thèse d'agrégation, 1886, je me bornerai à celles qu'il est indispensable de connaître pour savoir traiter le placenta prœvia pendant la *grossesse*, l'*accouchement* et la *délivrance* et qu'il faut compléter par un *traitement excitant et réparateur.*

Dans toute cette thérapeutique c'est l'hémorrhagie génitale qu'on a en vue, c'est elle qui constitue le principal accident de l'insertion vicieuse, et contre elle que doit être dirigé le traitement.

a. GROSSESSE. — Si l'hémorrhagie est légère, simple expectation ; si, au contraire, elle est sérieuse on aura recours d'abord au *tamponnement vaginal* puis si ce moyen était insuffisant à la *rupture des membranes*, précédée ou suivie au besoin de l'application d'un sac de Barnes.

1° TAMPONNEMENT VAGINAL. — L'appareil le plus simple pour tamponner le vagin, et dont l'emploi réussit souvent pour assurer l'hémostase, est le pessaire à air de GARIEL (fig. 387), qu'on gonfle après introduction dans le vagin soit avec de l'air, soit mieux avec de l'eau[1], à l'aide d'une poire ou une seringue. L'appareil, distendu à un degré aussi marqué que la femme peut le supporter, sera laissé six à douze heures en place, mais il ne faudrait pas le maintenir appliqué plus longtemps sans laisser au vagin quelques instants de répit, une heure environ pour éviter les accidents d'une compression continue (eschare, fistule).

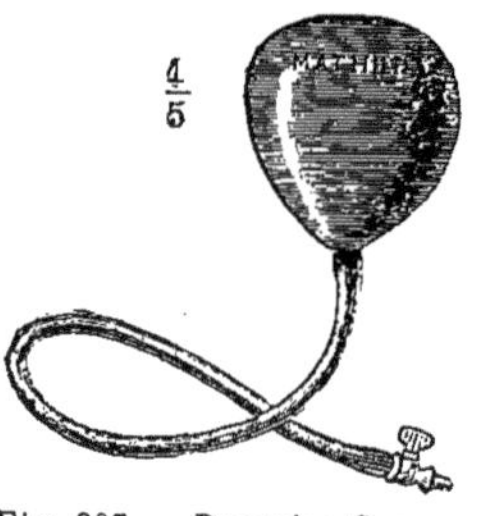

Fig. 387. — Pessaire GARIEL.

Dans les cas où ce ballon de caoutchouc ne serait pas suffisant, on aura

[1] Il existe 6 numéros du pessaire Gariel, le 5 et le 6, qui sont les plus volumineux, sont ceux qui conviennent pour l'obturation du vagin. — Différents autres appareils de même genre ont été inventés depuis, le colpeurynter de Braun, l'appareil élytroptérygoïde de Chassagny, qui sont de simples dérivés du précédent.

recours au tamponnement bien plus compliqué, mais plus efficace en même temps, de LEROUX.

Voici les détails de ce tamponnement :

1° *Préparatifs.* — Deux objets sont nécessaires : *a*, des bourdonnets ; *b*, un corps gras.

a. *Bourdonnets.* — On peut se servir de coton hydrophile ou de charpie ordinaire, 1,500 grammes environ — en quantité suffisante pour remplir un chapeau à haute forme, dit M. PAJOT ; avoir bien soin de spécifier au pharmacien de délivrer la dose entière, sans quoi il croira volontiers à une erreur et n'en donnera que la moitié.

Avec cette charpie ou ce coton, on fait une série de bourdonnets de la grosseur d'une petite noix environ. Il en faut une soixantaine.

Ces bourdonnets peuvent être fixés à un même fil, à 15 ou 20 centimètres de distance les uns des autres, de manière à constituer ce qu'on a appelé la *queue de cerf-volant*, ou être appendus à des fils séparés.

Avoir soin de tremper les bourdonnets préparés dans une solution antiseptique (acide phénique au 1/50e, acide borique au 1/25e, ou mieux bichlorure de mercure au 1/1000e). Ils doivent rester quelque temps dans ce liquide, de manière à être complètement imbibés. Avant de les introduire, il faut les bien exprimer.

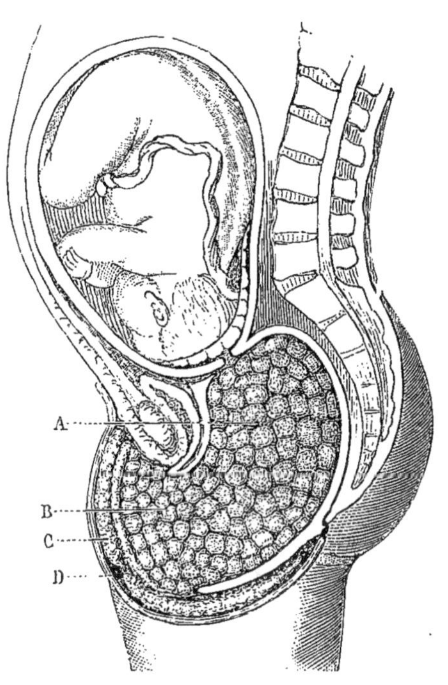

Fig. 388. — Tampon à bourdonnets appliqué. (BAILLY.)

A. Bourdonnets profonds munis d'un fil. — *B*. Bourdonnets superficiels libres. — *C*. Gâteau de charpie. — *D*. Bandage en T.

b. *Corps gras.* — On se servira d'huile, de vaseline ; mieux vaut employer le cérat, soit phéniqué au 1/50e, soit boriqué au 1/25e ; le cérat est le corps qui facilite le mieux le glissement.

Demander environ 500 grammes de cérat. Une quantité moindre serait souvent insuffisante.

2° *Position de la femme.* — En général, on pratique le tamponnement en laissant la femme étendue dans son lit, sur le dos, dans la position habituelle, les membres inférieurs légèrement écartés. Les Anglais préfèrent la position latérale sur le côté gauche. Quelques accoucheurs mettent la femme dans la position dite obstétricale, c'est-à-dire en travers du lit, le siège affleurant le bord du matelas, et deux aides assis tenant chacun un des membres inférieurs.

3° *Introduction et disposition des bourdonnets.* — On a recommandé, pour faciliter l'introduction des bourdonnets, l'emploi d'un spéculum, soit cylindrique, soit encore univalve si la femme est dans la position latérale, mais cet instrument est inutile, car les boulettes de charpie, bien ointes de cérat, pénètrent sans difficultés.

Après avoir vidé le vagin des caillots qui y sont accumulés et l'avoir nettoyé au moyen d'une injection antiseptique ; après avoir évacué le contenu de la vessie et au besoin vidé le rectum des matières fécales à l'aide d'un lavement, on introduit un à un dans le fond du vagin les bourdonnets munis d'un fil, jusqu'à ce que la cavité vaginale soit complètement remplie.

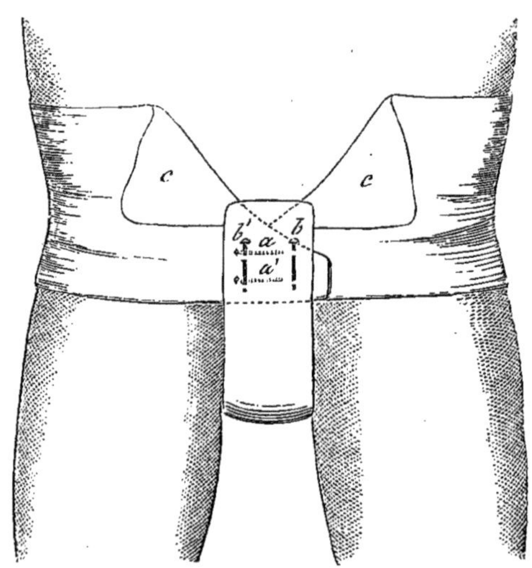

Fig. 389. — Bandage en T fixant le tampon. (Bailly.)

c, c. Les deux chefs du bandage sont renversés de manière à laisser le ventre complètement libre.

Avec des bourdonnets de la grosseur d'une petite noix, il faut en introduire au moins cinquante pour faire un tamponnement suffisant. La moyenne est de cinquante à soixante.

4° *Fixation du tampon.* — Si on abandonnait le tampon ainsi fait à lui-même, sous l'influence des mouvements de la femme, de la contraction des muscles abdominaux et de la descente de la partie fœtale, il ne tarderait pas à sortir, les bourdonnets s'échapperaient petit à petit ; aussi est-il nécessaire de les fixer solidement.

Dans ce but, on applique sur la vulve, empiétant sur le périnée, un gâteau de charpie préalablement trempé dans la solution antiseptique, et au-dessus de lui un bandage en T, que la figure 389 me dispense de décrire.

Dans certains cas, pour mieux maintenir le tampon, M. Gueniot a conseillé de fixer des bretelles sur le bandage en T.

Le tampon étant ainsi appliqué, si on fait par la pensée une coupe antéro-postérieure de la femme, on aura la disposition indiquée par la figure 388.

Leroux imbibait la charpie de vinaigre. Depaul la trempait volontiers dans une solution à 1/3 de perchlorure de fer. Différents styptiques ont encore été préconisés. Tous ces agents sont inutiles; le tampon n'agit que mécaniquement en constituant une digue contre l'écoulemeet du sang, et dynamiquement en excitant les contractions utérines.

Combien de temps peut-on laisser le tampon appliqué? — « Ne laissez jamais une patiente plus d'une heure avec un tampon dans le vagin », a dit Barnes[1]. Bailly[2] n'y touche pas pendant vingt-quatre heures. Avec M. Tarnier, on peut prendre un moyen terme et dire que le tampon ne doit pas rester appliqué plus de douze heures, plus d'une demi-journée.

Un séjour plus long expose la femme à des accidents de compression et de septicémie.

Différentes circonstances peuvent faire qu'on soit obligé de ne pas attendre aussi longtemps. Une température élevée de la malade, des douleurs vives, parfois intolérables, enfin des efforts expulsifs, indiquant que la sortie du fœtus est proche.

Ici se pose une question importante : doit-on enlever le tampon pendant la période d'expulsion, ou doit-on laisser la femme accoucher spontanément d'abord de son tampon, puis de son enfant?

Les deux opinions ont été soutenues, l'une par M. Depaul, qui conseillait d'enlever le tampon quand se manifestaient les douleurs expulsives, de manière à terminer l'accouchement aussi vite que possible, soit par la version, soit par le forceps; l'autre par M. Pajot, qui engage, au contraire, à le laisser en place et à en abandonner l'expulsion à la nature, de même que celle de l'enfant.

Se prononcer entre les deux méthodes est chose difficile, car aucune statistique n'existe pour établir leur valeur relative.

Chez une femme qui, pendant la période d'expulsion, aurait des contractions utéro-abdominales énergiques, et surtout si l'enfant était mort, la méthode expectante serait bonne à suivre.

Si les contractions utérines étaient, au contraire, rares; si l'enfant vivant souffrait et menaçait de succomber, mieux vaudrait enlever le tampon pour terminer l'accouchement au plus vite.

En un mot, il est impossible de donner ici une règle générale et absolue. Chaque cas a ses indications spéciales que le clinicien doit savoir apprécier.

Au lieu de bourdonnets de charpie, je préfère employer des *bandes de gaze iodoformée*[3], analogues à celles qui sont recommandées pour le tamponne-

[1] *Opérations obstétricales*, Barnes. Trad. Cordes, p. 398.

[2] *Bulletin de Thérapeutique*, 1879, t. II, p. 308.

[3] En se servant des bandes que j'ai préconisées pour le tamponnement intra-utérin, et qui mesurent 5 mètres de longueur sur 0,10 de large, il en faudra trois à quatre pour le tamponnement vaginal.

ment intra-utérin. — La bande est introduite avec l'aide du spéculum, car elle glisse moins facilement que les bourdonnets; dirigée dans les divers points du vagin avec le doigt, elle arrive à faire un bouchon aussi et peut-être même plus complet que le tampon classique. Cette gaze ne nécessite pas tous les préparatifs des bourdonnets, et le médecin peut toujours en avoir quelques rouleaux dans sa trousse. Les autres détails de la conduite à tenir sont d'ailleurs les mêmes dans l'une et l'autre variétés de tamponnement.

2° RUPTURE DES MEMBRANES AVEC OU SANS DILATATION PRÉALABLE. — Si malgré l'emploi du tampon l'hémorrhagie continue, et menace, par conséquent, l'existence de la femme, il faudra recourir à une thérapeutique plus active qui aboutira à l'interruption de la grossesse par un accouchement prématuré.

Deux cas peuvent se présenter:

a. *Où les membranes sont facilement accessibles.* — Conditions qu'on rencontre chez la multipare à col béant, et avec une insertion marginale ou partielle du placenta; on pourra alors avec l'ongle ou un instrument mousse rompre largement les membranes, de manière à libérer le bord placentaire sur une assez grande étendue, après s'être préalablement assuré qu'il existe une présentation du sommet ou du siège; toute autre présentation que celle du sommet devra être d'abord convertie en siège par manœuvres externes ou mixtes, et un des membres pelviens attiré aussitôt que possible dans l'orifice utérin d'après la méthode de BRAXTON HICKS, qui sera décrite tout à l'heure. En cas de sommet, après la rupture des membranes, on appliquerait dans le col un ballon de BARNES[1], de manière à provoquer et à activer le travail.

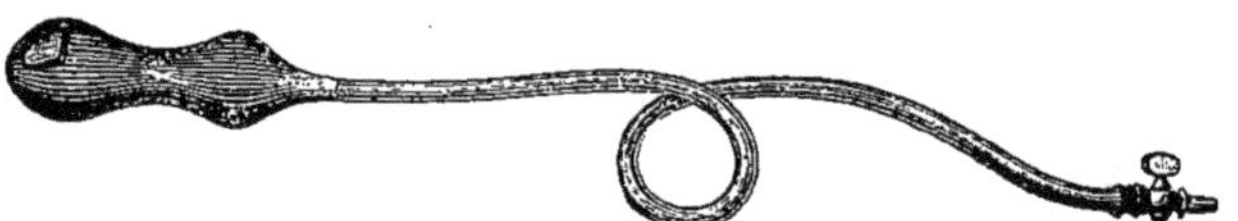

Fig. 390. — Sac-violon de BARNES.

b. *Les membranes ne sont pas facilement accessibles.* — Primipares à col fermé, avec insertion du placenta partielle ou centrale. En pareil cas, on commencera par dilater le col à l'aide d'un sac de BARNES, précédé au besoin de l'introduction du doigt pour faciliter le passage du ballon. Le ballon sera retiré au bout de quelque temps, et si à ce moment les membranes sont accessibles, on s'empressera de les rompre, en se comportant comme dans le cas précédent; si l'ouverture du col est encore insuffisante, on appliquera un

[1] Le sac-violon de BARNES, dont un modèle est représenté par la figure 390 s'introduit à l'aide du doigt ou d'une tige à extrémité mousse, fixée dans la petite poche, qu'on aperçoit sur une des faces du ballon. Le sac porté dans le col utérin, de manière à ce que la partie étroite corresponde à l'orifice interne, est gonflé avec de l'air ou mieux du liquide, puis la tige est retirée, le ballon étant maintenu en place par son propre volume. L'inconvénient de ce ballon, dont il existe six calibres différents, est de glisser facilement soit vers l'utérus, soit dans le vagin; on l'emploiera cependant faute de meilleur dilatateur élastique du col.

ballon de plus gros calibre, et, après un nouvel intervalle, on ira de nouveau à la recherche d'enveloppes, jusqu'à ce qu'on puisse les atteindre. Dans ces cas de membranes inaccessibles on tentera la méthode de COHEN, qui consiste à décoller avec les doigts le placenta dans une direction donnée jusqu'à ce qu'on trouve les membranes qu'on perfore, puis on libère le lambeau placentaire qu'on a dû décoller, de manière à l'appliquer contre la paroi utérine, et à laisser ainsi libre la voie fœtale; la difficulté dans cette méthode théoriquement bonne est de deviner le côté du placenta, où se trouve le trajet le plus court pour arriver aux membranes.

b. TRAVAIL. — Il n'y aura lieu de recourir à une intervention que lorsque l'hémorrhagie est sérieuse. — Distinguons deux cas : *le sommet se présente*, *la présentation est autre que celle du sommet.*

1° *Le sommet se présente.* — Le meilleur traitement et le plus simple sera ici l'application de la *méthode de* PUZOS, c'est-à-dire la rupture artificielle des membranes, suivie de l'application d'un sac de BARNES au cas où la dilatation serait inférieure à deux travers de doigt. — Si les membranes étaient inaccessibles, on commencerait par l'application d'un sac de BARNES, ainsi que cela a été indiqué pour le traitement pendant la grossesse.

2° *La présentation est autre que celle du sommet.* — En pareil cas on aura recours à la *méthode de* BRAXTON HICKS ; si le siège se présente, on se contentera d'abaisser un pied dans le bassin, sinon on fera, après rupture préalable des membranes, la version podalique par manœuvres mixtes (voir au chapitre *Version* la description de cette opération), et on terminera par l'abaissement du pied. Quand la dilatation est insuffisante, ou les membranes inaccessibles, on commence comme précédemment par l'application préalable d'un sac de BARNES, qui en ouvrant le col facilite l'intervention.

Si la méthode de PUZOS ou celle de BRAXTON HICKS ne réussissent pas à arrêter l'hémorrhagie, ce qui est tout à fait exceptionnel, et si l'état de la femme inspire de sérieuses inquiétudes, on aura recours à l'*accouchement forcé* (méthode de GUILLEMEAU). Cette méthode consiste à appliquer le forceps[1] sur le sommet aussitôt que la dilatation du col permet l'introduction des cuillers (dilatation de trois travers de doigts) ou à faire l'extraction, dès qu'on a pu amener un pied du fœtus dans le vagin. Mais l'accouchement forcé ne devra être pratiqué que très rarement à cause des délabrements utérins auxquels il expose.

c. DÉLIVRANCE. — Une hémorrhagie se produit-elle à ce moment, on tiendra la conduite habituelle, en pareil cas. L'insertion vicieuse du placenta ne donne ici lieu à aucune précaution spéciale.

d. TRAITEMENT EXCITANT ET RÉPARATEUR. — Quand la femme a été anémiée et épuisée par une hémorrhagie abondante, susceptible même après la déli-

[1] Guillemeau ne connaissant pas le forceps, ne faisait l'accouchement forcé qu'avec les mains, je conserve néanmoins le nom de méthode de Guillemeau pour l'accouchement forcé en général, soit avec le forceps, soit avec les mains.

vrance de l'exposer à une syncope mortelle, il faudra recourir de préférence aux trois excitants qui suivent : alcool à l'intérieur, injections sous-cutanées d'éther (5, 10, 15 jusqu'à 20 seringues de PRAVAZ dans l'espace de deux heures), chaleur à la périphérie et au besoin à l'intérieur (boissons chaudes).

Enfin, en cas de péril grave, il ne faudra pas oublier la transfusion du sang, mais au lieu de la transfusion ordinaire, qui nécessite tout un appareil difficile à avoir sous la main, on aura recours à l'auto-transfusion du Dr PROUFF[1] qui consiste à comprimer avec une bande de caoutchouc ou de toile les membres inférieurs, et au besoin les supérieurs, en allant des extrémités vers la racine; la compression de chaque membre inférieur fait refluer dans l'économie 120 à 150 grammes de sang, et équivaut à une transfusion de la même quantité de sang (300 grammes environ pour les deux membres inférieurs)[2].

[1] Voir Auvard. *Thèse agrégat.*, 1886, p. 159.

[2] On a également conseillé les injections d'eau salée dans le tissu cellulaire sous-cutané. On pourrait au besoin tenter ce moyen, qui en tout cas est inoffensif.

VIII

ENVELOPPES OVULAIRES. — CORDON. — LIQUIDE

SOMMAIRE

1° AMNIOS

Amniotite, Brides amniotiques. — On admet généralement l'inflammation de l'amnios (amniotite), dont le résultat peut être l'augmentation du liquide amniotique (hydramnios) et la formation de *brides amniotiques*, qui relient la surface de l'amnios et du fœtus. Ces brides sont constituées par des sortes de bandes, analogues à celles qu'on rencontre à la surface des séreuses après leur inflammation; tiraillées elles sont susceptibles de se détacher, soit de l'amnios soit du fœtus, et forment ainsi des lambeaux libres par une de leurs extrémités; quand elles entourent et compriment un membre, elles en amènent la section (*amputation congénitale*).

2° CHORION

En dehors de la môle hydatiforme, qui a été précédemment étudiée, on observe du côté du chorion, soit une hypertrophie des villosités (myxôme non vésiculaire) soit une sorte d'hypertrophie en masse avec nodosités nombreuses (inflammation chronique).

3° CADUQUES

Endométrite. — L'inflammation de la trame conjonctive donne l'endométrite *diffuse*, celle des cellules de la caduque, l'endométrite *polypeuse*, celle enfin des glandes, l'endométrite *kystique*. Ces diverses variétés d'endométrite qui atteignent surtout les caduques utérine et utéro-placentaire sont une cause d'avortement. Le traitement est nul pendant la grossesse, où le diagnostic est d'ailleurs impossible; après un avortement, pour permettre le développement normal d'une nouvelle grossesse, on aura recours au traitement ordinaire de l'endométrite et surtout au curage de l'utérus.

Atrophie. — L'atrophie de la caduque, qui a été considérée comme une cause possible d'avortement, est à peine connue.

Hydrorrhée (ὕδωρ, eau; ῥεῖν, couler).

Symptômes.— A partir du deuxième mois de la grossesse, mais plus volontiers pendant les trois derniers mois, la femme peut, brusquement et sans cause appréciable, perdre un *flot* de liquide analogue à celui que renferme l'amnios et dont la quantité sera de quelques grammes à un demi-litre.

Ultérieurement, la perte continue d'habitude — tantôt *rémittente*, c'est-à-dire qu'il y a un suintement persistant, entremêlé de temps à autre par un écoulement plus abondant, — tantôt *intermittente*, il existe une série de flots analogues au premier, mais dans leur intervalle la perte est nulle.

Après chaque évacuation abondante de liquide, la femme accuse une diminution de volume du ventre.

Cette perte aqueuse, dont l'origine est dans l'œuf même, se termine de deux façons: tantôt l'écoulement cesse et la grossesse continue son cours jusqu'au terme normal; tantôt il y a expulsion prématurée de l'œuf (avortement ou accouchement prématuré).

Pathogénie. — Au point de vue pathogénique on s'accorde aujourd'hui à reconnaître deux variétés d'hydrorrhée (Tarnier et Budin) :

L'une, *sans rupture de l'œuf*, *hydrorrhée déciduale*, causée par une inflammation plus ou moins localisée de la caduque et de ses glandes; il y aurait là soit une *endométrite séreuse*, soit une *transsudation* de liquide contenu dans l'œuf, avec accumulation momentanée entre les deux caduques utérine et ovulaire; puis le liquide écartant ces deux membranes l'une de l'autre s'ouvrirait un chemin jusqu'à l'orifice de l'utérus, d'où il s'échapperait au dehors.

L'autre *avec rupture de l'œuf*, *hydrorrhée amniotique*, constituée par une rupture prématurée des membranes, pouvant se faire au niveau où à une certaine distance de l'orifice utérin.

Diagnostic et pronostic. — On ne confondra pas l'hydrorrhée avec *les écoulements vulvo-vaginaux*, assez fréquents pendant la grossesse; le diagnostic avec l'*incontinence d'urine* sera parfois plus délicat. Cependant l'odeur du liquide perdu, au besoin l'application d'un tampon vaginal qui resterait sec en cas d'incontinence empêcheraient l'erreur.

Bien plus difficile est le diagnostic entre les deux variétés d'hydrorrhée : une grande abondance de liquide, un premier flot très copieux 300 grammes ou plus, l'écoulement rémittent, indiqueront plutôt la rupture de l'œuf (hydrorrhée amniotique), — au contraire, la faible abondance de liquide, l'écoulement franchement intermittent, plaideront pour l'intégrité ovulaire (hydrorrhée déciduale).

Ce diagnostic à son importance, car si l'œuf est rompu, l'expulsion aura lieu, en général, dans les quinze jours qui suivent la rupture, quoique exceptionnellement elle puisse se faire attendre un plus long temps, jusqu'à deux mois (fait de POULLET où l'intervalle a été de neuf semaines). Tandis qu'avec un œuf intact (hydrorrhée déciduale) la grossesse arrivera le plus souvent sans trop de difficultés à son terme normal, quelle que soit l'époque où se produise l'hydrorrhée.

En pratique, à moins que l'abondance de liquide ne rende la distinction relativement facile, il sera préférable de laisser le diagnostic en suspens; le temps seul apportera la solution, car si après deux mois la grossesse n'est pas interrompue on sera autorisé à croire à l'intégrité de l'œuf, c'est-à-dire à l'hydrorrhée déciduale.

Cette incertitude du diagnostic n'a d'ailleurs d'importance qu'au point de vue du pronostic, car dans l'un et l'autre cas le traitement est le même.

Traitement. — Ce traitement consiste, d'une part à imposer le repos soit dans le lit, soit dans un fauteuil, d'autre part à calmer l'utérus avec le viburnum prunifolium ou des préparations opiacées, comme on le fait dans les menaces d'avortement, de manière à prolonger la grossesse aussi longtemps que possible. Cette prolongation n'a d'intérêt que pour le fœtus et ne serait naturellement pas recherchée, s'il était mort.

4° CORDON

Anomalies de longueur. Circulaires. Ruptures. — La longueur du cordon, qui mesure en moyenne un demi-mètre, peut osciller entre 0 et 3 mètres.

L'excès de longueur expose à la procidence et aux circulaires, la brièveté a des conséquences plus sérieuses.

On distingue deux sortes de *brièvetés :* l'une *réelle* ou *absolue*, due à la faible longueur du cordon ; l'autre *relative* et causée par l'enroulement de la tige funiculaire autour du cou ou d'un membre fœtal, *circulaires du cordon.*

Pendant la grossesse, la brièveté absolue ou relative du cordon peut être cause d'une douleur vive en une région localisée de l'utérus (tiraillements sur le placenta), de présentation vicieuse[1], et parfois de décollement du placenta, source d'hémorrhagie.

Pendant le travail on pourra observer les mêmes inconvénients que durant la grossesse, et de plus une certaine lenteur dans la dilatation du col, due sans doute à ce que la partie fœtale ne s'abaisse pas librement, il faudra parfois aider l'accouchement manuellement ou avec le forceps. Conséquences possibles : la mort du fœtus, et la rupture spontanée du cordon.

Cette rupture se produit le plus souvent au voisinage du placenta ou de l'ombilic, quelquefois sur le trajet même du cordon[2]. La rupture spontanée

[1] Lefour-Budin. *Archives de Tocologie*, 1888-1889.

[2] Voir Trachet. *Archives de Tocologie*, 1888, p. 611.

du cordon s'observe parfois sans brièveté, sous l'influence d'une projection trop brusque du fœtus hors des organes génitaux[1].

La brièveté du cordon pourra être, pendant la grossesse, une contre-indication de la version par manœuvres externes; on la soupçonnera à la difficulté même qu'on éprouvera à faire cette version[2]. — Au moment du travail, après l'expulsion de la tête, il faut toujours s'assurer par le toucher de l'absence de circulaires autour du cou, et, au cas où ils existent, les libérer, soit en passant l'anse du cordon autour de la tête, soit en la faisant glisser sur les épaules, soit au besoin en pratiquant la section suivie d'une prompte extraction.

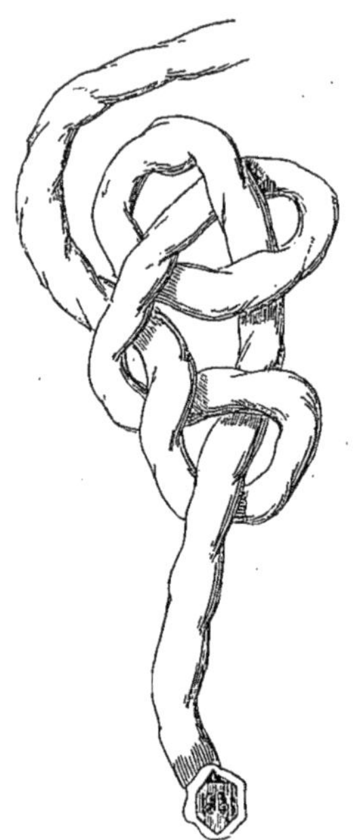

Fig. 391. — Nœud de Baudeloque. (CHARPENTIER.)

Nœuds. — Les nœuds du cordon, qui se forment sous l'influence des évolutions de l'enfant, peuvent présenter les aspects les plus variés (fig. 391). Leur importance pratique est nulle, car contrairement à ce qu'en pourrait présumer, ils sont incapables d'interrompre complètement la circulation funiculaire.

Torsion. — La torsion *exagérée* du cordon sur lui-même est susceptible d'amener la mort du fœtus, mais cette cause doit être considérée comme très exceptionnelle[3].

Obstruction des vaisseaux funiculaires. — Parmi les différentes causes susceptibles d'amener l'obstruction des vaisseaux funiculaires, les unes sont *extrinsèques* et ont été mentionnées en partie : circulaires, nœuds, procidence, adhérences, torsion exagérée ; les autres sont *intrinsèques :* phlébite de la veine ombilicale, malformation du cordon, brièveté, tumeurs, rétrécissement simple des vaisseaux.

5° LIQUIDE AMNIOTIQUE

Excès de liquide. Hydramnios. — La quantité normale du liquide amniotique est de 500 grammes ou un demi-litre ; toutes les fois qu'elle dépasse 1,000 grammes ou un litre, on dit qu'il y a hydropisie de l'amnios ou hydramnios. Entre un demi et un litre les variations dans la quantité du liquide amniotique sont considérées comme physiologiques ; l'état pathologique ne commence qu'au delà.

[1] Budin. *Progrès médical*, 1887, p. 330.
[2] Lefour. *Archives de Tocologie*, 1888, p. 524.
[3] Voir Auvard. *Travaux d'obstétrique*, t. II, p. 498.

FRÉQUENCE. — $\frac{1}{100}$ grossesses environ.

PATHOGÉNIE. — L'hydramnios est le résultat de l'exagération dans la sécrétion du liquide amniotique ; or, nous avons vu (p. 50) que ce liquide avait :

Tantôt une origine ovulaire : sécrété soit par l'AMNIOS au niveau du *placenta* (*vasa propria* de Jungbluth), ou du *cordon*, soit par le FŒTUS, grâce à l'intermédiaire de la *peau* ou des *reins ;*

Tantôt une origine maternelle : transsudation séreuse de l'utérus jusque dans la cavité amniotique à travers les parois ovulaires.

Or, tout trouble de la circulation fœtale ou maternelle est susceptible d'exagérer la sécrétion du liquide amniotique et par conséquent de produire l'hydramnios. — L'hydramnios a donc une pathogénie analogue à toutes les hydropisies, dont la source est surtout dans une gêne circulatoire.

ETIOLOGIE.

a. *Causes fœtales.* — On ne connaît bien que trois causes :

1° La *syphilis*, qui agit soit par les lésions hépatiques ou placentaires qu'elle amène, les unes et les autres étant une source de troubles circulatoires ;

2° Les *malformations*. indiquant un vice dans la constitution du fœtus, chez lequel la circulation doit par là même être insuffisante ;

3° La *gémellité*, où la circulation d'un fœtus est gênée par celle du voisin plus vigoureux ; parfois les deux circulations s'entravent mutuellement, d'où hydramnios des deux œufs.

D'une façon générale, on peut admettre que toute cause amenant la gêne de la circulation fœtale est susceptible de conduire à l'hydramnios, tels la sténose des vaisseaux funiculaires, les circulaires trop serrés, etc. (L'influence de l'amniotite, admise par quelques auteurs, est très hypothétique, comme d'ailleurs cette inflammation elle-même.)

b. *Causes maternelles.*— Les causes de cette maladie sont chez la mère les mêmes que celles qui amènent l'hydropisie, l'œdème, l'anasarque. Aussi voit-on souvent l'hydramnios coïncider avec ces différentes maladies de la gestante.

SYMPTOMES. — L'hydramnios se manifeste sous deux formes, l'une *chronique*, l'autre *aiguë*.

a. *Forme chronique.* — Début insensible ; l'exagération dans la quantité de liquide devient notable à partir de cinq à six mois. Développement anormal de l'abdomen. Douleurs abdominales et lombaires. Gêne respiratoire. Sensation peu nette des mouvements actifs du fœtus.

Inspection : tension de la paroi abdominale, exagération du volume de l'abdomen ; à une période avancée de la grossesse, œdème sus-pubien. — *Palpation : sensation de flot* observée en plaçant une main d'un côté de l'ombilic et en frappant brusquement l'utérus au point symétrique[1], sensation analogue à celle qui existe dans l'ascite. La palpation du fœtus est difficile,

[1] A l'état normal, avec une quantité physiologique de liquide amniotique, la sensation de flot n'existe pas, ce qu'on attribue à ce que le fœtus fait écran entre les deux moitiés de l'utérus (voir page 150).

à cause de l'abondance du liquide; l'enfant jouit d'une mobilité exagérée dans la cavité ovulaire. — *Auscultation:* bruits du cœur fœtal sourds, parfois impossibles à entendre. — *Toucher :* béance exagérée du col, effacement avant le début du travail.

L'hydramnios chronique se termine, tantôt par un accouchement prématuré, tantôt par un accouchement à terme. Le travail est d'habitude lent, les contractions utérines languissantes. Si le liquide, qui s'écoule de l'œuf est recueilli, on pourra en mesurer directement la quantité et vérifier, sans contestation possible, l'existence ou l'absence de l'hydramnios supposée.

b. *Forme aiguë.* — Tantôt primitive, tantôt secondaire à la forme chronique. Développement rapide du ventre, donnant lieu aux mêmes symptômes physiques que précédemment. Mais les troubles fonctionnels prennent ici une gravité prononcée ; les douleurs sont aiguës, la respiration difficile va parfois jusqu'à l'orthopnée, la face est bleuâtre, asphyxique, les vomissements fréquents et rebelles ; enfin il y a souvent de la fièvre. La terminaison a lieu soit par la mort (asphyxie progressive) si on n'intervient pas, soit par l'expulsion de l'œuf, soit par transformation en forme chronique avec atténuation progressive des symptômes.

DIAGNOSTIC. — a. *Pendant la grossesse.*

Premier point: reconnaître la grossesse. — *Deuxième point:* diagnostiquer l'hydramnios.

On sera conduit à supposer l'hydropisie de l'amnios, quand il y a exagération du volume de l'abdomen par rapport à l'époque de la grossesse, et on la reconnaît à la *sensation de flot*, qui n'existe nettement que lorsque la quantité de liquide amniotique dépasse un litre.

Mais cette sensation de flot se rencontre également dans l'*ascite*, dans certains *kystes de l'ovaire*, dans la *surdistension de la vessie par l'urine.* — L'*ascite* est caractérisée par la matité dans les régions les plus déclives de l'abdomen, et par déplacement de la matité avec le changement de position de la malade. — Le *kyste de l'ovaire* forme une tumeur distincte de l'utérus, dans laquelle on ne sentira aucune partie rappelant par sa forme le fœtus. En cas de kyste simulant la distension d'une corne de l'utérus, essayer de faire passer la partie fœtale voisine dans cette tumeur ; si elle passe, c'est l'utérus ; sinon, vraisemblablement un kyste[1]. — La *distension vésicale* sera aisément diagnostiquée par le cathétérisme, qu'il ne faudra jamais manquer de pratiquer en cas de doute.

Toutes les fois qu'on soupçonnera ou qu'on aura constaté de l'hydramnios, le diagnostic de la grossesse gémellaire doit être également posé, car on sait la coïncidence fréquente de la gémellité avec l'exagération du liquide amniotique, pouvant, lorsque les deux œufs sont distincts, n'en atteindre qu'un ou les deux à la fois.

Je me contente de mentionner la possibilité de l'hydramnios dans le cas de grossesse extra-utérine.

[1] Budin. *Obstétrique et gynécologie*, 1886, p. 541.

b. *Pendant le travail.* — Le diagnostic devient facile après la rupture de la poche des eaux ; il suffit en effet de recueillir le liquide amniotique et d'en mesurer la quantité. — Avant l'écoulement du liquide, le diagnostic se fait de même que pendant la grossesse.

PRONOSTIC. — La *forme chronique* est relativement bénigne : toutefois elle expose à l'accouchement prématuré, aux présentations vicieuses, à la procidence du cordon au moment de la rupture de la poche des eaux, enfin à la lenteur du travail.

La *forme aiguë* est au contraire grave, car elle aboutit le plus souvent soit à la mort de la femme, soit à l'expulsion prématurée de l'œuf.

Dans toute hydramnios redouter l'éclampsie, et les hémorrhagies graves de la délivrance, causées par la surdistension de l'utérus.

Le pronostic pour l'enfant dépend plus de la cause de l'hydramnios (syphilis, malformations, etc.) que de l'hydropisie elle-même.

TRAITEMENT.

Forme chronique. — Simple expectation pendant la grossesse, ou se contenter de purgatifs, de diurétiques, dont l'utilité est d'ailleurs contestable. En cas de syphilis, donner le traitement mercuriel, ou mixte avec l'iodure de potassium.

Au moment du travail, rompre prématurément la poche des eaux au cas où les trois conditions suivantes sont réunies : contractions languissantes, présentation du sommet franchement engagé, col effacé et offrant une dilatation de deux travers de doigt au minimun.— On pratiquera cette rupture comme d'habitude, mais en ayant soin d'obstruer la vulve avec la main, pour empêcher la sortie trop brusque du liquide (crainte de procidence du cordon); on accomplit cette rupture avec une tige mousse, tout au voisinage de l'orifice utérin, de manière à n'offrir qu'une étroite issue au liquide amniotique.

Forme aiguë. — Si la rapidité des accidents menace l'existence de la femme, on sera autorisé à avoir recours, soit à la ponction capillaire de l'œuf par l'abdomen ou par le vagin, soit à l'accouchement provoqué. La ponction capillaire doit en général être préférée à l'accouchement provoqué, car outre qu'elle permet de confirmer le diagnostic, elle soulage immédiatement la femme, et si elle expose fréquemment à l'expulsion prématurée, la grossesse peut quelquefois continuer malgré elle, et arriver à son terme normal. Cette ponction est sans danger, à la condition d'être faite avec toutes les précautions antiseptiques connues [1].

Défaut de liquide amniotique. Hypoamnios. — L'insuffisance de liquide amniotique, dont la quantité peut être réduite à quelques grammes, prédispose à certaines déformations du fœtus par attitude vicieuse dans l'utérus, au manque de développement de l'enfant, et enfin, pendant le travail, à l'absence ou à la faible quantité de glaires donnant lieu aux *couches sèches*, dans lesquelles la progression du fœtus est lente et difficile.

[1] Voir Lepage. *Annales de gynécologie*, octobre 1888.

IX

FŒTUS

[DYSTOCIE FŒTALE]

SOMMAIRE

1. Excès de volume du fœtus.
2. Hydropisies : — Hydrocéphalie. — Hydrothorax. — Ascite.
3. Maladies de l'appareil urinaire.
4. Maladies des os et articulations : — Fractures. — Luxations. — Rachitisme. Ankyloses.
5. Tumeurs diverses.
6. Amputations congénitales.
7. Syphilis congénitale.
8. Mort du fœtus (réelle et apparente.)
9. Tératologie........ { Hémitéries. Hétérotaxies. Hermaphrodisme. Monstruosités.
10. Gémellité.

1. EXCÈS DE VOLUME DU FŒTUS

L'excès de volume du fœtus peut être *simple* ou *pathologique*.

Simple, il implique une exagération dans le développement fœtal, sans trace de maladie.

Pathologique, il comprend toutes les causes susceptibles d'amener l'hypermégalie d'une région fœtale : tels l'hydrocéphalie, l'hydrothorax, l'ascite, les tumeurs, les monstruosités, etc. Chacune de ces causes sera étudiée dans un chapitre spécial, et il ne sera question ici que de l'excès de volume *simple*.

L'hypermégalie *simple* peut être *généralisée* ou *localisée*.

Généralisée, l'enfant bien proportionné présente un développement supérieur à celui qu'on observe ordinairement. Au lieu de 3 kilogrammes, il en pèse 4, 5, et même davantage. La fable nous a transmis des poids fantastiques, grossis par l'imagination des familles. Le fœtus le plus volumineux et dont le poids présente toutes les garanties d'authenticité, est celui observé par CAZEAUX et RIEMBAULT; il pesait 9 kilogrammes. — Le diagnostic de cette hypermégalie généralisée est difficile à préciser, on pourra l'ébaucher par le palper. — L'obstacle à l'accouchement sera le même que celui créé par un bassin vicié avec un fœtus de volume normal. — Au moment de l'accouchement, on se comportera comme s'il existait une pelviviciation, et en cas de besoin, on aura recours soit au forceps ou à la version, soit même à l'embryotomie. Certaines femmes présentent un excès de volume fœtal à plusieurs grossesses consécutives; chez elles la question de l'accouchement provoqué doit être posée, car ce sera parfois le seul moyen d'avoir un enfant vivant. L'époque, à laquelle doit avoir lieu la provocation, sera fixée par l'étude (à l'aide de la palpation) du rapport existant entre le volume de la tête et la filière pelvienne (voir pelviviciations).

Localisée, il y a excès relatif dans le volume de la tête, des épaules ou du siège. L'excès de volume des épaules est seul réellement prouvé et a été très complètement étudié par Jacquemier [1]. Il peut mettre obstacle à l'accouchement, que la tête se présente première ou dernière.

En cas de présentation du sommet, la tête ne progresse plus, soit avant, soit après avoir franchi la vulve, les épaules étant arrêtées au détroit supérieur ou moyen; le forceps permettra d'amener la tête au dehors de la vulve, et si de simples tractions ne suffisent pas à abaisser les épaules, on aura recours à la *manœuvre de Jacquemier*, qui consiste à aller chercher successivement les deux bras, à les abaisser en commençant par l'antérieur, les épaules s'engagent alors sans difficulté et le fœtus peut être amené au dehors. — Dans les cas de tête dernière, on aura recours à la même manœuvre, qui est la règle pour l'extraction de tout fœtus, alors que les bras sont relevés; leur abaissement préalable est indispensable pour pouvoir opérer l'extraction.

Donc: *tête première*, abaisser les bras toutes les fois qu'il y a obstacle à l'extraction des épaules; *tête dernière*, abaisser les bras toutes les fois qu'ils sont relevés. — Dans l'un et l'autre cas, *quand les épaules sont au détroit supérieur*, il faut commencer par le bras antérieur, qui est en rapport avec le pubis, quand au contraire les épaules sont au détroit moyen ou au niveau du périnée (l'abaissement ne se fait guère en pareil cas qu'avec la tête dernière), commencer par le bras postérieur.

D'une façon générale, commencer par abaisser le bras, qui présente le plus de facilités, pour accomplir la manœuvre.

2. HYDROPISIES : HYDROCÉPHALIE. — HYDROTHORAX. — ASCITE.

L'*hydrocéphalie* [2] est constituée par toute accumulation anormale de liquide séreux dans la cavité cranienne.

Le liquide peut occuper quatre sièges différents : 1° l'espace situé entre la dure-mère et l'os; 2° la cavité arachnoïde; 3° l'espace sous arachnoïdien, normalement rempli par le liquide céphalo-rachidien; 4° les ventricules cérébraux.

Suivant le siège du liquide pathologique, le cerveau est refoulé vers la périphérie du crâne (hydrocéphalie excentrique) ou vers la base du crâne, dans la direction de la protubérance (hydrocéphalie concentrique). Dans ce dernier cas, le cerveau est parfois réduit à un simple moignon de substance nerveuse (hydrocéphalie anencéphalique de Cruveilher), et malgré l'excès du liquide, le volume de la tête peut n'être que très peu augmenté, étant donné la disparition presque totale du cerveau.

[1] *Gazette hebdomadaire*, 1860.

[2] Consulter les thèses d'agrégation d'Herrgott, 1878, et de Poullet, 1880.

Pendant le travail, le liquide comprimé dans la cavité cranienne est susceptible de s'échapper dans le tissu cellulaire péricranien, formant ainsi une infiltration diverticulaire, désignée sous le nom d'*hydrocéphalie externe*.

L'hydrocéphalie tantôt existe seule, tantôt est complétée d'hydrorachis, de spina bifida ou d'une autre malformation fœtale.

Le volume de la tête est variable, l'augmentation se fait ainsi que l'indique la figure 392 aux dépens de la boîte cranienne, la face reste normale, et semble relativement d'une petitesse exagérée. Le cas de MECKEL, où le diamètre bipariétal était de 43 centimètres, est jusqu'à présent celui où la tête a été trouvée la plus volumineuse.

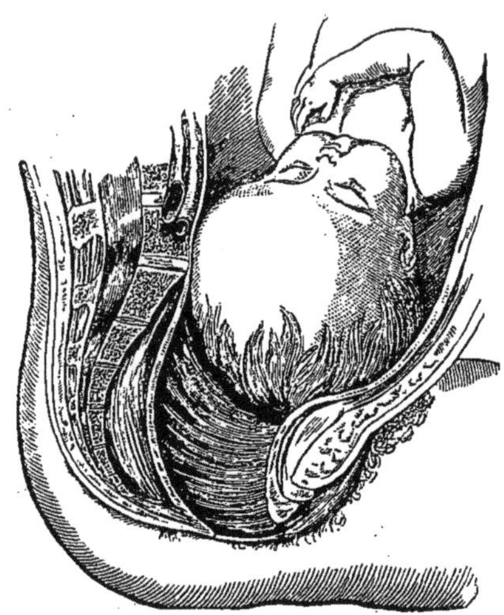

Fig. 392. — Tête hydrocéphale, retenue au détroit supérieur. (PLAYFAIR.)

Fréquence, $\frac{1}{2000}$ environ.

Causes, mal connues. Syphilis, crétinisme, consanguinité.

SYMPTOMES ET DIAGNOSTIC. — Pendant la grossesse, l'hydrocéphalie pourra simplement être soupçonnée, grâce au volume de la tête révélé par la palpation, ou par l'absence d'engagement du sommet, quand les causes habituelles de ce non engagement font défaut au terme de la gestation.

En général, c'est au moment du travail, quand le col ouvert permet l'accès direct de la partie fœtale, que le diagnostic devient possible ; il se fera :

Tête première, par l'intermédiaire du toucher, qui permettra de reconnaître des fontanelles démesurément larges, et des sutures laissant un intervalle inusité entre les bords osseux.

Tête dernière, la tête étant arrêtée au détroit supérieur, et ne pouvant être amenée par les moyens ordinaires, le toucher manuel conduisant comme précédemment sur les sutures et fontanelles, rendra le diagnostic possible.

Dans l'un et l'autre cas, le diagnostic ne sera certain qu'avec un degré notable d'hydrocéphalie ; les formes légères n'imprimant pas à la tête des modifications suffisantes pour les rendre nettement perceptibles au doigt.

PRONOSTIC. — L'accouchement est tantôt normal, tantôt difficile, tantôt impossible, suivant le volume céphalique.

Les présentations vicieuses sont une conséquence de l'hydrocéphalie, car le sommet au lieu d'être observé 19/20 comme à l'état normal, ne l'est plus que 12/20 environ ; le siège étant après le sommet, la présentation la plus fréquente. Cette particularité s'explique par la forme modifiée du fœtus, dont la tête plus grosse que le siège, renverse la conformation générale de l'ovoïde somatique, de telle sorte que l'accommodation se fait en sens contraire de l'état normal.

L'enfant naît tantôt vivant, tantôt mort; le pronostic est fatal pour lui, sauf très rares exceptions, car il succombe en quelques mois ou en quelques années, c'est dire qu'au point de vue thérapeutique et de l'intervention obstétricale, il ne faut tenir qu'un faible compte du fœtus.

Le pronostic pour la mère dépend de la conduite tenue.

Traitement. — L'incertitude du diagnostic pendant la grossesse, nous dispense d'aborder le chapitre du traitement pendant cette période.

Au moment du travail, la conduite sera différente, suivant qu'il y a présentation de l'ovoïde céphalique ou cormique.

Présentation de l'ovoïde céphalique. — Expectation jusqu'à la dilatation

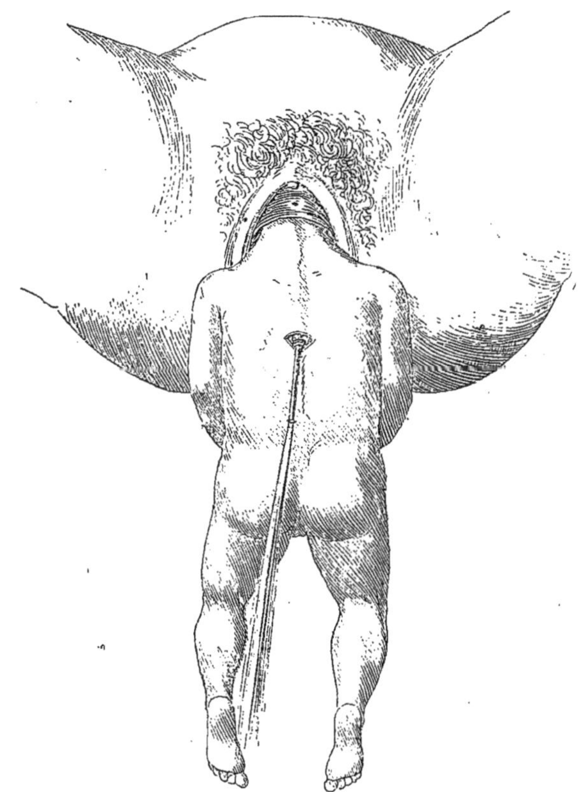

Fig. 393. — Évacuation du liquide hydrocéphalique par le canal rachidien. (Van Huevel.)

complète. Si la tête ne s'engage pas, tenter une application du forceps. Le forceps est-il insuffisant, avoir recours à la ponction capillaire [1] du crâne, à

[1] On a dit qu'il valait mieux recourir de suite à l'embryotomie qu'à la ponction, qui n'a jamais permis de sauver un enfant. Poullet cite deux cas où l'enfant survécut quelques minutes après la naissance, survie qui peut dans certaines familles présenter une grande importance légale (héritages). D'autre part, la simple ponction capillaire est une opération moins pénible pour l'assistance que l'embryotomie, or comme elle peut suffire, le médecin aurait tort de la repousser de parti pris.

travers une suture ou une fontanelle, sans retirer le forceps appliqué, et recommencer les tractions après l'évacuation du liquide. L'embryotomie constitue l'ultime ressource du traitement.

Présentation de l'ovoïde cormique. — Je n'envisagerai ici que le siège, qu'on amènerait par la version au cas où la présentation serait autre. Les difficultés n'existeront que pour l'extraction de la tête, qu'on essaiera successivement d'amener comme tout à l'heure soit à l'aide de tractions manuelles (manœuvre de Mauriceau), soit après évacuation du liquide, soit après embryotomie. L'évacuation du liquide s'obtiendra ou par la ponction capillaire du crâne à travers la suture occipito-pariétale, ou par le procédé de Van Huevel (fig. 393) qui consiste à sectionner la colonne vertébrale transversalement, et à faire pénétrer par cette ouverture à travers le canal rachidien une sonde jusque dans l'intérieur du crâne.

L'**hydrothorax** n'existe guère que comme complication de l'ascite.

L'**ascite** congénitale est très rare, et coïncide le plus souvent avec un certain degré de péritonite. Le diagnostic ne sera fait qu'au moment du travail, alors qu'il existe une difficulté à l'extraction du tronc. Traitement : ponction évacuatrice.

3. MALADIES DE L'APPAREIL URINAIRE

La rétention d'urine, qui s'accompagne d'imperforation de l'urèthre[1], peut,

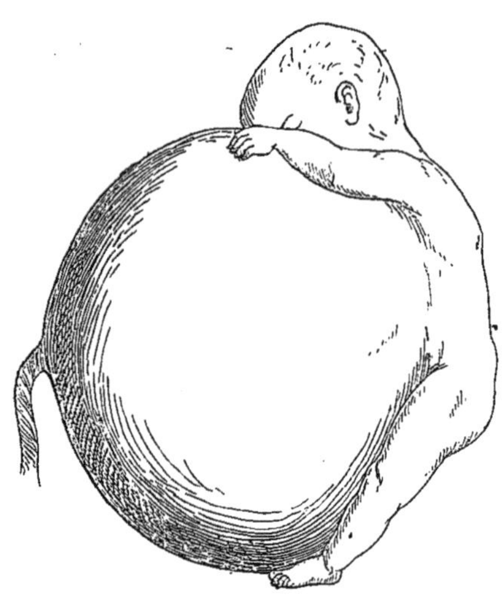

Fig. 394. — Rétention d'urine. (Portal.)

ainsi que l'indique la figure 394, amener une distension considérable du ventre. Même traitement que l'ascite.

[1] Il existe certains cas peu explicables de rétention d'urine, où le canal uréthral était perméable.

4. MALADIES DES OS ET ARTICULATIONS

Les *fractures* intra-utérines du fœtus sont, tantôt traumatiques et dues à un coup subi par la mère dans la région abdominale, tantôt spontanées et se produisant grâce à la friabilité osseuse amenée par le rachitisme. Dans ce dernier cas les fractures peuvent être très nombreuses; cas de CHAUSSIER où il en existait 113 !

Les *luxations* congénitales peuvent atteindre la plupart des articulations, cependant c'est à la hanche qu'on les observe le plus souvent. Parmi les différentes théories destinées à les expliquer c'est celle qui les rattache à un vice de conformation de l'articulation coxo-fémorale qui est la plus satisfaisante. Ces luxations, *spontanées*, doivent être distinguées de celles qui se produisent au moment de l'accouchement sous l'influence de l'intervention obstétricale et qui sont relativement rares

Le *rachitisme* intra-utérin analogue à celui qu'on observe après la naissance, amène une déformation du squelette se traduisant surtout par la brièveté des membres supérieurs et inférieurs.

L'*ankylose* fœtale, qu'il ne faut pas confondre avec la rigidité cadavérique du fœtus, mort quelque temps avant sa naissance, est caractérisée par une raideur de la plupart des articulations. Le fœtus est comme congelé dans l'attitude, qu'il a dans l'utérus. D'où des difficultés possibles pour l'extraction. La nature de ces ankyloses est encore mal connue.

5. TUMEURS DIVERSES

Spina bifida. Hygroma sacré. Fibromes, sarcomes de la région coccygienne ou autre. Lipomes. Œdème et emphysème généralisés.

6. AMPUTATIONS CONGÉNITALES

L'enfant naît avec un segment de membre supérieur ou inférieur en moins. Le membre sectionné se termine par un moignon régulier.

Causes. — Deux théories : soit l'étranglement circulaire produit ou par l'enroulement du cordon ombilical, ou par une bride amniotique pathologique ; soit la production d'une cicatrice cutanée à la suite d'une inflammation locale, cicatrice qui exercera une striction progressive, aboutissant à la gangrène dans les parties sous-jacentes du membre.

Ne pas confondre ces amputations congénitales avec certaines malformations, telles que l'ectromélie par exemple, où tout le membre par une sorte d'atrophie est réduit à un simple moignon.

7. SYPHILIS CONGÉNITALE (Voir p. 360.)

8. MORT DU FŒTUS

SOMMAIRE

La mort du fœtus peut être *réelle* ou *apparente*.

La mort est *réelle*, quand par aucun des moyens connus l'enfant ne peut être rappelé à la vie, elle est *apparente* dans le cas contraire. Cette distinction d'ailleurs, n'est pas spéciale à l'enfant, mais s'applique également à l'adulte.

Toute mort du fœtus ayant lieu pendant la grossesse sera forcément réelle, à cause du temps qui la sépare de la naissance. Mais la mort survenant pendant le travail sera tantôt réelle, tantôt apparente suivant la durée qui s'écoule jusqu'à l'expulsion, et suivant aussi la cause qui la produit. On voit donc, en laissant de côté l'élément étiologique, que pendant l'accouchement la différence entre les morts réelle et apparente est constituée par une question de temps; elles sont l'une et l'autre les deux degrés d'un même accident, la mort apparente conduisant à la réelle, si elle se prolonge.

Ces liens intimes m'ont fait penser qu'il valait mieux réunir dans un même chapitre l'étude de ces deux variétés de mort; après avoir examiné leur étiologie, commune du moins pendant le travail, nous verrons séparément pour chacune d'elles l'anatomie pathologique, les symptômes, le diagnostic, le pronostic, le traitement.

Etiologie.

1° PENDANT LA GROSSESSE. — MORT RÉELLE.

a. *Causes traumatiques :*

1° Traumatisme maternel génital ou périgénital;
2° Traumatisme ovulaire, c'est-à-dire atteignant directement l'œuf ou le fœtus.

b. *Causes non traumatiques :*

Père : 1° Etats généraux :

1° Age avancé. Débilitation par excès.
2° Intoxications : Plomb. Tabac. Alcool.
3° Syphilis. Scrofulo-tuberculose. Diabète. Albuminurie.

2° Etats localisés :

1° Toute tare testiculaire ou génitale.

Mère : 1° États généraux :

1° Les mêmes que pour le père et en plus :
2° Toute maladie grave survenant pendant la grossesse.

2° Etats localisés :

1° Affection périutérine, ou utérine (y compris les tumeurs).
2° Hémorrhagies utéro-placentaires.

Œuf : 1° Annexes :

1° *Placenta :* apoplexie, dégénérescence. Mole hydatiforme.
2° *Cordon :* compression. Circulaires. Torsion. Nœuds.

2° Fœtus.

1° Maladies diverses du fœtus.
2° Vices de conformation.
3° Mort habituelle.

3° Grossesse extra-utérine.

2° Pendant le travail. — Mort apparente ou réelle.

a. *Causes traumatiques :*

1° Traumatisme maternel, génital ou périgénital atteignant l'utérus par la paroi abdominale ou par le vagin.
2° Traumatisme ovulaire (version, forceps, embryotomie).

b. *Causes non traumatiques :*

Mère : 1° Etats généraux.

1° Eclampsie.
2° Asphyxie ou asystolie grave.
3° Mort de la mère.
4° Toute maladie grave, susceptible de déterminer l'accouchement prématuré, peut en même temps causer la mort du fœtus.

2° Etats localisés :

1° Affection utérine ou péri-utérine capable de gêner sérieusement l'accouchement. Tétanisme utérin.
2° Hémorrhagies utéro-placentaires.

Œuf : 1° *Placenta.* — Décollement étendu.

2° *Cordon.* — Compression. Circulaires. Torsion. Nœuds.

3° *Fœtus.*

Trop longue durée du travail. Epanchement intra-crânien. Présentation de la face : compression des vaisseaux du cou. Présentation du siège : lenteur de l'extraction de la tête dernière. — En général, toute difficulté de l'accouchement provenant du fœtus soit unique, soit gémellaire.

Le chapitre étiologique étant terminé, examinons séparément, pour la mort réelle et pour l'apparente, l'anatomie pathologique, les symptômes, le diagnostic, le pronostic et le traitement.

A. — MORT RÉELLE

Anatomie pathologique. — Le fœtus, après avoir succombé, peut tout au début de la grossesse, s'il est encore à l'état d'embryon, subir une *dissolu-*

tion complète et disparaître (œuf clair, œuf abortif), sinon il se *macère*. La *macération* doit être nettement distinguée de la *putréfaction*, car elle se fait sans odeur, sans production de gaz, et n'expose la femme à aucun accident septicémique, ainsi que le fait la putréfaction.

Dans la macération, il y a un ramollissement progressif de tous les organes. L'épiderme soulevé par des phlyctènes se détache sur une étendue plus ou moins grande. Le liquide amniotique devient successivement rosé, verdâtre, chocolaté, et grumeleux noirâtre. Le placenta et les membranes palissent; le placenta est comme lavé.

La macération se produit alors que les membranes sont intactes et le fœtus isolé au milieu du liquide amniotique; en cas de perforation des membranes et d'accès de l'air jusqu'au fœtus, c'est la putréfaction qui a lieu.

La *momification* est une variété de macération, dans laquelle le fœtus se dessèche, se ratatine de manière à ressembler à une poupée en pain d'épice.

La *lithopédisiation* ne se produit qu'en cas de grossesse extra-utérine.

SYMPTOMES

a. *Pendant la grossesse.*

1° *Interrogatoire.* — Seins : poussée congestive, montée de lait analogue à celle qui se fait après l'accouchement. — Cessation des phénomènes sympathiques (vomissements, syncopes). — Diminution de l'albuminurie au cas où elle existe. — Affaissement des varices. — Cessation de mouvements fœtaux alors qu'ils ont été déjà perçus. — Sensation spéciale de pesanteur, de masse inerte dans l'abdomen?

2° *Inspection.* — Ne révèle aucun signe spécial.

3° *Palpation.* — Les sensations, fournies par le fœtus, deviennent de plus en plus vagues. — Utérus stationnaire ou diminuant de volume. — Parfois sensation de crépitation donnée par le chevauchement des os de la tête.

4° *Auscultation.* — Silence fœtal. — Bruissement isochrone au pouls de la mère, indiqué par Stolz ??

5° *Toucher.* — Ne fournit que peu de renseignements pendant la grossesse, permet cependant de sentir quelquefois la mobilité et même la crépitation des os du crâne.

b. *Pendant le travail.*

Mêmes résultats que pendant la grossesse, donnés par l'interrogatoire, la palpation et l'auscultation.

Inspection. — Ecoulement de liquide amniotique, verdâtre, rosé ou chocolaté.

Toucher :

Présentation du sommet. — Chevauchement et mobilité des os.		Exfoliation épidermique.
— de la face. — Bouche, pas de succion.		
— du siège. — Pas de contraction du sphincter anal.		
— du thorax. — La main pendante, pas de mouvement.		

Marche et terminaison. — L'expulsion du fœtus a, en général, lieu quinze jours après sa mort, mais elle peut se faire avant ou après ce délai.

Quand elle a lieu après, l'utérus devient, tantôt très *mou* et difficile à trouver, tantôt *dur* et donnant la consistance d'un fibrome [1]; ces modifications de consistance exposent à des erreurs de diagnostic.

L'expulsion peut être retardée jusqu'au terme normal de la grossesse, ou même un peu au delà de ce terme jusqu'à la fin du dixième mois, parfois même jusque dans le courant du onzième, mais jamais au delà. La rétention du fœtus mort est aussi susceptible de durer plusieurs mois (*missed labour* des Anglais). Les cas où le fœtus aurait été retenu plusieurs années dans l'utérus après sa mort ont été attentivement examinés par Muller, et démontrés être des grossesses extra-utérines ou des erreurs de diagnostic. — Comme extrême limite de séjour du fœtus mort, de même que du vivant dans la cavité utérine, après le coït fécondant, retenons onze mois; toutefois dix mois seront bien rarement dépassés.

L'expulsion de l'œuf macéré a lieu soit en bloc, soit en deux temps, suivant les circonstances et le développement du fœtus. Notons la fréquence de la *rétention de la caduque*.

DIAGNOSTIC

Pendant la grossesse. — Avant l'apparition des signes de certitude, c'est-à-dire durant la première moitié de la gestation, le diagnostic de la mort du fœtus est des plus délicats; on se basera sur la montée laiteuse, la cessation des phénomènes sympathiques, sur l'arrêt de développement du ventre et de l'utérus, surveillés pendant un certain temps; souvent la situation ne sera nettement éclairée que par l'avortement même.

Après l'apparition des signes de certitude le diagnostic deviendra relativement facile, et la disparition des signes indiquant la vie fœtale (battements cardiaques, perception et audition de mouvements) renseignera sur l'accident survenu. (Ne pas oublier toutefois que par le fait de la position de l'enfant, les battements cardiaques peuvent n'être pas perçus pendant un certain temps, quoique l'enfant soit vivant.)

Pendant le travail. — Outre les éléments de diagnostic, qui viennent d'être étudiés à propos de la grossesse, il en existe quelques-uns de propres au travail : couleur du liquide amniotique, cordon trouvé flasque et dépourvu de battements, quand il est procident. Bosse séro-sanguine nulle ou peu marquée [2]. Epiderme se détachant sous le doigt. Autres caractères indiqués précédemment pour chaque présentation en particulier.

Traitement. — Le traitement s'adressera à la cause même qu'on supposera avoir amené la mort du fœtus ; la syphilis occupe ici le premier rang.

[1] Budin. *Obstétrique et gynécologie*, 1886, p. 615.

[2] Contrairement à l'opinion ancienne, on admet qu'avec un fœtus mort il peut se produire un certain degré d'infiltration séreuse au niveau de la partie fœtale qui se présente (Budin).

A l'étiologie j'ai mentionné la *mort habituelle* du fœtus. On désigne sous cette dénomination la mort du fœtus survenant à une série de grossesses vers la même époque, sans qu'il soit possible de déterminer nettement la cause de l'accident. Le traitement en pareil cas consiste à provoquer l'accouchement quelques jours avant l'époque habituelle où le fœtus succombe, afin de lui permettre de naître *vivant* et *viable;* c'est dire que toute intervention sera inutile au cas où la mort surviendrait avant le début du septième mois.

B.— MORT APPARENTE

Anatomie pathologique et pathogénie. — L'enfant, qui naît en état de mort apparente, se présente suivant les cas sous deux aspects absolument distincts :

Tantôt *violacé*, tous les vaisseaux périphériques sont gorgés de sang, les battements du cœur sont nettement perceptibles; pronostic relativement bénin;

Tantôt *blanc*, la peau semble dépourvue de sang, les battements du cœur sont faibles, parfois nuls ou difficiles à percevoir; pronostic relativement grave.

Dans le premier cas il y a *syncope respiratoire*, c'est-à-dire asphyxie proprement dite, due à l'arrêt de la fonction placentaire, la respiration pulmonaire n'étant pas encore établie.

Dans le second cas, il y a *syncope cardiaque* incomplète ou complète, le cœur ne bat plus que très faiblement ou est même tout à fait arrêté.

La première forme aboutit assez rapidement à la seconde, la syncope respiratoire conduisant à la cardiaque.

Si la syncope cardiaque dure un certain temps (d'ailleurs difficile à préciser) la mort apparente fait place à la mort réelle.

Symptômes. — Les considérations, qui précèdent, indiquent suffisamment l'état dans lequel se trouve l'enfant au moment de la naissance. La respiration est suspendue dans les deux cas, mais tandis que les battements du cœur persistent dans la forme violacée, ils sont plus ou moins ralentis dans la forme blanche.

Diagnostic. — Il y a, pendant l'accouchement, menace de mort pour l'enfant toutes les fois qu'il y a affaiblissement des battements cardiaques, se manifestant par le ralentissement ou l'accélération des bruits du cœur fœtal, et toutes les fois qu'il y a écoulement de méconium (exception pour la présentation du siège).

A la naissance, l'absence de mouvements respiratoires et de cris indique suffisamment l'état grave dans lequel se trouve l'enfant. — Pour savoir si la mort est réelle ou apparente, en dehors des cas où les phénomènes de putréfaction ou de macération ne peuvent laisser aucun doute, on consultera le cœur, soit en saisissant la partie ombilicale du cordon, soit en appliquant la main ou l'oreille sur la région præcordiale.— *Toutes les fois que des battements sont perceptibles la mort n'est qu'apparente; les battements sont-ils nuls on essaiera l'insufflation pendant une demi-heure environ, et si après ce temps aucun battement ne peut être senti on sera en droit de conclure à la mort réelle.*

TRAITEMENT. — Commencer toujours par nettoyer la bouche et le pharynx des mucosités qu'ils contiennent avec l'index coiffé d'un linge fin. Le traitement consiste à réveiller l'action cardiaque, en essayant, soit par l'insufflation, soit par des moyens autres, de rétablir la fonction respiratoire.

a. — MOYENS AUTRES QUE L'INSUFFLATION

1° *Saignée du cordon.* — Généralement abandonnée aujourd'hui.

2° *Electricité.* — Courants interrompus, un pôle étant appliqué sur la colonne vertébrale à la partie supérieure de la région dorsale, l'autre promené sur les pectoraux alternativement de l'un à l'autre côté d'une façon intermittente, de manière à amener le jeu de la cage thoracique. C'est un bon moyen, mais dont on n'aura pas toujours les éléments sous la main.

3° *Excitation cutanée.* — Soit par des frictions simples ou à l'alcool surtout le long de la colonne vertébrale, soit par la flagellation dans le dos ou au niveau des fesses, soit à l'aide de bains chauds, ou alternativement chauds et froids, ou encore sinapisés dans lesquels on plongera l'enfant en ayant soin d'éviter la pénétration du liquide dans le nez et la bouche.

b. — INSUFFLATION

Insufflation indirecte. — 1° MARSHALL HALL. — L'enfant est couché sur le ventre, ramené ensuite sur le côté, puis on lui imprime un brusque mouvement, qui le replace dans sa première position. On recommence quinze à vingt fois par minute cette manœuvre, dont le résultat est autant de respirations.

2° SCHULTZE. — Saisir l'enfant par les épaules, le ventre tourné en avant, et par un mouvement d'arc de cercle le relever en lui faisant faire la culbute, puis l'abaisser en lui imprimant le mouvement contraire; l'élévation amène l'expiration, et l'abaissement l'inspiration.

3° SYLVESTER. — Saisir l'enfant par le siège et le cou, et lui imprimer parallèlement à lui-même un brusque mouvement d'élévation (expiration) et d'abaissement (inspiration).

4° HOWARD. — Imprimer des mouvements respiratoires à la cage thoracique, soit directement à l'aide des mains, soit par l'abaissement et l'élévation des bras.

5° WOILEZ. — *Spirophore*, sorte de boîte où on enferme l'enfant, et dans laquelle à l'aide d'un mécanisme de soufflet on fait un vide intermittent.

Tous ces moyens d'insufflation indirecte peuvent rendre de réels services, mais sont inférieurs à l'insufflation directe qu'il faudra préférer d'une façon générale.

Insufflation directe. — L'insufflation peut se faire *bouche à bouche*, ou à l'aide d'un instrument, le *tube laryngien*.

1° *Bouche à bouche.* — L'enfant étant étendu sur un plan horizontal, à hauteur de table environ, et la tête légèrement soulevée par un coussin, on applique la bouche directement sur celle de l'enfant, en obturant avec les doigts les narines, afin qu'il n'y ait pas reflux par le nez. On souffle vers le pharynx une certaine quantité d'air, qui pénètre par le larynx et la trachée jusqu'au poumon. — Pour éviter le contact direct avec l'enfant on peut interposer un mouchoir ou un linge fin, qui n'empêche aucunement le passage de l'air. — A cette insufflation toujours répugnante à faire et même dangereuse pour le médecin en cas de syphilis, on préfère en général celle qu'on pratique à l'aide du tube laryngien.

2° *Tube laryngien.* — CHAUSSIER a inventé un tube métallique, légère-

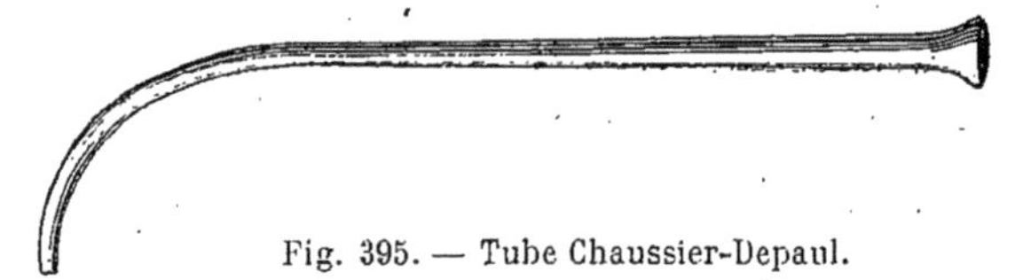

Fig. 395. — Tube Chaussier-Depaul.

ment modifié par DEPAUL et que la figure 395 fait connaître sans qu'il soit besoin de description. Ce tube est destiné à être introduit dans le larynx et à y porter l'air qu'on désire faire pénétrer jusqu'au poumon[1].

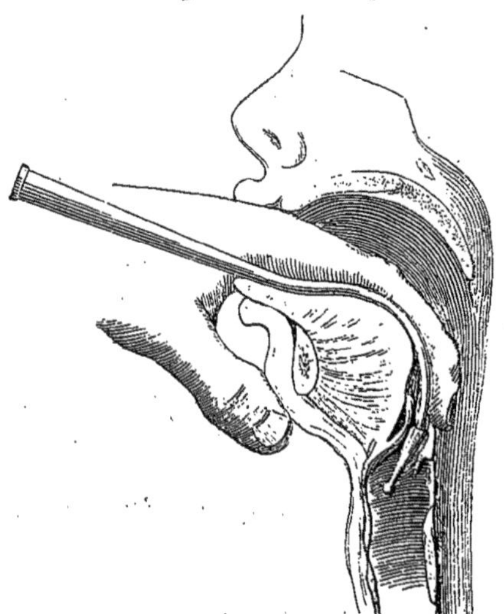

Fig. 396. — Application de l'insufflateur. (Tube de M. RIBÉMONT.)

L'enfant, étant couché le siège tourné vers l'opérateur et la tête dans la direction opposée, on cherche avec l'index introduit dans le pharynx l'ouverture du larynx ; l'habitude peut seule faciliter cette exploration souvent ardue pour les débutants. — L'orifice trouvé et l'extrémité du doigt arrêtée à son entrée, le tube sous la protection et le guide du doigt est conduit jusqu'au larynx, dans lequel on le fait pénétrer de 2 centimètres environ. — L'index explore ensuite la paroi postérieure du larynx transversalement, pour s'assurer que le tube a bien

[1] Cairal, Ribemont ont modifié la forme de ce tube, et y ont ajouté une poire en caoutchouc d'ailleurs inutile et encombrante. Pros a également proposé un insufflateur analogue. Le tube de Chaussier-Depaul ou celui de Ribemont (fig. 396) sans poire, me paraît le meilleur.

cheminé vers les voies respiratoires et n'a pas glissé en arrière d'elles, auquel cas on le sentirait directement sous le doigt. — Puis l'extrémité digitale étant laissée à l'entrée du larynx, dont elle complète l'obturation, de manière à empêcher le reflux de l'air, l'opérateur insuffle le poumon par l'intermédiaire de l'instrument.— Aussitôt qu'une quantité assez considérable d'air a été soufflée dans le tube, ce qu'on juge d'après la résistance qu'on éprouve, on en écarte de la bouche l'extrémité libre, de manière à permettre le reflux du fluide sous l'influence de l'expiration, qui se fait spontanément. — Quinze à vingt insufflations à la minute sont suffisantes.

Quand l'air pénètre bien dans les voies respiratoires la cage thoracique est soulevée à chaque insufflation ; dans le cas au contraire où la canule est restée dans le pharynx, l'air se dirigeant vers l'estomac distend l'épigastre, ce n'est plus la poitrine, qui se gonfle à chaque insufflation, mais l'abdomen. Pour remédier à ce défaut replacer le tube dans la bonne direction.

Si le tube est encombré de liquide, l'enlever pour le nettoyer, et le replacer ensuite. Au cas où les voies respiratoires sont obtruées de mucosités, on peut les attirer à l'aide d'une seringue, dont l'extrémité est appliquée sur le tube, ou avec la bouche, en coiffant l'extrémité du tube d'un linge fin, afin d'éviter le contact désagréable de ces liquides. La poire de caoutchouc est insuffisante à les attirer, car elle ne déploie pas une force aspiratoire assez grande.

Pendant qu'on pratique l'insufflation, il faut avoir soin d'entourer l'enfant de serviettes chaudes, de manière à éviter son refroidissement, et surveiller attentivement les battements du cœur.

Durant combien de temps faut-il continuer l'insufflation? — Si l'enfant revient petit à petit à la vie, ce qu'indique la fréquence croissante des inspirations spontanées, l'insufflation doit être continuée jusqu'à ce que la respiration se fasse dix ou quinze fois à la minute.

Mais si le retour à la vie est lent à se faire, au bout de quel laps de temps convient-il de désespérer? — La conduite à tenir peut être résumée dans les trois propositions suivantes :

1° *Si après une demi-heure d'insufflation, les battements du cœur sont nuls, il est inutile de continuer; la mort est réelle.*

2° *Quand les battements cardiaques existent, si après une heure d'insufflation, il ne s'est produit aucun mouvement d'inspiration spontanée, on pourra cesser, car cette absence de mouvements respiratoires indique que l'enfant a subi quelque lésion incompatible avec le rétablissement de la vie.*

3° *Si après deux heures d'insufflation, et alors que des battements cardiaques et des mouvements respiratoires spontanés existent, les mouvements diminuent et tendent à disparaître, aussitôt qu'on interrompt l'insufflation, il sera inutile de la continuer plus longtemps, les conditions nécessaires à la vie manquent de même que dans les cas précédents.*

9. TÉRATOLOGIE (τερας, monstre).

Je me contenterai de donner ici un très court aperçu de la question, en me conformant à la classification de M. GEOFFROY SAINT-HILAIRE[1].

La tératologie comprend les *hémitéries*, les *hétérotaxies*, les *hermaphrodismes*, les *monstruosités :*

1° HÉMITÉRIES (ημισυς, moitié ; τερας, monstre). — Parmi les principales hémitéries je citerai :

Encéphalocèle, méningocèle, spina bifida.
Bec-de-lièvre.
Imperforation de l'œsophage, de l'anus, de l'urèthre.
Hernies diaphragmatique, ombilicale. Ectopie cardiaque.
Non-descente des testicules.
Hypospadias. Epispadias.
Duplicité de l'utérus et du vagin.
Polymastie, polydactylie.
Pied-bot.

2° HÉTÉROTAXIES (Ετερος, autre; ταξις, ordre). — Inversion sphanchnique totale ou partielle. Les organes occupent une place différente, de celle qu'ils ont d'habitude.

3° HERMAPHRODISMES (Ερμης, Mercure ; Αφροδιτη, Vénus). — On entend par hermaphrodisme, la réunion, sur le même individu, d'organes génitaux mâles et femelles, les uns et les autres étant toujours anatomiquement ou physiologiquement incomplets.

4° MONSTRUOSITÉS (*monstrare*, à montrer) :

a. *Monstres simples ou unitaires.* — C'est-à-dire constitués par des éléments complets ou incomplets d'un seul individu, tels les monstres chez lesquels un membre ou le cerveau ou la tête, font défaut.

b. *Monstres composés, doubles ou triples.* — C'est-à-dire formés par la réunion, par la fusion plus ou moins complète de deux ou trois fœtus, s'étant développés simultanément dans la cavité utérine. Ce sont des monstres gémellaires, les jumeaux s'étant soudés au lieu de se développer séparément, comme ils le font dans les grossesses multiples normales, dont nous allons aborder l'étude.

[1] Pour plus de détails, voir le deuxième volume du *Traité d'accouchements*, de Tarnier et Budin.

10. GÉMELLITÉ[1]

(GROSSESSE ET ACCOUCHEMENT MULTIPLES)

SOMMAIRE

Deux à cinq fœtus peuvent être contenus simultanément dans la cavité utérine. Les grossesses multiples de plus de cinq enfants ne sont pas nettement prouvées.

Fréquence.

Suivant le nombre d'enfants : 2 gémellaires $\frac{1}{90}$ [2]; 3 gémellaires $\frac{1}{8000}$; 4 gémellaires $\frac{1}{400000}$; 5 gémellaires, une dizaine de cas connus.

Suivant les pays [3] : France $\frac{1}{92}$; Allemagne $\frac{1}{84}$; Angleterre $\frac{1}{63}$; Belgique $\frac{1}{61}$; Irlande $\frac{1}{58}$; Bohême $\frac{1}{50}$.

Les jumeaux sont plus souvent du même sexe, que de sexe différent.

Etiologie.

Hérédité. — L'influence de l'hérédité est des plus nettes; elle se transme par l'homme ou par la femme. L'influence masculine peut surprendre au premier abord; plusieurs observations la mettent cependant hors de contestation : observation de Brunet, bourgeois de Paris, qui eut de sa femme 21 enfants en sept ans, tous trijumeaux; Brunet ayant fécondé sa servante, celle-ci eut également une grossesse trigemellaire. — Observation du russe Wassilew, qui de deux femmes eut 87 enfants; toutes les grossesses avaient été doubles, triples ou quadruples.

[1] L'étude de la gémellité, grossesse et accouchement, est rattachée par la généralité des auteurs à la physiologie, les difficultés de l'accouchement multiple étant seules réservées pour la pathologie.— Tout en reconnaissant la justesse des arguments, qui font adopter cet ordre, j'ai préféré réunir ici en un même chapitre la physiologie et la pathologie de la gémellité, afin d'en synthétiser l'exposé dans une vue d'ensemble.

[2] Cette proportion indique les chiffres approximatifs par rapport au nombre total de grossesses.

[3] Proportion donnée par Kleinwachter.

Taille : Loi de Tchouriloff : « La taille et la gémellité semblent croître et décroître *ensemble.* »

Dans l'étude de la gémellité, nous allons adopter le plan suivant :

I. *Deux jumeaux.*
  A. Grossesse.
  B. Accouchement.
    a. Eutocique.
    b. Dystocique.
II. *Trois à cinq jumeaux.*

I. — DEUX JUMEAUX

A. — GROSSESSE

Physiologie.

a. *Fécondation.* — Tantôt les deux enfants sont conçus simultanément, tantôt à un intervalle variable l'un de l'autre. Dans le premier cas il y a *fécondation simultanée*, dans le second *superfécondation* ou *superimprégnation*.

La *superfécondation* [1] se subdivise en *superovulation*, *superembryonnement*, *superfœtation*.

Superovulation. — Les deux fécondations successives sont très rapprochées, de quelques heures à huit jours [2].

Superembryonnement. — Les deux fécondations successives sont éloignées de huit jours à trois mois [3].

Superfœtation. — Les deux fécondations successives se font à un intervalle supérieur à trois mois.

La superovulation et le superembryonnement existent à n'en pas douter, mais la superfœtation n'est généralement pas admise, car à ce moment les deux caduques étant unies, interceptent toute communication entre le vagin et les trompes, et rendent par conséquent impossible la rencontre de l'ovule

[1] Voir mes *Travaux d'obstétrique*, t. III, p. 475.

[2] Cas de Buffon, où une femme blanche ayant eu, à quelque temps d'intervalle, des rapports avec un blanc et un nègre, accoucha de deux enfants de couleur différente. Il existe d'autres cas semblables. Chez les animaux, les faits analogues, facilement appréciables à cause des différences de races, sont fréquents.

[3] Dans une première catégorie de faits, il y a eu expulsion simultanée de deux fœtus inégaux en développement : cas de Monnier 1848 : Femme ayant eu ses dernières règles en juin 1845. Le 28 février 1846, expulsion d'un enfant mort-né, fort bien constitué, ayant tous les caractères d'un fœtus à terme. A 5 heures du soir, neuf heures après l'accouchement, expulsion d'un second fœtus de 4 à 5 mois. Il existe plusieurs faits du même genre.

Dans une seconde catégorie, nous trouvons des cas où il y a eu expulsion de deux fœtus vivants ou viables à des époques plus ou moins éloignées :

a. Marianne Bigault accouche le 30 avril 1748 d'un enfant vivant et viable, et le 17 septembre suivant, d'un autre enfant à terme. L'autopsie de cette femme, morte quelque temps après, démontra que l'utérus était simple et normal. Espace entre les deux accouchements quatre mois et demi.

b. Benoîte Franquet accouche le 20 janvier 1780 d'une fille vivante, qu'on juge âgée de 7 mois, et le 6 juillet suivant d'une seconde fille qui paraît être à terme. Espace entre les deux accouchements cinq mois et demi.

c. Une femme d'Arles accouche de deux enfants à terme, à cinq mois d'intervalle.

et des spermatozoïdes. Tous les prétendus faits de *superfœtation* peuvent être rangés dans la classe des *superembryonnements*. La superfœtation n'est admissible qu'avec un utérus double ou une grossesse extra-utérine.

b. *Disposition des fœtus* [1]. — Les diverses dispositions des fœtus peuvent être rangées en trois catégories : tantôt les enfants sont situés l'un à côté de l'autre, *fœtus latéraux* (alignés), tantôt l'un devant l'autre, *fœtus antéro-postérieurs* (en monôme), tantôt l'un au-dessus de l'autre, *fœtus superposés* (à deux étages).

La première disposition est de beaucoup la plus fréquente, les deux dernières étant exceptionnelles.

I. *Fœtus latéraux.*

1° Fœtus en 99 [2], les deux têtes sont en bas, l'une en général engagée, l'autre dans la fosse iliaque (fig. 397).

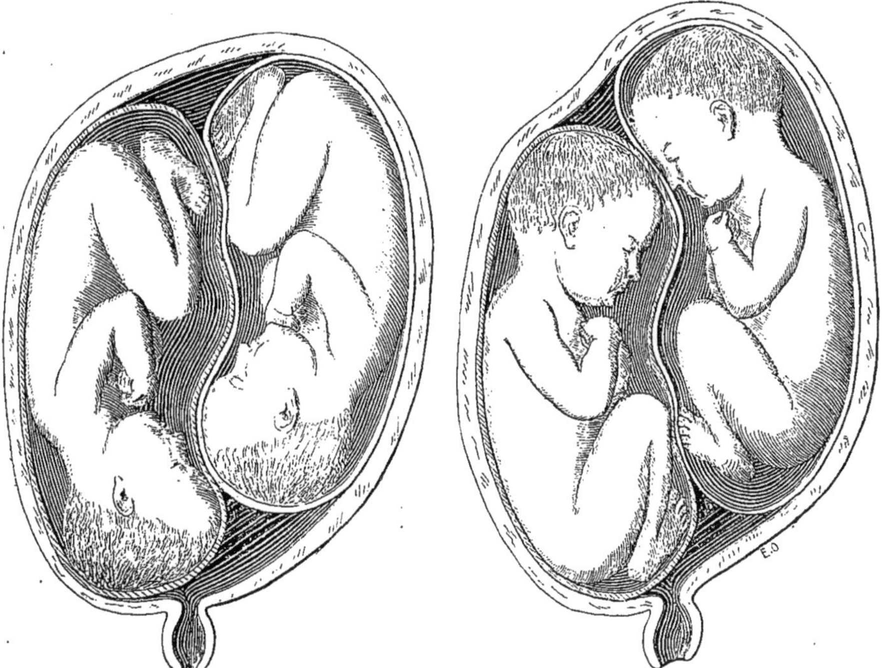

Fig. 397. — Fœtus en 99.

Fig. 398. — Fœtus en 66

2° Fœtus en 66, les deux sièges sont en bas, l'un en rapport avec l'aire du détroit supérieur, l'autre dans la fosse iliaque (fig. 398).

[1] Voir Budin. *Obstétrique et gynécologie*, 1886, p. 465, 471, 497 et *Leçons de Clinique obstétricale*, 1889, p. 321.

[2] Je compare schématiquement le fœtus au chiffre 6, la boucle ou partie arrondie du 6 représentant le siège, et le point terminal, la tête.

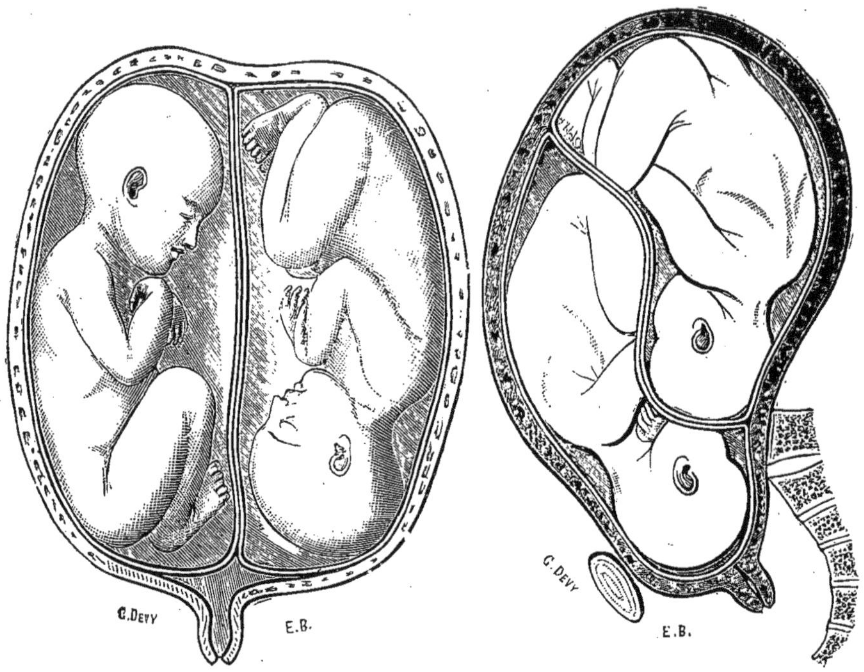

Fig. 399. — Fœtus en 69. (Budin.)

Fig. 400. — Fœtus antéro-postérieurs. (Budin.)

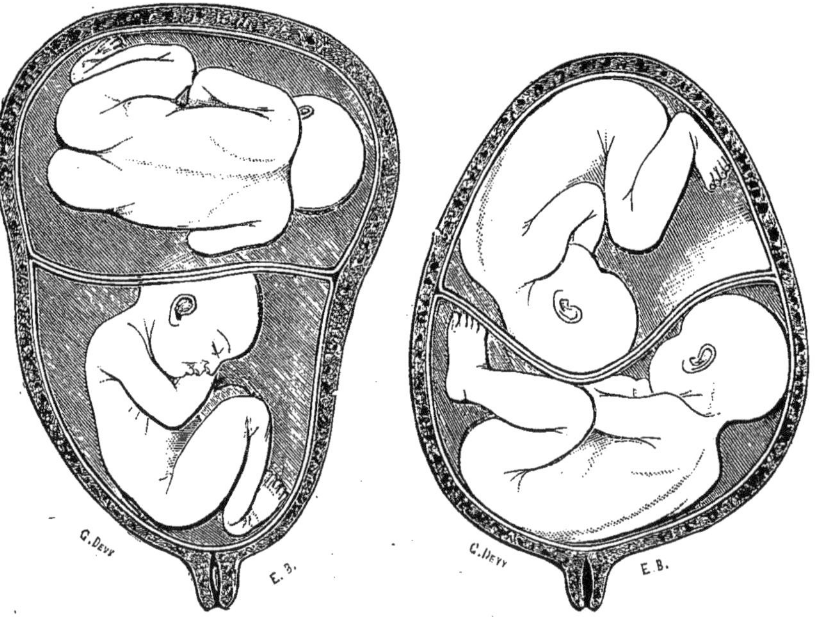

Fig. 401. — Fœtus en T. (Budin.)

Fig. 402. — Fœtus en J. (Budin.)

3° Fœtus en 69 ou en 96, les deux fœtus sont placés tête bèche, tantôt celui de droite, tantôt celui de gauche ayant la tête en bas (fig. 399).

II. *Fœtus antéro-postérieurs.*

4° Les deux fœtus sont placés l'un au-devant de l'autre. Une seule variété de cette disposition a été observée (BUDIN); elle est représentée par la figure 400.

III. *Fœtus superposés.*

5° Fœtus en T. Le fœtus supérieur est couché transversalement au fond de l'utérus, l'inférieur vertical, se présentant tantôt par le siège, tantôt par le sommet (fig. 401).

6° Fœtus en ⊥ renversé. Le fœtus supérieur est vertical, la tête en bas ou en haut; l'inférieur est transversalement couché sur le bassin (fig. 402).

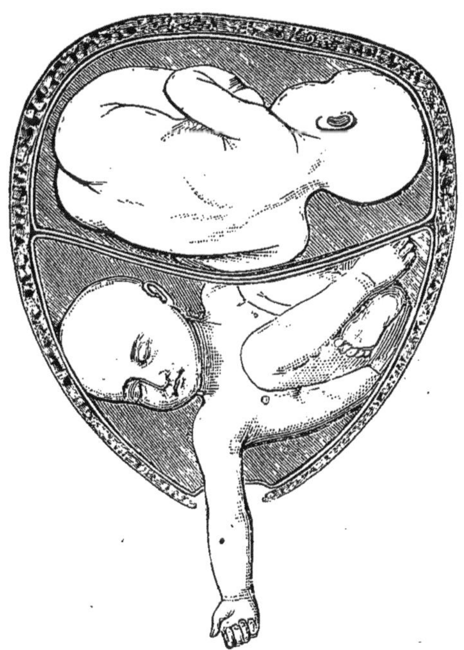

Fig. 403. — Fœtus en hamac. (BUDIN.)

7° Fœtus en hamac. Les deux fœtus sont placés l'un au-dessus de l'autre, couchés l'un et l'autre transversalement (fig. 403).

C. *Disposition des annexes.*

1° *Séparation.* — Les deux œufs sont complètement distincts. La cloison qui sépare les deux fœtus se compose de deux amnios, de deux chorions,

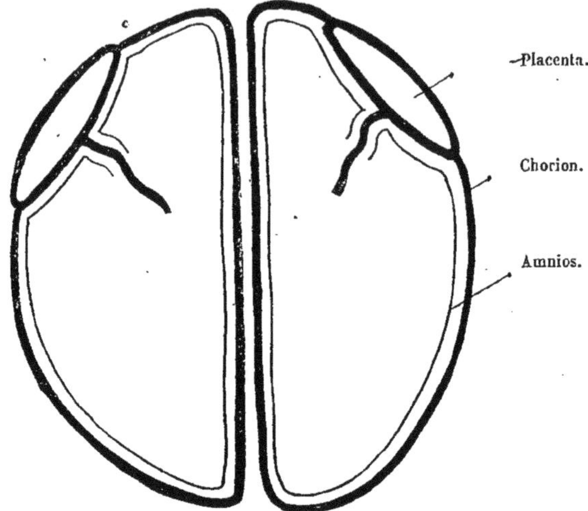

Fig. 404. — Œufs distincts : cloison chorio-amniotique,

entre lesquels sont quelquefois interposés quelques éléments de caduque (fig. 404).

2° *Accollement.* — Les deux placentas sont réunis en une seule masse, dans laquelle la circulation des deux œufs est tantôt distincte, tantôt com-

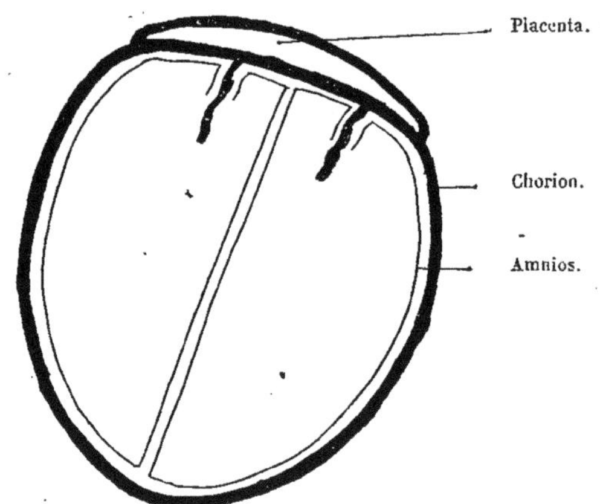

Fig. 405. — Œufs distincts : cloison amniotique.

mune. Il n'y a qu'un chorion commun, mais deux amnios constituant une cavité distincte pour chaque fœtus. La cloison est formée par l'accolement des deux amnios (fig. 405).

3° *Fusion* [1]. — Le placenta est commun, ainsi que la circulation des deux

[1] On a admis sans preuve suffisante, qu'en cas de séparation des annexes, les deux ovules fécondés provenaient d'ovisacs distincts; en cas d'accollement, que les deux ovules

œufs. Les deux fœtus sont situés dans une seule cavité et baignent dans le même liquide ; il n'y a qu'un chorion et un amnios (fig. 406).

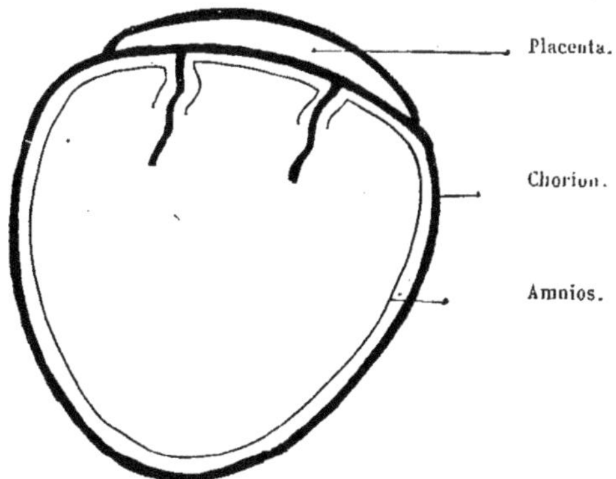

Fig. 406. — Œufs fusionnés.

SYMPTÔMES.

Interrogatoire. — Exagération des malaises de la grossesse (?). Sensation de mouvements fœtaux dans une grande étendue de l'abdomen, ou dans deux régions nettement séparées l'une de l'autre.

Inspection. — Exagération du volume du ventre par rapport à l'époque de la grossesse, comme dans l'hydramnios. — Œdème sus-pubien avec ou sans œdème des membres inférieurs, comme dans l'hydramnios.

Palper. — Tension continue de la paroi utérine rendant l'exploration du contenu utérin difficile ; cette même tension existe aussi dans l'hydramnios. — Dépression fréquente au fond de l'utérus (utérus cordiforme) et verticalement sur la ligne médiane de la face antérieure de l'utérus (HERRGOTT); c'est d'ailleurs là une particularité assez rare.— La palpation permet de découvrir la présence de deux fœtus, dont on reconnaît les différentes parties comme dans les cas de grossesse simple : tantôt les quatre pôles fœtaux (deux têtes et deux sièges) sont faciles à sentir ; tantôt trois, ou deux seulement sont nettement perceptibles suivant les différentes attitudes des fœtus.

Auscultation. — La règle, si les deux fœtus sont vivants, est qu'il existe deux foyers d'auscultation en rapport avec le siège occupé par la zone cardiaque de chaque enfant ; exceptionnellement il n'existe qu'un foyer, la situation d'un des fœtus empêchant de percevoir ses battements cardiaques.

Toucher.— Quand il y a présentation d'un sommet, le ballottement est moins net et plus difficilement perceptible que dans une grossesse simple ; c'est le contraire en cas d'hydramnios. — Fréquence de l'effacement complet ou incomplet du col avant l'accouchement, de même que dans l'hydramnios et que dans toute surdistension utérine pendant la grossesse.

étaient formés par le même ovisac, et enfin qu'avec la fusion des deux œufs, il n'y avait qu'un même ovule avec deux vésicules germinatives ou deux germes. A un degré plus avancé de fusion, on arriverait aux monstruosités (monstres composés, doubles ou triples).

Diagnostic.

Le diagnostic se basera sur les signes fournis :

Par l'inspection : *Œdèmes suspubien, volume du ventre.* — Causes d'erreur : mêmes volume et œdème existant dans l'hydramnios.

Par le palper : *Constatation de trois ou quatre pôles fœtaux.* — Causes d'erreur : un fibrome ou une tumeur périutérine est prise pour un pôle fœtal ; on évitera l'erreur en s'assurant que la tumeur est extra-utérine, ou si elle est intra-utérine, en déterminant les caractères propres qui permettent de la différencier d'un fœtus.

Par l'auscultation : *Existence de deux foyers d'auscultation.* — Causes d'erreur : avec deux fœtus vivants, il peut n'exister qu'un foyer. — Avec un seul fœtus, il peut exister deux foyers, par exemple avec la présentation du sommet en OIGP (voir p. 168). — Pour vérifier si les deux foyers sont bien dus à deux fœtus différents, il faut pratiquer l'auscultation simultanément avec un aide, et compter le nombre des pulsations, qui existent dans chacune des deux régions explorées ensemble ; si leur total est différent, c'est qu'elles sont fournies par deux cœurs distincts, la grossesse gémellaire est certaine ; sinon elle pourra appartenir soit à deux fœtus, soit à un seul fœtus, et le diagnostic ne pourra se faire qu'à l'aide des autres symptômes constatés par le palper et le toucher.

Par le toucher : Soupçon, quand *ballottement difficile, ou effacement du col avant le terme de la grossesse.*

Le diagnostic devra surtout être fait avec l'hydramnios, qui possède plusieurs signes communs avec la gémellité (volume du ventre, œdème suspubien, tension de la paroi utérine, effacement prématuré du col). — Signes distinctifs : constatation par le palper et l'auscultation d'un seul fœtus ; en outre par le palper dans l'hydramnios fluctuation étendue, et sensation de flot à la percussion ; dans la gémellité perception de nombreuses petites parties fœtales.

Dans les cas difficiles le diagnostic reste en suspens jusqu'au moment de l'accouchement, pendant lequel l'ouverture du col permet parfois de percevoir deux poches distinctes, signe certain de gémellité [1]. — Enfin, ce n'est quelquefois qu'après la naissance du premier enfant, que l'exploration de la femme permet de constater l'existence d'un second fœtus, dont on reconnait la présence au palper, à l'auscultation et au toucher (partie fœtale avec ou sans seconde poche des eaux). — Ce diagnostic tardif sera souvent le seul possible dans les cas de grossesse gémellaire, où l'un des fœtus ou même les deux fœtus ont succombé pendant le cours de la grossesse.

Pronostic.

Le pronostic est moins favorable pour la mère et les enfants que celui d'une grossesse simple, tant à cause du volume exagéré du ventre pendant la grossesse, qu'en raison des difficultés, qui peuvent surgir durant l'accouchement.

[1] Voir mes *Travaux d'obstétrique*, t. 1, p. 439

L'accouchement prématuré est fréquent et survient à une époque variable du dernier trimestre de la grossesse. Quand un des deux fœtus succombe, il entraîne le plus souvent l'expulsion du contenu utérin dans le délai de quinze jours, néanmoins la grossesse peut aller jusqu'à terme, et permettre le développement normal de l'enfant survivant.

CONDUITE A TENIR.

— Même conduite que dans la grossesse simple. — Surveiller la présentation du fœtus en rapport avec la filière pelvienne et faire en sorte qu'on ait soit un siège, soit mieux un sommet; toutefois être sobre de version par manœuvres externes, à moins que le fœtus ne se présente transversalement au détroit supérieur.

B. — ACCOUCHEMENT

A. EUTOCIQUE. — Le premier accouchement se fait comme dans une grossesse simple : après l'expulsion du premier enfant, il faut avoir soin de placer deux ligatures sur le cordon, une fœtale, l'autre maternelle, afin d'éviter l'hémorrhagie qui pourrait se faire par le bout maternel, et qui serait fatale au deuxième enfant en cas de circulation commune.

Le temps, qui sépare le premier accouchement du second, est habituellement d'un quart d'heure; il peut être plus court ou plus long, et durer jusqu'à huit, dix heures et même davantage. Quand, en effet, les deux œufs étant complètement distincts, l'un des fœtus a été expulsé *avant terme* et *avec ses annexes*. le col peut se fermer, et la grossesse continuer son cours jusqu'au terme normal, moment auquel le second œuf resté intact sera expulsé comme dans le cas de grossesse simple.

Le second accouchement est réduit à la période d'expulsion, car la dilatation étant complète après le passage du premier enfant, le second n'a qu'à traverser les voies génitales ouvertes. Le deuxième fœtus sera précédé ou non d'une poche des eaux, suivant que la cavité amniotique était simple ou double. Ce second accouchement est en général rapide.

La délivrance a lieu après la sortie des deux fœtus, les deux placentas réunis ou séparés étant, à ce moment, expulsés en bloc comme après un accouchement simple. — Exceptionnellement, les annexes du premier enfant peuvent être expulsées avant le second accouchement; on ne devrait favoriser cette délivrance que dans le cas où le placenta serait rencontré, engagé dans le vagin, et occupant le trajet que doit suivre le second fœtus pour arriver au dehors.

B. DYSTOCIQUE. — La dystocie peut être d'origine *maternelle* ou *fœtale*.

Dystocie maternelle. — Les diverses complications maternelles (éclampsie, hémorrhagie, rigidité du col, etc.) seront traitées comme dans le cas d'accouchement simple.

Après le premier accouchement, si le second tarde à se faire, au bout de combien de temps conviendra-t-il d'intervenir?

En cas de danger pressant pour la mère (hémorrhagie) ou pour l'enfant (ralentissement des battements cardiaques) terminer de suite l'accouchement à l'aide des mains ou du forceps, suivant la présentation. Dans le cas contraire, si la présentation est celle du sommet ou du siège[1], et si le col ne se referme pas[2], *attendre une heure* pour laisser à la nature le temps d'agir spontanément, mais si après une heure l'accouchement n'est pas fait, mieux vaut intervenir et extraire l'enfant, car une plus longue attente n'offre aucun avantage et ne peut être que préjudiciable à la mère et au fœtus.

Exception. — Cependant on sera autorisé après une heure d'attente à ne pas intervenir, quand les trois conditions suivantes sont réunies : 1° premier œuf expulsé complètement (c'est-à-dire avec les annexes) ; 2° expulsion du premier œuf avant terme ; 3° femme bien portante. — Dans ces conditions, en effet, la grossesse est susceptible de continuer jusqu'à son terme normal et de permettre le développement ultérieur du second fœtus sans aucun danger pour la mère.

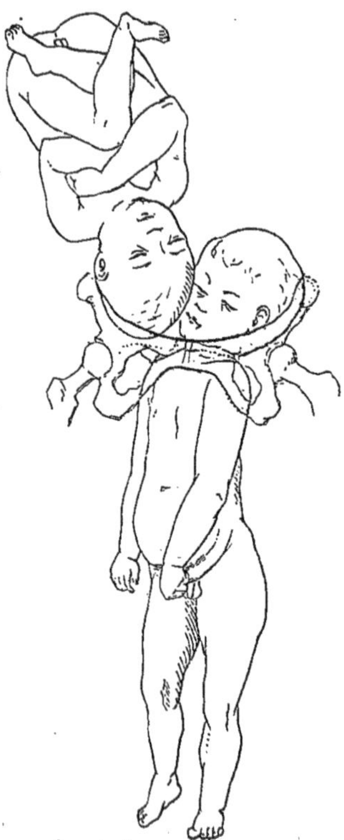

Fig. 407. — Accrochement céphalique des fœtus (Budin).

Dystocie fœtale[3]. — Cette dystocie variera avec la situation relative occupée par les deux fœtus, que cette situation date de la grossesse, ou ne se soit constituée qu'au moment de l'accouchement. Nous examinerons successivement les différents cas décrits page 523.

1° *Fœtus en* 99 (fig. 397). — Les deux têtes peuvent avoir tendance à s'engager simultanément au détroit supérieur et gêner mutuellement leur engagement. *Repousser la tête la moins engagée, pour permettre la descente de celle qui l'est davantage.*

2° *Fœtus en* 66 (fig. 398). — Difficultés en pareils cas, quand on veut faire l'extraction à cause de la pluralité des pieds, que la main rencontre. — *Ne tirer que sur un pied, de manière à éviter, en prenant deux pieds, d'agir sur les deux fœtus à la fois.*

3° *Fœtus en* 69 *ou en* 96 (fig. 399). — *a.* Si le premier fœtus se présente par le sommet, il est exceptionnel que l'accouchement offre quelque difficulté.

b. Il n'en est pas de même, quand le premier fœtus se présente par le

[1] Avec une autre présentation, la conduite à tenir sera vue à propos de la dystocie fœtale.

[2] Si le col se refermait, on interviendrait de suite, de manière à éviter à la femme les douleurs d'une nouvelle dilatation.

[3] Consulter la thèse de Besson, *Dystocie spéciale dans les accouchements multiples.* — Paris, 1877.

siège. Les difficultés surgissent au moment du passage de la tête du premier fœtus, arrêtée par celle du second, ainsi que l'indique la figure 407 ; il y a un véritable accrochement des deux têtes.

TENTER SUCCESSIVEMENT : 1° *de repousser la tête du second fœtus, de manière à permettre l'extraction du premier ;* 2° *une application de forceps sur la tête du second fœtus* (?) ; 3° *la craniotomie sur la tête du second fœtus, au cas seulement où il serait supposé mort;* 4° *si le second enfant est vivant, comme l'existence du premier est très compromise par la situation dans laquelle il vient de rester un certain temps, avoir recours soit à la craniotomie, soit à la décapitation du premier enfant, qui permettra d'extraire le second vivant.*

4° *Fœtus antéro-postérieurs* (fig. 400).— Mêmes difficultés possibles que dans le premier cas, fœtus en 99.

5° *Fœtus en T* (fig. 401). — Il n'y aura guère de difficultés que pour la sortie du second enfant, qui se présentera par le thorax ou par l'abdomen. *Version par manœuvres internes, de suite après la naissance du premier enfant.*

6° *Fœtus en ⊥ renversé* (fig. 402). — Trois cas peuvent être observés :

1° Ou le premier fœtus se présente transversalement et obstrue complètement l'accès du détroit supérieur. *Extraire le premier enfant par la version, ou au besoin par l'embryotomie. Si le second fœtus était facilement accessible, on pourrait tenter de l'extraire le premier avant de tenter l'embryotomie.*

Ou le second enfant, s'étant insinué entre le premier et l'utérus, arrive ainsi à se présenter le premier, soit par le sommet (2e cas), soit par le siège (3e cas).

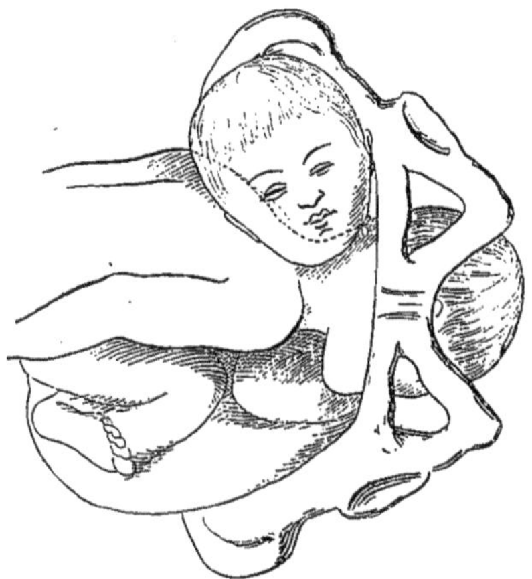

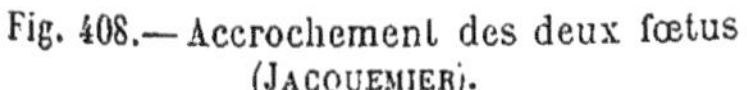

Fig. 408.— Accrochement des deux fœtus (JACQUEMIER).

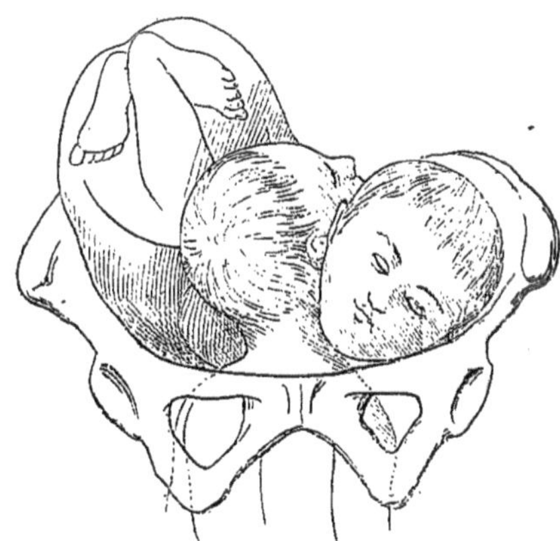

Fig. 409.— Accrochement des deux fœtus (PÉNARD).

2° *Par le sommet.* — L'épaule de l'enfant qui se présente par le sommet peut être arrêtée par le cou du fœtus transversalement placé (fig. 408.) —

TENTER SUCCESSIVEMENT : 1° *de libérer l'épaule, si l'introduction de la main est possible; 2° d'extraire par le forceps l'enfant qui se présente par le sommet; 3° de faire soit la craniotomie de la tête qui se présente, ou la décollation de l'autre fœtus, suivant la facilité relative de l'une ou l'autre opération, et suivant les chances de vie de l'un ou l'autre enfant. Extraire par la version interne l'enfant resté dans l'utérus.*

3° *Par le siège.* — Accrochement possible de la tête de l'enfant engagé au cou du fœtus resté dans l'utérus (fig. 409). — TENTER SUCCESSIVEMENT : 1° *de libérer avec la main la tête du fœtus engagé ; 2° de faire la décollation de l'un ou l'autre enfant, et à moins que le fœtus resté dans l'utérus ne soit mort, on préférera la décollation de l'enfant à moitié sorti, à cause de la plus grande facilité de l'opération, et de la faible chance d'extraire vivant cet enfant. Amener l'enfant placé transversalement par la version interne.*

7° *Fœtus en hamac* (fig. 403). — La sortie des deux fœtus est spontanément impossible. *Extraire successivement les deux fœtus par la version interne.*

II. — TROIS A CINQ JUMEAUX

Ces grossesses sont extrêmement rares (voir fréquence, p. 521). Leur diagnostic est possible avant le travail [1]. La connaissance des difficultés, qui ont attiré notre attention à propos des accouchements doubles, nous permettra de surmonter les causes de dystocie que nous pourrons rencontrer dans ces cas très exceptionnels.

[1] Voir Pinard. *Annales de Gynécologie*, janvier 1889, et Budin, *Leçons de clinique obstétricale*, 1889, p. 371.

X

GROSSESSE EXTRA-UTÉRINE

SOMMAIRE

Définition et variétés.
Etiologie.
Anatomie et physiologie pathologiques.
Symptomatologie.
Diagnostic.
Pronostic.
Traitement.

L'ovule, fécondé en général dans le tiers externe de la trompe, parfois même sur l'ovaire, peut se greffer pour son développement en divers points de la zone génitale, et constituer ainsi autant de variétés de grossesses.

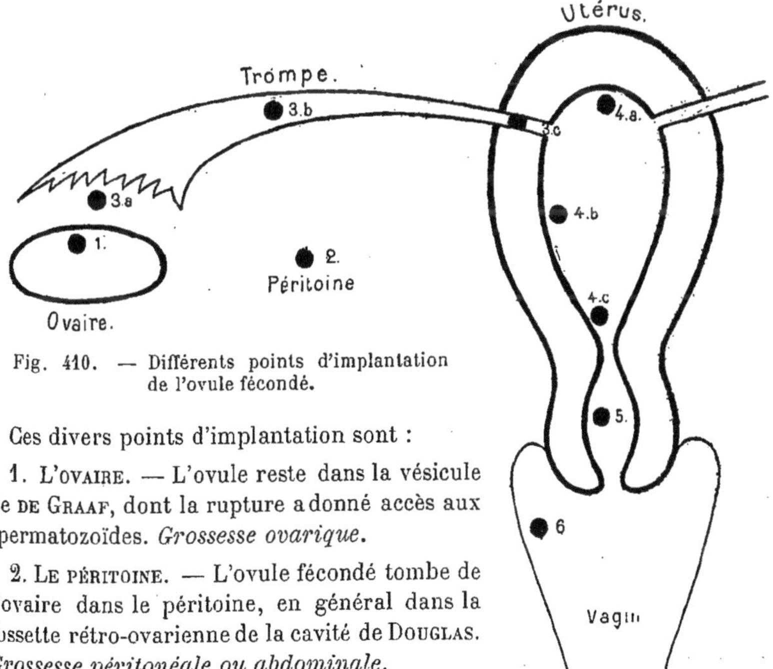

Fig. 410. — Différents points d'implantation de l'ovule fécondé.

Ces divers points d'implantation sont :

1. L'OVAIRE. — L'ovule reste dans la vésicule de DE GRAAF, dont la rupture a donné accès aux spermatozoïdes. *Grossesse ovarique.*

2. LE PÉRITOINE. — L'ovule fécondé tombe de l'ovaire dans le péritoine, en général dans la fossette rétro-ovarienne de la cavité de DOUGLAS. *Grossesse péritonéale ou abdominale.*

3. LA TROMPE. — L'ovule se fixe tantôt au niveau du pavillon, tantôt de la

partie moyenne, tantôt de la portion utérine de la trompe, donnant ainsi naissance à trois variétés de *grossesse tubaire*.

a. *Grossesse tubo-ovarique ou du pavillon* ;
b. *Grossesse tubaire proprement dite* ;
c. *Grossesse interstitielle ou tubo-utérine*.

4. Le corps de l'utérus. — C'est l'implantation normale de l'ovule. *Grossesse utérine ou physiologique*.

a. *Tantôt vers le fond de l'utérus* ;
b. *Tantôt vers l'équateur*;
c. *Tantôt vers l'orifice interne* (*placenta prævia*).

5. Le col de l'utérus. — *Grossesse cervicale*.

6. Le vagin. — L'ovule fécondé se grefferait sur la paroi vaginale elle-même. *Grossesse vaginale*.

La grossesse vaginale n'étant pas prouvée, et la cervicale se confondant avec l'insertion vicieuse du placenta[1], nous restons en présence des quatre premières variétés, dont la dernière constitue la *grossesse utérine* ou *physiologique*, et les trois premières la *grossesse extra-utérine* ou *ectopique*.

Il existe donc trois variétés de grossesse extra-utérine :

1° *Ovarienne* ;
2° *Péritonéale* ou *abdominale* ;
3° *Tubaire*.
   a. *Tubo-ovarienne* ;
   b. *Tubaire proprement dite* ;
   c. *Interstitielle*[2].

Nous allons étudier en détail les causes, anatomie et physiologie pathologiques, symptomatologie, diagnostic, pronostic et traitement de ces diverses variétés.

Etiologie.

Fréquence. — $\frac{1}{10000}$ grossesses environ.

La variété ovarique est la plus rare et la tubaire la plus fréquente.

Grossesse ovarique. — L'ovule présente une adhérence anormale à la vésicule de de Graaf, et il se développe sur place.

Grossesse abdominale. — Le pavillon de la trompe, anormalement fixé par des adhérences péritonéales ou par une malformation congénitale, n'accomplit plus son rôle physiologique, qui est de recueillir l'ovule à sa sortie de l'ovaire pour le diriger vers l'utérus, de telle sorte que l'ovule fécondé tombe dans la cavité péritonéale, où il se développe.

Grossesse tubaire. — Toute cause susceptible de diminuer le calibre de la trompe, soit intra-pariétale (catarrhe), soit pariétale (rétrécissement), soit extra-pariétale (brides péritonéales, tumeurs de voisinage, malformation de la trompe),

[1] Voir Auvard. *De la conduite à tenir dans le cas de placenta prævia*, 1886, p. 7.

[2] La grossesse interstitielle, quoique se développant dans la paroi utérine, est néanmoins dite extra-utérine, car en réalité l'ovule grandit en dehors de la cavité de l'utérus.

pourra amener l'arrêt de l'ovule fécondé et le développement de la grossesse tubaire.

Cas spéciaux.— *Cas de* Lecluyse : Femme ayant subi l'opération césarienne, persistance d'une fistule utéro-abdominale, par laquelle passa l'ovule fécondé, pour se développer dans le péritoine. — *Cas de* Kœberlé : Ablation de l'utérus; cloaque, où s'abouchaient trompe et vagin, donna asile à l'œuf fécondé, qui s'y développa.

Anatomie et physiologie pathologiques.

Il y a lieu d'étudier successivement : *a.* Les phénomènes communs à toutes les variétés de grossesses extra-utérines ; — *b.* les phénomènes propres à chaque variété.

a. *Phénomènes communs.* — Le développement de l'œuf se fait d'après les mêmes lois que dans la grossesse utérine normale. Fœtus, cordon, placenta, membranes, c'est-à-dire chorion et amnios évoluent comme à l'état physiologique; nous verrons plus tard comment se fait l'implantation du placenta, et la manière dont la caduque est remplacée.

Le fœtus, qui peut se développer normalement jusqu'à terme, succombe le plus souvent à une époque variable de la grossesse; à partir de ce moment, l'évolution est variable suivant les cas, et on observe tantôt :

1. *La dissolution*, susceptible de se produire alors que l'embryon est très petit; à l'ouverture de l'œuf on ne trouve que du liquide amniotique, dans lequel flotte un fragment de cordon.

2. *La conservation intégrale.* — Le fœtus baignant dans le liquide amniotique se conserve comme une pièce anatomique plongée dans l'alcool. Sappey a rapporté un cas où le fœtus avait pu séjourner cinquante-six ans dans l'abdomen de sa mère; à l'autopsie, il semblait récemment mort.

3. *La momification.* — Le fœtus, après avoir subi tous les phénomènes de la *macération*, se ratatine, se dessèche pour ainsi dire quoique plongé dans du liquide, et arrive, suivant la comparaison de Depaul, à ressembler à une poupée en pain d'épice. Le séjour dans l'abdomen peut également dans cet état durer un grand nombre d'années.

4. *La lithopédisiation.* — Le liquide amniotique se résorbe. Tous les tissus fœtaux subissent une dégénérescence progressive, qui les transforme en une bouillie épaisse; ceux-ci s'infiltrant de sels de chaux constituent enfin une masse dure, sorte de pierre qu'on désigne sous le nom de *lithopœdion* (λιθος, pierre; παιδιον, enfant). Le fœtus ainsi pétrifié peut séjourner indéfiniment dans l'abdomen, tel le cas de Kuchenmeister où la durée de la rétention fut de cinquante-sept ans.

5. *La putréfaction.* — Cette complication ne survient, en général, que quand une ouverture (abcès) a donné accès à l'air jusqu'au fœtus; elle peut cependant se produire avec l'intégrité des enveloppes, phénomène attribué, sans explication d'ailleurs satisfaisante, à la proximité de l'intestin et des matières fermentescibles qu'il renferme. La putréfaction du fœtus expose la mère à tous les dangers de la septicémie, si une intervention chirurgicale ne vient pas éloigner la source des accidents.

L'*utérus*, de même d'ailleurs que tout l'organisme de la femme, subit des modifications analogues à celles qui se produisent dans une grossesse normale. Le *corps* de l'utérus augmente de volume; dans l'intérieur de sa cavité se forme une *caduque*, qui sera expulsée à une époque variable. Le *col* se ramollit et s'hypertrophie légèrement. Les modifications utérines sont d'autant plus marquées que le kyste fœtal se développe plus près de l'utérus, c'est dire qu'on les notera au maximum dans la grossesse extra-utérine interstitielle.

Tous les organes du petit bassin et de la région inférieure de l'abdomen subissent par la présence du kyste fœtal des phénomènes de compression et de déplacement plus ou moins notables.

b. *Phénomènes propres à chaque variété.*

1° *Grossesse ovarienne.*— Les spermatozoïdes ayant pénétré jusqu'à l'ovule après la rupture de la vésicule de DE GRAAF, celle-ci se referme, et c'est dans cette poche que va se développer l'œuf fécondé, présentant ainsi une certaine analogie avec un kyste de l'ovaire. Le tissu ovarien s'étale sur les parois du kyste. La grossesse peut ainsi atteindre son terme normal, mais le plus souvent il y a rupture à une époque variable ; fœtus et liquide amniotique sont versés dans la cavité péritonéale ; les symptômes sont alors, ainsi que nous le verrons, tantôt ceux d'une hémorrhagie interne, tantôt d'une péritonite.

2° *Grossesse abdominale.* — La grossesse abdominale ou péritonéale est *primitive*, quand l'ovule se développe dès le début dans la cavité péritonéale ;

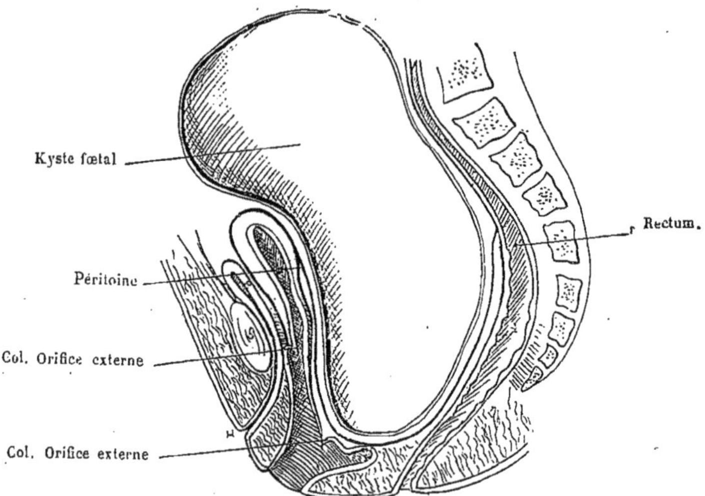

Fig. 411. — Grossesse extra-utérine développée dans la cavité de Douglas (BANDL).

elle est *secondaire*, lorsque la grossesse, étant tubaire ou ovarique d'abord, le fœtus tombe dans l'abdomen entouré d'une partie de ses enveloppes, après rupture des tissus qui l'entouraient dans son premier siège.

Dans la *grossesse abdominale primitive*, l'ovule se greffe sur le péritoine même ; en ce point va se développer le placenta, dont la formation sera possible grâce à l'hypertrophie et à la vascularisation des tissus maternels dans cette région, le péritoine imite dans sa transformation locale la muqueuse de l'utérus gravide, quand la grossesse est normale. Toutefois il n'y a pas formation de caduque, la membrane de l'œuf, ou plutôt le chorion, est directement au contact de la surface péritonéale des organes voisins. L'irritation causée par la présence de l'œuf amène la formation de fausses membranes, qui forment une capsule plus ou moins épaisse, et qui isolent l'œuf à la façon d'une poche kystique. L'ovule, suivant son siège d'implantation, peut se développer en avant de l'utérus, mais le plus souvent en arrière, ainsi que l'indique la figure 411.

La *grossesse abdominale secondaire* n'est possible qu'à une double condition, la première que la rupture ait lieu au début de la grossesse, la seconde que les membranes ovulaires, c'est-à-dire l'amnios et le chorion, restent intactes, sinon la rupture se terminera par la mort de la femme, à moins qu'une intervention chirurgicale ne sauve la situation. — Dans cette transformation le placenta conserve son point d'implantation primitif, les membranes seules forment hernie à travers l'ouverture donnant accès dans la cavité péritonéale, de telle sorte que la grossesse n'est que partiellement transformée en variété abdominale.

3° *Grossesse tubaire.* — Trois variétés : *tubo-ovarique*, — *tubaire proprement dite*, — *interstitielle*.

Dans la *grossesse tubaire proprement dite*, l'ovule se développe dans la partie moyenne de la trompe. Celle-ci hypertrophiée et distendue peut permettre le développement de l'œuf jusqu'au terme de la grossesse [1], mais le plus souvent elle se rompt. Suivant le siège de la rupture, l'œuf est chassé — soit dans la cavité péritonéale, d'où hémorrhagie, hématocèle, péritonite ou grossesse abdominale secondaire, — soit dans l'épaisseur des ligaments larges, d'où hématocele sous-péritonéale, phlegmon des ligaments larges ou continuation de la grossesse à l'abri même des feuillets constituant ces ligaments.

Dans la grossesse *tubo-ovarique*, l'ovule fixé dans le pavillon de la trompe est à une certaine période de son développement entouré par ce pavillon et par l'ovaire, le reste étant au contact du péritoine comme dans une variété abdominale. La grossesse tubo-ovarique se comporte d'ailleurs comme la grossesse abdominale.

La *grossesse interstitielle* siège dans la partie de la trompe, qui chemine dans le tissu utérin ; suivant que le développement se fait de préférence vers la cavité utérine ou vers la trompe, on distingue deux sous-variétés : *utéro-interstitielle*, *tubo-interstitielle*. Dans le second cas, la grossesse évolue comme dans la variété tubaire proprement dite, dans le premier l'œuf peut s'échapper partiellement ou complètement dans l'utérus, et l'évacuation avoir lieu par les voies naturelles. — On a également admis une grossesse interstitielle secondaire dans laquelle l'œuf, primitivement inséré dans la cavité utérine,

[1] Autrefois on considérait comme abdominale toute grossesse extra-utérine susceptible d'arriver à terme sans accidents. Des faits récents ont démontré que cette opinion était trop exclusive.

pénétrerait en se développant dans l'une des trompes qu'il distendrait (JACQUEMIER).

Marche et terminaisons anatomiques. — Nous avons vu précédemment les diverses modifications dont est susceptible le fœtus; quant au kyste ovulaire, il peut ou rester intact ou se rompre. La rupture a lieu, tantôt par simple excès de tension et se fait en général dans le péritoine, tantôt après suppuration. La cavité ovulaire est transformée en un véritable abcès, dont l'ouverture est possible dans le péritoine, à la surface de la peau à travers la paroi abdominale, dans le ventre, le vagin, le rectum ou une autre partie de l'intestin, enfin dans l'utérus. Le pus, quand il s'échappe au dehors, entraîne les débris du fœtus; la marche présente en pareil cas une grande analogie avec celle des abcès profonds de l'abdomen.

SYMPTOMATOLOGIE.

Tantôt la grossesse extra-utérine évolue sans accidents et aboutit à la période, où, soit avant, soit après le terme normal de la grossesse, l'enfant mort est retenu indéfiniment dans la cavité abdominale; tantôt au contraire, à un moment quelconque de cette évolution, survient un accident en général grave (rupture, péritonite), qui modifie la marche des événements.

Nous étudierons la symptomatologie dans ces deux cas différents :

a. **Grossesse extra-utérine évoluant sans accidents.** — Trois périodes : *première*, qui s'étend du début de la grossesse à l'apparition des signes de certitude, *période d'incertitude ; — seconde*, qui va de la précédente au terme de la grossesse ou plutôt à la mort du fœtus, *période de certitude; — troisième*, plus ou moins prolongée, qui se termine soit à la mort de la femme, soit à l'expulsion spontanée ou artificielle du fœtus, *période de rétention.*

La première période est séparée de la seconde par l'apparition des signes de certitude, et la seconde de la troisième par l'existence d'un faux travail.

Voyons chacune de ces périodes.

1° *Période d'incertitude.* — Les modifications de l'organisme (système digestif, système nerveux, mamelle, etc.) sont identiques à celles qu'on observe dans une grossesse normale; la femme se doute qu'elle est enceinte.

Les règles sont supprimées; toutefois des *hémorrhagies utérines* ne tardent pas à se produire, qui tantôt affectent l'intermittence des règles, tantôt au contraire sont irrégulières et capricieuses. Cet écoulement de sang peut s'accompagner de l'expulsion de débris de caduque, parfois même de la caduque tout entière.

La femme éprouve des *douleurs* plus ou moins vives dans la région abdominale inférieure et le petit bassin, douleurs dues soit à de petites poussées de péritonite ou simplement à du péritonisme.

Ces deux phénomènes, *douleurs* et *hémorrhagies*, ont une grande importance au point de vue du diagnostic, ainsi que nous le verrons ultérieurement.

Examen direct : L'auscultation permettra souvent, à partir du quatrième mois, d'entendre un bruit de souffle d'intensité variable, mais c'est le toucher combiné au palper, qui donnera les renseignements les plus précis.

Le col utérin, dévié tantôt en avant, tantôt en avant et latéralement, présente les modifications de consistance, qui accompagnent d'habitude la grossesse.

Le corps de l'utérus est semblablement dévié et augmenté notablement de volume; sa consistance est également plus molle qu'à l'état normal.

A côté de l'utérus on trouve une tumeur tantôt nettement isolable, tantôt se confondant plus ou moins avec le corps de la matrice (cas où le diagnostic devient très difficile), tumeur qui n'est autre que le kyste fœtal et dont le volume varie avec l'âge de la grossesse; on n'arrive à sentir à son niveau une fluctuation nette et la présence de petites parties fœtales, que vers le quatrième mois, c'est-à-dire au moment où les signes de certitude vont apparaître.

2° *Période de certitude.* — La tumeur périutérine a grossi en même temps que le fœtus qu'elle contient, et ce fœtus suffisamment développé est la source de signes de certitude, analogues à ceux qui existent dans la grossesse normale, à savoir le ballottement abdominal, le ballottement vaginal, les bruits du cœur fœtal, la sensation des mouvements fœtaux et enfin les bruits que peuvent produire ces mouvements [1].

Les autres signes sont analogues à ceux de la précédente période, avec les différences locales qu'amène l'augmentation du kyste fœtal.

Faux travail. — Vers le terme de la grossesse, *avant ou après la mort de l'enfant*, surviennent des contractions utérines douloureuses, qui simulent absolument une ébauche de travail. Mais l'accouchement se borne à l'expulsion d'une certaine quantité de sang accompagnant la caduque que l'utérus décolle et chasse en se contractant. — Ce pseudo-travail dure de quelques heures à une semaine. — Les douleurs se calment et la période de rétention commence. — Ce faux travail est souvent accompagné d'une montée de lait analogue à celle de l'accouchement véritable.

3° *Période de rétention.* — Le ventre diminue de volume, grâce à l'affaissement du kyste qui le distend. — Tous les phénomènes sympathiques de la grossesse disparaissent. — Les règles se rétablissent après un temps variable et reprennent leur régularité habituelle. L'examen direct permet de suivre la réduction du kyste fœtal, qui subit une sorte d'atrophie généralisée et progressive.

Cette période de rétention commence parfois avant le terme normal de la grossesse alors que l'enfant succombe prématurément, elle peut même faire directement suite à la première période, quand le fœtus meurt avant l'apparition des signes de certitude.

b. Grossesse extra-utérine interrompue par un accident. — Laissant de

[1] Un des signes de certitude de la grossesse normale fait ici défaut, c'est la sensation directe d'une partie fœtale obtenue à l'aide du toucher explorateur. — Ce signe, qui peut exister avec une grossesse normale grâce à la perméabilité du col, fait naturellement défaut avec une grossesse extra-utérine où le kyste péri-ovulaire est clos de toutes parts.

côté certains accidents exceptionnels, tels que la cachexie, ou l'obstruction intestinale, nous envisagerons les deux complications habituelles de la grossesse extra-utérine, c'est-à-dire la *rupture* du kyste et la *péritonite*, l'une et l'autre susceptibles d'exister séparément ou simultanément.

La *rupture* du kyste fœtal peut arriver à un moment quelconque des trois périodes précédemment étudiées.

Dans la première période ou d'incertitude, elle amène l'*hématocèle*, dont elle représente un des facteurs étiologiques les plus importants; elle peut également aboutir à la *péritonite*, à la *mort subite* ou *prompte* par l'abondance de l'hémorrhagie intra-péritonéale.

Dans la seconde période, les conséquences sont les mêmes, mais avec une gravité plus marquée, étant donné le plus grand développement de l'œuf.

Dans la troisième période, la rupture quoique possible devient relativement rare, car l'œuf subit une régression progressive.

La *péritonite* sera *localisée* ou *généralisée*. *Localisée*, elle est la conséquence de l'irritation, causée par la présence du kyste fœtal; elle peut s'étendre et se généraliser, mais le plus souvent la péritonite *généralisée* résulte de la rupture de ce kyste, soit normal, soit après suppuration préalable. — Dans l'un et l'autre cas cette complication inflammatoire est susceptible de survenir à une époque quelconque de la grossesse, voire même, quoique beaucoup plus rarement, pendant la période de rétention. — Les symptômes et la marche de la péritonite diffèrent peu de ceux qui caractérisent cette affection; il est inutile de les retracer ici.

Diagnostic.

Premier trimestre.—La grossesse extra-utérine est caractérisée par:

Des douleurs abdominales;
Des hémorrhagies génitales;
Une tumeur péri-utérine.

Le diagnostic doit être fait avec des fibromes utérins, la pyosalpingite, l'hydropisie des trompes, les kystes de l'ovaire, les inflammations périutérines, l'hématocèle, la grossesse dans un utérus double. — Ce diagnostic est des plus difficiles, car : 1° la grossesse est douteuse; 2° la tumeur n'est pas toujours nettement séparable du corps de l'utérus.

Deuxième trimestre. — Le plus souvent le médecin est appelé à faire le diagnostic dans les trois circonstances suivantes :

Hématocèle ou hémorrhagie interne;
Péritonite;
Mort subite.

Les antécédents de la femme et l'examen direct pourront parfois conduire au diagnostic; le plus souvent on n'aura qu'un simple soupçon et, l'ouverture du ventre soit sur le vivant dans un but thérapeutique, soit sur le cadavre comme simple vérification, viendra seule éclairer la situation.

Troisième trimestre. — Les signes de certitude ont fait leur apparition, on sait que la femme est enceinte, mais il s'agit de déterminer si la grossesse est intra ou extra-utérine.

Les erreurs de diagnostic sont fréquentes. — *Cas de* HUGUIER : A l'hôpital Beaujon, une femme avait été examinée par plusieurs médecins, on était d'accord sur l'existence de la grossesse extra-utérine, dont le diagnostic reposait sur la superficialité du fœtus, et sur la dureté du col utérin, qui semblait se détacher de la tumeur; tout était préparé pour la laparatomie, qui, par suite du manque d'un instrument, fut remise au lendemain; la femme accoucha spontanément pendant la nuit, la grossesse était normale [1] ! — *Cas de* DEPAUL : Une malade est supposée atteinte de grossesse extra-utérine; pour confirmer le diagnostic on pratique le cathétérisme utérin, qui amène l'écoulement du liquide amniotique ; on croit à une erreur de diagnostic et à une grossesse utérine ; la femme succombe, on fait l'autopsie et on trouve une grossesse extra-utérine; le cathéter avait perforé le tissu utérin et pénétré dans le kyste fœtal, permettant ainsi l'écoulement du liquide amniotique.

On peut croire à tort à l'existence d'une grossesse extra-utérine, alors que par la palpation le fœtus semble très superficiel, ce qui est souvent dû à l'amincissement de la paroi utérine, et quand par le toucher on trouve un développement sacciforme ou une rétroversion de l'utérus gravide (v. p. 465). Le diagnostic est souvent très difficile ; le cathétérisme utérin, qui expose à l'avortement si la grossesse est utérine, donne des renseignements incomplets, car l'instrument peut pénétrer dans un utérus gravide sans rompre l'œuf et faire croire par erreur à sa vacuité, ou, comme dans le cas de DEPAUL, amener en perforant l'utérus l'écoulement du liquide amniotique et induire dans l'erreur contraire. — Seul le toucher intra-utérin avec dilatation préalable du col (dilatateur métallique, tige de laminaire, éponge préparée) permettra un diagnostic certain, mais on ne sera autorisé à recourir à ce moyen violent, et susceptible de compromettre le cours d'une grossesse normale, que dans le cas où soit la santé de la femme, soit la grande probabilité de la grossesse extra-utérine, nécessitent cette exploration dangereuse.

Faux travail. — On peut être appelé à assister une femme atteinte de coliques utérines, qu'on prend pour un travail normal, alors qu'il s'agit du faux travail, survenant dans le cours d'une grossesse extra-utérine. L'expulsion de débris de caduque, l'absence d'ouverture du col malgré la contraction utérine, au besoin, le toucher intra-utérin, mettront sur la voie du diagnostic.

Période de rétention. — Quand on a pu suivre la femme pendant l'existence des signes de certitude, et qu'on a assisté à la mort du fœtus et à la régression du kyste, le diagnostic est relativement facile, surtout si on se rappelle que dans une grossesse utérine l'œuf ne séjourne pas plus de dix

[1] Quelques malades ont subi la laparotomie pour des grossesses normales, supposées à tort extra-utérines. Voir Harris, *Amer. j. of obstetrics*, 1882, p. 192.

mois (ou dix mois et quelques jours, voir p. 197 et 515) dans la cavité de la matrice. *Si onze mois*[1] *après l'époque supposée de la conception, un fœtus mort n'a pas été expulsé, on peut conclure à l'existence d'une grossesse extra-utérine.* Dans le cas de doute sur le début de la grossesse, ce critérium fera défaut, ou du moins il faudra attendre un temps suffisant pour être sûr que le fœtus a séjourné au moins onze mois dans l'abdomen.

Lorsque le fœtus succombe de bonne heure, ou quand, pour la première fois, on est appelé pendant la période de rétention, le diagnostic devient des plus ardus, et doit être posé avec la plupart des tumeurs, qui peuvent se développer autour de l'utérus, notamment avec les kystes de l'ovaire et les fibromes de l'utérus. — C'est par les antécédents, par l'exploration de la tumeur, au niveau de laquelle on pourra parfois deviner l'existence du fœtus (crépitation produite par le chevauchement des os de la tête, sensation d'une partie fœtale), enfin par la marche de l'affection, régressive s'il s'agit d'un fœtus mort, progressive dans le cas où il existe une tumeur d'une autre nature, qu'on résoudra le diagnostic.

Cas spéciaux et complexes. — Je me contenterai de signaler quelques-uns de ces cas :

1° Grossesse extra-utérine ancienne ou récente, coïncidant avec une grossesse utérine ;

2° Grossesse extra-utérine compliquée d'hydramnios ;

3° Grossesse extra-utérine, variété péritonéale, se développant dans un sac herniaire.

PRONOSTIC. — Le pronostic est toujours sérieux, et pour l'enfant dont il ne faut tenir ici qu'un faible compte, et surtout pour la mère, constamment exposée à la rupture du kyste, à la péritonite, complications dont on connaît toute la gravité.

TRAITEMENT[2].

a. Ressources thérapeutiques.

1° *Moyens palliatifs :*

Ergotine contre les hémorrhagies ;

Calmants contre les douleurs abdominales.

2° *Moyens fœticides :*

RITGEN. Diète, cure de la faim (inutile) ;

BARNES. Syphilisation de la femme (moyen singulier, inacceptable) ;

MALIRE. Emploi de sacs de sable, de poids croissant, qu'on applique sur le ventre (insuffisant).

P. DUBOIS. *Electricité.* — L'électricité a été employée sous trois formes différentes : tantôt l'électropuncture, deux aiguilles étant enfoncées dans le kyste fœtal, tantôt le courant continu, tantôt le courant interrompu, les

[1] Je mets onze mois au lieu de dix à cause de l'incertitude qui peut exister sur l'époque de la conception, et à cause des cas excessivement rares où la grossesse a pu se prolonger un peu plus de dix mois après le coït fécondant (voir p. 197 et 515).

[2] Consulter Maygrier. *Thèse d'agrégation*, 1886.

pôles étant dans ces deux derniers cas appliqués l'un sur la paroi abdominale, l'autre dans le rectum ou le vagin ; quatre à six séances de dix minutes environ suffisent, en général, à amener la mort du fœtus. — L'électricité, surtout dans ces deux dernières formes, constitue un excellent moyen fœticide, auquel on pourra recourir avec succès, de préférence dans les premiers temps de la grossesse[1].

Basedow. — *Ponction du kyste.* — Moyen infidèle et dangereux, car il expose à la péritonite.

Joulin.— Ponction du kyste, suivie d'une *injection de morphine ou d'atropine*, destinée à pénétrer dans l'organisme fœtal. Moyen plus efficace que le précédent, mais également dangereux.

Parmi les différents moyens fœticides, nous voyons donc que l'électricité est le seul qui mérite d'être conservé ou employé.

3° *Ablation de l'œuf ou du fœtus seul.*

Soit par l'abdomen. — *Gastrotomie.*

Soit par le vagin. — *Elytrotomie*[2].

La première opération est à conseiller, quand le kyste fœtal ne proémine pas au niveau d'un des culs-de-sac vaginaux, sinon on lui préférera l'élytrotomie.

La *gastrotomie* se pratiquera de la façon suivante :

Je suppose les grandes lignes de cette opération connues, et n'insiste ici que sur les particularités relatives à la grossesse extra-utérine. L'abdomen ouvert par une incision médiane et verticale, le kyste sectionné, et le fœtus enlevé, on peut se comporter de quatre façons différentes :

Soit suturer la paroi du kyste à la plaie abdominale, et laisser le placenta en place. Drainage et lavages antiseptiques dans la cavité ainsi constituée, où va se faire une suppuration éliminatrice (procédé habituel) ;

Soit réséquer une partie du kyste fœtal, qu'on ouvrira dans sa partie attenante au vagin, passer par cette ouverture un drain qui permette les lavages à travers le conduit vaginal, fermer et suturer le kyste du côté de l'abdomen, ainsi que la plaie abdominale. Comme tout à l'heure, le placenta est laissé en place, mais les lavages antiseptiques se font par le vagin, et non par la plaie abdominale (Martin) ;

Soit, après désinfection soigneuse du kyste fœtal, et section du cordon au niveau du placenta, fermer complètement le kyste à l'aide de sutures en emprisonnant le placenta. Si l'antisepsie a été rigoureuse, il n'y a pas de suppuration et le placenta se résorbe progressivement (Negri) ;

Soit, dans le cas où l'œuf et la paroi sont facilement isolables, pratiquer l'ablation totale comme pour un kyste de l'ovaire (Litzmann).

Le premier procédé est celui qu'on emploiera de préférence, les autres pouvant cependant donner en certains cas de bons résultats, mais demandant plus ample expérience.

[1] Voir Kalabin. *Archives de tocologie*, mars 1889.

[2] Ἔλυτρον, vagin.

L'*élytrotomie* se fait en sectionnant la portion du vagin, qui bombe sous la pression du kyste. A travers cette ouverture artificielle, comme à travers l'orifice utérin, on opère l'accouchement en ayant recours soit à la main, soit au forceps. Si le placenta est adhérent, on draine le kyste et on pratique des lavages fréquents, de manière à assurer l'asepsie de la cavité ; s'il est détaché on l'attire au dehors, même antisepsie ultérieure. En cas d'hémorrhagie sérieuse, on aura recours au tamponnement de la cavité kystique avec de la gaze iodoformée ; compléter par la compression de l'abdomen avec une bande de toile ou de caoutchouc.

Nous connaissons les différentes ressources thérapeutiques, propres à traiter la grossesse extra-utérine, examinons :

b. Leur mode d'emploi.

Premier trimestre. — La plupart du temps, tout traitement est impossible, à cause de l'incertitude du diagnostic ; toutefois, si on arrivait à reconnaître la grossesse extra-utérine, la meilleure thérapeutique consisterait à tuer l'embryon à l'aide de l'électricité. L'œuf mort, la femme est abandonnée à elle-même. Dans certains cas, la laparotomie exploratrice ou curative pourra être utile.

Second trimestre. — Durant cette période, on est le plus souvent appelé pour une des complications de la grossesse extra-utérine, *péritonite* ou *rupture*.

Si les accidents sont légers, simple pelvi-péritonite ou hématocèle bien limitée, on se contentera du traitement médical ou palliatif, mais si les accidents sont graves et menacent l'existence de la femme, il ne faudra pas hésiter à remédier à la cause des accidents, soit par la gastrotomie, soit par l'élytrotomie. D'une façon générale la gastrotomie sera ici préférable. — Ces mêmes accidents, survenant à une autre période de la grossesse extra-utérine, seront justiciables d'une thérapeutique semblable.

En cas d'absence d'accident, la grossesse extra-utérine sera traitée pendant ce second trimestre, soit comme pendant le premier, soit comme pendant le troisième, suivant que les signes de certitude auront ou non paru.

Troisième trimestre. — La grossesse n'est plus douteuse, l'enfant est vivant, une exploration complète et le toucher intra-utérin ont permis de confirmer le diagnostic de grossesse extra-utérine, quelle conduite tenir ?

Il faudra extraire le fœtus soit par la *gastrotomie*, soit par l'*élytrotomie*, suivant la facilité relative de ces deux opérations.

Le meilleur moment pour opérer est pendant les deux derniers mois de la grossesse, car à ce moment le fœtus est facilement viable ; mieux vaut ne pas attendre le terme de la gestation à cause de la menace permanente de complication, et de la possibilité de l'apparition du faux travail, qui peut en être la cause occasionnelle.

Faux travail. — On s'attachera à l'aide de calmants (surtout de préparations opiacées) à arrêter les contractions utérines douloureuses, et on se comportera envers le fœtus comme dans la période précédente (troisième trimestre) ou comme dans l'ultérieure (période de rétention), suivant qu'il est vivant ou mort.

Période de rétention. — Le fœtus est mort, le kyste subit un retrait graduel, qui peut cependant être interrompu par des accidents graves (rupture, purulence) susceptibles de mettre en danger l'existence de la femme.

Que faire ? Les thérapeutes se divisent ici en deux camps, les uns prônant l'expectation ou attendant pour agir l'éclosion d'accidents, les autres, au contraire, partisans de l'intervention (gastrotomie ou élytrotomie).

L'exclusivisme doit ici faire place à l'éclectisme :

Avec un œuf de faible volume, mort avant le terme de la grossesse, ne causant aucun trouble, aucune gêne dans la santé de la femme, on ne peut que conseiller l'expectation.

Au contraire, avec un kyste volumineux, le fœtus n'ayant succombé qu'au terme de la grossesse, la femme étant gênée par le volume de son ventre et par les douleurs réellement pénibles que cause la présence de la tumeur, il sera préférable d'opérer, tout en prévenant l'intéressée des risques que lui fera courir l'intervention.

Au clinicien à se décider et à se prononcer dans tous les cas intermédiaires aux deux précédents, et dont il est impossible d'aborder ici les détails.

XI

NOUVEAU-NÉ

SOMMAIRE

1° CÉPHALÉMATOME (αιμα τομα, tumeur sanguine).

Le céphalématome est une tumeur, formée par du sang épanché entre les os de la voûte cranienne et le périoste décollé ; on sait que dans la *bosse séro-sanguine* l'infiltration se fait au contraire au-dessus du périoste.

Fréquence $\frac{1}{250}$.

ETIOLOGIE. — L'hérédité joue un rôle important et prouvé. Le décollement du périoste est la condition pathogénique indispensable du céphalématome, il pourra être soit *spontané*, maladie de l'os (?) MICHAELIS), soit et presque toujours *traumatique*, traumatisme exercé tantôt par le squelette pelvien de la mère, tantôt par les instruments employés pour terminer l'accouchement.

SYMPTÔMES. — Tumeur *fluctuante, terminée par un bourrelet très net et pathognomonique*[1], *ne recouvrant jamais les sutures du crâne*[2].

Terminaison par résorption spontanée, très exceptionnellement par suppuration.

DIAGNOSTIC. — Avec bosse séro-sanguine (voir p. 275), avec abcès (tumeur inflammatoire) avec méningo-encéphalocèle (occupe suture).

PRONOSTIC. — Bénin.

TRAITEMENT. — Simple expectation, à moins de suppuration, auquel cas le traitement est le même que celui d'un abcès.

[1] Ce bourrelet qui ne paraît qu'au bout de quelques jours est constitué par la réaction inflammatoire du périoste tout autour de la tumeur.

[2] Il n'existe qu'un cas de Guelmi où la tumeur recouvrait une suture, j'en ai observé un analogue, mais l'ossification de la tête ne paraissait pas normale.

2° CORYZA

L'inflammation de la muqueuse nasale ou coryza, amène chez le nouveau-né une gêne de la respiration, dont les deux inconvénients principaux sont de troubler le sommeil et surtout l'allaitement, l'enfant ne pouvant plus respirer, alors qu'il a le mamelon dans la bouche.

Se méfier toujours de la syphilis chez les enfants atteints de coryza, quoique cette inflammation puisse être simple ou scrofuleuse.

Traitement. — Révulsion cutanée (bains) et intestinale (purgatifs). Injections dans le nez de liquide astringent (sulfate de cuivre $\frac{1}{30}$) ou caustique (nitrate d'argent $\frac{1}{300}$). Introduire dans les narines avec un pinceau du glycérolé de tannin. Enlever les mucosités à l'aide d'une petite seringue terminée par un tube de caoutchouc, dont l'extrémité pénètre dans la narine.

3° BEC-DE-LIÈVRE

Difformité congénitale, résultant de la division des lèvres le plus souvent de la supérieure (bec-de-lièvre simple) et quelquefois accompagné de malformation du squelette sous-jacent (bec-de-lièvre compliqué).

Inconvénient : difficulté de la succion et de l'allaitement.

Alimenter à la cuiller, ou en injectant du lait dans la bouche, à l'aide, par exemple, de la téterelle biaspiratrice (voir p. 348).

A quelle époque convient-il de faire l'opération pour remédier à cette difformité? — A la naissance, de un à trois mois, vers trois ans, plus tard même. L'opinion des chirurgiens est très partagée à cet égard. Si le degré de la difformité rend l'alimentation difficile ou impossible, mieux vaut opérer de suite, sinon le chirurgien, suivant ses tendances personnelles, pourra choisir l'époque, qui lui convient le mieux.

4° VICES DE CONFORMATION DU RECTUM

Rétrécissement, imperforation.

Après la naissance, s'assurer toujours, à l'aide de la vue et du doigt de la conformation de l'extrémité inférieure du tube digestif ; en cas de rétrécissement, la dilatation à la laminaire ou à l'éponge préparée sera nécessaire ; s'il y avait imperforation, il faudrait recourir au bistouri pour aller, si c'est possible, à la recherche du bout inférieur du rectum, dont on établirait la perméabilité.

5° VICES DE CONFORMATION DE L'URÈTHRE. RÉTENTION D'URINE

Avec un urèthre perméable la rétention d'urine est exceptionnelle chez le nouveau-né ; aussi, quand vingt-quatre heures après la naissance, l'enfant n'aura pas souillé ses couches d'urine, faudra-t-il penser à l'imperforation de l'urèthre, dont le diagnostic se fera à l'aide du cathétérisme. — En cas d'imperforation une opération serait indispensable pour créer un urèthre artificiel.

6° VICES DE CONFORMATION ARTICULAIRES : MAINS, PIEDS-BOTS

Difformités articulaires, survenant le plus souvent à la suite de rétractions musculaires.

Variétés : *equus*, *talus*, *varus*, *valgus*.

Traitement. — Pendant les trois premières années de l'existence recourir à des appareils redresseurs ; à partir de trois ans, si l'emploi de ces appareils n'a pas été suffisant, pratiquer la section des tendons musculaires, ligaments et aponévroses rétractés.

Ne pas confondre avec ces déformations les simples vices d'attitude que le fœtus présente parfois au moment de la naissance ; ces derniers sont dus à une position vicieuse dans l'intérieur de l'utérus, et se corrigent spontanément au bout de quelques jours. On les reconnaîtra à la facilité avec laquelle on peut obtenir la situation normale du pied ou de la main déviés.

7° CYANOSE, ŒDÈME ET SCLÉRÈME, HYPOTHERMIE

La cyanose et l'œdème des nouveau-nés sont caractérisés par les symptômes suivants : quelques jours après la naissance, chez les enfants faibles, nés avant terme et le plus souvent pendant la saison froide, la température centrale s'abaisse et sous l'influence de cette hypothermie, la circulation se ralentit, la cyanose apparaît, accentuée surtout aux extrémités du corps. A un second degré, l'œdème vient s'ajouter à la cyanose, et les petits membres présentent à ce moment les trois symptômes caractéristiques de cet état : le refroidissement, la cyanose et l'œdème.

Quand, à ce trouble sérieux de la circulation, vient se joindre l'altération nutritive produite par l'athrepsie, les tissus se durcissent et l'œdème se transforme en *sclérème*.

Traitement. — Faciliter la circulation en réchauffant l'enfant : ouate, boules d'eau chaude, bains chauds, de préférence la couveuse.

8° OPHTHALMIE[1]

Le plus souvent trois à cinq jours après la naissance, les paupières, d'un côté d'abord, puis des deux côtés, commencent à gonfler. La tuméfaction est rapide, en quelques heures l'enfant ne peut plus écarter leurs bords libres :

[1] Voir mes *Travaux d'obstétrique*, 1889, t. I, p. 235.

si l'on essaye de produire cet écartement, il s'échappe une sérosité légèrement jaunâtre, qui à peine écoulée se reforme rapidement. Le gonflement augmente, devient considérable, du pus remplace la sérosité. Bientôt la cornée se prend, se perfore, l'œil se vide et, au milieu de ces désordres parfois foudroyants, la destruction s'arrête seulement, alors que l'œil est complètement perdu : l'inflammation se calme et une cicatrisation plus ou moins lente vient mettre fin aux accidents.

A côté de cette forme grave, il en est une bénigne, dont l'aspect clinique, et très vraisemblablement la nature, diffèrent. Trois ou quatre jours après la naissance, sans gonflement des paupières, on voit un peu de muco-pus s'accumuler à l'angle externe ou aux deux angles des paupières. L'enfant continue à ouvrir les yeux. Quelques lavages antiseptiques faibles amènent la guérison en six à huit jours.

La forme grave, d'origine microbienne, est due à la présence du gonococcus de NEISSER, inoculé le plus souvent au moment de la naissance, par suite de vaginite maternelle. — La nature de la forme bénigne est encore mal établie.

TRAITEMENT. — I. *Forme légère de l'ophtalmie.* — Lavages toutes les deux ou trois heures avec une solution boriquée à 4 p. 100 (rarement il sera nécessaire d'avoir recours aux cautérisations).

II. *Forme grave de l'ophtalmie.* — a. *Traitement préventif.* — 1° Epargner à l'enfant toute cause de contamination (injections vaginales chez la mère. Isolement des enfants atteints d'ophtalmie. Dans un hôpital, personnel spécial pour donner les soins, etc.); 2° à la naissance instillation dans l'œil d'une goutte de solution de nitrate d'argent à 1/50 (répéter cette instillation, si l'on craint une nouvelle contamination après la naissance).

b. *Traitement curatif.* — 1° Badigeonnages biquotidiens avec une solution de nitrate d'argent au 1/20 ou au 1/50 suivant la gravité des cas; 2° lavages toutes les deux ou trois heures (au moment de chaque tétée) avec une solution boriquée à 4 p. 100 ; 3° compresses imbibées d'eau boriquée chaude (50 degrés) pendant l'intervalle des lavages et cautérisations.

9° MAMMITE

Un gonflement de la mamelle, analogue à celui qui survient au moment de la puberté, se produit souvent peu de temps après la naissance, exceptionnellement il aboutit à la suppuration.

TRAITEMENT. — Cataplasmes imbibés de solution boriquée. Eviter de comprimer les glandes pour en faire sortir le contenu, ce qui est une cause d'irritation et quelquefois de suppuration. S'il y a formation d'abcès, ouverture au bistouri.

10° LUXATIONS CONGÉNITALES

Ces luxations, tantôt unilatérales, tantôt bilatérales, s'observent au niveau de la hanche; il en a déjà été question à propos des viciations pelviennes, dont elles représentent un facteur étiologique.

La tête fémorale est luxée en arrière et en haut dans la fosse iliaque externe.

Elles sont le plus souvent spontanées, c'est-à-dire produites par une maladie intra-utérine, sorte de vice de développement, et exceptionnellement causées par la traction qu'on est obligé de faire sur le membre inférieur pour amener le fœtus au dehors.

Leur diagnostic n'est possible qu'après un certain temps et toute thérapeutique inutile.

11° SYPHILIS

Les principales manifestations de la syphilis chez le nouveau-né ont été mentionnées page 361, ainsi que les précautions à prendre pour l'allaitement (p. 344).

Traitement.— Ou se contenter de traiter la mère, si elle nourrit son enfant, ou traiter l'enfant : donner à la fois, en surveillant les résultats, vingt gouttes de liqueur de Van Swieten (solution de bichlorure de mercure à $\frac{1}{1000}$), et une friction avec onguent napolitain, volume d'un pois. Cette dose de mercure est suffisante pendant le premier semestre de la vie.

12° IMPÉTIGO ET ECZÉMA

L'impétigo et l'eczéma du cuir chevelu, vulgairement désignés sous le nom de *gourmes*, sont fréquents chez le nouveau-né.

Un préjugé assez répandu veut qu'on n'oppose à ces éruptions aucun traitement, sous peine de déterminer de graves accidents. Pareille abstention ne peut être que fâcheuse.

Traitement. — Faire tomber les croûtes à l'aide de cataplasmes; ordonner ensuite des lotions alcalines (bicarbonate de soude $\frac{1}{20}$), sulfureuses (eau d'Enghien, de Barèges, etc.), ou à la liqueur de Van Swieten au quart (bichlorure de mercure $\frac{1}{4000}$).

13° MUGUET

Le muguet caractérisé par le développement d'un végétal parasite, l'*oïdium albicans*, se localise de préférence dans la bouche.

On reconnaîtra le muguet aux petits grains blanchâtres adhérents, qu'à l'examen de la bouche, on découvrira de préférence au voisinage des bords de la langue et de la face interne des joues.— La langue de l'enfant est souvent recouverte de petits caillots de lait qu'on ne confondra pas avec le muguet, à cause de leur faible adhérence.— La stomatite ulcéro-membraneuse est facilement reconnaissable à ses ulcérations. —Dans les cas douteux, le microscope révélant la présence des spores et filaments de l'*oïdium albicans* lèverait les doutes.

Le muguet est tantôt *idiopathique*, c'est-à-dire se développant chez un enfant en bonne santé, sa gravité est alors faible ; tantôt et plus souvent il est *symptomatique* et survient dans le cours d'affections graves, dont l'athrepsie est la principale ; le pronostic en pareil cas devient sérieux.

TRAITEMENT

Collutoire { Borax, Miel rosat } parties égales.

pour laver trois fois par jour les parties malades.

Une cuillerée à café d'eau de Vichy toutes les deux tétées, pour alcaliniser le tube digestif, la muguet ne se développant que dans un milieu acide.

14° VOMISSEMENTS

Les vomissements chez le nouveau-né se montrent sous trois variétés principales : — tantôt à la suite d'une tétée surabondante, ils ne sont que le rejet du trop-plein stomacal ; — tantôt ils sont produits par l'ingestion de lait mal supporté (lait de vache, lait altéré), d'aliment autre que le lait, dont le résultat est l'irritation de l'estomac ; — tantôt, enfin, ils sont caractérisés par la présence du sang, *hématémèse*, due soit à une véritable hémorrhagie des voies digestives (de la bouche à l'estomac inclusivement), soit le plus souvent à l'ingestion de sang provenant d'une crevasse du mamelon maternel.

Dans le premier cas, le vomissement est quasi physiologique et n'a aucune importance ; — dans le second, s'il est unique, il constitue une simple indigestion ; s'il est répété, il conduit à l'athrepsie dont il sera question plus loin ; — dans le troisième, le pronostic varie suivant l'origine du sang, de nulle gravité quand la source est maternelle, sérieux au contraire quand la provenance est le tube digestif de l'enfant.

15° DIARRHÉE, CONSTIPATION

La *diarrhée* est tantôt momentanée, tantôt prolongée. *Momentanée*, son importance est à peu près nulle, elle est le résultat d'une simple indigestion. *Prolongée*, elle indique un trouble marqué dans les fonctions digestives, et fait partie du syndrome athrepsie. — Certaines diarrhées spéciales puisent leur gravité dans leur cause productrice, celle du choléra par exemple, qui sera étudiée plus loin.

La *constipation*, dont se préoccupe beaucoup l'entourage du nouveau-né, est rarement un symptôme maladif. Cependant quand elle est trop marquée, il est hygiénique, pour maintenir le bon fonctionnement de la digestion, de la combattre, soit par la bouche (sirop de chicorée 1 à 2 cuillerées à café, une pincée de carbonate de magnésie ou magnésie anglaise dans le lait), soit par le rectum (lavements simples ou glycérinés, suppositoires simples au beurre de cacao).

16° ÉRYTHÈME

L'érythème du nouveau-né est constitué par une série de taches rouges, qui se développent ordinairement à la face interne des cuisses, et tout au pourtour des régions génito-anales ; on le désigne souvent sous le nom d'*intertrigo*.

Cet érythème survient quelquefois chez des enfants bien portants, alors que les soins de propreté locale sont négligés, ou en contact de linges trop rudes, mais, la plupart du temps, il est le compagnon de la diarrhée chronique et s'observe dans le cours de l'athrepsie.

Traitement. — Eviter toute humidité au niveau des régions atteintes. Dans ce but, changer fréquemment les couches de l'enfant et recouvrir la peau malade avec un mélange à parties égales de poudre de lycopode, talc, et sous-nitrate de bismuth. — Baigner l'enfant, mais ne pas frotter les parties malades. — On a également conseillé de coucher l'enfant, auquel on ne laisse qu'une brassière, dans un berceau rempli de son, en le protégeant par une couverture, les excréments sont ainsi émis dans le son et on évite leur contact avec la peau.

17° ATHREPSIE[1] (α, privatif; τρεφω, nourrir).

L'athrepsie comprend l'ensemble des modifications, qui surviennent dans l'organisme de l'enfant, quand la nutrition est troublée sérieusement. — Son évolution parcourt trois périodes :

Dans la *première*, le fait initial et principal est la modification des garde-robes, qui, au lieu d'être jaunes et homogènes, sont d'abord parsemées de grumeaux blancs, puis de stries verdâtres, pour devenir bientôt complètement vertes ou bien liquides. L'enfant est inquiet, agité, il pleure souvent, il demande le sein plus fréquemment, mais la quantité de lait, qu'il prend à chaque fois, est inférieure à la normale.

Si le trouble digestif continue, la maladie arrive à sa *seconde* période. Les selles, tout en conservant leur coloration verte, se multiplient, elles ont une odeur forte et repoussante. L'enfant a des régurgitations laiteuses, souvent même de véritables vomissements. La bouche est envahie par le muguet ; la peau des fesses et de la face interne des cuisses se couvre d'érythème, dont l'aggravation est progressive. L'enfant tette mal, sans entrain, il a peu d'appétit ; souvent à l'examen de la bouche on trouve, outre le muguet, de petites ulcérations siégeant sur la voûte palatine. La température est tantôt normale, tantôt augmente de 1 à 2 degrés. L'amaigrissement est notable, le corps devient flasque, l'enfant se flétrit. Des cris aigus, presque continuels, indiquent

[1] Consulter Parrot. L'*Athrepsie*. Paris, 1877.

un état de souffrance prononcée. Les os du crâne se rapprochent et les sutures qui les séparent diminuent de largeur.

Dans une *troisième* et irrémédiable période, il y a aggravation de la plupart des symptômes qui précèdent. L'appétit est complètement perdu, toutefois les garde-robes diminuent de fréquence, il se produit à cet égard une apparence trompeuse d'amélioration, due simplement au ralentissement de toutes les fonctions. La respiration est profonde et pénible. La température du corps est abaissée et la circulation affaiblie comme à l'approche de la mort. Le corps se dessèche de plus en plus, la peau s'applique au squelette grâce à la fonte et disparition progressive des tissus intermédiaires, la face se ride et prend en miniature l'aspect de celle d'un vieillard. L'enfant se cadavérise lentement et quitte la vie dans un coma progressif, parfois interrompu de quelques convulsions.

La marche de l'affection peut être lente, chronique, ou au contraire, rapide, aiguë; elle prend, dans ce dernier cas, un caractère de gravité spéciale.

Causes : — *prédisposantes*, faiblesse congénitale, coryza, syphilis, toute malformation gênant la nutrition (bec-de-lièvre, etc.); — *déterminantes*, mauvaise nourriture de l'enfant, ou (quantité) parce que la nourrice est insuffisante, ou (qualité) parce que le lait donné à l'enfant est autre que celui de femme ou enfin parce que les succédanés du lait, qu'on lui fait prendre, amènent les troubles digestifs, dont la prolongation constitue l'athrepsie.

Traitement. — Le meilleur traitement préventif et curatif consiste à donner à l'enfant une bonne nourrice, et à régler l'allaitement ainsi qu'il a été dit à l'examen de cette question (voir p. 345).

Après choix d'une bonne nourrice ou sinon du meilleur lait possible, il faudra d'une part remédier à la diarrhée, d'autre part remonter l'organisme affaibli.

Contre la diarrhée, deux espèces de diarrhée :

L'une due à un simple trouble de la digestion, sorte d'indigestion chronique, *réaction acide des selles*. Traiter par les alcalins : une à deux cuillerées à café d'eau de Vichy ou de solution alcaline ou d'eau de chaux à chaque tetée.

L'autre causée par la présence d'un bacille spécial, *réaction neutre des selles*. Traiter par les acides. Le meilleur est l'acide lactique, qu'on donne en solution à $\frac{2}{100}$, une cuillerée à café un quart d'heure après chaque tetée.

Compléter au besoin le traitement par l'administration de lavements au sous-nitrate de bismuth ou à l'amidon.

Contre l'affaiblissement. — Emploi de la couveuse, des bains chauds, de tous moyens, en un mot, susceptibles de réchauffer l'enfant. En cas de dépression notable, faire prendre avant chaque tetée une à deux cuillères à café de bouillon de bœuf frais, fait sans légumes et privé de graisse, et après chaque tetée dix à vingt gouttes de vieux cognac mélangé à un peu de lait. — Le *gavage*, qu'on a préconisé en pareil cas, de même que pour les enfants prématurés, est une méthode encore à l'étude, et dont les avantages paraissent contestables.

18° CHOLÉRA INFANTILE

Il existe chez le nouveau-né trois variétés de choléra :

Le choléra épidémique ou asiatique;

Le choléra sporadique ou simple;

Une diarrhée cholériforme, désignée à tort par quelques médecins sous le nom de choléra, et qui n'est autre qu'une forme grave de l'athrepsie aiguë.

Quelle que soit la variété, le pronostic est presque toujours fatal, malgré le traitement employé, néanmoins on tentera de réchauffer l'enfant artificiellement (couveuse) et on lui administrera toutes les demi-heures une cuillerée à café de la potion suivante :

Sous-nitrate de bismuth.	4	grammes.
Sirop de coings	30	—
Eau-de-vie.	20	—
Eau.	60	—

19° ICTÈRE

Il existe chez le nouveau-né deux variétés d'ictère, l'un simple, hémaphéique, constant à des degrés divers et bénin, il en a déjà été question page 335; l'autre sérieux, résultat de la pénétration par la veine ombilicale jusqu'au foie (phlébite ombilicale) d'un agent infectieux, qui amène une hépatite d'origine vraisemblablement microbienne et la mort de l'enfant.

Tout traitement curatif est inutile dans les deux cas, car il est sans nécessité dans le premier, et sans efficacité dans le second. — Traitement préventif de la forme grave : antisepsie du cordon et de l'ombilic.

20° CONVULSIONS, ÉCLAMPSIE INFANTILE

Les accès convulsifs sont aussi fréquents chez le nouveau-né que les syncopes chez l'adulte, et ils peuvent également être mortels; le résultat varie avec la cause génératrice.

Au point de vue étiologique, on doit distinguer deux variétés de convulsions :

Les unes, dépendant d'un état pathologique nettement défini (méningite, tumeur cérébrale, hémorrhagie des méninges, pneumonie, fièvre éruptive, érysipèle, etc.).

Les autres, justiciables d'une cause passagère et accidentelle (ingestion d'aliments indigestes, de poison, vers intestinaux, impression rapide de froid, brûlure, piqûre d'épingle, rétention d'urine, corps étrangers dans l'oreille, dans le nez, compression par un bandage du testicule retenu à l'anneau et pris pour une hernie. Hémorrhagies amenant une anémie notable. Dentition(?). C'est cette seconde classe de cas qu'on désigne sous le nom d'éclampsie infantile.

Dans le premier cas, le pronostic est généralement sérieux, et en rapport avec la gravité de la maladie; le traitement n'est autre que celui de la cause même.

Dans le second, le pronostic est le plus souvent bénin, l'accès convulsif sera calmé par l'administration d'un bain chaud, ou l'enveloppement de linges chauds, et la cause éloignée quand elle peut être déterminée et écartée.

21° MORT SUBITE

C'est le plus souvent à la suite de convulsions que se produit chez le nouveau-né la mort subite amenée par la cause même de l'accès convulsif; mais elle peut survenir également comme conséquence d'un spasme de la glotte, d'une congestion cérébrale, à la suite, par exemple, d'une violente colère, ou enfin comme résultat d'une syncope ; l'autopsie, négative en tous points, oblige à admettre ce simple arrêt du cœur, dont la pathogénie reste, d'ailleurs, vague dans le cas actuel.

XII

ACCIDENTS COMMUNS A TOUTE LA PUERPÉRALITÉ

MORT SUBITE PUERPÉRALE[1]

La mort subite est celle qui survient brusquement, alors qu'aucun symptôme ne la faisait prévoir. Elle peut se produire à une période quelconque de la puerpéralité, c'est-à-dire pendant la grossesse, l'accouchement et le postpartum.

La question ne sera ici envisagée qu'au point de vue étiologique; connaissant les causes, nous saurons les prévenir, quand il y aura possibilité.

Ces différentes causes sont :

1° **Embolies sanguine et aérienne.** — Un caillot sanguin formé dans le territoire veineux du système génital ou des membres inférieurs (phlébite), se détache, arrive au cœur droit, et de là gagne le poumon. Si le caillot est assez volumineux, la mort subite sera le résultat de cette migration.

Toutes les fois qu'un gaz est mêlé au sang circulant, le trouble mécanique qui en résulte, soit au niveau du poumon, soit au niveau du cerveau, amène la mort. C'est de la sorte qu'agit la pénétration de l'air dans la jugulaire, alors qu'on opère sur le cou. La même pénétration peut se faire par l'utérus, soit à la suite de douches sur le col pendant la grossesse, soit à la suite d'injections intra-utérines après la délivrance. La simple introduction d'un instrument dans l'utérus, ou encore la pénétration spontanée de l'air dans le vagin et de là dans l'utérus, alors que la femme se place sur le côté ou en position genu-pectorale, est capable d'aboutir au même résultat. — Déductions : dans toute intervention sur les organes génitaux pendant la puerpéralité éviter la pénétration d'air. Après la délivrance, exiger de la femme le repos complet sur le dos pendant au moins vingt-quatre heures; s'opposer au transport de l'accouchée d'un lit dans un autre après la délivrance.

2° **Hémorrhagies.** — Toute hémorrhagie abondante est susceptible de produire la mort subite ou rapide.— Telles sont : les hémorrhagies graves, qu'on observe parfois au moment de la délivrance à la suite de l'inertie utérine, les

[1] Voir mes *Travaux d'obstétrique*, t. III, p. 315.

hémoptysies et les hématémèses foudroyantes, les hémorrhagies cérébrales et méningées, la rupture d'anévrismes de l'aorte.

3° **Rupture d'un abcès.** — SIMPSON a mentionné une mort subite à la suite de la rupture dans le péritoine d'un volumineux abcès du foie.

4° **Choc.** — La mort est attribuable à une sorte de paralysie réflexe du cœur, et survient après un accouchement pénible et prolongé, comme à la suite d'un violent traumatisme, ou d'une laborieuse opération. La mort se produit par le même mécanisme sous l'influence de ruptures utérines étendues.

5° **Cardiopathies.** — Toute maladie du cœur, y compris l'angine de poitrine, est susceptible d'amener une syncope mortelle à une période quelconque de la puerpéralité, mais surtout à la suite des efforts de l'accouchement. Déduction : abréger autant que possible la période d'expulsion chez les cardiopathes.

6° **Syncope.** — La mort n'est autre chose qu'une syncope définitive, et toutes les causes qui précèdent agissent par son intermédiaire pour produire le résultat fatal. Mais la syncope peut être divisée en deux catégories, l'une *symptomatique*, de beaucoup la plus fréquente, et dont la cause est nettement déterminable ; l'autre qu'on peut appeler *idiopathique*, et où la connaissance de l'élément étiologique fait complètement défaut.

C'est uniquement de cette dernière variété, dont il est question ici : une puerpérale meurt subitement, l'autopsie reste muette ou ne révèle que des causes insignifiantes pour expliquer l'arrêt terminal du cœur.

Peut-être la syncope idiopathique disparaîtra-t-elle petit à petit de la science, grâce aux progrès de l'exploration sur le vivant et le cadavre, mais, à l'époque actuelle, nous sommes encore obligés de l'admettre pour expliquer un certain nombre de cas.

Des différentes causes de mort subite qui précèdent, la plupart se rencontrent identiques ou analogues en dehors de la puerpéralité.

XIII

ACCIDENTS DE LA GROSSESSE

SOMMAIRE

1° Traumatismes.
2° Hémorrhagies.
3° Expulsion prématurée (avortement et accouchement).

1° TRAUMATISMES

Quelle est l'influence des traumatismes accidentels et opératoires sur la grossesse? Les divergences d'opinion sur ce sujet sont nombreuses et s'expliquent par la grande variabilité dans les conséquences.

Traumatisme accidentel. — Tout traumatisme chez la femme est d'autant plus dangereux pour la grossesse, qu'il porte sur une région plus proche de l'utérus. Quand l'utérus est atteint, l'avortement ou accouchement provoqué est presque certain, et inévitable si l'œuf est rompu. Le pronostic s'aggrave pour la grossesse, s'il survient une complication entraînant de la fièvre, l'érysipèle par exemple.

L'accoucheur, interrogé sur les suites possibles d'un traumatisme, récemment subi par une gestante, devra se montrer très réservé, tout en tenant compte des considérations qui précèdent.

Traumatisme opératoire. — Même incertitude au sujet de l'influence abortive des opérations chirurgicales. La gravité croît avec la proximité de l'utérus, avec l'importance et la longueur de l'opération, avec l'étendue de la plaie, avec les complications ultérieures, enfin l'avortement semble plus fréquent quand la grossesse est multiple. Néanmoins, telle femme avorte pour une dent arrachée, telle autre continue normalement sa grossesse après avoir subi l'ovariotomie ou même l'ablation de fibromes développés dans la paroi utérine (voir p. 204).

Il est sage de ne pratiquer pendant la grossesse que les opérations absolument indispensables et urgentes, celles dont le retard pourrait compromettre l'existence de la femme (cancer du sein, par exemple) ou empêcher l'accouchement de se faire (kyste ovarien très volumineux). Inutile d'insister sur les précautions antiseptiques, dont la recommandation devient banale.

2° HÉMORRHAGIES

Les hémorrhagies génitales, pendant la grossesse comme en dehors d'elle, peuvent avoir différentes sources : la *vulve*, le *vagin*, le *col* et le *corps* de l'utérus.

Elles sont *traumatiques* ou *spontanées*.

a. Hémorrhagies vulvaires.

CAUSES *traumatiques :* toute piqûre, coupure ou contusion, suffisante pour déchirer des vaisseaux importants.

CAUSES *spontanées :* rupture d'une varice, parfois à la suite d'un traumatisme, la cause est mixte ; ulcération cancéreuse ou autre.

SYMPTÔMES ET DIAGNOSTIC. — Ecoulement de sang d'abondance variable, en rapport avec la cause. L'inspection attentive de la vulve permettra de reconnaître la provenance du sang.

PRONOSTIC. — Ordinairement bénin, cependant la rupture d'une varice peut entraîner la mort.

TRAITEMENT. — Pince à forcipressure, suture ou simple compression sur l'endroit, qui est la source de l'hémorrhagie.

b. Hémorrhagies vaginales. — Mêmes considérations que pour la vulve, mais les hémorrhagies vaginales sont excessivement rares, car le traumatisme attaque difficilement le vagin, et les varices susceptibles de se rompre ainsi que les néoplasmes sont peu fréquents à son niveau. Le diagnostic se fera à l'aide du spéculum. Si l'hémorrhagie était grave, on aurait recours comme traitement, à la forcipressure, aux sutures ou au tamponnement.

c. Hémorrhagies cervico-utérines.

CAUSES *traumatiques :* toucher trop brusque. Rapports sexuels immodérés, surtout chez les femmes ayant une ulcération du col.

CAUSES *spontanées :* rupture d'une varice cervicale, fibromes, ulcération simple ou cancéreuse.

SYMPTÔMES ET DIAGNOSTIC. — Hémorrhagie généralement de faible abondance, qu'on exagère en pratiquant le toucher, alors qu'on explore le col. Ces caractères permettront de soupçonner l'origine cervicale du sang, mais le diagnostic exact sera le plus souvent difficile, même à l'aide du spéculum, car le sang peut provenir de la cavité cervicale, auquel cas on ignore s'il ne vient pas du corps.

PRONOSTIC. — En général bénin.

TRAITEMENT. — Inutile la plupart du temps ; sinon suivant les cas, forcipressure, sutures (varice rompue), ou tamponnement.

d. Hémorrhagies somato-utérines. — L'histoire de ces hémorrhagies est intimement liée à l'expulsion prématurée de l'œuf (avortement et accouchement prématuré). Nous allons aborder leur étude dans un même chapitre.

3° EXPULSION PRÉMATURÉE

AVORTEMENT ET ACCOUCHEMENT PRÉMATURÉ

SOMMAIRE

Fréquence.
Pathogénie et étiologie.
Anatomie pathologique et symptomatologie.
 1. 1er trimestre. Avortement embryonnaire.
 2. 2e trimestre. Avortement fœtal.
 3. 3e trimestre. Accouchement prématuré.
 4. Cas spéciaux.
 5. Complications.
Diagnostic.
 1. Diagnostic de la grossesse.
 2. Diagnostic de l'expulsion prématurée.
 3. Cas spéciaux.
 4. Diagnostic de l'âge de l'œuf.
 5. Diagnostic étiologique.
Pronostic.
Traitement.
 1. Prémonitoire.
 2. Prophylactique,
 3. Curatif.

L'expulsion prématurée est celle qui a lieu avant le terme normal de la grossesse, c'est-à-dire avant neuf mois comptés à partir du moment de la conception.

Pendant les six premiers mois (180 jours), on dit *avortement*, et pendant les trois derniers *accouchement prématuré*.

Suivant l'époque à laquelle il a lieu, on distingue l'avortement en *embryonnaire* (premier trimestre), et *fœtal* (second trimestre).

En résumé :

1er trimestre. Avortement embryonnaire;
2e trimestre. Avortement fœtal;
3e trimestre. Accouchement prématuré.

L'accouchement prématuré est d'habitude exclu du cadre de l'avortement et décrit séparément; c'est un tort, à mon avis.

La vie du nouvel être, qui se développe dans l'intérieur de la cavité utérine, peut être divisée en trois périodes :

Première. — *Embryon*, forme humaine inachevée ;
Seconde. — *Fœtus*, forme humaine achevée, mais non viabilité
Troisième. — *Enfant*[1], viabilité.

[1] Le mot *enfant* est ici opposé au mot *fœtus*, l'un étant viable, l'autre ne l'étant pas. Les trois termes embryon, fœtus et enfant me paraissent heureusement caractériser les trois périodes distinctes de la vie intra-utérine.

D'où trois variétés d'expulsion prématurée :

1° Embryonnaire;
2° Fœtale ;
3° Infantile.

Le mot *avortement* pourrait fort bien s'appliquer à ces trois variétés, mais l'usage l'a limité aux deux premières, réservant la qualification d'*accouchement prématuré* pour la troisième ; je conserverai les termes classiques.

Fausse couche est le synonyme euphémique d'avortement ou plutôt de toute expulsion prématurée.

FRÉQUENCE. — Pas d'éléments nets d'appréciation. Il est probable qu'il existe presque autant d'expulsions prématurées (avortement ou accouchement prématuré) que d'accouchements à terme.

PATHOGÉNIE ET ÉTIOLOGIE. — Dans la pathogénie de l'expulsion prématurée on peut admettre trois facteurs principaux :

L'*œuf* (annexes et fœtus[1]) (état pathologique ou mort).

L'*utérus* (contractions du muscle utérin).

Tout corps étranger occupant l'espace ovulo-utérin (hémorrhagies, sondes, hystéromètre, etc.).

Mais quel que soit le facteur pathogénique, qui agisse le premier, et qui soit le point de départ de l'accident, à la contraction utérine est dévolu le principal rôle celui de *cause efficiente.*

A côté de cette cause *efficiente* unique, il en est de nombreuses *déterminantes*, que nous étudierons dans l'ordre suivant :

A. CAUSES NON TRAUMATIQUES.

- a. *Père :*
  - 1° Causes extra-génitales.
  - 2° Causes génitales.
- b. *Mère :*
  - 1° Causes extra-génitales.
  - 2° Causes génitales.
- c. *Œuf :*
  - 1° Annexes.
  - 2° Fœtus.

B. — CAUSES TRAUMATIQUES.

- a. *Mère :*
  - 1° Causes extra-génitales.
  - 2° Causes génitales.
- b. *Œuf :*
  - 1° Annexes.
  - 2° Fœtus.

[1] Fœtus est ici, suivant l'habitude classique, pris dans le sens générique et s'applique aussi bien à l'embryon (trois premiers mois de la vie intra-utérine) qu'à l'enfant (trois derniers mois de la vie intra-utérine).

A. — CAUSES NON TRAUMATIQUES

A. — **Père.**

Le père peut agir dans la production de l'expulsion prématurée de deux façons, ou au moment de la conception par la mauvaise qualité du sperme, ou pendant la grossesse par le traumatisme génital (rapports sexuels immodérés); il ne sera question ici que du premier ordre de causes.

1° Causes extra-génitales.

Toute cause, amenant chez l'homme la débilité et l'affaiblissement de l'organisme, est susceptible d'entraver le développement ultérieur de l'œuf. Tels : — l'âge avancé, — la caducité précoce, — l'abus des rapports sexuels [1], — diverses maladies, telles que la tuberculose, l'albuminurie, le diabète et surtout la syphilis, — les intoxications variées, par le plomb, le tabac, l'alcool, le sulfure de carbone [2].

2° Causes génitales.

Outre celles qui viennent d'être citées, il existe d'autres causes essentiellement locales et qui sont susceptibles d'affaiblir soit le pouvoir fécondant du sperme, soit, ce qui nous intéresse plus directement ici, l'impulsion au développement ultérieur de l'œuf, tels les orchites, prostatites, uréthrites et rétrécissements de l'urèthre, toutes causes, en un mot, pouvant altérer la vitalité du spermatozoïde.

B. — **Mère.**

L'influence maternelle est plus importante que la paternelle, car elle s'exerce non seulement au moment de la fécondation par l'intermédiaire de l'ovule, mais aussi pendant toute la grossesse.

1° Causes extra-génitales.

Toute cause d'affaiblissement organique, quelle qu'en soit la source, peut apporter, une entrave au développement de l'œuf.

Hérédité. — Dans certaines familles les femmes semblent plus prédisposées à avorter que dans d'autres. — Un premier avortement expose à la répétition du même accident; il faut le redouter surtout à l'époque correspondante des grossesses ultérieures.

L'*obésité* est une cause de stérilité et aussi d'avortement [3]. Les animaux gras sont mauvais reproducteurs.

Age. — Aux deux extrêmes de la vie génitale, c'est-à-dire au voisinage de

[1] Chez les animaux cette cause est des plus nettes. — Salomé et Bouley : Dans une localité toutes les vaches fécondées par un même taureau avortaient. Le taureau fut changé, les premières vaches saillies eurent une gestation normale, puis les autres avortèrent. — Autre fait : un jeune taureau paissait à côté d'un troupeau de vaches en chaleur, ayant pu les rejoindre et les saillir, les premières couvertes eurent une gestation normale, les dernières, au contraire, avortèrent.

[2] Consulter les chapitres où ces divers états pathologiques ont été étudiés.

[3] Voir mes *Travaux d'obstétrique*, t. II, p. 69.

l'instauration menstruelle et de la ménopause, la femme semble plus sujette à avorter.

Hygiène, alimentation.— Une mauvaise hygiène et une alimentation insuffisante ou malsaine exposent à l'interruption de la grossesse.— HOFFMAN : beaucoup d'avortements à LEYDE pendant le siège et la disette de cette ville.

Altitude. — SAUCEROTTE a admis que les femmes qui habitent les montagnes des Vosges sont plus exposées à avorter que celles qui résident dans la plaine (?).

Médicaments.— Certains médicaments, ergot de seigle, rue, sabine, sulfate de quinine, salycilate de soude, sont réputés pour avoir des propriétés abortives et provoquant des contractions utérines.

Vers intestinaux[1]. — VIODAGIN a mentionné comme cause d'avortements répétés la présence dans l'intestin, soit d'un botriocéphale, soit d'un tænia armé.

Maladies chroniques. — La plupart des maladies chroniques (tuberculose, albuminurie, diabète, cancer) prédisposent à l'avortement par la débilitation de l'organisme; mention spéciale pour la syphilis à cause de son importance ; il en est de même des intoxications par le tabac, le plomb, le sulfure de carbone, l'alcool, déjà mentionnées pour l'homme.

Maladies aiguës. — Toute maladie aiguë, qui agit violemment sur l'organisme, soit par l'élévation de la température, soit par les désordres fonctionnels qu'elle produit, est susceptible d'amener l'expulsion prématurée de l'œuf. Je rappelle parmi les principales : le choléra, la fièvre typhoïde, les fièvres éruptives, la pneumonie, les fièvres intermittentes, les cardiopathies, les vomissements incoercibles, etc.[2].

Avortement épidémique. — Chez les animaux, chez les vaches, il existe un avortement épidémique, qui sévit sur toutes les femelles d'une étable ou d'une localité; grâce à NOCARD on sait que la cause en est un microbe, agissant sur les organes génitaux et se transmettant d'un animal à l'autre. L'antisepsie amène l'arrêt de ces épidémies. — HERVIEUX [3] a cherché à démontrer que les gestantes, mises au contact de septicémie puerpérale, étaient prédisposées également à avorter, mais la preuve n'en est pas encore faite, et jusqu'à nouvel ordre l'avortement épidémique ne saurait être admis chez la femme.

2° CAUSES GÉNITALES.

Ces causes peuvent être *périutérines*, *utérines* ou *intra-utérines*.

Périutérines.— Tout obstacle au développement de l'utérus (tumeurs abdominales, surtout les kystes de l'ovaire ; adhérences laissées par d'anciennes pelvi-péritonites) peut amener l'expulsion prématurée de l'œuf.

Utérines. — Il en est de même de la plupart des maladies de l'utérus (congestion, métrite et endométrite, déviations, fibromes, cancer). A l'époque, correspondant à chaque menstruation, il se fait chez la plupart des femmes une poussée congestive, qui prédispose à l'avortement et le rend plus fréquent

[1] *Bulletin de thérapeutique*, 1885, t. 109, p. 139.

[2] Se reporter aux chapitres traitant de ces diverses maladies.

[3] *Gazette des hôpitaux*, 1883, p. 119.

à ce moment. Toute excitation génitale peut, en provoquant soit la congestion, soit les contractions de l'utérus, favoriser l'expulsion prématurée; les rapports sexuels, produisant une vive excitation génésique chez la femme, amènent parfois l'avortement par ce mécanisme. — Bouley a observé que lorsqu'on laisse des vaches pleines au voisinage d'un taureau, les effluves du mâle suffisent quelquefois pour interrompre la grossesse.

Intra-utérines. — Il sera ici question des épanchements de sang, qui peuvent se faire entre l'œuf et la paroi utérine, c'est-à-dire des *hémorrhagies utéro-ovulaires.*

Ces hémorrhagies, qui ont pour source l'utérus, se produisent exceptionnellement au niveau des membranes (hémorrhagies utéro-membraneuses), mais presque toujours dans la zone correspondant au placenta (hémorrhagies utéro-placentaires).

Suivant que le sang reste emprisonné dans la cavité utérine, s'écoule au dehors sans séjourner dans l'utérus, ou réunit les deux conditions précédentes l'hémorrhagie est dite *interne* (fig. 412), *externe* (fig. 413 et *mixte* (fig. 414)[1].

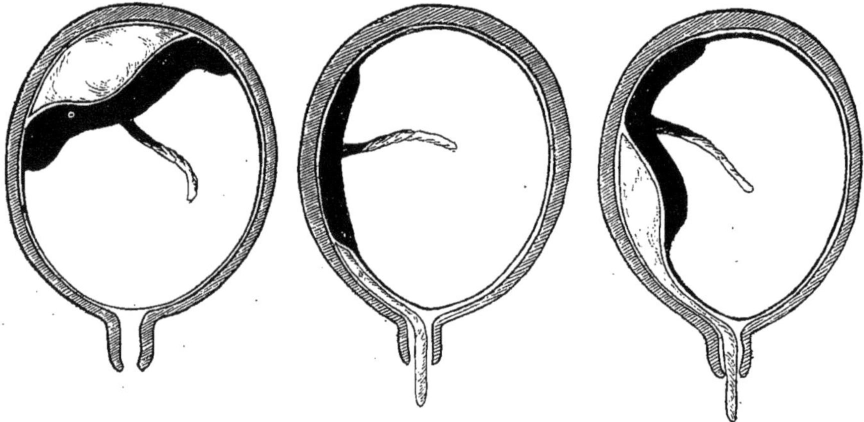

Fig. 412. Hémorrhagie interne. Fig. 413. Hémorrhagie externe. Fig. 414. Hémorrhagie mixte.

Le résultat de ces hémorrhagies est très variable suivant leur abondance, suivant l'étendue du décollement placentaire; mais elles amènent le plus souvent l'expulsion prématurée de l'œuf, soit en irritant la face interne de l'utérus dont elles provoquent les contractions, soit en amenant la mort du fœtus, soit enfin par l'abolition des fonctions placentaires.

C. — **Œuf.**

1° Annexes.

Placenta. — Les dégénérescences du placenta, quand elles sont accentuées, amènent la mort du fœtus et l'avortement. L'insertion vicieuse aboutit

[1] Ces trois figures sont empruntées à M. Budin. Leçons de *clinique obstétricale*, 1889, p. 34.

parfois au même résultat, mais cause plus volontiers l'accouchement prématuré.

Membranes. — L'expulsion de l'œuf suit le plus souvent à bref délai la rupture des membranes.

Liquide amniotique. — L'hydramnios, quand elle est très marquée, et surtout aiguë, est la cause possible d'avortement et surtout d'accouchement prématuré.

2° Fœtus.

Toute cause susceptible d'amener la *mort* du fœtus est par là même une cause d'expulsion prématurée de l'œuf.

Les monstruosités agissent dans le même sens.

Quant à la gémellité, elle produit souvent, par excès de distension utérine, l'expulsion avant terme, mais de préférence l'accouchement prématuré à l'avortement.

B. — CAUSES TRAUMATIQUES

A. — **Mère.**

1° Causes extra-génitales.

Un traumatisme quelconque sur une région éloignée de la sphère génitale, peut être la cause de l'expulsion prématurée de l'œuf. J'ai déjà (page 558) parlé des opérations chirurgicales et de leur influence sur la marche de la grossesse, je n'y reviens pas ici. Toutefois, les conséquences du traumatisme varient essentiellement suivant les sujets ; les deux cas suivants que Mauriceau[1] oppose l'un à l'autre en sont une preuve : une femme avorta à six mois pour avoir levé les bras afin d'attacher un clou à tapisserie, tandis qu'une autre étant au septième mois de sa gestation, tomba du haut d'un troisième étage pour échapper à un incendie, et n'en alla pas moins au terme de sa grossesse où elle accoucha heureusement.

Tout ébranlement moral, toute émotion vive, peut avoir la même action qu'un traumatisme réel, probablement en modifiant brusquement la circulation utérine ; Baudelocque signale à cet égard les nombreux avortements qui se produisirent à Grenelle, à la suite de l'explosion d'une poudrière située dans cette région.

2° Causes génitales.

Périutérines. — Tout traumatisme atteignant la paroi abdominale[2], ou

[1] Obs. sur la grossesse et l'accouchement, 1728, t. II, p. 198.

[2] « Le fameux Lully, chargé de la direction du théâtre de l'Opéra, ne pouvait souffrir de voir enceintes les actrices de ce théâtre, non par scrupule, mais parce que leur grossesse les empêchait de remplir leur devoir. S'étant un jour aperçu que Mlle Le Rochois, une des plus célèbres, était en cet état, il lui demanda avec colère de qui était cet enfant : la demoiselle lui avoua qu'il était de Le Bas, basson de l'Opéra, qui lui avait même fait une promesse de mariage. Lully voulut la voir et Mlle Le Rochois tira aussitôt de sa poche un valet de pic, sur lequel elle était écrite. A cette vue, il ne put retenir son indignation et donna brutalement un coup de pied dans le ventre de Mlle Le Rochois, ce qui lui fit faire une fausse couche. » Sue. *Essais sur l'art des accouchements*, 1779, t. I, p. 208.

pénétrant à travers elle jusqu'à l'utérus, est capable d'amener l'expulsion prématurée de l'œuf. Une compression prolongée de l'abdomen peut produire le même résultat (JORDENS : compression de l'abdomen par les seins hypertrophiés).

Utérines. — Peuvent être abortifs, tous les traumatismes portant sur le col de l'utérus, opération, cautérisation, exploration digitale, injection vaginale faite avec trop de force, enfin tout excès en quantité ou en qualité des rapports sexuels.

Cette dernière variété de traumatisme génital est une cause très fréquente d'avortement chez les prostituées, qui suivant leur expression (SERRES) expulsent un *bouchon.* Ce bouchon n'est autre chose qu'un œuf de quatre à six semaines, arrivant après un retard de huit à quinze jours de règles environ. Le coït détruit ainsi ce qu'il a produit.

Intra-utérines. — Tout corps étranger pénétrant entre l'utérus et les membranes, accidentellement, volontairement dans un but thérapeutique, ou par suite de manœuvres criminelles, amène le décollement dans une certaine étendue, et provoque le plus souvent l'expulsion prématurée. — En étudiant l'avortement et l'accouchement provoqués, nous verrons qu'un des meilleurs moyens d'arriver au but désiré, est l'introduction d'une sonde flexible entre l'œuf et l'utérus.

B. — **Œuf.**

1° *Annexes.* — Le même traumatisme, qui tout à l'heure avait décollé les membranes, est susceptible de les rompre ; son action abortive en pareil cas. sera encore plus sûre, et l'expulsion prématurée fatale après un laps de temps variable.

2° *Fœtus.* — Même action si l'instrument, qui a perforé les membranes, atteint et blesse le fœtus.

Telles sont les causes multiples, susceptibles de produire l'expulsion prématurée de l'œuf ; malgré leur nombre, il arrivera souvent au médecin de rester embarrassé pour porter le diagnostic étiologique.

ANATOMIE PATHOLOGIQUE ET SYMPTOMATOLOGIE

SOMMAIRE

1° **Premier trimestre. — Avortement embryonnaire** (fig. 415 à 417).

a. Œuf expulsé en bloc. A. B. C. (Fig. 415, 416, 417.)

b. Pas d'effacement.

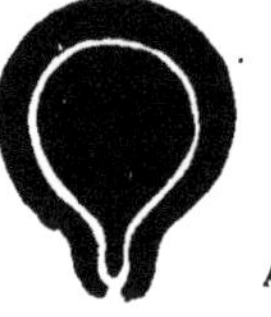

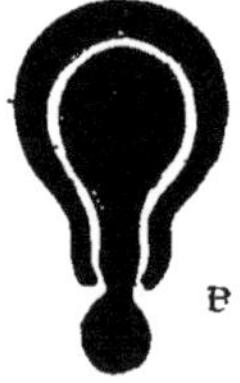

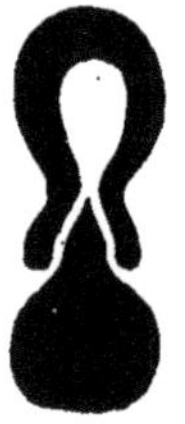

2° **Deuxième trimestre. — Avortement fœtal** (fig. 418 à 426).

a. Œuf expulsé en trois temps.

1er Temps. A' B' C'. (Fig. 418, 419, 420.) Expulsion de l'embryon.

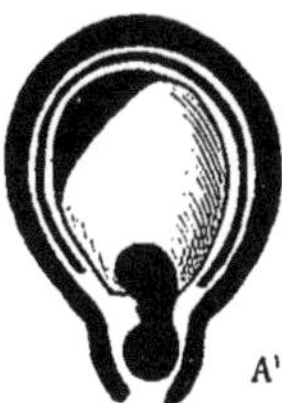

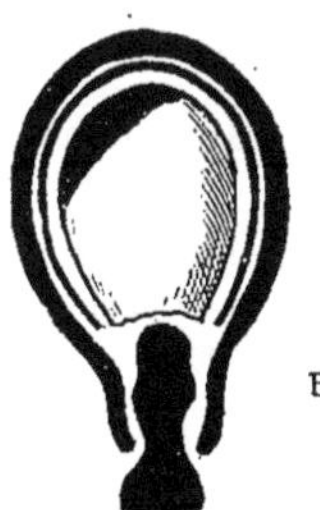

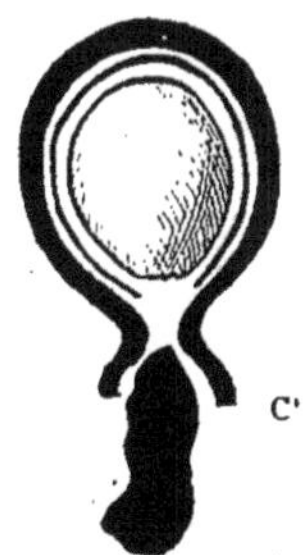

2e Temps. D' E' F'. (Fig. 421, 422, 423. Expulsion des annexes moins la caduque.

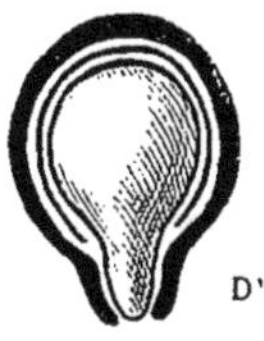

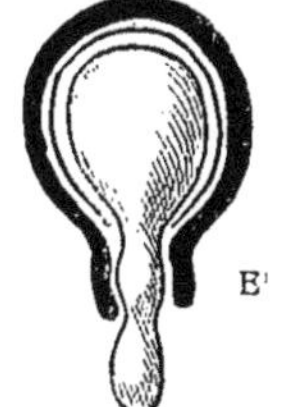

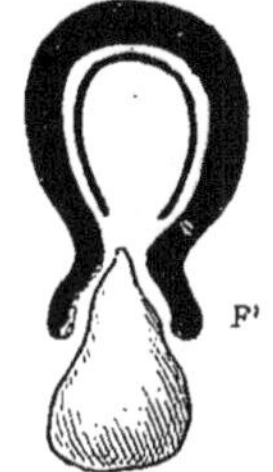

3e Temps. G' H' I'. (Fig. 424, 425, 426.) Expulsion de la caduque.

b. Pas d'effacement.

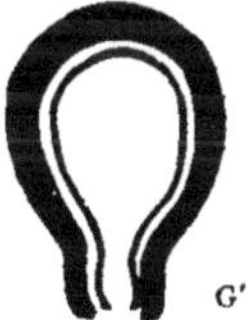

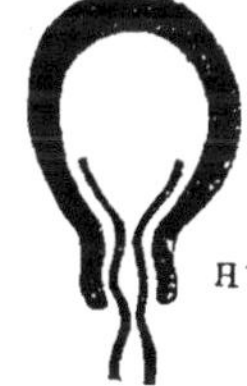

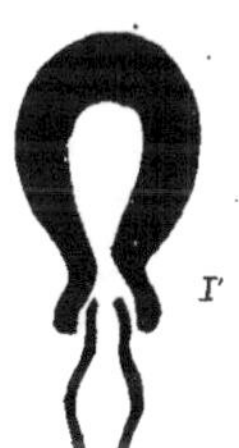

3° **Troisième trimestre. — Accouchement prématuré** (fig. 427 à 429).

a. Œuf expulsé en deux temps.

1er Temps. A" B". Expulsion du fœtus. (Fig. 427-428.)

2e Temps. C". Expulsion des annexes. (Fig. 429.)

b. Effacement.

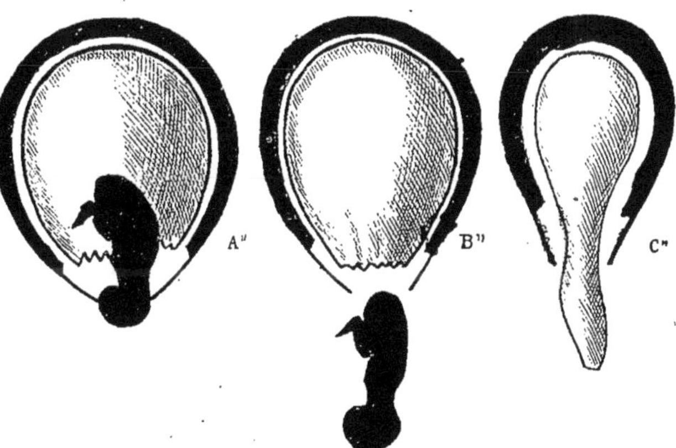

4° Cas spéciaux :

a. Avortement renversé.
b. Œuf clair.
c. Môle charnue.
d. Mort préalable du fœtus.
e. Anomalies dans la délivrance.
f. Avortement avec grossesse gémellaire.

5° Complications :

Septicémie.
Hémorrhagies.
Tétanos.

1° PREMIER TRIMESTRE. — *Avortement embryonnaire* (fig. 415 à 417). — Je prendrai comme type de ma description l'avortement qui se fait au milieu ou à la fin du deuxième mois, me réservant de dire quelques mots ensuite de celui des premier et troisième mois.

La femme a eu une suppression de règles et éprouvé divers phénomènes sympathiques; elle soupçonne sa grossesse. Quand survient, tantôt une hémorrhagie génitale simulant un simple retour de règles, tantôt des coliques causées par les contractions douloureuses de l'utérus. Quel que soit le mode de début, *douleur* ou *écoulement sanguin*, les deux symptômes ne tardent pas à se réunir pour continuer ensemble. — L'examen local permet de constater un certain *ramollissement du col utérin*, une *augmentation de volume du corps* accompagnée d'une *tension des tissus voisins*, due sans doute à la contraction de l'appareil ligamenteux de l'utérus. L'orifice externe du col est tantôt fermé, tantôt ouvert et occupé par l'œuf opérant sa descente dans le vagin. — Cet œuf est en général expulsé en bloc et en un seul temps dans l'intérieur du vagin. Il traverse le col en ouvrant successivement l'isthme, le canal cervical, l'orifice externe, mais sans produire, à proprement parler, d'effacement; il est pour ainsi dire laminé le long des parois cervicales légèrement écartées et ouvertes.

Après l'expulsion de l'œuf, soit dans le vagin, soit au dehors, les coliques se calment et l'hémorrhagie diminue. Pendant quelques jours il se fait un écoulement séro-sanguinolent, puis muqueux, rappelant un peu les lochies, qui succèdent à l'accouchement normal. L'utérus met trois à quatre semaines, pour revenir à son volume normal.

En examinant l'œuf ainsi expulsé, on le trouve, s'il est intact, du volume d'un abricot à une pêche. — Il se compose de la périphérie vers le centre de la caduque ovulaire [1] recouvrant les villosités choriales, qu'on aperçoit libres alors qu'accidentellement ou volontairement la caduque a été détachée. Le chorion est villeux sur toute son étendue, car le placenta n'est pas encore constitué; les villosités deviennent très nettes, si on plonge l'œuf dans du

[1] La caduque utérine est encore séparée de l'ovulaire, la réunion n'a lieu qu'à la fin du troisième mois ou au commencement du quatrième. La caduque utérine, qui en réalité ne mérite pas encore le nom de caduque, reste en général adhérente à l'utérus et subit sur place des phénomènes de régression; exceptionnellement elle s'exfolie par lambeaux.

liquide. Au-dessous du chorion l'amnios, contenant le liquide amniotique et l'embryon.

Pendant le *premier mois* de la grossesse, la femme ignore le plus souvent qu'elle est enceinte, quand accidentellement, au moment habituel des règles ou un peu avant, survient une hémorrhagie génitale qu'on prend pour la menstruation normale, et l'œuf encore très petit est expulsé sans qu'on s'en aperçoive; son volume variant de celui d'une cerise à celui d'une prune environ (avortement ovulaire de Guillemot). L'œuf *coule* de l'utérus, c'est, comme on l'a dit, une *effluxion*. Combien d'avortements passent ainsi inaperçus, ou ne sont reconnus que par l'examen fortuit du sang perdu, ou simplement soupçonnés à cause de l'abondance de l'écoulement sanguin !

Durant le *troisième mois* l'avortement ressemble beaucoup à celui du second mois, avec cette différence que l'œuf étant plus gros (orange ou grenade) les phénomènes douloureux et hémorrhagiques sont plus marqués. Plus souvent que dans le second mois l'œuf se rompt, et l'expulsion a lieu en deux ou trois temps comme nous allons le voir dans le deuxième trimestre, quoique la règle soit l'expulsion en bloc. Même caractère de la superficie ovulaire avec cette différence que les villosités sont prédominantes en une région, celle où se forme le placenta.

2° Deuxième trimestre. — *Avortement fœtal* (fig. 418 à 426). — Je prendrai également comme type l'avortement qui se fait au milieu de cette période, c'est-à-dire dans le courant du cinquième mois.

La grossesse est devenue très probable, quelquefois même certaine, quand survient un des trois phénomènes suivants, qui marque le début de l'avortement :

Soit une perte brusque de liquide amniotique ;

Soit une hémorrhagie génitale ;

Soit des coliques utérines avec leurs caractères habituels.

L'hémorrhagie et la douleur apparaissent bientôt, quand elles n'ont pas été le phénomène initial, et continuent avec une intensité variable jusqu'à ce que l'accident soit terminé ou conjuré.

Le toucher, combiné au palper, permet de constater les caractères propres à l'utérus gravide et de suivre au niveau de l'orifice utérin la sortie de l'œuf, qui s'opère d'habitude de la façon suivante :

1er temps. — Sortie du fœtus, dont la présentation ici importe fort peu.

2e temps. — Après un temps variable, sortie des annexes moins la caduque.

3e temps. — Sortie de la caduque en bloc ou par lambeaux.

A cette époque, en effet, les deux caduques ovulaire et utérine viennent de se réunir et adhèrent encore à la paroi utérine, d'où leur détachement difficile.

Il arrive cependant que la caduque est expulsée simultanément avec les annexes et que l'œuf est chassé de l'utérus en deux temps. Toutefois l'expulsion de l'œuf en trois temps, et le non-effacement du col, qui persiste pendant toute la durée de l'expulsion à l'état de canal distinct plus ou moins ouvert peuvent être considérés comme les deux caractéristiques de l'avortement à cette époque. — Exceptionnellement, l'œuf est expulsé en bloc comme dans le premier trimestre.

La durée totale de l'expulsion, qui se compose en réalité de deux et même de trois avortements est très variable; elle s'étend de quelques heures à plusieurs jours.

Douleurs et hémorrhagies cessent après l'évacuation complète de l'utérus. il se fait pendant quelques jours un écoulement lochial; en trois à quatre semaines l'organe gestateur revient à peu près à son volume normal.

Quand on examine le produit de la conception on trouve le fœtus, tantôt mort avec ou sans les caractères de la macération suivant l'époque où il a succombé, tantôt vivant, c'est-à-dire ayant des battements cardiaques nettement perceptibles à la vue, et faisant quelques mouvements de respiration; ces manifestations de vie incomplète ne tardent pas à s'éteindre au bout de quelques minutes. Les annexes sont la miniature de celles qui existent à terme et n'offrent aucun caractère distinctif, qui mérite insistance.

Au 4e *mois*, l'avortement diffère peu de celui qui vient d'être décrit, sinon que ses caractères se rapprochent davantage de celui du troisième mois, et que les manifestations de la vie du fœtus sont plus rudimentaires que celles mentionnées à l'instant.

Au 6e *mois*, au contraire, l'avortement ressemble davantage à l'expulsion des 3 derniers mois et nous y retrouvons une ébauche de l'accouchement prématuré, dont nous allons aborder la description.

3e Troisième trimestre. — *Accouchement prématuré* (fig. 427 à 429). — L'accouchement prématuré, quelle que soit l'époque du troisième trimestre de la grossesse où il se produise, est absolument calqué sur l'accouchement à terme et comme lui se fait en deux temps : un premier pour l'expulsion de l'enfant, un second ou délivrance pour celui des annexes. — Les suites de couches sont également semblables dans l'un et l'autre cas, et de même durée environ.

La description qui précède s'applique aux cas typiques d'expulsion prématurée aux différentes époques de la grossesse. Pour jeter quelque clarté dans ce sujet j'ai été obligé de schématiser. Il ne faut pas s'attendre à voir dans la pratique les choses se passer toujours exactement comme il a été dit; les variations sont nombreuses. Mais le médecin prévenu saura en tenir compte et aussi reconnaître les cas spéciaux, dont il va être question.

4° Cas spéciaux.

A. *Avortement renversé*. — Il arrive parfois que le fœtus, au lieu d'être expulsé avant les annexes, ainsi qu'on le voit habituellement, ne l'est qu'après elles; il y a expulsion successive des annexes d'abord et du fœtus ensuite. Mais le cas est très exceptionnel; quand les annexes sont sorties, et que le fœtus ou plutôt l'embryon n'a pas été retrouvé, c'est presque toujours parce qu'il a passé inaperçu au milieu des caillots de sang, ou parce qu'il n'existait pas (œuf clair). — Une autre variété d'anomalie dans la marche de l'avortement consiste dans l'expulsion préalable d'un lambeau de caduque, qui précède de quelques heures ou de quelques jours la sortie de l'œuf.

B. *Œuf clair*. — Quand l'embryon est mort très jeune, il peut subir dans le liquide amniotique une dissolution complète, de telle sorte qu'à l'ouverture de l'amnios il n'y a qu'un reste de cordon ombilical. — Il est possible que, dans certains de ces cas, l'embryon n'ait jamais été formé et que les annexes seules se soient développées. — Quelquefois l'embryon mort trop tard pour subir la dissolution, a simplement diminué de volume ou est resté stationnaire, de manière à n'être pas plus gros qu'une fourmi par exemple.

C. *Môle charnue*. — Quand des hémorrhagies successives se sont faites autour de l'œuf pendant son développement, et quand le sang, se mélangeant plus ou moins intimement au tissu ovulaire, a amené la mort de l'œuf, tout le contenu intra-utérin forme une seule et même masse, composée d'un mélange de sang plus ou moins transformé, et dans lequel sont emprisonnés les éléments altérés du produit de la conception. — C'est à cette masse que les anciens ont donné le nom de *môle charnue*, à cause de son analogie avec un *morceau de chair*, dénomination qu'on peut lui conserver, faute de meilleure. (Ne pas confondre avec la môle hydatiforme, voir p. 482.)

D. *Mort préalable du fœtus*. — Il arrive fréquemment que le fœtus (embryon, fœtus ou enfant) succombe dans l'utérus quelque temps avant son expulsion; la mort de l'œuf est, d'ailleurs, en pareil cas, la cause même de l'avortement ou de l'accouchement prématuré. Cette mort se révèle par l'arrêt de développement du ventre, par la disparition des signes de certitude de la grossesse, alors qu'ils existaient, et aussi par la montée de lait qui se fait à ce moment et qui est suivie d'une seconde montée analogue, après la production de l'avortement, comme à la suite d'un accouchement à terme.

Après la mort du fœtus, l'expulsion de l'œuf a lieu le plus souvent pendant les quinze jours consécutifs, mais elle se fait parfois attendre beaucoup plus longtemps pendant un ou plusieurs mois. — Un fœtus, par exemple, mort au troisième ou quatrième mois de la grossesse peut n'être expulsé qu'au voisinage de l'époque correspondant au terme normal de la grossesse, ou même après ce terme. Mais ainsi que l'a démontré MULLER[1], cette prolongation, comme pour l'enfant vivant, ne peut dépasser onze mois à partir du coït fécondant (p. 197).

En cas de retard semblable de l'expulsion après la mort de l'œuf, les Anglais disent qu'il y a *missed abortion* ou *labour*, suivant que la mort a eu lieu pendant les six premiers mois ou les trois derniers; expression que nous pouvons traduire par *avortement* ou *travail suspendu*.

Le tableau (fig. 430) rend compte des différentes éventualités possibles après la conception, soit avec un enfant vivant, soit avec un enfant mort.

E. *Anomalies dans la délivrance*. — Avant l'achèvement du développement placentaire on peut observer la rétention plus ou moins complète des enveloppes de l'œuf, qui sont ensuite éliminées par lambeaux. Quand le placenta

[1] De la grossesse utérine prolongée indéfiniment. Thèse Nancy, 1878.

est distinct, c'est-à-dire à partir du début du quatrième mois, diverses circonstances sont susceptibles de se produire :

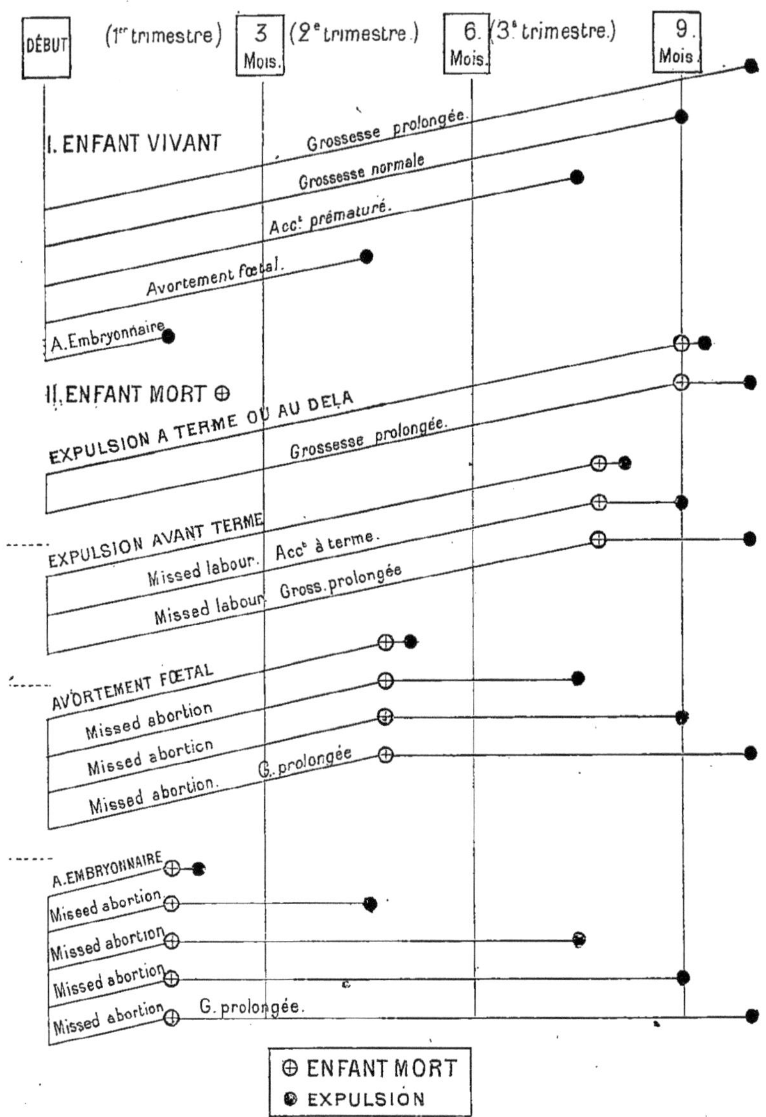

Fig. 430. — Marche de la grossesse avec un enfant vivant et un enfant mort. — Expulsion.

1° *Tantôt le placenta est complètement détaché de la paroi utérine*, et l'élimination a lieu après un temps variable, soit en bloc, soit par morceaux, avec accompagnement possible d'accidents septicémiques.

2° *Tantôt le placenta est en partie adhérent et en partie détaché;* la rétention en pareil cas peut être prolongée ; ou la partie détachée se mortifiant s'élimine par fragments, tandis que la portion adhérente continue à vivre en parasite sur la paroi utérine, constituant ce qu'on a désigné sous le nom de *polype placentaire*[1], source d'hémorrhagies plus ou moins tenaces, qui nécessitent l'intervention de l'accoucheur et le curage de la cavité utérine.

3° *Tantôt enfin le placenta reste totalement adhérent à l'utérus.* — Après une rétention prolongée sans accidents, le placenta est rendu avec tous les caractères, qu'il pouvait avoir quelques instants après l'avortement, c'est-à-dire intégralement conservé; dans d'autres cas, il semble fané, macéré, ratatiné. *Expulsion en bloc retardée.*

Au lieu de cette expulsion en bloc on peut observer l'évacuation en plusieurs fragments de volume variable se faisant d'une façon intermittente : *Expulsion par fragments successifs.*

Ces fragments sont quelquefois tellement minces que, entraînés par la sécrétion utérine, ils forment une sorte de deliquium, de boue, dont l'évacuation progressive amène, après un certain temps, la vacuité complète de l'utérus : *Expulsion par deliquium.*

Dans certains faits exceptionnels, le placenta retenu dans l'utérus aurait été résorbé, comme certains corps organiques emprisonnés dans l'organisme : *Disparition par absorption.* — Toutefois cette absorption ne doit être admise qu'avec certaines réserves, car le placenta peut avoir été éliminé sans qu'on s'en aperçoive, au moment de la défécation, par exemple, ou avoir été entraîné par deliquium comme dans le cas précédent.

Enfin, Kilian a mentionné quelques observations, ou, chez des vieilles femmes, on a retrouvé à l'autopsie des débris rappelant le placenta, qui auraient été ainsi retenus pendant un long temps. On a même admis que certaines femmes pouvaient concevoir malgré la présence dans l'utérus d'un placenta retenu, qui serait expulsé au moment de la délivrance suivante. — Ces faits ne doivent être admis qu'avec réserve.

F. *Avortement avec grossesse gémellaire.*— Dans les cas de grossesse double avec deux œufs complètement séparés, un de ces œufs peut être expulsé, constituant ainsi, par sa sortie, un avortement, et la grossesse continuer son cours avec l'autre œuf resté entier dans l'utérus et poursuivant son développement normal.

5° Complications.

Septicémie. — La septicémie tantôt généralisée, tantôt localisée au voisinage de l'utérus (pelvi-péritonite), est assez fréquente à la suite de l'avortement, surtout quand il y a rétention de partie ou totalité des annexes.

Hémorrhagies. — L'hémorrhagie utérine peut précéder, accompagner ou suivre l'expulsion de l'œuf. L'écoulement sanguin est parfois tellement grave qu'il amène la syncope et même la mort de la femme; il y a alors nécessité de lui opposer une thérapeutique énergique, dont nous étudierons ultérieurement les détails.

[1] Ne pas confondre avec les *polypes fibrineux*, composés par d'anciens caillots transformés et retenus dans l'utérus.

Tétanos. — Cette complication, quoique très exceptionnelle, a été observée un certain nombre de fois à la suite de l'avortement.

DIAGNOSTIC

SOMMAIRE

1° Diagnostic de la grossesse.
2° Diagnostic de l'expulsion prématurée.
 a. Y a-t-il menace d'expulsion prématurée ?
 b. L'expulsion peut-elle être arrêtée ?
 c. L'expulsion est-elle complète ou incomplète ?
3° Cas spéciaux.
4° Diagnostic de l'âge de l'œuf.
5° Diagnostic étiologique.

1° DIAGNOSTIC DE LA GROSSESSE

Ce diagnostic, qui a été complètement étudié page 185, sera facile après l'apparition des signes de certitude, mais souvent très incertain avant cette époque ; d'où la difficulté, aisément compréhensible, qu'on éprouvera souvent au début de la grossesse, à reconnaître la menace d'avortement

2° DIAGNOSTIC DE L'EXPULSION PRÉMATURÉE

a. Y a-t-il menace d'expulsion prématurée ?

On résoudra cette question par l'étude des *douleurs*, de l'*hémorrhagie* et du *col utérin*.

Douleurs. — La douleur intermittente, produite par la contraction utérine (colique utérine), peut être confondue avec la colique hépatique (siège différent, irradiation dans l'épaule droite, ictère), avec la colique néphrétique (douleur unilatérale, irradiation dans la grande lèvre correspondante), la colique intestinale (diarrhée), la colique de plomb (liseré saturnin, rétraction de l'abdomen, douleur périombilicale), le début de l'occlusion intestinale (ballonnement du ventre, vomissements, arrêt des gaz et des matières, pas d'hémorrhagie génitale). — Un examen attentif permettra le plus souvent la distinction ; en cas de doute, surveiller la femme un certain temps, la marche des accidents apportant de nouveaux éléments d'appréciation.

Hémorrhagie. — Une hémorrhagie d'origine utérine s'étant produite, il s'agit, l'existence de la grossesse étant connue, de savoir si elle constitue un accident susceptible d'amener l'expulsion prématurée de l'œuf.

Le pronostic dépend surtout de l'*abondance* et de la *cause* de la perte sanguine.

Toute hémorrhagie utérine expose d'autant plus à l'expulsion prématurée de l'œuf, qu'elle est plus *abondante*. Il est rare, quoique le fait s'observe de temps en temps, qu'une perte sérieuse de sang n'entraîne pas l'avortement ou l'accouchement prématuré.

La *cause* de l'hémorrhagie doit également être mise en ligne de compte. S'il s'agit par exemple d'une simple réapparition des règles pendant les premiers temps de la grossesse, ce qu'on pourra reconnaître à l'intermittence et à la régularité de l'écoulement, le pronostic est favorable. Si au contraire l'hémorrhagie se fait sous l'influence de l'albuminurie, d'une cardiopathie, d'une maladie générale grave, d'une insertion vicieuse dû placenta, la chance d'expulsion prématurée devient bien plus considérable. — Il n'est question ici que des hémorrhagies provenant du corps de l'utérus ; celles qui ont pour source le col (ulcération), le vagin, la vulve (traumatisme), n'ont pas d'action directe sur la marche de la grossesse, à moins que leur abondance n'entraîne un affaiblissement sérieux de l'organisme.

Col utérin. — Le col utérin constitue le canal que doit franchir l'œuf pour tomber dans le vagin et arriver au dehors. Quand ce canal n'est pas perméable, les conditions sont favorables, du moins quant à lui, pour la continuation de la grossesse. S'il est au contraire ouvert, dilaté, si surtout l'œuf est plus ou moins engagé dans son trajet, l'avortement a de grandes chances de se produire. On doit, de même avoir de grandes appréhensions au sujet de l'accouchement prématuré, quand l'effacement (qui n'a pas lieu pour l'expulsion prématurée de l'œuf pendant les six premiers mois, mais seulement pendant les trois derniers) est plus ou moins avancé ; l'effacement est, en pareil cas, le critérium de l'imminence de l'accouchement prématuré.

b. L'expulsion prématurée peut-elle être arrêtée ?

L'importance pratique de cette question est facilement compréhensible, car si elle est résolue par l'affirmative, le traitement prophylactique de l'expulsion prématurée doit être tenté, sinon il devient inutile, parfois même nuisible.

La persistance de l'hémorrhagie et des contractions douloureuses, malgré la thérapeutique instituée, sera d'un fâcheux augure, de même l'expulsion de lambeaux de caduque, bien qu'avec cette dernière circonstance la grossesse continue exceptionnellement son cours normal.

Pour résoudre le point en question, on se basera surtout sur les trois éléments suivants :

La vie de l'enfant;
L'intégrité de l'œuf;
Les modifications du col.

Si l'enfant est *mort*, l'expulsion à bref délai est inévitable, et tenter de la retarder est inutile. Mais pendant les premiers temps de la grossesse, ce diagnostic est des plus difficiles, et dans la majorité des cas restera en suspens.

On sera renseigné sur l'*intégrité de l'œuf* par l'absence de tout écoulement de liquide amniotique. Cependant il peut y avoir perte de liquide analogue à celui renfermé dans l'amnios, sans rupture des membranes, quand il existe une poche amnio-choriale ou de l'hydrorrhée déciduale (voir page 500). Le diagnostic différentiel est donc impossible. — En cas de doute, se comporter comme si l'œuf était intact, c'est-à-dire les membranes non rompues (ne pas se laisser tromper par un simple écoulement d'urine).

Tant que l'œuf n'a pas franchi l'*orifice interne* (les autres conditions étant favorables), l'arrêt de l'expulsion prématurée est probable. Si l'orifice interne est franchi, avec ou sans effacement suivant l'époque de l'expulsion, les chances d'arrêt diminuent, tout en existant encore. —Alors même que l'orifice externe commence à s'ouvrir, le travail peut s'arrêter, le col se refermer, l'œuf remonter dans la cavité utérine, et la grossesse continuer son cours normal (rétrocession du travail); toutefois cette circonstance est exceptionnelle. — On voit donc qu'il est impossible de tirer des conclusions mathématiquement précises de l'état du col : *plus l'œuf est engagé dans le col, moindres sont les chances d'arrêt ; mais tant que l'orifice externe n'est pas franchi, il y a lieu de conserver quelque espoir.*

c. L'expulsion est-elle complète ou incomplète ?

Ce diagnostic est d'autant plus difficile que l'expulsion a lieu à une période moins avancée de la grossesse, aisé par conséquent avec l'accouchement prématuré, souvent ardu au contraire à la suite de l'avortement des trois premiers mois.

On se basera pour la solution de cette question sur l'examen de ce qui a été expulsé et sur celui de la femme.

Examen de ce qui a été expulsé. — Si au milieu de caillots sanguins on trouve l'embryon et ses enveloppes, l'évacuation de l'utérus ne fait pas de doute, à moins du cas exceptionnel de grossesse gémellaire.

Parfois on trouve simplement les enveloppes ovulaires ou des débris de ces enveloppes, qu'on peut confondre facilement avec des caillots fibrineux; le microscope sera d'un heureux secours en révélant, en cas de membranes, leur structure fibreuse, et la présence de villosités qui pendant les trois premiers mois, époque où le diagnostic est seul difficile, recouvrent tout le chorion. L'embryon manque ou parce qu'il fait réellement défaut (œuf clair), ou parce qu'il a été expulsé inaperçu, ou parce qu'il est encore dans l'utérus ; cette dernière circonstance est très rare. *Quand les annexes sont expulsées, on peut ordinairement conclure à la vacuité de l'utérus.*

Enfin, dans certains cas, les caillots ayant été jetés ainsi que les débris qu'ils peuvent emprisonner, on n'a aucun renseignement sur l'évacuation utérine et l'examen de la femme reste comme unique ressource de diagnostic.

Examen de la femme. — Quand l'hémorrhagie et les coliques utérines persistent sans diminuer d'intensité, il est vraisemblable que l'utérus n'est pas encore évacué.

Si l'exploration directe de l'utérus par le toucher combiné au palper révèle un organe plus petit que ne le comporte l'époque de la grossesse[1] ou si à deux examens successifs à quelques jours d'intervalle, on trouve l'utérus nettement diminué de volume, on est en droit de supposer que l'avortement a eu lieu sans qu'on puisse cependant affirmer qu'il est complet.

Enfin, quand en suivant la femme pendant un certain nombre de jours on assiste au retrait progressif de l'utérus, à la cessation de l'écoulement génital,

[1] Cause d'erreur : avortement suspendu (missed abortion).

et de tous les phénomènes sympathiques attribuables à la grossesse, puis au retour de la menstruation, on est certain que l'utérus est vide et que l'avortement a été complètement fait.

Comme on le voit, l'examen de la femme donne des renseignements bien moins précis que celui des produits évacués par les organes génitaux, mais on y aura recours faute de mieux et sans oublier qu'une observation prolongée est souvent indispensable, avant qu'on puisse se prononcer catégoriquement.

3° Cas spéciaux

Grossesse gémellaire. — Un œuf étant expulsé, l'autre peut continuer à se développer dans l'utérus, ou être chassé peu de temps après le premier.

Avortement et accouchement suspendus (Missed abortion, labour). — Difficulté de diagnostiquer la grossesse, quand l'œuf, mort peu après la conception, est retenu un long temps dans l'utérus.

Mole hydatiforme. — (Voir page 482.)

Grossesse extra-utérine. — Possibilité d'un pseudo-travail pendant lequel des débris de caduque sont expulsés de l'utérus. (Voir page 533.)

4° Diagnostic de l'âge de l'œuf

Sans s'attarder aux nombreux caractères, dont on donne le détail en médecine légale, pour reconnaître l'âge approximatif de l'œuf, je m'arrêterai simplement au diagnostic pratique, qui, pendant les trois premiers mois, se fait par le volume total de l'œuf (d'habitude expulsé en entier) et ultérieurement par la longueur du fœtus.

1er mois : volume de l'œuf	1re semaine . . .	grain de groseille	
— —	2e —	—	raisin
— —	3e —	cerise	
— —	4e —	prune	
2e — —	1re quinzaine . .	abricot	
— —	2e —	pêche	
3e — —	1re —	orange	
— —	2e —	grenade	

De 4 à 9 mois, diviser la longueur du fœtus par 5 et on a son âge approximatif. — Exemples : un fœtus de 30 centimètres est arrivé vers le milieu du 6e mois, de 40 centimètres, au milieu du 8e mois ; c'est dire que le fœtus mesure

Vers le milieu du 4e mois	20 centimètres
— 5e —	25 —
— 6e —	30 —
— 7e —	35 —
— 8e —	40 —
— 9e —	45 —
A 9 mois complets	50 —

5° Diagnostic étiologique

Pour établir ce diagnostic on parcourra successivement toutes les causes mentionnées au chapitre étiologie, en recherchant celle qui est plus particulièrement applicable au cas observé.

PRONOSTIC

Le pronostic pour la *mère* varie essentiellement avec la conduite suivie par l'accoucheur; les trois principaux dangers sont la septicémie, l'hémorrhagie et la rétention des annexes, dont le péril peut être grand en cas de thérapeutique mal conduite. — D'une façon générale, l'avortement du 4e mois (début du 2e trimestre) est considéré comme le plus dangereux, parce qu'il expose davantage à l'hémorrhagie et à la rétention.

Pour l'*enfant* le pronostic varie suivant que l'avortement peut être ou non évité. — Quant à l'accouchement prématuré l'enfant a d'autant plus de chances de survie que l'expulsion se rapproche davantage du terme normal de la grossesse.

TRAITEMENT

SOMMAIRE

1° Traitement prémonitoire.
2° Traitement prophylactique.
3° Traitement curatif.
- *a.* Avant l'expulsion.
- *b.* Après l'expulsion incomplète.
- *c.* Après l'expulsion complète.

1° Traitement prémonitoire. — Une femme a eu une série de grossesses terminées par des expulsions prématurées, elle est de nouveau enceinte, que faire pour éviter la répétition du même accident?

Avant tout traiter la cause supposée de l'expulsion prématurée (syphilis, intoxication saturnine, etc.).

En cas de mort habituelle du fœtus pendant les trois derniers mois de la grossesse (voir p. 516), provoquer l'accouchement quelques jours avant l'époque où l'enfant cesse ordinairement de vivre. Dans quelques faits de ce genre on voit également le traitement antisyphilitique réussir.

Enfin, en l'absence des différentes causes connues et nettement déterminables, il est des grossesses, dont l'interruption semble être due soit à l'*irritabilité*, soit à la *congestion* de l'utérus, ces deux états de l'organe gestateur aboutissant aux contractions exagérées du muscle utérin, et à l'expulsion prématurée de l'œuf.

L'*irritabilité* de l'utérus se reconnaîtra à la facilité avec laquelle se produiront les contractions douloureuses de l'organe, et sera combattue par le repos absolu au lit, pendant une durée variable; certaines femmes ne peuvent conduire leur grossesse à terme, qu'en restant étendues depuis la conception jusqu'à l'accouchement. — Recommander également l'emploi des opiacés et de la teinture de viburnum prunifolium, enfin l'absence de rapports sexuels et de toute excitation génésique.

La *congestion* utérine se traduit par des pesanteurs dans la région inférieure de l'abdomen, s'exagérant surtout à l'époque correspondant à la menstruation, et s'accompagnant souvent de coliques utérines, ainsi que d'hémorrhagies génitales tantôt périodiques, et survenant à l'époque des règles, tantôt irrégulières.—Traitement: repos dans la position assise et mieux horizontale; laxatifs intestinaux; si la femme est pléthorique, des saignées répétées et périodiques de 200 à 300 grammes peuvent être utiles et nécessaires.

2° Traitement prophylactique. — Il y a menace d'expulsion prématurée (coliques utérines ou hémorrhagie), quel traitement convient-il d'instituer pour prévenir l'avortement ou l'accouchement?

Nous avons déjà vu les trois contre-indications à ce traitement :

La mort de l'enfant.—En cas de doute se comporter comme s'il était vivant.

La rupture de l'œuf. — Le diagnostic est-il hésitant, agir comme si l'œuf était intact; d'ailleurs la rupture de l'œuf n'est qu'une contre-indication relative, car au 7e mois de la grossesse, par exemple, on peut avec une rupture prématurée des membranes, prolonger la grossesse de quelques semaines et donner ainsi à l'enfant beaucoup plus de chances de vie au moment de la naissance.

L'engagement trop marqué de l'œuf dans le canal cervical et surtout dans l'orifice externe. — Ne pas oublier qu'on observe parfois la rétrocession du travail, alors qu'elle semblait inespérée.

Pour l'exécution de ce traitement prophylactique on exigera le repos absolu au lit, et on administrera soit le viburnum prunifolium, soit les opiacés.

Le *viburnum prunifolium* se donne en extrait mou ou de préférence en teinture (à $\frac{1}{2}$) à la dose maximum de 100 gouttes en vingt-quatre heures, dix gouttes toutes les heures. Son action est très heureuse et efficace chez certaines femmes. Cependant les préparations opiacées, semblant agir d'une façon plus énergique et plus sûre, seront préférables dans les cas graves.

L'*opium* sera administré sous forme de laudanum (en lavement), ou de morphine (injection hypodermique). — On donnera un premier lavement de vingt gouttes de laudanum de Sydenham (après avoir préalablement débarrassé le rectum de son contenu), et un nouveau lavement de dix gouttes toutes les deux heures jusqu'à production de la sédation utérine. Dans l'état puerpéral le laudanum est très bien supporté, et on peut sans inconvénient aller jusqu'à 60 gouttes en 24 heures, quelquefois même à 80, 100 gouttes et même davantage; toutefois on surveillera l'action du médicament de manière à en cesser l'administration, s'il y avait des phénomènes d'empoisonnement (picotements de la peau, engourdissement général). — Au cas où on aura besoin d'une action rapide, on préférera une injection de un centigr. de morphine, associée ou non aux lavements de laudanum. — La constipation, amenée par les opiacés, sera combattue par des moyens appropriés.

3° Traitement curatif.

a. Avant l'expulsion.

N'intervenir qu'en cas d'accident. L'hémorrhagie est le principal et le plus fréquent; le meilleur traitement à lui opposer est le tamponnement vaginal à l'aide d'un pessaire Gariel, de bourdonnets de charpie, ou mieux de gaze iodoformée (voir p. 495). Le tampon est laissé douze heures en place, et le plus souvent au moment où on l'enlève, l'œuf est dans le vagin, s'il s'agit d'un avortement embryonnaire, ou sur le point d'être expulsé, si la grossesse est plus avancée. — En cas d'accouchement prématuré, l'hémorrhagie étant presque toujours due à un placenta prævia, voir pour le traitement page 491, où la thérapeutique de l'insertion vicieuse est exposée en détail.

Pas d'ergot de seigle.

Avoir soin pendant l'expulsion de l'œuf de ne pas chercher à entraîner la partie engagée dans le col, sans quoi on peut déchirer l'œuf et amener la rétention du fragment, qu'on n'aura pu extraire.

Pendant un accouchement prématuré, la conduite à tenir est semblable à celle indiquée pour l'accouchement à terme.

Inutile d'insister sur la nécessité de l'antisepsie vulvo-vaginale, dont la recommandation devient banale.

b. Après l'expulsion incomplète.

S'il s'agit d'un accouchement prématuré, même conduite en présence de la rétention du placenta qu'après un accouchement à terme (voir plus loin).

Mais si la grossesse est moins avancée au moment de l'expulsion prématurée et s'il y a rétention du placenta, ou, avant sa formation, des membranes ovulaires, quelle devra être la ligne de conduite?

En l'absence d'accidents (septicémie ou hémorrhagie) l'expectation avec antisepsie rigoureuse est nettement indiquée et même indiscutable, car, dans la grande majorité des cas, l'expulsion des membranes ou du placenta a lieu spontanément après quelques heures ou quelques jours.

Mais s'il survient des accidents, le danger devient pressant, et il faut intervenir sous peine de voir la femme emportée à bref délai par la septicémie ou l'hémorrhagie. — Les thérapeutes, se divisent ici en deux camps : les *évacuateurs* et les *anti-évacuateurs* de l'utérus.

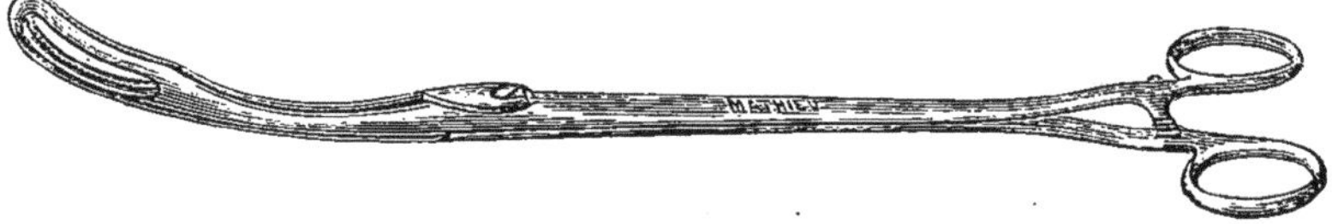

Fig. 431. — Pince placentaire.

Les *évacuateurs*, en cas d'hémorrhagie ou de septicémie, après avoir au besoin dilaté le canal cervical à l'aide de laminaire, d'éponge préparée ou d'un instrument, attirent le col à la vulve avec des pinces à griffe (voir p. 400), et enlèvent le placenta et les membranes, retenues dans l'utérus, à l'aide des doigts, ou de pinces analogues à celles représentées par la figure 431, ou de la curette, celle par exemple qui a été décrite page 399.

L'intervention est terminée à l'aide d'un grand lavage, et au besoin par un tamponnement intra-utérin avec de la gaze iodoformée.

Les *anti-évacuateurs*, effrayés d'une intervention qu'ils considèrent comme dangereuse et inutile, combattent l'hémorrhagie par le tamponnement vaginal, qui n'expose pas à l'accumulation en quantité dangereuse du sang dans l'utérus comme avec l'accouchement prématuré ou à terme, et la septicémie par des injections vaginales fréquentes, voire même par des injections intra-utérines, répétées deux ou trois fois par jour.

Ces deux méthodes ont leurs avantages et leurs inconvénients.

L'évacuation utérine, pour être complète et sans danger, demande une certaine habileté de main, et une habitude assez grande de ce genre d'opérations. — D'autre part, quand elle est pratiquée avec toutes les précautions voulues, ses dangers sont à peu près nuls, et l'utérus débarrassé, la femme se trouve placée dans de bien meilleures conditions pour guérir qu'avec la méthode adverse.

Le tamponnement vaginal, les injections vaginales et utérines, qui composent le bagage opératoire des anti-évacuateurs est sans conteste d'une application bien plus facile, à la portée de tous les médecins et de la plupart des sages-femmes, mais malgré les bons résultats que donnent ces moyens doux dans un certain nombre de cas, ils offrent moins de sécurité pour la guérison. Avec l'emploi du tamponnement vaginal, l'hémorrhagie peut persister à un degré suffisant pour inspirer de sérieuses inquiétudes, et quand une femme est atteinte de septicémie avec des débris placentaires putréfiés dans l'utérus, on ne peut contester que leur ablation soit plus sûre que toutes les injections intra-utérines, ne produisant qu'un nettoyage relatif.

De telle sorte, que sans trancher complètement le différend entre les deux camps, je conseillerai à tout médecin, qui est habitué aux interventions intra-utérines, d'évacuer l'utérus, et à celui au contraire qu'un manque d'éducation chirurgicale doit rendre à juste titre timide, d'avoir recours aux moyens doux, qui, s'ils n'amènent pas toujours la guérison, au moins n'exposent pas l'existence de la malade.

c. Après l'expulsion complète.

Quand l'utérus est complètement évacué, la régression se fait normalement, à moins de complications analogues à celles, qui surviennent dans les suites de couches ordinaires et qui seront combattues par des moyens identiques. — La femme devra garder le lit pendant le même temps qu'après un accouchement à terme.

APHORISME. — *Dans tout avortement, ne jamais arracher la portion d'œuf engagée dans le col utérin, à moins qu'on ne veuille ensuite procéder à l'évacuation complète de l'utérus. En arrachant cette avant-garde, on s'expose à tous les ennuis et tous les dangers de la rétention.*

XIV

ACCIDENTS DE L'ACCOUCHEMENT

SOMMAIRE

1° Ruptures et déchirures du périnée, du vagin et de l'utérus.
2° Hémorrhagies.
3° Procidence des membres et du cordon.
4° Emphysème sous-cutané et fractures.

1° RUPTURES ET DÉCHIRURES DU PÉRINÉE, DU VAGIN ET DE L'UTÉRUS

SOMMAIRE

a. Ruptures et déchirures du périnée et du vagin.
b. Ruptures et déchirures de l'utérus.
Anatomie pathologique.
Etiologie et pathogénie.
Symptomatologie.
Diagnostic.
Pronostic.
Traitement.

Le terme *rupture*, à peu près synonyme de *déchirure*, indique cependant une lésion plus grave, plus importante. — *Déchirure* convient plus particulièrement aux solutions de continuité, qui, partant du bord libre de l'organe, ne dépassent pas l'insertion vaginale; et *rupture*, à celles qui intéressent la portion sus-vaginale de l'utérus. — Toutefois la distinction entre ces deux termes n'est pas assez tranchée, pour nécessiter une description séparée.

a. Ruptures et déchirures du périnée et du vagin.

Les ruptures et déchirures de la partie inférieure du vagin se confondent avec celles du périnée et de la vulve; elles ont déjà été étudiées p. 225, il est donc inutile d'en reparler ici; il n'en est pas de même de celles de la partie supérieure du vagin.

Les solutions de continuité du fond du vagin sont : — tantôt *incomplètes* (déchirures), — tantôt *complètes* et pénétrant soit dans le péritoine, soit dans le tissu cellulaire des ligaments larges (ruptures), — tantôt *compliquées*, c'est-à-dire intéressant un organe voisin, le rectum, la vessie, l'utérus (ruptures compliquées.

Au point de vue *étiologique*, on les divise en deux catégories : *spontanées*, c'est-à-dire produites par le passage d'un fœtus trop volumineux, qui n'arrive au dehors que grâce à une véritable effraction des organes génitaux; *trauma-*

tiques[1] et résultant de l'introduction maladroite de la main ou d'instruments.

Après l'accouchement, on sera mis sur la voie de ces plaies de gravité variable, par les hémorrhagies, dont elles sont souvent la source, et pendant les suites de couches, par les complications qu'elles amènent (péritonite, phlegmon des ligaments larges, fistules). — Un examen attentif avec le doigt ou le spéculum permet alors de les reconnaître. Toutefois, si aucun symptôme alarmant ne sollicite cet examen, elles peuvent passer inaperçues et guérir spontanément.

Le *pronostic* des déchirures est relativement bénin, celui des ruptures graves, surtout quand elles sont compliquées.

Le *traitement* se bornera pour les déchirures à une antisepsie vaginale rigoureuse; au cas seulement où il existerait une hémorrhagie grave, on aurait recours au tamponnement vaginal complété par l'intra-utérin (pour éviter l'hémorrhagie interne), ou si la plaie est facilement accessible aux sutures destinées à en affronter les bords. Quand il existe une rupture, il est nécessaire de fermer la solution de continuité à l'aide de sutures qu'on pratiquera par le vagin, ou très exceptionnellement par la voie abdominale (laparotomie).

b. Déchirures et ruptures de l'utérus.

Anatomie pathologique.

Les solutions de continuité de l'utérus doivent être considérées, quant à leur *siège*, leur *degré*, leur *étendue*, leur *fréquence :*

Siège : *intra-vaginales* et désignées en pareil cas de préférence sous le nom de déchirures. — Cette variété a été étudiée page 220, il n'en sera pas question ici.

Sus-vaginales, c'est-à-dire intéressant une région quelconque du corps, de l'isthme, ou du col de l'utérus, au-dessous de l'insertion vaginale.

Degré : 1° *Incomplètes. Péritoine intact.* — Tantôt *intra-musculaires*, simple éraillure n'atteignant que la partie interne de la paroi musculaire, sans arriver jusqu'au péritoine, sorte de sillon creusé sur la face muqueuse de l'utérus.

Tantôt *sus-musculaires*, véritable boutonnière, qui comprend toute l'épaisseur de la paroi musculaire, tout en respectant l'intégrité péritonéale. — Un territoire, autre que celui correspondant au péritoine, peut être atteint; c'est ainsi que la solution de continuité est susceptible de se faire, soit au niveau des *ligaments larges*, soit au niveau de la *vessie ;* le résultat est le même quant au péritoine, qui reste intact.

2° *Complètes. Péritoine ouvert.* — Il y a rupture de l'utérus et du péritoine qui le recouvre, de telle sorte que la cavité utérine communique directement

[1] Je conserve ici, comme pour les ruptures de l'utérus, la division classique en ruptures spontanées et traumatiques, bien qu'en réalité elles soient toutes traumatiques. — Mais, dans le premier cas, c'est un traumatisme provenant de la femme elle-même, dont le fœtus est encore une dépendance (auto-traumatisme); dans le second cas, au contraire, provenant de l'extérieur (hétéro-traumatisme).

avec la péritonéale; l'intestin peut faire hernie à travers cette ouverture, arriver dans le vagin, et même au dehors par l'orifice vulvaire.

3° *Compliquées. Blessure d'un organe voisin.*— La rupture, en s'étendant, atteint un organe voisin, soit la vessie, l'uretère, l'intestin.

Étendue. — L'étendue de la rupture varie avec les cas et avec la cause qui l'a produite. Un craniotome par exemple, qui accidentellement viendra perforer la paroi utérine, ne donnera qu'un petit orifice; quand au contraire l'utérus est déchiré spontanément et que le fœtus a passé dans la cavité péritonéale, il y aura des délabrements considérables.

Fréquence, $\frac{1}{1000}$ accouchements environ.

Étiologie et pathogénie.

Ruptures traumatiques ou spontanées.

a. Traumatiques. — Le traumatisme peut être *abdominal* ou *intra-utérin :*

Abdominal : résultant de l'action d'un instrument ou projectile, qui atteint l'utérus, après avoir traversé la paroi abdominale.

Intra-utérin : manuel ou *instrumental.*— La main, introduite avec violence pour faire la version, alors que la poche des eaux, étant ouverte depuis longtemps, l'utérus est fortement rétracté, peut amener une rupture de l'organe gestateur. Même résultat si on veut avec une rétraction aussi marquée, faire évoluer le fœtus pour modifier la présentation (version).

Tout instrument mousse (forceps), piquant ou tranchant (craniotome), mal dirigé dans l'intérieur des organes génitaux, traversera avec facilité la paroi utérine, et arrivera jusque dans le péritoine, produisant ainsi une rupture complète.

b. Spontanées. — Au siècle dernier on croyait avec Levret que le fœtus était l'unique agent de la rupture utérine, qu'il brisait son enveloppe de même que le poulet sa coquille avant de naître. D'après cette explication avec un fœtus mort l'utérus ne devrait jamais se rompre, les exemples du contraire sont fréquents.

Baudelocque a montré que cette rupture résultait de la lutte entre l'utérus et le fœtus, théorie confirmée et éclairée depuis par de nombreux travaux. — Dans ce combat entre l'utérus et le fœtus, si l'utérus est vainqueur, le fœtus est expulsé, l'accouchement a lieu, le calme ne tarde pas à se rétablir. — Mais si l'utérus ne peut venir à bout de son adversaire, dont la sortie est impossible, que va-t-il se passer ?

Ou l'utérus épuisé va tomber en *inertie*, et le travail rester en suspens jusqu'à la reprise des contractions ou jusqu'à l'intervention de l'accoucheur.

Ou l'utérus dans un effort immodéré se rompra, blessé dans ce duel où il reste maître d'habitude.

Nous avons à étudier successivement :

1° *Les causes de cette lutte exagérée;*

2° *Les causes particulières de la rupture.*

1° *Causes de la lutte exagérée.* — Ce sont toutes les causes de dystocie, susceptibles d'entraver l'accouchement. Je rappelle ici les principales :

a. Causes périutérines :

Pelviviciations.

Tumeurs périutérines. Kystes de l'ovaire.

b. Causes utérines.

Obliquité de l'utérus et déviation de l'orifice externe.

Rigidité du col. Oblitération.

Tumeurs utérines, fibromes.

c. Causes intra-utérines.

Volume exagéré du fœtus.

Gémellité.

Vice de conformation du fœtus. Hydrocéphalie, monstruosité.

Présentation vicieuse.

Position vicieuse, enclavement de la tête fœtale.

2° *Causes particulières de la rupture*

a. Causes périutérines :

Saillie exagérée du promontoire, sur laquelle l'utérus vient s'amincir et s'exposer à la rupture.

Symphyse pubienne. — Le col est pincé entre la tête fœtale et le pubis ; la lèvre antérieure s'œdématie. Le corps attire à lui le col, qui ne peut plus remonter à cause de son gonflement ; une rupture s'ensuit.

Saillie osseuse pelvienne, comme on en rencontre sur certains bassins rachitiques et qui est susceptible, par son acuité, de blesser l'utérus.

Atrésie vulvaire, empêchant la sortie du fœtus.

b. Causes utérines.

1° *Utérus pathologique.*

Amincissement général de la paroi utérine, sous l'influence de la gémellité ou de l'hydramnios.

Dégénérescence graisseuse ou scléreuse d'une région de la paroi utérine.

Ramollissement de la paroi utérine. Suppuration, gangrène survenant alors que la septicémie se déclare avant l'accouchement.

Malformation utérine, la bifidité, par exemple, prédispose à la rupture.

Cicatrices utérines anciennes, résultant d'une plaie antérieure, d'une opération césarienne, constituent un *locus minoris resistentiæ.*

2° *Utérus rendu pathologique.*

Par l'usage de l'*ergot de seigle*, qui amène une véritable tétanisation de l'utérus, favorisant la rupture en cas de *manœuvres intempestives ;* introduction répétée de la main dans l'utérus, manœuvres du petit travail (voir p. 292).

3° *Utérus normal.*

L'utérus est normal, mais quand un obstacle s'oppose à la sortie du fœtus, le corps en se contractant amène un *amincissement progressif du segment cervico-utérin*, c'est-à-dire du segment, qui s'étend du cercle utérin à l'orifice externe. Le résultat en est l'éclatement de cette région inférieure de l'utérus, dont la plaie se propage ensuite vers la partie supérieure[1]. (Voir fig. 371, p. 473.)

c. Causes intra-utérines.

La *saillie d'un petit membre fœtal*, pied, coude, genou, appuyant longtemps sur la même région d'un utérus rétracté, en amène l'amincissement et la rupture, de même que le vêtement usé se troue plus volontiers au niveau des parties saillantes du corps (coude, genou).

La présence d'une *esquille osseuse*, à la suite de l'embryotomie peut également amener ou favoriser la rupture de l'utérus.

Suivant ces différentes causes, l'aspect, le siège et la forme de la rupture seront très variables. — Dans les cas de rupture spontanée, survenant par distension exagérée du segment cervico-utérin, il se produit, en général, un premier trait de déchirure transversal au niveau de ce même segment, puis un autre qui part verticalement vers la partie moyenne du précédent pour se diriger vers le fond de l'utérus, de telle sorte que l'ensemble de la déchirure rappelle assez exactement un T renversé : ⊥.

Symptomatologie.

Parmi les phénomènes précurseurs de la rupture spontanée (la plus importante et que j'aurai ici plus spécialement en vue), un seul a quelque valeur, c'est une *douleur fixe*, localisée en un point de l'utérus, celui probablement où se produira l'éclatement de l'organe.

Au milieu d'une contraction utérine, la parturiente éprouve une *douleur* suraiguë, angoissante, qui s'accompagne parfois d'une sensation de déchirure dans l'abdomen, et d'une sorte de bruit sourd, qui peut être entendu par les assistants.

Après cet événement, qui vient interrompre la monotonie du travail, la femme éprouve un moment de bien-être, un *calme trompeur*, dû à l'arrêt des contractions utérines; le travail est suspendu pendant quelque temps.

Après cette période de rémission surgissent plusieurs symptômes, dont la gravité révèle bientôt le péril de la situation. — La face se grippe et prend cet aspect particulier de souffrance, qu'on observe dans les affections péritonéales (facies péritonéal). La respiration se fait mal, il y a une dyspnée et une angoisse croissantes. Le ventre se ballonne, parfois une hémorrhagie d'abondance variable se fait par la vulve, accompagnant celle qui a lieu dans l'intérieur de l'utérus et de la cavité péritonéale. La peau se couvre d'une sueur froide, le pouls devient petit, filiforme; la femme éprouve des éblouissements, des tintements d'oreille.

Les renseignements fournis par l'*examen direct* varieront suivant que le fœtus est resté dans la cavité utérine, qu'il est passé dans l'abdomen à travers la rupture, ou sorti par les voies naturelles (accouchement terminé).

a. Le fœtus est dans l'utérus.

Inspection. — Aucun signe spécial.

[1] Consulter Démelin. *Du segment inférieur de l'utérus.* Thèse Paris, 1888.

Palpation. — Vive douleur, quand on presse au niveau de la rupture. Sensation de *fluctuation*, due à la présence du sang dans la cavité péritonéale et parfois de *crépitation emphysémateuse*, produite par la pénétration de l'air dans le tissu cellulaire hypogastrique.

Auscultation. — Ordinairement les bruits du cœur fœtal ne tardent pas à disparaître car la rupture utérine entraîne le plus souvent à bref délai la mort de l'enfant.

Toucher. — Modifications à peu près nulles, sauf un retrait plus ou moins marqué de la partie fœtale, qui se présente.

b. Le fœtus est dans l'abdomen.

Il peut y être passé *partiellement* (fœtus en bouton de chemise) ou *totalement.*

Inspection. — Parfois existence de deux tumeurs distinctes, une formée par l'utérus, l'autre par le fœtus.

Palpation. — Quand le fœtus a complètement passé dans la cavité péritonéale, on sent d'habitude nettement les deux tumeurs constituées, l'une par le fœtus avec tous ses détails, l'autre par l'utérus. La séparation est moins complète dans le cas de fœtus en bouton de chemise.

Auscultation. — Silence fœtal.

Toucher. — Le doigt ne sent aucune partie fœtale dans l'orifice utérin plus ou moins refermé.

c. Le fœtus est au dehors.

Le *toucher intra-utérin* peut seul fournir quelque renseignement précis. D'ailleurs, le plus souvent, la délivrance n'ayant pas lieu spontanément, on est obligé de l'accomplir artificiellement, de telle sorte que cette nécessité thérapeutique conduit au diagnostic, que parfois on ne soupçonne pas.

Marche et terminaison. — La rupture de l'utérus, survenant, pendant le travail, empêche le plus souvent l'accouchement spontané, la contraction utérine cessant. — Les cas où le fœtus a été expulsé spontanément ne s'expliquent que par l'existence d'une rupture partielle, ou parce que la même contraction qui a amené la sortie du fœtus a également produit la rupture.

Une femme non accouchée ou non délivrée (le même obstacle existant à la délivrance qu'à l'accouchement) mourra donc dans un bref délai, par hémorrhagie et épuisement, alors qu'aucune thérapeutique n'aura été dirigée contre l'accident survenu.

Quand un traitement convenable a été institué, la femme reste exposée à succomber après quelques heures sous l'influence du choc ou de l'hémorrhagie, ou au bout de quelques jours par suite de complications inflammatoires et septicémiques, dont la zone génitale devient le point de départ.

La guérison a lieu, tantôt par simple cicatrisation sans accidents sérieux, tantôt après des complications inflammatoires d'intensité variable.

Cas spéciaux et complications. — Aucun accident sérieux ne survenant pendant l'accouchement, les complications seules, qui se produisent ensuite, mettent sur la voie du diagnostic; il est même possible que certaines ruptures peu importantes passent inaperçues, la cicatrisation ayant lieu spontanément et silencieusement (formes latentes).

La règle est la cessation des contractions utérines de suite, après la production de la rupture. Cependant les contractions persistent quelquefois égales ou affaiblies, permettant ainsi l'accouchement et la délivrance spontanés, alors que le fœtus n'a pas été expulsé dans l'abdomen.

Je rappelle les complications de ruptures de la vessie ou de l'intestin déjà signalées ; la conséquence en est le passage de l'urine ou des matières fécales dans le vagin.

A travers l'ouverture utérine, il peut y avoir hernie de l'épiploon et aussi de l'intestin [1] et pincement de ces organes herniés.

DIAGNOSTIC.

a. Diagnostic de la rupture.

1° *Avant la sortie de l'enfant.* — Les différents symptômes, dont il a été précédemment question, faisant supposer la possibilité d'une rupture utérine, on arrivera au diagnostic par l'examen direct. — Quand le fœtus a passé dans la cavité péritonéale, le palper suffira pour reconnaître l'accident. — Au cas où le fœtus est resté dans l'utérus, ce n'est que par l'introduction de la main pour terminer l'accouchement ou après l'extraction du fœtus, qu'on posera un diagnostic certain.

2° *Avant la délivrance.* — Si la délivrance est facile, la rupture peut passer inaperçue, à moins que l'existence d'une hémorrhagie grave ne nécessite l'introduction de la main dans l'utérus.

Dans le cas de difficultés, les manœuvres opérées, en vue de la délivrance artificielle, éclairent le diagnostic, en conduisant pour ainsi dire le doigt sur la lésion.

3° *Après la délivrance.* — Certaines ruptures se produisent avant l'accouchement et peuvent passer inaperçues jusqu'après la délivrance, jusque pendant les suites des couches, peut-être même rester complètement ignorées.

Ces ruptures insidieuses seront révélées par un accident : hémorrhagie après la délivrance, périmétrite pendant les suites de couches. — L'introduction de la main lèvera les doutes dans le premier cas, mais dans le second le diagnostic sera très difficile et souvent l'autopsie seule certifiera l'accident soupçonné.

b. Diagnostic de la variété.

La rupture est-elle complète ou incomplète. — Le passage du fœtus dans l'abdomen indique une rupture complète ; en dehors de ce cas l'introduction de la main dans l'utérus sera nécessaire pour établir ce diagnostic.

Le siège et l'étendue de la rupture seront également constatés par l'exploration directe intra-utérine.

Les ruptures de la vessie et de l'intestin seront révélées par l'écoulement

[1] Une anse intestinale peut faire hernie à la vulve, témoin le cas ou un médecin prit cette anse pour le cordon ombilical et la sectionna !

du contenu de ces réservoirs ; on pourra recourir à l'examen direct, en faisant usage d'une sonde exploratrice.

PRONOSTIC.

On sauve à peine 10 p. 100 des enfants.

Le pronostic, quoique moins grave pour la mère, est loin d'être rassurant, car même avec les progrès de l'antisepsie et de la chirurgie abdominale, on sauve à peine la moitié des mères, quand il s'agit d'une rupture complète.

TRAITEMENT.

Préventif. — En cas d'obstacle à l'accouchement, intervenir à temps pour éviter la rupture, qui pourrait résulter de contractions utérines prolongées et énergiques.

Curatif.

a. Avant l'accouchement.

1° *Fœtus dans la cavité abdominale.* — En pareil cas, que le passage du fœtus soit complet ou incomplet, on aura recours, avec toutes les précautions antiseptiques connues, à la *laparatomie*, afin d'extraire l'enfant.

2° *Le fœtus est dans l'utérus.* — On préfère l'extraction par les voies naturelles, avec la main ou le forceps, d'autant plus qu'à moins d'exploration intra-utérine le diagnostic de rupture complète (avec péritoine intéressé) n'est pas toujours certain, et faire la laparatomie avec une rupture incomplète, serait non seulement inutile mais dangereux ; cette intervention ne serait justifiée que dans le cas, où il existerait un obstacle insurmontable sur le trajet des voies génitales.

b. Avant la délivrance.

La délivrance sera opérée par la voie abdominale ou vaginale, suivant que la laparatomie aura été faite ou non.

c. Après la délivrance. Soins consécutifs.

Quand il y'a eu laparatomie, après nettoyage complet des cavités péritonéales et utérines, on suture avec de la soie la plaie utérine, en se rapprochant autant que possible du procédé indiqué plus loin pour l'opération césarienne ; on referme la plaie abdominale comme après toute laparatomie. — Traitement général tonique, et une antisepsie vaginale rigoureuse (deux injections quotidiennes suffisent). — En cas de réaction inflammatoire, glace sur le ventre,... traitement habituel de la péritonite.

Quand l'enfant a été extrait par les voies naturelles, même avec une rupture complète, vérifiée par l'introduction de la main dans l'utérus, il vaut mieux ne pas pratiquer la laparatomie pour suturer la plaie, car le risque que fait courir cette opération ne semble pas compenser les avantages, que peuvent donner les sutures utérines; ces sutures ne sont pas indispensables à la guérison. — Aussi en pareil cas est-il préférable de faire par les voies génitales et à travers la plaie utérine, un lavage du péritoine aussi complet que possible, continuer ce lavage en allant des parties profondes vers les superficielles : utérus, vagin, vulve, et se contenter ensuite de surveiller simplement la femme, en se comportant comme dans le cas précédent.

Cependant après l'extraction du fœtus par les voies naturelles, on serait autorisé à faire la laparatomie, s'il existait une hémorrhagie grave que des sutures seules de l'utérus pourraient arrèter, ou si la blessure d'un organe voisin de l'utérus (vessie, rectum) rendait indispensable une opération plastique.

Dans la description, qui précède, il n'a été question que des ruptures utérines, qui surviennent pendant l'accouchement. —Exceptionnellement le même accident peut survenir durant la grossesse ou le postpartum.

Pendant la *grossesse*, la rupture résultera presque toujours d'un traumatisme, agissant à travers la paroi abdominale, ou à l'intérieur de l'utérus; on a cependant noté quelques cas où l'utérus aurait pu se rompre spontanément par un mécanisme encore vague, sans doute par suite de quelque vice de conformation de l'organe gestateur. Je ne m'arrêterai pas à la description de cette rareté pathologique, dont le traitement diffère peu de celui exposé pour la rupture accompagnant l'accouchement.

Egalement rares sont les ruptures du *postpartum* (en dehors des ruptures de l'accouchement ne se révélant qu'après un certain temps); elles résultent de l'introduction d'instruments divers dans la cavité utérine dans un but d'exploration et de traitement. Leur thérapeutique n'est autre que celle des accidents, auxquels elles peuvent donner naissance (métrite, pelvi-péritonite, péritonite).

2° HÉMORRHAGIES

SOMMAIRE

a. Hémorrhagies vulvaires. — *b.* Hémorrhagies vaginales. — *c.* Hémorrhagies cervico-utérines. — *d.* Hémorrhagies somato-utérines.

Les hémorrhagies génitales, susceptibles de se produire pendant l'accouchement, peuvent provenir de la *vulve*, du *vagin*, du *col* et du *corps* de l'utérus.

Elles sont *traumatiques* ou *spontanées*.

a. Hémorrhagies vulvaires.

CAUSES *traumatiques :* Tout traumatisme accidentel ou opératoire est capable d'amener une hémorrhagie d'importance variable, mais d'habitude peu abondante, à moins qu'il n'y ait ouverture d'une veine variqueuse.

CAUSES *spontanées :* Rupture d'une varice (spontanée ou traumatique) pouvant au contraire donner une grande quantité de sang.

SYMPTOMES ET DIAGNOSTIC. — Ecoulement sanguin, dont la source est accessible à la vue; s'il survient pendant la sortie du fœtus, on aperçoit sur le corps de ce dernier une traînée sanguine, couvrant la peau, et dont les limites nettes indiquent l'origine vulvaire, car si le sang avait été répandu au niveau du vagin ou du col utérin, il aurait été balayé par le frottement des parties sous-jacentes du canal génital (Budin).

Traitement. — Compression, pinces à forcipressure, sutures.

b. Hémorrhagies vaginales. — Causes analogues à celles admises pour la vulve, ces hémorrhagies sont d'ailleurs exceptionnelles avant la sortie du fœtus, et après l'accouchement, elles font partie de celles de la délivrance, qui seront étudiées ultérieurement.

c. Hémorrhagies cervico-utérines. — Au début du travail, et de préférence chez les primipares, l'ouverture du col est la source d'excoriations de la muqueuse, qui se traduisent au dehors par quelques gouttes de sang, mélangé aux glaires. — Suivant leur expression, les femmes *marquent* leur linge, et cette *marque* est pour elles, et avec raison, le signe du début du travail, quand les douleurs sont encore très vagues.

Le col de l'utérus peut encore être, pendant la dilatation et l'expulsion, la source d'hémorrhagies peu importantes, ne réclamant aucune intervention spéciale, à moins de varices ou de cancer, auquel cas on pourrait être amené à faire le tamponnement vaginal. — Mais les hémorrhagies vraiment sérieuses du col, résultent des déchirures produites par le passage du fœtus ; nous les étudierons en détail avec la délivrance.

d. Hémorrhagies somato-utérines. — Ces hémorrhagies dépendent presque constamment de l'*insertion vicieuse du placenta* et ont été étudiées p. 485. Un placenta normalement inséré peut quelquefois, par son décollement, fournir une certaine quantité de sang, qui s'écoule au dehors (hémorrhagie externe), ou qui reste emprisonné dans l'utérus (hémorrhagie interne) ; mais ces écoulements sont en général de trop faible importance pour nécessiter une thérapeutique spéciale.

Je signalerai également les hémorrhagies pouvant résulter d'un polype fibreux, et de la rupture de l'utérus.

3° PROCIDENCE DES MEMBRES ET DU CORDON

SOMMAIRE

a. Procidence du cordon. — Le cordon est dit *procident*, quand il vient s'insinuer entre la partie fœtale qui se présente et la paroi du canal génital.

Fréquence, $\frac{1}{100}$ accouchements.

PATHOGÉNIE ET ÉTIOLOGIE.

A l'état normal, la partie du fœtus qui se présente, obstruant exactement le canal génital, empêche l'écoulement du liquide amniotique et la procidence du cordon; mais, si une cause quelconque gêne cette adaptation eutocique, liquide amniotique et cordon, obéissant à la pesanteur et à la poussée de l'utérus, sont entraînés vers le vagin, et la procidence de la tige funiculaire se trouve ainsi constituée.

Les différentes causes susceptibles d'amener ce résultat, sont les suivantes :

1° ŒUF.

a. Fœtus.
- 1° Petit volume.
- 2° Présentation vicieuse, ou autre que le sommet.
- 3° Gémellité.
- 4° Procidence préalable d'un membre.

b. Annexes.
- 1° Hydramnios.
- 2° Placenta prævia.
- 3° Longueur exagérée du cordon
- 4° Nœuds du cordon (?)
- 5° Rupture prématurée des membranes.

2° MÈRE.

a. Utérus.
- 1° Absence de tonicité du segment inférieur.

b. Bassin.
- 1° Viciations pelviennes, et en général toute cause empêchant l'engagement de la partie fœtale.

3° ACCOUCHEUR.

- 1° Toute intervention mal conduite (écoulement trop brusque du liquide amniotique après la rupture artificielle de la poche des eaux, introduction de la main dans l'utérus) est susceptible d'amener la procidence du cordon.

SYMPTOMES ET DIAGNOSTIC.

Deux cas peuvent se produire, ou la poche des eaux est *intacte*, ou elle est *rompue*.

a. Poche intacte. Procidence intra-ovulaire.

Quand le col n'est pas ouvert, le cordon est difficile à sentir par le toucher, à travers la paroi utérine, cependant avec un enfant vivant(pulsations du cordon), et un segment cervico-utérin très aminci, un doigt exercé peut parfois reconnaître la présence de la tige funiculaire. — Causes d'erreur : Ne pas prendre les pulsations du pouls vaginal pour celles du cordon procident [1].

[1] Les premières sont synchrones aux pulsations maternelles, et les secondes à celles du fœtus.

A mesure que le col s'ouvre, le diagnostic devient de plus en plus aisé, car la poche des eaux n'oppose qu'un faible obstacle à l'exploration digitale.

b. Poche rompue. Procidence extra-ovulaire.

1er Degré, *intra-utérine*. L'anse du cordon ne dépasse pas l'orifice externe de l'utérus.

2e Degré, *intra-vaginale*. L'anse du cordon pend dans le vagin sans franchir l'orifice vulvaire.

3e Degré, *intra-vulvaire*. L'anse funiculaire fait saillie à la vulve, et arrive ainsi au dehors des organes génitaux.

A côté de la partie fœtale qui se présente (sommet, face, front, siège, thorax, abdomen), le doigt explorateur rencontre la tige funiculaire, qu'il reconnaît à sa forme, à sa consistance, et dans les cas où l'enfant est vivant, aux pulsations perceptibles dans son intérieur, alors qu'on peut appuyer le cordon sur un plan résistant (sommet) ou le pincer entre deux doigts.

Le *diagnostic* se fera par la constatation des signes qui précèdent ; l'exploration du cordon permettra en outre, avec l'auscultation abdominale, de reconnaître si le fœtus est vivant ou mort, en laissant constater la présence ou l'absence des battements.

PRONOSTIC.

Tout arrêt de la circulation funiculaire est une cause de mort prompte pour le fœtus, qui succombe asphyxié. Aussi la procidence, en exposant le cordon à la compression, fait-elle courir de grands dangers au fœtus, toutefois DEPAUL en admettant 75 p. 100 de mortalité pour les enfants semble avoir exagéré le péril.

Le pronostic dépend d'ailleurs :

Du degré de la procidence : plus il est prononcé, plus le fœtus est exposé ;

De la présentation, en effet, tandis qu'avec l'une quelconque des présentations de l'ovoïde céphalique (sommet, face, front) le danger est très marqué à cause de la compression efficace que la tête peut exercer grâce à sa rigidité ; au contraire avec le siège, le thorax et l'abdomen, le cordon est moins exposé à être comprimé, et la circulation funiculaire sera plus difficilement interrompue, d'où pronostic meilleur ;

De l'époque du travail : plus le travail est avancé moindre est le danger, l'intervention devenant plus facile ;

De l'état de la poche des eaux : avec une poche des eaux intacte il est rare de voir la procidence du cordon être fatale à l'enfant.

De l'intervention.

TRAITEMENT.

a. Trois modes d'intervention.

1° RÉDUCTION DU CORDON : *Par la position de la femme.* — La femme étant placée dans la position génupectorale, comme l'indique la figure 432, l'action de la pesanteur suffit quelquefois pour réduire la procidence du cordon.

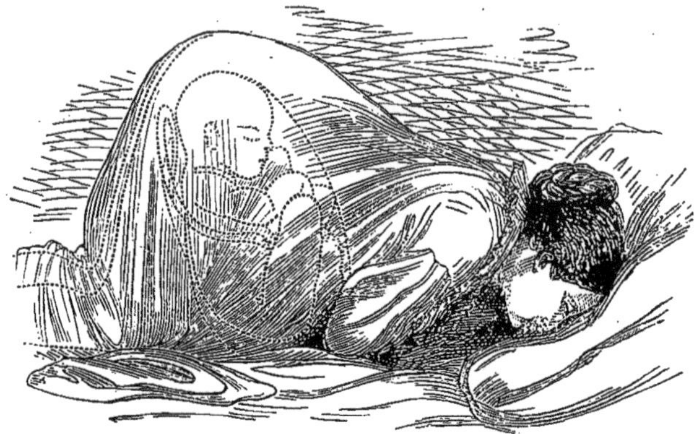

Fig. 432. — Réduction du cordon, par la position génupectorale de la femme (PLAYFAIR).

A l'aide de la main. — Le cordon étant saisi entre l'extrémité des doigts ainsi que le montre la figure 433, est refoulé dans l'utérus, et au besoin

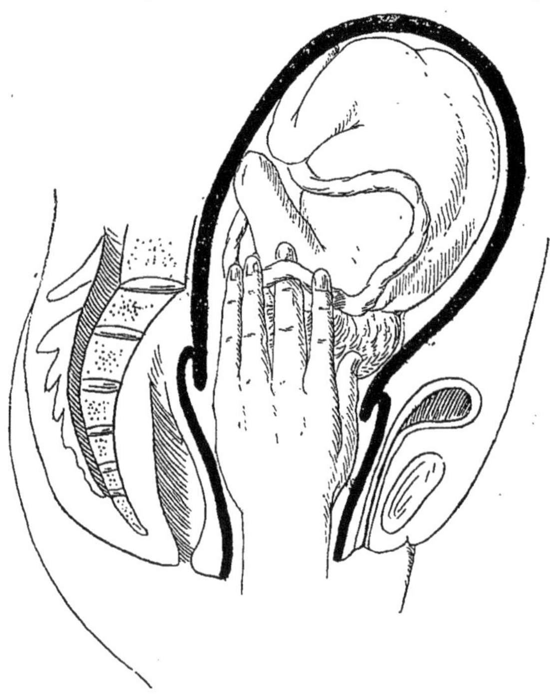

Fig. 433. — Réduction du cordon à l'aide de la main.

accroché à un petit membre, afin d'éviter une nouvelle procidence. Dans le même but, MAURICEAU appliquait une éponge dans l'espace où se faisait la chute du cordon.

A l'aide d'un instrument.

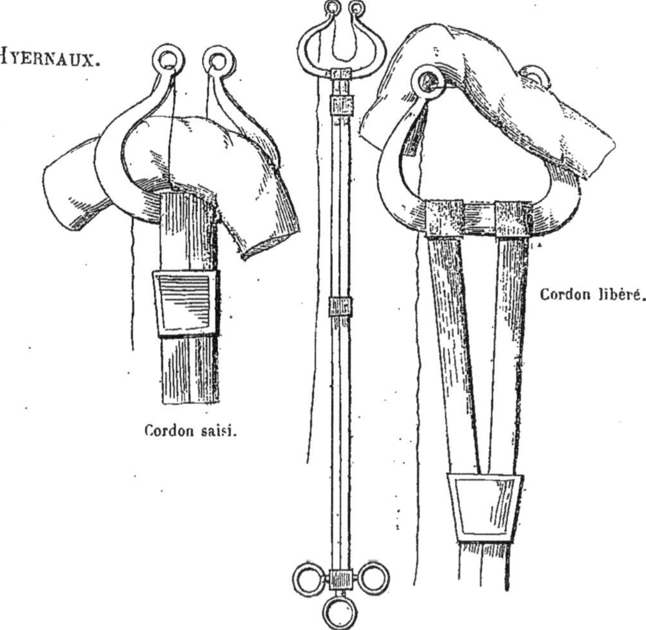

Fig. 434. — Instrument en forme de lyre pouvant saisir le cordon, et le libérer après réduction.

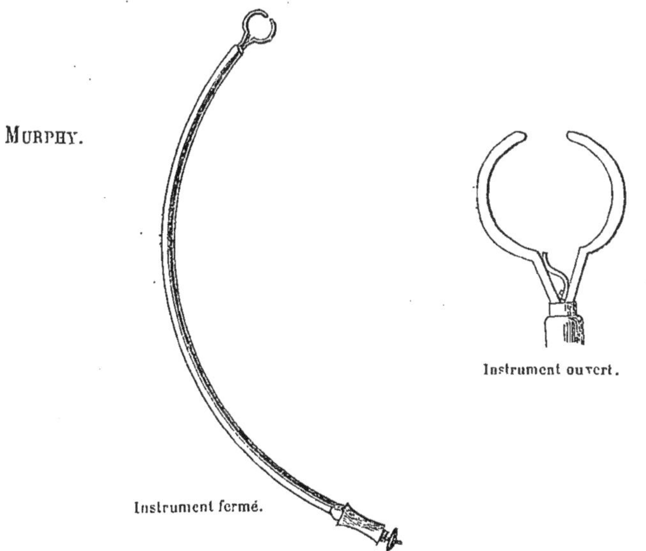

Fig. 435. — Double crochet à branches mobiles, permettant de saisir le cordon et de l'abandonner après réduction.

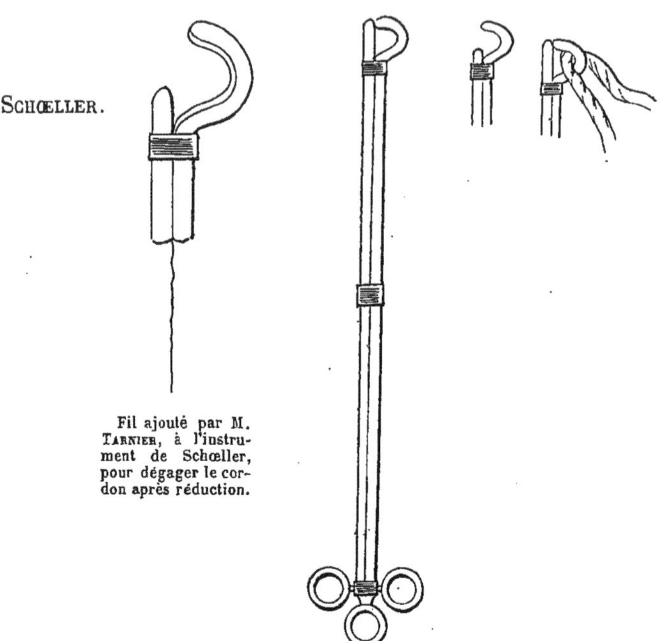

Fig. 436. — Crochet prenant en baleine, composé de deux tiges à mouvement parallèle.

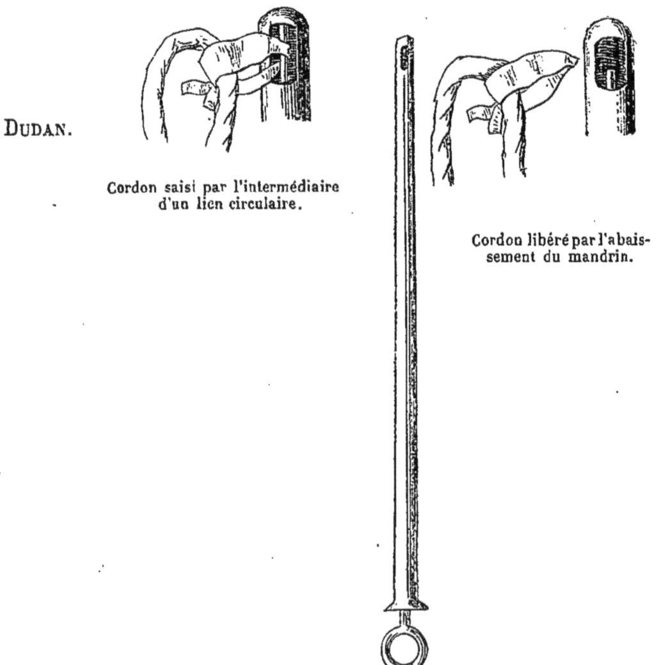

Fig. 437. — Sonde ordinaire avec un mandrin.

BURTON.

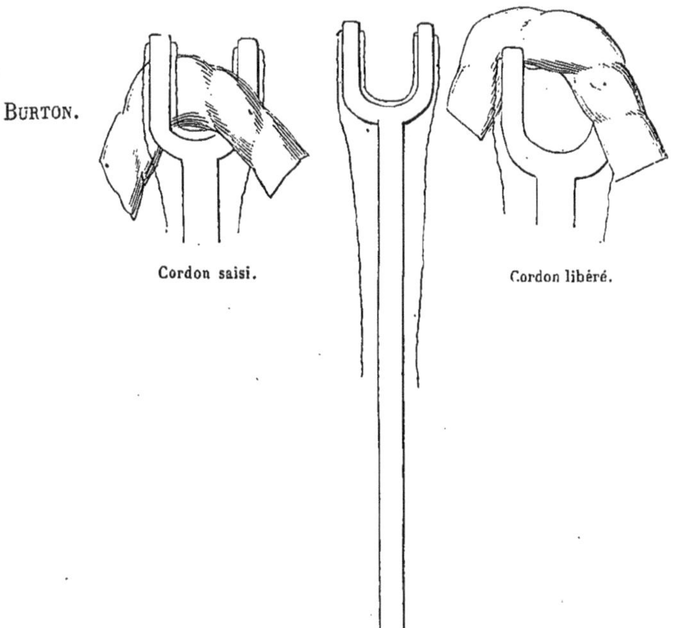

Fig. 438. — Petite fourche en métal ou en bois, qu'au besoin on peut improviser à la campagne.

AUVARD.

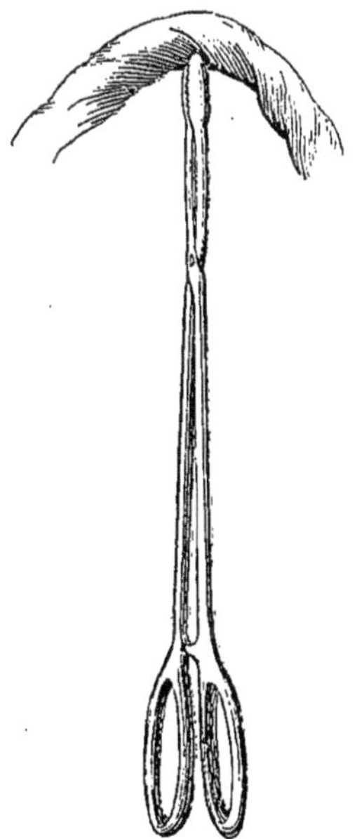

Fig. 439. — Longue pince ordinaire

Dans un cas (fig. 439), je me suis servi avec succès d'une simple pince longue, avec laquelle j'ai pu saisir le cordon et le remonter dans la cavité utérine.

2° Version podalique. — On a conseillé de recourir à la version podalique: soit par manœuvres mixtes ou externes avant la dilatation complète, espérant que l'évolution du fœtus réduirait la procidence, et dans le cas de non-réduction améliorerait le pronostic moins sérieux avec une présentation du siège qu'avec celle du sommet; — soit par manœuvres internes à la dilatation complète, pour terminer l'accouchement.

3° Forceps. — Application de cet instrument à la dilatation complète, pour extraire l'enfant, dont l'existence est mise en péril par la procidence.

b. Emploi de ces différents moyens en clinique.

Toute tentative thérapeutique n'est utile qu'avec un enfant vivant.

1° Les membranes sont intactes. — Pratiquer l'expectation simple, car toute tentative de réduction pourrait amener la rupture de la poche des eaux et par là même aggraver la situation.

2° Les membranes sont rompues.

Il existe une présentation de l'ovoïde cormique (siège, thorax, abdomen): pendant la période de dilatation, se comporter comme si la procidence n'existait pas, car en pareil cas les tentatives de réduction sont à peu près inutiles, la procidence se reproduisant de suite; d'autre part le danger causé au fœtus par la procidence est relativement faible. — A la dilatation complète, s'il s'agit d'un siège, surveiller les battements du cœur fœtal et faire l'extraction en cas de danger.

Il existe une présentation de l'ovoïde céphalique (sommet, face, front):

Si la dilatation est complète, on terminera promptement l'accouchement par la version ou le forceps.

Si la dilatation est incomplète, on tentera la réduction du cordon, soit par la position génupectorale de la femme, soit avec un des instruments précédemment décrits, celui qu'on aura à portée, de préférence avec une simple pince, ou avec la main.

Si on échoue avec ces différents moyens et si le fœtus est en danger, on pourra tenter avec ou sans chloroforme la version pelvienne par manœuvres mixtes ou externes.

Enfin, aussitôt que la dilatation sera suffisante (col complètement dilaté ou dilatable) on extraira l'enfant, ainsi qu'il a été dit plus haut.

b. Procidence des membres.

Un membre est dit procident, quand il se présente en même temps qu'une partie fœtale, dont il ne dépend pas.

Exemples. — Quand un bras se présente avec le sommet, il y a procidence (fig. 440), mais une jambe se présentant avec le siège ne constitue pas une procidence.

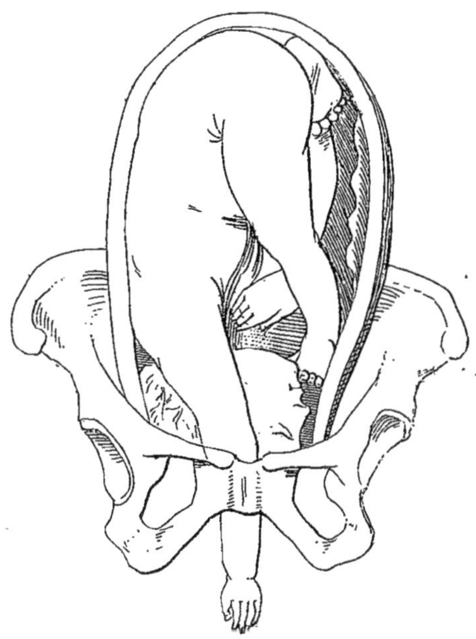

Fig. 440. — Procidence du membre supérieur gauche.

Fréquence, $\frac{1}{100}$, comme la procidence du cordon environ.

Etiologie et pathogénie. — Causes et pathogénie sont identiques à celles, qui ont été exposées pour la procidence du cordon (voir p. 592).

Symptômes et diagnostic. — Comme pour le cordon, la procidence peut être *intra* ou *extra-ovulaire*, suivant que la poche des eaux est intacte ou rompue.

Il existe trois degrés dans la procidence des membres, suivant le segment qu'on trouve placé sur le côté de la partie fœtale, qui se présente.

1er degré.	Main. (Procubitus[1].)	Pied.
2e —	Avant-bras.	Jambe.
3e —	Bras.	Cuisse.

Le troisième degré est excessivement rare et ne peut exister qu'à la suite de tractions exercées par l'accoucheur sur le membre procident.

Avec une présentation de l'ovoïde céphalique il peut y avoir procidence des membres supérieurs ou inférieurs (un, deux, trois et même exceptionnellement quatre); complication possible de la chute du cordon.

Avec une présentation de l'ovoïde cormique, s'il s'agit du *siège* il peut y avoir procidence des membres supérieurs, ou du *thorax*, procidence des membres inférieurs.

Dans les cas de grossesses multiples, les procidences sont susceptibles d'être bien plus compliquées.

[1] Procubitus, couché à côté de la partie fœtale qui se présente.

Le DIAGNOSTIC se fait par le toucher, le doigt arrivant à reconnaître le membre situé à côté de la partie fœtale qui se présente.

PRONOSTIC.

Le membre procident, venant joindre son volume à celui de la partie fœtale qui se présente, gêne l'accoucheur et nécessite parfois une intervention active. Toutefois la source de la dystocie est due, plus souvent à la cause de la procidence (pelviviciation par exemple), qu'à la procidence elle-même.

TRAITEMENT.

1° *Membranes intactes.* — Simple expectation; il arrive souvent qu'une procidence, reconnue au début de l'accouchement, a disparu spontanément à la dilatation complète.

2° *Membranes rompues.* — Quand la dilatation est suffisante pour permettre l'accès du ou des petits membres, essayer de les refouler avec l'extrémite des doigts. — Si la réduction est inpossible, attendre la dilatation complète, et si l'expulsion est entravée, avoir recours suivant les cas, soit à la version, soit au forceps. — Avec une présentation du sommet, le forceps sera glissé entre la tête et le membre procident, au cas où les doigts introduits pour guider la cuiller n'auraient pu obtenir la réduction de ce dernier; l'extraction sera opérée, comme si la procidence n'existait pas.

4° EMPHYSÈME SOUS-CUTANÉ ET FRACTURES

Sous l'influence des efforts excessifs faits par la femme pendant la période d'expulsion, on a noté comme curiosité pathologique des *fractures du sternum*, et l'*emphysème sous-cutané*, qui, ayant pour point de départ la rupture des vésicules pulmonaires, se manifeste au cou, à la face ou au thorax (tuméfaction et crépitation caractéristique). Ordinairement sans gravité, l'emphysème peut cependant causer la mort des malades.

XV

ACCIDENTS DE LA DÉLIVRANCE

SOMMAIRE

L'habitude est de diviser les accidents de la délivrance en *généraux* et *locaux*.

Les *accidents généraux*, qui peuvent également être observés à toute autre période de puerpéralité, et que je me contenterai de mentionner ici, sont :

Système nerveux. . . .	1° Coma. 2° Convulsions (Eclampsie, épilepsie, hystérie, hémorrhagie cérébrale, etc.).
Système circulatoire..	1° Asystolie.. } 2° Syncope. . } (Cardiopathie, hémorrhagie.)
Système respiratoire .	1° Asphyxie (Affections pulmonaires, cardiaques).
Etat général.	1° Fièvre (Maladies diverses, septicémie).

Indication : Terminer l'accouchement et la délivrance aussi promptement que possible.

A côté de ces accidents généraux, dont l'étude ne peut être faite ici en détails, existent les *accidents locaux ;* la connaissance de ces derniers est de première importance en obstétrique, j'en j'aborde de suite la description.

Les nombreux accidents locaux, susceptibles de survenir au moment de la délivrance, peuvent se grouper autour des deux suivants :

1° *La rétention des annexes de l'œuf.*

2° *Les hémorrhagies.*

J'étudierai donc successivement ces deux accidents, autour desquels je rangerai les divers autres, que la plupart des auteurs décrivent isolément. Un chapitre spécial sera réservé au traitement de ces complications, englobées dans une vuè d'ensemble.

J'ai pensé que cette division, quoique passible de certaines objections, était plus clinique, et c'est pour ce motif que je l'ai adoptée. Cette étude comprendra donc trois chapitres distincts :

I. Rétention des annexes de l'œuf.

II. Hémorrhagies.

III. Traitement des accidents de la délivrance.

I. — RÉTENTION DES ANNEXES DE L'ŒUF

SOMMAIRE

Divisions et définitions. — Symptômes et diagnostic. — Marche et complications. — Pronostic. — Etiologie.

Divisions, définitions.

La rétention peut être :

1° *Totale*, c'est-à-dire de toutes les annexes.

2° *Partielle :*

Soit d'une partie du placenta.

Soit des membranes, en totalité[1].

Soit d'une partie des membranes.

La rétention des annexes semble au premier abord facile à définir ; quand en effet, dix à douze heures après l'accouchement, placenta et membranes sont encore dans l'utérus, le diagnostic n'est pas malaisé à établir, mais il n'en est pas de même, lorsque après l'expulsion du fœtus, la délivrance tardant, on veut préciser le moment exact où cesse l'état physiologique pour faire place à l'état pathologique, c'est-à-dire la rétention.

Cette difficulté toutefois ne s'applique pas à la *rétention isolée des membranes*, qui existe, toutes les fois qu'après l'expulsion du placenta, partie ou totalité de leur étendue reste dans l'utérus, mais seulement à celle du placenta.

Or on peut dire qu'il y a *rétention du placenta*, toutes les fois que l'orifice interne (cercle utérin), ou un orifice accessoire accidentellement formé dans l'utérus (voir enchatonnement), est suffisamment *fermé et rigide* pour empêcher, soit le passage du placenta, soit celui de la main destinée à aller l'extraire.

C'est donc l'orifice interne (ou accessoirement un orifice accidentel, formé dans l'utérus), qui donne la mesure de la rétention placentaire :

Tant qu'il est ouvert, pas de rétention.

Quand il est fermé, la rétention existe.

Mais à quel degré faut-il que cet orifice soit fermé pour amener la ré-

[1] On n'observe pas de rétention totale du placenta avec expulsion des membranes.

tention?— Une réponse mathématique est ici impossible à faire. Il faut que l'orifice soit revenu sur lui-même à un degré suffisant pour mettre obstacle au passage du placenta ou de la main de l'accoucheur ; c'est par conséquent le placenta ou mieux la main (car elle nécessite une ouverture plus grande), qui cons-

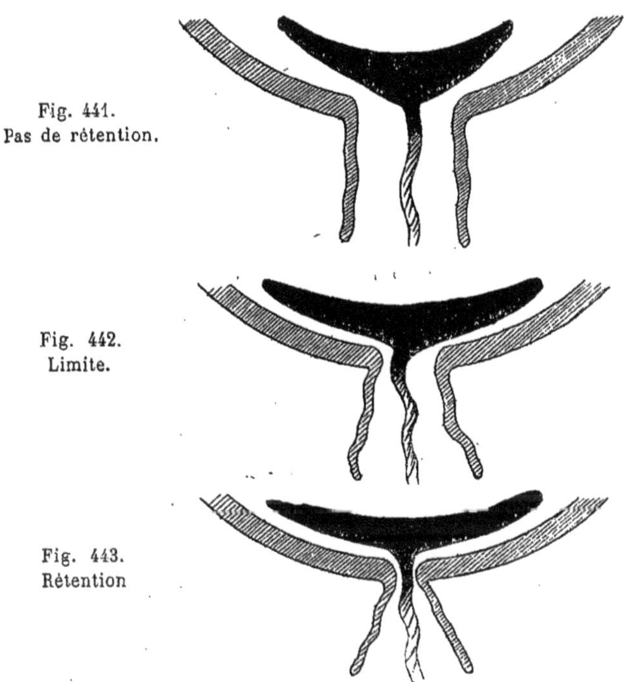

Fig. 441. Pas de rétention.

Fig. 442. Limite.

Fig. 443. Rétention

titue la mesure, le critérium. — Je reconnais que cette donnée manque de précision, qu'elle peut varier avec l'accoucheur, qu'elle est parfois difficilement appréciable, mais il faut s'en contenter faute de meilleure.

Symptômes et diagnostic.

1° *Rétention totale des annexes.* — On reconnaîtra et diagnostiquera cette rétention totale, quand, en pratiquant le toucher un certain temps après l'accouchement, on trouvera l'orifice interne, ou cercle utérin, dans lequel passe le cordon (à moins qu'il n'ait été rompu et arraché), suffisamment *fermé et rigide* pour empêcher le passage du placenta et de la main s'il était nécessaire de l'introduire. — *Fermé et rigide* sont les deux conditions indispensables de la rétention, car avec un orifice fermé mais souple, la rétention n'existe pas, l'ouverture étant possible sans difficulté sous l'influence d'une dilatation mécanique (placenta attiré, ou main introduite).

2° *Rétention partielle des annexes.* — Le diagnostic se fera par l'examen des annexes et par celui de la femme.

a. *Rétention du placenta.*— La rétention totale du placenta ne s'observant pas sans rétention simultanée des membranes, il n'y a lieu d'envisager ici que la rétention partielle du placenta, soit d'un cotylédon détaché de la masse totale, soit d'un cotylédon accessoire (voir page 41).

On s'apercevra à l'*examen des annexes* qu'une partie de la substance placentaire fait défaut, quand, sur la face utérine du placenta, on verra une région déprimée, déchiquetée, une sorte de godet inégal analogue à celui qu'on produirait en saisissant un fragment de l'organe entre les doigts et en l'arrachant; toutefois, sur les placentas qui ont été déchiquetés, maltraités pendant l'extraction, le diagnostic est souvent difficile à poser nettement. La rétention d'un cotylédon accessoire se reconnaîtrait à l'existence de deux vaisseaux, cheminant dans la même direction sur les membranes, et brusquement interrompus au niveau de la déchirure des enveloppes ovulaires. En cas de doute, l'*introduction de la main dans l'utérus*, et l'exploration de toute la surface interne de cette cavité, permettrait de découvrir et aussi de cueillir le cotylédon retenu, qui est en général adhérent.

b. *Rétention des membranes*. — La rétention isolée de membranes est facile à discerner par l'examen des annexes expulsées, lorsqu'elle est complète (placenta découronné) ou étendue, mais dans le cas où elle est peu importante, si par exemple un simple fragment des enveloppes est resté dans l'utérus, le diagnostic sera parfois hésitant; on supposera cette rétention, quand en essayant de reconstituer les membranes dans la position qu'elles devaient occuper dans l'utérus, on ne peut y arriver complètement. Il sera au contraire plus facile de reconnaître, quand un lambeau de la caduque ou de chorion font défaut, laissant à nu et isolée la membrane qu'il recouvrait. — *A l'examen de la femme*, on cherchera par le toucher, soit dans le vagin, soit dans le col, ou au niveau du cercle utérin, un lambeau membraneux flottant, dont la présence ne laissera aucun doute sur le diagnostic, mais la rétention peut exister sans que les enveloppes soient accessibles, alors, par exemple, qu'elles sont complètement enfermées dans l'utérus.

Marche et complications.

La rétention des membranes n'amène aucun accident immédiat, mais peut être, pendant les suites de couches, cause d'hémorrhagies, de septicémie ou de tranchées utérines.

La rétention partielle ou totale du placenta devient parfois la source des mêmes accidents, mais à un degré de fréquence et de gravité beaucoup plus grand. — En l'absence de complications, cette rétention est susceptible de durer un temps variable, plusieurs heures, plusieurs jours; le placenta est alors expulsé à la suite d'un nouveau travail, soit en bloc, soit par fragments successifs.

Pronostic.

Le pronostic de la rétention isolée des membranes est en général bénin à la condition qu'une antisepsie rigoureuse soit observée pendant les suites de couches; l'expulsion spontanée est la règle. — Celui de la rétention placentaire est plus sérieux, car la femme est exposée à la septicémie et parfois à des hémorrhagies graves. Aussi, verrons-nous à propos de la thérapeutique, qu'il est nécessaire d'intervenir dans la rétention du placenta, alors que l'expectation est la meilleure méthode pour celle des membranes.

Etiologie.

SOMMAIRE

1° *Causes maternelles.*

- *a.* Utérus
  - 1. Inertie utérine.
  - 2. Spasme utérin.
  - 3. Rupture.
  - 4. Malformations.
  - 5. Tumeurs.
- *b.* Vulve, vagin
  - 6. Tumeurs.

2° *Causes annexielles.*

- *a.* Placenta
  - 7. Excès de volume.
  - 8. Adhérences.
  - 9. Placentas accessoires.
  - 10. Placentas gémellaires.
- *b.* Membranes
  - 11. Adhérences.
  - 12. Caillots.
  - 13. Tractions intempestives.
- *c.* Cordon
  - 14. Gracilité.
  - 15. Insertion vicieuse.
  - 16. Brièveté.
  - 17. Accouchement debout.
  - 18. Tractions intempestives.

1° Inertie utérine.

L'inertie de l'utérus, consécutive à l'accouchement, empêche le décollement du placenta, et fait qu'il n'est pas expulsé. — L'inertie utérine est surtout une cause d'hémorrhagie dangereuse et sera étudiée plus longuement avec cet accident.

2° Spasme utérin.

C'est à tort qu'on a admis le spasme de l'orifice externe, celui de l'orifice interne (cercle utérin) ou d'un orifice de nouvelle formation, placé au-dessus du précédent, sont seuls prouvés.

A. Spasme de l'orifice interne. — **Emprisonnement.** — Hour-glass.

Quand le placenta est complètement au-dessus de l'orifice interne on dit qu'il y a *enkystement*, quand il est plus ou moins engagé dans cet orifice, *encadrement*.

1° L'*enkystement* peut exister,

Soit avec un spasme total du corps de l'utérus (fig. 444);

Soit avec un spasme de l'orifice interne seul (fig. 445);
Soit avec un spasme irrégulier du corps utérin (fig. 446).

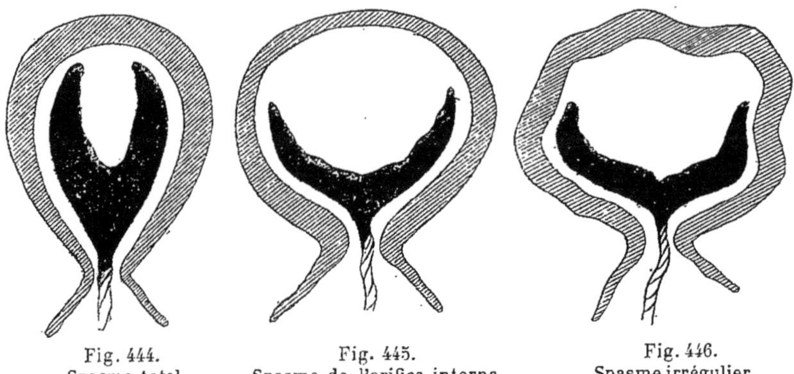

Fig. 444. Spasme total. Fig. 445. Spasme de l'orifice interne. Fig. 446. Spasme irrégulier.

2° L'*encadrement* peut être :
Prononcé (fig. 447);
Moyen (fig. 448);
Faible (fig. 449).

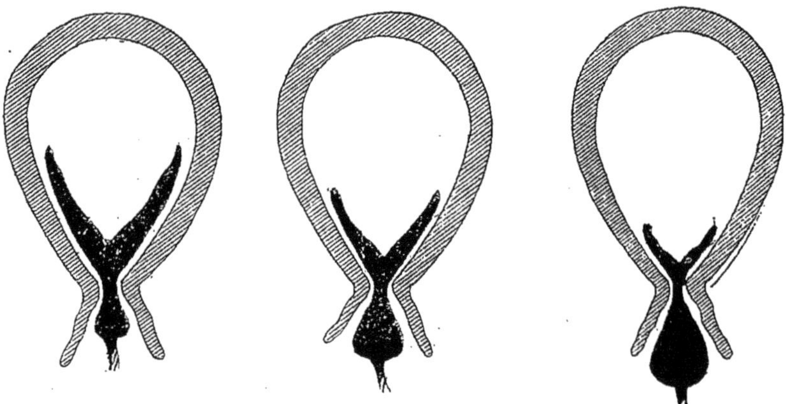

Fig. 447. — Encad. prononcé. Fig. 448. — Encad. moyen. Fig. 449. — Encad. faible.

B. Spasme d'un orifice de néoformation. — **Enchatonnement.** — Incarcération.

Dans l'intérieur de l'utérus, au-dessus de l'orifice interne ou cercle utérin, il se forme, soit par *paralysie* de l'utérus au niveau de l'insertion placentaire, soit par contracture d'une région limitée et annulaire du muscle utérin, un rétrécissement, divisant la cavité du corps de l'utérus en deux loges, dont la supérieure contient et retient le placenta enchatonné.

Dans l'emprisonnement, le placenta était arrêté par l'orifice interne, il l'est ici par un orifice de nouvelle formation, dont l'existence n'est que temporaire.

Cet enchatonnement, dont les exemples sont d'ailleurs très rares, se montre de préférence dans les utérus à fond bifide[1]. Les figures 450 et 450 *bis* rendent compte de son mode de formation en pareil cas.

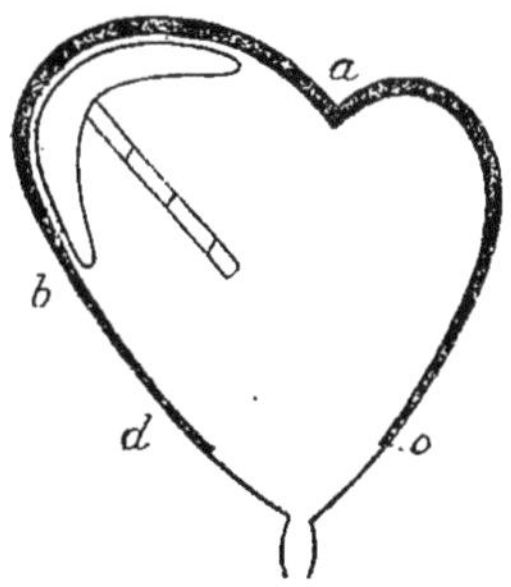

Fig. 450.

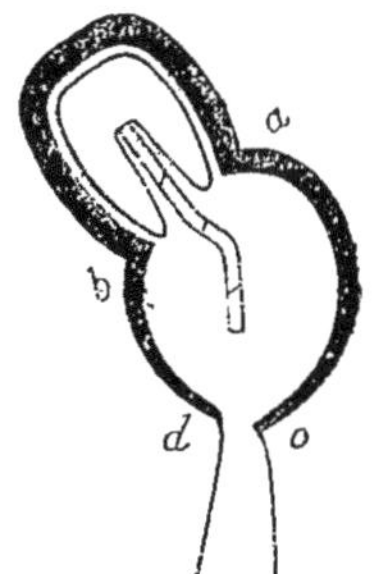

Fig. 450 *bis*.

a, b, Orifice de néo-formation (*a*, éperon de l'utérus bifide). — *c, d,* Orifice interne du portpartum (cercle utérin).

L'*enchatonnement* peut d'ailleurs présenter les mêmes variétés d'*enkystement* et d'*encadrement* que l'*emprisonnement*, à savoir :

1° *Enkystement.*

Avec spasme total du corps (fig. 451) ;

Avec spasme du néo-orifice (fig. 452) ;

Avec spasme irrégulier (fig. 453).

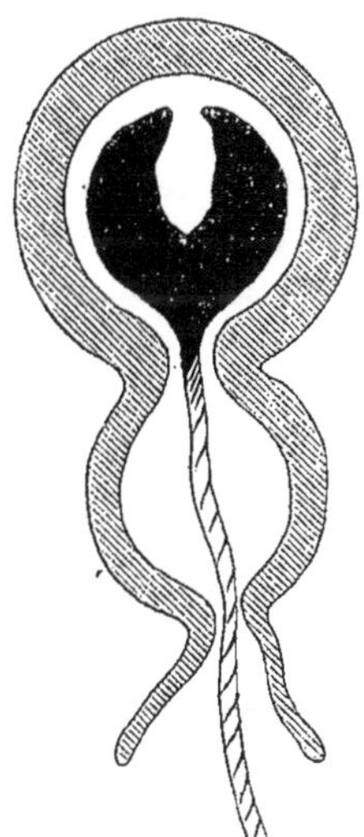

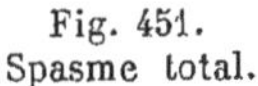

Fig. 451.
Spasme total.

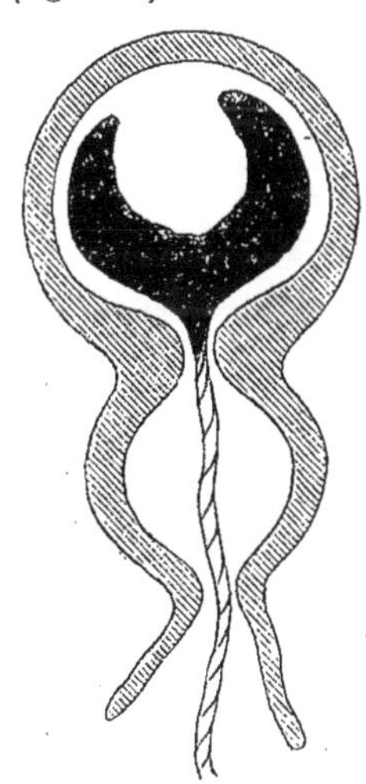

Fig. 452.
Spasme de l'orifice néo-formé.

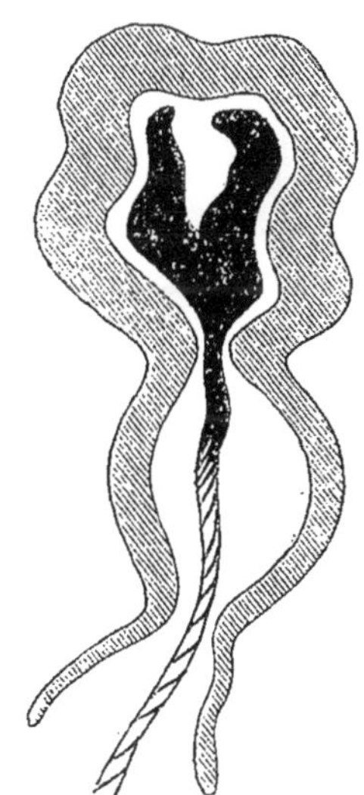

Fig. 453.
Spasme irrégulier.

2° *Encadrement.*

Prononcé (fig. 454) ;

[1] Auvard. *Travaux d'obstétrique*, t. III, p. 300.

Moyen (fig. 455);
Faible (fig. 456).

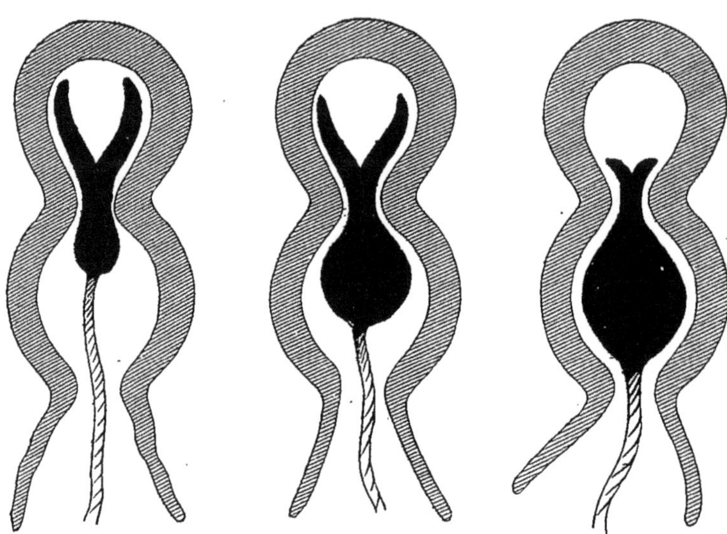

Fig. 454. — Encad. prononcé. Fig. 455. — Encad. moyen. Fig. 456. — Encad. faible.

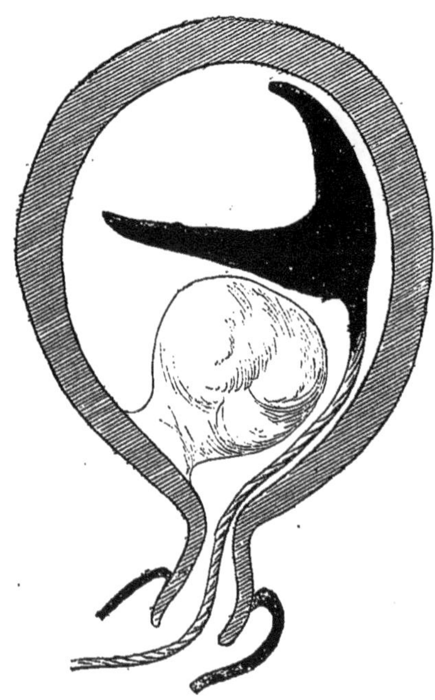

Fig. 457. — Fibrome utérin, gênant la sortie du placenta.

3° Rupture utérine.

La rupture de l'utérus, avec ou sans passage du placenta dans la cavité péritonéale, est une cause de rétention, soit par le fait même de ce passage, soit par l'inertie utérine, qui se produit en pareil cas.

4° Malformation utérine.

La bifidité plus ou moins accentuée de l'utérus, gênant la rétraction après l'accouchement, peut favoriser la rétention du placenta et des membranes.

5° Tumeurs utérines.

Toute tumeur se trouvant sur le trajet du placenta, par exemple un polype fibreux, est capable d'empêcher la sortie des annexes (fig. 457).

6° Tumeurs de la vulve et vagin.

Le même obstacle sera parfois causé par une tumeur, siégeant sur le vagin ou la vulve.

7. Excès de volume du placenta.

Cet excès de volume peut être dû, soit au volume même du placenta, soit à l'addition de caillots accolés a la face utérine, soit à la surdistension exercée par le sang contenu dans l'organe même; on conçoit que plus le placenta est gros, plus il a de peine à franchir le cercle utérin.

8. Adhérences du placenta.

VARIÉTÉS.

a. *Etendue :*

Adhérence partielle;

Adhérence totale.

b. *Degré*, 3 :

Simple exagération de l'état physiologique et normal, que l'utérus suffit à vaincre la plupart du temps, en se contractant avec énergie.

Adhérence plus intime, et telle que l'introduction de la main dans l'utérus peut seule rompre les liens, unissant le placenta à la paroi utérine.

Véritable fusion. — Il est impossible avec la main de détacher le placenta, et sur la table d'autopsie il faut avoir recours au *bistouri*, pour le séparer de l'utérus, tant la fusion est intime.

ETIOLOGIE.

Inflammation utéro-placentaire, conduisant à une véritable sclérose, qui unit fibreusement le placenta à l'utérus.

Hémorrhagie utéro-placentaire. — Le caillot, qui se forme entre le placenta et l'utérus, joue par sa transformation le rôle d'un pain à cacheter, qui relierait intérieurement les deux organes.

Exagération de l'adhérence physiologique, admise sans qu'il soit possible d'expliquer son mécanisme, ou en supposant que l'adhérence, plus marquée au 5e ou 6e mois de la grossesse, a persisté anormalement jusqu'à terme.

SYMTÔMES ET DIAGNOSTIC.

Toutes les fois que, par le toucher, on ne rencontre pas le gâteau placentaire au niveau de l'orifice interne, on peut en conclure qu'il est encore adhérent. L'adhérence est l'obstacle même de la descente. Toutefois la réciproque n'est pas exacte et on peut parfois (placenta prævia) trouver le placenta à l'orifice interne, sans qu'il soit complètement décollé. Dans ce dernier cas, l'introduction de la main dans l'utérus permettra le diagnostic, en même temps qu'elle accomplira l'intervention thérapeutique.

Outre la rétention, l'adhérence, quand elle est partielle, est une source importante d'hémorrhagie.

9. Placenta accessoire.

L'existence d'un placenta accessoire encore adhérent, ou détaché (fig. 458), est une cause de rétention; le cotylédon, ainsi isolé, restant dans l'utérus avec un lambeau plus ou moins considérable de membranes.

10. Placenta gémellaire.

Dans le cas de grossesse gémellaire, le placenta par son volume, ou par l'existence de deux lobes prédispose à la rétention. Avec cette dernière disposition les deux masses placentaires étant séparées, la dernière à sortir se comporte par rapport à la première, comme un placenta accessoire par rapport au principal.

11. Adhérence des membranes.

L'adhérence des membranes peut être d'étendue variable. Tantôt la caduque seule est adhérente, tantôt la caduque et le chorion, tantôt enfin les trois membranes réunies : caduque, chorion, amnios.

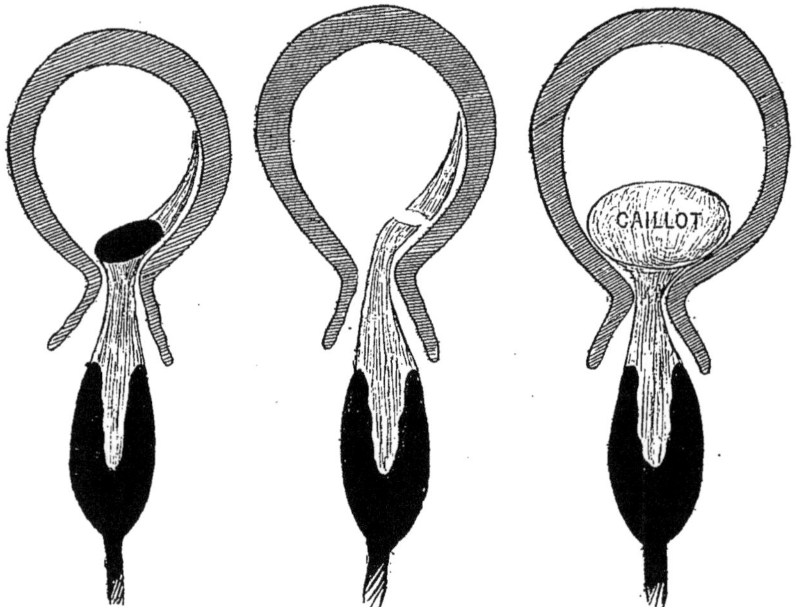

Fig. 458. — Rétention d'un cotylédon accessoire.

Fig. 459. — Rétention partielle des membranes par adhérence.

Fig. 460. — Rétention des membranes par l'intermédiaire d'un caillot.

Les causes sont l'inflammation des membranes, les hémorrhagies de la grossesse (craindre la rétention des membranes toutes les fois qu'une femme a perdu du sang pendant le développement du fœtus), et pour la caduque la persistance de l'adhérence, qui existe physiologiquement pendant le second trimestre de la gestation.

Cette adhérence amène la rétention d'un lambeau plus ou moins considérable de membranes (fig. 459).

12. Caillot.

Un caillot sanguin encapuchonné par les membranes est parfois retenu à l'orifice interne, et empêche la sortie des enveloppes ovulaires, à la manière d'un cotylédon accessoire (fig. 460).

13. Traction intempestive sur les membranes.

Des tractions trop fortes exercées sur les membranes pendant leur sortie, alors que le placenta est hors de la vulve, peuvent amener leur déchirure et favoriser leur rétention.

14. Gracilité du cordon.

Un cordon trop frêle se rompt, quand on fait la délivrance par traction ; cette rupture empêche d'opérer des tractions ultérieures, destinées à favoriser la sortie du placenta, et facilite ainsi la rétention.

15. Insertion vicieuse du cordon.

L'insertion du cordon au bord du placenta ou sur les membranes (voir page 36), expose à la rupture de la tige funiculaire en ce point : la situation est la même que précédemment.

16. Brièveté du cordon.

La brièveté du cordon, réelle ou relative, c'est-à-dire causée par des circulaires, peut amener la rupture de cette tige, et nous tombons, comme tout à l'heure, dans les conditions défavorables, constituées par l'absence du cordon au moment de la délivrance.

17. Accouchement debout.

L'accouchement debout, amenant fréquemment la rupture du cordon au moment de l'expulsion de l'enfant, facilite par là même la rétention ultérieure des annexes.

18. Tractions intempestives sur le cordon.

Ces tractions aboutissent à la rupture, dont on connaît les fâcheux résultats.

II. — HÉMORRHAGIES DE LA DÉLIVRANCE

SOMMAIRE

Définitions et Divisions. — Symptômes et diagnostic. — Marche et Complications. — Pronostic. — Etiologie.

Définitions et Divisions.

De même que le séjour des annexes dans l'utérus est la règle pendant un certain temps après l'accouchement, le placenta suivant rarement le fœtus de suite, de même l'écoulement d'une certaine quantité de sang au moment de la délivrance est aussi normal et physiologique.

Il y a quelques femmes privilégiées, qui ne perdent pas du tout de sang; elles correspondent dans leur genre à celles, qui expulsent le placenta immédiatement après le fœtus.

Mais ces deux exceptions sortent presque du cadre physiologique, et on peut considérer comme *normales*, la sortie du placenta quelque temps après l'accouchement, et la perte d'une certaine quantité de sang au moment de la délivrance.

Quand l'hémorrhagie cesse-t-elle d'être *physiologique* pour devenir *pathologique ?*

De même que tout à l'heure il était impossible pour la rétention de répondre mathématiquement, en assignant à l'orifice interne un certain nombre de centimètres d'ouverture — de même il est inutile d'essayer ici de donner en grammes la quantité de sang, qui doit être perdu, pour constituer l'état pathologique.

La meilleure définition à accepter est la suivante :

Une hémorrhagie de la délivrance devient pathologique, quand elle compromet la santé de l'accouchée.

Ce n'est pas l'écoulement en lui-même, qui constitue le critérium, mais le dommage qu'il cause à la femme.

Telle femme aura une hémorrhagie pathologique avec 100 grammes de sang, telle autre seulement avec 300 grammes.

C'est la main de l'accoucheur, qui dans la rétention du placenta, nous servait de critérium, ici c'est l'état de la femme.

L'hémorrhagie de la délivrance, qu'elle précède, accompagne ou suive la sortie des annexes, peut être :

Interne, le sang reste enfermé dans les organes génitaux sans paraître au dehors (fig. 412, p. 564) ;

Externe, le sang s'échappe de suite au dehors sans s'accumuler à l'intérieur (fig. 413) ;

Mixte, le sang s'accumule en partie dans l'intérieur des organes génitaux, et s'écoule en partie au dehors (fig. 414).

Ces divisions ont leur importance pratique, car elles montrent qu'il ne faut pas juger de la gravité de l'hémorrhagie, uniquement par la quantité de sang, qui s'échappe de la vulve.

Symptômes et diagnostic.

Quand les organes génitaux ne sont pas surveillés, on est averti de l'existence d'une hémorrhagie par la pâleur de la femme, les bourdonnements d'oreille, un état de malaise, de dyspnée, une tendance à la syncope, l'affaiblissement du pouls ; série de symptômes, qui doit conduire l'accoucheur à un rapide examen local. — On voit alors, quand l'hémorrhagie est mixte ou externe, du sang s'échapper par la vulve en quantité variable, suivant la gravité ; en comprimant l'utérus, si l'hémorrhagie est mixte, on fait sortir un flot de sang, qu'évacuent matrice et vagin ; même flot à la pression abdominale, quand l'hémorrhagie est interne.

Marche et complications.

Si l'hémorrhagie s'arrête, l'état général se remet petit à petit, il n'en résulte qu'une anémie passagère, et une certaine prédisposition à la septicémie et à la phlegmatia alba dolens.

Si l'hémorrhagie continue, on voit survenir un état syncopal alarmant, qui peut conduire la femme à la mort.

Pronostic.

Le pronostic varie essentiellement suivant l'abondance, suivant la cause et enfin suivant le traitement. — La mort est heureusement exceptionnelle, quand la cause est nettement reconnue et combattue par une thérapeutique appropriée.

Étiologie.

SOMMAIRE

1° *Causes maternelles :*

a. Utérus.............	1. Inertie. 2. Déchirures et ruptures. 3. Inversion.
b. Vagin, vulve........	4. Déchirures et ruptures.

2° *Causes annexielles :*

a. Placenta............	5. Insertion vicieuse.
b. Annexes en général.	6. Rétention.

1° Inertie utérine.

Décollé, le placenta laisse à nu la surface utérine, éminemment vasculaire, et dont tous les orifices sont béants. Si le muscle utérin, à ce moment, ne se contracte pas énergiquement pour pincer tous les vaisseaux, et de la sorte assurer l'hémostase, une hémorrhagie, dont l'abondance sera mesurée par le degré même d'*inertie* utérine, en sera la conséquence.

L'inertie utérine est donc la parésie ou la paralysie du muscle utérin; c'est une sorte de *syncope*, analogue à celle du cœur.

Diverses causes y prédisposent :

a. CAUSES TRAUMATIQUES.

Des traumatismes prolongés (interventions successives multiples) peuvent la produire, mais des traumatismes courts semblent au contraire la combattre (introduction momentanée de la main ou d'un instrument dans l'utérus).

b. CAUSES SPONTANÉES.

Générales. — Une *émotion* ou *crainte vive* favorise parfois le relâchement utérin.

L'*hérédité* semble également avoir une certaine influence.

Craindre l'inertie chez les obèses.

Le chloroforme employé comme anesthésique, paraît aussi y prédisposer dans une certaine mesure[1].

Locales. — Distension exagérée de l'utérus pendant la grossesse (hydramnios, gémellité).

Accouchement long et laborieux.

Évacuation trop rapide du contenu utérin. L'utérus reste pour ainsi dire *étonné* de cette sortie trop prompte de l'œuf.

Symptômes et diagnostic.

La mollesse de l'utérus est le signe pathognomonique de l'inertie utérine,

[1] On a encore incriminé certains états généraux comme pouvant produire l'hémorrhagie, tels l'albuminurie, l'hémophilie, la syphilis, agissant soit par la modification du sang, soit par les altérations locales utéro-placentaires. — Ces causes ont une influence réelle, mais comme au point de vue de l'hémorrhagie elles ne réclament, au moment même de l'accident, aucun traitement spécial, je les passerai sous silence.

dont le résultat est une hémorrhagie plus ou moins abondante, parfois si grave qu'elle peut amener la mort en quelques instants, le sang s'écoulant en quelque sorte à pleine vulve.

Le diagnostic se fera par la vue et surtout par la main appliquée sur l'abdomen : *un utérus* MOU *est un utérus* INERTE.

Pronostic.

D'habitude bénin avec une thérapeutique bien conduite, devient excessivement grave dans certains cas rebelles.

2° Déchirures et ruptures de l'utérus.

Toute solution de continuité, portant sur le col (intra ou sus-vaginale), ou sur le corps de l'utérus, est susceptible d'amener une hémorrhagie de gravité variable, et qui pour le corps peut se combiner avec l'inertie. Cette cause a été étudiée précédemment, inutile d'y revenir ici.

3° Inversion utérine [1].

On entend par inversion utérine le retournement de la matrice, qui se fait de telle sorte que le fond de l'utérus arrive successivement au contact de l'orifice interne, de l'orifice externe, du vagin, de la vulve, et parfois même se montre à l'extérieur.

Il existe trois degrés d'inversion utérine.

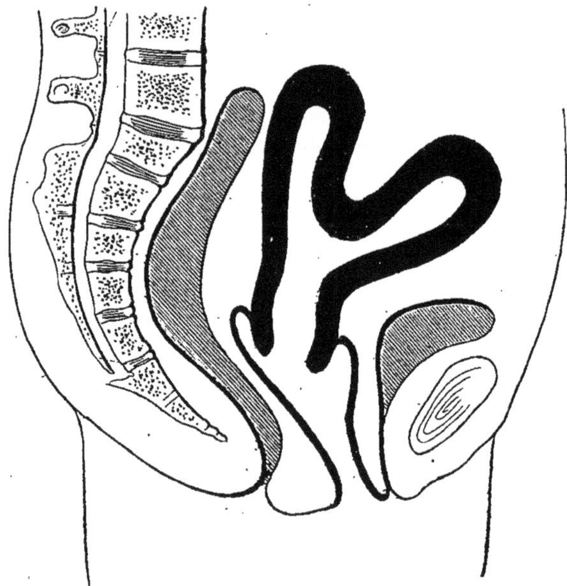

Fig. 461. — Inversion intra-utérine.

1er *degré. — Inversion intra-utérine.* — Le fond de l'utérus ne dépasse pas dans sa descente, l'orifice externe.

[1] Consulter Denucé, *Traité clinique de l'inversion utérine*, Paris, 1883.

2e *degré.* — *Inversion intra-vaginale.* — Le fond de l'utérus arrive dans le vagin, sans franchir l'orifice vulvaire.

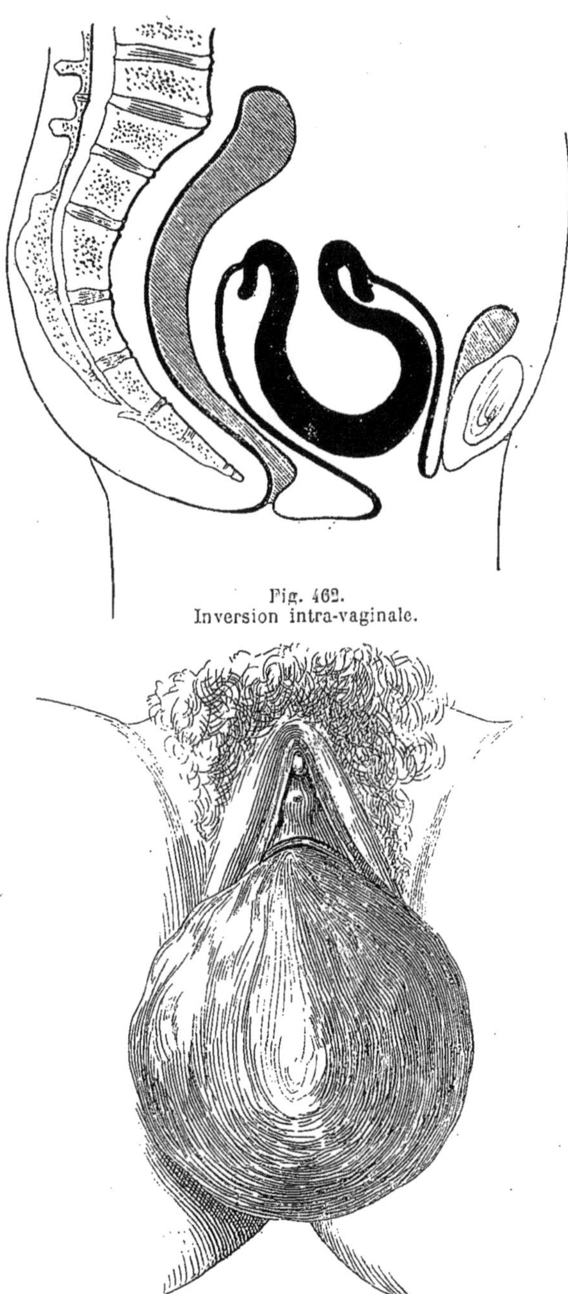

Fig. 462.
Inversion intra-vaginale.

Fig. 463. — Inversion extra-vaginale.

3e *degré.* — *Inversion extra-vulvaire.* — L'utérus renversé vient se montrer au dehors après avoir franchi la vulve.

Fréquence, une inversion sur dix mille accouchements environ; c'est donc là un accident très rare.

Étiologie et pathogénie.

L'inversion utérine peut se produire en dehors de la puerpéralité, sous l'influence d'un polype fibreux, qui entraîne avec lui le fond de l'utérus vers le col et le vagin ; cette variété est beaucoup moins fréquente que celle observée au moment de la délivrance ou du postpartum, et dont il sera exclusivement question ici.

Il existe deux théories pathogéniques :

Théorie funiculaire. — L'inversion serait produite par des tractions immodérées, exercées sur le cordon, de telle sorte que la tige funiculaire attirerait à la fois vers le vagin, le placenta et la paroi utérine, qui lui adhère.

Théorie utérine. — Il y aurait paralysie partielle ou totale de l'utérus, à ce point que l'organe, absolument mou, cédant à la pression abdominale et aux efforts accidentels de la femme, se retournerait sur lui-même, comme un ballon percé sur lequel on appuie.

Bien que la première explication soit plus classiquement admise, et qu'on ait profité de cette pathogénie de l'inversion pour en faire un véritable épouvantail aux médecins et aux sages-femmes, qui abusent trop volontiers des tractions sur le cordon en pratiquant la délivrance, j'accepte plus volontiers la seconde, au moins pour la majorité des cas. — Dans le seul fait que j'ai observé, il n'y avait eu que des tractions très modérées exercées sur le cordon, et après réduction manuelle de l'inversion, elle se reproduisit spontanément sous l'influence d'un violent effort de toux de la femme; il est probable qu'elle s'était constituée d'une façon analogue, la première fois. L'utérus était d'une mollesse extrême, bien que l'hémorrhagie fût modérée.

Symptômes et Diagnostic.

On soupçonnera l'inversion en présence d'une hémorrhagie persistante de la délivrance, mais le diagnostic est souvent fait accidentellement au moment de la sortie des annexes.

En cas d'*inversion extra-vulvaire* la vue suffit pour faire reconnaître l'accident, toutefois un polype fibreux, ou un prolapsus (sans inversion) pourrait induire en erreur. — Mais avec un polype on arrivera par le toucher sur le col de l'utérus, et on sentira le corps par la palpation abdominale, ce qui est impossible ici. — S'il s'agissait d'un prolapsus, on trouverait au sommet de la tumeur l'orifice utérin, dans lequel on serait à même d'introduire le doigt ou une tige métallique.

Quand l'*inversion est intra-vaginale*, le toucher fait constater une tumeur ronde et molle, remplissant le vagin ; on peut arriver jusqu'au col, mais si l'inversion est accentuée le relief en est peu saillant; impossible de pénétrer dans la cavité utérine, qui a disparu. A la palpation abdominale on ne trouve plus le corps de l'utérus.

L'*inversion intra-utérine*, est la plus délicate à diagnostiquer, on la reconnaîtra surtout par la palpation, qui permettra de sentir un godet plus ou moins prononcé sur le fond de l'utérus. L'introduction de deux doigts ou de la main dans la cavité utérine, faite dans un but thérapeutique en même temps que diagnostique, confirmerait les résultats fournis par le palper.

Marche et Terminaisons.

L'inversion se produit d'habitude au moment de la délivrance, exceptionnellement pendant les premiers jours du postpartum. — On a noté sa formation graduelle, mais d'habitude elle se constitue brusquement. — Elle peut se reproduire après réduction, et on a ainsi observé des sortes d'inversions intermittentes. — La réduction est parfois spontanée.

Le principal danger de l'inversion est l'hémorrhagie, qui risque d'être grave par son abondance au début, ou par sa durée, quand l'inversion non soignée passe à l'état chronique.

Pronostic.

Le pronostic varie avec le degré, et surtout avec le traitement institué.

Traitement.

Le traitement, dont il sera ultérieurement question à propos de la conduite à tenir en cas d'hémorrhagie de la délivrance, consiste à opérer la réduction et à la maintenir en excitant l'utérus (ergot de seigle, massage abdominal, injection intra-utérine d'eau chaude), ou au besoin en introduisant dans sa cavité un corps étranger (tamponnement à la gaze iodoformée).

Pour obtenir la réduction, on a préconisé un certain nombre d'instruments, qui ne deviennent nécessaires qu'avec des inversions anciennes, observées longtemps après l'accouchement, et dont nous ne nous occuperons pas ici [1] ; la main suffit toujours à l'accoucheur, pour obtenir cette réduction, quand elle est possible.

4. Déchirures et ruptures du vagin et de la vulve.

Toutes les solutions de continuité du vagin ou de la vulve (voir p. 225), quand elles intéressent un vaisseau important, peuvent devenir la cause d'une hémorrhagie plus ou moins sérieuse.

5. Insertions vicieuses du placenta.

L'insertion vicieuse du placenta (voir p. 485) expose aux hémorrhagies de la délivrance, car après le décollement de cet organe, le segment inférieur de l'utérus, sur lequel il était inséré, revient moins facilement sur lui-même que le supérieur, à cause de sa pauvreté relative en fibres musculaires ; on comprend ainsi la facilité de l'écoulement sanguin.

6. Rétention des annexes.

Toute rétention partielle ou totale des annexes peut, en gênant le retrait de l'utérus, devenir la source d'une hémorrhagie.

[1] Je passe également sous silence l'ablation de la partie inversée de l'utérus, qu'on est parfois obligé de pratiquer dans des cas anciens.

Toutes les causes de rétention, étudiées dans le chapitre précédent, sont donc capables d'amener indirectement la production d'une hémorrhagie.

Parmi ces causes il en est cependant, qui ont une influence plus directe sur l'écoulement sanguin, telle l'*inertie utérine* dont il a déjà été question, et aussi l'*adhérence placentaire*.

L'adhérence du placenta, quand elle est *totale*, empêche l'hémorrhagie, les vaisseaux étant de la sorte obturés ; mais quand elle est *partielle*, et qu'un fragment de tissu placentaire est resté seul adhérent, des conditions très propices à l'écoulement sanguin sont créées. — La partie du placenta, restée adhérente, gêne en effet la rétraction de la portion sous-jacente de l'utérus, le sang arrive sans aucun obstacle dans le placenta maternel, et de là, par la périphérie de l'îlot adhérent, s'écoule librement à travers les vaisseaux déchirés par le décollement voisin ; comme du liquide, qu'on ferait pénétrer dans une éponge complètement recouverte d'une enveloppe imperméable, s'échapperait, si une rupture survenait à un point quelconque de cette enveloppe. — La rupture pour l'éponge placentaire est représentée par le décollement partiel.

La rétention partielle ou totale du placenta a une grande influence sur la production des hémorrhagies, celle des membranes avec ou sans adhérences est au contraire d'importance secondaire, bien qu'elle puisse, surtout pendant les suites de couches être soit en gênant le retrait de l'utérus, soit en amenant l'ouverture des vaisseaux au moment de leur décollement, la cause d'écoulements sanguins d'ordinaire peu abondants.

III. — TRAITEMENT DES ACCIDENTS DE LA DÉLIVRANCE

SOMMAIRE

1. La rétention existe seule.

La rétention peut être *totale* ou *partielle*

a. RÉTENTION TOTALE.

Quand *une heure* après l'accouchement la délivrance n'est pas accomplie, on est autorisé à pratiquer le toucher pour s'assurer de l'état des parties et de l'orifice interne,

Il est *deux* éléments, dont il faut tenir compte pour pratiquer l'intervention :

L'état de l'orifice interne (reconnu par le toucher).

La situation du placenta (déterminée par le toucher, et présumée par la hauteur de la ligature funiculaire au niveau de la vulve).

1° *Si le placenta est au niveau de l'orifice interne*. — Quelle que soit la perméabilité de l'orifice interne : *exprimer*, *tendre et attendre*, au bout d'un temps variable le placenta décollé, puisqu'il est accessible au doigt, s'engagera forcément dans le canal cervical, arrivera dans le vagin puis au dehors. La réussite n'est qu'une question de patience.

Il n'y a d'exception à cette règle thérapeutique, que l'existence d'un *placenta prævia;* en pareil cas le placenta peut en effet se trouver au niveau de l'orifice interne et ne pas être décollé, or les tractions sur le cordon sont mauvaises avant le décollement placentaire, à cause des déchirures qu'elles amènent dans la substance du placenta. — L'insertion vicieuse aura été reconnue avant l'accouchement, sinon on la soupçonnera quand le placenta est accessible à l'orifice interne, sans que la ligature placée sur le cordon au niveau de la vulve soit descendue comme elle le fait à l'état normal, preuve que, de suite après l'accouchement comme au moment de l'examen actuel, le placenta occupait la même place et se trouvait au voisinage de l'orifice interne. — Se comporter en pareil cas comme si le placenta était inaccessible, c'est-à-dire adhérent, conduite que nous allons voir à l'instant.

2° *Si le placenta n'est pas accessible au niveau de l'orifice interne*, on peut en conclure que le décollement n'est pas encore opéré ou terminé ; la conduite à suivre est variable suivant la perméabilité de l'orifice interne.

Quand cet orifice est souple et ouvert, on attendra, tout en essayant par le massage utérin, ou l'expression de provoquer le décollement du placenta, et si après un certain temps le résultat est nul on se comportera comme dans le cas suivant.

L'orifice interne commence à se refermer, et on prévoit qu'une attente plus longue empêchera l'introduction de la main, si déjà l'obstacle n'est pas créé ; il faudra en pareil cas pratiquer la *délivrance artificielle.*

Manuel de la délivrance artificielle. — Suivant les circonstances la femme étant endormie ou non, laissée dans sa situation normale, ou mieux placée dans la position obstétricale, on maintient le fond de l'utérus avec la main gauche, pendant que la main droite, rigoureusement aseptique, et ointe d'un corps gras, est introduite, les doigts disposés en cône, dans le vagin, puis dans le canal cervical jusqu'à l'orifice interne ; lentement, progressivement, et en tenant solidement le fond de l'utérus, on essaie de franchir l'orifice interne. — La main arrivée dans l'utérus va à la recherche du placenta. Les doigts sont insinués entre le tissu placentaire et l'utérus, de manière à opérer un décollement graduel, et le décollement terminé, le placenta saisi à pleine main est entraîné au dehors. — La main réintroduite s'assure de la vacuité complète de l'utérus ; avant de la retirer, on procède à un lavage complet de la cavité utérine.

En cas de difficultés pour franchir l'orifice interne, lenteur et patience dans l'introduction de la main, d'autre part anesthésie, seront d'un heureux secours.— Au cas où l'orifice resterait *infranchissable*, on pourrait, à son niveau placer un ballon de Barnes et renouveler les tentatives au bout de deux heures environ, ou s'il n'y a aucun accident, simplement attendre en observant une antisepsie vagino-utérine rigoureuse.— Souvent en pareil cas, au bout de vingt-quatre, quarante-huit heures ou même plus longtemps, le placenta décollé est expulsé spontanément de l'utérus, après une sorte de nouveau travail.

Mais on ne se résoudra à cette attente que comme pis aller, car si le placenta ainsi retenu est quelquefois éliminé sans accident, sa rétention expose à des hémorrhagies graves et à la scepticémie.

b. RÉTENTION PARTIELLE.

Il peut y avoir rétention, soit d'un fragment placentaire ou cotylédon accessoire, soit des membranes.

Rétention partielle du placenta ou d'un cotylédon accessoire. — Toutes les fois qu'à l'examen des annexes on reconnaît cette variété de rétention, la main doit être introduite dans l'utérus, et le fragment placentaire ou le cotylédon accessoire détachés ou enlevés.

Au cas seulement où l'orifice interne opposerait une barrière infranchissable, on attendrait en surveillant attentivement la femme ; des injections vaginales seraient suffisantes ; mais en cas d'écoulement fétide, ou d'accident septicémique on aurait recours aux injections intra-utérines, ou au curage de la cavité utérine.

Manuel du curage. — Le col, ayant en cas de besoin été préalablement dilaté avec de la laminaire ou de l'éponge préparée, la femme est endormie et placée en position obstétricale. — Lavage soigneux de la vulve et du vagin. — Le col est, avec ou sans application préalable du spéculum, saisi par ses lèvres antérieure et postérieure à l'aide de pinces à griffes, et attiré au voisinage de la vulve. L'ouverture est à ce moment complétée, si on le juge nécessaire, à l'aide d'un dilatateur métallique. — La curette irrigatrice (voir p. 399) est introduite dans l'utérus, promenée par sa face tranchante sur toute la surface utérine, on insiste et on gratte spécialement dans la région où on éprouve le plus de résistance. On termine en promenant l'instrument sur toute la surface utérine par son côté mousse. — La curette est enlevée ; si l'écoulement du sang est un peu abondant on pratique un tamponnement intra-utérin avec de la gaze iodoformée (qu'on laisse de 6 à 12 heures en place), les pinces à griffes sont détachées et la femme replacée dans son lit. — A la suite soins ordinaires à prendre après toute opération.

Rétention des membranes. — Si un lambeau seulement des membranes est retenu, la simple expectation est préférable à l'intervention[1].

Mais s'il y a rétention complète des membranes, si le placenta est découronné, l'*intervention immédiate*, c'est-à-dire l'introduction de la main pour vider l'utérus des enveloppes retenues, et l'*expectation* ont leurs partisans en nombre à peu près égal, et les deux méthodes sont défendables.

Je préfère, même dans ce dernier cas, l'expectation, me réservant d'intervenir comme pour la rétention d'un fragment placentaire, au cas rare où il survient pendant les suites des couches des accidents (hémorrhagie ou plutôt septicémie).

2. L'hémorrhagie existe seule.

La délivrance est opérée.

[1] Voir mes *Travaux d'obstétrique*, t. II, p. 364.

Le diagnostic et le traitement de l'hémorrhagie doivent se faire simultanément et dans l'ordre que voici :

a. HÉMORRHAGIE DE MOYENNE INTENSITÉ.

1° Une main est placée sur l'utérus pour voir si l'organe est inerte ou contracté.

Il y a inertie, reconnue à la mollesse même de l'utérus : la main abdominale exerce une compression énergique, destinée à amener l'évacuation des caillots (compression qu'il est bon de continuer un certain temps, en faisant un peu de massage de l'organe). On donne, de suite après, une injection vaginale ou même intra-utérine chaude, avec une solution antiseptique à la température de 50°. Par précaution on administre 1 gramme de seigle ergoté sous la forme qu'on préfère (injection sous-cutanée d'ergotine ou d'ergotinine). Si ces moyens sont insuffisants on a recours au tamponnement intra-utérin[1].

Il n'y a pas inertie : l'utérus est dur, et malgré cet état de tonicité l'écoulement de sang continue. On procède alors à la deuxième étape de l'examen.

[1] Le tamponnement intra-utérin (Auvard. *Travaux d'obstétrique*, t. II, p. 194) sera exécuté différemment, suivant qu'il s'agit d'une hémorrhagie grave ou de moyenne intensité.

En cas d'hémorrhagie grave, la main ayant été introduite dans la cavité utérine, on fait, sans retirer la main et tout en tenant l'utérus, placer la femme dans la position obstétricale en travers du lit. Puis, abandonnant le fond de l'utérus qu'on confie à un aide, et après avoir vidé la cavité utérine de son contenu, on glisse avec une pince, ou avec les doigts de la main libre, l'extrémité de la bande iodoformée jusque dans l'utérus ; la main qui s'y trouve saisit la bande et la porte jusqu'au fond ; une nouvelle partie de la bande est introduite de la même façon et également conduite au fond de l'utérus ; par une série de mouvements semblables, on comble tout l'espace libre. Après la cavité du corps, on remplit celle beaucoup moins spacieuse du col, et en dernier lieu le vagin. On laisse pendre à l'orifice vulvaire un bout de 10 centimètres. Un tampon de ouate antiseptique est placé sur la vulve et maintenu à l'aide d'une serviette solidement fixée en arrière et en avant à une bande, ou à un bandage de corps comprimant assez énergiquement tout l'abdomen.

Si l'hémorrhagie n'est que de moyenne intensité, et, qu'en présence de l'insuccès des autres moyens hémostatiques, on juge nécessaire de pratiquer le tamponnement intra-utérin, on procède de la façon suivante :

La femme est placée dans la position obstétricale comme précédemment, un aide tenant chacune des cuisses, et un autre aide au besoin pratiquant l'anesthésie chloroformique nécessaire seulement en cas d'indocilité de la femme, l'opération étant par elle-même peu douloureuse.

Après nettoyage antiseptique de la vulve et du vagin, et après avoir pratiqué le cathétérisme vésical, on saisit la lèvre antérieure du col, puis la postérieure avec des pinces à griffes ; le col est ainsi amené à la vulve, en même temps qu'un aide appuie sur le fond de l'utérus pour favoriser l'abaissement ; le col est alors inspecté pour s'assurer qu'il n'est pas la source d'une hémorrhagie artérielle, auquel cas on ferait la ligature complétée au besoin par la suture de la plaie. Le col étant maintenu à la vulve, on lave abondamment la cavité utérine de manière à la vider des caillots qu'elle contient, et qui sont, en cas de difficulté, cueillis avec deux doigts ; cette manœuvre est aisée, si on a soin d'appuyer simultanément avec un peu de force sur le fond de l'utérus. — Quand la cavité utérine est libre, l'opérateur porte dans son intérieur, à l'aide d'une pince, ou plus simplement des doigts, l'extrémité de la bande de gaze iodoformée ; on ramène la pince ou les doigts, et on recommence de même jusqu'à ce que la cavité utérine soit comblée. Avant de détacher les pinces à griffe, la cavité cervicale doit être également remplie. Puis le col étant libéré, on introduit aussi dans le vagin autant de gaze que possible. L'accoucheur pratique ainsi non seulement un tamponnement utérin, mais un tamponnement utéro-vaginal. La réplétion du vagin, quoique inutile dans beaucoup de

2° La femme ayant les cuisses largement écartées, on explore toute la surface vulvaire, pour chercher la plaie susceptible de produire l'hémorrhagie.

La plaie hémorrhagipare existe. — On la traite par la ligature, la suture ou la compression suivant l'indication.

La plaie hémorrhagipare n'existe pas. — La cause de l'hémorrhagie est au niveau du vagin ou plutôt du col : il importe sans tarder de la découvrir. On arrive à la troisième partie de l'examen pour laquelle il est indispensable de placer la femme dans la position obstétricale en travers du lit, comme lorsqu'on veut procéder au tamponnement.

3° La femme étant dans cette position, on s'assure d'abord par le toucher de l'état du vagin et du col, pour se renseigner sur l'existence possible d'une déchirure de l'un ou l'autre organe.

Le vagin est déchiré. — Si la plaie est profonde, et que la suture soit relativement facile à appliquer, on n'hésitera pas à y avoir recours ; un tamponnement utéro-vaginal consécutif sera l'heureux complément de cette thérapeutique. — Sinon on demande l'hémostase au tamponnement seul.

Le col est déchiré. — Le col est attiré au niveau de la vulve à l'aide de pinces de Museux ; on examine à l'œil nu la surface de la plaie ; si l'hémorrhagie qu'elle fournit est abondante : ligature et suture. Sinon on procède au tamponnement utéro-vaginal pour lequel tout a été préparé d'avance, de telle sorte que l'abaissement du col, fait d'abord dans un but explorateur, sert ensuite à l'application du moyen hémostatique.

A moins de rupture utérine, dont le diagnostic se fait d'habitude, soit pendant l'accouchement, soit pendant la délivrance presque toujours artificielle en pareil cas, la marche précédente conduira méthodiquement au diagnostic et au traitement de l'hémorrhagie génitale, alors que celle-ci est de moyenne intensité.

Les trois moyens de choix pour assurer l'hémostase, en dehors des sutures et ligatures, sont donc :

1° *Les injections d'eau chaude ;*

2° *L'ergot de seigle ;*

3° *Le tamponnement utéro-vaginal.*

Les trois étapes du diagnostic consistent dans l'examen successif :

1° *Du corps de l'utérus par la main ;*

2° *De la vulve par la vue ;*

cas, donne une grande sécurité au point de vue des hémorrhagies, qui pourraient prendre naissance au niveau du col ou de la paroi vaginale même. Or, il est préférable, étant donnée l'intervention entreprise, de la faire complète, c'est-à-dire en tamponnant non seulement l'utérus, mais aussi le vagin, de manière à éviter tout écoulement de sang qui aurait une source autre que le corps de l'utérus.

Le tampon est laissé en place pendant 12 à 14 heures ; un plus long séjour est inutile. La miction pendant ce temps doit être surveillée et, si la vessie étant distendue, la femme ne pouvait uriner, on aurait recours au cathétérisme.

L'ablation du tampon est facile et indolore. Il suffit de saisir la bande par l'extrémité qui se trouve à l'orifice vulvaire, et de l'attirer petit à petit au dehors. Elle se déroule ainsi jusqu'à ce que l'utérus soit complètement évacué.

3° *Du vagin et du col de l'utérus par le doigt et la vue, après abaissement préalable de l'utérus.*

b. HÉMORRHAGIE GRAVE OU FOUDROYANTE.

Cette hémorrhagie vient toujours du corps de l'utérus, produite par l'inertie de l'organe ; l'accoucheur n'a plus le temps de procéder à l'examen pratiqué tout à l'heure et d'ailleurs cet examen devient inutile, puisque la cause même est indiquée par l'abondance de l'écoulement sanguin. Sans aucune hésitation il faut avoir recours successivement aux trois moyens suivants :

1° Une main sur le fond de l'utérus, pour le maintenir, le comprimer et le masser ;

2° L'autre main dans l'intérieur de l'organe, pour le vider de son contenu et l'exciter ;

3° Terminer l'intervention par l'application d'un tampon utéro-vaginal[1], en administrant par précaution 1 à 2 grammes de seigle ergoté.

En résumé :

a. — *Hémorrhagies de moyenne intensité :*

Trois diagnostics successifs à faire :

Inertie utérine ;
Plaie vulvaire ;
Plaie vaginale ou cervicale. } Causes de l'hémorrhagie.

Trois moyens thérapeutiques (en dehors des ligatures et sutures) :

Injection antiseptique chaude 50° ;
Ergot de seigle ;
Tamponnement utéro-vaginal.

b. — *Hémorrhagie grave et foudroyante :*

Un seul diagnostic est possible :

Inertie utérine.

Trois moyens thérapeutiques :

Compression et massage de l'utérus à travers l'abdomen ;
Introduction de la main dans l'utérus ;
Tamponnement utéro-vaginal[1].

La gravité des hémorrhagies de la délivrance, et en particulier de celles produites par l'inertie utérine, jointe à la difficulté de trouver un remède réellement efficace contre elles, a suscité une série de moyens que je considère comme inférieurs aux précédents, mais dont je dois cependant dire quelques mots, tout en conseillant de ne pas leur accorder la préférence :

1° *Injection intra-utérine de perchlorure de fer.* — D'OUTREPONT, et après lui BARNES, ont injecté dans l'utérus une solution de perchlorure de fer

[1] En France, les accoucheurs, encore peu habitués au tamponnement utérin, se contentent en général, mais à tort, des deux premiers moyens qu'ils regardent comme suffisants, ou qu'ils complètent par l'usage local de l'eau chaude, ou l'administration d'ergot de seigle.

au $\frac{1}{8}$, injection qui aurait une action coagulante, astringente et excitante; on agit plus sûrement avec la main et le tamponnement intra-utérin.

2° *Introduction dans l'utérus d'un ballon dilatable.* — Ballon de caoutchouc; appareil élytro-ptérygoïde de CHASSAGNY. — La gaze iodoformée est préférable.

3° *Électricité.* — La faradisation ou la galvanisation de l'utérus peut combattre victorieusement l'inertie utérine, mais il est rare qu'on ait un appareil électrique sous la main au moment d'une hémorrhagie postpartum.

4° — *Administration par la bouche de vinaigre* (GRIGG), *de térébenthine* (POLLARD) (?).

5° *Injection intra-utérine froide, et introduction de glace dans l'utérus.* — Ce moyen agit comme les injections d'eau chaude, mais moins sûrement; il est plus difficile de se procurer de l'eau froide (5° à 10°) et surtout glacée (0° à 5°), que de l'eau chaude.

6° *Injections intra-utérines diverses*, avec de l'alcool, de la teinture d'iode, du vinaigre. Expression d'un citron dans l'utérus. Introduction d'une éponge imbibée de chloroforme. Moyens incertains.

7° *Compression de l'aorte à travers la paroi abdominale* (BAUDELOCQUE), *ou à l'aide de la main introduite dans l'utérus* (GUILLON, SEJOURNET). — Dans le premier cas, il est difficile de comprimer l'aorte sans la veine cave (d'où gêne dans la circulation de retour, favorisant l'hémorrhagie), et difficile aussi de comprimer l'aorte au-dessus de la naissance des artères utéro-ovariennes, qui fournissent à peu près la moitié du sang arrivant à l'utérus. — Le même obstacle s'appliquera au second procédé, bien qu'avec lui on puisse plus facilement éviter la compression de la veine cave. — En outre, ces deux procédés entraînent une fatigue rapide de l'accoucheur, qui dans sa lutte contre l'hémorrhagie sera le premier vaincu, à moins qu'il n'ait à côté de lui un remplaçant.

Quant aux différents moyens susceptibles de relever la femme anémiée (transfusion, compression des membres inférieurs, injection sous-cutanée d'éther), je renvoie à ce qui a été dit au sujet du placenta prævia (voir page 498).

3° La rétention et l'hémorrhagie existent simultanément.

L'hémorrhagie ne cessera qu'avec la sortie des annexes; délivrer la femme est donc la première indication à remplir en pareil cas.

Si l'orifice interne est encore ouvert, la délivrance artificielle sera facile à pratiquer, la perméabilité de l'orifice interne est d'ailleurs la règle en pareil cas, car l'inertie utérine, cause de l'hémorrhagie, maintient le col béant.

Si cependant l'orifice interne est fermé et ne permet pas le passage de la main, on placera à son niveau un ballon de caoutchouc qui, tout en dilatant l'orifice trop étroit, arrêtera momentanément l'hémorrhagie; d'autre part la compression de l'utérus exercée manuellement ou à l'aide d'un bandage à travers la paroi abdominale empêchera la production de l'hémorrhagie interne. Au bout de une à deux heures, la dilatation sera suffisante pour le passage de la main et l'intervention intra-utérine deviendra possible.

4° Cas spéciaux.

SOMMAIRE

a. ADHÉRENCE INTIME DU PLACENTA.

Quand l'adhérence partielle [1] ou totale du placenta est tellement intime que la main introduite dans l'utérus ne suffit pas à en opérer le décollement (fusion utéro-placentaire), il faudra, si une partie seulement du placenta est adhérente, en opérer le morcellement avec les doigts, de manière à laisser dans la cavité utérine le moins de substance qu'il sera possible ; si le placenta est totalement adhérent, comme le morcellement est en pareil cas très difficile, sinon impossible, mieux vaudra, après avoir détaché le cordon, laisser l'organe en place et faire pendant les suites de couches une antisepsie vaginale, et au besoin utérine, rigoureuse. (Le curage serait une ultime ressource.) Le placenta finira par se détacher ou s'exfolier, laissant libre la cavité utérine. Ces cas sont d'ailleurs, grâce à leur rareté, de véritables curiosités pathologiques.

b. ENCHATONNEMENT.

La conduite à tenir sera la même qu'avec un placenta retenu et adhérent ; seulement, pour détacher et cueillir le placenta, la main sera obligée, après avoir franchi l'orifice interne, de traverser l'anneau de nouvelle formation, au delà duquel se trouve l'organe retenu. — Même marche à suivre que pour franchir l'orifice interne.

c. INVERSION UTÉRINE.

L'inversion utérine peut être constatée avant ou après la délivrance. Si avant, on commencera par extraire les annexes en les détachant à l'aide des doigts. — La femme étant délivrée, on procédera à la réduction de l'utérus, à l'aide d'un ou deux doigts, qui, appuyant, soit sur le fond, soit au niveau d'une des cornes, en même temps qu'une main appliquée sur l'hypogastre maintient la masse de l'organe, amèneront le retour de l'utérus à sa forme normale.

Dans le cas où on échouerait dans la tentative qui précède, on saisirait le col avec deux ou quatre pinces à griffe, appliquées sur les lèvres antérieures et postérieures, et tout en faisant attirer le col au voisinage de la vulve, on essaierait, comme précédemment, de réduire le corps et de le retourner.

Ce mode de réduction, qui peut être insuffisant, s'il s'agit d'une inversion ancienne, sera toujours efficace dans les cas récents, les seuls dont nous ayons à nous occuper ici, car les autres font partie du domaine de la gynécologie.

[1] Voir mes *Travaux d'obstétrique*, t. 1, p. 163.

d. Utérus double.

L'utérus double pourra gêner ou désorienter l'accoucheur pour la pratique de la délivrance artificielle; on opérera dans la partie de l'organe, qui contenait l'œuf, comme dans la cavité d'un utérus normal.

e. Rupture utérine.

La conduite à tenir pour la délivrance en cas de rupture utérine a été déjà indiquée page 475.

f. Tumeur génitale.

Si une tumeur obstrue la vulve, le vagin (thrombus) ou le col (fibromes), la délivrance devra être surveillée avec un soin particulier. La présence de la tumeur gênant l'exploration digitale, on se guidera surtout sur la ligature funiculaire pour savoir le moment auquel on pourra faire les tractions et l'expression. En cas de difficultés, on aura recours à la délivrance artificielle, pratiquée suivant le manuel indiqué plus haut, et on contournera la tumeur avec la main.

XVI

ACCIDENTS DU POSTPARTUM

SOMMAIRE

1° HÉMORRHAGIES :
Description. — Etiologie. — Pronostic. — Traitement.
2° FISTULES.

1° HÉMORRHAGIES

DESCRIPTION :

Le postpartum commence en réalité, au moment même où la délivrance est terminée, cependant une hémorrhagie, qui se produit une demi-heure, une heure ou même davantage après l'expulsion des annexes, est encore considérée comme une hémorrhagie de la délivrance, répondant aux mêmes causes et au même traitement que celles de cette période de la puerpéralité.

On ne range parmi les hémorrhagies du postpartum que celles qui surviennent *douze heures* après la délivrance; c'est certainement là une limite arbitraire, mais qui répond assez bien aux nécessités de la description.

On désigne encore sous le nom d'*hémorrhagies secondaires*, celles qui surviennent pendant le postpartum, réservant la désignation de *primitives* à celles qui accompagnent la délivrance même.

Le postpartum dure trois mois après l'accouchement, c'est le laps de temps nécessaire à l'utérus pour revenir à son état complètement normal. Nous aurons donc à étudier ici les hémorrhagies qui se produisent pendant le trimestre consécutif à la naissance de l'enfant.

Ces hémorrhagies sont d'abondance variable, tantôt faibles, presque physiologiques, tantôt copieuses et susceptibles de mettre en danger la vie de la malade. — Elles peuvent être *externes* ou *mixtes*, mais la quantité de sang enfermé dans l'utérus ne sera jamais considérable, l'organe revenu sur lui-même n'étant plus apte à la distension.

ETIOLOGIE.

a. Causes traumatiques.

1° Traumatisme explorateur, causé par l'introduction d'un cathéter, d'une sonde dans l'utérus;

2° Réouverture accidentelle d'une plaie du périnée, du vagin ou de l'utérus;

3° Rapports sexuels, agissant et comme traumatisme et comme excitant des organes génitaux. Parfois même, dans cette période du postpartum, la simple excitation produite par le voisinage de l'époux, alors ce dernier mari réintégrera trop tôt le lit conjugal[1], suffit à amener la congestion intense des organes génitaux, et une hémorrhagie consécutive;

4° Le premier lever, surtout quand il est prématuré, constitue un traumatisme indirect, qui amène un léger écoulement sanguin. Inversement chez certaines femmes, qui pendant les suites de couches ont un écoulement sanguin léger, mais prolongé, on voit parfois, sans qu'on puisse l'expliquer, la station verticale produire l'hémostase.

b. Causes spontanées.

1° *Inertie secondaire.* —Parfois un certain temps, quelques heures, jusqu'à deux ou trois jours après la délivrance, on voit le muscle utérin se relâcher, et une hémorrhagie par inertie en être la conséquence.

2° *Rétention totale et partielle des annexes.* — Quand, quelques jours après l'accouchement jusqu'au moment du retour de couches, on voit inopinément survenir une hémorrhagie utérine abondante, il faut toujours penser à la possibilité de cette cause et diriger le traitement en conséquence (ainsi qu'il a été indiqué p. 624). Parfois certains retours de couches ne sont anormalement abondants que parce qu'ils s'accompagnent de l'expulsion d'un de ces débris retenus.

3° *Déviation utérine.* —Les déviations utérines, notamment celles qui se font en arrière (rétrodéviation) peuvent amener une hémorrhagie tenace quoique peu abondante, et qui est due à la congestion de l'utérus produite par la déviation. D'où la nécessité, en cas d'hémorrhagie du postpartum, de toujours s'assurer de la situation exacte de l'utérus, afin d'opérer le replacement en cas de besoin.

4° *Inversion utérine.* — Une inversion de l'utérus, méconnue au moment de la délivrance, ou produite tardivement, ou reproduite après réduction, peut également être la cause d'une hémorrhagie persistante et parfois assez abondante. L'examen local permettra d'établir le diagnostic (voir p. 614). Le traitement a déjà été exposé (p. 625).

5° *Ulcération. Fibrome. Cancer.* — Toute ulcération ou néoplasme utérin ou vagino-vulvaire, est susceptible de produire une hémorrhagie d'abondance variable pendant les suites de couches.

6° *Métrite. Subinvolution.* — L'arrêt dans l'involution normale de l'utérus, cause si fréquente de métrite, amène des hémorrhagies répétées et en même temps peu abondantes, de telle sorte que la femme, tout en éprouvant la douleur et le malaise habituels à la métrite, perd du sang d'une façon remittente ou intermittente.

7° *Allaitement.* — Au moment où la femme donne le sein à l'enfant, on voit fréquemment une légère hémorrhagie se faire et se répéter ainsi pendant un certain temps à chaque tetée. Cette petite hémorrhagie trouve son explication dans la contraction utérine que provoque la succion du mamelon, et dans les mouvements et efforts que la femme accomplit à ce moment, de telle sorte que le sang accumulé dans l'utérus et dans le vagin est sous cette

[1] Cette réintégration ne doit pas avoir lieu avant un mois et demi, c'est-à-dire quand l'allaitement n'est pas pratiqué, avant le retour de couches.

influence expulsé au dehors. Cette petite hémorrhagie est d'ailleurs sans importance, et ne contrindique en aucune façon l'allaitement.

8° *Retour de couches.* — En général six semaines, un mois et demi après l'accouchement survient, quand l'allaitement n'a pas lieu, un écoulement de sang, identique à la menstruation normale, quoique d'ordinaire un peu plus abondant et plus prolongé. Cet écoulement, généralement désigné sous le nom de *retour de couches*, n'est autre qu'une menstruation normale, accompagnée vraisemblablement d'ovulation, et à partir de laquelle les règles se montrent à leurs intervalles normaux. Le retour de couches peut se faire dès la fin du premier mois, ou exceptionnellement n'apparaître qu'après deux, trois, quatre mois ou même après un plus long espace de temps. Ce retard fait quelquefois penser à l'existence d'une nouvelle grossesse, possible en effet, mais dont l'examen local, souvent délicat en pareil cas, démontrera ou non la réalité.

Si, au point de vue *chronologique*, on cherche à établir quelle est, pendant le postpartum, la cause la plus fréquente de l'hémorrhagie, on arrive aux résultats suivants :

1° Hémorrhagie se produisant de douze à trente-six heures après l'accouchement. *Inertie secondaire de l'utérus;*

2° Hémorrhagie du deuxième au quinzième jour, — si abondante, *rétention d'un cotylédon placentaire ou présence d'un fibrome*, — si peu abondante, *subinvolution, ulcération simple ou néoplasme du col;*

3° Hémorrhagie du *premier lever*, du dixième au vingt-cinquième jour, suivant l'époque à laquelle il a lieu;

4° Hémorrhagie consécutive au premier lever — si prolongée, *subinvolution, déviation utérine*, — si accidentelle et momentanée, souvent due à une *imprudence sexuelle;*

5° Hémorrhagie à *un mois et demi;* retour de couches; état normal, quand il n'y a pas allaitement;

6° Hémorrhagie ultérieure, en dehors de la menstruation, due à l'existence d'un *néoplasme* ou d'une *métrite.*

Le *pronostic* de ces hémorrhagies est en général bénin, exceptionnellement il peut devenir grave et nécessiter une thérapeutique énergique.

Le *traitement* varie essentiellement suivant la cause et suivant l'abondance de l'écoulement.

Une légère hémorrhagie cessera le plus souvent sous l'influence du repos, des injections vaginales d'eau chaude, de l'action de l'ergot de seigle ou de la digitale[1]. S'il existe une déviation utérine, de la métrite, une inversion, on appliquera à ces différentes causes un traitement approprié.

Une hémorrhagie de moyenne intensité sera en général justiciable du même traitement.

Une hémorrhagie abondante sera due au début du postpartum à l'inertie

[1] On a encore conseillé l'emploi de l'*hamamelis virginica*. Mais je n'ai pu observer sous l'influence de ce médicament aucun effet probant.

secondaire, même traitement que pour l'inertie de la délivrance (voir p. 621) et plus tard soit à l'existence d'un fibrome ou à la rétention d'un débris placentaire. On aura recours en pareil cas soit au *tamponnement vaginal* pratiqué avec un ballon de caoutchouc, ou de la gaze iodoformée (médication vaginale), soit au curage de l'utérus, suivi au besoin du tamponnement intra-utérin à la gaze iodoformée (*médication intra-utérine*). — A une personne experte dans le dernier mode d'intervention je conseillerai de donner la préférence à la médication intra-utérine; pour les autres, elles feront bien de s'en tenir à la vaginale.

2° FISTULES

A la suite d'accouchement prolongé, alors que la tête fœtale est restée longtemps au contact d'un même point de la filière génitale, ou après une extraction particulièrement pénible du fœtus ayant amené des traumatismes graves au niveau des organes génitaux, on voit des mortifications plus ou moins étendues se faire au niveau de l'utérus, du vagin et des organes voisins. Les eschares tombent de six à dix jours après l'accouchement, établissant une communication entre les organes génitaux et les voies urinaires ou l'intestin, communications auxquelles on donne le nom de fistules.

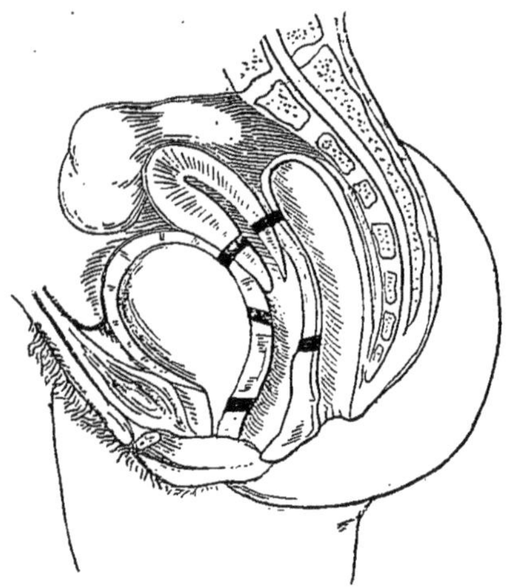

Fig. 464. — Diverses variétés de fistules génitales.

La figure 464 schématise les différentes variétés de fistules, qu'on peut observer : utéro-vésicale, utéro-rectale, vésico-vaginale, uréthro-vaginale, vagino-rectale.

Les mêmes fistules peuvent être produites au moment même de l'accouchement par l'action d'un instrument perforant.

CINQUIÈME SECTION

THÉRAPEUTIQUE PUERPÉRALE

La thérapeutique obstétricale, en dehors de ce qui a été dit à propos de chaque maladie puerpérale en particulier, comprend deux parties principales : l'étude des médicaments ou médications applicables pendant la puerpéralité, et celle des opérations propres à faciliter l'accouchement.

Les opérations peuvent être divisées en quatre groupes : 1° *Opérations de correction*, où on s'efforce de corriger les erreurs de la nature, de manière à rendre l'expulsion possible ou aisée ; — 2° *Opérations de traction*, à l'aide des mains ou du forceps ou seconde l'action utérine et maternelle ; — 3° *Opérations d'adaptation*, où la filière génitale étant trop étroite pour le passage du fœtus, on tâche d'adapter les dimensions de l'enfant à celles de la mère, soit en faisant passer le fœtus avant son développement complet (expulsion provoquée), soit en élargissant la filière génitale (symphyséotomie, accouchement forcé) ; — 4° *Opérations d'effraction*. Alors qu'il y a impossibilité pour le fœtus de franchir la filière génitale, l'accouchement ne peut avoir lieu que par *effraction*, qui porte tantôt sur l'enfant (embryotomie), tantôt sur la mère (hystérotomie).

Voici d'ailleurs le plan qui sera suivi dans cet exposé :

I

ANESTHÉSIE OBSTÉTRICALE

SOMMAIRE

Hypnotisme.— Opium et dérivés. — Bromure d'éthyle. — Protoxyde d'azote.— Amylène. — Bichlorure de méthylène. — Cocaïne.— Antipyrine. — Ether. — Chloral et chloroforme.

Différents moyens ont été employés pour calmer ou supprimer les douleurs de l'accouchement : l'hypnotisme, l'opium et ses dérivés, le bromure d'éthyle, le protoxyde d'azote, l'amylène, le bichlorure de méthylène, la cocaïne, l'antipyrine, l'éther, le chloral, le chloroforme.

L'**hypnotisme**[1] ne peut être tenté que chez quelques femmes ; il est insuffisant pendant la période d'expulsion ; d'une façon générale son usage est à déconseiller.

L'**opium** et ses dérivés ne doivent pas être donnés pendant le travail normal, car ils amènent le ralentissement et l'arrêt de la contraction utérine.

Le **bromure d'éthyle**, le **protoxyde d'azote**, l'**amylène**, le **bichlorure de méthylène** agissent moins efficacement que le chloroforme, et il n'existe aucun motif suffisant pour les préférer à ce dernier agent.

Le **chlorhydrate de cocaïne**[2], appliqué localement sur le col et sur la vulve, semble avoir amené une diminution notable de la douleur, néanmoins son emploi ne s'est pas généralisé.

L'**antipyrine**[3], administrée à la dose de 1 à 4 grammes, soit par le tube digestif, soit en injections sous-cutanées, donne des résultats très inconstants.

L'**éther** est peu employé, son action est moins puissante que celle du chloroforme, et ses vapeurs étant inflammables en rendent l'emploi dangereux.

Le **chloral** et le **chloroforme**[4], dont l'action paraît analogue, sont suscepti-

[1] Auvard. *Travaux d'obstétrique*, t. I, p. 247.

[2] Doleris (*Archives de tocologie*, 1885, p. 165) a fait des badigeonnages sur le col de l'orifice vulvaire avec une solution de cocaïne au $\frac{1}{20}$, et Secheyron (in Auvard. *Travaux d'obstétrique*, t. I, p. 314) en injections sous-cutanées au niveau de la vulve.

[3] L'antipyrine peut être administrée par la bouche, ou par le rectum en lavements. En injection sous-cutanée, se servir de la solution suivante :

Antipyrine	7gr50
Chlorhydrate de cocaïne.	0 10
Eau	20

Chaque seringue de Pravaz renferme 30 centigrammes d'antipyrine. (Voir mes *Travaux d'obstétrique*, t. I, p. 499.)

[4] Voir Budin. *Leçons de clin. obstétricale*, 1889, p. 67.

bles de rendre les plus importants services dans l'anesthésie obstétricale ; parmi tous les agents, qui viennent d'être signalés, on peut les considérer comme les meilleurs ; ils méritent donc une étude détaillée.

Lorsqu'on endort un sujet à l'aide du chloroforme, on observe, quant à la sensibilité, deux périodes distinctes : — la première où la notion de la *douleur* est seule abolie (ANALGÉSIE)[1]; — la seconde où les autres sensibilités, au *contact*, à la *température*, et spéciales, *vue*, *ouïe*, *odorat*, sont éteintes, en même temps qu'il y a perte générale de connaissance (ANESTHÉSIE). — C'est cette seconde période que l'on attend généralement pour procéder à une intervention chirurgicale.

Chez certaines personnes, ces deux stades sont très nettement séparés et complètement distincts, de telle sorte qu'on peut obtenir l'analgésie sans aboutir à l'anesthésie ; chez d'autres, au contraire, les limites ne sont pas aussi tranchées, et l'analgésie ne se produit qu'avec un commencement d'anesthésie, parfois même avec une anesthésie complète.

Cette variabilité d'action du chloroforme, suivant les personnes, nous explique l'inconstance des résultats obtenus par son administration, et le désaccord qui existe sur ce point entre un certain nombre d'auteurs.

Dans les cas favorables, quand, pendant le travail, on fait respirer du chloroforme au début d'une contraction utérine douloureuse, la sensation pénible est atténuée ou supprimée pour la femme, sans qu'aucun des autres modes de sensibilité soit atteint et sans que les facultés intellectuelles soient supprimées. L'inhalation de quelques gouttes de chloroforme à la période initiale de chaque douleur suffit à obtenir cet heureux résultat.

L'administration du chloroforme au moment de chaque douleur utérine, pratiquée par conséquent d'une façon intermittente, constitue ce qu'on appelle l'*anesthésie obstétricale*, la *demi-anesthésie*, le *chloroforme à la reine*[2], l'*analgésie* par opposition à l'*anesthésie chirurgicale et complète*, *anesthésie proprement dite*, où le malade est plongé dans un sommeil complet avec perte totale de connaissance.

Le chloroforme, donné à dose obstétricale ou chirurgicale, est, de même que le laudanum, très bien supporté par la femme en travail, et s'il existe quelques cas de mort subite sous l'influence du chloroforme, employé pendant l'accou-

[1] Un fait très net d'analgésie a été cité par Hervez de Chégoin (voir Budin) :

« Forcé moi-même, dit-il, de me soumettre à l'incision que réclamait un anthrax à la nuque, je ne voulais pas être amené à une complète insensibilité. Après trois minutes d'inhalations de chloroforme bien irrégulières et bien souvent interrompues, ennuyé d'attendre un effet appréciable et n'éprouvant qu'un serrement dans les tempes, je priai le chirurgien M. Michon de commencer, et ne voyant pas ce qui se passait et un peu impatient, je le priai assez vivement de se hâter. C'était fini, et je n'avais rien senti. Un peu surpris et très satisfait de ce résultat, je portai le doigt sur les bords de la plaie ; je la trouvai entièrement insensible. Je pouvais croire que cette insensibilité dépendait de la maladie elle-même qui avait mortifié le tissu cellulaire sous-cutané, mais la peau ne participait point à cette mortification. Je me pinçai à plusieurs reprises celle de la partie antérieure et inférieure de l'avant-bras, et la douleur avait un caractère si obtus que je la renouvelai par curiosité. »

[2] La reine Victoria fut soumise à ce genre d'anesthésie le 7 avril 1853, lors de son huitième accouchement.

chement à dose chirurgicale[1], on n'en connaît aucun avec l'anesthésie obstétricale.

Cependant le chloroforme a trouvé chez certains accoucheurs une vive opposition, qui s'atténue de jour en jour, et qui ne tardera pas à disparaître — opposition analogue à celle que rencontrent la plupart des nouveautés scientifiques, et derrière laquelle se cachent, à côté d'arguments sérieux, des rivalités de personnes.

Les deux objections principales des adversaires du chloroforme, donné à dose obstétricale, sont les suivantes :

1° *La demi-anesthésie n'existe pas ; si le sommeil n'est pas complet, la parturiente ne peut éprouver de soulagement.* — La femme en pareil cas est seule juge, et l'accoucheur doit se contenter d'enregistrer son dire. Or, autant que j'ai pu le juger par ma pratique personnelle, les patientes se divisent à cet égard en trois catégories, approximativement égales : — la première où il y a suppression complète ou presque complète, de la douleur ; — la seconde où il y a un soulagement notable ; — la troisième où la douleur persiste avec la même intensité. — L'*objection* n'est donc vraie que dans un tiers des cas environ.

2° *Le chloroforme donné pendant le travail amène l'*INERTIE UTÉRINE, *cause de ralentissement pour l'accouchement et d'hémorrhagie au moment de la délivrance.*—Cette affirmation est loin d'être prouvée ; une statistique comprenant de nombreux faits comparatifs serait nécessaire à cet égard. Je veux bien cependant admettre sa réalité. Mais est-ce une raison parce que le chloroforme, favorisant l'inertie utérine, amène un retard d'une demi-heure à une heure dans l'accouchement, et expose aux hémorrhagies de la délivrance, pour ne pas essayer de soulager la femme ? — Le chloroforme en chirurgie expose à de bien plus graves accidents ; puisque de temps en temps il amène la mort subite. Malgré cela hésite-t-on à s'en servir ? — Le chirurgien qui, à l'heure actuelle, ferait une opération sérieuse sans anesthésique serait considéré comme barbare, il ne tardera pas à en être de même pour l'accoucheur, qui ne tentera pas d'atténuer les souffrances des parturientes confiées à ses soins.

Le chloroforme peut être employé à dose obstétricale pendant toute la durée de l'accouchement, au moment de la dilatation ou de l'expulsion.

Sera-t-il bon d'en faire usage dans tous les cas ? Il est trois circonstances où son emploi me semble contre-indiqué :

1° Quand il n'amène aucune sédation notable dans la douleur[2] ;

2° Quand les douleurs de l'accouchement, grâce à leur faible intensité, sont bien supportées par la femme ;

[1] Voir Dutertre. Thèse de Paris, 1882, 27 cas de mort avec anesthésie complète.

[2] Chez une femme, lorsque le chloroforme à dose obstétricale n'amène pas la sédation, ne pourrait ou pas le donner à dose chirurgicale pendant toute la durée de l'accouchement ? L'expérience est encore muette à cet égard, mais il est possible que l'inertie utérine devienne en pareil cas un résultat réel de l'anesthésie, qu'on ne saurait ainsi prolonger sans inconvénient.

3° Quand une femme a eu après ses accouchements antérieurs des hémorrhagies sérieuses de la délivrance, le chloroforme pouvant être une cause d'aggravation.

Ce n'est pas seulement durant l'accouchement qu'on peut employer le chloroforme à dose obstétricale, mais aussi pendant la grossesse pour calmer par exemple les douleurs causées par une colique hépatique ou néphrétique, et pendant les suites de couches, alors qu'il existe des tranchées[1] réellement pénibles pour la femme et contre lesquelles le *viburnum prunifolium*, ou les préparations opiacées ont échoué.

[1] Loviot. *Société obstétricale de Paris*, avril 1889.

II

SEIGLE ERGOTÉ

SOMMAIRE

Description. — Mode d'action. — Préparations. — Indications et contre-indications.

Le seigle ergoté est un des médicaments les plus utiles à l'accoucheur, et un de ceux qui lui rendent les plus grands services, mais il n'en est pas qui, mal employé, puisse être la source de plus de dangers.

Cette double considération justifie la place importante réservée ici à cet agent thérapeutique.

Le seigle ergoté est constitué par un champignon, le *claviceps purpurea*, qui se développe sur le grain du seigle; il existe un ergot de blé analogue, mais dont l'action obstétricale est moins sûre.

L'*action* de l'ergot se manifeste de préférence sur la fibre utérine, dont il provoque la contraction. Cette influence est d'autant plus énergique que la fibre utérine est plus hypertrophiée, elle est donc au summum au terme de la grossesse; en dehors de la puerpéralité au contraire, l'influence est relativement faible. — Quand l'ergot est ingéré par la bouche ou le rectum (lavement), il n'agit qu'au bout de dix à vingt minutes, et après deux ou trois minutes, quand il est administré en injection sous-cutanée. — L'action sur l'utérus se prolonge d'une demi-heure à une heure et demie.

L'ergot de seigle agit aussi sur la *circulation* en ralentissant le nombre des pulsations, sur l'*estomac* en provoquant parfois des nausées ou des vomissements. A dose toxique (au-dessus de trois grammes), il amène du délire, des vertiges, des picotements au niveau de la peau; son usage prolongé est capable de produire des accidents convulsifs et gangréneux parfois mortels.

Ce médicament peut être administré sous forme de *poudre*, d'*ergotine* ou d'*ergotinine*.

Poudre. — L'ergot de seigle doit être fraîchement pulvérisé; il sera administré par la bouche ou le rectum, à la dose de un à deux grammes, en deux ou quatre fois. Ce mode d'administration est généralement abandonné à cause de la lenteur d'absorption et d'action.

Ergotine. — L'ergotine est un *extrait aqueux* de seigle ergoté. Il en existe diverses variétés. La plus communément employée en France est l'*ergotine Yvon*, préparée de telle sorte qu'un centimètre cube de la solution représente un gramme d'ergot de seigle. Quand on fait avec cette solution une injection sous-cutanée d'une seringue de PRAVAZ, c'est donc un gramme de seigle ergoté qu'on fait pénétrer dans l'organisme.

Ergotinine. — L'ergotinine est l'alcaloïde actif de l'ergot de seigle. On se sert en général parmi nous d'une solution de cet alcaloïde, désignée sous le nom d'*ergotinine Tanret*, dont cinq gouttes environ représentent la quantité de l'alcaloïde contenu dans un gramme d'ergot de seigle. Dose, trois à dix gouttes en injection sous-cutanée.

Ces deux dernières préparations sont également bonnes, et semblent agir avec la même efficacité et promptitude.

INDICATIONS ET CONTRE-INDICATIONS.

Le seigle ergoté est un des meilleurs hémostatiques utérins, grâce à son énergique influence sur la fibre utérine.

JAMAIS *il ne doit être administré, tant que l'utérus contient totalité ou partie de l'œuf.*

Ces deux propositions résument tout l'emploi thérapeutique du seigle ergoté.

Ce médicament ne doit pas être donné avant l'expulsion du fœtus, bien qu'en quelques cas son action sur la fibre utérine active la sortie de l'enfant; il produit, en effet, une contraction tétanique de l'utérus, qui entrave la circulation placentaire et amène la mort du fœtus; à cet égard le nom de *poudre fœticide*, donné à l'ergot pulvérisé, est parfaitement justifié.

L'inconvénient n'existe pas seulement pour le fœtus, mais aussi pour l'accoucheur alors qu'il est obligé d'intervenir, car la rétraction utérine rend toute opération plus difficile, et expose à la rétention des annexes après l'accouchement.

Donné avant la dilatation complète, il amène la rétraction du segment cervico-utérin, et, loin de faciliter l'expulsion, ne fait que l'entraver.

C'est pour le même motif que l'ergot de seigle ne doit pas être administré avant que la délivrance ne soit complète, car en provoquant la contraction de l'orifice interne, il amène la rétention des annexes ou fragments d'annexes retenus [1].

L'ergot de seigle est un hémostatique utérin précieux, mais à la condition de n'être employé qu'avec un utérus vide.

[1] Il est également prudent avant de donner l'ergot de seigle de s'assurer par l'expression ou l'introduction de la main, qu'aucun caillot volumineux n'est emprisonné dans l'utérus, sans quoi la présence de ce corps étranger entrave la rétraction de l'organe.

III

EMPLOI DE DIVERS MÉDICAMENTS

SOMMAIRE

Médicaments ecboliques. — Antipyrine. — Opiacés. — Mercure. — Seigle ergoté. — Sulfate de quinine.

En dehors des médicaments ecboliques, c'est-à-dire susceptibles de réveiller la contraction utérine (voir p. 563), la plupart des agents thérapeutiques peuvent être employés, *à dose modérée*, pendant la *grossesse*, sauf peut-être l'antipyrine, qui, même à la dose de un gramme, exposerait au collapsus[1]. On connaît la tolérance remarquable de la gestante pour certains médicaments, les opiacés par exemple.

Durant l'*allaitement*, éviter l'usage des médicaments susceptibles de passer dans le lait et qui pourraient ainsi agir sur le fœtus, à moins qu'on ne recherche cette influence spéciale (administration de mercure à une nourrice syphilitique en cas de syphilis du nourrisson); chez l'allaitante, il sera bon de ne pas donner de seigle ergoté à moins de nécessité absolue, car cet agent semble diminuer la sécrétion lactée. En dehors de l'allaitement, on pourra, pendant le postpartum, recourir aux mêmes prescriptions que si la femme n'était pas puerpérale.

Pendant l'*accouchement*, il n'y a pas d'autre contre-indication nettement établie que celle de l'ergot de seigle. Comme ocytocique, on peut employer le sulfate de quinine à la dose de 0, 50 à 1 gramme, car il amène souvent un réveil durable des contractions de l'utérus, alors qu'elles sont languissantes.

[1] CHÉRON. *Union médicale*, 14 juin 1887, p. 907.

IV

LEVIER

SOMMAIRE

Description. — Application et mode d'action. — Appréciation.

Le levier, qui vraisemblablement a été inventé par CHAMBERLEN en même temps que le forceps, se compose, ainsi que l'indique la figure 465, d'une tige terminée par une cuillère fenêtrée, rappelant assez exactement la branche d'un forceps droit.

Cet instrument est glissé dans l'intérieur des organes génitaux maternels jusque sur l'occiput ou l'un des pariétaux du fœtus. Les deux mains, saisissant alors le manche de l'instrument, impriment un mouvement de *levier*, par lequel la partie fœtale est poussée vers le centre de la filière génitale.

Appliqué sur l'occiput, le levier produit donc la flexion de la tête, sur l'un des pariétaux, l'inclinaison latérale en abaissant la bosse pariétale sur laquelle il agit.

Le levier est, à l'heure actuelle, abandonné par tous les accoucheurs, qui lui préfèrent de beaucoup le forceps; il a en effet le grand inconvénient de n'être qu'un instrument correcteur (fléchissant la tête ou l'inclinant latéralement) et non un tracteur comme le forceps.

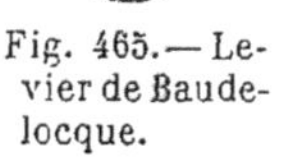
Fig. 465. — Levier de Baudelocque.

En présence de ce délaissement, je crois inutile d'insister davantage sur l'action de cet instrument, qui cependant sera peut-être repris un jour, car s'il a, par rapport au forceps, le désavantage de ne pas permettre la terminaison prompte de l'accouchement, il est capable de produire certains effets (flexion, inclinaison latérale) que le forceps actuel ne réalise pas, et qui sont précieux à obtenir dans la présentation du front par exemple, ou dans le rétrécissement du bassin. Mais ce sont là des points nouveaux à étudier et à mettre en lumière.

V

VERSIONS

SOMMAIRE

a. — Définition. — Historique.

La *version* est une opération qui a pour but de modifier la situation du fœtus dans l'utérus, de manière à changer la présentation, ou à en créer une alors qu'il n'en existe pas.

Cette modification dans la situation fœtale peut être obtenue de trois façons :

Par des manœuvres externes (à travers la paroi abdominale);

Par des manœuvres internes (exécutées dans l'intérieur des organes génitaux);

Par des manœuvres mixtes (combinaisons des deux précédentes).

D'où trois variétés de versions :

Par manœuvres externes, plus simplement...		VERSION EXTERNE.
Par manœuvres internes,	—	VERSION INTERNE.
Par manœuvres mixtes,	—	VERSION MIXTE.

Indépendamment des manœuvres exécutées, la version est dite :

Céphalique, quand on amène la tête au détroit supérieur;

Pelvienne ou *podalique*, quand, au contraire, on abaisse le siège du fœtus de manière à en déterminer la présentation.

La *version par manœuvres internes* est de beaucoup la plus ancienne, car HIPPOCRATE pratiquait la *version interne céphalique;* CELSE, la *version interne céphalique* ou *podalique;* depuis AMBROISE PARÉ, on ne fait plus guère que la *version interne podalique.*

La *version par manœuvres externes*, presque toujours céphalique, a été conseillée pour la première fois par WIGAND (1807) et défendue par HUBERT (1843), MATTEI (1855), PINARD (1878), DUMAS (1886).

La *version par manœuvres mixtes*, tantôt céphalique, tantôt pelvienne, inaugurée par D'OUTREPONT (1817), a été préconisée ensuite par BUSCH (1826), HOHL (1845), WRIGHT (1854), BRAXTON HICKS (1860), ROBERT BARNES (1867), AUVARD (1887).

b. — Quand la version doit-elle être faite?

I. Indications.

Les indications doivent être examinées *pendant la grossesse ;* puis, *pendant le travail*, avant la dilatation suffisante pour laisser pénétrer la main dans l'utérus, *période d'imperméabilité manuelle*, et après que cette pénétration est devenue possible, *période de perméabilité manuelle*,

1° PENDANT LA GROSSESSE.

La présentation du *sommet* étant de beaucoup la plus eutocique, il est indiqué de chercher à la produire dans tous les cas, où cela est possible.

Cette indication est indiscutable, toutes les fois que le fœtus se présente par le *thorax* ou l'*abdomen;* mais en est-il de même dans le cas de présentation du *siège?* Tous les accoucheurs sont d'accord sur ce point que la présentation du sommet est celle qui implique pour la mère et l'enfant le meilleur pronostic; l'indication de la version céphalique ne saurait donc faire de doutes, à moins que l'opération n'offre de sérieuses difficultés dans son exécution ou qu'il n'existe une contre-indication.

La présentation de la *face* est très exceptionnelle pendant la grossesse, celle du *front* est relativement plus fréquente; s'il les rencontrait, l'accoucheur ne devrait pas hésiter à tenter leur transformation en présentation du sommet[1].

Enfin l'absence même de présentation, avec un fœtus transversalement situé et élevé dans la cavité utérine, est une indication pour la version externe, de manière à provoquer une présentation favorable.

Toutes les fois que pendant la grossesse, on voudra opérer cette transformation de présentation, on ne pourra agir que par des manœuvres externes, à travers la paroi abdominale, c'est donc la *version par manœuvres externes*, qui sera exclusivement indiquée pendant cette période de la puerpéralité.

Cette *version* devra être *céphalique*, car, quelles que soient les circonstances accessoires, la présentation du sommet est la meilleure des présentations.

[1] D'une façon générale, les manœuvres externes, internes ou mixtes destinées à transformer les présentations de la face ou du front en présentations du sommet, ne sont pas décrites par les auteurs au chapitre *Version*, bien qu'en réalité elles en fassent partie, c'est pour nous conformer à cet usage que nous en avons parlé à la conduite à tenir à chaque présentation (voir page 295). Ici il n'en sera fait qu'une simple mention

Une autre question se pose, celle de savoir l'*époque* de la grossesse qui est la plus favorable à cette intervention. — Deux points sont ici à considérer : en premier lieu le moment auquel la version se fait avec le plus de facilités; en second lieu, l'époque à laquelle on est en droit de supposer qu'il n'y aura plus de changements spontanés dans la présentation constatée.

Le *moment de la grossesse* où la version externe est la plus aisée paraît être d'une façon générale le courant du huitième mois, car le fœtus est suffisamment développé pour donner une prise efficace aux mains agissant à travers la paroi abdominale, d'autre part sa longueur n'est pas encore susceptible d'entraver son évolution dans l'intérieur de l'utérus, ainsi qu'elle pourra le faire au neuvième mois ou au terme de la grossesse.

Quant aux *mutations spontanées* de présentation, elles se produisent à un moment quelconque de la grossesse, d'autant moins fréquentes toutefois qu'on se rapproche davantage du terme ; on les observe cependant, exceptionnelles il est vrai, au début même du travail ; elles sont bien plus rares chez les primigestes que chez les multigestes. — Mais si, comptant sur la possibilité de cette correction naturelle, l'accoucheur ne se résout à faire la version externe qu'au terme de la grossesse, il s'expose à échouer à cause des difficultés accrues, ou à être surpris par un travail prématuré, rendant toute tentative infructueuse.

De telle sorte que, sous l'influence de cette double considération, le moment d'élection de la version externe paraît être un mois avant terme chez les primigestes et quinze jours chez les multigestes. Les quinze jours de plus accordés aux multigestes sont destinés à faire la part de la correction naturelle possible.

Objections :

La version externe est souvent une opération inutile, car, chez les multigestes en particulier, les mutations spontanées sont fréquentes. — Elles sont fréquentes à la vérité, mais non constantes, de telle sorte que si on n'intervient pas à temps, on s'expose à avoir une présentation dystocique; soit cinq multigestes chez lesquelles on fait la version externe, il se peut que dans trois et même quatre cas elle ne soit pas utile, mais elle l'est au moins dans un, et comme l'opération est généralement facile, mieux vaut quatre interventions inutiles qu'un accouchement dystocique par la faute de l'accoucheur.

La version externe, alors qu'elle est faite incomplètement, ou plutôt alors que le fœtus est arrêté dans son évolution, expose à changer une présentation du siège en une présentation du thorax. — Objection purement théorique ; quand on a transformé le siège en thorax, on peut toujours transformer le thorax en sommet.

La version externe, a-t-on dit, exige une connaissance approfondie du palper. — D'accord; mais tout médecin, sans être spécialiste, peut arriver sans difficultés a être suffisamment expert en ce point.

Cette opération expose à la rupture utérine. — Jusqu'à présent il n'y en a pas d'exemple, et ce danger est imaginaire à moins de manœuvres violentes.

La version externe dans le cas de brièveté ou de circulaire du cordon peut amener le décollement placentaire et la mort de l'enfant. — L'objection est vraie[1], mais on saura éviter ce danger, si on n'insiste pas pour pratiquer la version, alors qu'on éprouve de sérieuses difficultés à son exécution.

En résumé, une *version externe faite avec douceur est une opération excellente et à peu près exempte de dangers.*

2. Pendant le travail ; période d'imperméabilité manuelle.

Le col utérin est ouvert, mais pas suffisamment pour permettre l'accès de la main dans la cavité utérine.

Les mêmes indications existent ici que pendant la grossesse, c'est-à-dire que l'accoucheur, s'il rencontre soit une présentation quelconque de l'ovoïde cormique (siège [2], thorax, abdomen), soit une présentation du front ou de la face, doit essayer de les transformer en sommet.

La version peut, comme pendant la grossesse, se faire par des *manœuvres externes*, toutefois, l'ouverture du col permettant l'accès d'un ou de plusieurs doigts dans la cavité utérine jusqu'au fœtus, donne la facilité de combiner des manœuvres internes aux externes, en un mot de faire la *version mixte.*

A cette période de la puerpéralité, l'accoucheur est donc à même de corriger la présentation vicieuse, à l'aide de manœuvres externes ou mixtes, il a donc à sa disposition la *version externe* et la *version mixte.*

La *version externe* est préférable alors que les membranes sont encore intactes et qu'on tient à conserver leur intégrité ; dans le cas contraire, il vaudra mieux avoir recours à la *version mixte.* — Dans l'un et l'autre cas, à moins de conditions spéciales c'est à la *version céphalique* qu'on aura recours.

A côté des indications qui précèdent, il en surgit une nouvelle, c'est l'*insertion vicieuse du placenta.* — L'hémorrhagie, qui accompagne en pareil cas la période de dilatation, peut être heureusement combattue par la rupture des membranes avec une présentation soit du sommet (version céphalique, alors qu'il existe une autre présentation), soit du siège (version pelvienne, quand il y a une autre présentation : méthode de Braxton Hicks). — Je n'insisterai pas ici sur les détails de cette thérapeutique, donnés au chapitre concernant le placenta prævia.

Objections. — Les objections à la *version externe* sont les mêmes que pendant la grossesse. — On a dit, contre la *version mixte*, qu'il était préférable d'attendre la dilatation suffisante pour faire la version interne ; en cas d'insertion vicieuse du placenta, il importe au contraire d'intervenir promptement pour favoriser l'hémostase, et s'il s'agit d'une présentation vicieuse, il y a intérêt à la corriger le plus tôt possible, pour favoriser la rapidité de l'accouchement et afin de soustraire le fœtus aux chances de mort, auxquelles l'expose sa situation dystocique,

[1] Voir Lefour, *Archives de Tocologie*, 1888 p. 524 et Budin, *Archives de Tocologie*, 1889, p. 69.

[2] Cependant, quand le travail est commencé, et la partie fœtale engagée, on se résout plus souvent à l'abstention dans les présentations du siège.

3. Pendant le travail; période de perméabilité manuelle.

L'orifice externe du col est suffisamment ouvert pour livrer à la main accès complet dans la cavité utérine.

A ce moment, on pourrait encore exécuter la version externe et la version mixte; mais c'est en général à la *version interne et podalique* qu'on a recours, car elle a sur les deux autres le grand avantage de permettre l'extraction immédiate du fœtus, et la terminaison de l'accouchement dans un bref délai.

On voit donc que, pendant la grossesse, on a recours exclusivement à la version *externe*, pendant le travail, avant l'ouverture suffisante du col, à la version soit *externe*, soit *mixte*, mais de préférence à cette dernière, et pendant le travail au moment de la perméabilité manuelle de l'orifice utérin, à la version *externe*, *mixte*, ou *interne*, mais presque exclusivement à cette dernière. — De telle sorte que de ces trois périodes,

La première peut être considérée comme celle de la version externe,
La seconde — — version mixte.
La troisième — — version interne.

D'autre part, si on ne considère que la partie fœtale amenée au détroit supérieur, — on voit que dans la première période la version est *céphalique*, — dans la seconde tantôt *céphalique*, tantôt *podalique*, — dans la troisième *podalique*.

La *version podalique par manœuvres internes* sera indiquée dans les circonstances suivantes :

Dans la *présentation du front ou de la face*, quand la partie fœtale est élevée et mobile au détroit supérieur, que les membranes ne sont pas rompues, ou que, récemment rompues, peu de liquide amniotique s'est écoulé, permettant ainsi une évolution facile du fœtus. (Voir la conduite à tenir dans les présentations du front et de la face.)

Quand avec une *présentation du sommet* le forceps est impossible, soit que pris au dépourvu on n'ait pas d'instrument à sa disposition, soit que la *procidence du cordon ou d'une partie fœtale* empêche l'application facile des cuillers, soit que la présence d'un *placenta prævia* apporte un obstacle analogue, soit enfin qu'une *tumeur fibreuse*, ou une *rupture utérine* amenant l'éloignement de la partie fœtale la rende inaccessible au forceps.

La version interne podalique, une des plus vieilles opérations obstétricales, est généralement acceptée sans contestation ni objection. — Les seules discussions, qui s'élèvent à son égard, ont trait, en certain cas, à ses avantages ou inconvénients par rapport au forceps, notamment dans les *bassins rétrécis;* nous avons vu page 455 les indications relatives de ces deux opérations en pareil cas.

II. Contre-Indications.

Les contre-indications à l'emploi des variétés de version, précédemment étudiées, peuvent être ramenées à deux sources :

La version est *impossible* ou *dangereuse ;*

La version est *inutile.*

Examinons les détails pour chacune des versions :

1° VERSION EXTERNE.

a. L'*impossibilité* de la version peut résulter de divers motifs :

Impossibilité de *saisir* les pôles fœtaux, lorsque la femme est trop grasse, ou œdémateuse, qu'il y a une trop grande quantité de liquide amniotique, ou que la paroi abdominale est le siège d'une sensibilité exagérée.

Impossibilité de *mobiliser et de faire évoluer* le fœtus, — quand, avec une présentation du siège, la partie fœtale est trop profondément engagée dans l'excavation pelvienne ; — quand le liquide amniotique par sa faible quantité enlève au fœtus la liberté nécessaire à son évolution ; — même résultat avec une grossesse gémellaire, les deux fœtus se fixant réciproquement. — Les malformations utérines (bifidité, développement transversal) empêchent également l'évolution du fœtus, ou amènent la reproduction de la présentation vicieuse à bref délai.

Si, dans ces différents cas, malgré les difficultés qu'on éprouve, on insiste à faire la version, on s'expose à produire un traumatisme inutile, à imposer à la femme de vives souffrances si elle n'est pas anesthésiée, peut-être à rompre l'utérus ; il n'est pas prouvé que ces manœuvres violentes et prolongées soit sans danger pour le fœtus.

Avec une brièveté réelle ou relative (par circulaire) du cordon, la version externe peut amener la mort du fœtus ou le décollement du placenta[1]. Cette brièveté est difficile à reconnaître pendant la grossesse, cependant on pourra la soupçonner quand on a la sensation d'un obstacle au déplacement de l'extrémité céphalique, et quand, en essayant d'abaisser la tête on la sent comme maintenue par un lien élastique (LEFOUR). — En pareil cas, il faut se garder d'insister, car la version devient dangereuse.

b. L'*inutilité* dépend des circonstances suivantes :

Absence de diagnostic précis. La version en pareil cas non seulement serait inutile, mais pourrait être nuisible, car on s'exposerait à créer, sans le savoir, une présentation vicieuse.

Impossibilité de *fixer* le fœtus, alors que la quantité de liquide amniotique est trop considérable, et quand le développement ou la sensibilité des parois abdominales empêche l'usage d'un bandage contentif.

Enfant mort. La mort de l'enfant ne crée de contre-indiction qu'avec une présentation du siège (car la version céphalique, étant destinée à sauvegarder surtout les intérêts de l'enfant, devient ici inutile), mais pour toute autre présentation, l'indication persiste, malgré la mort de l'enfant, parce que l'accouchement par le sommet est d'un bien meilleur pronostic pour la mère.

2° VERSION MIXTE.

a. Outre les diverses causes d'*impossibilité*, qui ont été signalées à propos de la version externe, il en est quelques autres de spéciales à la *version mixte*,

[1] Voir Lefour, *Archives de Tocologie*, 1888, p. 524, et Budin, *Archives de Tocologie*, 1889, p. 69.

telles par exemple que l'existence d'une *tumeur* empêchant l'accès par le vagin de la partie fœtale, l'*ouverture insuffisante de l'orifice utérin*[1], le trop grand éloignement de la partie fœtale qu'on doit atteindre par le canal génital; l'intégrité à la poche des eaux alors qu'on tient à la respecter.

b. Mêmes causes d'*inutilité* que pour la version externe.

3° VERSION INTERNE.

a. L'*impossibilité* et les *dangers* pour la version interne peuvent résulter d'une des conditions suivantes :

Impossibilité pour la main de *pénétrer dans l'utérus*, alors que la dilatation de l'orifice externe n'est pas assez grande ; il suffit d'attendre ou d'appliquer un instrument dilatateur pour lever cet obstacle. — La même contre-indication existerait en cas de rétrécissement très marqué du bassin[2]. Si on tente malgré la dilatation insuffisante d'introduire la main, on fait l'accouchement forcé, et on s'expose aux dangers de cette intervention.

L'impossibilité de *mobiliser* ou *de faire évoluer le fœtus*, alors que la partie fœtale (sommet, épaule) est trop engagée dans l'excavation pelvienne, et quand le liquide amniotique étant écoulé depuis longtemps, la rétraction utérine est telle qu'elle enserre et emprisonne le fœtus en se moulant sur lui. — Dans l'un et l'autre cas, si on violente l'utérus et si on veut quand même opérer la version, on s'expose à produire une *rupture utérine*, accident dont on connaît toute la gravité.

b. La version interne est *inutile :*

Quand, l'*enfant est mort* ou le *bassin trop étroit*[3] *pour permettre l'extraction d'un enfant vivant;* car il vaut mieux se décider promptement dans le premier cas à l'embryotomie, qui sauvegarde davantage les intérêts de la mère, et dans le second, soit à l'embryotomie, soit à l'opération césarienne.

III. Conditions requises.

Les conditions requises pour pratiquer les versions externe mixte ou interne existent alors que l'indication étant nettement posée, il y a absence des diverses contre-indications mentionnées à propos de chacune de ces opérations, et qui se résument ainsi que nous l'avons vu, soit dans l'*impossibilité* de pratiquer l'intervention *sans danger*, soit dans son *inutilité*.

En d'autres termes, quand la version, quelle que soit la variété, est *indiquée*, *possible sans dangers*, et *utile*, les trois conditions requises pour son exécution se trouvent constituées.

[1] En pareil cas, on pourrait quelquefois agir à travers le segment inférieur de l'utérus, en repoussant ainsi médiatement la partie fœtale.

[2] Quand le bassin présente un rétrécissement inférieur à 5 centimètres, il est en général impossible d'introduire la main jusque dans l'utérus.

[3] Le degré du rétrécissement pelvien au-dessous duquel la version sera inutile à tenter est difficile à fixer, il dépendra du volume de l'enfant, et de la forme du rétrécissement. Toutefois l'extraction d'un enfant vivant et à terme étant impossible au-dessous de 7 cent. (voir page 456), on peut considérer ce chiffre comme étant la limite au-dessous de laquelle il est inutile de tenter la version avec un enfant à terme.

c. Comment la version doit-elle être faite ?

I. Version externe.

L'évolution du fœtus est obtenue exclusivement à l'aide de manœuvres externes.

1° Précautions préliminaires.

Faire *évacuer la vessie et le rectum*, de manière à ce que la réplétion de ces réservoirs ne gêne pas les manœuvres de l'accoucheur ou les mouvements du fœtus.

La femme doit être *étendue sur le dos*, un oreiller sous la tête, tous les membres relâchés ; elle doit *faire la morte*.

L'accoucheur *se place* du côté droit ou gauche de la femme suivant la direction des manœuvres à exécuter ; les mains doivent être chaudes, de manière à ne pas impressionner désagréablement la femme par leur contact.

2° Opération.

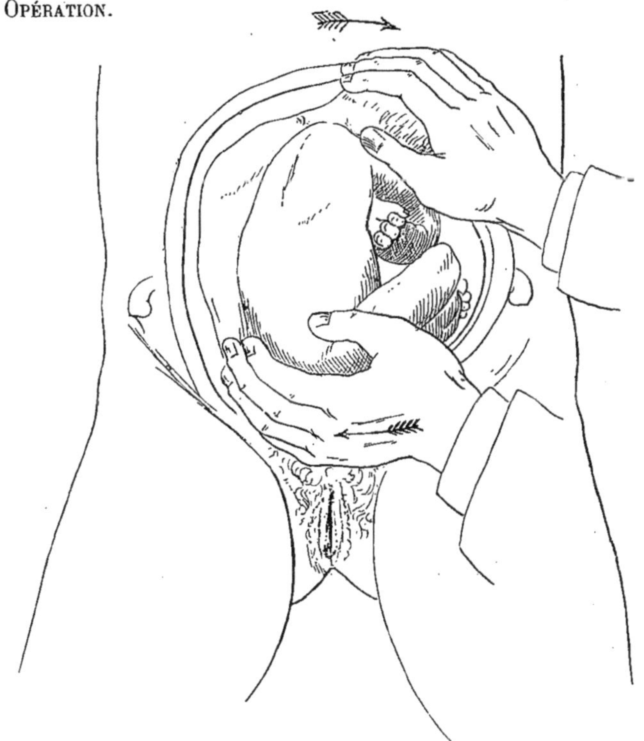

Fig. 466. — 1er temps, saisie fœtale.

Trois temps comme pour toute variété de version :

1° *Saisie fœtale ;*
2° *Évolution fœtale ;*
3° *Fixation fœtale.*

1° *Saisie fœtale* (fig. 466).

Après détermination exacte de la situation du fœtus, une main est appliquée sur chacun des pôles de l'enfant, de manière à le saisir, à l'*empaumer ;* quand les deux extrémités de la tige fœtale sont ainsi tenues, on est maître de leur imprimer le mouvement désiré.

2° *Evolution fœtale* (fig. 467).

Les deux pôles fœtaux étant empaumés, comme il vient d'être indiqué, les deux mains exercent une pression douce et progressive en sens contraire; de telle sorte que le siège soit dirigé vers le fond de l'utérus et la tête amenée

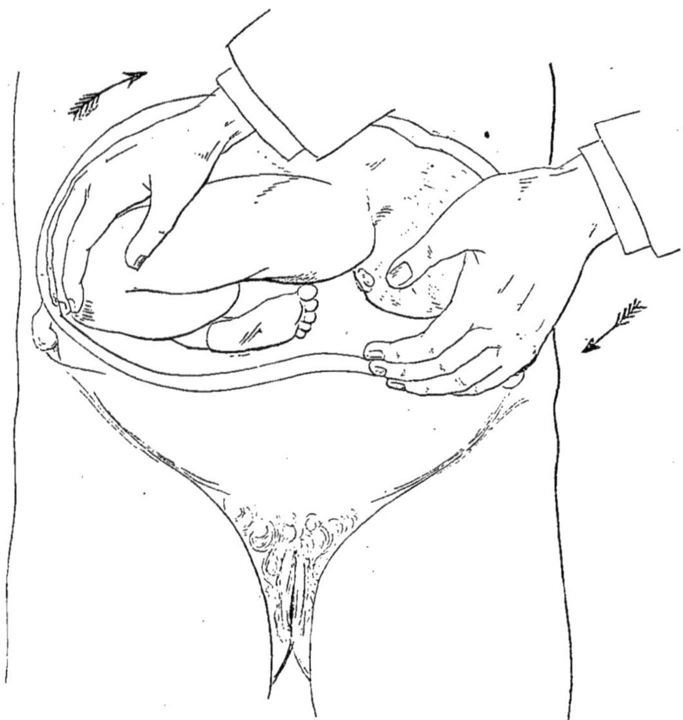

Fig. 467. — 2e temps, évolution fœtale.

au détroit supérieur, par le *plus court chemin.* Toutefois si on éprouve des difficultés à faire descendre l'extrémité céphalique dans un sens, on pourra essayer dans le sens contraire, *dans la direction où la résistance est la moindre.* Pendant leur déplacement les mains glissent à la surface de la peau, qu'au besoin on peut préalablement enduire d'un peu de vaseline.

3° *Fixation fœtale* (fig. 468).

Quand la tête a été amenée au détroit supérieur, il est nécessaire de la fixer dans cette nouvelle situation, afin d'éviter le retour de la présentation vicieuse; on serait exposé sans cette précaution à recommencer plusieurs fois la même intervention, et à fatiguer inutilement la femme.

Dans ce but, WIGAND a conseillé, *le travail étant déclaré*, de rompre la poche des eaux ; l'écoulement du liquide amniotique assure la fixité fœtale.

HUBERT a proposé d'appliquer sur l'abdomen un bandage de corps assez étroitement serré, et soutenant deux coussins de coton appliqués de chaque côté de l'utérus, de manière à le comprimer transversalement et à empêcher la culbute fœtale.

MATTEI, poursuivant la même idée, a remplacé le bandage par une ceinture appropriée avec plaques latérales ; — ceinture heureusement modifiée par M. PINARD, qui y a fait adapter deux sacs dilatables en caoutchouc, qu'on peut gonfler après application de la ceinture. Ces deux coussins agissent surtout sur l'équateur utérin. et empêchent l'évolution du fœtus, mais ils ne maintiennent pas suffisamment les pôles fœtaux, notamment la tête qui, libre d'osciller dans le segment inférieur de l'utérus se dirige souvent vers l'une ou l'autre fosse iliaque, de telle sorte qu'une présentation de l'épaule est susceptible de se constituer au moment du travail. — Pour éviter cet inconvénient je me sers d'une ceinture *munie de quatre coussins distincts*, ainsi que le représente la figure 468. Ces coussins, qui peuvent être gonflés séparément, permettent d'agir plus directement sur le siège et la tête du fœtus ; ils constituent quatre bornes fixant latéralement les extrémités fœtales, permettant ainsi de les maintenir exactement dans la situation désirée, et à plus forte raison empêchant tout grand déplacement de l'enfant.

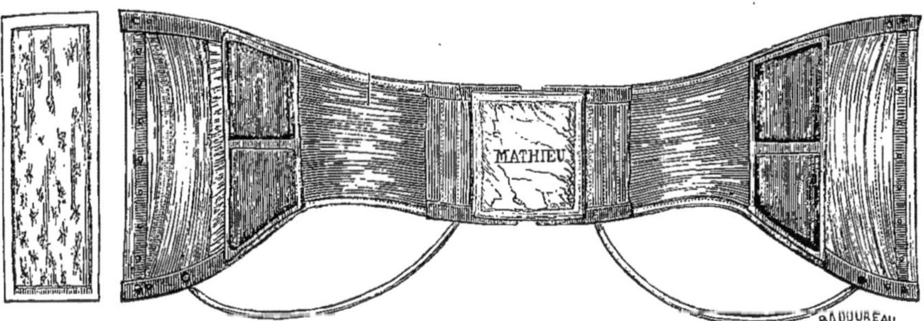

Fig. 468. — (3e temps. Fixation fœtale.) Ceinture eutocique avec quatre coussins latéraux et dilatables [1].

3° DIFFICULTÉS.

1° *Au premier temps* (saisie fœtate).

Quand le *siège est engagé* dans l'excavation pelvienne, il faut préalablement le *mobiliser*. — S'il est peu engagé, il suffit parfois de le saisir avec les doigts insinués de chaque côté de la partie fœtale, comme pour l'exploration de l'excavation pelvienne ; mais si l'engagement est marqué, il sera nécessaire de *repousser* la partie fœtale avec un ou plusieurs doigts introduits dans le vagin (fig. 469), alors que l'autre main incline la tête de côté, de manière

[1] Cette figure représente de chaque côté les deux coussins plus rapprochés qu'ils ne sont en réalité ; ils sont séparés par un espace de 7 à 8 cent., et la ceinture est plus large à leur niveau.

à imprimer au fœtus un mouvement de bascule, qui entraîne le siège latéralement, aussitôt qu'il a quitté le détroit supérieur [1].

S'il est impossible de mobiliser le siège, la version est impraticable.

La *tête peut être cachée sous les fausses côtes*, et difficilement accessible. En modifiant l'attitude de la femme en divers sens, on déplace souvent le pôle céphalique, de manière à faciliter l'intervention; sinon on agira d'abord exclusivement sur le siège, qui, en remontant, amènera l'abaissement de la tête.

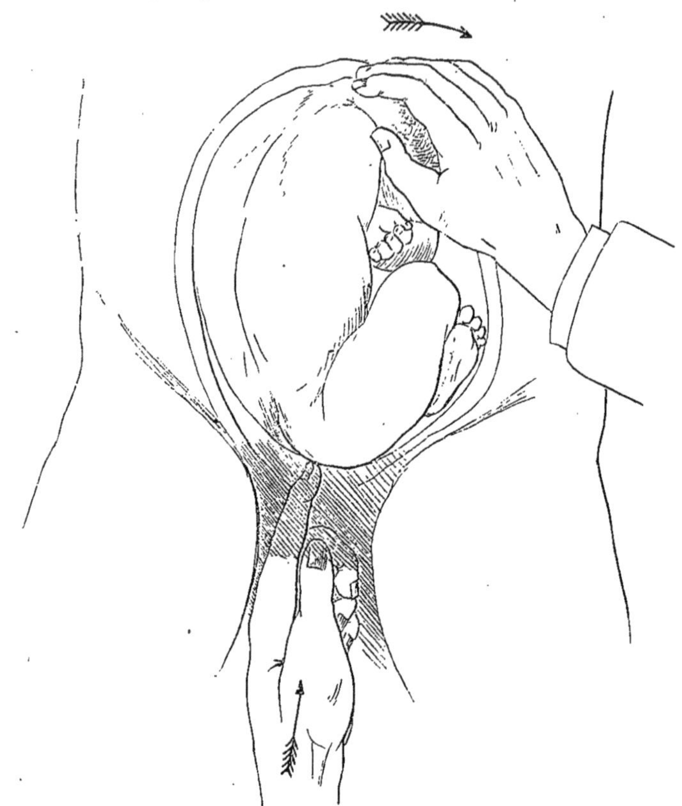

Fig. 469. — Mobilisation de la partie fœtale engagée.

2° *Au deuxième temps* (évolution fœtale).

La *surcharge graisseuse* de la paroi abdominale, ou sa *sensibilité* parfois si développée qu'au moindre contact il y a une véritable révolte de tout l'individu, comme si la femme était *électrique*, peuvent gêner et empêcher les manœuvres. La patience, l'usage préalable du chloral ou de la morphine, au besoin même le chloroforme permettront de surmonter ces obstacles.

[1] La mobilisation est ainsi faite par un manœuvre mixte, à la fois externe et interne, néanmoins comme cette manœuvre n'est que momentanée, et ne fait que préparer l'intervention ultérieure, elle fait partie de la version externe, de même que dans la version interne, on s'aide incidemment de manœuvres externes pour faciliter l'opération.

Une gêne analogue provient parfois des *contractions fréquentes de l'utérus*, de la *trop faible quantité de liquide amniotique*, des *malformations utérines* ou de la présence de *tumeurs*.

La *trop grande souplesse* ou la *macération* du fœtus peut également gêner l'action de l'accoucheur.

3° *Au troisième temps* (fixation fœtale).

Certaines femmes sont incapables de supporter le bandage de corps ou la ceinture eutocique; force est alors de laisser le ventre libre, et de corriger, autant de fois qu'il sera nécessaire, la présentation vicieuse si elle se reproduit, à moins de renoncer au bénéfice de la version externe.

II. Version mixte[1].

Cette version consiste, comme on le sait, à faire évoluer le fœtus à l'aide de manœuvres externes (à travers la paroi abdominale) et internes (par l'intermédiaire du canal génital).

1° Précautions préliminaires.

Evacuation préalable de la vessie et du rectum.

La femme peut être *placée* pour cette intervention dans la position obstétricale, qui facilite les manœuvres internes, mais au détriment des externes; d'une façon générale il est préférable de la laisser comme pour la version externe, dans le décubitus dorsal habituel, mais en ayant soin de relever légèrement le siège à l'aide d'un coussin. Dans ce dernier cas, l'accoucheur se place plus volontiers du côté droit de la femme, afin de réserver sa main droite pour les manœuvres internes, les plus délicates à opérer; toutefois si la tête se trouvait dans le flanc gauche, il aurait avantage à se placer du côté gauche de la femme, car l'abaissement de l'extrémité céphalique deviendrait ainsi plus facile. Aucune règle mathématique ne saurait d'ailleurs être donnée à cet égard.

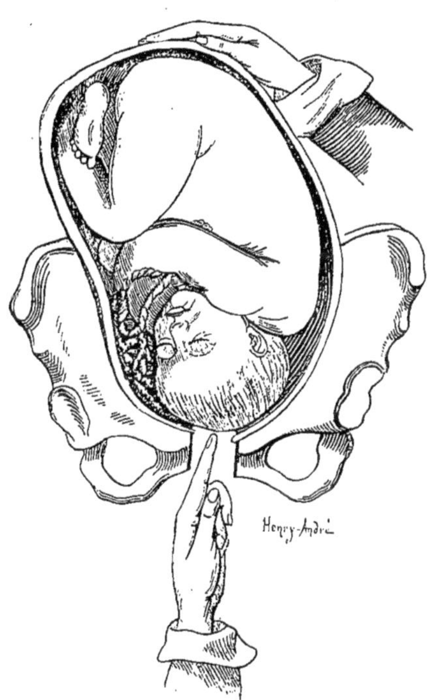

Fig. 470.— Version externe podalique. 1er temps. (Braxton Hicks[2].)

[1] Cette version est également désignée sous le nom de *bipolaire* par R. Barnes; la raison de cette dénomination est peu explicable.

[2] Dans les 3 figures de Braxton Hicks (470, 471, 472), la manœuvre est exécutée, la main droite étant extérieure et la gauche intérieure, je crois préférable, comme je l'indique dans la description, d'intervertir cet ordre des mains.

2° Opération.

Une injection vagino-cervicale, précédée d'un lavage vulvaire, devra être donnée avant l'intervention, de manière à assurer l'*asepsie* du canal génital.

J'envisagerai successivement la *version podalique*, et la *version céphalique*.

a. Version podalique.

1er *Temps.* — **Saisie de la partie fœtale** (fig. 470).

La main abdominale doit saisir et abaisser le siège, alors que la vaginale repousse la tête du fœtus ; de cette double action résulte l'évolution fœtale.

L'accoucheur étant placé du côté droit de la femme, applique la main gauche sur le siège du fœtus qu'il empaume comme pour la version externe, tandis qu'un ou plusieurs doigts de la main droite sont introduits dans le vagin, à la rencontre de la partie fœtale qu'ils doivent éloigner.

2e *Temps.* — **Evolution fœtale** (fig. 471).

La main abdominale abaisse le siège, pendant que la vaginale repousse les diverses parties fœtales, qui se présentent successivement à l'orifice utérin. Autant que possible il faut faire évoluer le fœtus sur son plan antérieur ou

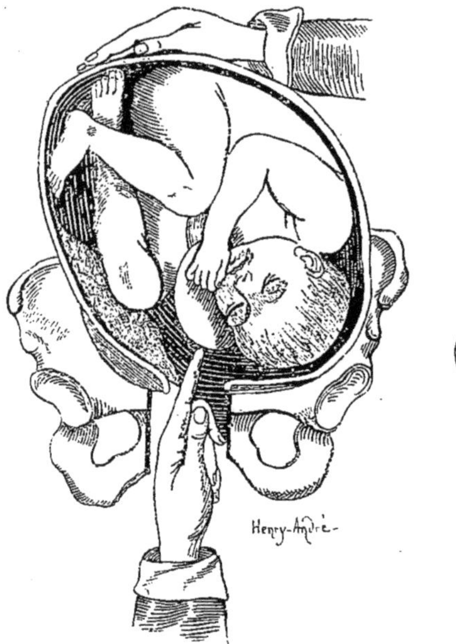

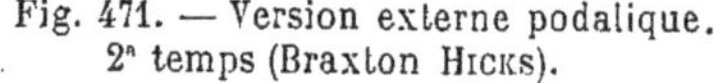

Fig. 471. — Version externe podalique. 2e temps (Braxton Hicks).

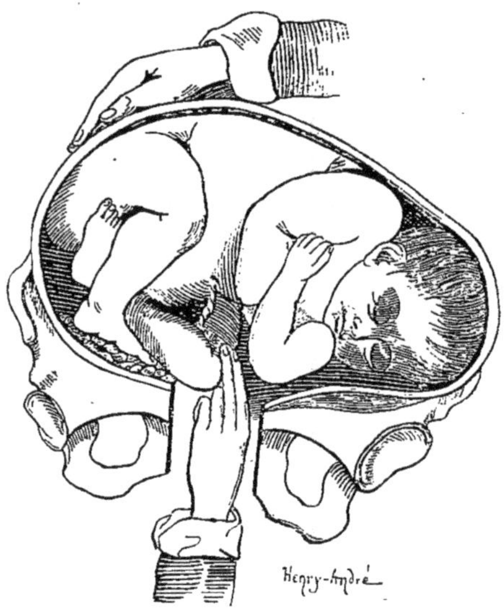

Fig. 472. — Version externe podalique. 3e temps (Braxton Hicks).

sternal, car dans ce mode d'évolution les membres pelviens arrivent plus facilement à l'orifice utérin, où leur saisie abrège la fin de l'opération.

3e *Temps.* — **Fixation fœtale** (fig. 472).

Aussitôt qu'un des petits membres pelviens est devenu accessible, on le saisit à travers l'orifice utérin, à l'aide d'un ou de deux doigts, et on l'abaisse dans l'intérieur de la cavité vaginale, où il pend comme dans une présentation du siège décomplétée mode des pieds. Le fœtus ainsi *accroché* par un de ses membres à l'orifice utérin, ne peut plus se déplacer; la présentation du siège devient fixe et définitive.

b. VERSION CÉPHALIQUE (fig. 473).

Le placement des mains est analogue. L'évolution s'opère en sens contraire de la version podalique, c'est-à-dire en abaissant la tête, et en repoussant le siège d'abord, puis les différentes parties fœtales successivement accessibles. La fixation se fait comme après la version céphalique par manœuvres externes.

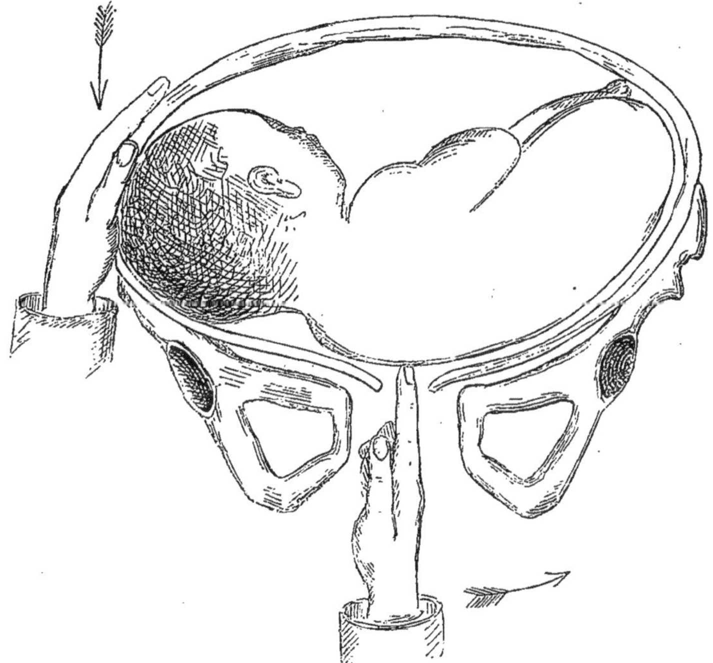

Fig. 473. — Version externe céphalique.

3° DIFFICULTÉS.

1° *Au premier temps.* — L'action de la main placée dans le vagin peut être gênée, empêchée par la résistance des parties molles à ce niveau. Même entrave pour la main extérieure, si la paroi abdominale est épaisse et l'utérus peu souple. Dans ces cas difficiles, le chloroforme sera d'un grand secours.

2° *Au deuxième temps.* — L'évolution du fœtus sera rendue difficile par le fait de la rétraction utérine, lorsque le liquide amniotique est écoulé depuis longtemps, ou par le manque de résistance du fœtus, quand par exemple, la mort est ancienne, ou encore par l'engagement de la partie fœtale qui se présente.

3° *Au troisième temps.* — Une dernière difficulté, dans les cas de version céphalique, peut exister à maintenir la nouvelle présentation qu'on a produite. La ceinture eutocique ou un bandage de corps lutteront contre cette tendance fâcheuse.

III. Version interne.

La main introduite dans l'utérus est chargée de faire évoluer le fœtus, et dans la version podalique, la seule usitée par manœuvres internes, d'abaisser le siège fœtal.

1° Précautions préliminaires.

Evacuation préalable de la vessie, et, si on en a le temps, du rectum.

Placer la femme dans la position obstétricale[1]. — Il importe que le lit, sur lequel sera placée la femme, soit de la hauteur d'une table ordinaire ; s'il opère sur un lit bas l'accoucheur sera mal à l'aise, et souvent l'opération a été manquée pour avoir négligé ce détail ; en cas de besoin on mettra simplement un matelas sur une table, et on placera la femme sur ce lit improvisé. — Chacune des jambes est maintenue par un aide, un troisième aide est placé auprès de la tête et chargé de pratiquer l'anesthésie, qui doit être la règle dans cette variété d'intervention. Ce dernier sera forcément un médecin ou une personne suffisamment instruite pour diriger l'administration du chloroforme ; les deux autres n'ont besoin d'aucune connaissance spéciale, leur rôle se bornant à celui de soutien, il faut cependant pouvoir compter sur leur sang-froid, car trop souvent pendant une intervention difficile la défaillance ou la syncope d'un des aides (non médecins) laisse l'opérateur dans une situation difficile.

L'opérateur doit avoir les *bras absolument libres ;* par conséquent il enlèvera son paletot et retroussera les manches de sa chemise jusqu'à l'épaule ; les bras, ainsi mis à nu, seront soigneusement désinfectés, de même que les mains.

Deux *lacs*[2] seront préparés, l'un pour placer sur le bras procident (alors que la main fœtale est à la vulve), l'autre pour appliquer sur le pied au moment de l'extraction, si cela est nécessaire. — Il sera bon dans le même but d'avoir sous la main un *forceps podalique*[3].

Avant de procéder à l'opération il faut *ausculter* l'enfant pour s'assurer s'il est vivant ou mort, dans ce dernier cas l'assistance devrait être préalablement avertie, afin que l'opérateur ne soit pas accusé de maladresse en n'amenant qu'un petit cadavre. De toutes façons, il faut préparer d'avance *ce qui est nécessaire pour ranimer l'enfant* (voir p. 517), car, en l'absence de battements, la mort n'est peut-être qu'apparente.

[1] En Angleterre on fait la version interne de même d'ailleurs que l'application du forceps en couchant la femme sur le côté gauche, dans la position latérale (voir p. 176). Cette position est en certains cas favorable à la saisie facile des pieds ; pour un accoucheur, habitué à la pratiquer ainsi, elle doit être à peu près aussi commode que la dorsale, mais elle est moins bonne que cette dernière pour l'administration du chloroforme.

[2] Un lacs, c'est-à-dire un cordon large de 2 à 3 centimètres et long d'un mètre environ. Tout lien assez doux pour ne pas blesser le fœtus peut remplir le même usage.

[3] Voir p. 663, fig. 479.

Au moment de commencer, il est prudent, si on opère pendant la nuit d'assurer d'une lumière suffisante, car il arrive quelquefois à l'opérateur au milieu de l'affolement de l'entourage de se trouver momentanément dans l'obscurité.

Pendant que la femme s'endort sous l'influence du chloroforme, on procède à un *lavage soigneux des organes génitaux.*

2° Opération.

1er *Temps.* — **Saisie de la ou des parties fœtales.**

On cherche à saisir *le* ou *les* pieds du fœtus de manière à les abaisser et à les amener à la vulve.

Cette saisie comprend en une série de questions secondaires, que j'aborderai successivement, à savoir :

De la main à introduire ;
Du mode de pénétration de la main ;
De la recherche des pieds ;
De la saisie des pieds.

Avant tout il est deux précautions à ne jamais oublier :

Fixer un lacs sur la main du fœtus, alors qu'elle est procidente ;

Placer la main, qui reste libre, sur le fond de l'utérus, afin de maintenir l'organe pendant tout le temps de la version.

De la main à introduire. — Quelques accoucheurs, même parmi les modernes, se sont livrés à des discussions, qui rappellent la scolastique du moyen âge, afin de savoir s'il valait mieux, suivant le cas, introduire la main droite ou la main gauche.

Pour ma part *j'introduis toujours la main droite*, et si par hasard j'échoue à saisir les pieds, je la retire pour faire pénétrer la gauche. J'aime mieux, dans les cas exceptionnels où cela devient nécessaire, faire cette double manœuvre, sans inconvénient pour la femme endormie, et qui n'impose qu'un faible surcroît de fatigue à l'accoucheur, que de me torturer la mémoire à retenir une série de principes inutiles pour la plupart, et qu'au moment de l'intervention, on se rappelle infidèlement, si on les a pas totalement oubliés.

Donc, introduire la main droite, qu'on remplacera par la main gauche en cas de besoin.

Du mode de pénétration de la main. — La main, vaselinée sur toute sa région dorsale, est repliée en cône, dont l'extrémité est formée par l'extrémité des doigts. (Voir fig. 194, p. 178.)

Sous cette configuration propice à la pénétration, on lui fait franchir la vulve, en priant les aides d'écarter latéralement les grandes lèvres, ainsi que les poils souvent gênants de cette région. — La main chemine à travers le vagin et ne tarde pas à arriver au col de l'utérus.

Le col doit être suffisamment ouvert pour laisser passer la main (condition requise pour la version interne), la dilatation complète n'est indispensable que pour l'extraction ; cette condition sera étudiée à propos de l'extraction, que quelques auteurs confondent à tort avec la version, et qui cependant en est essentiellement distincte.

Arrivée au col de l'utérus, la main rencontre la poche des eaux alors qu'elle est encore intacte ; il importe de la rompre pour pénétrer dans la cavité ovulaire.

PEU a donné le conseil de décoller les membranes en glissant le long de la paroi utérine, et de les ouvrir seulement en ce point éloigné, mais on s'expose à rencontrer le placenta, ou à avoir une rupture à l'orifice utérin pendant la pénétration profonde de la main, de telle sorte que la plupart des accoucheurs préfèrent aujourd'hui avec LEVRET les rompre à l'orifice utérin, de manière à entrer de suite dans l'œuf.

Nous arrivons sur le fœtus, occupons-nous :

De la recherche des pieds. — Quelle direction la main doit-elle suivre pour arriver le plus facilement aux pieds du fœtus?

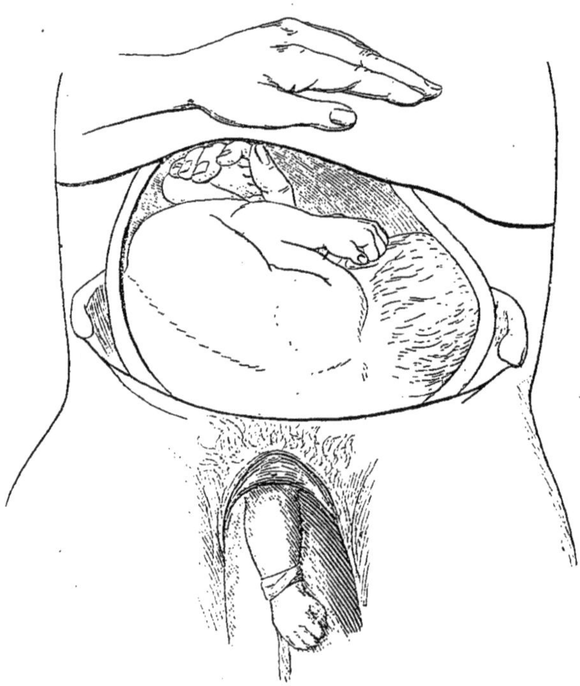

Fig. 474. — Version podalique interne. — Saisie du pied en présentation du thorax. (Dorso-antérieure.)

Les membres pelviens étant, sauf très rare exception, fléchis et repliés le long du plan antérieur ou sterno-ombilical du fœtus, c'est en suivant ce plan antérieur qu'on arrivera le plus facilement jusqu'à eux.

Les figures ci-jointes 474, 475, 476 nous dispenseront d'insister davantage sur ce point.

De la saisie des pieds. — Si on rencontre facilement les deux pieds, il faudra les saisir et les attirer pour faire évoluer le fœtus (version bipode), mais dans le cas où on ne peut trouver qu'un pied, il est inutile de s'attarder à chercher

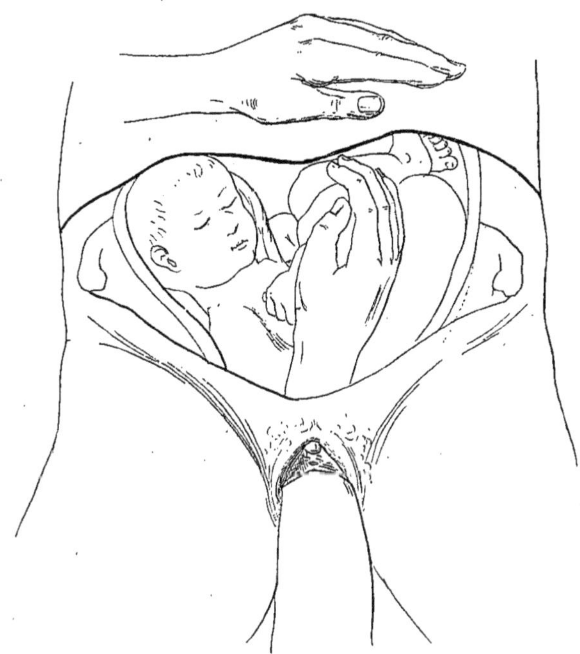

Fig. 475[1]. — Version podalique interne. — Saisie du pied en présentation du thorax. (Dorso-postérieure.)

le second, ce pied unique suffit parfaitement pour exécuter la version (version monopode) ; c'est même cette dernière qu'on pratique le plus souvent.

Diverses questions ont, comme pour l'introduction de la main, été soulevées ici :

Question du bon pied à saisir. — Le bon pied[2] est celui, qui après l'évo-

[1] Ce procédé d'introduction de la main dans les présentations du thorax, en dorso-postérieure, est habituellement désigné sous le nom de *version brusquée de Mme Lachapelle.* La plupart des accoucheurs indiquant dans ce cas d'aller à la recherche des pieds en contournant le dos du fœtus, Mme Lachapelle a conseillé de *brusquer* cette recherche, en pénétrant directement le long du plan antérieur, au lieu de faire le tour derrière le fœtus. — La pénétration suivant la méthode de Mme Lachapelle me paraît devoir être la règle en pareil cas.

[2] Le bon pied, considéré au point de vue de l'évolution, est celui qui permet de tirer en mettant le membre en adduction, et au contraire le mauvais en abduction. — On voit donc qu'il existe un bon et un mauvais pied, d'abord pour l'évolution, puis pour l'extraction.

lution du fœtus, se trouve, par le membre auquel il appartient, en rapport avec la symphyse pubienne, le mauvais avec le coccyx; cette distinction s'explique en ce que l'extraction est bien plus facile à faire dans le premier cas que dans le second; on verra plus tard pourquoi. — En pratique, quand on tient un pied, on ne perd pas son temps à discuter pour savoir si on tient le

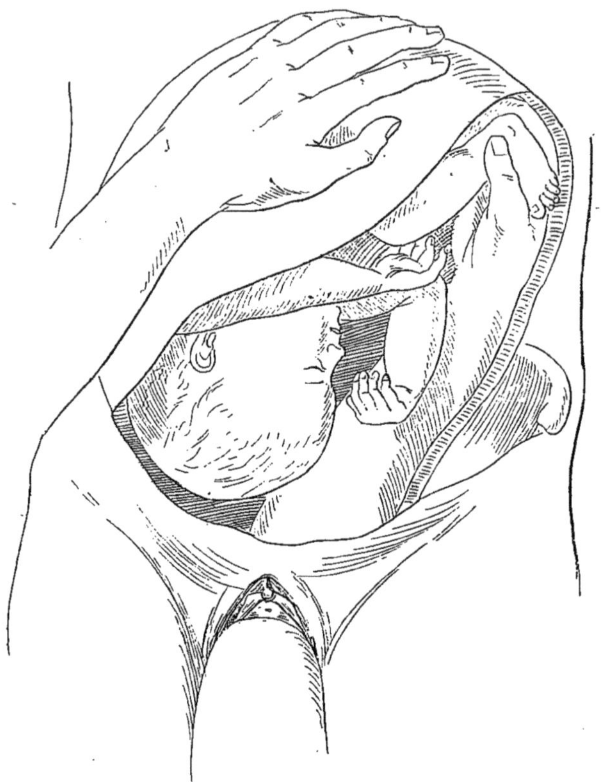

Fig. 476. — Version podalique interne. — Saisie du pied en présentation du sommet.

bon ou le mauvais, discussion qui n'aboutirait d'ailleurs qu'à des conclusions variables. — *Quand on tient un pied, s'en contenter et ne pas le lâcher.*

Question de la manière de saisir le pied. — Entre le pouce et l'index, entre l'index et le médius, etc. Peu importe le mode de saisie, pourvu qu'il soit ferme.

2e *Temps.* — **Evolution fœtale.**

Pour faire évoluer le fœtus dans la cavité utérine, il faut exercer des tractions sur le ou les pieds saisis, comme pour les amener au dehors.

On éprouve d'abord une certaine résistance, puis si l'évolution est possible, le ou les pieds ne tardent pas à s'abaisser, entraînant avec eux le siège, et produisant ainsi la culbute fœtale.

Les tractions pour l'évolution, de même que la progression de la main au premier temps, ne doivent être opérées que dans l'intervalle des contractions utérines.

La main, qui pendant le premier temps était placée sur le fond de l'utérus pour le maintenir, doit pendant le second temps aider l'évolution, soit en

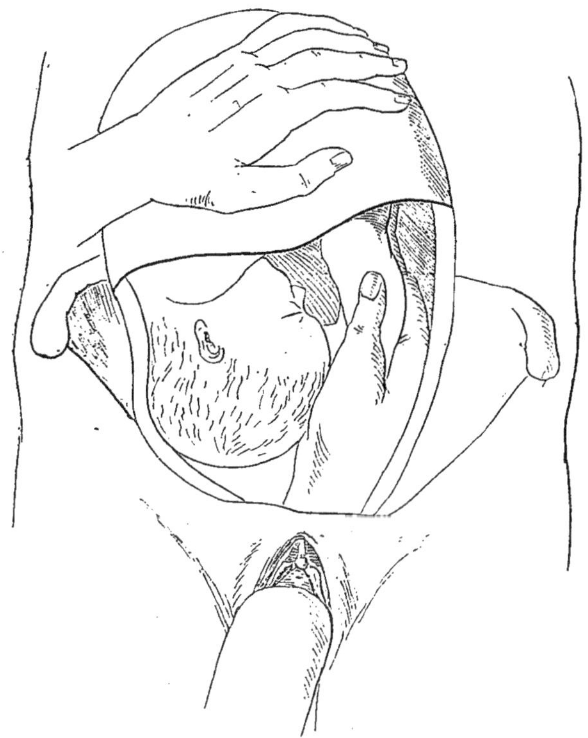

Fig. 477. — Version podalique interne. — 2e temps. — Évolution fœtale.

appuyant sur le siège du fœtus, soit en repoussant la tête vers le fond de l'utérus[1].

Les débutants exercent pour la plupart des tractions timides, craignant de produire des lésions plus ou moins sérieuses. Ces craintes ne sont pas fondées. car, à moins de macération, il est exceptionnel qu'on compromette l'intégrité fœtale, même avec une action énergique.

3e *Temps*. — **Fixation fœtale.**

Ce troisième temps est ici sans importance, car si la dilatation est complète, on termine en général la version par l'extraction, qui sera bientôt décrite, sinon il suffit d'abandonner le ou les pieds abaissés dans le vagin ou à la vulve, sans crainte de voir le fœtus changer de situation.

[1] Ces manœuvres externes ne sont qu'un simple adjuvant des manœuvres internes, elles ne sont pas indispensables à l'exécution de la version; aussi ne sauraient-elles valoir à l'opération que nous étudions le nom de version mixte.

3° DIFFICULTÉS.

1° *Au premier temps.* — **Saisie de la partie fœtale.**

Les différentes causes susceptibles de gêner la pénétration de la main et la aisie des pieds sont les suivantes [1] :

a. **Causes générales.**

1° INDOCILITÉ. — Anesthésie.
2° CONVULSIONS ÉCLAMPTIQUES, HYSTÉRIQUES. — Attendre leur cessation ou anesthésier.
3° SYNCOPE. — Continuer ou cesser l'intervention suivant le temps nécessaire à la compléter, et porter remède à la syncope par les moyens ordinaires.

b. **Causes locales.**

1. OBSTACLE MATERNEL.

Vulvaire.

1° ÉTROITESSE, VAGINISME INFÉRIEUR. — Pénétration lente de la main. — Anesthésie.

2° ŒDÈME. — THROMBUS. — TUMEURS. — La pénétration de la main sera gênée, mais possible.

3° MALFORMATIONS. — CICATRICES. — Dilatation graduelle avec la main, au besoin élargissement à l'aide du bistouri ou des ciseaux.

Vaginal.

1° ETROITESSE, VAGINISME SUPÉRIEUR.
2° THROMBUS. — KYSTES. — TUMEURS DIVERSES.
3° MALFORMATIONS (bifidité, diaphragme). — CICATRICES.
Ces divers obstacles vaginaux réclament la même thérapeutique que les analogues à la vulve.

Pelvien.

1° RÉTRÉCISSEMENTS DU BASSIN.
2° TUMEURS.

Col utérin.

1° DILATATION INCOMPLÈTE. — RIGIDITÉ. — Emploi préalable de sacs en caoutchouc, ou d'un dilatateur métallique. Autant que possible, laisser la dilatation du col atteindre spontanément le degré voulu.

2° TUMEURS : FIBROME-CANCER. — Contourner, réduire ou énucléer le fibrome.— Dilater avec la main ou un ballon en caoutchouc le col cancéreux ; éviter les incisions et leur préférer l'opération césarienne.

3° DILATATION SACCIFORME DE L'UTÉRUS (voir p. 469). — Replacer l'utérus dans sa situation normale en abaissant l'orifice, et en repoussant le diverticulum pelvien de l'utérus.

[1] Je place en regard de chaque cause la conduite à tenir pour le cas particulier, ensuite j'exposerai en bloc la conduite à tenir d'une façon générale.

4° Déviation de l'orifice utérin. — Cette cause, surtout importante avec le développement sacciforme de l'utérus, sera traitée en ramenant avec le doigt l'orifice dans sa situation normale.

Corps utérin.

1° Contraction et rétraction utérines. — Administration de chloroforme à dose chirurgicale.

2° Malformations. — Bifidité. — Ces causes n'opposent qu'une gêne relative.

3° Tumeurs.— Les fibromes du corps utérin peuvent, alors qu'ils font saillie dans la cavité de l'organe (v. p. 476), opposer un certain obstacle à la version, mais on surmontera cette difficulté avec un peu de patience.

4° Déviations utérines. — Parmi ces déviations, il faut surtout signaler l'antéversion (abdomen pendulum).— Faire relever l'utérus de manière à le placer dans sa position normale.

5° Mobilité excessive de l'utérus.— Cette mobilité a pour inconvénient de gêner le déplacement intra-utérin de la main, que l'utérus suit docilement dans ses mouvements. Il suffit de faire fixer l'organe gestateur à travers la paroi abdominale.

2. Obstacle annexiel.

Membranes.

1° Œuf double.— Gêne constituée par la cloison ovulaire, quand la main s'est engagée dans l'œuf voisin de celui où elle doit opérer. — Rompre la cloison.

Placenta.

1° Insertion vicieuse. — Passer à côté ou au travers du placenta. Dans quelques cas l'extraire avant de pénétrer dans l'utérus (voir p. 491).

Cordon.

1° Procidence. — Agir comme si elle n'existait pas.

2° Entortillement. — Le cordon s'entortille autour de la main et des doigts, et gêne l'exploration intra-utérine.— Rejeter le cordon de côté.

3. Obstacle fœtal.

Grossesse simple.

1° Partie fœtale trop engagée. — La repousser si possible, sinon la version est contre-indiquée.

2° Procidence du bras. — Cette procidence ne gêne sérieusement la version que lorsque l'épaule est trop profondément engagée.

3° Excès de volume du fœtus. — Cause discutable de difficultés pour l'introduction de la main.

4° MONSTRUOSITÉS. — En pareil cas on sort des règles classiques pour tomber dans l'imprévu.

5° MOBILITÉ FŒTALE EXCESSIVE. — Le fœtus fuit devant la main. Cette difficulté n'existe qu'avec un excès de liquide amniotique; il suffit de faire écouler une certaine quantité de ce liquide pour y parer.

Grossesse double.

1° GÉMELLITÉ.— La présence de deux fœtus dans la cavité utérine gêne le plus souvent d'une façon sérieuse les manœuvres nécessaires pour accomplir la version. En pareille occurrence il ne faut prendre qu'un pied, afin d'éviter la possibilité d'agir sur les deux fœtus à la fois, au cas où chacun des deux pieds saisis appartiendrait à un fœtus différent.

Conduite générale à tenir. — Si l'une des causes précédentes oppose un obstacle absolu à la pénétration de la main et à la rencontre de la partie fœtale, l'accoucheur devra renoncer à la version, et recourir à une autre thérapeutique pour terminer l'accouchement; mais si la main parvenue dans l'utérus ne peut arriver à prendre l'un des pieds du fœtus, sera-t-on pour cela obligé d'abandonner toute tentative de version ?

En aucune façon, en l'absence d'un pied, on peut saisir un *genou ;* en l'absence d'un genou, accrocher le *pli de l'aine.* Parfois même un doigt introduit dans l'*anus*, est, dans le cas d'évolution facile, un point d'appui suffisant pour opérer la version pelvienne. (Procédé ano-pelvien de M. GUENIOT[1].) En somme, *pied*, *genou*, *aine*, *anus* sont susceptibles au besoin de se suppléer; mais le pied ou le genou suffisent dans la généralité des cas.

En cas de difficulté à trouver la petite partie fœtale qu'on cherche, et avant de retirer la main pour tenter l'introduction de l'autre, on pourra avec avantage employer la manœuvre suivante, qui serait bien appelée *évolution circulaire du fœtus*, et que j'ai mis à profit dans une présentation du thorax : elle consiste à saisir au voisinage de l'équateur utérin la partie fœtale, qui se trouve sous la main, quelle que soit cette partie, et à lui imprimer grâce à un mouvement de rotation qui suit l'équateur, un quart, un tiers de cercle ou même un demi-cercle ; si le fœtus se présente par le sommet la position est changée, une OIGT par exemple, transformée en OIDT ; s'il se présente par l'épaule, il y a également changement de situation, une dorso-postérieure est par exemple modifiée en dorso-antérieure. Cette translation a pour effet de déplacer avec tout le corps les petits membres du fœtus, et de les rendre facilement accessibles, alors qu'on les avait en vain cherchés auparavant. Dans les cas difficiles, il ne faudra donc pas omettre de recourir à cette manœuvre.

2° *Au deuxième temps.* — **Evolution fœtale.**

Le *pied* saisi *glisse* dans la main fatiguée [2]; s'il est suffisamment abaissé, il

[1] Académie de médecine, 2 oct. 1877.

[2] On a conseillé, pour éviter ce glissement de la main, d'enduire la surface palmaire des doigts de cendre, c'est un moyen illusoire et peu aseptique.

faut le maintenir à l'aide d'un lacs[1], ou mieux à l'aide du forceps podalique, plus facile et plus court à appliquer[2].

Il y a *fixité de la présentation*, de telle sorte que la partie fœtale, qui se trouve au détroit supérieur, ne remonte pas vers le fond de l'utérus, il faut essayer de la repousser par des manœuvres externes ou internes[3].

En cas de résistance excessive, il ne faut pas insister trop vigoureusement ou longtemps, sans quoi on s'exposerait à rompre l'utérus. La version est alors contre-indiquée, et l'embryotomie ou exceptionnellement l'opération césarienne, dont l'opportunité pourra être discutée avec un enfant vivant, resteront comme ultime ressource.

[1] Le lacs s'applique en faisant un nœud coulant, comme l'indique la figure 478. — Ce

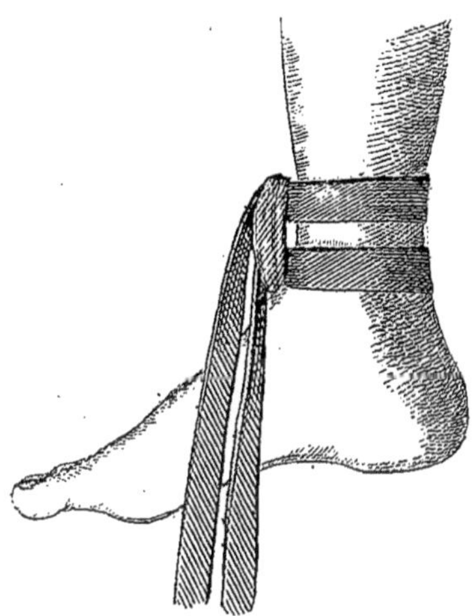

Fig. 478. — Lacs appliqué.

nœud est d'abord préparé sur le poignet de l'accoucheur, qui, à l'aide d'une pince ou de la main libre, le fait ensuite glisser jusqu'au voisinage des malléoles du fœtus.

[2] Le forceps podalique, représenté par la figure 479, est plus facile et plus expéditif à employer, alors qu'on l'a sous la main.

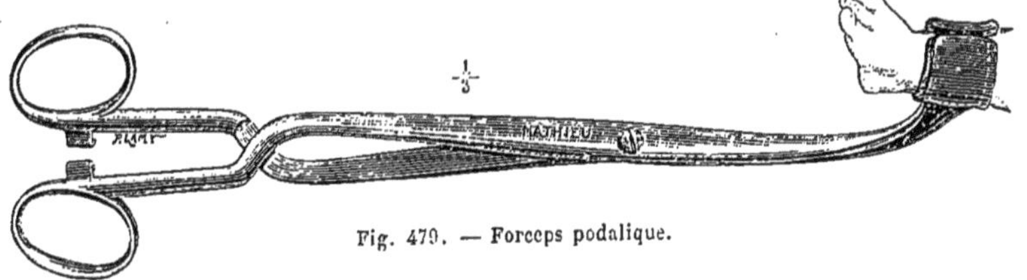

Fig. 479. — Forceps podalique.

[3] Dans ce but, Burton, Maygrier, avaient inventé une sorte de petite béquille d'ailleurs inutile, et dont personne ne se sert actuellement.

Baudelocque conseille de saisir un pied avec un lacs, et d'aller repousser la tête avec une main introduite dans l'intérieur de la cavité utérine : *Double manœuvre de Baudelocque*. — *Levret*, et après lui, *Deutsch* ont préconisé la manœuvre suivante, qui peut faciliter l'évolution, et qui consiste pour démarrer le fœtus de son étreinte, à le soulever et à lui imprimer un mouvement de rotation sur le grand axe de son corps, après quoi on procédera à la version.

La *rétraction utérine*, moulant la paroi musculaire sur le corps fœtal, peut empêcher l'évolution ; le chloroforme donné à dose massive sera le meilleur mode de traitement, mais pour amener le relâchement il est bon que l'anesthésie soit poussée très loin, sans toutefois aborder le degré où elle peut devenir dangereuse. En cas d'insuccès, la version est contre-indiquée et doit être abandonnée : embryotomie ou exceptionnellement opération césarienne.

Les *tumeurs utérines* ou *périutérines* n'opposent en général qu'un obstacle peu marqué à l'évolution du fœtus.

Dans les cas de *gémellité*, s'il est impossible de faire évoluer le fœtus primitivement saisi, on tentera la version sur l'autre qui permettra parfois une réussite plus facile; si les tentatives sont infructueuses, on reviendra au premier. On procède un peu comme avec un attelage rétif, essayant successivement de faire partir l'un ou l'autre cheval jusqu'à ce que l'un des deux se décide au départ, entraînant son voisin récalcitrant.

S'il s'agit d'un *monstre*, opérer l'évolution comme il sera possible, sinon se décider promptement à recourir à l'embryotomie et au morcellement.

3° *Au troisième temps.* — **Fixation.**

Pas de difficultés à la fixation fœtale; nous verrons avec l'extraction manuelle celles qu'on peut rencontrer, alors qu'on remplace ce troisième temps par l'extraction immédiate.

d. — Pronostic et Appréciation générale.

Le pronostic des diverses versions, qui viennent d'être étudiées, dépend pour la mère et l'enfant :

De l'opérateur ;

De la variété de version employée ;

Des circonstances propres à chaque cas particulier.

L'opérateur doit être *habile*, et *aseptique* quand il doit agir dans les organes génitaux, conditions banales sur lesquelles il est inutile d'insister.

D'une façon générale la gravité de *chaque variété de version* est d'autant plus faible qu'on pénètre moins avant dans les organes génitaux, c'est dire que la version interne est la plus sérieuse, et l'externe la plus bénigne. — Il faudra donc autant que possible *préférer la version externe à la mixte, et la mixte à l'interne.*

Quant aux *diverses circonstances*, qui peuvent faire varier le pronostic de chaque cas en particulier, elles sont trop nombreuses pour que je tente d'en faire ici l'énumération. Toutes les complications, toutes les difficultés, dont il a été précédemment question, laissent facilement pressentir combien certaines interventions peuvent devenir périlleuses à côté d'autres relativement simples et aisées.

Toutefois on peut dire que, faites habilement et en temps voulu, ces diverses versions permettent le plus souvent de sauver mère et enfant, et qu'elles constituent une des ressources thérapeutiques les plus précieuses de l'obstétrique.

VI

FORCEPS

SOMMAIRE

I. — DÉFINITION. — HISTORIQUE. — DESCRIPTION INSTRUMENTALE

Le forceps est une pince, *à branches séparables*, avec laquelle on peut saisir le fœtus, pour l'extraire des parties génitales.

Anciennement on devait avoir pensé à attirer le fœtus avec un instrument en forme de pince ou de tenaille, mais il fallait, pour la réalisation de cette idée, une modification bien simple en apparence, mais surprenante par ses conséquences, et consistant à rendre indépendantes les deux branches de la pince en question.

Cette magnifique découverte fut faite au XVIIe siècle par PETER CHAMBERLEN, qui naquit à Paris en 1560, et qui quitta la France en 1569 avec son père WILLIAM CHAMBRELAN [1], huguenot, obligé de se réfugier en Angleterre avec toute sa famille, à cause des persécutions religieuses.

En 1670, MAURICEAU ayant entendu parler des succès obstétricaux des CHAMBERLEN, fit venir à Paris le petit-neveu de PETER CHAMBERLEN, HUGH CHAMBERLEN, et le pria de terminer un accouchement jugé impossible. HUGH échoua et repartit en Angleterre, emportant son secret, connu seulement dans sa famille.

A la fin du XVIIe siècle, en 1699, le secret fut vendu par HUGH CHAMBERLEN à

[1] Chamberlen est la transformation anglaise de Chambrelan.

ROONHUYSEN (d'Amsterdam); à partir de ce moment la connaissance du forceps se répandit.

1° Forceps unicourbe ou de Chamberlen (XVIIe siècle).

Le forceps de CHAMBERLEN se compose de deux branches, se divisant comme toute branche de forceps, en *manche*, *cuiller*, *partie intermédiaire ou articulation*. La figure 480 me dispense d'aborder les détails de l'instrument.

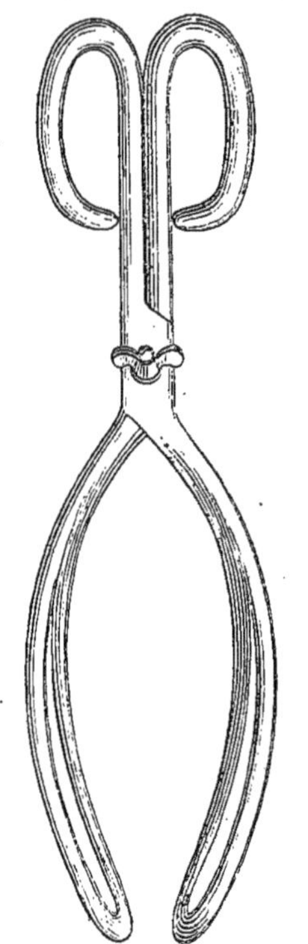

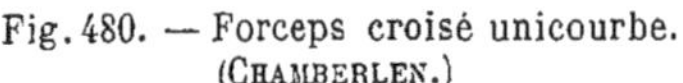

Fig. 480. — Forceps croisé unicourbe. (CHAMBERLEN.)

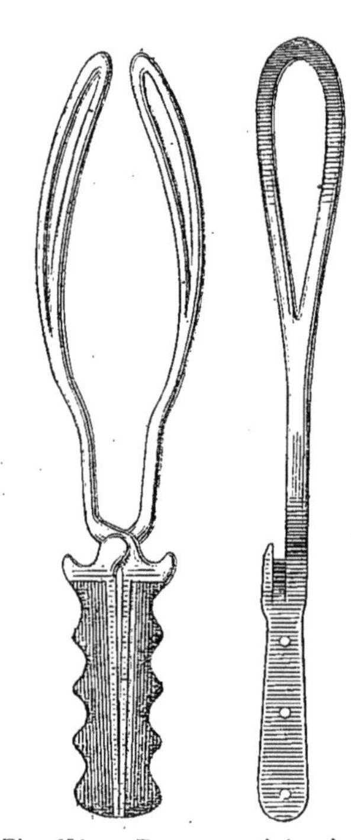

Fig. 481. — Forceps croisé unicourbe. (SIMPSON [1].)

Ce forceps ne présente qu'une *seule courbure*, celle des cuillers, pour la saisie de la tête, *courbure céphalique*, c'est donc un *forceps unicourbe* [1]; ce caractère peut être considéré comme dominant dans l'instrument de Chamberlen; nous en comprendrons l'importance après l'étude des autres variétés de forceps.

On appelle :

Branche gauche, *mâle*, ou *à pivot*, celle qui supporte le pivot de l'articulation et qui est destinée à pénétrer du côté gauche des organes génitaux de la femme.

[1] Le forceps unicourbe a, depuis l'invention de Chamberlen, été modifié de différentes façons : un des meilleurs forceps unicourbes actuellement connus, et auquel on pourra avoir recours, si on veut user de cette variété d'instrument, est celui de Simpson, représenté par la figure 481, et dont l'emploi est très répandu en Angleterre. — Il existe un autre forceps de Simpson, bicourbe, dont il n'est pas question ici.

Branche droite, *femelle* ou *à mortaise*, celle qui est percée de la mortaise et qui doit pénétrer du côté droit du canal génital.

Il importe de ne pas oublier ces dénominations que nous rencontrerons constamment dans la description.

2° Forceps bicourbe ou de Levret (XVIIIe siècle).

Au milieu du XVIIIe siècle, trois accoucheurs LEVRET, SMELLIE, PUGH, ont modifié la courbure du forceps, toutefois la priorité de la modification appartient à LEVRET, qui l'a publiée en 1747.

La figure 482 représente le forceps LEVRET, légèrement modifié, quant aux détails, par les progrès de la fabrication moderne, mais semblable par sa forme générale à celui inventé par le célèbre accoucheur français. Les cuillers sont fenêtrées, les manches terminés par des crochets au lieu des anneaux dont était porteur le forceps de CHAMBERLEN. L'articulation se fait au moyen d'une vis, venant s'emboîter dans une mortaise [1].

Le forceps de LEVRET possède *deux courbures*, d'où le nom de *bicourbe* : la première *céphalique*, identique à celle du forceps Chamberlen; la seconde *pelvienne*, destinée à adapter la forme de l'instrument à celle du pelvis, et dont on se rend bien compte en examinant le forceps de profil.

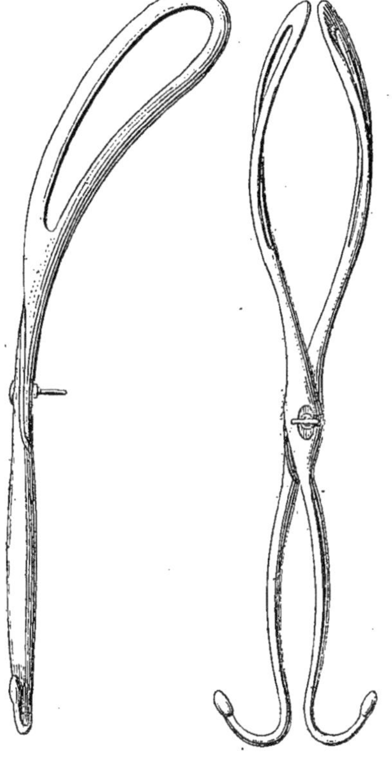

Fig. 482. — Forceps croisé bicourbe. (LEVRET.)

3° Forceps tricourbe ou de Tarnier (XIXe siècle).

Au XVIIe siècle on s'était seulement préoccupé de saisir la tête, et on n'avait donné au forceps que la *courbure céphalique ;* les accoucheurs du siècle suivant, désireux d'adapter la forme de l'instrument à celle du bassin, lui ajoutèrent la courbure pelvienne; au XIXe siècle, différents accoucheurs, HERMANN, de Berne, HUBERT, de Louvain, HARTMANN, MORALÈS ont essayé d'adapter la forme du forceps non seulement au bassin osseux, mais aussi au bassin mou ou périnée, et ont ajouté à l'instrument une nouvelle courbure, la *courbure périnéale*.

Le forceps le plus pratique et le plus complet à cet égard, publié par

[1] L'articulation primitive du forceps Levret était un simple pivot mobile.

M. Tarnier, en 1877, est arrivé après plusieurs modifications au type que je vais décrire, le meilleur à l'heure actuelle.

Ce forceps, *tricourbe*, puisqu'il réunit à la fois les trois courbures *céphalique*, *pelvienne* et *périnéale*, ressemble d'une façon générale à celui de Levret, mais en diffère par trois points principaux :

1° Par la présence d'une *vis de pression*, placée à côté de l'articulation, pour suppléer à l'action des mains en maintenant l'instrument fermé ;

2° Par l'addition de *deux tiges mobiles*, destinées à transmettre la traction;

3° Par un *manche de traction*, qui s'adapte aux tiges précédentes, et qui dessine la courbe périnéale.

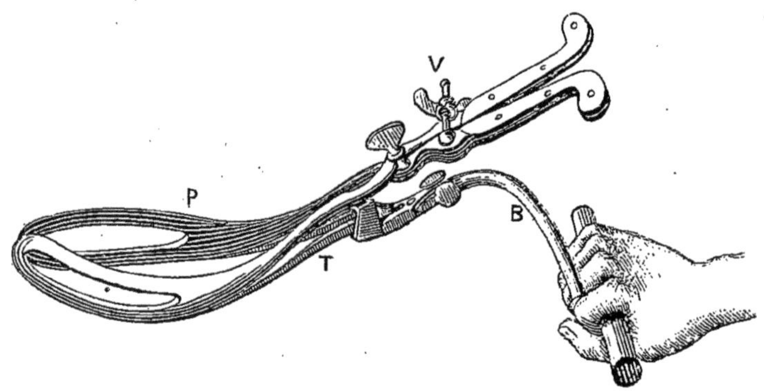

Fig. 483. — Forceps croisé tricourbe. (Tarnier.)
P, cuillers. — T, tiges de traction. — B, manche de traction. — V, vis de pression.

Grâce à cette disposition, le *forceps tricourbe* présente les avantages suivants, qui peuvent se résumer à trois :

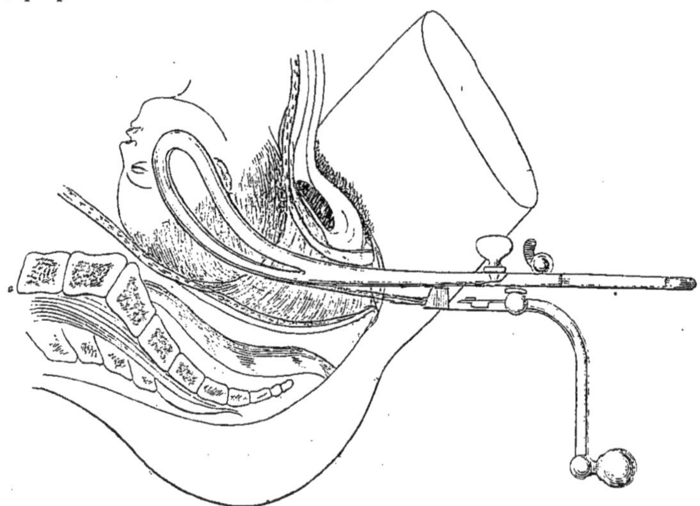

Fig. 484. — Forceps tricourbe, permettant de tirer dans l'axe des cuillers.

1° Il permet de *tirer dans l'axe* du canal génital, qui n'est autre que celui des cuillers, ce qu'on ne peut faire avec le forceps de LEVRET, à moins d'imprimer à l'instrument un mouvement de bascule ou de levier ;

2° Il laisse à la tête sa *mobilité*, puisque les tractions sont faites par un appareil articulé sur les branches de préhension, qui sont abandonnées à elles-mêmes après fixation de la vis de pression ;

3° Il possède une *aiguille indicatrice*, *constituée par les manches de préhension*, qui, en révélant à l'accoucheur les mouvements de la tête encore invisible, sont d'un précieux secours, pour savoir la direction dans laquelle les tractions doivent être exercées.

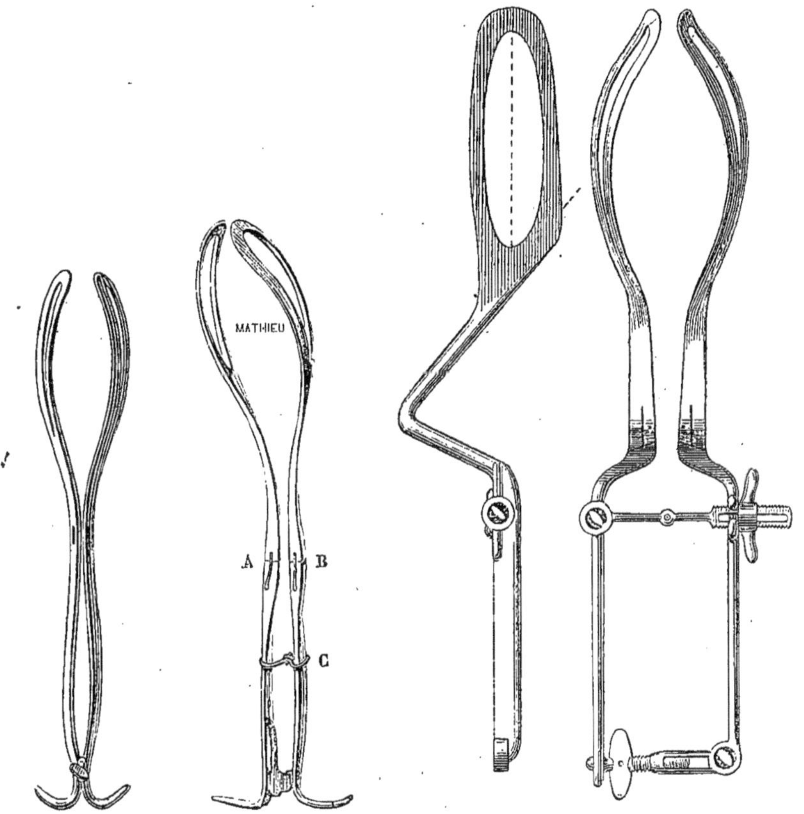

Fig. 485. — Forceps parallèle unicourbe. (THÉNANCE.)

Fig. 486. — Forceps parallèle bicourbe. (VALETTE.)

Fig. 487. — Forceps parallèle tricourbe. (POULLET.)

Les différents types de forceps étudiés jusqu'à présent, sont à *branches croisées*, mais de même qu'il existe deux types de pinces, les unes croisées (pinces à forcipressure, par exemple), les autres parallèles (pinces à dissection), il y a également à côté des forceps croisés, des forceps à *branches parallèles*, dont les variétés, comme dans la catégorie précédente, peuvent être ramenées à trois principales, l'*unicourbe*, le *bicourbe*, le *tricourbe*.

Ces trois modèles appartiennent à l'Ecole Lyonnaise :

1° Forceps parallèle unicourbe, ou de Thénance, 1781 (fig. 485);

2° Forceps parallèle bicourbe, ou de Valette, 1857 (fig. 486);

3° Forceps parallèle tricourbe, ou de Poullet, 1887 (fig. 487).

D'après des raisons connues en mécanique, les forceps à branches parallèles ont pour avantage principal d'exercer sur la partie fœtale, à l'extrémité des cuillers, une compression moindre que les forceps croisés; néanmoins, et sans qu'on en sache bien la raison scientifique, leur usage, jusqu'à présent, n'a pas prévalu; aussi les laisserai-je de côté de même qu'une série de forceps variés, réalisant souvent une idée ingénieuse, mais dont la plupart n'ont eu d'autre vogue que celle assurée par la notoriété de leur inventeur.

Je citerai entre autres les forceps de Mattei (léniceps), d'Hamon (rétroceps), de Poullet (sericeps) d'Uytterhoven, de Baumers, de Sloan, de Belluzzi, et différents appareils de traction plus ou moins compliqués et destinés à s'adapter au forceps ordinaire, tels ceux de Chassagny, Joulin, Pros, Delore, Poullet.

II. — QUAND LE FORCEPS DOIT-IL ÊTRE EMPLOYÉ ?

1° Indications.

L'étude des indications doit être divisée en deux chapitres :

Tantôt le forceps doit être promptement appliqué, alors qu'il y a danger pressant pour la mère ou le fœtus : *forceps d'urgence.*

Tantôt l'indication est moins pressante, et laissée à l'appréciation de l'accoucheur : *forceps à volonté.*

a. Forceps d'urgence.

L'application du forceps est indiquée d'une façon indiscutable, toutes les fois qu'*en l'absence de contre-indication*, la vie de la mère ou de l'enfant est mise en danger par la prolongation de l'accouchement.

Mère... Eclampsie;
Hémorrhagie génitale grave ;
Maladie sérieuse produisant l'asphyxie ou l'asystolie.

Enfant. Procidence du cordon;
Expulsion de méconium (en dehors de la présentation du siège);
Ralentissement des battements cardiaques.

b. Forceps a volonté.

Ici il n'y a plus, comme tout à l'heure, indication urgente à appliquer le forceps; l'intervention peut être différée sans mettre en péril l'existence de la mère ou du fœtus, mais cette attente présente de sérieux inconvénients pour l'un et l'autre, de telle sorte que l'accoucheur mettant en parallèle, d'une part le danger du forceps, d'autre part les complications qui peuvent résulter de la prolongation du travail, discute l'indication du forceps.

Les différentes causes, qui peuvent réclamer l'application du forceps, sont :

L'*inertie ou paresse utérine;* la contraction utérine est insuffisante à expulser le fœtus, et demande à être suppléée.

La *disproportion entre le fœtus et la voie à traverser*, soit qu'il existe un fœtus trop gros, ou un rétrécissement du bassin; le résultat est le même dans les deux cas.

Une *anomalie dans un des temps de l'accouchement*, notamment dans la rotation de l'occiput (présentation du sommet) ou du menton (face), alors que ces parties fœtales sont situées en arrière, et que leur rotation en avant est nécessaire ou indispensable pour la terminaison de l'accouchement.

En présence d'une de ces causes, quelle conduite tenir?

Suivant leur tempérament, les accoucheurs se sont divisés en deux camps :

Les partisans ds l'expectasoution, tenant qu'il ne faut intervenir que lorsqu'il y a urgence, et n'admettant, par conséquent, que la première catégorie d'indications (forceps d'urgence).

Les partisans de l'intervention, disant qu'il convient d'appliquer le forceps *toutes les fois que, deux heures après l'achèvement de la dilatation, l'accouchement n'est pas terminé spontanément.*

Entre ces deux extrêmes, il convient de tenir un juste milieu, en basant l'indication du forceps sur l'*état général* et l'*état local* (génital) de la femme.

Quand l'intégrité de l'*état général* est atteinte par la durée de l'accouchement, mieux vaut extraire le fœtus. Le thermomètre sera ici le meilleur guide, l'élévation de température (au-dessus de 38°) indiquant un état pathologique.

Localement, le séjour trop prolongé de la tête fœtale en une même région des organes génitaux doit, à cause de la compression exercée, faire craindre la gangrène au niveau du point comprimé et les fistules consécutives. Or, une compression de plus de deux heures expose à ce fâcheux résultat.

Nous basant sur ces données, nous dirons : *l'application du forceps doit, en l'absence de contre-indication, être faite toutes les fois qu'après la dilatation complète, la partie fœtale qui se présente est restée plus de deux heures au même niveau du canal génital*[1].

En résumé, le forceps (*à volonté*) est indiqué quand, après la dilatation complète[2], la température s'élève au-dessus de 38°, ou quand la partie fœtale qui se présente séjourne plus de deux heures dans la même région du canal génital.

2° Contre-indications.

Les contre-indications à l'application du forceps sont au nombre de trois :

[1] Ce qui ne veut pas dire qu'il faut intervenir deux heures après la dilatation complète, mais seulement quand, après ce moment, la tête est restée pendant plus de deux heures dans la même région des organes génitaux. — Si, après la dilatation complète, la tête a séjourné une heure et demie dans l'excavation, une heure et demie au détroit inférieur, une heure et demie sur le périnée, une heure et demie à la vulve, l'expulsion aura ainsi duré six heures sans que l'indication du forceps ait été fournie par l'état local.

[2] Avant la dilatation complète, c'est-à-dire pendant la période de dilatation, les dangers de compression sont bien moindres, la partie fœtale étant plus élevée, plus libre, et souvent la poche des eaux intacte; les dangers sont les mêmes au point de vue général, mais les inconvénients du forceps à cette période de l'accouchement sont tels qu'il vaut mieux s'abstenir de toute intervention, le remède serait pire que le mal.

1° Il y a *présentation du thorax ou de l'abdomen ;* le forceps, en effet, ne peut être appliqué que sur l'une des trois présentations de l'ovoïde céphalique (sommet, front, face) ou sur le siège ; son emploi est relativement rare dans ce dernier cas, et même rejeté par quelques accoucheurs.

2° *Le col n'est pas suffisamment dilaté ou dilatable.* — On entend par col suffisamment dilaté ou dilatable (voir p. 222), un col assez ouvert ou souple pour laisser facilement passer le fœtus. Si le forceps est appliqué avant cette période, on fait un accouchement forcé, et on s'expose à des déchirures et à des ruptures du segment inférieur. (Voir *Accouchement forcé.*)

3° Il y a un *rétrécissement marqué du bassin.* — Le forceps peut être tenté jusqu'à sept centimètres, parfois même un peu au-dessous.

3° Conditions requises.

Les diverses conditions requises pour l'application du forceps sont :

L'absence des contre-indications sus-mentionnées ;

La rupture de la poche des eaux, qu'on peut provoquer quand elle n'a pas eu lieu spontanément, de manière à appliquer le forceps non sur les membranes [1], ce qui serait une faute, mais directement sur la partie fœtale ;

Le diagnostic exact de la présentation et de la position ; si le toucher digital ne suffit pas pour établir ce diagnostic, on aura recours, après anesthésie de la femme, au toucher manuel.

III. — COMMENT LE FORCEPS DOIT-IL ÊTRE EMPLOYÉ?

Les trois variétés de forceps croisés étant actuellement plus ou moins en usage suivant les pays, je décrirai successivement leur emploi dans l'ordre que voici :

Forceps bicourbe ;
Forceps tricourbe ;
Forceps unicourbe.

1° FORCEPS BICOURBE. (Modèle de Levret, voir p. 667.)

1. Précautions préliminaires.

Femme. — Mêmes précautions à prendre que pour la version interne. La femme est placée en position obstétricale. Trois aides, un pour chaque jambe, l'autre pour l'anesthésie, dont on peut se passer, mais à laquelle il vaut mieux d'une façon générale avoir recours.— Evacuation préalable de la vessie et, si possible, du rectum.

Enfant.—Fil pour la ligature du cordon.—Comme pour la version, préparer tout ce qu'il faut pour ranimer l'enfant en cas de mort apparente. — Ne pas oublier l'auscultation du cœur fœtal, avant de procéder à l'intervention.

Forceps. — Assurer l'asepsie de l'instrument en le flambant, en le frottant avec une brosse à ongles et du savon, et le trempant pour terminer dans l'eau

[1] On s'exposerait au dérapement de l'instrument, et au décollement du placenta par l'intermédiaire des tractions exercées sur les membranes.

bouillante. Avant d'être introduit, le forceps doit être enduit d'un corps gras (vaseline boriquée) sur la face externe des cuillers, afin de glisser sur les organes génitaux maternels; éviter, au contraire, d'oindre la face fœtale de l'instrument, afin qu'il ait moins de tendance à déraper.

Accessoires. — Lit élevé, de la hauteur d'une table environ; si le plan sur lequel se trouve la femme n'est pas assez résistant, glisser, sous le matelas, une planche, une rallonge de table, etc. — Avoir soin de ne pas opérer sur un parquet trop glissant, pour éviter les chutes au moment des tractions énergiques; prendre des précautions en conséquence.

Je ne répète pas les autres détails déjà mentionnés à propos de la version.

Avant d'aborder la description de l'opération, il importe de définir ce qu'on entend par application *directe*, *oblique*, *transversale;* car ces trois termes reviendront souvent dans le cours de la description.

Application directe est celle qui est faite sur la *tête directe*, c'est-à-dire dont la suture sagittale correspond au diamètre antéro-postérieur du bassin : occipito-pubienne ou occipito-sacrée, s'il s'agit d'un sommet. La tête ainsi placée se trouve en général au *détroit moyen* ou sur le *périnée.*

Application oblique est celle qui est pratiquée sur la *tête oblique*, la suture sagittale correspondant à un des diamètres obliques du bassin, O I G A, O I G P, O I D A, O I D P, si la présentation est celle du sommet. La tête ainsi placée se trouve en général au niveau de l'*excavation pelvienne.*

Application transversale est celle qui est effectuée sur la *tête transversale.* La tête transversalement placée en O I D T ou O I G T par exemple, est, en pareil cas, retenue le plus souvent au *détroit supérieur* par un rétrécissement pelvien.

2. Opération.

Il est indispensable de diviser cette étude en deux chapitres :

a. *Opération envisagée d'une façon générale* ;

b. *Opération envisagée dans chaque cas en particulier.*

a. Opération envisagée d'une façon générale.

L'accoucheur doit *introduire* le forceps, *articuler* les branches, *extraire* le fœtus, saisi par le forceps, d'où trois temps successifs :

1er temps. — *Introduction ;*
2e — *Articulation ;*
3e — *Extraction.*

1er temps. — Introduction.

Trois règles régissent le premier temps, la première concernant la mère, la seconde le fœtus, la troisième le forceps.

1° Règle maternelle.

Branche droite [1], *saisie de la main droite, introduite à droite de la femme.*
— *gauche* — *gauche* — *gauche* —

Comme l'a ajouté M. Pajot, tout doit être gauche, sauf l'accoucheur !

[1] Voir pour la définition des branches droite et gauche, page 666. — Le nom de la branche est fourni par le côté de la mère vers lequel la cuiller doit être introduite.

Pourquoi la branche doit elle être saisie par la main homonyme? — Parce que l'autre main doit rester libre, pour conduire la cuiller dans l'intérieur des organes génitaux. Si on saisissait la branche droite de la main gauche, il faudrait recourir à la main droite pour diriger la cuiller vers le côté droit du vagin, on se rendra compte de la difficulté de cette manœuvre en essayant sur un mannequin.

Pourquoi chaque branche doit-elle être introduite du côté homonyme de la femme? — Parce que la courbure pelvienne du forceps est faite de telle sorte que la branche droite ne peut s'appliquer que du côté droit du bassin, et la gauche du côté gauche, sans quoi l'instrument serait placé *à contre-sens*, la concavité de la courbure pelvienne de l'instrument regardant la concavité sacrée.

2° Règle fœtale.

Le fœtus doit être saisi *d'une oreille à l'autre*[1]; s'il s'agit d'une présentation de l'ovoïde céphalique, le diamètre pincé doit être:

Le bipariétal pour le sommet;
Le bimalaire pour la face;
Le bitemporal pour le front.

En cas de présentation du siège, choisir le diamètre bitrochantérien.

Il importe de saisir ainsi le fœtus, de manière à avoir la prise la plus solide.

3° Règle instrumentale.

Toujours appliquer la branche gauche la première. — Si en effet on introduit la branche droite la première, elle se trouve placée sous la gauche, et pour procéder à l'articulation, on est obligé de faire le *décroisement*, c'est-à-dire de changer l'ordre de superposition des branches.

Cette règle est discutée, et certains accoucheurs conseillent d'introduire la première la branche qui doit être placée le plus en arrière, c'est-à-dire suivant les cas, tantôt la droite, tantôt la gauche. C'est compliquer inutilement les règles d'application du forceps; pour ma part, j'introduis toujours (sauf quelques cas spéciaux et exceptionnels) la branche gauche la première.

Telles sont les règles de l'introduction du forceps; voyons maintenant l'exécution en prenant comme exemple le cas le plus simple, une présentation du sommet en occipito-pubienne, la tête à la vulve.

Introduction de la branche gauche (fig. 488-489). — Saisir de la main gauche la branche gauche de la manière indiquée par la figure 488. Introduire deux doigts de la main droite à la partie latérale inférieure de la vulve. (Lorsque la tête est plus élevée, il vaut mieux introduire les quatre derniers doigts, dont l'extrémité va à la recherche du col, de manière à éviter de perforer les culs-de-sacs avec l'extrémité des cuillers; mais lorsque la tête est à la vulve, cette précaution est inutile, parce que l'orifice externe est franchi par l'extrémité céphalique.)

La branche est introduite, placée au moment de la pénétration, en arrière

[1] *Teneo lupum auribus* (Pajot).

et latéralement (fig. 488) ; elle est ensuite ramenée doucement sur le côté

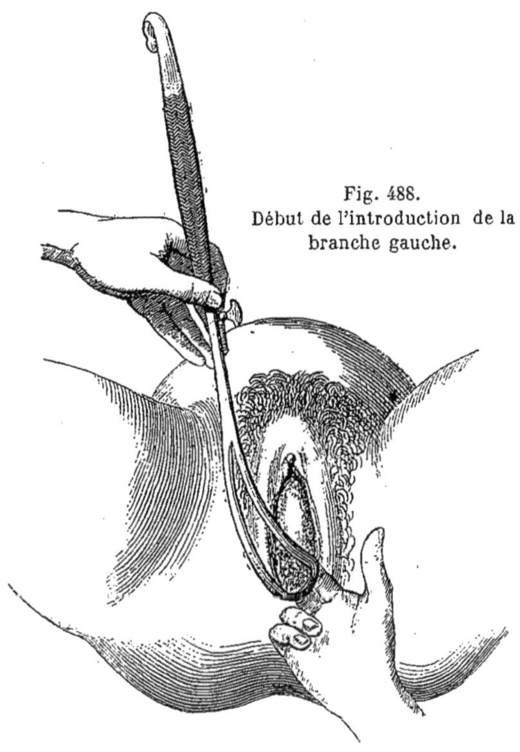

Fig. 488.
Début de l'introduction de la branche gauche.

de la tête, dans la position qu'elle doit définitivement occuper (fig. 489).

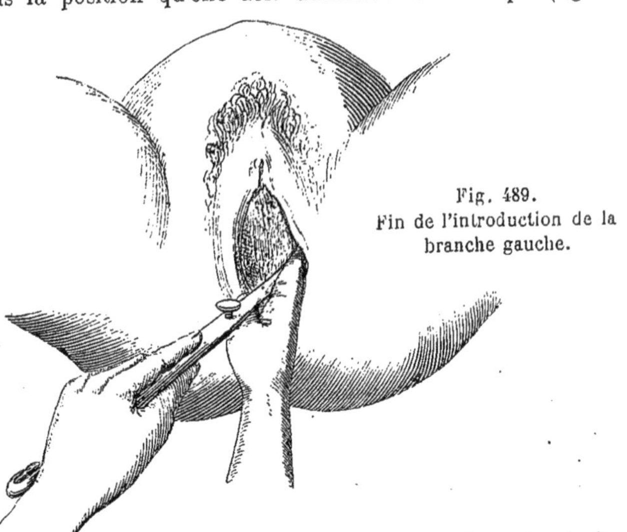

Fig. 489.
Fin de l'introduction de la branche gauche.

Introduction de la branche droite (fig. 490-491). — La branche droite est saisie de la main droite, la main gauche sert pour guider la cuiller, introduite dans les organes génitaux, *au-dessus de la branche déjà placée.* — L'introduction a lieu comme précédemment.

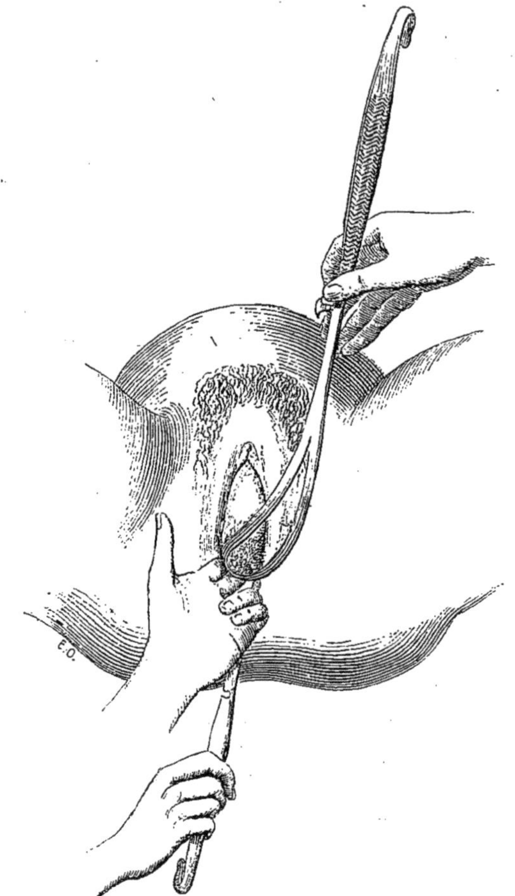

Fig. 490. — Début de l'introduction de la branche droite.

Errata. — Par erreur, le pivot est représenté sur la branche droite, et la mortaise sur la gauche.

La branche droite est complètement introduite ; la main directrice, glissée dans les organes génitaux, ne doit être retirée qu'après placement définitif et complet de la branche instrumentale.

L'introduction est terminée.

2e temps. — Articulation.

Pour procéder à l'articulation, c'est-à-dire à la réunion des deux branches, on saisit avec chaque main l'extrémité des manches au moyen des crochets (fig. 492), et après avoir opéré le *décroisement* quand il est nécessaire [1], on

[1] Il est nécessaire, quand on a introduit la branche droite la première.

établit le parallélisme des branches, ce qui est facile avec le point d'appui pro-

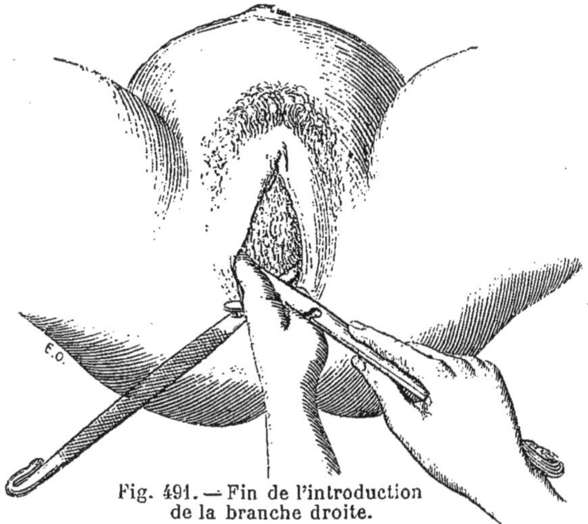

Fig. 491. — Fin de l'introduction de la branche droite.

duit par les crochets, et on articule en faisant pénétrer le *pivot* de la branche

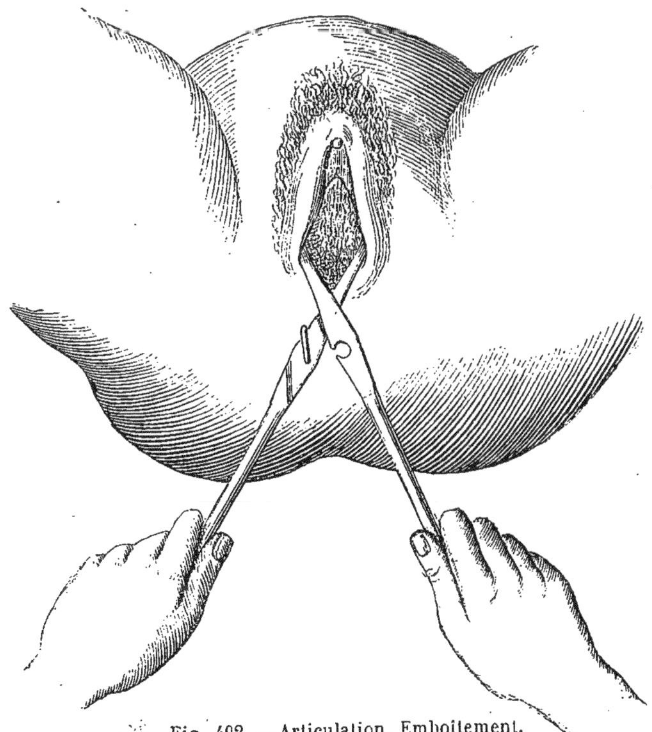

Fig. 492. — Articulation. Emboîtement.

mâle dans la *mortaise* de la branche *femelle*. On prie alors, pendant qu'on maintient l'instrument, un aide de serrer la vis d'articulation (fig. 493).

Le forceps articulé, avant de procéder à l'extraction, on pratique le

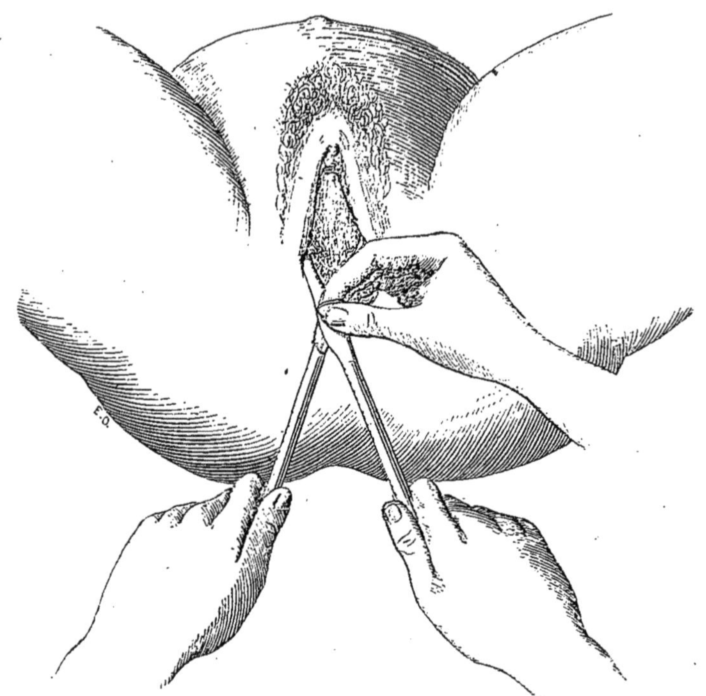

Fig. 493. — Articulation. — Application de la vis.
(Les manches à ce moment doivent être horizontaux; sur les figures 492 et 493, ils sont inclinés en arrière pour montrer le détail de l'opération.)

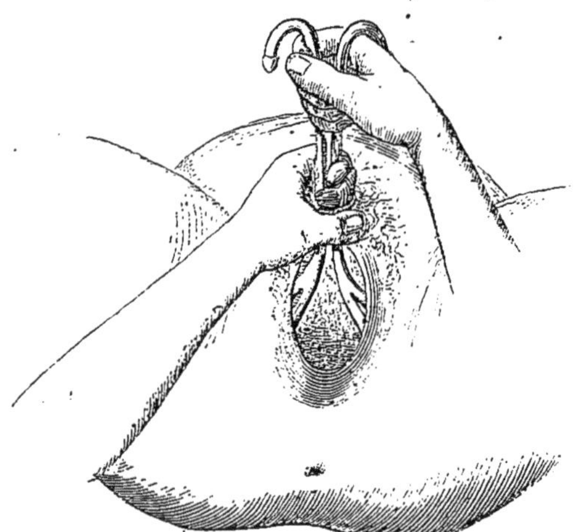

Fig. 494. — Extraction. — La tête arrive à l'orifice vulvaire.

toucher pour s'assurer que *la tête est bien saisie et seule saisie*. Si une anse de cordon, ou un petit membre, était pincé entre la cuiller et la partie fœtale, il faudrait enlever le forceps, ou au moins la branche mal appliquée, pour procéder à sa réintroduction.

Le forceps *s'enlève* de la façon suivante : on désarticule, après avoir desserré la vis, et on retire d'abord la branche droite en lui faisant suivre avec douceur un trajet absolument inverse à celui de l'introduction ; puis on procède de même pour la branche gauche.

Le forceps est supposé bien appliqué, arrivons à l'extraction.

3ᵉ temps. — EXTRACTION.

(Fig. 494.) — Le forceps est saisi à l'aide des deux mains ainsi que l'indique la figure 494, la main gauche tirant en bas, et la droite au contraire en haut,

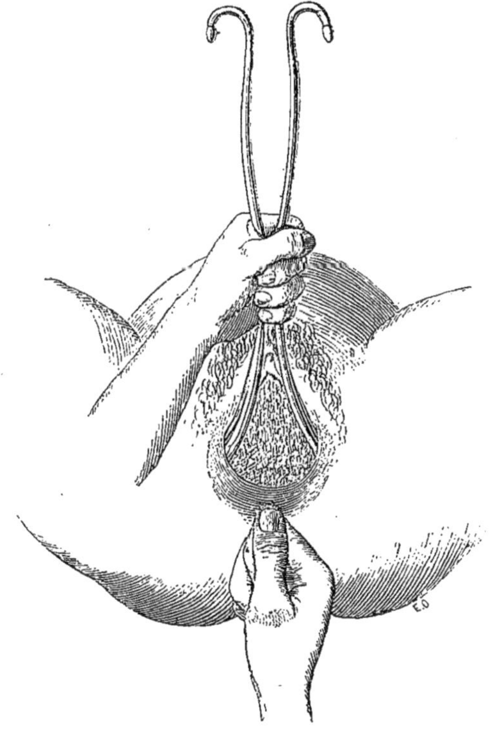

Fig. 495. — Extraction. — La tête franchit l'orifice vulvaire.

de manière à imprimer à l'intrument un *mouvement de levier*, indispensable pour exercer les tractions dans l'axe.

(Fig. 495.) — Au moment où la tête va franchir la vulve, on saisit le forceps d'une main, en élevant progressivement le manche, de façon à imprimer un mouvement de déflexion à l'extrémité céphalique. Le pouce de l'autre main est appliqué sur le périnée, maintenant la tête fœtale, et modérant la rapidité de la sortie, pour éviter les déchirures de cette région.

b. Opération envisagée dans chaque cas particulier.

Le forceps peut être appliqué sur le *sommet*, la *face*, le *front*, le *siège*, la *tête dernière* : autant de chapitres distincts à étudier.

1. Sommet.

La partie fœtale est arrivée dans le *bassin mou*, ou se trouve encore soit au niveau de l'*excavation*, soit du *détroit supérieur*.

1° Bassin mou (du détroit moyen à la vulve). — Application directe.

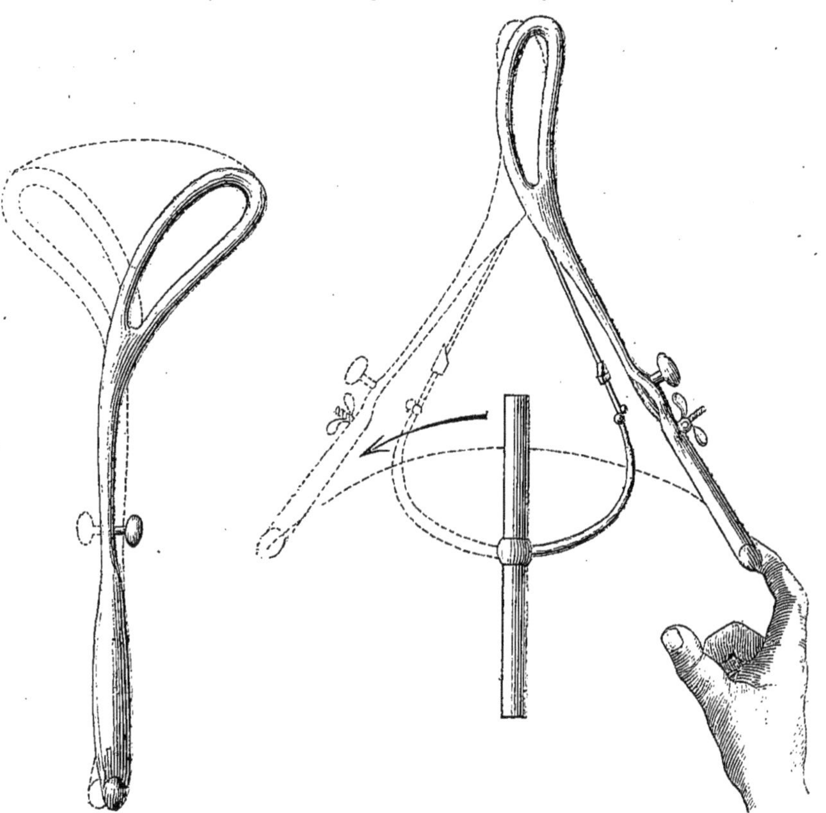

Fig. 496. — Rotation des cuillers suivant l'axe des manches. (Forceps bi-courbe.)

Fig. 497. — Rotation des cuillers suivant leur axe. (Forceps tricourbe.)
Les figures 496 et 497, quoique représentant deux forceps différents, s'appliquent aussi bien à l'une qu'à l'autre variété.

— Le sommet arrivé à cette région de la filière génitale se trouve en général placé en O P, exceptionnellement en O S.

O P. — C'est l'application la plus facile du forceps, celle que nous avons prise pour type ; inutile d'y revenir ici.

O S. — Le forceps est placé comme sur une tête en occipito-pubienne. — L'*extraction* peut se faire de deux façons, soit en occipito-sacrée, soit en-

occipito-pubienne, après avoir imprimé à la tête un *mouvement de rotation*, destiné à ramener l'occiput en avant.

Quand ce mouvement de rotation est possible, il est préférable d'y avoir recours, car le dégagement en O P est propice à l'intégrité du périnée.

Le mouvement de rotation doit être exécuté suivant certaines règles très importantes et dont la négligence peut avoir de graves inconvénients pour la femme.

Si, en effet, on imprime le mouvement de rotation aux cuillers, ainsi que l'indique la figure 496. leur extrémité, décrivant un arc de cercle considérable, lacérera les tissus maternels, et la manœuvre, si elle n'échoue pas, ne sera possible qu'avec un déploiement considérable de force.

Si, au contraire, on opère en déplaçant les manches suivant un arc de cercle, comme le représente la figure 497, le mouvement deviendra facile et l'intégrité des tissus maternels sera respectée.

Donc, faire décrire l'arc de cercle aux manches et non aux cuillers.

Quant au sens (droit ou gauche) dans lequel il faudra faire tourner l'occiput, on se basera sur la situation du lambda, qui n'est pas mathématiquement en arrière, mais incliné d'un côté ou de l'autre; on imprimera le mouvement de rotation, de manière à ramener l'occiput en avant par le plus court chemin.

2° Excavation. — Application oblique. — La suture sagittale est placée suivant l'un des diamètres obliques.

O I G A. — Cuiller gauche, à gauche et en arrière. Cuiller droite, introduite d'abord à droite et en arrière, puis ramenée en avant et à droite par un mouvement de spire. (*Mouvement de spire de Mme Lachapelle*, fig. 498 [1].)

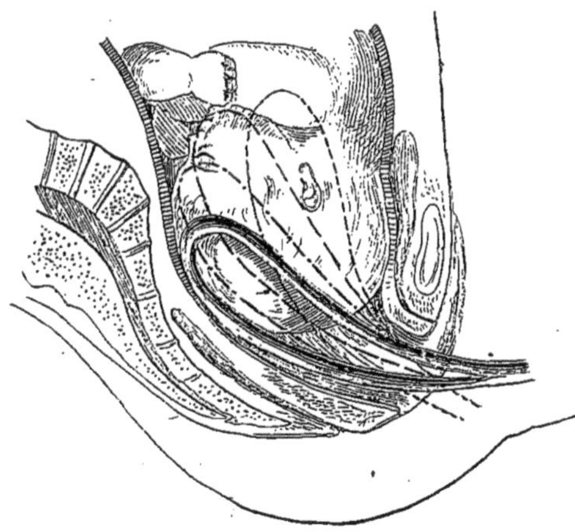

Fig. 498. — Mouvement de spire de Mme Lachapelle.

O I G P. — Cuiller gauche, à gauche et en avant. Cuiller droite, à droite et en arrière. —Mouvement de rotation pour ramener l'occiput en avant par le plus court chemin. Le forceps se trouve, après ce mouvement de rotation, placé à contre-sens, mais on peut cependant terminer ainsi l'extraction sans inconvénients; sinon enlever le forceps, et le réappliquer sur la tête amenée en O P. —Au cas où la rotation serait impossible, extraire en O S.

O I D A. — Cuiller gauche, à gauche et en avant. Cuiller droite, à droite et en arrière, ramener l'occiput en avant et extraire.

[1] Toutes les fois qu'on doit appliquer une cuillère latéralement et en avant, il faut d'abord l'introduire latéralement et en arrière, puis la ramener en avant par le mouvement de spire de Mme Lachapelle.

O I D P. — Cuiller gauche, à gauche et en arrière. Cuiller droite, à droite et en avant. — Mouvement de rotation pour ramener par le plus court chemin l'occiput en avant. — Extraction en O P. Si la rotation était impossible, extraire en O S.

3° Détroit supérieur. — Application transversale. — La tête à ce niveau est en général placée transversalement.

Si au détroit supérieur nous voulons saisir la tête comme précédemment, d'une oreille à l'autre, il faudra introduire une cuiller directement en arrière en rapport avec le promontoire, et l'autre en avant, derrière la symphyse pubienne, mais ce mode d'application du forceps présente de sérieuses difficultés. Aussi a-t-on proposé, ce qui est bien plus facile, de saisir simplement la tête de l'occiput à la face ou encore de la bosse frontale d'un côté à la bosse pariétale de l'autre côté.

Donc, trois modes de saisie de la tête au détroit supérieur :

Saisie bipariétale [1] ;
Saisie occipito-faciale ;
Saisie pariéto-frontale.

La *saisie bipariétale*, la meilleure au point de vue théorique, présente en pratique de sérieux inconvénients [2] :

Sa difficulté relative.

En plaçant une cuiller en avant, l'autre en arrière, on augmente le diamètre bipariétal de l'épaisseur des cuillers, ce qui est d'autant plus fâcheux que dans la plupart de ces applications il y a un rétrécissement du diamètre promonto-pubien. La légère réduction opérée par le forceps ne compense pas cet inconvénient.

En saisissant la tête suivant le bipariétal, on empêche les oscillations de ce diamètre, si utiles pour la facile descente de la tête à travers le détroit supérieur rétréci.

Aussi, les deux autres modes de saisie sont-ils préférables. — On aura recours comme règle à la saisie occipito-faciale [3] et dans le cas où on aurait échoué, on tentera la pariéto-frontale; la saisie bipariétale devra être réservée pour des cas relativement rares et avec des formes spéciales de bassin, alors par exemple qu'il y a rétrécissement transversal (la tête est alors en O P ou O S) au lieu de l'antéro-postérieur, qui est la règle dans les pelviviciations.

Ceci étant établi, abordons le détail pour chaque position :

O I G T. — Placer la cuiller gauche sur l'occiput, la droite sur la face. — Faire descendre la tête dans l'excavation en position transversale ; la placer en O P au détroit moyen et à partir de ce moment, suivant la souplesse des

[1] Méthode de Smellie. Voir Lepage. *De l'application du forceps au détroit supérieur*. Thèse, Paris, 1888.

[2] Voir Auvard. *Travaux d'obstétrique*, 1889, t. III, p. 44.

[3] Les craintes qu'on pourrait avoir de blesser la face avec la cuiller placée à ce niveau ne sont pas justifiées par l'observation, car les lésions produites ne sont qu'insignifiantes. Les yeux, organes les plus sensibles de cette région, sont protégés par les rebords orbitaires et, sauf les cas où on se sert du forceps comme d'un véritable céphalotribe, ne peuvent être lésés.

tissus mous, terminer l'extraction en laissant le forceps dans la même position, ou en le réappliquant pour saisir le diamètre bipariétal:

O I D T. — Cuiller gauche sur la face ; cuiller droite sur l'occiput. — Faire descendre la tête dans l'excavation en position transversale. — Ramener l'occiput en avant et terminer comme pour l'O I G T.

Dans l'un ou l'autre cas, si on veut avoir recours à la saisie pariéto-frontale, saisir d'une part la bosse frontale en avant et la bosse pariétale tournée en arrière. Faire l'extraction comme dans la saisie occipito-faciale.— Il arrive quelquefois que, sous l'influence des tractions et pendant que la tête descend, le forceps se déplace et arrive à saisir les bosses pariétales, heureuse transformation de la prise d'abord irrégulière, qui, en se produisant dans l'excavation, facilite la suite de l'extraction [1].

2. Face.

1° Bassin mou. — Application directe.

M P.— Même application que pour une occipito-pubienne.— Extraire en se conformant au mécanisme normal de cette position.

M S. — Même application que pour une mento-pubienne. Il est de toute nécessité, pour terminer l'accouchement, de ramener le menton en avant, sans quoi l'extraction sera impossible.

2° Excavation. — Application oblique. — Tout ce qui a été dit à propos de la présentation du sommet s'applique exactement à celle de la face, avec cette différence toutefois que pour le sommet on pouvait opérer le dégagement en tournant l'occiput en avant ou en arrière; dans la présentation de la face, il est indispensable de toujours ramener le menton en avant:

La face ne sort qu'avec le menton sous la symphyse.

3° Détroit supérieur. — Application transversale. — Alors que la tête en présentation de la face est encore au niveau du détroit supérieur, mieux vaut recourir soit à la version podalique, soit à la réduction de la face en sommet suivie au besoin d'une application de forceps.

Toutefois, si dans ces conditions on voulait appliquer le forceps sur la face il serait difficile de saisir la partie fœtale transversalement comme le sommet, c'est-à-dire du menton à la suture sagittale, et il serait préférable, malgré toutes les difficultés qu'on pourrait éprouver, d'appliquer la cuiller du forceps sur le diamètre bimalaire; mais, je le répète, cette intervention n'est pas à conseiller.

3. Front.

1° Bassin mou. — Application directe. — Appliquer le forceps d'une oreille à l'autre et extraire directement la tête, en imitant autant que possible le mécanisme de sortie normale, que le menton soit tourné en avant ou en arrière.

[1] En étudiant les applications dans le *bassin mou*, dans l'*excavation* et au *détroit supérieur*, je n'ai envisagé que les positions ordinairement observées à ces différents niveaux de la filière génitale. Si la position était autre, on adopterait les mêmes principes donnés à propos de chacune d'elles dans une autre région de la filière génitale ; il serait trop long et inutile d'aborder tous les détails de ces nombreuses variétés d'application.

2° Excavation. — Application oblique. — Appliquer le forceps comme dans la présentation analogue du sommet, après avoir manuellement tenté de fléchir la tête et de transformer en sommet si la déformation céphalique le permet encore; sinon extraire en présentation du front et amener autant que possible l'occiput en avant.

3° Détroit supérieur. — Application transversale. — Essayer de transformer en sommet, ou si les conditions sont propices recourir à la version podalique par manœuvres internes; sinon appliquer le forceps sur la présentation du front, comme sur celle du sommet, et faire l'extraction en ramenant l'occiput en avant.

4. Siège.

Le forceps ne sera indiqué qu'avec une présentation du *siège, mode des fesses*; dans tous les autres cas saisir les pieds et pratiquer l'extraction manuelle sera de beaucoup préférable.

Pour appliquer le forceps sur le siège, pincer le diamètre bitrochantérien et pratiquer l'extraction en imitant le mécanisme normal de l'accouchement, c'est-à-dire en ramenant sous la symphyse le trochanter qui en est le plus rapproché. Le forceps, au moment de la sortie fœtale, se trouvera placé une cuiller en avant, l'autre en arrière.

5. Tête dernière.

La tête dernière peut être retenue :

Soit par le bassin osseux ;

Soit par le segment cervico-utérin ;

Soit par le bassin mou.

Dans le premier cas, le forceps est un mauvais mode d'extraction ; la main est de beaucoup préférable.

Dans le second, le forceps serait relativement meilleur, mais l'extraction manuelle est encore plus sûre.

Dans le troisième cas[1], alors que les mains sont insuffisantes, le forceps constitue une précieuse ressource pour l'extraction. Afin d'appliquer l'instrument en pareil cas, il suffit, après avoir manuellement ramené l'occiput en avant, de faire relever le tronc du fœtus par un aide et de glisser chacune des cuillers sur les parties latérales de l'extrémité céphalique, comme pour une tête première en occipito-pubienne. On opère le dégagement, en imprimant à la partie fœtale un mouvement de charnière autour de la partie inférieure de la symphyse pubienne; le sillon cervico-occipital de l'enfant restant au contact du pubis maternel.

3. Difficultés.

Des difficultés peuvent se rencontrer à chacun des trois temps de l'opération.

a. Difficultés a l'introduction.

1° *Présentation connue, mais position indéterminable.* — A l'aide du tou-

[1] Voir Budin. *Leçons de clinique obstétricale*, 1889, p. 43.

cher manuel, on peut généralement déterminer la position, sinon on appliquera le forceps en supposant l'existence d'une occipito-pubienne; la prise aura ainsi de grandes chances d'être irrégulière, mais on arrivera cependant à opérer l'extraction quoique défectueuse.

2° *Etroitesse du vagin et de la vulve.* — Avec l'aide du chloroforme il est exceptionnel que cette étroitesse oppose un obstacle sérieux à la pénétration, sinon on essayerait la dilatation manuelle progressive, ou au besoin on aurait recours à des débridements avec un instrument tranchant.

3° *Col introuvable.* — Quand on introduit la cuiller, il faut avoir soin, de toucher le bord libre du col avec les doigts directeurs, placés dans l'intérieur des organes génitaux, afin d'éviter la perforation d'un des culs-de-sac.

Toutefois quand la partie fœtale est très basse, au voisinage de l'orifice vulvaire, cette précaution sera inutile, le col étant trop éloigné pour être facilement atteint et l'extrémité des cuillers n'ayant plus à pénétrer assez profondément pour exposer à la blessure des culs-de-sac.

4° *L'instrument butte.* — Quand l'instrument est mal dirigé, l'extrémité de la cuiller vient butter soit contre les parois du vagin, soit contre la partie fœtale, spécialement sur le cuir chevelu, au niveau par exemple d'un pli de la peau à cet endroit. Pour franchir cet obstacle, il faut éviter de recourir à la force, qui exposerait à des lésions sérieuses, mais incliner les manches à droite et à gauche jusqu'à ce que l'extrémité des cuillers trouve sa voie naturelle; il faut en somme procéder comme pour *un véritable cathétérisme.*

5° *Difficulté du mouvement de spire.* — Ce mouvement est difficile quand on tente de l'exécuter avant que l'extrémité de la cuiller ne soit assez enfoncée, ou quand pour le faire on n'abaisse pas suffisamment le manche de l'instrument.—Donc introduire préalablement la cuiller jusqu'au voisinage du cou fœtal, et franchement abaisser le manche du forceps.

b. Difficultés a l'articulation [1].

1° *Branches à hauteur inégale.* — De telle sorte que la mortaise ne se trouve pas en face du pivot, ce qui est causé le plus souvent par l'inclinaison de la tête. —Abaisser la branche la plus élevée, dans l'étendue nécessaire pour rendre l'articulation possible.

2° *Branches non parallèles.* — Ce qui est dû, dans les applications obliques, à ce que le mouvement de spire n'a pas été suffisamment étendu pour la branche antéro-latérale.— Compléter ce mouvement de spire en introduisant dans les organes génitaux la main directrice.

Impossibilité de rapprocher les branches.—Il arrive, le forceps étant introduit, que le pivot se trouvant en face de la mortaise, on ne peut cependant articuler par l'impossibilité de rapprocher les branches l'une de l'autre. — Cet obstacle est dû, alors que la tête est élevée ou volumineuse (hydrocéphalie), à ce que l'extrémité des cuillers, *qu'on n'a pas suffisamment introduites*, vient butter

[1] Parfois on éprouve à désarticuler l'instrument de grandes difficultés, et il faut aller jusqu'à l'emploi de tenailles pour desserrer la vis d'articulation.— Cette difficulté est due à ce que, dans les tentatives d'extraction, le parallélisme des cuillers a été détruit, de telle sorte que la vis d'articulation se trouve faussée, ou subit une pression notable qui tend à la production de ce résultat et lui enlève sa liberté.

d'une part sur la partie la plus large de la tête et d'autre part sur la paroi pelvienne, de telle sorte que si on veut par exemple rapprocher le manche gauche de la cuisse gauche de la femme, ce mouvement devient impossible, de même pour le manche droit par rapport à la cuisse droite. — Pour éviter cet inconvénient, introduire les cuillers plus profondément et l'articulation devient facile.

c. Difficultés a l'extraction.

Les difficultés à l'extraction peuvent provenir de deux sources : tantôt de la *mère* ou du *fœtus*, tantôt de l'*accoucheur* lui-même.

1° *Mère ou fœtus, cause des difficultés.* — Toute cause, amenant le rétrécissement du canal génital, rend l'extraction difficile, parfois même impossible. — Il en est de même de toute exagération de volume fœtal (excès de volume général, hydrocéphalie).

Dans ces cas de disproportion entre le volume du fœtus et le calibre du canal génital, avec quelle intensité peut-on sans danger tirer sur le fœtus par l'intermédiaire du forceps ?

Avec le forceps bicourbe l'accoucheur peut déployer sans crainte toute la force[1] dont il est capable, à la triple condition : de ne pas s'arc-bouter en prenant par exemple point d'appui contre le lit avec les pieds, de ne pas agir par secousses et de tirer dans la bonne direction.

Il arrive souvent qu'après avoir échoué à une première application de forceps, on réussit à une seconde ou même à un troisième, faite à une heure d'intervalle environ. — Ce succès peut s'expliquer ou par un certain degré de réduction de la tête, ou par une meilleure position de celle-ci, ou par la diminution dans la résistance des parties molles maternelles. — Aussi, en certains, cas, a-t-on intérêt, après un échec, à faire une ou plusieurs tentatives séparées par un certain intervalle.

2° *Accoucheur, cause des difficultés.* — Ou le forceps tient solidement la tête qui ne descend pas, ou il dérape.

Dans le premier cas, tantôt la partie fœtale est mal prise, quand par exemple, dans une présentation du sommet, les cuillers sont trop rapprochées du front et tendent à produire la déflexion, ou encore trop près du front avec une présentation de la face, d'où tendance fâcheuse à la flexion; tantôt la prise est bonne, et ce sont les tractions qui sont faites dans une mauvaise direction, comme dans le cas mentionné par M. Pajot, où un médecin, monté sur le lit de la patiente, tirait sur le forceps verticalement de bas en haut. — Il importe d'exercer des tractions dans l'axe du canal génital.

Quand le forceps *dérape*, c'est-à-dire s'échappe des organes génitaux sans amener la partie fœtale, la cause en est soit l'introduction insuffisante des cuillers[2], soit la mauvaise saisie de la partie fœtale, soit la mauvaise fabrica-

[1] Avec le forceps tricourbe il devient dangereux de tirer de toute sa force, la déperdition étant à peu près nulle avec cet instrument.

[2] D'autres causes peuvent encore favoriser le dérapement, par exemple la macération du fœtus, le petit volume de la partie fœtale ; je ne les signale qu'incidemment, car l'accoucheur ne peut rien contre elles.

tion du forceps (l'accoucheur en pareil cas est responsable du choix de son instrument); il suffit de signaler ces défauts pour mettre l'accoucheur en garde contre eux.

2° **Forceps tricourbe.** (Modèle de M. Tarnier, voir p. 668.)

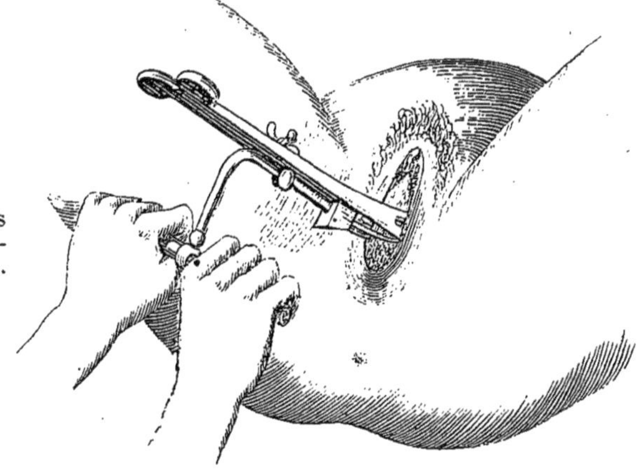

Fig. 499.
Extraction avec le forceps tricourbe. — La tête arrive à l'orifice vulvaire.

1° Précautions préliminaires.

Les mêmes que pour le forceps bicourbe.

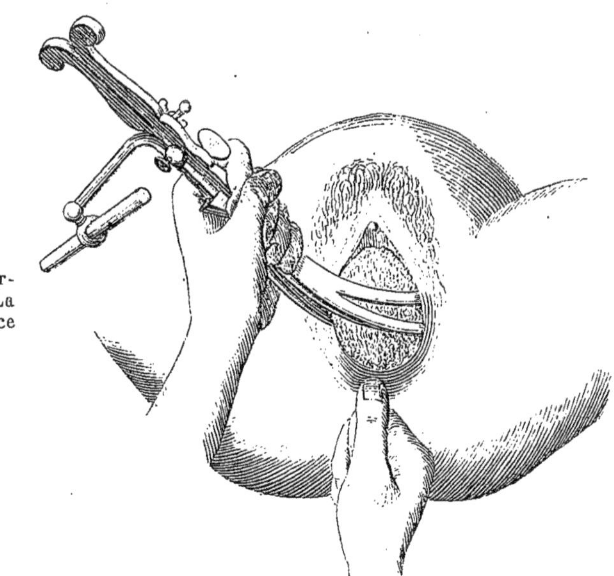

Fig. 500.
Extraction avec le forceps tricourbe. — La tête franchit l'orifice vulvaire.

2° Opération.

L'introduction des cuillers se fait d'après les mêmes principes que pour le forceps bicourbe.

L'*articulation* doit être complétée par la fixation de la vis de pression et l'adaptation des manches de traction.

L'*extraction* a lieu en saisissant simplement l'appareil de traction, et en laissant libres les manches de préhension, qui forment l'aiguille indicatrice. Il faut exercer les tractions (fig. 499), de telle sorte qu'entre les manches de préhension et ceux de traction, il y ait environ un travers de doigt d'intervalle.

Au moment où la tête franchit la vulve, on saisit le forceps de la main gauche (fig. 500), pendant que la droite maintient le périnée, de manière à modérer la sortie de la tête et à prévenir la déchirure périnéale.

Pour accomplir la rotation avec le forceps tricourbe, il faut pendant qu'on maintient l'appareil de traction d'une main, imprimer avec l'autre main un mouvement tournant aux manches de préhension, qui décrivent leur rotation autour des branches de traction comme centre. (Voir fig. 497.)

3° Difficultés.

Les mêmes que pour le forceps bicourbe.

3° Forceps unicourbe. (Modèle de Simpson, p. 666.)

Cette variété de forceps est en général peu employée, sauf en Angleterre, où l'usage de la position latérale gauche pour la femme en rend la manœuvre relativement commode; on introduira la cuiller inférieure la première, puis

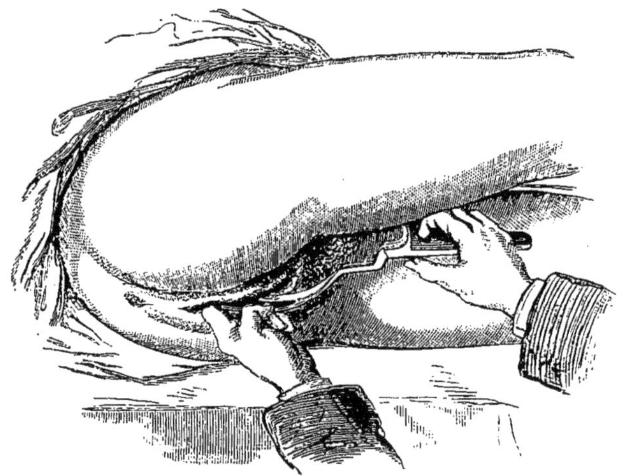

Fig. 501. — Position latérale. — Introduction de la branche inférieure (Playfair).

la supérieure. Les figures 501, 502, 503, 504 indiquent le mode d'emploi du forceps unicourbe dans la position latérale.

Ce forceps a pour avantage son extrême simplicité : ses deux branches sont identiques, et chacune d'elles peut servir alternativement de branche droite ou de gauche. Quand on veut, en l'employant, imprimer un mouvement de rotation à la tête, le mouvement de cercle des manches est inutile, car la courbure

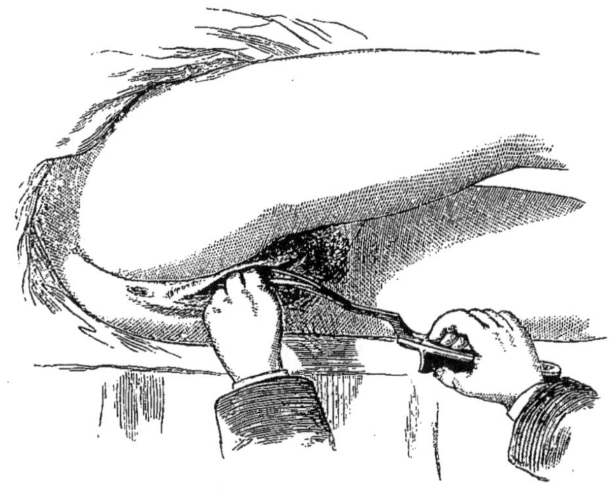

Fig. 502. — Position latérale. — Introduction de la branche supérieure. (PLAYFAIR.)

pelvienne n'existe pas; il faut imprimer simplement un mouvement de rotation aux manches suivant leur axe.

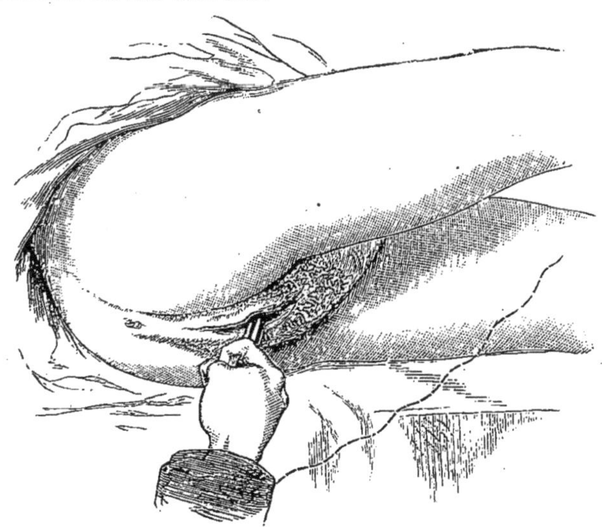

Fig. 503. — Position latérale. — Extraction. — La tête est encore profonde. — La ligne ponctuée indique les positions successives de la main, à mesure que la tête avance. (PLAYFAIR.)

Mais il a le sérieux désavantage de mal s'adapter à la courbe génitale et de ne permettre de saisir la tête qu'avec difficulté, alors qu'elle est élevée.

Inutile d'insister ici sur les précautions préliminaires à l'application de ce forceps, qui sont les mêmes que pour le bicourbe. Les difficultés présentent éga-

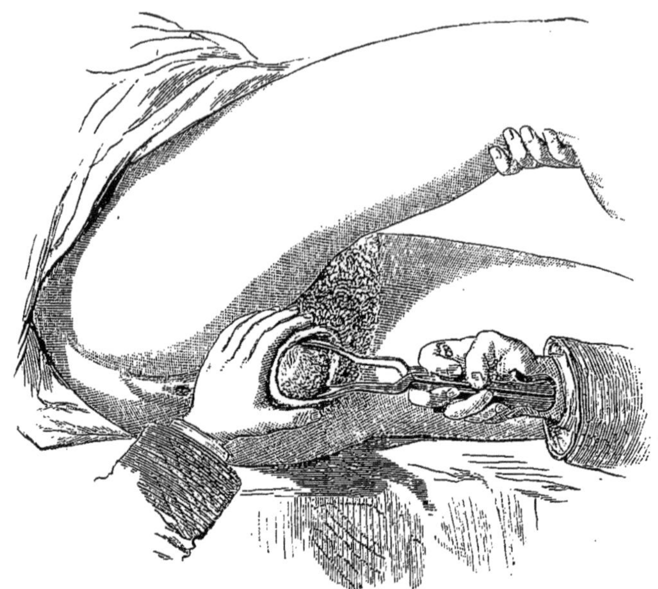

Fig. 504. — Position latérale. — Extraction. — La tête franchit l'orifice vulvaire. (PLAYFAIR.)

lement la plus grande analogie avec celles fournies par l'emploi de ce dernier instrument.

IV. — PRONOSTIC ET APPRÉCIATION

De même qu'il existe trois versions, il existe donc trois forceps, l'*unicourbe*, le *bicourbe* et le *tricourbe*.

Le plus simple est l'unicourbe, mais le plus puissant est certainement le tricourbe, le bicourbe étant intermédiaire entre les deux; c'est donc au forceps tricourbe qu'il faudra de préférence et surtout dans les cas difficiles avoir recours.

Toutefois le forceps bicourbe bien manié suffit à terminer la plupart des accouchements justiciables de ce mode d'intervention, aussi cet instrument, surtout tel que l'a modifié M. PAJOT (fig. 305) étant bien moins encombrant que le tricourbe, continuera-t-il longtemps à être très employé par les médecins, qui, exerçant à la campagne, ne peuvent transporter avec eux un arsenal chirurgico-obstétrical compliqué.

Le pronostic du forceps est excellent pour la mère et le fœtus alors que l'instrument est bien employé; mais entre des mains peu expertes et brutales, il risque de devenir la source d'une série d'accidents :

POUR LA MÈRE :

Ruptures utérines, produites par l'introduction mal faite des cuillers, alors que leur extrémité est enfoncée dans le tissu utérin, au lieu de pénétrer dans l'espace qui sépare l'utérus du fœtus.

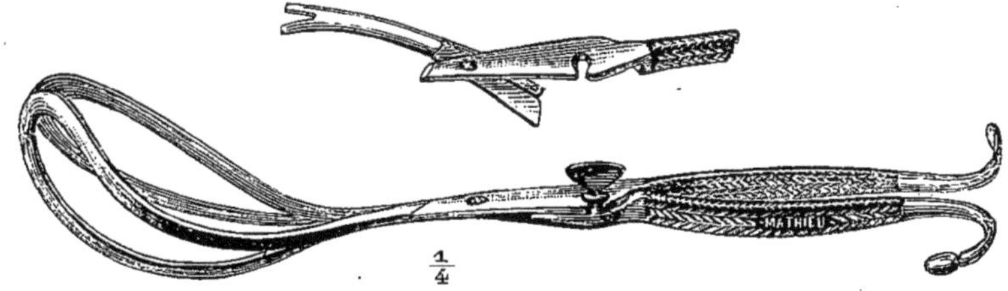

Fig. 505. — Forceps brisé de M. Pajot. (Forceps bicourbe.)

Déchirures du col, amenées plutôt par le passage de la partie fœtale que par l'action directe du forceps.

Déchirures du vagin, soit au niveau d'un cul-de-sac, alors que l'introduction est mal conduite, soit au niveau de la paroi antérieure ou postérieure, alors qu'avec le forceps bicourbe on n'exerce pas suffisamment le mouvement de levier ou qu'on l'exerce trop. Dans le premier cas, on laboure la paroi antérieure du vagin en faisant deux sillons rétro-pubiens, dans le second, lésion analogue sur la paroi postérieure. Le forceps tricourbe permet, alors même qu'il est manié par des mains peu habiles, d'éviter ces lésions multiples, et dues à la mauvaise direction des tractions.

Déchirures du périnée et de l'orifice vulvaire, qui sont ordinairement la conséquence de déchirures de la partie inférieure du vagin ; ces déchirures siègent le plus souvent sur les parties inféro-latérales de l'orifice vulvo-vaginal, remontant plus ou moins haut sur le vagin.

Pour l'enfant :

Ecchymoses, *plaies superficielles*, produites par la compression des cuillers sur la partie fœtale. Ces lésions sont de peu de conséquence ; parfois on note, surtout au niveau de l'extrémité des cuillers, de petites indurations, qui persistent un certain temps.

Céphalématome, se montrant chez les enfants prédisposés à cet accident.

Paralysie faciale, ayant lieu, quand l'extrémité de la cuiller vient comprimer le nerf facial au niveau de sa sortie du crâne, c'est-à-dire au voisinage de l'apophyse mastoïde.

VII

EXTRACTION MANUELLE

SOMMAIRE

A. — DÉFINITION. HISTORIQUE

Lorsque le fœtus se présente par le siège, l'accoucheur peut, en saisissant avec la main les membres pelviens, pratiquer l'extraction, de même qu'il le fait avec le forceps, quand il s'agit d'une présentation de l'ovoïde céphalique. A côté de l'extraction par le forceps existe donc l'*extraction manuelle*, à la description de laquelle sera consacré ce chapitre.

L'histoire de l'extraction manuelle se confond avec celle de la version interne podalique, pratiquée pour la première fois par Celse et Soranus, mais c'est à tort que la plupart des auteurs actuels réunissent dans une même description ces deux opérations, qui doivent avoir une individualité absolument distincte, car modifier une présentation ou extraire un fœtus constituent deux interventions essentiellement différentes.

B. — QUAND L'EXTRACTION MANUELLE DOIT-ELLE ÊTRE FAITE?

1° Indications.

Comme pour le forceps l'étude des indications doit être divisée en deux chapitres :

Extraction manuelle d'urgence.
Extraction manuelle à volonté.

a. Extraction manuelle d'urgence.

L'extraction manuelle est indiquée d'une façon indiscutable, toutes les fois qu'avec une présentation du siège primitive ou amenée par une version et *en l'absence de contre-indication*, la vie de la mère ou celle de l'enfant est mise en danger par la prolongation de l'accouchement.

Mère. . Eclampsie.
Hémorrhagie génitale grave.
Maladie sérieuse produisant l'asphyxie ou l'asystolie.
Enfant. Ralentissement des battements cardiaques.

b. Extraction manuelle a volonté.

Quand avec une présentation du siège un pied est facilement accessible, l'accoucheur, soit par hâte spontanée, soit sollicité par l'entourage, est tenté de faire l'extraction manuelle, et d'accélérer ainsi le terme du travail.

Cette tentative serait excusable, si sa réalisation n'était pas dangereuse pour l'enfant. Mais, quand on pratique l'extraction manuelle, surtout avant la dilatation bien complète, on s'expose au *relèvement des bras* et à la *déflexion de la tête*, double accident dont nous verrons l'importance tout à l'heure.

Aussi ne faut-il se décider à pratiquer l'extraction manuelle, en dehors de tout danger maternel ou fœtal pressant, que lorsqu'elle est réellement utile à la santé et à l'heureux rétablissement de la mère, indication qui se présente comme pour le forceps (voir p. 670), ou quand la température de la mère s'élève au-dessus de 38°, ou quand la partie fœtale séjourne plus de deux heures au même niveau du canal génital.

2° Contre-indications.

Les contre-indications sont au nombre de trois :

1° *Présentation autre que celle du siège*, à moins que la présentation ne puisse être modifiée par une version podalique. Quand avec une présentation du siège il s'agit d'une variété *mode des fesses*, l'extraction sera contre-indiquée s'il y a impossibilité d'abaisser un ou les deux pieds[1].

2° *Le col n'est pas suffisamment dilaté ou dilatable* (voir p. 222). Si on ne respecte pas cette contre-indication, on pratique l'accouchement forcé, et on expose la vie du fœtus, dont la tête dernière sera, malgré tous les efforts et l'habileté de l'opérateur, retenue par le col incomplètement ouvert, un temps assez long pour amener une asphyxie mortelle.

3° *Rétrécissement du bassin* (par viciation osseuse ou par la présence d'une tumeur, un fibrome utérin par exemple) empêchant l'introduction de la main, et à plus forte raison le passage du fœtus intact.

3° Conditions requises.

Les diverses conditions requises pour l'extraction manuelle sont :

L'absence des contre-indications sus-mentionnées ;

La rupture de la poche des eaux, facile à opérer, alors qu'elle n'a pas eu lieu spontanément.

[1] Cependant, avec un siège mode des fesses, alors que la partie fœtale est assez basse, il sera parfois possible de l'extraire manuellement, à l'aide des index glissés en crochets dans les plis de l'aine.

C. — COMMENT L'EXTRACTION MANUELLE DOIT-ELLE ÊTRE FAITE ?

1° Précautions préliminaires.

La femme doit être placée en position obstétricale comme pour le forceps et la version interne. — Lavage vagino-vulvaire préalable. — Anesthésie à volonté, suivant la femme et suivant les aides dont on dispose.

A l'égard de l'*enfant* et de l'*accoucheur*, mêmes précautions que pour la version interne.

2° Opération.

Trois temps : Saisie des pieds.
Extraction du tronc.
Extraction de la tête.

1er *temps*. — Saisie des pieds.

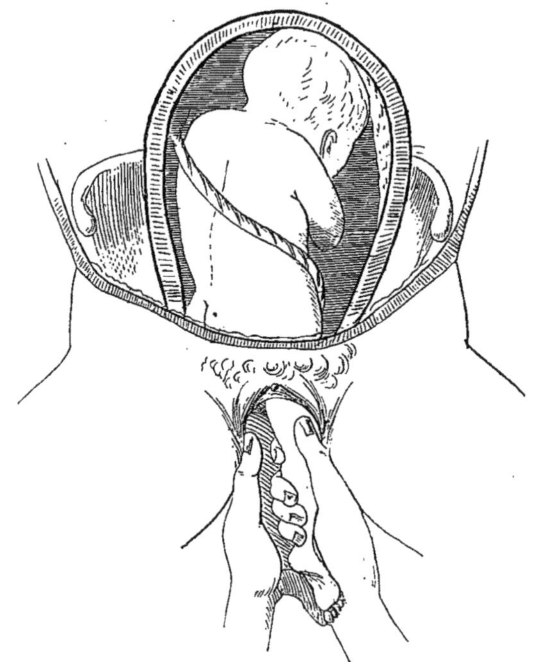

Fig. 506. — Saisie des membres inférieurs.

Introduire la main droite dans les organes génitaux, de manière à saisir suivant la facilité des cas un seul ou les deux pieds.

Si l'extraction succède à la version interne, ce premier temps se trouve tout exécuté, car la main attire au dehors le ou les pieds, qui ont servi de point d'appui pour faire évoluer le fœtus.

2e *temps*. — Extraction du tronc.

Pendant toute l'extraction prier un aide d'appuyer fortement sur le fond de l'utérus et de le comprimer avec ses deux mains.

Membres inférieurs (fig. 506). — Saisir à pleines mains, le ou les deux membres inférieurs abaissés, et tirer *fortement en bas* dans la direction supposée de l'axe du détroit supérieur.

Siège (fig. 507). — Aussitôt que le siège apparaît à la vulve, le saisir à

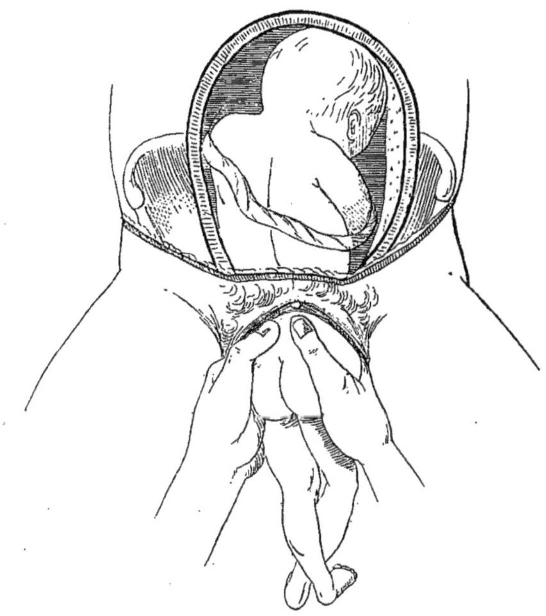

Fig. 507. — Saisie du siège.

pleines mains, en le recouvrant au besoin d'un linge sec pour empêcher le glissement ; continuer les tractions en bas.

Abdomen (fig. 508). — Dégager l'abdomen sans changer les mains de place *Ne jamais saisir l'abdomen à pleines mains*, à cause des lésions qu'on pourrait ainsi produire sur les viscères contenus dans cette cavité. — Aussitôt que le cordon devient visible, exercer des tractions sur le bout placentaire (et non sur le bout fœtal), de manière à constituer une anse et à éviter les tiraillements auxquels cette tige serait exposée sans cette précaution.

Thorax. — Continuer à exercer des tractions sur le siège, en dirigeant la colonne vertébrale vers le milieu de la branche ischio-pubienne, de manière à ce que la tête, en arrivant dans l'excavation, s'oriente facilement et naturellement en occipito-pubienne. — Si on laisse la colonne vertébrale en arrière, la tête se placera en occipito-sacrée (d'où des difficultés pour le dégagement de cette extrémité fœtale); si on la place franchement derrière la symphyse pubienne, l'ovoïde céphalique s'engagera difficilement dans le détroit supérieur, car ses grandes dimensions (diamètre occipito-mentonnier se trouveront en rapport avec les petites du bassin (diamètre promonto-pubien).

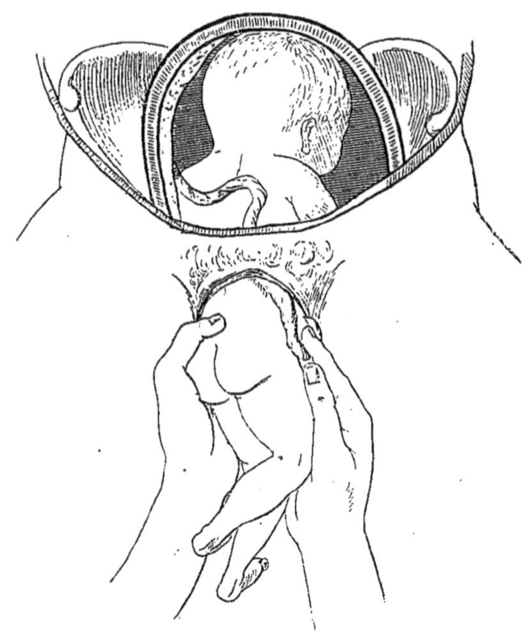

Fig. 508. — Libération du cordon.

3e *Temps*. EXTRACTION DE LA TÊTE. — Quand la tête est petite, bien fléchie, la

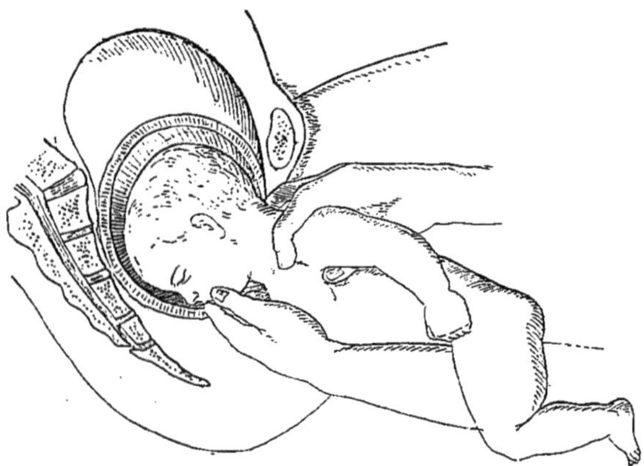

Fig. 509. — Extraction manuelle (manœuvre de *Mauriceau*).

voie génitale large et souple, et quand l'expression abdominale a été bien faite, il arrive parfois que l'ovoïde céphalique après l'expulsion des épaules, sort brusquement des organes génitaux, comme *éjaculé*.

Mais le plus souvent il faut aider à sa sortie, ce qu'on fera à l'aide de la *Manœuvre de Mauriceau* (fig. 509) (voir aussi p. 305) :

Cette manœuvre consiste à introduire un ou deux doigts[1] (index et médius) dans la bouche de l'enfant, à placer l'autre à cheval sur le cou du fœtus. — Les tractions exercées à l'aide des deux mains ainsi placées, doivent fléchir la tête et lui imprimer un mouvement de charnière autour du sillon occipito-cervical, amené sous le pubis de la mère[2].

3° Difficultés.

Au 1er temps. — SAISIE DES PIEDS. — A moins d'obstacle sur le trajet du canal génital, il est rare que cette saisie soit difficile. — En cas de grossesse gémellaire se contenter de saisir un pied, afin d'éviter de tirer sur deux membres, appartenant à deux fœtus différents.

Au 2e temps. — EXTRACTION DU TRONC.

Tractions sur le mauvais pied. —Le mauvais pied pour le dégagement du siège est le postérieur, la fesse antérieure venant s'accrocher à la symphyse pubienne. — On évitera cet obstacle en tirant fortement en arrière.

Fœtus à cheval sur le cordon. — La tige funiculaire est engagée entre les cuisses du fœtus. — Il suffit de libérer le cordon ainsi pincé.

Relèvement des bras. — A l'état normal les membres thoraciques sont croisés et fléchis en avant de la poitrine, mais, quand on tire sur le fœtus pour opérer l'extraction, il arrive presque constamment que ces membres se *relèvent* et viennent se placer sur les côtés de la tête.

Ce relèvement peut avoir lieu *en avant* et suivant le plan antérieur du fœtus; ou exceptionnellement *en arrière*, le long de la colonne vertébrale.

Tantôt un seul bras, tantôt et plus souvent les deux bras sont relevés.

Le diagnostic de cette complication est facile à porter, il suffit de regarder le fœtus, dont le thorax sort des organes génitaux sans être accompagné par les deux petits membres, qui en dépendent. — On a également indiqué le moyen de diagnostiquer, surtout par l'exploration de l'angle inférieur de l'omoplate, le relèvement antérieur du postérieur ; en pratique, on ne s'attarde pas à ce diagnostic, et comme presque toujours le relèvement a lieu en avant, on opère l'abaissement en supposant cette variété, et c'est dans le cas de difficulté seulement qu'on pense au relèvement en arrière et qu'on change la direction de la manœuvre.

Quand les bras sont relevés, il faut se garder de tirer en bloc sur le fœtus dans l'espoir que tête et membres viendront simultanément ; si on opère ainsi l'extraction sera impossible à moins d'un fœtus relativement petit.

[1] De la main la plus commodément orientée pour cette manœuvre.

[2] On a également conseillé pour l'extraction de la tête un autre procédé, décrit sous le nom de *Manœuvre de Prague* (KIWISH), qui consiste alors que la tête dernière est placée en occipito-pubienne, à saisir le fœtus par les pieds et par le cou, et à lui imprimer un brusque mouvement de bascule, qui élevant les pieds en l'air amène le dégagement de la tête. Cette manœuvre, bien inférieure à celle de Mauriceau, ne doit être employée que d'une façon exceptionnelle.

Il faut abaisser successivement les bras, d'une façon différente, suivant que la tête est arrivée au détroit moyen, ou encore retenue au détroit supérieur.

1° *Tête au détroit moyen.* — Commencer le dégagement par le bras postérieur ; le plus facile à dégager.

Après avoir fortement relevé le fœtus, de manière à rendre plus accessible le bras postérieur, introduire dans les organes génitaux maternels les

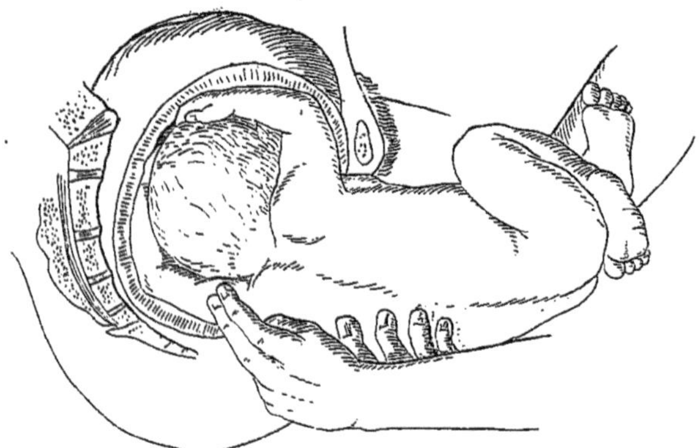

Fig. 510. — Extraction manuelle, abaissement du bras postérieur.

trois premiers doigts de la main homonyme du membre thoracique qu'on veut dégager, saisir le bras, c'est-à-dire la partie humérale du membre, et plaçant les doigts parallèlement à ce segment[1], abaisser le bras en lui faisant

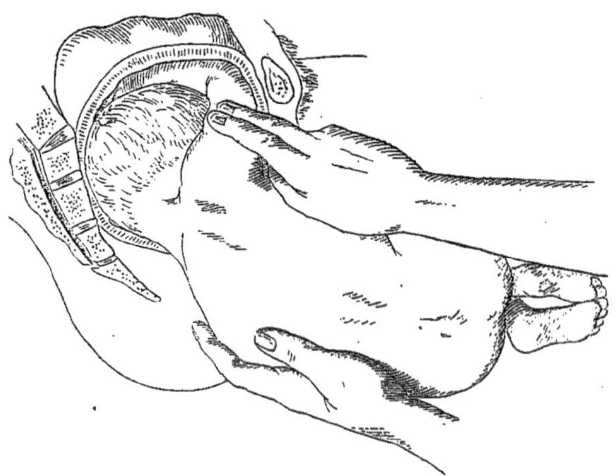

Fig. 511. — Extraction manuelle, abaissement du bras antérieur.

suivre un chemin inverse à celui qu'il a dû prendre pour se relever. — Il faut, comme l'a dit M. Pajot, *faire moucher le fœtus.* — Dans les cas excep-

[1] Si on les place perpendiculairement, et si on tire en formant crochet, on s'expose à la fracture de l'humérus.

tionnels où l'abaissement serait ainsi impossible, l'essayer dans la direction contraire, en faisant *gratter le dos* avec la main.

Quand le bras postérieur est dégagé, reporter fortement en arrière le tronc du fœtus, pour faciliter l'accès du membre antérieur, introduire de même dans les organes génitaux les trois premiers doigts de la main homonyme du membre : abaisser, en procédant de même que pour le bras postérieur.

2° *Tête au détroit supérieur.* — Quand la tête est retenue au détroit supérieur, par un rétrécissement du bassin par exemple, il faut procéder de même au dégagement successif de chaque bras, mais ici au lieu de commencer par le postérieur, il vaut mieux *abaisser d'abord l'antérieur*, qui est le plus accessible, car il n'est séparé de la main que par la hauteur du pubis, tandis que le postérieur se trouvant au niveau du promontoire, il faut pour arriver à lui suivre le périnée, le coccyx et le sacrum.

Au 3e temps. — EXTRACTION DE LA TÊTE.

L'obstacle à l'extraction de la tête peut siéger :

Soit au niveau du détroit supérieur, retrécissement du bassin; la plupart des pelviviciations, qu'on rencontre en pratique, amenant la réduction du diamètre promonto-pubien.

Soit au niveau de l'excavation, col de l'utérus, qui insuffisamment dilaté, emprisonne la tête en étranglant le fœtus.

Soit au niveau du périnée, résistance excessive du plancher périnéal.

La conduite à tenir dans ces différents cas sera la suivante :

Au détroit supérieur, obstacle pelvien : saisir la tête par la *manœuvre de* MAURICEAU déjà décrite.

La fléchir.

Tourner légèrement la face en arrière [1].

Imprimer à la tête un *mouvement de pompe bipariétal*, c'est-à-dire, en essayant d'abaisser successivement l'une et l'autre tubérosité pariétale.

Pendant toute cette manœuvre faire exécuter l'expression abdominale par un aide, expression qui devra surtout porter sur la région frontale du fœtus [2].

Ne pas employer le forceps.

Dans l'excavation. Obstacle cervico-utérin.— Attirer la tête, en employant la manœuvre de MAURICEAU.

Employer le forceps en cas d'insuccès (?).

Au niveau du périnée.— Obstacle périnéal. — Attirer la tête en employant la *manœuvre de* MAURICEAU.

Employer le forceps en cas d'insuccès. (Voir la manière de l'appliquer p. 684.)

D'une façon générale, la tête doit être placée pendant toutes ces manœuvres

Transversalement au détroit supérieur;

Obliquement (avec l'occiput antéro-latéral) dans l'excavation.

[1] Voir pour les détails mes *Travaux d'obstétrique*, t. III, p. 3.

[2] Voir Champetier de Ribes. Thèse 1879.

Antéro-postérieurement (et l'occiput en avant) au détroit moyen et pendant tout le trajet périnéal.

Si la tête, arrivée sur le périnée, se trouve située, l'occiput *transversalement ou en arrière*, il faudra, en plaçant les mains comme pour la manœuvre de Mauriceau, lui imprimer un mouvement de rotation, qui ramène l'occiput en avant[1].

Dans certains cas, alors qu'une personne imprudente a tenté d'entraîner la tête, sans employer la *manœuvre de Mauriceau*, et en tirant simplement sur le tronc du fœtus, on observe la déflexion de la tête au détroit supérieur et l'accrochement du menton, en une région quelconque de ce détroit, surtout au niveau de la symphyse pubienne. — Pour opérer l'extraction en pareil cas, et pour pouvoir la mener à bien, il faut à tout prix fléchir la tête, en ayant recours à la *manœuvre de Mauriceau;* cette manœuvre sera possible à moins que la tête défléchie n'ait pénétré dans l'excavation, l'occiput s'engageant le premier ; avec cet engagement de la tête défléchie, il n'y a d'autre ressource pour terminer l'accouchement, s'il est encore possible, que de continuer les trations sur le tronc, et on pourra dans des cas favorables, mais très exceptionnels, voir l'occiput venir se dégager à la vulve et le reste de l'ovoïde sortir ensuite; sinon il faudra recourir à l'embryotomie, à laquelle on se décidera promptement, car le fœtus succombe rapidement, dans ces faits de dégagement dystocique de la tête dernière.

D. — PRONOSTIC ET APPRÉCIATION.

Le pronostic de l'extraction manuelle, favorable pour la mère alors que l'opération est bien faite, doit toujours être réservé pour le fœtus, à cause des nombreuses et inattendues difficultés, qui peuvent surgir, et dont l'accoucheur le plus habile n'est pas toujours maître en un temps assez court pour que l'enfant ne succombe pas.

En effet, une extraction au forceps (présentation de l'ovoïde céphalique) peut durer assez longtemps sans compromettre l'existence de l'enfant, mais une extraction manuelle (présentation du siège), si elle n'est pas opérée en quelques minutes, n'amène qu'un enfant mort.

Les différents accidents, auxquels le fœtus est exposé pendant cette extraction, sont :

Les *déchirures de la peau*, qui ne s'observent guère qu'en cas de macération;

Les *épanchements de sang*, suite des contusions plus ou moins étendues;

La *paralysie des membres supérieurs* par compression du plexus cervical[2], et qui sont, pour l'extraction manuelle, le pendant des paralysies faciales observées avec l'extraction au forceps ;

Les *luxations* de la colonne vertébrale, de la hanche;

Des *fractures diverses*, notamment de la clavicule ou des décollements épiphysaires.

[1] Ce mouvement de rotation est relativement facile, si on fléchit bien la tête préalablement; il est préférable aux tentatives de dégagement en occipito-sacrée.

[2] Voir Budin. *Leçons de clinique obstétricale*, 1889, p. 239.

VIII

EXPULSION PROVOQUÉE

SOMMAIRE

a. *Définition. Historique.*
Avortement et accouchement prématuré, provoqués.
b. QUAND *l'expulsion doit-elle être provoquée?*
1° Indications.
2° Contre-indications.
3° Conditions requises.
c. COMMENT *l'expulsion doit-elle être provoquée?*
1° Procédés divers.
2° Opération. Manuel. Difficultés. Complications.
d. *Pronostic et appréciation.*

A. — DÉFINITION. HISTORIQUE

L'interruption prématurée de la grossesse est parfois nécessaire pour la santé de la mère ou celle de l'enfant, aussi, imitant l'exemple donné en certains cas par la nature, l'accoucheur a-t-il songé à solliciter cette interruption; telle a été l'origine de l'*expulsion provoquée* ou *artificielle.*

Divisions :

Expulsion provoquée pendant les six premiers mois : *avortement provoqué ;*

Expulsion provoquée pendant les trois derniers mois : *accouchement prématuré provoqué.*

1690. — Une sage-femme de Silésie, Justine SIEGMUNDIN, ose pour la première fois, rompre les membranes pendant les derniers temps de la grossesse pour provoquer l'accouchement (accouchement prématuré).

1756. — Cette opération est acceptée à un congrès de Londres, et mise en pratique par MACAULAY.

1768. — W. COOPER préconise non seulement la provocation de l'accouchement, mais aussi celle de l'*avortement.*

1804. — WENZEL se fait en Allemagne le défenseur de l'expulsion provoquée.

1831. — STOLZ pratique le premier en France l'accouchement prématuré provoqué, condamné en 1827 par l'Académie.

1842. — P. DUBOIS tente le premier en France l'avortement provoqué.

Actuellement ces deux opérations, que leur analogie doit faire décrire ensemble, sont partout acceptées.

B. — QUAND L'EXPULSION DOIT-ELLE ÊTRE PROVOQUÉE ?

1° Indications.

1. Il y a disproportion entre la filière pelvienne et le fœtus.

Causes : soit une pelviviciation, soit l'excès de volume du fœtus, soit l'une et l'autre combinés.

1° Pelviviciations.

Au-dessus de 9 centimètres..... Accouchement à terme.
De 6 à 9 centimètres........ . Accouchement prématuré provoqué.
Au-dessous de 6 centimètres... Avortement provoqué.

L'*accouchement prématuré* doit être provoqué au terme indiqué par le chiffre même, mesurant le rétrécissement pelvien.

Bassin de	6 cent.	Provocation à	6 mois	(début du 7e mois).
—	6 1/2	—	6 1/2	(milieu du 7e —
—	7	—	7	(début du 8e —
—	7 1/2	—	7 1/2	(milieu du 8e —
—	8	—	8	(début du 9e —
—	8 1/2	—	8 1/2	(milieu du 9e —

L'avortement provoqué doit être fait autant que possible, soit pendant les deux premiers mois, soit dans les 5e ou 6e mois de la grossesse, car c'est pendant les 3e et 4e mois que les hémorrhagies sont le plus à redouter.

2° Excès de volume du fœtus.

Cette cause de dystocie, étudiée page 506, peut constituer une indication des plus nettes d'*accouchement prématuré artificiel*, mais en dehors des renseignements, que fournit le palper et le volume des enfants précédents, l'époque exacte, à laquelle l'expulsion doit être provoquée, étant difficile à déterminer avec précision, est laissée à l'appréciation forcément arbitraire de l'accoucheur.

3° Pelviviciation et excès de volume du fœtus.

Quand ces deux circonstances sont réunies, on se basera pour l'indication et pour l'époque de l'expulsion provoquée, sur ce qui a été dit pour chacune d'elles séparément. Mais la palpation, permettant de comparer le volume de la tête aux dimensions pelviennes, par la manœuvre qu'on pourrait appeler l'*épreuve céphalo-pelvienne* [1], rendra, comme tout à l'heure, de précieux services, quand il s'agira de poser cette indication.

2. Il n'y a pas de disproportion entre la filière pelvienne et le fœtus.

L'indication peut être fournie par la *mère* ou le *fœtus*.

[1] Voir page 454.

MÈRE.

Tout état grave, susceptible d'être heureusement modifié par l'interruption de la grossesse, devient une indication d'expulsion provoquée.

Tels sont :

Les vomissements incoercibles;

L'anémie grave, pernicieuse.

Toute maladie grave des poumons (asphyxie) du cœur (asystolie) des reins (urémie), menaçant l'existence de la femme et capable d'être améliorée par l'expulsion de l'œuf.

En cas d'indication maternelle, l'expulsion provoquée, accouchement prématuré ou avortement, ne devra être décidée et pratiquée, que si l'existence de la femme est mise en péril par la continuation de la grossesse, et si l'expulsion ne doit pas être la goutte d'eau qui fera déborder le vase déjà plein, en brusquant le dénouement d'un état désespéré.

FŒTUS.

L'indication fœtale est fournie par l'état pathologique étudié (p. 516) sous le nom de *mort habituelle;* en pareil cas on sera autorisé, pour sauver l'enfant, à pratiquer l'accouchement prématuré une huitaine de jours environ avant l'époque à laquelle le fœtus succombe habituellement. — L'indication disparaît, si la mort précède le dernier trimestre de la grossesse.

2° Contre-indications.

Les contre-indications sont au nombre de trois :

1° *La mort du fœtus;* provoquer l'expulsion est en pareil cas inutile, car elle ne tardera pas à se produire spontanément; d'ailleurs la mort du fœtus résout la plupart des questions, qui avaient soulevé l'indication de l'expulsion provoquée.

2° *L'état grave de la mère*, susceptible de se terminer fatalement, sous l'influence de l'expulsion provoquée. Si en effet l'opération est faite pour sauver la mère, elle irait contre le but qu'on se propose, et si elle doit sauver l'enfant, mieux vaut, étant donné la mort imminente de la femme, attendre le moment favorable pour pratiquer l'opération césarienne ou l'accouchement forcé.

3° *La volonté formelle de la mère*, qui, en pleine possession de son intelligence, désire pour sauver son enfant aller à terme et subir l'opération césarienne. Cette contre-indication ne s'adresse qu'à l'avortement provoqué.

Conditions requises.

Les différentes conditions requises pour l'expulsion provoquée sont :

1° L'*absence des contre-indications* précédemment énoncées.

2° Le *diagnostic exact de l'époque de la grossesse*, quand il s'agit d'accouchement prématuré, car l'époque de l'intervention n'est pas indifférente; le *diagnostic même de la grossesse*, alors que l'avortement est en cause.

3° La *connaissance précise de la viciation pelvienne*, et du *degré* de cette viciation, élément indispensable pour déterminer l'époque de l'expulsion provoquée.

PRÉCAUTION : *Toutes les fois que l'accoucheur se décide à provoquer un accouchement et surtout un avortement, il ne devra jamais prendre seul cette détermination, mais le faire en commun avec un ou deux confrères, afin d'éviter tout commentaire malveillant au sujet de cette opération, qu'on pourrait dire pratiquée dans un but criminel.*

C. — COMMENT L'EXPULSION DOIT-ELLE ÊTRE PROVOQUÉE?

Les différents moyens proposés peuvent être classés de la façon suivante :

1° Moyens indirects :

1° INTERNES	1° *Anciens auteurs*	Rue, if, sabine.
	2° *Bongiovanni*	Seigle ergoté.
	3° *Sayre*	Sulfate de quinine.
	4° *Mari-Autet*	Chlorhydrate de pilocarpine.
2° EXTERNES	1° *D'outrepont*	Frictions utérines, massage.
	2° *Schreiber, Simpson*	Electricité galvanique faradique.
	3° *Gardien*	Bains chauds répétés.
	4° *Friedreich, Scanzoni.*	Sinapismes, ventouses sur mamelles.

2° Moyens directs :

1° SUR LE COL	1° *Schoeller*	Tampon vaginal.
	2° *Huter, Braun*	Vessie vaginale, kolpeurynter.
	3° *Kiwish*	Douches sur le col.
2° DANS LE COL	1° *Kluge*	Eponge préparée.
	2° *Van Leynseele*	Laminaire.
	3° *Barnes, Chassagny*	Sac de caoutchouc.
3° DANS L'UTÉRUS :		
a. Corps non dilatable	1° *Krause*	Sonde élastique.
	2° *Schweighauser*	Injection utéro-ovulaire.
	3° *Hamilton*	Décollement des membranes avec le doigt.
b. Corps dilatable.	1° *Tarnier*	Ballon.
	2° *Pajot*	Ballon de Tarnier, modifié.
	3° *Champetier de Ribes*	Ballon inextensible.
4° DANS L'ŒUF	1° *Scheel*	Trocart (perforation des membranes au niveau du col).
	2° *Meissner*	Trocart (perforation des membranes loin du col).

Parmi ces nombreux moyens, je ne m'arrêterai pas aux *indirects*, qui ont été abandonnés à cause de leur action très incertaine et variable. — Les moyens directs sont beaucoup plus sûrs, et ils le sont d'autant plus que leur action s'exerce plus près de l'œuf, c'est dire que les moyens qui agissent sur la surface cervicale ou dans le col, sont inférieurs à ceux qui pénètrent dans la cavité du corps de l'utérus ou dans l'œuf même.

Les trois meilleurs procédés pour provoquer l'expulsion de l'œuf sont d'après ce qui précède : la perforation des membranes, l'introduction dans l'utérus d'un corps non dilatable, ou d'un corps dilatable.

La *perforation des membranes* a l'inconvénient de priver le fœtus d'une partie de son liquide amniotique et par là même de l'exposer davantage aux dangers de l'accouchement; aussi, à moins qu'il ne s'agisse d'avortement où la vie du fœtus est indifférente, vaut-il mieux donner la préférence à un des deux moyens qui suivent.

L'introduction d'un corps dilatable est heureusement réalisée par le ballon de M. Tarnier, porté jusque dans l'utérus à l'aide d'un conducteur spécial; mais cet appareil est assez compliqué, le ballon éclate quelquefois, accident qui nécessite la réintroduction d'un nouveau ballon. — M. Champetier de Ribes[1] a récemment préconisé un ballon en tissu inextensible, c'est-à-dire dilatable seulement jusqu'à un certain point; ce ballon, qui s'introduit au delà de l'orifice interne avec une pince spéciale, a l'avantage de provoquer promptement le travail, et d'amener une ouverture rapide du col, mais la difficulté relative de son introduction, le danger des présentations vicieuses auxquelles il expose en éloignant la partie fœtale du segment inférieur, et enfin la fréquence de la procidence du cordon à la suite de son application, empêcheront sa vulgarisation et le feront réserver pour des cas spéciaux où il peut devenir utile.

Introduction d'un corps dilatable. — Le procédé le plus simple et le meilleur est celui de Krause, qui consiste à faire pénétrer dans l'utérus une simple sonde ou bougie élastique, placée comme l'indique la figure 512.

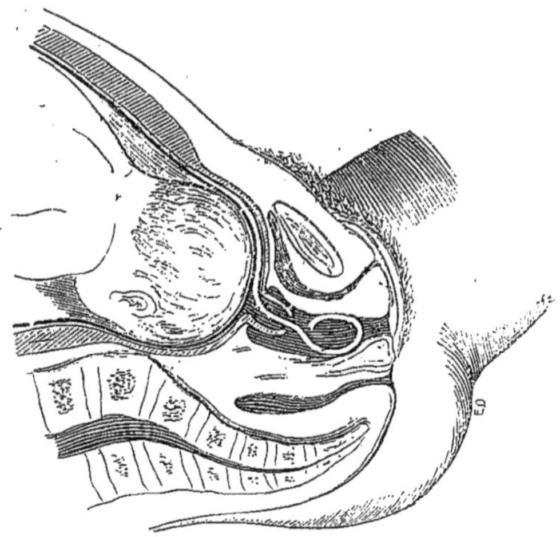

Fig. 512. — Sonde introduite dans l'utérus et repliée dans le vagin (Procédé de Krause.)

Voici les *détails de l'opération* avec ce dernier procédé, le meilleur à adopter et pour l'accouchement et pour l'avortement provoqués:

L'antisepsie des organes génitaux ayant été soigneusement faite, et le fœtus, avec ou sans correction préalable, se présentant par le sommet, placer la femme dans la position obstétricale; l'anesthésie est inutile.

[1] *Annales de gynécologie*, 1888, t. II, p. 401.

Prendre une bougie en celluloïde[1] (n° 16 à 18 de la filière au 1/3, c'est-à-dire présentant 5 à 6 millimètres de diamètre) bien aseptique; l'enduire de vaseline, et à l'aide de l'index et du médius de la main droite, introduits dans le vagin, en porter l'extrémité au niveau de l'orifice externe du col. — A partir de ce moment, sans bouger les doigts placés dans le vagin, pousser doucement la bougie pour la faire pénétrer plus profondément dans les organes génitaux, et continuer jusqu'à ce que l'extrémité extérieure arrive au niveau de l'orifice vulvaire. — Replier alors cette extrémité dans le vagin (fig. 512); le coude ainsi formé suffit à retenir l'instrument.

Il est rare qu'on éprouve de sérieuses difficultés à faire pénétrer la bougie, à moins qu'elle ne soit trop souple, car alors elle se coude dans le vagin. — Il suffit pour éviter cet écueil de prendre une bougie suffisamment rigide.

Les deux accidents, qu'on peut observer pendant l'introduction de l'instrument, sont la *perforation des membranes*, et une *hémorrhagie* provenant d'un décollement traumatique du placenta. — Le premier accident est un simple ennui; on peut, quand il se produit, ou laisser la sonde en place, ou la retirer, les contractions utérines surviendront dans l'un et l'autre cas; sans le vouloir on se trouve alors avoir provoqué l'expulsion par la perforation des membranes. — L'hémorrhagie résultant d'un décollement placentaire est plus gênante; il faut retirer l'instrument, et tenter de l'introduire dans une autre direction, si l'écoulement du sang continuait ou prenait des proportions inquiétantes, on appliquerait le traitement préconisé à propos du placenta prævia, et on pratiquerait, soit la rupture artificielle des membranes (sac de Barnes dans le col à la suite), qui, en remédiant à l'hémorrhagie, solliciterait les contractions utérines, soit le tamponnement vaginal.

Les contractions utérines se produisent un temps variable après l'introduction de la bougie, parfois de suite, parfois au bout de quelques heures, voire même de quelques jours. — Dans ces derniers cas, relativement rares, l'usage d'un ballon intra-utérin rendra parfois de réels services.

La bougie demande à être surveillée, car, sous l'influence des contractions utérines, elle est quelquefois expulsée dans le vagin, accident qui nécessite simplement sa réintroduction.

Conclusion : D'une façon générale avoir recours, soit pour l'avortement, soit pour l'accouchement prématuré, à la bougie de Krause, qui suffit dans la grande majorité des cas pour provoquer l'expulsion prématuré ; ne faire usage du ballon intra-utérin ou de tout autre moyen que si ce procédé échoue ou n'agit qu'avec une trop grande lenteur.

D. — PRONOSTIC ET APPRÉCIATION

La statistique la plus complète, établie dans ces derniers temps, est celle de

[1] Les bougies de celluloïde sont préférables à celles de gomme, parce qu'elles présentent une plus grande rigidité au moment de l'introduction, rigidité nécessaire pour la facile pénétration à travers le col.

WYDER[1], de laquelle il résulte qu'avec l'accouchement prématuré provoqué la mortalité est environ :

Pour les mères de 5 p. 100.
Pour les enfants de 50 —

Le même chiffre pour la mortalité maternelle convient vraisemblablement à l'avortement provoqué.

Avec l'accouchement prématuré les chances de vie pour l'enfant, sont d'autant plus grandes, que l'expulsion se rapproche davantage du terme.

L'expulsion provoquée est donc une opération bénigne pour la mère, d'autant plus que si toutes les règles de l'antisepsie sont rigoureusement observées il est vraisemblable que la mortalité doit être inférieure à 5 p. 100.

[1] *Archiv. f. gynæk*, 1888, t. XXXII, p. 64.— 226 cas réunis par l'auteur.— Pour la mortalité infantile, WYDER a établi différentes catégories que je réunis en bloc, en adoptant comme chiffre approximatif de la mortalité, 50 p. 100, qui résume assez exactement les différents résultats qu'il a obtenus.

IX

SYMPHYSÉOTOMIE

SOMMAIRE

a. Définition historique.
b. Indications.
c. Opération.
d. Pronostic.

Le pelvis forme une véritable ceinture osseuse, constituée par les deux os iliaques venant s'unir en arrière au sacrum, et joints en avant par la symphyse pubienne; or, en ouvrant cette symphyse, il est possible de produire un certain écartement des os iliaques et d'agrandir ainsi la voie pelvienne; l'intervention, qui vise à ce résultat, n'est autre que la symphyséotomie.

Proposée en 1768 par Sigault (de Dijon), cette opération fut exécutée pour la première fois en 1774 par Domenico Ferrara (de Naples), puis par Sigault, lui-même en 1777.—A l'heure actuelle la symphyséotomie a comme défenseur à peu près unique Morisani (de Naples).

D'après les données de Leroy, à chaque 25 millimètres d'écartement entre les deux pubis correspond environ un demi-centimètre d'augmentation réelle dans le diamètre promonto-pubien. Or, avec la symphyséotomie, le maximum d'écartement possible entre les deux pubis est d'après Morisani de 65 millimètres environ (67 millim.), c'est par conséquent 1 à 1 centimètre et demi que la symphyséotomie permet de gagner dans le diamètre promonto-pubien.

La symphyséotomie ne peut donc convenir qu'aux rétrécissements peu marqués du bassin, ou quand il y a excès de volume fœtal. — Si cette opération, actuellement tombée dans l'oubli, est de nouveau reprise, elle sera susceptible de rendre de réels services dans les rétrécissements du bassin de 7 à 9 centimètres, alors que le fœtus étant vivant, on ne peut cependant pour le sauver se résoudre à faire l'opération césarienne; la symphyséotomie parfois serait suffisante en pareil cas.

Pour pratiquer l'opération, faire une incision transversale de 4 à 5 centimètres au niveau du bord supérieur de la symphyse pubienne, glisser un bistouri boutonné en arrière d'elle, et ouvrir l'interligne articulaire en sectionnant doucement d'arrière en avant. Abandonner ensuite l'expulsion du fœtus à la nature ou l'opérer artificiellement à l'aide soit du forceps, soit de la main.

Stolz et plus récemment Mac Ewen (Glasgow) ont proposé de pratiquer, au lieu de l'ouverture de l'articulation, la section des branches horizontales du pubis, et des branches ischio-pubiennes ; mais il n'est pas probable que cette opération présente une réelle supériorité sur l'opération classique.

La statistique la plus complète, qui nous permette de juger la valeur de la symphyséotomie est due à MORISANI[1], elle porte sur 50 cas et a donné :

Mortalité maternelle, 20 p. 100.
Mortalité infantile, 18 —

Ces résultats devraient encourager les accoucheurs à tenter de nouveau cette opération.

[1] Congrès de Londres, 1881.

X

ACCOUCHEMENT FORCÉ

SOMMAIRE

a. Définition, historique.
b. Indications et contre-indications.
c. Opération.

On entend par *accouchement forcé*, l'extraction manuelle ou instrumentale du fœtus avant que l'ouverture du col ne soit suffisante pour son passage.

L'accouchement forcé a été préconisé :

Pendant la vie de la femme, par GUILLEMEAU (1598) ;
Pendant l'agonie, par COSTA (1827), et PELLEGRINI (1844) ;
Après la mort de la femme, par DUPARCQUE (1823), et RIZZOLI (1833).

Pendant la vie de la femme. — L'accouchement forcé est abandonné par la généralité des accoucheurs actuels, à cause des déchirures et ruptures, dont il est fréquemment l'origine au niveau du segment cervico-utérin; cependant, on pourra y avoir recours dans certains cas exceptionnels d'éclampsie grave par exemple, de placenta prævia avec hémorrhagie incoercible, de mort imminente du fœtus, alors que la dilatation, sans être complète, est déjà avancée ; en un mot l'accouchement forcé doit rester une opération d'exception pendant la vie de la femme.

Pendant l'agonie les indications sont les mêmes qu'après la mort de la femme ; toutefois, à moins qu'il n'y ait urgence absolue, il est préférable de ne pas troubler les derniers moments de la mourante par une intervention, qui peut être aussi bien pratiquée après la cessation de la vie.

Après la mort de la femme, l'accouchement forcé permettra parfois, comme l'*opération césarienne*, de sauver un enfant enfermé encore vivant dans l'intérieur de la cavité utérine. — A moins qu'il n'y ait disproportion entre le fœtus et le canal génital, il faut, en pareil cas, donner la préférence à l'accouchement forcé ; cette intervention se fait avec plus de facilité et moins d'appareil que l'opération césarienne; en cas de mort apparente, elle permet à la femme de revenir à elle sans difficulté, et évite au médecin toute accusation ou tout propos malveillant qu'on pourrait diriger contre lui.

L'accouchement forcé, avons-nous dit, peut être *instrumental* ou *manuel*.

Instrumental : Il faut que l'ouverture du col soit suffisante pour permettre l'introduction soit du forceps, quand on veut extraire le fœtus vivant, soit de l'embryotome, quand on se décide à la mutilation de l'enfant.— Les tractions, exercées sur la partie fœtale, amènent l'ouverture du col jusqu'au degré nécessaire pour l'accouchement.

Manuel : Avec ce procédé l'accouchement forcé peut être pratiqué à une période quelconque de la dilatation, voire même avant le début du travail, la main étant chargée d'ouvrir le col. — On procède de la façon suivante : la femme étant placée en position obstétricale, la main droite ayant été préalablement introduite dans le vagin, on insinue dans le col successivement un, deux, trois, quatre doigts, jusqu'à ce que toute la main pénètre dans l'utérus ; cette opération, après la mort, se pratique avec une facilité surprenante ; on va saisir un pied du fœtus, et on accomplit l'extraction par le siège, après version interne, si elle est nécessitée par la présentation. — Pendant toute l'intervention, la main gauche doit être placée sur le fond de l'utérus pour le maintenir.

XI

EMBRYOTOMIE

SOMMAIRE

A. — DÉFINITION. — HISTORIQUE. — DIVISIONS

Quand le fœtus est trop volumineux pour traverser la voie génitale il faut, à moins de recourir à l'opération césarienne, l'extraire en le réduisant et en faisant le sacrifice de son existence; cette dernière opération est désignée sous le nom d'*embryotomie* (εμϐρυον, embryon; τομη, section).

Suivant que le fœtus se présente par la tête ou le tronc, la réduction portera sur l'une ou l'autre partie; on devine de suite deux variétés d'embryotomie :

L'*embryotomie céphalique :* réduction de la tête ;

L'*embryotomie cormique :* réduction du tronc.

Le tronc, comme la tête, se compose de *viscères* enveloppés par une *paroi* plus ou moins résistante. Or, l'embryotomie s'adresse tantôt isolément, tantôt simultanément, à ces deux éléments : *viscères* et *parois ;* à ce point de vue également deux variétés d'embryotomie :

L'*embryotomie viscérale ;*

L'*embryotomie pariétale.*

L'*embryotomie viscérale* consiste pour l'*ovoïde céphalique* dans l'évacuation, après perforation du crâne, de la substance cérébrale, et pour l'*ovoïde cormique* dans l'arrachement, après perforation, des viscères occupant les cavités thoraciques et abdominales. — Dans l'un et l'autre cas, c'est la même opération, une *éviscération*, ne différant que par les organes auxquels elle s'adresse.

L'*embryotomie pariétale* est la réduction même de l'ovoïde visé par l'opération, réduction, qui, pour l'ovoïde cormique comme pour le céphalique, peut se faire de quatre façons différentes :

Par *compression*, qui sera exercée sur l'ovoïde éviscéré soit par le forceps ou un instrument analogue, soit par les organes mêmes de la mère, alors qu'on fait l'extraction manuelle.

Par *accommodation*, quand, par exemple, avec l'aide du cranioclaste, on attire lentement une tête perforée, ou quand, après la section du cou, on entraîne séparément chacun des ovoïdes, qui devront s'accommoder à la voie génitale, alors qu'ils ne le pouvaient auparavant.

Par *broiement*, si on brise le squelette, dont la résistance s'oppose au passage à travers la voie génitale.

Enfin par *morcellement*, quand on extrait, pièce par pièce, tout le corps du fœtus.

Ces différents modes de réductions se combinent souvent sous l'action d'un même appareil.

De nombreux instruments ont été proposés pour l'exécution des deux embryotomies viscérale et pariétale; il est possible pour l'une et l'autre variétés de les ramener à six types principaux, dont voici l'énoncé :

1° *Embryotomes viscéraux ou perforateurs:*

- 1° Couteau ;
- 2° Ciseaux ;
- 3° Terebellum ;
- 4° Olive ;
- 5° Alésoirs ;
- 6° Trépan.

2° *Embryotomes pariétaux ou réducteurs :*

- 1° Crochets mousses ou tranchants (couteaux) ;
- 2° Ciseaux ;
- 3° Transforateurs (analogie avec le terebellum) ;
- 4° Scies (le trépan est une variété de scie) ;
- 5° Constricteurs (anse métallique) ;
- 6° Pinces (pince intra-cranienne, céphalotribe, cranioclaste).

L'embryotomie a été pratiquée de toute antiquité, le *piestron d'Hippocrate* était une pince destinée à cet usage; des crochets de toute forme ont été longtemps en honneur pour l'extraction des fœtus, mais cette opération n'est entrée dans une voie réellement scientifique que dans le siècle actuel, avec

Le *céphalotribe*, de Baudelocque (1829) ;
Les *ciseaux*, de P. Dubois (1835) ;
Le *cranioclaste*, de Simpson (1860).

Nous verrons plus loin le détail de ces divers instruments.

B. — QUAND L'EMBRYOTOMIE DOIT-ELLE ÊTRE FAITE ?

1. Indications

1° Présentations de l'ovoïde céphalique : *sommet, face, front.* — Toutes les fois que l'extraction avec le forceps ou la main (après version préalable) est rendue impossible par une disproportion entre le fœtus et les voies génitales, il ne reste pour terminer l'accouchement (la symphyséotomie étant exceptée) que l'*embryotomie* ou l'*opération césarienne*. J'indiquerai le choix à faire entre ces deux modes d'intervention en étudiant l'opération césarienne.

2° Présentations de l'ovoïde cormique : *siège, thorax, abdomen.*

Siège. — Mêmes indications que pour les présentations de l'ovoïde céphalique.

Thorax, abdomen. — L'embryotomie sera, à moins d'opération césarienne, indiquée :

1° Quand la *version* est rendue impossible, soit par l'engagement trop marqué de la partie fœtale, soit par la rétraction trop accentuée de l'utérus, soit par un obstacle insurmontable (tumeur utérine, gémellité, monstruosité);

2° Quand l'*extraction* ne peut se faire, à cause de la disproportion existant entre le fœtus et la voie pelvienne. (Excès de volume du fœtus. Pelviviciation.)

2. Contre-Indications.

1° *Rétrécissement trop prononcé du bassin.* — Quand le rétrécissement pelvien est trop marqué, mains et instruments ne peuvent plus arriver jusqu'au fœtus et l'embryotomie devient impossible. — Mais les auteurs sont loin d'être d'accord, sur le degré de rétrécissement, auquel commence cette contre-indication; on en jugera par les chiffres suivants [1] :

Baudelocque.	67 millim.
Jacquemier.	54 —
Cazeaux.	50 —
Hyernaux	40 —
Playfair	38 —
Pajot	28 —
Barnes	25 —

2° *L'ouverture insuffisante du col utérin* pour le passage de la main et des instruments. — Cette contre-indication n'est que relative, car il suffit soit d'attendre, soit d'appliquer des ballons ou autres moyens dilatateurs pour la voir disparaître.

3° *L'opposition formelle de la femme*, qui pour sauver son enfant, ou par principes religieux [2], s'oppose au sacrifice du fœtus vivant, et exige l'opération césarienne.

3. Conditions requises.

1° L'absence des contre-indications qui précèdent.

2° La rupture de la poche des eaux, qu'on peut obtenir artificiellement, si elle n'a pas lieu spontanément.

3° Le diagnostic exact de la présentation et de la position.

[1] Ces chiffres indiquent le degré de rétrécissement pelvien, au-dessous duquel l'auteur cité considère l'embryotomie comme impossible.

[2] La religion chrétienne s'oppose à toute opération devant sacrifier le fœtus vivant, même pour sauver la mère.

C. — COMMENT L'EMBRYOTOMIE DOIT-ELLE ÊTRE FAITE?

Nous étudierons successivement les embryotomies céphalique et cormique.

1. Embryotomie céphalique.

L'embryotomie céphalique se compose, ainsi que cela a déjà été indiqué, de deux opérations successives : l'*éviscération*, qui nécessite la perforation du crâne, et la *réduction*.

Parmi les nombreux embryotomes viscéraux ou perforateurs, dont j'ai déjà mentionné les six principaux types, il me suffira de citer celui de Blot, le meilleur de l'avis général, et qui appartient au genre ciseaux, mais ciseaux coupant par leur bord libre.

Quant aux embryotomes réducteurs, destinés à compléter l'action de la perforation, leur nombre est considérable, j'indique ici les plus connus en les rapportant au type auquel ils appartiennent :

1° *Crochets*. — Crochets aigus ou mousses, fort peu usités à l'heure actuelle, pour l'embryotomie céphalique.

2° *Ciseaux*. — Ne peuvent être utiles que pour certains cas de morcellement de la tête fœtale.

3° *Transforateurs*. — Didot, Hubert de Louvain, terebellum de Dugès, de Lucas Championnière, Basilist de A.-R. Simpson, porte-lacs d'Auvard.

4° *Scies*. — Trépan de Guyon, forceps-scie de Van Huevel, de Tarnier.

5° *Constricteurs*. — Anse métallique de Barnes.

6° *Pinces*. — Ce sont les embryotomes céphaliques par excellence, constituant à la fois des réducteurs simples et puissants. Il existe trois variétés de pinces craniennes : — la pince *intra-cranienne*, dont les deux mors introduits par la perforation viennent saisir la base du crâne ; — l'*extra-cranienne*, dont les deux mors s'appliquent au contraire à la périphérie du crâne, et qui s'appelle *céphalotribe* : — et enfin la pince *mixte*, dont une extrémité s'applique dans le crâne et l'autre à la périphérie, c'est le *cranioclaste*.

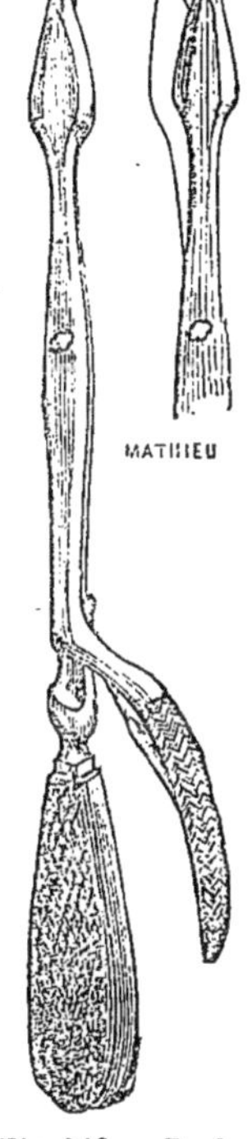

Fig. 513. — Perforateur de Blot.

a. La *pince intra cranienne* est très peu usitée; je citerai celles de Fabbri et de Lazarewitch.

b. Il n'est pas de même de la *pince mixte* ou *cranioclaste*. Le cranioclaste dont la figure 514 représente un des modèles les plus répandus, celui de Braun (1871), a eu comme principal promoteur J.-Y. Simpson (1860).

La branche pleine ou mâle de l'instrument doit être introduite dans le crâne à travers la perforation préalablement faite, et la branche fenêtrée ou femelle à la périphérie, de préférence sur la face; on obtient ainsi une prise solide sur la tête, qui permet d'opérer facilement l'extraction [1].

b. La *pince extra-crânienne* ou *céphalotribe*, inventée en 1829 par BAUDELOCQUE neveu, a sub depuis de nombreuses modifications; une des mieux réussies est celle de M. BAILLY (fig. 515) dont le céphalotribe doit être compté parmi les meilleurs. Cet instrument n'est autre qu'un vigoureux forceps, muni d'une vis pour exécuter le broiement. Après la perforation de la tête il s'applique comme un forceps, on opère le broiement, et quand on le juge suffisant, on procède à l'extraction, en dirigeant les grandes dimensions de la tête transversalement au détroit supérieur, puis en les ramenant en position directe dans l'excavation.

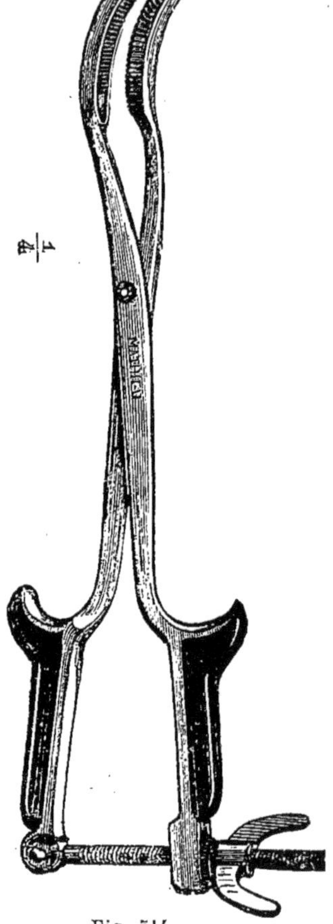

Fig. 514.
Cranioclaste de BRAUN.

En 1884, M. TARNIER s'inspirant des céphalotribes à trois branches de FINIZIO, VALETTE, LOLLINI, a heureusement modifié cet instrument, et lui a donné le nom de *basiotribe*[2]. M. TRUZZI, puis M. BAR[3] l'ont perfectionné. La figure 516 permet de se rendre facilement compte des détails du nouvel instrument.

Le basiotribe se compose d'une branche médiane, centrale, qui sert de perforateur, et de deux branches latérales, rappelant celles du céphalotribe BAILLY. — On commence par l'introduction de la branche médiane ou perforante et on place successivement l'une et l'autre branches latérales, en exécutant successivement le broiement avec chacune d'elles. — Le broiement terminé, on procède à l'extraction comme avec le céphalotribe ordinaire. — L'avantage de ce céphalotribe perfectionné, désigné sous le nom de basiotribe, est d'empêcher pendant le broiement la tête de fuir en avant ou en arrière des cuillers, car elle est maintenue par le perforateur.

d. *Pince combinée. Embryotome céphalique combiné*[4]. — Le céphalotribe constitue un excellent instrument de broiement, et qui n'est égalé à cet égard par aucun autre. — Le *cranioclaste*, d'autre part, ne peut avoir de rival pour la solidité de la prise, et ne saurait être remplacé

[1] J'ai modifié le crânioclaste (Thèse de Doctorat, 1884), de telle façon que l'instrument pouvant s'articuler de deux façons, les mors tantôt se regardent par leur concavité (1re position), tantôt s'emboîtent réciproquement (2e position). Je n'insiste pas sur cette modification également réalisée, mais rendue moins importante par la transformation instrumentale que je décrirai plus loin sous le nom d'Embryotome céphalique combiné.

[2] L'ancienne dénomination de *céphalotribe* serait préférable, car ce nouvel instrument de même que la plupart des embryotomes céphaliques, n'est pas destiné seulement à broyer la base du crâne (basiotribe), mais bien toute la tête (céphalotribe).

[3] Recherches pour servir à l'histoire de l'embryotomie. Paris, 1889.

[4] *Archives de Tocologie*, juin 1889, page 430.

par aucun autre embryotome dans certains cas d'extraction et de morcellement du fœtus. — Ces deux instruments sont donc indispensables à l'accoucheur.

Adopter l'un à l'exclusion de l'autre, et surtout le céphalotribe à l'exclusion du cranioclaste, serait commettre une imprudence, qu'on pourrait regretter au moment d'un accouchement difficile. — C'est pour répondre à ce besoin qu'ajoutant une troisième branche au cranioclaste, j'ai imaginé un instrument qui peut être employé comme cranioclaste toutes les fois

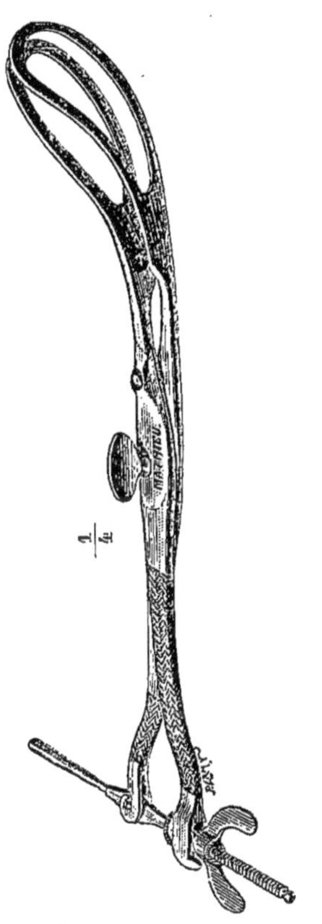

Fig. 515. — Céphalotribe de M. Bailly.

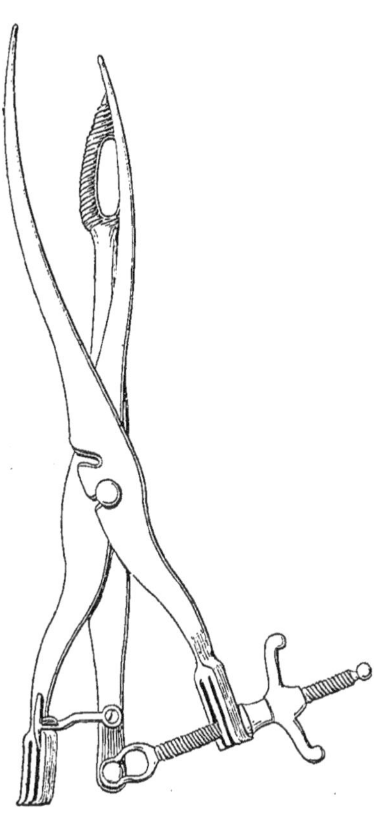

Fig. 516. — Céphalotribe de M. Bar.

qu'il en est besoin, et qui avec l'addition de la troisième branche rend tous les services du céphalotribe ou basiotribe.

Pour pratiquer l'embryotomie céphalique avec cet instrument, on procédera de la façon suivante :

La femme étant endormie et placée en position obstétricale, on fera un lavage complet des organes génitaux. Puis, on priera un aide, médecin, étudiant ou sage-femme, de maintenir solidement la tête en plaçant une main de chaque côté de l'hypogastre; ce maintien de la tête est très important, car de lui dépend la facilité de la perforation.

Guidé sur la main gauche, on introduit le perforateur, et, par un mouvement de vrille, on l'enfonce dans la partie la plus accessible de l'ovoïde

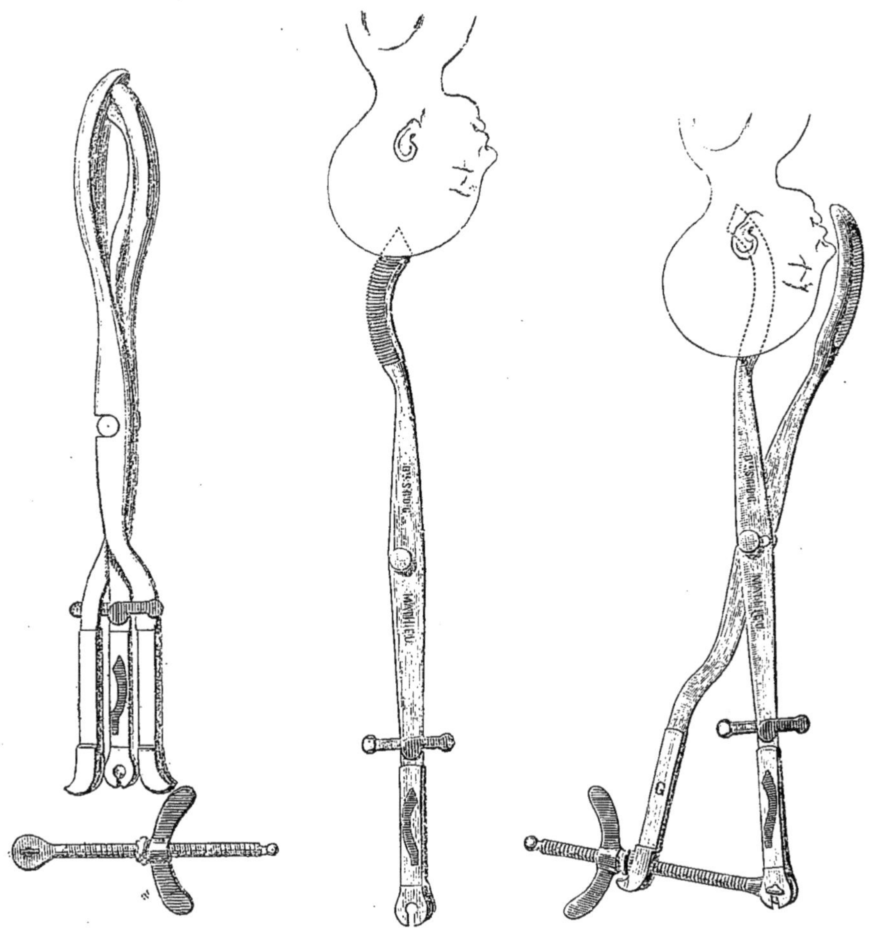

Fig. 517. Embryotome céphalique combiné. Fig. 518. Perforation du crâne. Fig. 519. Application de la branche gauche.

céphalique (un des orbites s'il s'agit d'une présentation de la face, la voûte palatine, les régions mastoïdienne ou occipitale, si la tête est dernière). Quand la branche a pénétré dans le crâne, on la promène en différents sens pour dissocier la substance cérébrale et en faciliter l'écoulement. La pointe de l'instrument est dirigée, autant que possible, vers le trou occipital, qu'avec un peu d'habitude on peut souvent deviner en promenant la pointe de la branche perforante sur la base du crâne. — Un aide est chargé de maintenir cette branche *appuyée sur la base du crâne;* la courbure de l'instrument (figurée sur le manche) étant tournée vers le côté gauche, c'est-à-dire vers la cuiller qu'on doit appliquer en second lieu [1].

La branche gauche est alors appliquée et introduite comme la branche

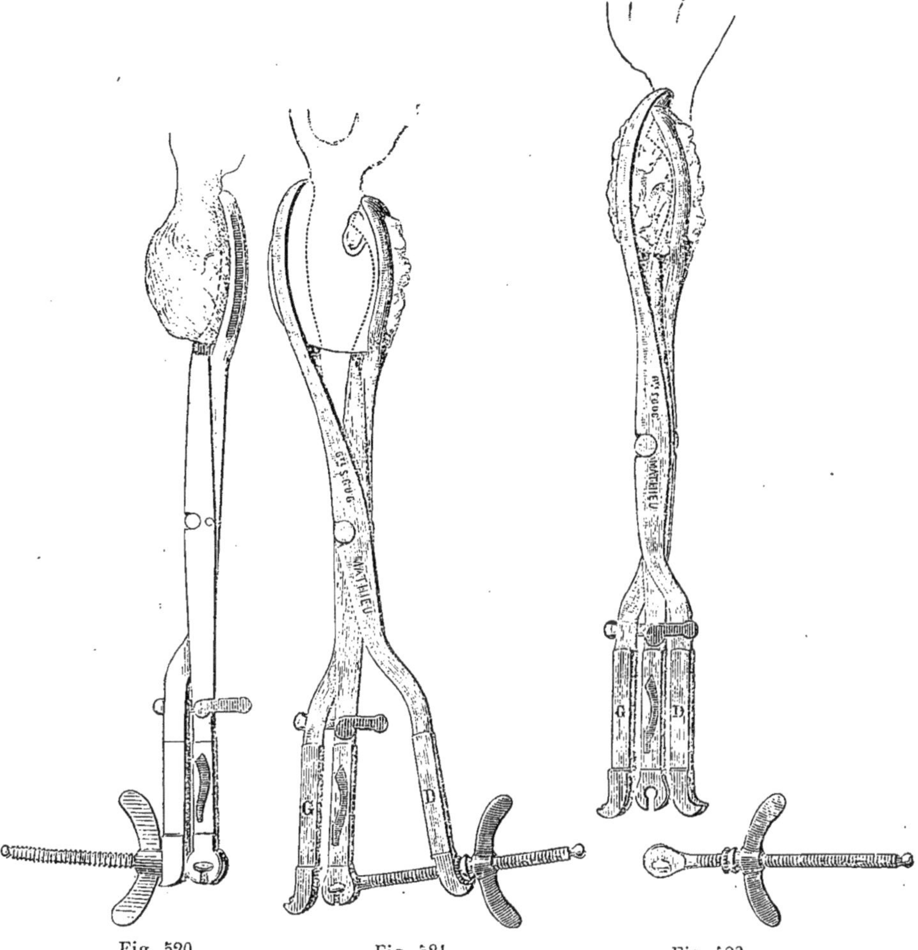

Fig. 520.
Premier broiement.

Fig. 521.
Application de la branche droite.

Fig. 522.
Deuxième broiement. Fin de l'application de l'instrument.

d'un forceps, sur la partie de la tête, qui se trouve à l'extrémité gauche du diamètre transverse du bassin (la face dans la figure 519). Les deux branches sont articulées, et on procède au premier broiement. — Quand il est terminé, la branche sera maintenue par un crochet qu'on voit figuré au sommet

[1] Cet embryotome est construit de telle sorte que la branche centrale ou perforatrice peut indifféremment s'articuler par sa convexité ou par sa concavité avec l'une ou l'autre branche fenêtrée.

du manche, de telle sorte qu'on peut, sans desserrer l'instrument, enlever la vis de broiement.

Ainsi appliqué (fig. 520) l'embryotome céphalique combiné n'est autre qu'un cranioclaste ordinaire; on peut l'employer comme tel, si on estime son action suffisante. — Mais si on juge nécessaire de compléter le broiement, il faut terminer l'application de la manière suivante :

On applique la branche droite, comme la branche droite d'un forceps, à l'extrémité droite du diamètre transverse, on articule, et à l'aide de la vis on procède avec lenteur au broiement.

Aussitôt qu'il est suffisamment terminé, la branche droite, comme tout à l'heure la branche gauche, se trouve maintenue par un crochet de telle sorte qu'on peut enlever, si on veut, la vis de broiement.

On procède à l'extraction comme après l'application du céphalotribe.

Dans le cas où les épaules opposent une sérieuse difficulté à s'engager, on va successivement dégager avec les mains, d'abord le bras antérieur puis le postérieur (*manœuvre de Jacquemier* [1]). — Le reste du tronc arrive d'habitude sans difficultés. — Si l'extraction du tronc était impossible, on pourrait recourir au *morcellement*, en détachant successivement, soit avec la main, soit avec le cranioclaste, les différentes parties du fœtus.

2° Embryotomie cormique.

Comme pour l'ovoïde céphalique, nous sommes ici en présence de deux opérations distinctes : l'*éviscération* et la *réduction*.

Pour pratiquer l'*éviscération*, les ciseaux de Dubois (fig. 524) constituent l'appareil de beaucoup le plus commode, l'ouverture étant pratiquée, le plus souvent au niveau de la paroi abdominale.

Quant à la *réduction* elle aura lieu suivant les cas :

Par *broiement* (présentation du siège);

Par *dérotomie* [2] (présentation du thorax);

Par *rachitomie* [3] (présentation de l'abdomen);

Par *mélotomie* [4] (quand, dans l'une quelconque des présentations de l'ovoïde cormique, un des petits membres fœtaux gêne l'accouchement ou l'intervention ultérieure).

Par *morcellement*.

Chacune de ces diverses opérations peut être pratiquée en même temps que l'éviscération, ou indépendamment d'elle. — Pour l'ovoïde céphalique, l'éviscération et la réduction s'accompagnent presque toujours, constituant pour ainsi dire les deux stades d'une même opération; au contraire pour l'ovoïde cormique, ces deux opérations sont le plus souvent isolées, distinctes, et la réduction se fait même différemment suivant la présentation.

[1] Jacquemier. *Du volume de la poitrine et des épaules du fœtus considéré comme cause de dystocie dans les présentations de l'extrémité céphalique.* Paris, 1860, p. 29.

[2] Section du cou, δερη, nuque; τομη, section.

[3] Section du rachis.

[4] Section d'un membre fœtal pelvien ou thoracique (μελος, membre; τομη, section).

Nous trouvons, pour la pratique de ces opérations, une série d'instruments, analogue à ceux décrits pour l'embryotomie céphalique, mais que nous allons énumérer sous un ordre un peu différent, tout en conservant les mêmes types

1° Les *pinces*. (Pinces de DAVIS, de LAZAREWITCH, de FRASCANI.)

2° Les *constricteurs*. (Écraseur de JOULIN. Embryotome de LEFOUR.)

3° Les *scies*. (Embryotome de JACQUEMIER, de TARNIER (scie à chaîne), de PAJOT (ficelle de fouet), de KILIAN, de STANESCO, d'HYERNAUX, de WASEIGE, de CHIARLEONI, de RIBEMONT, de VAUST, de P. THOMAS, de DEPIERRIS, de MATHIEU, de BELLUZZI, de CALDERINI, etc.)

4° Les *transforateurs*. (Transforateur de HUBERT (de Louvain), Terebellum de DUGÈS, de LUCAS CHAMPIONNIÈRE.)

5° Les *crochets*. (Crochets d'ALBUCAZIS, d'AMBROISE PARÉ, de MAURICEAU, de RAMSBOTHAM, d'HUBERT, de JACQUEMIER, de SCHULTZE, de BRAUN (fig. 523), de LAZZATI, de CUZZI-TIBONE, somatome à lame cachée de BAUDELOCQUE, crochet guillotine de TARNIER, etc.)

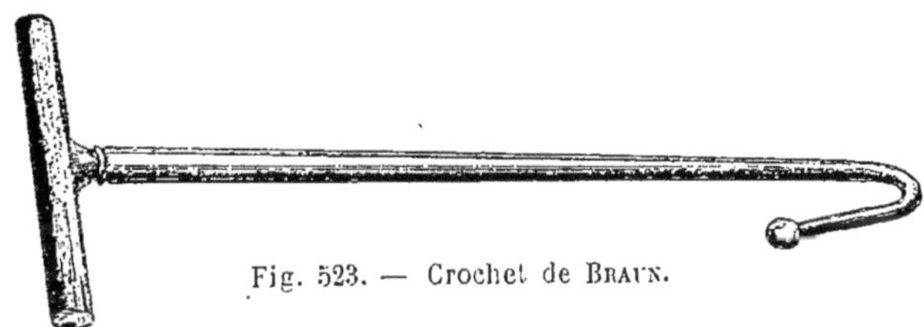

Fig. 523. — Crochet de BRAUN.

6° Les *ciseaux*. (Ciseaux de DUBOIS, fig. 524.)

Parmi ces nombreux instruments, il en est de remarquables, et qui prouvent tout le génie inventif de leur auteur, mais les *ciseaux de* DUBOIS, étant l'appareil le plus simple, celui que tout accoucheur doit avoir dans sa trousse, et comme d'autre part ils suffisent à pratiquer toutes les variétés d'embryotomie cormique [2], je me contenterai d'indiquer leur emploi et la manière dont on doit s'en servir pour pratiquer.

1° L'éviscération;

2° La dérotomie ;

3° La rachitomie;

4° La mélotomie;

5° Le morcellement.

Les précautions préliminaires pour ces diverses opérations sont les mêmes que celles vues à l'embryotomie céphalique, inutile d'y revenir ici.

1° *Eviscération* (présentation de l'abdomen). — La main gauche étant introduite dans les organes génitaux, jusqu'au niveau de la partie fœtale qui se présente, à l'aide des ciseaux dirigés sur cette main, on ouvre la paroi abdo-

[1] Voir, pour l'histoire de ces divers instruments, Potocki, *Des Méthodes d'embryotomie*. Thèse, Paris, 1888.

[2] Sauf pour le siège, qu'on pourra broyer à l'aide de l'embryotome céphalique combiné, en introduisant la branche perforatrice dans l'anus, et chacune des branches latérales à la périphérie du siège.

minale, et par cette ouverture agrandie à l'aide des doigts, on va saisir et arracher les organes abdominaux et thoraciques, de manière à vider ces cavités de leur contenu. — Cette évacuation permet en général de terminer sans difficulté l'extraction par la version interne podalique.

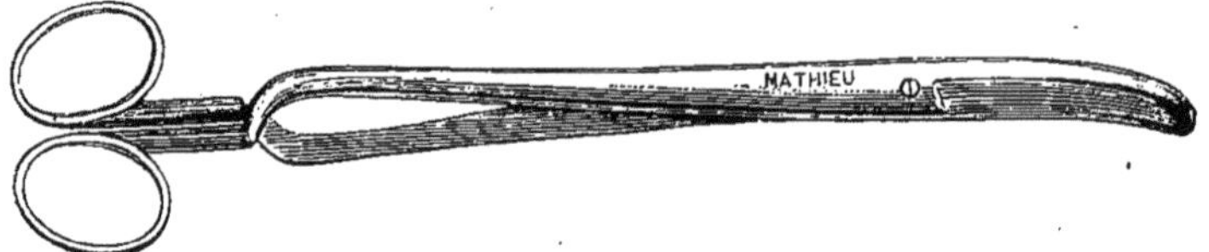

Fig. 524. — Ciseaux de Dubois (modifiés par M. Pinard).

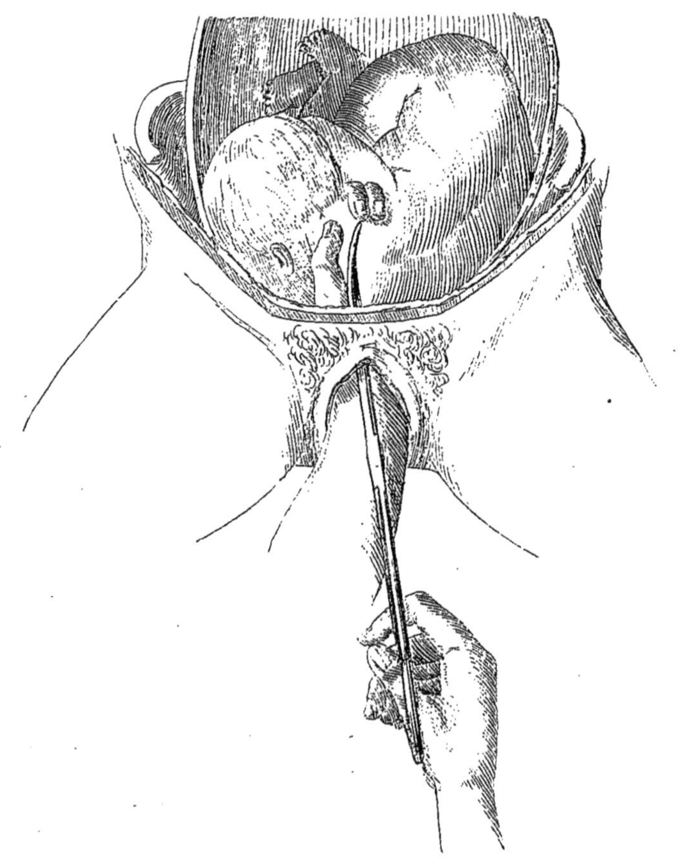

Fig. 525. — Section du cou avec les ciseaux de Dubois.

2° *Dérotomie* [1] (présentation du thorax). — Le fœtus se présentant par le thorax, et la version étant devenue impossible, il faut, pour pouvoir terminer

[1] La dérotomie ou décollation est encore désignée sous le nom d'*opération de Celse*, car cet auteur est le premier à l'avoir conseillée.

l'accouchement, sectionner le cou du fœtus, de manière à extraire successive-

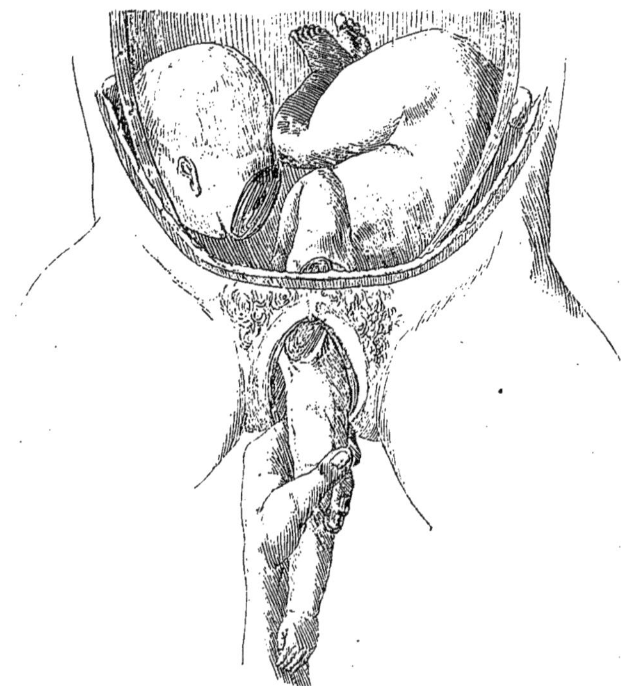

Fig. 526. — Extraction de l'ovoïde cormique.

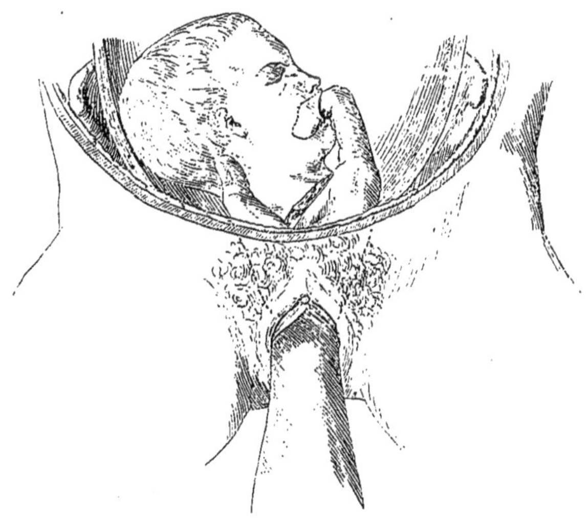

Fig. 527. — Extraction de l'ovoïde céphalique.

ment le tronc, puis la tête. — Pour opérer cette section, introduire l'une ou l'autre main dans les organes génitaux, de préférence la gauche, et saisir le cou, de manière à l'abaisser autant que possible. Le cou étant ainsi tenu, prendre les ciseaux de Dubois avec la main restée libre, et le sectionner à petits coups et avec prudence (fig. 525). — Aussitôt que la section est terminée, et qu'on a au besoin déchiré avec les doigts les tissus moux, qui servaient encore de trait d'union, on saisit un des bras du fœtus, et on amène l'ovoïde cormique (fig. 526). — Pour extraire la tête, qui reste seule dans les organes génitaux, on va accrocher le maxillaire inférieur avec un ou deux doigts glissés dans la bouche, ce point d'appui suffit en général pour l'extraction (fig. 527); sinon, on se sert du forceps, ou même, si la réduction est nécessaire, de l'embryotome céphalique.

3° *Rachitomie*. (Présentation de l'abdomen, variété des lombes.) — Dans certains cas de présentation de l'abdomen, variété lombaire, il devient nécessaire, soit après, soit avant l'éviscération, de sectionner la colonne vertébrale, dont la rigidité s'oppose à l'évolution du fœtus, alors qu'on veut par la version l'extraire en présentation du siège. — Avec les ciseaux de Dubois, guidés par une main introduite dans les organes génitaux, il sera facile d'opérer cette section ; on procédera ensuite à l'extraction du fœtus par le siège avec ou sans éviscération préalable.

4° *Mélotomie*. (Présentation quelconque de l'ovoïde cormique.) — Il arrive dans certains cas qu'un petit membre thoracique ou abdominal, considérablement tuméfié, occupe la voie génitale, et empêche par son volume toute intervention ou opération ultérieure. — Il importe alors de sectionner et d'enlever cet obstacle, afin de pouvoir terminer l'accouchement. — Cette section se fera à l'aide des ciseaux de Dubois, guidés, comme pour la décollation par la main introduite dans les organes génitaux, jusqu'à la région où on désire faire porter la section[1].

5° *Morcellement*. — Opération réservée à des circonstances très exceptionnelles, et qui consiste à amener par fragments le corps du fœtus. — Les ciseaux de Dubois permettent le morcellement, mais il sera plus commodément fait avec le cranioclaste, en saisissant successivement les différentes parties fœtales qu'on veut détacher et extraire[2].

D. — PRONOSTIC ET APPRÉCIATION

Bien exécutée, l'embryotomie est une opération sans danger réel pour la mère ; la plupart des complications, qui en résultent, tiennent non à l'intervention, mais à l'accouchement lui-même.

[1] La mélotomie ne doit être faite que sur un enfant mort, ou sur un enfant vivant qu'on est décidé à sacrifier ensuite pour compléter l'embryotomie. — Si on ne se conforme pas à ce double principe, on s'expose à la mésaventure, arrivée il y a quelques années à un médecin, qui, après avoir sectionné un bras, put amener un enfant vivant et viable La famille intenta un procès au médecin, et l'obliga à servir une pension alimentaire à l'enfant mutilé. — Ce qui avait fait dire à M. Pajot : « Méfiez-vous du fœtus qui tend la main à la vulve, il vous demande une pension alimentaire ! »

[2] Voir Auvard. *Travaux d'obstétrique*, t. I, p. 217.

La statistique la plus complète, qui nous permette de juger de ses résultats depuis l'antisepsie, est due à CARUSO[1], elle porte sur 364 cas et donne :

Mortalité maternelle . . . . 6.6, soit 6 p. 100.

Au chapitre suivant, nous comparerons l'embryotomie avec l'opération césarienne, et nous essaierons d'établir les indications relatives de ces deux opérations, qui se trouvent en perpétuel conflit.

[1] *Archiv. f. Gynæk*, t. XXXIII, p. 263.

XII

HYSTÉROTOMIE[1]. — OPÉRATION CÉSARIENNE

SOMMAIRE

a. *Définition. — Historique. — Description sommaire.*
  1° Hystérotomie classique. — Opération césarienne.
  2° Gastro-élytrotomie. — Opération de JOERG (1806).
  3° Hystérectomie partielle. — Opération de PORRO (1876).
  4° Hystérectomie totale. — Opération de BISCHOFF (1880).
  5° Valeur relative de ces diverses opérations.

b. QUAND *l'hystérotomie doit-elle être faite?*
  1° Indications.
  2° Contre-indications.
  3° Choix entre l'accouchement forcé, l'embryotomie et l'hystérotomie.

c. COMMENT *l'hystérotomie doit-elle être faite?*
  1° Précautions préliminaires.
  2° Opération.
  3° Difficultés et complications.

A. — DÉFINITION. — HISTORIQUE. — DESCRIPTION SOMMAIRE

1° Hystérotomie classique. — OPÉRATION CÉSARIENNE.

L'hystérotomie ou opération césarienne consiste à ouvrir la paroi abdominale et la paroi utérine avec un bistouri, à extraire par cette voie artificiellement créée le fœtus et les annexes, puis à refermer la paroi abdominale et la plaie utérine par des sutures.

A Rome une loi, due à NUMA POMPILIUS, la « *lex regia* », défendait d'inhumer une femme morte enceinte, avant d'avoir extrait le fœtus à l'aide d'une incision abdomino-utérine. — Cette opération fut appelée *césarienne*, d'après les uns du mot *secare* légèrement altéré, d'après les autres, parce que le premier des Césars fut, grâce à elle, extrait du sein de sa mère récemment morte.

Tout le moyen âge pratiqua cette opération, moins pour amener l'enfant vivant que pour lui donner le baptême.

L'hystérotomie n'était faite que sur des cadavres, quand en 1500, un châtreur de cochons JACQUES NUFER, après avoir obtenu permission de l'autorité locale, ouvrit le ventre à sa propre femme pour en extraire le fœtus, et put ainsi sauver femme et enfant.

[1] ὑστέρα, utérus ; τομή, section.

En 1581, F. Rousset publia le premier un mémoire sur cette opération; il conseille d'abandonner la plaie utérine à elle-même sans la suturer, et au contraire de fermer la plaie abdominale.

A partir de ce moment et jusqu'au XIXe siècle, les accoucheurs se partagent en *césariens* et *anti-césariens*, et n'apportent que des modifications insignifiantes à l'opération classique, sauf Lebas, qui, en 1769, préconise les sutures de la plaie utérine.

Le XIXe siècle, frappé des dangers que l'hystérotomie fait courir à la mère, puisque dans les grands centres les cas de guérison étaient une rareté, essaye de lui substituer des interventions de même genre, mais moins meurtrières; ainsi sont nées les opérations suivantes :

2° Gastro-élytrotomie[1]. — Opération de Joerg (1806).

L'opération préconisée par Joerg en 1806, puis par Ritgen, consiste à faire une incision de la paroi abdominale, parallèlement au pli de l'aine, et à environ deux travers de doigt au-dessus. — On arrive jusqu'au péritoine, qu'on soulève et décolle sans l'ouvrir; on se fraye ainsi un chemin jusqu'au cul-de-sac antérieur du vagin qu'on incise transversalement; et on se trouve alors avoir créé un canal artificiel jusqu'au col de l'utérus. — Cette nouvelle voie permet de terminer l'accouchement avec le forceps ou l'extraction manuelle.

3° Hystérectomie partielle[2]. — Opération de Porro (1876).

Cette opération pratiquée pour la première fois en 1868 par H. Storer, mais qui néanmoins porte le nom de Porro, car la priorité de publication appartient à ce dernier auteur, consiste dans l'ablation du corps de l'utérus et des annexes.

L'opération est commencée comme une hystérotomie, mais après l'extraction des annexes au lieu de laisser l'utérus en place, de le suturer et de refermer l'abdomen, on le sectionne à l'union du corps et du col, puis on l'enlève en même temps que les trompes et les ovaires (*amputation utéro-ovarique*). — Avec le moignon utérin, qu'on a serré dans un lien circulaire, on constitue un pédicule, que tantôt on laisse libre dans la cavité péritonéale, tantôt on fixe à la plaie abdominale,

4° Hystérectomie totale. — Opération de Bischoff (1879).

Bischoff a tenté l'ablation non seulement du corps de l'utérus, mais de l'utérus en entier, créant ainsi une plaie vaginale circulaire, qu'il fermait au moyen de sutures.

5° Valeur relative de ces diverses opérations.

Depuis l'antisepsie et surtout depuis la vive impulsion que lui a donnée

[1] Γαστηρ, ventre; ελυτρον, vagin; τομη, section.

[2] Hystérotomie signifie *section* de l'utérus, et hystérectomie *ablation* de l'utérus.

SAENGER[1], l'hystérotomie classique, qui paraissait devoir être détrônée par les opérations de JOERG et de PORRO, a au contraire repris le dessus, ainsi qu'on peut s'en assurer d'après les statistiques suivantes, les plus complètes et récentes, publiées sur ces diverses opérations.

Je passe sous silence l'opération de BISCHOFF, qui n'a été faite en tout que trois fois, et toujours avec résultat fatal pour la mère.

OPÉRATION CÉSARIENNE. — 135 cas[2].

Mortalité maternelle.	25	p. 100.
Mortalité infantile.	8	—

OPÉRATION DE PORRO. — 138 cas[3].

Mortalité maternelle.	55	p. 100.
Mortalité infantile.	18	—

OPÉRATION DE JOERG. — 11 cas[4].

Mortalité maternelle.	54	p. 100.
Mortalité infantile.	36	—

L'opération césarienne, telle qu'on la pratique actuellement et telle qu'elle sera décrite plus loin, est donc bien supérieure par ses résultats aux opérations de PORRO et de JOERG ; c'est par conséquent à elle qu'il faudra donner la préférence, réservant les deux autres pour des cas exceptionnels et des indications spéciales.

Dans le cours ultérieur de cette description, j'aurai exclusivement en vue l'hystérotomie classique, me réservant de parler incidemment des opérations de PORRO et de JOERG.

B. — QUAND L'HYSTÉROTOMIE DOIT-ELLE ÊTRE FAITE?

1. Indications.

L'indication peut provenir du fœtus ou de la mère.

1° INDICATION FŒTALE.

Volume exagéré du fœtus.
Monstres (hydrocéphalie).
Présentations et positions vicieuses.

Ces indications, données par ROUSSET et admises après lui par un certain nombre d'accoucheurs, ne sont plus acceptées à l'heure actuelle.

2° INDICATION MATERNELLE.

a. *Post mortem.* — Quand la mort de la femme a été brusque et rapide, il

[1] *Archiv. f. gynæk.*, 1882, t. XIX, p. 370.
[2] Caruso. *Archiv. f. gynæk.*, 1888, t. XXXIII, p. 263.
[3] E. Godson. *British medical Journal*, 26 janv. 1884.
[4] S. Clarke. *Contribution à l'étude de la laparo-élytrotomie*, thèse, Nancy, 1887. (Tableau dressé par cet auteur à la fin de son travail.)

arrive souvent que le fœtus, enfermé dans la cavité utérine, lui survit un certain temps, une demi-heure, une heure, et même, d'après certains auteurs, davantage. L'indication de sauver l'enfant ne saurait être discutée, elle est nette et positive alors qu'on perçoit encore les bruits du cœur fœtal, et si ces bruits ont disparu, elle persiste néanmoins, car la mort n'est peut-être qu'apparente. — Il y a, en pareil cas, deux manières d'extraire l'enfant, l'*opération césarienne* ou l'*accouchement forcé;* nous discuterons plus loin l'indication relative de ces deux modes d'intervention.

b. *Ante mortem.*

L'indication peut être fournie par les *parties molles* ou par les *parties dures.*

1° PARTIES MOLLES[1].

Tumeur périutérine. — Kyste de l'ovaire par exemple, obstruant plus ou moins la voie génitale (indication exceptionnelle).

Tumeur utérine. — Fibrome prævia, empêchant absolument le passage du fœtus à travers les voies naturelles.

Sténose du col. — Sous l'influence de brides cicatricielles, et surtout du cancer, qui est une cause relativement fréquente d'opération césarienne.

2° PARTIES DURES.

Viciation pelvienne, suffisante pour empêcher le passage du fœtus. — Quelques auteurs divisent ici les indications en *relatives* et *absolues*, appelant *absolue* celle où l'opération césarienne est la seule ressource permettant de terminer l'accouchement, et *relative*, celle ou une autre intervention (embryotomie, par exemple), pourrait être tentée dans le même but. — Mais cette division ne saurait être acceptée, car les accoucheurs ne sont pas d'accord sur le degré de rétrécissement où l'embryotomie devient impossible. (Voir p. 715.)

2. Contre-indications.

1° *Fœtus mort ou non viable.* — Quand le fœtus est mort, quand par l'âge de la grossesse ou l'existence d'une monstruosité (hydrocéphalie, par exemple), il ne peut être viable, l'opération césarienne ne devra être tentée que si l'embryotomie est reconnue impossible. — Cette contre-indication n'est donc que relative.

2° *Volonté maternelle.* — Lorsque la mère, jouissant de la plénitude de ses facultés, refuse l'opération césarienne, ne voulant pas exposer sa vie pour celle de son enfant, l'accoucheur devra respecter cette volonté, et se résigner à l'embryotomie, si elle est possible.

3. Choix entre l'accouchement forcé, l'embryotomie et l'hystérotomie.

a. *Post mortem.* — A moins d'obstacles siégeant sur le trajet que doit parcourir le fœtus (pelviviciation, tumeur), l'accoucheur a le choix entre l'*ac-*

[1] Il ne sera question ici ni des *ruptures utérines*, ni de la *grossesse extra-utérine*, car en pareil cas c'est une simple laparotomie, et non une véritable opération césarienne qu'on pratique, pour aller à la recherche du fœtus.

couchement forcé et l'*hystérotomie*.— D'une façon générale il faudra préférer l'accouchement forcé, plus facile à pratiquer, nécessitant un appareil moindre et, en cas de mort apparente, plaçant la femme dans de meilleures conditions pour la survie. L'accouchement forcé a aussi l'avantage d'éviter à l'opérateur les commentaires malveillants de l'assistance, qui pourrait l'accuser d'être l'auteur d'une mort prétendue apparente au moment de l'intervention.

En cas d'obstacle à l'extraction du fœtus par les voies naturelles, l'opération césarienne est seule indiquée, l'accouchement forcé devenant impossible.

b. *Ante mortem*. — Laissant de côté l'*expulsion provoquée*, qu'on devra préférer toutes les fois qu'elle est possible et dont les indications ont déjà été discutées, ainsi que la *symphyséotomie*, délaissée à l'heure actuelle, deux modes d'intervention se trouvent en présence, l'*hystérotomie* et l'*embryotomie*.

Si l'enfant est mort ou non viable, recourir à l'embryotomie, toutes les fois qu'elle est possible. — De même si la mère est atteinte d'une maladie mortelle, d'un cancer par exemple, empêchant l'ouverture du col, pas d'hésitation à donner la préférence à l'opération césarienne. — Dans l'un et l'autre cas, il faut recourir à l'opération, qui sauvegarde le mieux les intérêts de l'individu vivant et viable, par rapport au condamné. — Mais si la mère et l'enfant sont bien portants, également aptes à la survie, quel devra être le choix de l'accoucheur ?

Nous trouvons, à l'heure actuelle comme autrefois, deux camps nettement tranchés, celui des *césariens* et celui des *anti-césariens* ou embryotomistes.

Rappelons d'abord, pour bien juger la gravité relative des deux opérations, les chiffres de leur mortalité.

	Embryotomie.	Hystérotomie.
Mortalité maternelle. . . .	6 p. 100	25 p. 100
Mortalité infantile.	100 p. 100	8 p. 100

L'hystérotomie expose donc quatre fois plus l'existence de la mère que l'embryotomie, — d'autre part l'hystérotomie sauve douze fois plus d'enfant que l'embryotomie, qui les sacrifie tous.

Si la vie de l'enfant valait celle de la mère, il n'y aurait donc aucune hésitation à accorder la préférence à l'hystérotomie ; mais les appréciations sont très variées à cet égard, et tandis que les césariens disent la vie d'un enfant bien constitué plus précieuse que celle d'une femme inapte à la procréation, les anti-césariens répliquent que l'existence d'un nouveau-né, entourée de beaucoup de périls, ne saurait être mise en parallèle avec celle d'une femme bien portante.

« S'il s'agissait de votre femme et de votre enfant, que feriez-vous ? » Les césariens sont embarrassés pour répondre, car s'ils se montraient conséquents avec leurs principes, on les traiterait de mauvais époux. D'autre part, les anti-césariens peuvent passer pour de mauvais pères, puisqu'ils n'hésiteraient pas à sacrifier leur enfant. — Dans cette question, qui doit rester purement scientifique, mieux vaut ne pas faire intervenir le sentiment, sinon elle devient insoluble. — Tout en acceptant que la vie de la femme a une plus grande valeur que celle de l'enfant sur le point de naître, on peut essayer de tracer le choix qui semble le meilleur entre les deux opérations, tout en avouant qu'il est arbitraire et discutable.

S'il s'agit d'une indication fournie par les *parties molles*, le cancer fera incliner vers l'hystérotomie, et les autres sources d'indication vers l'embryotomie, à moins que l'obstacle, siégant sur la voie génitale, soit tel qu'il rende impossible le passage de la main ou des instruments ; dans ce dernier cas, l'hystérotomie sera la seule intervention praticable.

L'indication provient-elle des *parties dures*, la décision variera avec le degré du rétrécissement pelvien (voir p. 456):

1° *Bassin au-dessus de* 9 *centimètres.* — Quand les dimensions sont supérieures à 9 centimètres, l'extraction du fœtus intact est le plus souvent possible; toutefois, si le volume de l'enfant ou une présentation vicieuse mettait obstacle à l'accouchement, mieux vaudrait recourir à l'embryotomie, avec l'intention de provoquer l'accouchement prématuré à la grossesse suivante, au cas où on le jugerait nécessaire.

2° *Bassin de* 7 *à* 9 *centimètres.* — Si le médecin est consulté à temps, il pratiquera l'accouchement provoqué.— A terme, les dimensions du bassin permettant parfois l'extraction d'un fœtus intact et vivant, l'accoucheur ne saurait avant le travail poser l'indication de l'opération césarienne ; or, c'est juste le moment le plus propice à son exécution, celui où elle est susceptible de donner à la mère les plus grandes chances de rétablissement. — Quand le travail est déclaré, si les moyens ordinaires d'extraction (main, forceps) ont échoué, les conditions seraient fâcheuses pour entreprendre l'hystérotomie, et il est préférable de recourir à l'embryotomie, d'autant plus qu'à la grossesse suivante, on pourra, par l'accouchement provoqué, assurer à cette femme la maternité sans danger.

3° *Bassin de* 5 *à* 7 *centimètres.* — Pendant la grossesse l'expulsion provoquée donnera un enfant viable de 6 à 7 centimètres (accouchement prématuré), mais non viable de 5 à 6 centimètres (avortement) ; dans ce dernier cas, pour avoir un enfant vivant, il n'y aura d'autre solution que de laisser la grossesse aller à terme et de faire l'opération césarienne; si la femme, préalablement renseignée sur les dangers relatifs de l'hystérotomie, exprime formellement le désir de subir cette intervention, le médecin devra s'y conformer, sinon on aura recours à l'avortement provoqué. — Au terme de la grossesse, les dimensions du bassin ne permettant pas[1] la naissance d'un enfant vivant, l'accoucheur pourra, avant le travail, poser l'indication de l'opération césarienne, et après avoir exposé à la femme[2] les dangers et avantages relatifs de l'hystérotomie et de l'embryotomie, la laisser elle-même décider l'intervention. — Si l'hystérotomie est choisie, on pratiquera l'opération avant le début du travail ; si c'est au contraire l'embryotomie, on attendra la dilatation suffisante pour intervenir.

4° *Bassin au-dessous de* 5 *centimètres.* — Pendant la grossesse le choix

[1] Sauf très rares exceptions, dont on peut ne pas tenir compte.

[2] Je suppose dans ces différents cas la femme jouissant de la plénitude de ses facultés mentales, sinon le mari ou la famille seraient chargés de résoudre la question.

sera donné à la femme entre l'avortement provoqué et l'opération césarienne.

Au terme de la grossesse, et pendant le travail, les difficultés de l'embryotomie devenant au-dessous de 5 centimètres considérables, et d'autant plus marquées que le bassin est plus étroit, il faudra (à moins d'enfant mort) recourir comme règle à l'opération césarienne.

C. — COMMENT L'HYSTÉROTOMIE DOIT-ELLE ÊTRE FAITE?

1. Précautions préliminaires.

Moment à choisir pour l'opération. — L'hystérotomie, pratiquée pendant le travail, donne des résultats d'autant moins satisfaisants qu'elle est faite à une période plus éloignée du début (Harris), d'où le conseil d'opérer aussitôt que possible après la déclaration du travail.— Mais il semble préférable de ne pas attendre ce moment et de choisir les derniers temps de la grossesse, avant l'apparition des contractions utérines douloureuses[1]; de la sorte tous les préparatifs peuvent être faits avec beaucoup plus de soin, et toutes les conditions favorables au succès de l'opération sont plus facilement réunies. — On a objecté qu'à cette période on s'expose davantage à l'inertie utérine et à l'hémorrhagie qui en résulte; mais l'objection n'est nullement prouvée et n'est pas vraisemblable, car l'utérus est également rétractile à toutes les périodes de la puerpéralité.

Objets et instruments nécessaires. — Bistouri ordinaire et boutonné, — 2 pinces à griffe (pour détacher le péritoine de l'utérus en cas de besoin); — une douzaine de pinces hémostatiques, — des ciseaux, — une aiguille de Reverdin. — Des aiguilles ordinaires avec un porte-aiguille, — fils de soie de deux grosseurs. — Solutions antiseptiques chaudes et froides. — Savon, brosse et rasoir pour l'antisepsie de la paroi abdominale. — Ether. — Une douzaine de serviettes aseptiques. — De la gaze iodoformée en carré et en bandes pour tamponnement intra-utérin; de la poudre d'iodoforme. — Douze éponges, six grosses et six petites. — Du coton aseptique. — Un pansement de Lister et un bandage de corps. — Un forceps (parfois nécessaire pour l'extraction du fœtus). — Une solution d'ergotine avec une seringue de Pravaz. — Il sera bon également d'avoir deux broches en acier, un fil de fer solide et un constricteur de Cintrat, au cas où on serait obligé de faire l'opération de Porro. — Même table d'opération que pour une laparatomie. Objets nécessaires pour la ligature du cordon ombilical et pour ranimer l'enfant.

Anesthésie.— Doit être faite avec le chloroforme, comme pour toute grande opération chirurgicale.

Aides.— Un pour l'anesthésie, un pour l'abdomen, un pour les instruments, un pour recevoir l'enfant. — Deux autres aides subalternes.

Précautions diverses.

Antisepsie vulvo-vaginale soigneusement faite et répétée pendant les quatre ou cinq jours qui précèdent l'opération.

[1] Voir Bar. *Revue obstétricale et gynécologique*, 1889, p. 9.

Un ou deux grands bains savonneux durant les deux ou trois jours antérieurs à l'intervention.

Laxatif, la veille de l'opération.

Avant d'opérer, pendant qu'on anesthésie la femme : cathétérisme de la vessie. — Savonner la paroi abdominale. — Raser toute la région sous-ombilicale. — Terminer par un lavage avec de l'éther. — Envelopper les membres pelviens de la patiente, et couvrir également le thorax, pour éviter tout refroidissement.

2. Opération[1].

L'opération se fait en trois temps :

1° *Pénétration jusqu'à l'œuf.*

Incision de la paroi abdominale . . 1
Incision de la paroi utérine 2

2° *Extraction de l'œuf.*

Extraction de l'enfant 3
Extraction des annexes 4

3° *Sutures.*

Sutures de l'utérus. 5
Sutures de la paroi abdominale . . 6

1° *Incision de la paroi abdominale.* — Incision de 15 bons centimètres

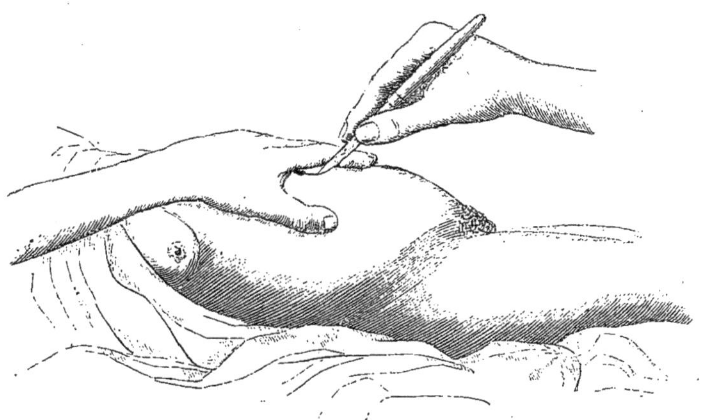

Fig. 528. — Opération césarienne. — Incision de la paroi abdominale.

sur la ligne médiane, partant à quatre travers de doigt au-dessus de la symphyse pubienne, et contournant l'ombilic, de préférence à gauche pour éviter le ligament suspenseur du foie.

2° *Incision de la paroi utérine.* — L'utérus étant mis à nu, le faire redresser et maintenir sur la ligne médiane, prier en outre l'aide de bien tendre

[1] Voir Potocki, *Annales de Gynécologie*, 1886, qui a fait connaître parmi nous les idées de Saenger, touchant la réhabilitation de l'opération césarienne classique, avec addition des mesures antiseptiques.

la paroi abdominale et de l'appliquer sur l'utérus, afin d'éviter le passage du liquide amniotique dans la cavité péritonéale. — Sur la ligne médiane, et parallèlement à l'incision abdominale, ponctionner l'utérus avec le bistouri

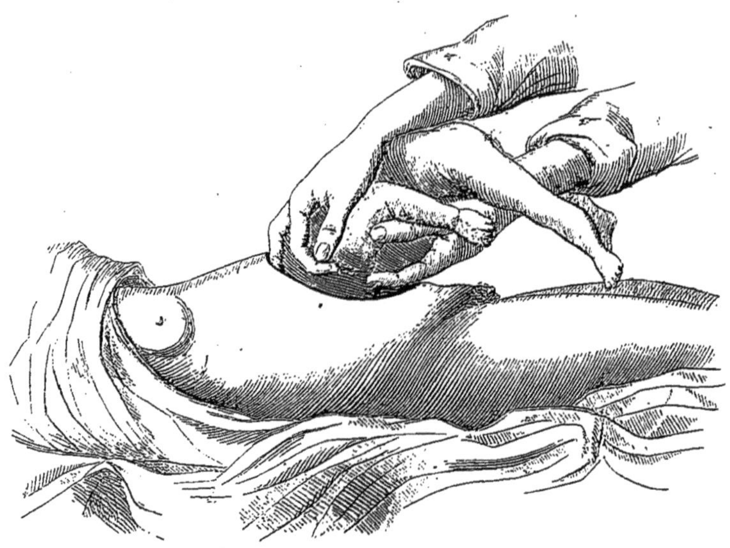

Fig. 529. — Opération césarienne. — Extraction de l'enfant.

dans l'endroit où la palpation ne fait percevoir aucune partie fœtale, puis, enfonçant le doigt dans la boutonnière ainsi créée, inciser la paroi utérine en se servant de l'index, comme d'une sonde cannelée.

3° *Extraction de l'enfant.* — Au niveau de l'ouverture ainsi créée, et par

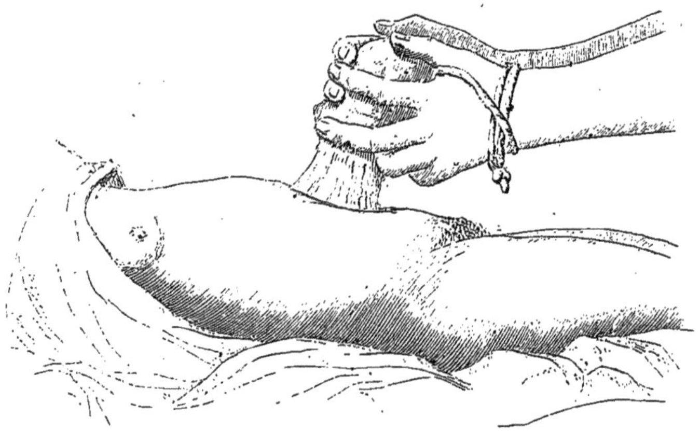

Fig. 530. — Opération césarienne. — Extraction des annexes.

laquelle le liquide amniotique s'échappe en abondance, une partie fœtale, tête, siège, ou partie intermédiaire du tronc ne tarde pas à se présenter. — Parfois les rétraction et contraction de l'utérus sont assez énergiques pour chasser le fœtus par l'ouverture artificielle, comme elles le font par les voies naturelles dans un accouchement normal ; il suffit alors d'aider et de surveiller cette sortie, sinon on pratique l'extraction, soit à l'aide du forceps (si la tête se présente), soit à l'aide des mains (si le tronc se présente). — Le cordon

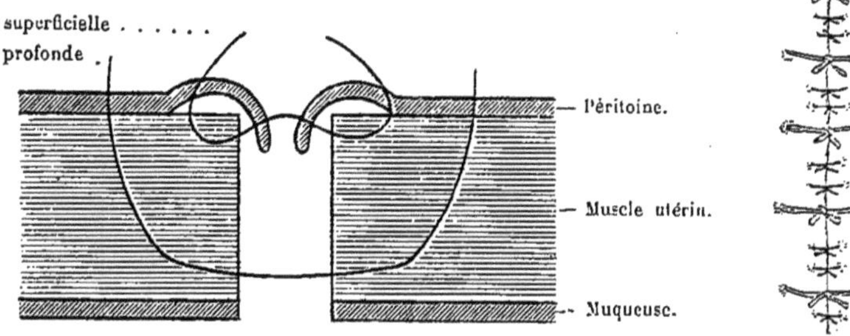

Fig. 531.
Sutures de la paroi utérine, vues sur une coupe.

Fig. 532.— Les mêmes, vues en surface après leur achèvement.

est lié, sectionné, et l'enfant est immédiatement confié à la personne, qui doit en prendre soin.

4° *Extraction des annexes.* — La main droite plonge de suite après dans l'utérus et va saisir les annexes comme pour une délivrance artificielle. — Placenta et membranes sont amenés au dehors à travers l'ouverture utéro-abdominale.

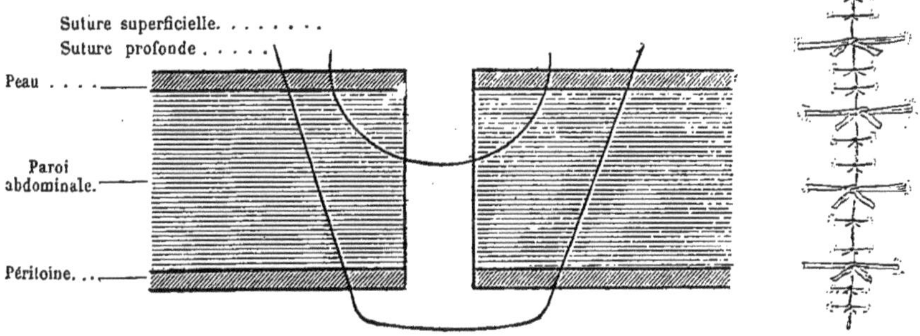

Fig. 533.
Sutures de la paroi abdominale, vues sur une coupe.

Fig. 534. — Les mêmes, vues en surface après leur achèvement.

5° *Sutures de l'utérus* (SAENGER). — Après avoir soigneusement lavé toute la surface interne de l'utérus et s'être assuré de la perméabilité du canal cervical pour l'écoulement des lochies, fermer la plaie utérine à l'aide de sutures *profondes et superficielles* (fil de soie).

Les *sutures profondes* doivent être placées à 1 centimètre 1/2 l'une de l'autre, et ne pas comprendre la muqueuse utérine (fig. 531), mais passer à quelques millimètres au-dessus d'elle, afin d'éviter toute communication par l'intermédiaire des fils entre les cavités utérine et péritonéale.

Les *sutures superficielles* seront espacées d'un 1/2 centimètre ; il doit donc y en avoir deux entre chaque suture profonde (fig. 532). — Il est important qu'elles assurent l'affrontement des deux feuillets péritonéaux, afin que la plaie soit à ce niveau aussi exactement fermée que possible. — Pour amener cet affrontement, il faut détacher avec les doigts le bord libre du feuillet péritonéal, au besoin le disséquer dans l'étendue de 3 à 5 millimètres, et si on ne pouvait opérer ce détachement réséquer un mince fragment de la paroi musculaire, en forme de coin dont la base correspondrait à la séreuse, mais cette résection, de même que le détachement instrumental, sont rarement nécessaires, les doigts suffisent. — Les sutures sont placées, ainsi que l'indique la figure 531, de telle sorte que le bord libre du péritoine soit fixé et maintenu dans la plaie par la tension même du fil, qui assure ainsi l'adossement des deux feuillets opposés de la séreuse.

6° *Sutures de la paroi abdominale.* — Avant de procéder à ces sutures, il faut faire la toilette du péritoine à l'aide d'éponges aseptiques qu'on promène autour de l'utérus, et qu'on fait plonger jusque dans la cavité de Douglas, où se collectent d'habitude tous les liquides tombés dans la séreuse. — Aussitôt que les éponges reviennent intactes, on ferme la plaie abdominale avec des sutures *profondes* et *superficielles* (fil de soie).

Les *sutures profondes*, distantes comme les utérines de 1 centimètre 1/2, doivent comprendre le bord libre du péritoine, afin d'assurer l'affrontement des deux bords de la séreuse (fig. 533).

Les *sutures superficielles* sont placées à chaque demi-centimètre (deux entre chaque suture profonde (fig. 534) et ne réclament aucune précaution spéciale.

Tout drainage est inutile.

Appliquer un pansement de Lister, ou simplement de la gaze iodoformée, maintenue par un bandage de corps.

Soins consécutifs, analogues à ceux réclamés par une laparotomie.

3° **Difficultés et complications.** — Les difficultés et complications peuvent se rencontrer à chacun des différents temps de l'opération.

1° *Incision de la paroi abdominale.* — Hémorrhagie des vaisseaux de cette paroi, facilement arrêtée par l'usage des pinces à forcipressure.

2° *Incision de la paroi utérine.* — Au moment même où on va opérer, il peut y avoir une *hernie de l'intestin* ou de l'épiploon dans le champ opératoire ; un aide maintiendra sans difficulté l'organe hernié.

En pratiquant l'incision, deux accidents sont possibles, une *hémorrhagie de la paroi utérine*, la *rencontre du placenta.*

La rapidité même de l'opération est le meilleur traitement à opposer à l'*hémorrhagie de la paroi utérine*, qui ne tardera pas à se tarir, sous l'influence de la rétraction du muscle utérin.

La *rencontre du placenta* peut être plus gênante ; pour la prévoir, Halbertsma a préconisé la ponction préalable de l'utérus à l'aide d'un trocart capillaire, mais ce moyen est généralement abandonné, car, outre qu'il est peu probant, s'il avertit du danger il ne donne pas le moyen de l'éviter. — Le meilleur moyen de vaincre cet obstacle, alors qu'on le rencontre, est, soit de décoller le placenta avant de terminer l'incision, soit d'inciser le placenta avec la paroi et d'opérer ensuite le décollement; le salut de l'enfant est, dans l'un et l'autre cas, assuré par la rapidité même de l'opération et de l'extraction.

3°-4°. *Extraction de l'enfant et des annexes.* — Cette double extraction ne saurait offrir des difficultés sérieuses, à moins d'ouverture utéro-abdominale trop petite ; il suffira d'agrandir cette ouverture à l'aide de ciseaux.

5° *Sutures de l'utérus.* — C'est après l'extraction des annexes, au moment de faire la toilette et les sutures de l'utérus, que peut se présenter la complication la plus grave et la plus effrayante : l'*hémorrhagie par inertie utérine*, hémorrhagie, qui prend sa source au niveau de la plaie de l'utérus et au niveau de la surface de l'insertion placentaire.

Cette complication est, avec la septicémie, celle qui compromet le plus le résultat de l'opération césarienne, et on comprend que toute l'attention des accoucheurs ait été dirigée contre elle, d'où les nombreux moyens thérapeutiques préconisés soit pour la prévenir, soit pour l'arrêter ; je ne citerai que les principaux.

Ritgen et Guéniot ont proposé d'amener l'utérus hors de la cavité abdominale avant de pratiquer la délivrance, afin de pouvoir plus aisément comprimer l'organe et arrêter l'écoulement sanguin. Mais si l'inertie est sérieuse, elle dure un certain temps, et il est imprudent de maintenir longtemps l'utérus dehors. — D'autre part, il n'est pas toujours facile d'amener, à ce moment, la sortie de la matrice, à moins d'une incision abdominale très étendue ; aussi ce moyen est-il peu employé.

Litzmann avait pensé qu'en appliquant autour du col utérin une ligature élastique provisoire, on lutterait efficacement contre cette hémorrhagie. Tant que le lien est appliqué, l'hémostase est en effet assurée, mais aussitôt qu'on l'enlève, l'écoulement sanguin se produit, il semble même que l'emploi de ce lien (tube en caoutchouc) prédispose à l'inertie par la compression momentanée qui en résulte. Il ne serait réellement efficace et salutaire que si on pouvait le laisser appliqué pendant quelques heures à la suite de l'opération, mais la présence de ce corps étranger empêche l'occlusion de la plaie abdominale.

Sans s'attarder aux moyens qui précédent, ni aux divers autres proposés dans le même but, et dont l'essai pourrait faire perdre un temps précieux, tout en n'offrant pas une sécurité suffisante, l'opérateur s'adressera aux deux méthodes suivantes, dont la seconde, radicale, devra être réservée pour les cas désespérés :

a. La *première* consiste à employer les moyens ordinaires propres à combattre l'inertie utérine, à savoir l'ergotine, l'injection intra-utérine d'eau chaude (50°) et le tamponnement intra-utérin avec la gaze iodoformée — Il est bon de toujours faire, pendant que l'anesthésie est commencée et avant le début de l'opération une injection sous-cutanée d'ergotine comme préventif, sinon on la pratiquera au moment même de l'accident. On lavera l'intérieur de la cavité utérine avec une injection chaude antiseptique, puis on comblera l'intérieur de la cavité utérine avec deux ou trois bandes de gaze iodoformée préalablement déroulée, et dont le bord libre sera conduit dans le vagin à travers le col (afin de pouvoir les enlever par les voies naturelles). Sur ce tampon ainsi appliqué, on procédera aux sutures utérines.

b. Si, malgré l'emploi des moyens précédents, l'hémorrhagie continue, il faudra promptement se décider à la *méthode radicale*, qui consiste à enlever le corps de l'utérus, c'est-à-dire à pratiquer l'*opération de Porro*. — A cet effet, le corps de l'utérus étant amené hors de l'abdomen, on transpercera l'utérus à l'union du corps et du col, à l'aide de deux broches métalliques perpendiculairement enfoncées ; au-dessus de ces broches, on glissera une anse de fil de fer avec laquelle on opérera la constriction du pédicule [1] (à l'aide du constricteur de Cintrat, ou simplement de la main). — Pour plus de sécurité, il sera bon de placer au-dessous des broches un second fil de fer analogue au précédent, on sectionnera l'utérus à deux bons centimètres au-dessus du lien circulaire et le moignon ainsi constitué sera fixé dans la plaie abdominale, qu'on fermera aussi complètement que possible à l'aide de sutures ordinaires, (pansement de Lister). — Fil de fer, broches et ligatures seront enlevés au bout de quelques jours, dont le nombre varie avec la rapidité de rétraction du pédicule et de la plaie.

L'opération de Porro sera donc réservée à ces cas exceptionnellement graves, et à ceux aussi où soit la putréfaction de l'œuf dans la cavité utérine, soit un processus septique fait supposer que l'utérus est atteint de septicémie, et que son ablation est indispensable pour préserver la femme d'accidents ultérieurs mortels.

6° *Suture de la plaie abdominale.* — Après la suture de l'utérus, il se peut que quelque vaisseau ait été déchiré au niveau de la surface péritonéale, surtout s'il existait des adhérences ; on voit alors une certaine quantité de sang s'accumuler dans le péritoine, et en particulier dans la cavité de Douglas. — Il faudra rechercher attentivement la source du sang, et par une ligature solide en assurer l'arrêt.

Les complications ultérieures, choc ou septicémie, seront combattues par les moyens appropriés, dont nous ne pouvons ici aborder les détails.

[1] Il faut avoir soin d'enlever avec le corps de l'utérus les deux ovaires et les trompes, qui doivent être par conséquent compris dans le moignon formé par l'application du fil de fer.

XIII

RÉSUMÉ

DES INDICATIONS ET CONTRE-INDICATIONS

DES OPÉRATIONS OBSTÉTRICALES

SOMMAIRE

1° *Voie génitale suffisante pour laisser passer le fœtus.*
- 1° Levier et version.
- 2° Forceps et extraction manuelle.

2° *Voie génitale insuffisante pour laisser passer le fœtus.*
- *a.* Mère morte, mourante ou condamnée.
  - Hystérotomie et accouchement forcé.
- *b.* Enfant mort ou condamné.
  - Hystérotomie et embryotomie.
- *c.* Mère et enfant bien portants.
  - Pronostic relatif des diverses opérations à employer.
  - De leur emploi.
    - Bassin au-dessus de 9 centimètres.
    - Bassin de 9 à 7 centimètres.
    - Bassin de 7 à 5 centimètres.
    - Bassin au-dessous de 5 centimètres.

1. VOIE GÉNITALE SUFFISANTE POUR LAISSER PASSER LE FŒTUS

Le *levier* et les *versions*, qui ont pour but de corriger les présentations ou positions vicieuses, ont leurs indications absolument distinctes et différentes. Le levier est à l'heure actuelle presque tombé dans l'oubli; on aura recours aux versions toutes les fois qu'il y aura avantage ou nécessité à transformer une présentation en une autre.

Le *forceps* et l'*extraction manuelle* comportent un pronostic à peu près égal pour la mère, mais le forceps sauvegarde mieux les intérêts de l'enfant que l'extraction manuelle; d'une façon générale il sera donc préférable de recourir au forceps. — Quand le fœtus se présente par l'*ovoïde céphalique*, c'est le forceps qu'on emploiera, réservant l'extraction manuelle (après version préalable) aux cas exceptionnels où la tête est trop haute pour pouvoir être commodément saisie par l'instrument, ce qui a surtout lieu avec une présentation élevée de la face ou du front. — Quand au contraire il y a présentation de l'*ovoïde cormique*, c'est à l'extraction manuelle qu'il conviendra de s'adresser (après version préalable, s'il s'agit d'une présentation du thorax ou de l'abdomen) : exceptionnellement on sera conduit à appliquer le forceps sur le siège décomplété mode des fesses.

En résumé :

OVOÏDE CÉPHALIQUE. *Forceps. Par exception, extraction manuelle.*

OVOÏDE CORMIQUE. *Extraction manuelle. Par exception, forceps.*

2° VOIE GÉNITALE INSUFFISANTE POUR LAISSER PASSER LE FŒTUS

Trois cas peuvent se présenter en clinique (voir p. 454):

La mère est morte, mourante ou condamnée; la mort vient d'avoir lieu ou doit se produire à brève échéance, sous l'influence d'une maladie incurable, d'un cancer, par exemple. — Il faut avant tout sauver le fœtus.

L'enfant est mort ou condamné; les moyens actuels d'investigation sont suffisamment précis pour affirmer la mort du fœtus *in utero ;* l'enfant qui par l'époque de la grossesse ou par le fait de certaines maladies, comme l'hydrocéphalie, est destiné à succomber dans un bref délai, ne mérite guère plus d'égards.

La mère et l'enfant sont bien portants; il importe de ménager autant que possible les deux existences.

Examinons successivement ces trois cas :

a. Mère morte, mourante ou condamnée :

Pour sauver l'enfant au moment de l'accouchement ou pendant les derniers temps de la grossesse, l'*hystérotomie* peut être pratiquée, mais l'*accouchement forcé* est préférable au cas où les voies génitales sont assez larges pour permettre le passage du fœtus.

b. Enfant mort ou condamné.

L'*embryotomie* exposant beaucoup moins les jours de la mère que l'*hystérotomie*, on devra s'efforcer de terminer l'accouchement par la mutilation du fœtus, et la pratiquer tant que le bassin permettra l'introduction et le maniement des instruments réducteurs. — La limite à laquelle l'embryotomie devra en pareil cas céder le pas à l'hystérotomie est d'ailleurs difficile à préciser, elle dépend des opérateurs, des instruments employés, et aussi des particularités de chaque fait (voir p. 730).

c. Mère et enfant bien portants.

Les quatre opérations, auxquelles on peut avoir recours, sont : l'*expulsion provoquée*, la *symphyséotomie*, l'*hystérotomie* et l'*embryotomie*. — J'omets de parler de l'*accouchement forcé*, applicable au cas seul où l'obstacle est constitué par le col incomplètement dilaté, obstacle qui disparaît spontanément sous l'influence des contractions utérines.

Je rappelle le pronostic relatif de ces quatre opérations, en les classant par gravité croissante :

MORTALITÉ MATERNELLE	
Avortement .... } *Accouchement provoqué*... }	5 p. 100
Embryotomie	6 —
Symphyséotomie..........	20 —
Hystérotomie	25 —

MORTALITÉ INFANTILE	
Hystérotomie	8 p. 100
Symphyséotomie	18 —
Accouchement provoqué....	50 —
Avortement provoqué	100 —
Embryotomie	100 —

En dehors des cas spéciaux, où chacune de ces opérations peut être pratiquée avec avantage, les indications varieront avec le degré de la *viciation pelvienne* (voir p. 731).

1° *Bassin au-dessus de* 9 *centimètres.* — L'accouchement spontané, ou l'extraction du fœtus intact sont le plus souvent possible; toutefois si le volume de l'enfant mettait un obstacle absolu à l'accouchement, pratiquer de préférence l'*embryotomie*, et recourir à l'*accouchement provoqué* à la grossesse suivante.

2° *Bassin de* 7 *à* 9 *centimètres.* — Pendant la grossesse, pratiquer l'*accouchement provoqué.* — A terme, si l'accouchement est impossible par le forceps ou l'extraction manuelle, on a le choix entre la *symphyséotomie*, l'*hystérotomie* et l'*embryotomie.* — La *symphyséotomie* est trop mal connue à l'heure actuelle pour que j'insiste à son égard. — L'*hystérotomie* n'est pas à conseiller. — Mieux vaut recourir à l'*embryotomie*, en se réservant de pratiquer l'*accouchement provoqué* à la grossesse suivante.

3° *Bassin de* 5 *à* 7 *centimètres.* — *Pendant la grossesse* on aura la ressource de l'*expulsion provoquée*, accouchement prématuré au-dessus de 6 centimètres, et avortement au-dessous. Dans ce dernier cas la femme, placée dans l'alternative d'avorter et de perdre son enfant, ou d'aller à terme et de subir l'opération césarienne pour avoir un enfant vivant, est libre de choisir; la conduite de l'accoucheur sera basée sur sa décision. — *A terme*, l'accouchement par les voies naturelles étant impossible, on aura le choix entre l'hystérotomie et l'embryotomie; l'accoucheur pourra recourir à l'opération césarienne, si la femme, avertie du danger relatif de cette intervention, préfère s'exposer pour sauver son enfant; dans le cas contraire, on devra s'adresser à l'embryotomie.

4° *Bassin au-dessous de* 5 *centimètres.* — Pendant la grossesse l'unique ressource est l'*avortement provoqué*, à moins que, comme tout à l'heure, la femme ne demande l'*hystérotomie* au voisinage de l'accouchement. — A terme, l'*embryotomie* devenant très difficile, mieux vaudra d'une façon générale, recourir à l'*opération césarienne.*

APPENDICE

OBSTÉTRIQUE LÉGALE

SOMMAIRE

1. Avortement criminel. — 2. Grossesse. — 3. Infanticide. — 4. Viabilité.
5. Survie. — 6. Déclaration de naissance; secret médical.

1. AVORTEMENT CRIMINEL

On entend par *avortement criminel*, la provocation de l'expulsion prématurée de l'œuf, dans le but exclusif d'empêcher le développement ultérieur de l'enfant, quels que soient d'ailleurs l'âge, la viabilité, ou la formation régulière du produit de la conception.

CODE PÉNAL. ART. 317. — *Quiconque, par aliments, breuvages, médicaments, violences, ou par tout autre moyen, aura procuré l'avortement d'une femme enceinte, soit* QU'ELLE Y AIT CONSENTI OU NON, *sera puni de la réclusion.*

La même peine sera prononcée contre la femme QUI SE SERA PROCURÉ L'AVORTEMENT A ELLE-MÊME, *ou qui aura consenti à faire usage des moyens, à elle indiqués ou administrés à cet effet, si l'avortement s'en est suivi.*

Les médecins, chirurgiens et autres officiers de santé, ainsi que les pharmaciens, qui auront indiqué ou administré ces moyens, seront condamnés à la peine des travaux forcés à temps, DANS LE CAS OU L'AVORTEMENT AURAIT EU LIEU.

Cet article ne vise que l'avortement consommé, et ne parle pas de la simple tentative non suivie d'effet, mais, en thèse générale, on peut accepter que la tentative d'un crime est ordinairement considérée comme le crime lui-même, et punie en conséquence.

Quand dans une exploration, un médecin ignorant la grossesse, et n'ayant pu la découvrir malgré un examen attentif, provoque accidentellement l'avortement par une intervention quelconque, ou par l'introduction d'un hystéromètre dans l'utérus, il ne peut tomber sous le coup de l'article 317, mais seulement sous celui des articles 319 et 320.

ART. 319. — *Quiconque par maladresse, imprudence, inattention, négligence, ou inobservation des règlements, aura commis involontairement un homicide, ou en aura été involontairement la cause, sera puni d'un empri-*

sonnement de trois mois à deux ans, et d'une amende de 50 à 600 francs.

ART. 320. — *S'il n'est résulté du défaut d'adresse ou de précautions que des blessures ou coups, le coupable sera puni de six jours à deux mois d'emprisonnement et d'une amende de 16 francs à 100 francs ou de l'une des deux peines seulement.*

Inutile d'insister après ce qui précède sur les précautions et la réserve que le médecin doit apporter dans l'examen d'une femme enceinte, et de la nécessité pour tout gynécologue de s'assurer préalablement avant toute intervention, ou toute exploration intra-utérine, que la patiente n'est pas enceinte. En cas de doute, ou s'il suppose une grossesse que la femme a intérêt à cacher, espérant la voir disparaître, par l'exploration et la thérapeutique tentées, il devra attendre, et au besoin demander à constater l'écoulement menstruel, avant de pénétrer dans la cavité utérine.

L'*avortement et l'accouchement provoqués* dans le but de sauver la femme ou l'enfant, décidés solennellement et après consultation, n'ont aucune parenté avec l'avortement criminel et ne sauraient en aucun cas être passibles d'une peine quelconque.

2. GROSSESSE

Les différentes questions médico-légales, susceptibles de surgir pendant la grossesse, sont les suivantes :

1° *Une femme peut-elle concevoir à son insu et ignorer l'existence de sa grossesse jusqu'à terme ?*

Sous l'influence de l'hypnotisme, de l'anesthésie, d'une syncope prolongée, une femme peut être fécondée sans en avoir conscience, mais il semble difficile d'admettre, à moins d'idiotie ou d'aliénation, que la grossesse soit ignorée jusqu'à terme ; la cessation des règles, le développement du ventre, les mouvements actifs du fœtus sont des avertissements suffisants pour faire soupçonner l'état de gestation. — Cependant cette ignorance sera à la rigueur possible, quand il y a, en même temps que la grossesse, une tumeur abdominale, et persistance des règles ou d'un écoulement sanguin qui les simule.

2° *Une femme pendant la gestation peut-elle concevoir une seconde fois ?*

Nous avons vu (p. 522) que cette seconde fécondation était possible pendant les trois premiers mois de la grossesse, de telle sorte, qu'à un même accouchement, une femme peut avoir deux enfants de pères différents.

3° *L'état de gravidité peut-il rendre excusable certains crimes et délits ?*

Exceptionnellement chez les femmes prédisposées à l'aliénation, la grossesse amène un dérangement momentané des facultés mentales ; mais la grossesse en pareil cas ne saurait servir d'excuse suffisante ; l'état mental devra être l'objet d'un examen et d'une surveillance spéciales comme en dehors de la grossesse, et les conclusions basées uniquement sur cet examen. On ne tiendra compte de la grossesse que comme cause possible du dérangement cérébral constaté.

4° CODE PÉNAL. ART. 27. — *Si une femme condamnée à mort se déclare et s'il est vérifié qu'elle est enceinte, elle ne subira la peine qu'après la délivrance.*

Le médecin pourra être appelé à vérifier l'existence de la grossesse en pareille circonstance; en cas de doute, il ne saurait être trop circonspect, afin de ne pas s'exposer à livrer au bourreau une femme réellement enceinte, ainsi que cela arriva dans un fait, datant de 1666, où l'autopsie démontra l'existence d'une grossesse niée par les experts [1].

3. INFANTICIDE

ARTICLE 301 DU CODE PÉNAL : « *Est qualifié infanticide le meurtre d'un enfant nouveau-né.* »

Mais, nulle part, dans la loi, l'infanticide ne se trouve défini et la difficulté est précisément d'en déterminer le sens exact et précis [2].

La loi différencie l'infanticide de l'homicide, réservant des peines bien plus sévères pour le premier, afin de protéger l'enfant, qui vient au monde et qui n'a par lui-même aucun moyen de défense.

CODE PÉNAL. ART. 302. — *Tout coupable d'infanticide sera puni de mort.*

Deux conditions sont indispensables pour qu'il y ait infanticide :

1° *Il faut que l'enfant soit né vivant.* — Si, en effet, l'enfant est né mort, l'accusation tombera d'elle-même, le meurtre n'est possible que sur un individu vivant. Cette distinction d'ailleurs ne s'applique qu'à la *vie* même de l'enfant et non à la *viabilité;* la *non-viabilité* ne peut amener que le bénéfice des circonstances atténuantes, l'infanticide existe dès que le nouveau-né a été vivant, la viabilité ne jouant qu'un rôle secondaire.

2° *Il faut que la mort ait été causée volontairement.* — Si la mort de l'enfant est due simplement à la négligence, à une inattention, à un manque de soins, il n'y a plus infanticide, mais homicide par imprudence, et les articles 319 et 320 précédemment cités seraient seuls applicables.

Le meurtre d'un enfant pendant l'accouchement même est considéré comme un infanticide aussi bien qu'après la naissance.

Il n'est évidemment pas question ici de l'embryotomie faite sur l'enfant vivant; en pareil cas, on sacrifie l'enfant pour sauver la mère, de même que dans l'avortement provoqué.

4. VIABILITÉ

CODE CIVIL. ART. 314. — *L'enfant né avant le cent quatre-vingtième jour*

[1] Thèse Ganahl, 1867, et Auvard, *Travaux d'obstétrique*, t. III, p. 479.

[2] Deux savants criminalistes, MM. CHAUVEAU et FAUSTIN HÉLIE (Théorie du Code pénal, t. IV, p. 445 et suiv., 6e édit.), établissent la distinction suivante entre le meurtre et l'infanticide :

« Il y a infanticide, tant que la vie de l'enfant n'est pas entourée des garanties com-« munes et que le crime peut effacer jusqu'aux traces de sa naissance. Il n'y a plus « infanticide, il y a meurtre, dès que la naissance est légalement constatée ou du moins « que les délais requis par la loi pour cette constatation sont expirés. La naissance est « alors censée connue.... Or, le délai de la déclaration d'accouchement est de trois jours. »

du mariage ne pourra être désavoué par le mari, si l'enfant n'est pas déclaré viable

Art. 725. — *Pour succéder, il faut nécessairement exister à l'instant de l'ouverture de la succession. Ainsi sont incapables de succéder : 1° celui qui n'est pas encore conçu ; 2° l'enfant qui n'est pas né viable ; 3° celui qui est mort civilement.*

Art. 906. — *Pour être capable de recevoir entre vifs, il suffit d'être conçu au moment de la donation. Pour être capable de recevoir par testament, il suffit d'être conçu à l'époque du décès du testateur. Néanmoins la donation ou le testament n'auront leur effet qu'autant que l'enfant sera né viable.*

La viabilité joue, comme on le voit, un rôle important dans la loi française, et cependant sa détermination est parfois des plus difficiles.

Viabilité, *vitæ habilis*, veut dire *aptitude à la vie extra-utérine*. — Or, on admet en général que cette aptitude existe, quand les trois conditions suivantes sont réunies :

1° Six mois au moins, c'est-à-dire 180 jours de vie intra-utérine, espace entre la conception et l'expulsion ;

2° Absence au moment de la naissance de maladie grave [1] (tuberculose, hémorrhagie cérébrale, syphilis) ;

3° Absence de malformation incompatible avec la vie.

Quand un enfant naît dans ces conditions et qu'il vit, *c'est-à-dire qu'il respire*, il peut être considéré comme viable.

Mais on s'apercevra facilement combien ces trois conditions assignées à la viabilité sont vagues.

En effet, pour la durée de la vie intra-utérine, si on connaît l'époque exacte de l'expulsion, il n'en est pas de même de la conception, même dans le cas d'un coït unique, car la conception peut être de quelques jours ultérieure à l'union sexuelle.

Parmi les maladies graves du fœtus, il est souvent difficile de dire celles qui sont mortelles et celles au contraire qui ne le sont pas.

Quant aux malformations, s'il en est quelques-unes comme l'anencéphalie, l'acephalie, qui sont nettement incompatibles avec la vie, il en est d'autres comme la spina bifida, la méningocèle, qui permettent la vie pendant un temps plus ou moins long.

La loi anglaise, reconnaissant avec raison la difficulté pratique d'établir la viabilité, ne tient compte que de la manifestation de la vie au moment de la naissance, c'est-à-dire de la respiration. — L'appréciation est de la sorte bien plus facile; mais, d'autre part, il y a lieu de se demander s'il est réellement équitable et correct d'attribuer à un avorton de quatre à cinq mois, ou à un monstre condamné à succomber après quelques instants, les mêmes droits qu'à un nouveau-né bien portant et plein de vie ?

[1] Au point de vue légal, les maladies graves peuvent être contestées comme cause de non-viabilité.

5. SURVIE

La question de survie est importante au point de vue des successions, alors que mère et enfant succombent pendant la grossesse ou l'accouchement.

Si l'enfant survit, il hérite de sa mère et transmet la succession à son père pour la totalité ou pour une partie seulement. — Si au contraire il meurt le premier, l'héritage de la mère retourne de droit à sa famille et ne passe au père qu'à défaut de parents.

Le médecin ne pourra guère se prononcer que quand il aura assisté à l'agonie de la mère, et que, suivant la vie fœtale par l'auscultation, il aura pu constater la cessation des battements cardiaques du fœtus, avant ou après la mort de la mère.

6. DÉCLARATION DE NAISSANCE. — SECRET MÉDICAL

Code civil. Art. 55. — *Les déclarations de naissance seront faites dans les trois jours de l'accouchement, à l'officier de l'état civil du lieu. L'enfant lui sera présenté*[1].

Art. 56. — *La naissance de l'enfant sera déclarée par le père*[2], *ou, à défaut de père, par les docteurs en médecine ou en chirurgie, sages-femmes, officiers de santé, ou autres personnes qui auront assisté à l'accouchement, et lorsque la mère sera accouchée hors de son domicile, par la personne chez laquelle elle sera accouchée.*

L'acte de naissance sera rédigé de suite, en présence de deux témoins.

La sanction des articles 55 et 56 se trouve dans l'article 346 du Code pénal.

Art. 346. — *Toute personne, qui, ayant assisté à un accouchement, n'aura pas fait la déclaration à elle prescrite par l'article* 56 *du Code civil, et dans les délais fixés par l'article* 55 *du même Code, sera punie d'un emprisonnement de six jours à six mois, et d'une amende de* 16 *francs à* 300 *francs.*

Le jour de l'accouchement n'est pas compris dans le délai de trois jours, fixé par l'article 56 pour faire la déclaration.

Quand le médecin est tenu par les circonstances à faire la déclaration de naissance, et que, d'autre part, le secret de l'accouchement lui aura été

[1] Dans le département de la Seine, cette présentation n'est plus exigée. — Voici l'arrêté du 29 décembre 1868 relatif à cette question :

Art. 1er. — « A partir du 1er janvier 1869, les parents, qui désireront faire constater à domicile la naissance d'un enfant, devront en faire la demande par écrit, à la mairie de leur arrondissement, dans les vingt-quatre heures de la naissance, avec indication :

« 1° Des noms, prénoms et domicile des parents ;

« 2° Des jour et heure où la naissance a eu lieu ;

« 3° Du sexe de l'enfant.

Art. 2. — La constatation à domicile sera faite, sans frais d'aucune espèce pour les parents, par un médecin de l'état civil.

Art. 3. — « Le bulletin de constatation, déposé à la mairie par le médecin de l'état civil. tiendra lieu de présentation de l'enfant, pour la déclaration de naissance, qui devra toujours y être faite dans les termes et délais des articles 55 et suivants du Code civil. »

[2] Le père de l'accouchée n'est pas assimilable au père de l'enfant, mais il doit faire la déclaration, s'il a assisté à l'accouchement de sa fille.

demandé, il sera obligé de présenter l'enfant et de faire la déclaration, mais sans indication du lieu de naissance. du domicile et du nom des parents.

Le maire du VIIe arrondissement de Paris, ayant intenté un procès à M. le Dr Berrut, qui refusait, en déclarant une naissance, de faire connaître le domicile de la mère, le tribunal approuva la conduite du médecin incriminé. — M. Lutaud, dans un cas semblable, fut approuvé par le procureur de la République, qui adressa au maire la lettre suivante :

« J'estime que vous devez recevoir la déclaration, qui vous a été faite par M. Lutaud, de la naissance d'un enfant à vous présenté, bien que le déclarant se borne à faire connaître que l'enfant est né dans le IXe arrondissement sans autre désignation plus précise. »

En cas d'enfant *mort-né*, la même déclaration doit être faite que pour un enfant vivant.

La déclaration est exigée quelle que soit l'époque de la grossesse à laquelle l'expulsion a lieu, accouchement prématuré ou avortement. — Avant le début du quatrième mois, l'enfant est déclaré comme embryon, et l'acte de décès n'est pas rédigé, le maire se contente d'inscrire la déclaration, qui a surtout pour but de surveiller les avortements et de dévoiler les tentatives criminelles. A partir du début du quatrième mois, l'enfant, à moins qu'il ne soit vivant ou viable, est inscrit comme mort-né, et enregistré parmi les décès.

Tout médecin ou sage-femme qui, par curiosité scientifique, désire conserver un fœtus ou embryon présentant une particularité quelconque, ne peut le faire qu'avec une autorisation du préfet de police ou du maire.

TABLE ANALYTIQUE DES MATIÈRES

INTRODUCTION

MENSTRUATION—FÉCONDATION

PREMIÈRE SECTION

GROSSESSE

I. — ŒUF HUMAIN

IV. — PRÉSENTATIONS ET POSITIONS

SYMPTOMATOLOGIE DE LA GROSSESSE

DEUXIÈME SECTION

ACCOUCHEMENT

IV. — RÉSULTATS : MÈRE ET ENFANT

V. — CAUSES

VI. — DIAGNOSTIC

VIII. — PRONOSTIC

IX. — CONDUITE A TENIR

X. — DÉLIVRANCE

TROISIÈME SECTION

POSTPARTUM

QUATRIÈME SECTION

PATHOLOGIE PUERPÉRALE

VI. — MALADIES DU SYSTÈME GÉNITAL ET DE SES DÉPENDANCES

VII. — PLACENTA

VIII. — ENVELOPPES OVULAIRES. — CORDON. — LIQUIDE

IX. — FŒTUS

DYSTOCIE FOETALE

X. — GROSSESSE EXTRA-UTÉRINE

XI. — NOUVEAU-NÉ

XII. — ACCIDENTS COMMUNS A TOUTE LA PUERPÉRALITÉ

XIII. — ACCIDENTS DE LA GROSSESSE

XIV. — ACCIDENTS DE L'ACCOUCHEMENT

XV. — ACCIDENTS DE LA DÉLIVRANCE

CINQUIÈME SECTION

THÉRAPEUTIQUE OBSTÉTRICALE

VI. — FORCEPS

VII. — EXTRACTION MANUELLE

VIII. — EXPULSION PROVOQUÉE

IX. — SYMPHYSÉOTOMIE

X. — ACCOUCHEMENT FORCÉ

XI. — EMBRYOTOMIE

XII. — HYSTÉROTOMIE. — OPÉRATION CÉSARIENNE

XIII. — INDICATIONS ET CONTRE-INDICATIONS DES OPÉRATIONS OBSTÉTRICALES

APPENDICE

OBSTÉTRIQUE LÉGALE

TABLE ALPHABÉTIQUE DES MATIÈRES

A

B

C

D

E

F

G

I

K

L

M

N

O

P

Q

R

S

T

U

V

Z

ÉVREUX, IMPRIMERIE DE CHARLES HÉRISSEY

www.ingramcontent.com/pod-product-compliance
Ingram Content Group UK Ltd.
Pitfield, Milton Keynes, MK11 3LW, UK
UKHW020253230726
13925UKWH00001B/23